Thieme

Physiotherapie bei Schmerzen

Florian Hockenholz

Unter Mitarbeit von
Kerstin Roos
Annett Emmert
Maria Dschaak
Helen Schmidt
Jascha Kornecki
Marcel Lingen

620 Abbildungen

Georg Thieme Verlag
Stuttgart • New York

Impressum

Bibliografische Information der Deutschen Nationalbibliothek
Die Deutsche Nationalbibliothek verzeichnet diese Publikation in der Deutschen Nationalbibliografie; detaillierte bibliografische Daten sind im Internet über http://dnb.d-nb.de abrufbar.

Ihre Meinung ist uns wichtig! Bitte schreiben Sie uns unter

www.thieme.de/service/feedback.html

Wichtiger Hinweis: Wie jede Wissenschaft ist die Medizin ständigen Entwicklungen unterworfen. Forschung und klinische Erfahrung erweitern unsere Erkenntnisse, insbesondere was Behandlung und medikamentöse Therapie anbelangt. Soweit in diesem Werk eine Dosierung oder eine Applikation erwähnt wird, darf der Leser zwar darauf vertrauen, dass Autoren, Herausgeber und Verlag große Sorgfalt darauf verwandt haben, dass diese Angabe **dem Wissensstand bei Fertigstellung des Werkes** entspricht.
Für Angaben über Dosierungsanweisungen und Applikationsformen kann vom Verlag jedoch keine Gewähr übernommen werden. **Jeder Benutzer ist angehalten**, durch sorgfältige Prüfung der Beipackzettel der verwendeten Präparate und gegebenenfalls nach Konsultation eines Spezialisten festzustellen, ob die dort gegebene Empfehlung für Dosierungen oder die Beachtung von Kontraindikationen gegenüber der Angabe in diesem Buch abweicht. Eine solche Prüfung ist besonders wichtig bei selten verwendeten Präparaten oder solchen, die neu auf den Markt gebracht worden sind. **Jede Dosierung oder Applikation erfolgt auf eigene Gefahr des Benutzers.** Autoren und Verlag appellieren an jeden Benutzer, ihm etwa auffallende Ungenauigkeiten dem Verlag mitzuteilen.

Rüdigerstr. 14
70469 Stuttgart
Deutschland
www.thieme.de

Zeichnungen: Angelika Brauner, Hohenpeißenberg
Umschlaggestaltung: Thieme Verlagsgruppe
Umschlaggrafik: Fotolia
Fotos: Ronald Doll, Hamburg
Satz: L42 AG, Berlin
Druck: Aprinta Druck GmbH, Wemding

DOI 10.1055/b-004-129730

ISBN 978-3-13-198501-9 1 2 3 4 5 6

Auch erhältlich als E-Book:
eISBN (PDF) 978-3-13-198511-8
eISBN (epub) 978-3-13-198521-7

Vorwort

Mehr als zwei Jahre sind seit dem Zeitpunkt vergangen, an dem es klar wurde, dass wir diese Publikation beginnen durften. Es ist ein unglaubliches Gefühl, kurz vor der Fertigstellung zu stehen, die vielen Eindrücke zu verarbeiten und zu erkennen, wie viel Arbeit in einer solchen Veröffentlichung steckt - sowohl von den Autoren, als auch von Verlagsseite. Doch wie entstand nun dieses Buch?

Chronischen Schmerzen lassen sich im therapeutischen Alltag leider als alltäglich beschreiben. Recht früh stellte sich bei mir die Unzufriedenheit ein, wenn Patienten nach einer Behandlung zunächst eine Verbesserung der Symptomatik beschrieben, diese jedoch nur von kurzer Dauer war. Da sich gerade bei chronifizierten Schmerzerkrankungen auf der lokalen Ebene, also an der Stelle des Schmerzes, häufig kein verhältnismäßiger Auslöser für die Beschwerden finden ließ, versuchte ich weitere Einflussfaktoren zu benennen, die sich auf das jeweilige schmerzende Körperareal auswirken können.

Mit der Zeit entstand eine ganze Sammlung: es kann natürlich eine lokale Ursache geben, aber auch Einflüsse aus dem faszialen System, vegetativ-viszerale Einflüsse, energetische Fehlfunktionen, sowie neurologische Ursachen können den Schmerz und die Schmerzwahrnehmung beeinflussen.

Um diese ganzen Informationen in der Befunderhebung und der anschließenden Behandlung strukturieren zu können, entstand das in diesem Buch beschriebene Ebenenmodell. Seit Jahren findet es eine erfolgreiche Anwendung in der Behandlung von Schmerzpatienten und entwickelt sich unter Berücksichtigung aktueller Forschungsergebnisse und den persönlichen Erfahrungen kontinuierlich weiter.

Das zugrundeliegende Behandlungskonzept nun in Zusammenarbeit mit dem Thieme Verlag vorstellen zu dürfen, freut uns sehr. Meine Mitarbeiter und ich möchten uns an dieser Stelle bei dem gesamten Team des Thieme Verlages bedanken. Insbesondere sind an dieser Stelle Frau Grünewald und Frau Bussas zu nennen, die uns in der gesamten Erstellungsphase mit ihrer unglaublichen Erfahrung, Geduld und Ruhe zur Seite standen. Weiterhin wurde auf beeindruckende Weise deutlich, wie viele fleißige Hände und Köpfe im Hintergrund an einem solchen Werk mitwirken – auch diesen möchten wir ganz herzlich für die tolle Unterstützung und Umsetzung der Ideen danken.

All dies wäre jedoch ebenfalls nicht ohne die Mitarbeit der weiteren Autoren möglich gewesen; sie haben viel geleistet und trotz der täglichen Arbeit am Patienten, im Unterricht oder im Büro immer wieder an dem Manuskript gearbeitet.

Mein letzter Dank gilt den vielen Schülern und Fortbildungsteilnehmern, die ihrerseits auch immer wieder neue Impulse einbringen – seien sie inhaltlicher oder didaktischer Natur. Sie sind ein wichtiger Bestandteil der kontinuierlichen Weiterentwicklung des Konzeptes – und ohne sie wäre auch dieses Buch vermutlich nicht entstanden.

Ich hoffe, das Werk spricht die Leser an und gibt neue Ideen und Informationen über die Hintergründe der Behandlung.

Florian Hockenholz — Berlin, im Mai 2016

Inhaltsverzeichnis

Anschrift

German Medical School GmbH & Co. KG
Kottbusser Damm 68
10967 Berlin
www.gemeso.de
buero@gemeso.de
030 - 555 78 240

Florian **Hockenholz**
Kerstin **Roos**
Annett **Emmert**
Maria **Dschaak**
Helen **Schmidt**
Jascha **Kornecki**
Marcel **Lingen**

1 Einführung

1.1 Aktueller Stand und Ausblick in der Schmerztherapie

Schmerz ist ein Gefühl, das jeder kennt. Schmerzerfahrungen basieren auf spezifischen Wahrnehmungsprozessen, weshalb jeder Mensch Schmerz sehr individuell erlebt und beschreibt. So können zwei verschiedene Personen Schmerz, der bei beiden durch die gleiche Ursache bedingt ist (z. B. wenn ein Stein auf den Fuß fällt), völlig unterschiedlich wahrnehmen. Neben den verschiedenen externalen schmerzverursachenden Faktoren spielen immer auch internale Voraussetzungen eine wichtige Rolle. Wie eine Person Schmerzen wahrnimmt, verarbeitet, mit ihnen umgeht, sich an sie erinnert und wie sie ausgelöst werden, ist nicht voraussagbar, da Schmerz immer auch ein subjektiver Zustand ist. Die Therapie von Schmerzpatienten sollte daher möglichst umfassende Behandlungsoptionen beinhalten, um den Schmerz genau zu ergründen und den Patienten möglichst individuell behandeln zu können. Das *Ebenenmodell Schmerz* soll diese verschiedenen Möglichkeiten der Schmerzentstehung ergründen und Behandlungsmöglichkeiten aufzeigen.

Eine Auseinandersetzung mit Schmerz ist in allen medizinischen Bereichen notwendig. In der Anamnese spielen die Informationen des Patienten über den Beginn, den Verlauf, die Intensität und die auslösenden Faktoren von Schmerzen eine zentrale und wichtige Rolle. Meist konsultiert der Patient aufgrund vorhandener Schmerzen einen Therapeuten, weshalb die Schmerzlinderung auch im Mittelpunkt der Therapie steht.

Fachbereiche, die sich mit dem Feld der Schmerztherapien auseinandersetzen, entwickelten sich auf nationaler (Deutsche Schmerzgesellschaft e. V.), europäischer (EFIC = The European Federation of IASP Chapters) und internationaler Ebene (IASP = The International Association for the Study of Pain).

> **Definition**
>
> **Schmerz**
>
> Eine Definition von Schmerz wurde unter anderem von der IASP beschrieben (IASP, 1994): „An unpleasant sensory and emotional experience associated with actual or potenzial tissue damage, or described in terms of such damage" (http://www.iasp-pain.org/Taxonomy). „Unangenehmes Sinnes- und Gefühlserlebnis, das mit aktueller oder potenzieller Gewebeschädigung verknüpft ist oder mit einer solchen Schädigung beschrieben wird."

Eine Erweiterung und Differenzierung dieser Definition ist jedoch in Betracht zu ziehen. Schmerzen können unterschiedliche Ursachen haben und unterschiedlich lange andauern. So wird zwischen akutem und chronischem Schmerz unterschieden. Einschlägige Definitionen dazu sind in der Literatur noch nicht beschrieben. Es existieren verschiedene Ansätze: Der *akute Schmerz* besteht „Sekunden bis maximal Wochen und ist in der Regel an erkennbare Auslöser (z. B. aversive/schädigende Reize) oder endogene Prozesse (z. B. Entzündungen) gekoppelt" ((Kröner-Herwig, 1996), S. 4). Verschwindet diese auslösende Komponente, verliert sich auch das Schmerzerleben. Beim *chronischen Schmerz* kann ein Auslöser oft nicht genau bestimmt werden, es handelt sich hier eher um größere Ursachenkomplexe. Von chronischem Schmerz spricht man, wenn der „Schmerz über einen bestimmten Zeitpunkt hinaus besteht oder bestehen bleibt" ((Nagel, 2007), S. 2133). Hierbei hat sich eine Dauer von 3–6 Monaten durchgesetzt ((Nagel, 2007), S. 2133). Patienten mit plötzlich auftretenden Schmerzen, die bis zu 4 Wochen und länger andauern können und aufgrund ihrer Intensität das alltägliche Leben deutlich einschränken, werden nach dieser Definition jedoch nicht berücksichtigt. Auftreten, Dauer, Intensität und schmerzfreie Intervalle können je nach Erkrankung und Patient stark variieren, sodass Patienten durch das Raster einer Definition von chronischem Schmerz fallen, wenn ihre Beschwerden von dieser abweichen (z. B. Schmerz in einem anderen Intervall). Schmerzen sollten deshalb immer in Abhängigkeit von ihren Kontextfaktoren, der Häufigkeit ihres Auftretens und der entstehenden Einschränkungen und Belastungen des Patienten betrachtet werden.

In dem „Biopsychosozialen Krankheitsmodell" von Uexküll und Wesiak werden die komplexen Wechselwirkungen zwischen biologischen, psychischen und sozialen Faktoren beschrieben ((Buser et al., 2003), S. 20). Bestehen Schmerzen über einen längeren Zeitraum, beeinflusst dies auch den sozialen Bereich, wodurch sich zusätzlich das psychische Erleben und das Verhalten der Patienten verändern. Deshalb muss die Behandlung nicht nur die körperlichen Symptome einschließen, sondern auch alle psychosozialen Faktoren. Oft sind die Zusammenhänge und Ursachen, die den Schmerz auslösen, sehr komplex. Chronische Schmerzpatienten haben daher meist schon einen langen Leidensweg hinter sich: Auf der Suche nach der Ursache investieren sie viel Zeit, um den richtigen Arzt oder Therapeuten bzw. eine geeignete Therapie zu finden – meist ohne Erfolg. Daher sollte nicht nur nach der *einen* Ursache gesucht werden, sondern ein Gesamtzusammenhang betrachtet werden. Das *Ebenensystem der Schmerztherapie* hilft hier weiter: Es führt verschiedene Faktoren zusammen und betrachtet bzw. erklärt viele verschiedene Aspekte: körperliche, aber insbesondere auch psycho-emotionale. Dadurch kann der

Therapeut die Problematik des Patienten besser erkennen und ihn gegebenenfalls an einen Fachspezialisten verweisen, um eine möglichst individuelle Schmerztherapie, die die physische und die psychische Ebene mit einschließt, einzuleiten.

Merke

Das Ebenensystem der Schmerztherapie schenkt der physischen *und* psychischen Ebene besondere Aufmerksamkeit.

Nicht nur die Definition von Schmerz (akut/chronisch) ist problematisch, sondern auch die hohe Anzahl der zu versorgenden Patienten. Die Kosten in der ambulanten und stationären Versorgung für Patienten mit chronischen Schmerzen liegen in Deutschland pro Jahr im Milliardenbereich ((Diemer u. Buchert, 2002a), S. 6). Zusätzlich kommen die indirekten Kosten für Arbeitsausfälle, Krankschreibungen und vorzeitige Berentung hinzu.

Bei einer Befragung im Jahr 2012 gaben 2,85 % der Befragten an, in den vergangenen 4 Wochen kontinuierlich starke Schmerzen empfunden zu haben. Im Verhältnis erscheint dieser Anteil noch gering, doch ca. 11,8 % der Betroffenen beschrieben die Häufigkeit des Vorkommens starker Schmerzen in dem angegebenen Zeitraum mit „oft" und ca. 21,3 % mit „manchmal" (Statista, 2012). 2013 wurde im Rahmen einer weiteren Studie festgestellt, dass sich 11 % der Frauen und 10 % der Männer in ihrer Leistungsfähigkeit und ihrem allgemeinen Lebensalltag sehr stark durch Kopfschmerzen eingeschränkt fühlen (Statista, 2013). Besonders häufig treten chronische und immer wiederkehrende Schmerzen im Bereich von Kopf, Rücken, Nacken und Nerven auf.

Bei (chronischen) Rückenschmerzen beispielsweise stellte sich heraus, dass der soziale Kontext eine wichtige Rolle spielt. Erfolgreiche präventive Maßnahmen waren hier insbesondere die Verbesserung der Arbeitszufriedenheit und der Arbeitsbedingungen ((Diemer u. Buchert, 2002b), S. 18). Neben beruflichen Aspekten kommen auch psychosoziale Faktoren als Ursache für Rückenschmerzen in Betracht: Zum einen kann familiärer und beruflicher Stress Rückenschmerzen begünstigen, zum anderen können die chronischen Schmerzen selbst wiederum dazu führen, dass sich die betroffenen Personen aus ihrem sozialen Umfeld zurückziehen und depressiv werden.

Die Problematik von chronischen Schmerzen – insbesondere von chronischen Rückenschmerzen – steht im Mittelpunkt therapeutischer Arbeit. Neben der Physiotherapiepraxis, den Rehabilitations- und anderen medizinischen Einrichtungen setzen sich auch Gesundheitszentren, Fitnesszentren und jede an Bewegung und Gesundheit orientierte Person mit dem Thema auseinander. Das Interesse an einer umfangreichen und vor allem ganzheitlichen therapeutischen Betreuung ist nicht nur beim Patienten angekommen, sondern auch im Gesundheitswesen. Oberste Ziele sind die Erhaltung der Gesundheit und ein ausgewogener Lebensstil.

Das Konzept des Ebenensystems der Schmerztherapie schließt nicht nur chronische Schmerzpatienten ein, sondern vielmehr jedes Individuum mit seinen Problemen und Bedürfnissen. Dabei soll der Patient in seinem Genesungsprozess begleitet und die Eigenverantwortlichkeit des Patienten in die Therapie mit einbezogen werden.

Jede einzelne Ebene des Schmerzmodells wird für sich betrachtet, um die Befunderhebung des Patienten systematisieren zu können. Die verschiedenen Perspektiven sollen dabei den Blick für die Gesamtsituation/-problematik erleichtern. Viele Zusammenhänge, die das Schmerzmodell erfasst, erschließen sich aus der Verknüpfung des theoretischen und des praktischen Erfahrungswissens vieler Therapeuten.

1.2 Schmerztherapie im multiprofessionellen Kontext

Bevor in den folgenden Kapiteln genauer auf Schmerzformen, Bindegewebsphysiologie bei chronischen Schmerzerkrankungen und Therapieformen eingegangen wird, soll zunächst ein Überblick über die Menschen gegeben werden, die direkt oder indirekt an Schmerzen leiden. An erster Stelle steht natürlich der Schmerzbetroffene mit den biopsychosozialen Faktoren, die seine Lebenssituation bedingen. Als ergänzender Aspekt soll auch die Rolle der Wahrnehmung (S. 19) betrachtet werden. Sobald diese Person professionelle Hilfe sucht, öffnet sie die Tür zu einer zwischenmenschlichen, dialogischen Auseinandersetzung mit ihrem Schmerz und seinen Ursachen – der Betroffene wird zum Patienten. Als solcher erfordert er professionelle Hilfe und erwirkt eine Handlungsgrundlage für ein multiprofessionelles Team. Doch was verbirgt sich hinter dem Begriff der Multiprofessionalität?

Multiprofessionalität findet man beispielsweise in Hospizen: „Kennzeichen der Hospizarbeit ist die *ganzheitliche* Betreuung von Sterbenden durch professionelle Fachkräfte wie auch durch geschulte ehrenamtlich tätige Personen („Ehrenamtler"), was neben der interdisziplinären medizinischen Versorgung die psychologische und spirituelle Begleitung mit berücksichtigt" ((Lüttgenau u. Grützmann, 2011), S. 253). Die Medizingeschichte zeigt übrigens, dass erste Ansätze für Hospize ihren Ursprung etwa vor 2000 Jahren in der Antike hatten in Form von Pilgerherbergen und Hospitalorden ((Lüttgenau u. Grützmann, 2011), S. 253). Doch solche Einrichtungen waren in Relation zur gesamten Menschheitsgeschichte nur sehr spärlich vorhanden. In der Regel gab es kaum mehr als eine heilkundige Person in einem Ort oder einer Region, etwa Medizinmänner und Schamanen, oder, um einen Begriff der Neuzeit zu verwenden, den Landarzt.

Dies hat sich in der heutigen Zeit weitestgehend verändert: Dem Patienten ist nicht nur eine Auswahl an Medizinern und Therapeuten mit verschiedenen Fachgebieten, Spezialisierungen und Erfahrungen gegeben, sondern auch die Möglichkeit, gleichzeitig mehrere von ihnen heranzuziehen. *Gleichzeitig* in dem Sinne, dass Ärzte, Pfleger und Therapeuten nicht parallel und nach eigenem Gutdünken am Patienten tätig sind, sondern dass sie in Absprache untereinander und mit dem Patienten zusammenarbeiten. Idealerweise sollte der Patient nicht viele professionelle „Parallelinterventionen" erhalten, sondern er sollte sich in einem synergetischen Kreis eines multiprofessionellen Teams bewegen. Eine Umsetzung dieser Leitstruktur wird derzeit vor allem im Rahmen der multimodalen Schmerztherapie befürwortet. Aber auch darüber hinaus gerät der multiprofessionelle Handlungsgedanke zunehmend in das Bewusstsein der beteiligten Fachdisziplinen.

Der Patient wird zum Zentrum der Intervention. Ihm kommt damit auch ein aktiver Part als zentrales Teammitglied zu. Das bedeutet, dass zwar einerseits Ärzte und Therapeuten professionelle Maßnahmen an seine individuelle Situation anpassen, er andererseits jedoch genauso Verantwortung für die Linderung und Heilung seines Schmerzes trägt. Denn dieser Prozess steht und fällt mit seiner Aufgeschlossenheit und Bereitschaft zur Mitarbeit: Der Patient kommt nicht umhin, seine Lebensweise nachhaltig zu ändern, denn dies ist mit den schmerztherapeutischen Intervention eine wichtige Voraussetzung, um den chronischen Schmerz lindern zu können.

1.2.1 Multiprofessionalität, Multidisziplinarität, Interdisziplinarität – was ist was?

Um Aufbau und Aufgaben eines multiprofessionellen Teams besser zu verstehen, sollte zunächst der Begriff der Multiprofessionalität erläutert werden. Dazu soll zunächst die Terminologie, die in diesem Kontext verwendet wird, vorgestellt werden:

Die Bundesvertretung der Medizinstudierenden in Deutschland e. V. (BVMD) versteht unter *Multiprofessionalität* die „koordinierte Zusammenarbeit aller Gesundheitsberufe, welche mit umfassendem Verständnis füreinander, klar definierten Kompetenzbereichen und Rahmenbedingungen den bestmöglichen Einsatz aller Ressourcen ermöglicht" ((BVMD Positionspapier 2008), S. 1). Dieses Verständnis von Multiprofessionalität impliziert auch die oben erwähnte Aufteilung der Verantwortung gegenüber dem Patienten auf verschiedene Berufsgruppen im Gesundheitssystem. Dies bezieht auch Therapeuten mit ein und rückt noch einmal den Begriff der multimodalen Schmerztherapie ins Blickfeld.

Unter dem Begriff *Interdisziplinarität* versteht das Deutsche Institut für Medizinische Dokumentation und Information (DIMDI) „Einsatz und Berücksichtigung unterschiedlicher Fachdisziplinen" ((Dietl u. Korczak, 2011), S. XI). Gemeint ist damit das Zusammenwirken verschiedener Disziplinen bzw. Fachbereiche. Das bedeutet, dass auch akademische Fächer, wie z. B. Biochemie, Biophysik und Informatik, die von medizinischen und therapeutischen Disziplinen weiter entfernt sind, in die Auseinandersetzung mit einer Fragestellung, einem Thema oder einem Schmerzkomplex einbezogen werden.

Daran knüpft der Begriff *Interprofessionalität* an, der die Zusammenarbeit verschiedener Berufsgruppen meint. Ein multiprofessionelles Team kann also durchaus auch interprofessionell arbeiten.

Es ist zu bemerken, dass sich diese Begriffe nicht klar voneinander trennen lassen. Zudem werden die Termini im alltäglichen Sprachgebrauch häufig synonym verwendet – mit Ausnahme der Multidisziplinarität, da es sich hierbei eindeutig um unterschiedliche Fachdisziplinen handelt, die sich unabhängig voneinander gleichzeitig mit derselben Thematik beschäftigen, sich jedoch nicht in nennenswertem Austausch befinden bzw. miteinander arbeiten. ((Dietl u. Korczak, 2011), S. XII).

1.2.2 Nichtmedikamentöse Schmerztherapie

Zu den nichtmedikamentösen Möglichkeiten der schmerztherapeutischen Intervention gehören zum einen die psychiatrisch und psychologisch wirksamen Fachdisziplinen, zum anderen aktive Therapieverfahren, wie unter anderem:

- Physiotherapie
- Ergotherapie
- Sporttherapie, insbesondere mit Maßnahmen der medizinischen Trainingstherapie
- künstlerische Therapie
- sowie Fachdisziplinen der Alternativmedizin wie z. B. Osteopathie und traditionelle chinesische Medizin (TCM)

Weiterführend können sich im Rahmen der therapeutischen Intervention der Lebensstil, zu dem beispielsweise Ernährung, ganzheitliche und nichtleistungsorientierte bewegungsfördernde Konzepte – etwa Yoga oder Pilates – sowie Entspannungsverfahren wie autogenes Training (AT) und progressive Muskelrelaxation nach Jacobsen (PMR) zählen, ebenfalls begünstigend auswirken.

Um den Einsatz der einzelnen Heilmittel gezielt aufeinander abzustimmen und die Koordination des medizinischen Verfahrens übergeordnet im Blick zu halten, kommt auch dem Arzt eine zentrale Rolle in der nichtmedikamentösen schmerztherapeutischen Versorgung zu. Im weiteren Sinne sei in dieser Hinsicht auch die Verantwortung der Pflegekräfte genannt; im stationären Sektor haben diese häufig den engsten bzw. zeitintensivsten Kontakt zum Patienten.

Diese schmerztherapeutischen nichtmedikamentösen Verfahren offenbaren einen Wandel, der sich in den vergangenen Jahren bezüglich des Umgangs mit dem Schmerzpatienten vollzogen hat. In der Regel wurde und

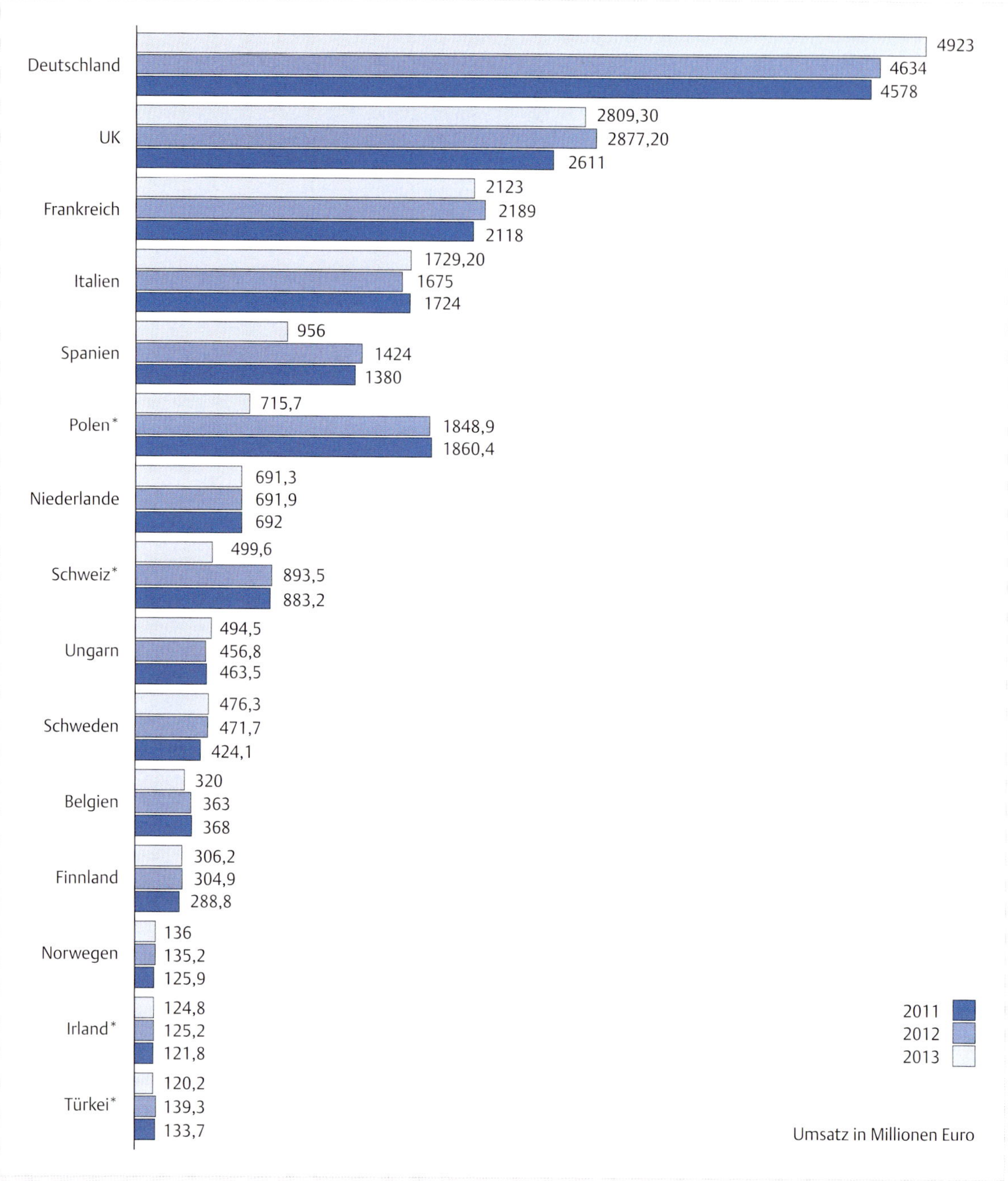

Abb. 1.1 Absatz der Analgetika in Deutschland im Zeitraum von 2010 bis 2012. (statista 2010-2012)

wird chronischer und akuter Schmerz mit Medikamenten (Analgetika) bekämpft. Medikamente (Kap. 1.8) lindern oftmals jedoch lediglich das Symptom. Nichtmedikamentöse Therapien dagegen basieren auf einem tiefergehenden und ganzheitlichen Verständnis von Schmerz mit der Absicht, den Patienten nachhaltig von seinem Schmerzleiden zu befreien. Deshalb liegt der Fokus von nichtmedikamentösen Schmerztherapieformen auf der Suche nach den Ursachen von Schmerzleiden.

In den vergangenen Jahren nahmen die Zahl, aber auch die Angebote an nichtmedikamentösen Schmerztherapieformen zu. Dennoch ist der Absatz von Analgetika in Deutschland – wenn auch leicht rückläufig – mit einem Umsatzvolumen von 439 Millionen Euro (Stand 2012) noch immer enorm (▸ Abb. 1.1).

1.2.3 Biopsychosozialer Kontext und Wahrnehmung

Wahrnehmung und Verarbeitung von Schmerzen unterliegen einem komplexen Gefüge biologischer, psychologischer und sozialer Faktoren. Eine bedeutende Rolle für die Bewältigung chronischer Schmerzen spielt demnach auch die Auseinandersetzung des Patienten mit seiner Situation und Verfassung bezüglich des biopsychosozialen Kontextes (Hockenholz u. Roos, 2015).

Umweltfaktoren des täglichen Lebens stehen in konstanter Wechselwirkung mit der Befindlichkeit eines jeden Menschen. Insbesondere für den Menschen als (Schmerz-)Patienten ist es daher wichtig, die eigene gewohnte Lebensweise genauer zu betrachten, belastende Lebensbereiche aufzudecken und sukzessive daran zu arbeiten. Im Rahmen der professionellen Begleitung sind hierbei kommunikative und empathische Kompetenzen des multiprofessionellen Teams von zentraler Bedeutung.

Auch an dieser Stelle kommt der Patientenverantwortung eine hohe Bedeutung zu. In diesem Bezugsrahmen ist es wichtig, die von therapeutischer und medizinischer Seite angeratenen bzw. initiierten Verhaltens- und Lebensstiländerungen in den Alltag zu integrieren.

Biologischer Kontext

Zu den biologischen Faktoren zählen verschiedene Aspekte wie Alter, Geschlecht, Sexualität, Schwangerschaft und Kognition des Patienten. Auch die Wahrnehmung der betroffenen Person spielt eine Rolle.

Ein ausgewogener Lebensstil und eine Life-Work-Balance sind wichtig, um die Gesundheit des Patienten zu fördern. Meist ist dem Patienten durchaus bewusst, dass ein Ungleichgewicht hinsichtlich dieser Aspekte vorliegt, z. B. eine unausgewogene Ernährung, ein erhöhter Tabak- und/oder Alkoholkonsum, zu wenig Schlaf oder mangelnde Bewegung. Werden diese Themen von außen an den Patienten herangetragen, nehmen die Patienten Ratschläge dazu in der Regel gerne an. Allerdings mangelt es erfahrungsgemäß an der Umsetzung dieser Ratschläge: Entweder werden sie gar nicht oder kaum, inkonsequent und wenig Nachhaltigkeit umgesetzt. Das liegt daran, dass sich über Jahre bis Jahrzehnte hinweg Gewohnheiten in der Lebensweise des Patienten manifestiert haben, die nur schwer wieder abgelegt werden können.

Deshalb ist es besonders wichtig, den Patienten genau über die jeweiligen Auswirkungen einer gesunden und weniger gesunden Lebensweise aufzuklären und ihn zu motivieren, sich mit den biologischen Faktoren zu beschäftigen, die für sein Ungleichgewicht verantwortlich sind bzw. sein könnten. Die Herausforderung für das multiprofessionelle Team besteht darin, den Patienten zu begleiten, zu unterstützen und zu motivieren, Änderungen seiner Lebensweise nachhaltig umzusetzen. Die Physiotherapie hat hierbei die Aufgabe, Bewegungsverhalten, Kraft, Ausdauer und Stoffwechselprozesse des Patienten hin zu einem gesundheitserhaltenden bzw. -fördernden Maß zu verbessern.

Hierbei sind allerdings die oben genannten biologischen Aspekte zu berücksichtigen. Zum einen resultieren aus ihnen die Rahmenbedingungen dafür, auf welche Weise der Patient Schmerz empfindet und beschreibt, zum anderen bestimmen diese Faktoren auch den kommunikativen und empathischen Zugang zum Patienten seitens der Therapeuten, der Ärzte und des Pflegepersonals.

Bezüglich des Alters wird zwischen (Klein-)Kindern, Erwachsenen und Senioren unterschieden. Kinder besitzen bis zu einem bestimmten Alter weniger Schmerzerfahrungen, die sie miteinander vergleichen könnten, was ein intensiveres Reizempfinden erklärt. Auch Reflektionssprach- und Kommunikationsfähigkeit sind geringer ausgeprägt um Schmerzempfindungen differenzierter oder gezielter mitteilen zu können. Deshalb stützt sich die Schmerzeinschätzung bei Kindern auch auf die Beobachtung der Eltern und des Fachpersonals. Bei Patienten höheren Alters kann es vorkommen, dass diese erst spät Schmerzbeschwerden äußern. Mögliche Gründe hierfür können eine höhere Akzeptanz von Schmerzen im Alter oder auch die Angst vor Hilflosigkeit und Abhängigkeit sein. Physiotherapie kann dazu beitragen, eine größtmögliche Autonomie älterer Patienten zu erhalten oder gegebenenfalls wiederherzustellen. Daneben spielen auch demenzielle Erkrankungen eine Rolle bezüglich der Schmerzeinschätzung und -mitteilung.

Das Geschlecht wirkt sich nicht signifikant auf die Wahrnehmung von akuten Schmerzen aus. Bei chronischen Schmerzen verhält es sich hingegen anders: Generell leiden mehr Frauen unter chronischen Schmerzen und sie erleben Schmerzen intensiver (und sind damit stärker beeinträchtigt) als Männer. Gründe dafür können psychologischer, soziokultureller, hormoneller und genetischer Art sein.

Bewegung und Sexualität können mit Angst vor Schmerz verknüpft sein. Patienten mit chronischen und wiederkehrenden Schmerzsymptomen fürchten häufig Aktivitäten – auch Geschlechtsverkehr –, die Schmerz auslösen könnten. Diese Furcht reicht häufig aus, um die Libido zu neutralisieren. Auch Medikamente, vor allem Opioide, können die Libido senken. Viele befürchten dann, dass sie für den Partner oder die Partnerin nicht mehr attraktiv genug sind. Wird dieses Thema zwischen den Partnern tabuisiert, übt dies weiteren psychischen Druck aus. Wird der Schmerz durch körperliche Aktivitäten ausgelöst, so kommt es häufig vor, dass sich die betroffenen Personen aus Angst vor dem Schmerz weniger bewegen und sportliche Aktivitäten ganz aufgeben. Selbst einfache Bewegungen wie Gehen können von den Betroffenen dann schon reduziert oder ganz gemieden werden. Dieses Vermeidungsverhalten führt zu einer umfangreichen körperlichen Schonung mit der Folge, dass Tonuserhöhungen, Gelenksteifigkeit sowie ein allgemeiner Bewegungsmangel entstehen bzw. verstärkt werden.

Eine *Schwangerschaft* ist auch im Hinblick auf Schmerz und Schmerzempfinden eine spezielle Situation: Frauen erleben in dieser Zeit massive körperliche Veränderungen. Bei schwangeren Patientinnen mit chronischen Schmerzen ist anamnestisch bedeutsam, ob chronische Schmerzen schon vor der Schwangerschaft existierten. Darüber hinaus sind spezielle schwangerschaftsbedingte psychodynamische Umstände wie etwa soziale und/oder intrafamiliäre Konflikte zu berücksichtigen.

Die Kognition des Patienten muss das multiprofessionelle Team in die Behandlung mit einbeziehen. Sind kognitive Fähigkeiten eingeschränkt – z. B. durch Demenz, Behinderung oder Unfall –, muss die Kommunikation entsprechend angepasst werden. Mögliche Lösungen können z. B. eine laute, klare, einfache, ruhige oder langsame Sprache sein sowie Geduld und Wiederholungen von Instruktionen. Auch die Gestik, Mimik und mehr oder weniger Berührungen während des Gesprächs haben entsprechende Auswirkungen und sollten adäquat genutzt werden.

Psychologischer Kontext

Patienten mit chronischen Schmerzen sind in der Regel einem multifaktoriellen psychischen Druck ausgesetzt. Dieser Druck generiert sich von zwei Seiten: Auf der einen Seite stehen psychische Symptome, die durch den Schmerz selbst hervorgerufen werden. Dazu zählen z. B. eine allgemeine Lebensunzufriedenheit, Depression, Angst- und Verzweiflungszustände, die Neigung zum Katastrophisieren, Rückzugs- und Isolationsverhalten, externale Kontrollattribution, Überforderung, Selbstwertverlust sowie Abhängigkeit und Missbrauch von Medikamenten. Die andere Seite stellen jene psychologischen Faktoren dar, die bereits vor Eintreten des Schmerzes existierten und möglicherweise seine Entstehung gefördert haben. Hierzu zählen z. B. Traumata, negative Erfahrungen in der Kindheit und Jugend, Familien- und Beziehungsprobleme, Leistungsdruck und Probleme am Arbeitsplatz, Schamkomplexe und Krankheiten.

Die Aufzählung möglicher ursprünglicher und nachfolgender psychologischer Faktoren zeigt, wie vielschichtig und komplex sich der psychologische Kontext des Patienten unter Umständen gestaltet. Die psychologische Schmerztherapie sollte sich diesen beiden Seiten zuwenden – auch Therapieformen mit körperlichem Schwerpunkt, wie die Physiotherapie, sollten diese psychologischen Faktoren berücksichtigen und gegebenenfalls auf solche eingehen können. Darüber hinaus kann es sein, dass der Patient infolge eines oder mehrerer der genannten Faktoren emotionale oder psychologische Blockaden bzw. Abwehrhaltungen zeigt, mit denen es gegebenenfalls zusätzlich umzugehen gilt.

Merke

Wichtig ist, dass psychische Probleme nicht als Vorwand genommen werden, wenn eine Therapie keine Wirkung zeigt. Dies käme einer Verantwortungsübertragung vom Therapeuten auf den Patienten gleich und würde dessen psychologische Belastung erhöhen.

Sozialer Kontext

Die soziale Situation, die eng mit dem psychologischen Kontext in Beziehung steht und mit ihm korreliert, kann die Entwicklung von Schmerzen positiv, aber auch negativ beeinflussen. Nachfolgend wird der soziale Kontext hinsichtlich Arbeit, Privatleben und Kulturkreis betrachtet:

Die *Arbeit* eines Patienten ist verknüpft mit Beziehungen zu Kollegen, Vorgesetzten, Mitarbeitern und Kunden. Wenn es schmerzbedingt zu einem Arbeitsausfall oder zu einer dauerhaften Arbeitsunfähigkeit kommt, fallen diese sozialen Beziehungen weg. Bei einem guten Arbeitsverhältnis bedeutet dies einen Verlust wichtiger sozialer Kontakte. Darüber hinaus kann es durch den Gedanken, eigene Fähigkeiten nicht mehr anwenden zu können und so für die Gesellschaft keinen Nutzen mehr zu haben, zu einem verminderten Selbstwertgefühl kommen. Umgekehrt gibt es aber auch Fälle, bei denen bedingt durch ein schlechtes oder unbefriedigendes Arbeitsverhältnis chronische Schmerzen bewusst oder unbewusst auftreten, um eine für die Gesellschaft nachvollziehbare Begründung zu haben, für arbeitsunfähig deklariert zu werden und so der belastenden beruflichen Situation zu entkommen.

Das *Privatleben* ist ein ebenso wichtiger und nicht zu unterschätzender Faktor in Bezug auf Schmerzentwicklung. Auch dieses beeinflusst ähnlich wie die Arbeitssituation sowohl die Psyche des Patienten als auch sein Verhältnis zu seinen Mitmenschen (Familie, Freunde, Bekannte).

Darüber hinaus können durch die Schmerzbelastung des Patienten Spannungen im privaten Umfeld auftreten, z. B. wenn nahestehende Personen beginnen, die emotionale Last mitzutragen. Es liegt in der Verantwortung des Schmerzpatienten, in welchem Maß er über seine Situation kommuniziert und diese anderen „auflastet". Umgekehrt müssen andere Personen das richtige Maß an Empathie aufbringen: Zu viel protektives Verhalten kann die Selbstständigkeit des Patienten mindern und ihn passiv werden lassen, zu wenig Hilfe, Mitleid und Fürsorge kann das Gefühl von Isolation und Einsamkeit hervorrufen.

Der *Kulturkreis* bzw. die Herkunftsgeschichte eines Patienten prägt den Umgang mit Schmerzsyndromen und bisweilen auch das Schmerzempfinden. Sprachliche Hürden können die Kommunikation zwischen Patient und Arzt bzw. Therapeuten erschweren oder gar unmöglich machen. In diesen Fällen ist die Einbeziehung einer dolmetschenden Person ratsam. Hierbei ist darauf zu achten, ob es sinnvoll ist, dass die übersetzende Person aus der Familie oder dem engen Bekanntenkreis des Patienten kommt, da in manchen Kulturen häufiger ein überprotektives Verhalten gegenüber kranken Angehörigen zu beobachten ist. Dadurch wird die Schmerztherapie eher behindert als unterstützt. Diesen Aspekt gilt es selbstverständlich generell zu berücksichtigen – auch wenn die Sprache kein Hindernis darstellt. In einer solchen Situation kommt der Aufklärung von Angehörigen eine besondere Bedeutung zu: Sie sollten sich bewusst werden, dass ihr Verhalten ein Resultat von Besorgnis ist und ein vermeintlicher Schutz für den Betroffenen sein soll.

Außerdem ist bei Patienten verschidener Kulturkreise auch ein unterschiedliches Schmerzerleben zu beobachten: Es gibt Patienten aus Kulturkreisen kommend, in denen Schmerz gemeinhin weniger lokal, sondern in einem größeren Ausmaß beschrieben wird, oft über den gesamten Körper verteilt. Dies erschwert die Anamnese. Grund hierfür ist schlicht die Tatsache, dass die ursprünglich bei allen Menschen gleichen Strukturen von psychischen und physischen Schmerzbewertungsvorgängen eine kulturelle „Formung" erfahren. Dies muss sich jedes Mitglied eines multiprofessionellen Teams klar machen, um sich auf die kulturellen Unterschiede einlassen und eine Verständigung mit bzw. einen individuellen Zugang zum Patienten finden zu können.

Wahrnehmung

Ein Organismus nimmt sich und seine Umwelt mit den ihm verfügbaren Sinnen wahr. Beim Menschen spielt neben dieser natürlichen Wahrnehmungsfähigkeit hierbei auch die Fähigkeiten des bewussten Denkens und der Versprachlichung des Gedachten eine essentielle Rolle. Versprachlichung bedeutet, dass die Ergebnisse kognitiver Prozesse in Worte umgesetzt werden, die der Umwelt mitgeteilt werden können. Worte bzw. Sprache sind also ein Kommunikationswerkzeug (Kap. 1.5).

Die Fähigkeit, Sprache zu benutzen, ist großartig. Dennoch kann Sprache uns auf zweierlei Weise zum Verhängnis werden. Zum einen, wenn die benutzten Worte und die mit ihnen verknüpften gedanklichen Konzepte die Realität scheinbar ersetzen. Als ein einfaches Beispiel hierfür sei das Ölgemälde des belgischen Malers René Magritte „La trahison des images" ((René Magritte, 1929), County Museum, Los Angeles) (zu Deutsch: „Der Verrat der Bilder") herangezogen. Magritte malte eine Tabakpfeife und schrieb darunter den Satz „Ceci n'est pas une pipe.", zu deutsch: „Dies ist keine Pfeife.". Worauf dieses Kunstwerk hinweist, ist, dass wir ein Objekt, z. B. die Pfeife, zuerst mit unseren Sinnen wahrnehmen. Es folgt darauf die Benennung. Doch das Wort „Pfeife" ist nur die Benennung – nicht die sinnliche und existentielle Realität. Wenn wir nun über die neutrale Dinghaftigkeit des Objektes das Wort „Pfeife" stellen, und dieses Wort dazu mit weiteren Gedanken verknüpft ist (also mit Begriffen/Wörtern und auch Emotionen), was in der Regel der Fall ist, projizieren wir automatisch ein persönliches imaginäres Konzept einer „Pfeife" über die eigentliche Pfeife. Jedoch trifft ein Konzept in keiner Weise die objektive, dingliche Realität.

Hieraus lässt sich die mögliche zweite Problematik verbaler Kommunikation ableiten, nämlich wenn Worte – und mit ihnen die Sprache – eine zu große Gewichtung erhalten. Dann können folgende Phänomene auftreten:

- Grübeln, Anhaften an Gedanken (Vorstellungen, Urteile, Klischees, Werte, Wünsche, Abneigungen, Konflikte etc.)
- Erwartungshaltung (entsprechend der eigenen Erfahrung, Werte und Vorstellungen) – es entsteht eine Art „Scheuklappenblick", durch den neue Eindrücke und Erfahrungen überwiegend den gewohnten Denkmustern zugeschnitten werden (Kap. 1.6.3)
- Suche oder sogar Drang nach Möglichkeiten zur Ablenkung, um „den Kopf wieder frei zu bekommen" (im Extremfall Süchte oder Alkohol-/Drogenkonsum)
- damit in Zusammenhang stehende Emotionen, z. B. vermehrte bis übermäßige Ängste und Sorgen

Je stärker man die Aufmerksamkeit auf eine oder mehrere dieser Verhaltensweisen richtet, desto geringer wird die Aufmerksamkeit für den sinnlichen zu erfassenden Augenblick. Die Aufmerksamkeit liegt hauptsächlich „woanders", im Imaginären wie z. B. unseren Vorstellungen, Erinnerungen, Urteilen oder Bewertungen. Die Sicht auf die Welt ist dann zunehmend getrübt oder gar verfälscht durch unsere eigenen Konzepte und Vorstellungen. Der österreichische Philosoph Ludwig Wittgenstein spricht in diesem Zusammenhand in seinem postum erschienen Werk *Philosophische Untersuchungen* auch von der „[...] Verhexung unseres Verstandes durch die Mittel unserer Sprache." ((Wittgenstein, 1953) § 109, S. 160).

Nach wie vor spürt man sich auch in diesem „verhexten" Zustand, nur wird dieses Sich-Spüren weniger zur Kenntnis genommen. Daraus resultieren viele Verhaltensweisen, die auch zur Entwicklung von Schmerzsymptomen beitragen (Kap. 1.6), z. B. Fehl- und Schonhaltungen, An- und Verspannung, flache Atmung, mangelnde Bewegung, geringe Kondition und Konstitution bis hin zu ungesunder oder unausgewogener Ernährung.

Im Umkehrschlussbedeutet dies, dass stilles Wahrnehmen und wache Aufmerksamkeit für den Augenblick (und damit einher für das eigene Befinden) hilfreich sind, um selbst den Ursachen eines Schmerzleidens auf den Grund gehen zu können.

Um zu einem stillen, akzeptierenden und gelassenen Wahrnehmen, das den Organismus durchdringt, zurückzufinden, bieten sich verschiedene ganzheitliche Methoden an. Hierzu gehören z. B. Yoga, Pilates, Body Scan und Meditation. Aber bereits regelmäßige Spaziergänge in ruhiger Umgebung können helfen. Schmerzpatienten sollten eine individuell geeignete Methode finden, zur Ruhe zu kommen und sich zugleich auf natürliche nicht-leistungsorientierte Weise zu bewegen. Auch physiotherapeutische Maßnahmen können helfen, die Wahrnehmung wieder auf den Organismus und die derzeitige Lebenssituation – einschließlich vermeintlich belastender, aber verdrängter Aspekte – zu öffnen. Auf diese Weise kann der Patient die eigene Therapie gut unterstützen – ganz im Sinne eines aktiven Mitglieds in einem multiprofessionellen Team (Kap. 1.2).

1.3 Schmerzformen

„Schmerz" ist ein vielschichtiges Phänomen. Für den Einstieg in die Thematik sei zunächst die offizielle Definition der International Association for the Studies of Pain (IASP) genannt:

Definition

„Schmerz ist ein unangenehmes Gefühls- und Sinneserlebnis, das mit aktueller oder drohender Gewebeschädigung verknüpft ist oder mit dem Begriff einer solchen Schädigung beschrieben wird" (Deutsche Schmerzgesellschaft e. V., 2012).

Die Definition verdeutlicht, dass Schmerz eine Sinnesempfindung ist, die nicht zwangsläufig mit Gewebeschädigung einhergehen muss. Ein Gewebeschaden kann zwar die Grundlage für Schmerz sein, doch nach der oben erläuterten Definition tragen weitere Faktoren zu einer Schmerzempfindung bei. In den vergangenen Jahren wurde immer deutlicher, dass es sich bei Schmerz um ein komplexes biopsychosoziales Gefüge handelt, das nicht nur monokausal einem bestimmten Reiz folgt.

Im Folgenden soll auf die Aufnahme und Verarbeitung von Schmerzen eingegangen werden. Über diese werden dann Schmerzformen und die Entstehung verschiedener Schmerz- und Chronifizierungsmechanismen verdeutlicht.

Anmerkung: Die hier aufgeführte Darstellung ist aus Gründen des Umfangs sehr kurz gehalten. Zur Vertiefung der Thematik wird auf die Werke im anhängenden Literaturverzeichnis verwiesen.

1.3.1 Differenzierung akuter und chronischer Schmerzen

Die Differenzierung zwischen akuten und chronischen Schmerzgeschehen unterliegt einem multifaktoriellen Gefüge, das sehr detailliert betrachtet werden muss. Dauert der Schmerz über die zu erwartende Heilungszeit hinaus an bzw. übertrifft er das zu erwartende Schmerzausmaß, kann von einer (beginnenden) Chronifizierung gesprochen werden (Maier et al., 2011). Im Allgemeinen bewegt sich die Angabe zur Differenzierung zwischen akuten und chronischen Schmerzen in einem Zeitrahmen von 3–6 Monaten, wobei mehrheitlich 3 Monate genannt werden.

Aufgrund der Multikausalität eines Schmerzgeschehens lässt sich der Zeitraum eines akuten Prozederes auch als *physiologisches Heilungsverhalten unter individuellen Gesichtspunkten* beschreiben.

Im Folgenden werden die physiologischen Prozesse der Verarbeitung von akutem Schmerz im Überblick dargestellt, ein Bezug zu Schmerzverarbeitungs- und potenziellen Chronifizierungsmechanismen im Bereich der einzelnen Verarbeitungsstufen hergestellt sowie die daraus resultierenden Schmerzformen benannt.

Rezeptoren im Gewebe

Im Gewebe lassen sich 2 verschiedene Rezeptorengruppen unterscheiden, die unterschiedliche Reize verarbeiten. Dies sind Neuronen mit:

- *freien Nervenendigungen*, welche sich weiter unterteilen lassen in:
  - C-Fasern, die unmyelinisiert und langsam leitend (zu langsam für Warnfunktion) sind (Gifford, 2005) und
  - Aδ-Fasern, die myelinisiert, schnell leitend und zuständig für den schützenden Flexorenreflex sind (Gifford, 2005).
- *eingekapselten Endorganen*. Hierzu zählen die sogenannten Aβ-Fasern. Ihre Axone sind dick myelinisiert, ihre Funktion wird als Mechanorezeptor beschrieben.

Die Zellkörper dieser Nervenzellen liegen in den Spinalganglien.

Bei den der Nozizeption dienenden Rezeptoren handelt es sich primär um jene Fasern mit freien Nervenendigungen. Die meisten dieser Nervenendigungen sind polymodal, das bedeutet, sie sind sensibel für mechanische, thermische und/oder chemische Reize:

- Mechanik = Deformation
- Thermik = noxische Temperatur
- Chemie = Entzündungsmediatoren im Gewebe (Schaible u. Weiß, 2008)

Wie jede Nervenfaser benötigen auch diese Rezeptoren eine gewisse Reizintensität, um ein Aktionspotenzial auslösen zu können. Die Reizschwelle variiert je nach Gewebe, in dem die jeweiligen Fasern angelegt sind.

Die entsprechenden Nervenendigungen werden jedoch nicht ausschließlich bei noxischem Input aktiviert. Manche von ihnen wirken latent und kontinuierlich, gemeinsam mit anderen Faserarten, z. B. den mechanosensiblen Aβ-Fasern (Gifford, 2005).

Im Falle einer Gewebsschädigung leiten die entsprechenden Fasern das noxische Ereignis an das nachfolgende Neuron im Hinterhorn weiter. Über diese Verschaltung erhalten C-Fasern nun die Aufgabe, gemeinsam mit postganglionären sympathischen Fasern Entzündungsmediatoren in dem geschädigten Gewebe freizusetzen. Auf diesen chemischen Reiz reagieren wiederum die benachbarten C- und Aδ-Fasern und es entsteht eine Entzündung um das verletzte Gebiet.

Diese chemische Veränderung im Gewebe bewirkt eine Aktivierung „stummer" Nervenendigungen, die ebenfalls auf mechanische und thermische Reize reagieren (Schaible u. Weiß, 2008).

Gleichzeitig wird die Erregungsschwelle für das nozizeptiv bedingte Aktionspotenzial herabgesetzt, es resultiert eine primäre Hyperalgesie (ein Schmerz wird deutlich intensiver wahrgenommen als in physiologischem Gewebe) bis hin zur Allodynie (Reize, die unter physiologischen Bedingungen nicht schmerzhaft sind, werden nun als solche empfunden). Beispielsweise ist bereits bei leichter Bewegung eine erhöhte Impulsrate (bis zum 7-Fachen der Norm) der Afferenzen zu beobachten (Gifford, 2005). Diese Reaktionen zählen zu einer *physiologischen Sensibilisierung*.

Eine solche Entzündung mit ihren begleitenden Komponenten ist ein positiver und notwendiger Prozess, um weitere Heilungsvorgänge zu initiieren und den Menschen zur Schonung des verletzten und nun heilenden Gewebes anzuhalten.

Je nach auslösendem Gewebe wird zwischen einem somatischen und einem viszeralen Schmerz unterschieden. Der *somatische Schmerz* charakterisiert eine Stimulation von C- und Aδ-Fasern in Haut, Bindegewebe und Knochen, wohingegen der *viszerale Schmerz* durch „Distension, Entzündung, Infiltration und/oder Nekrose des Organgewebes hervorgerufen" wird ((Agarwal, 2013), S. 8). Den viszeralen Schmerz kann der Patient nicht eindeutig zuordnen. Über die segmentale Verschaltung können sich jedoch Anzeichen einer Organdysfunktion oder -erkrankung in der Peripherie zeigen.

Schmerzauslöser und Chronifizierungsmöglichkeiten

Eine Chronifizierung kann im Gewebe selbst entstehen durch (Gifford, 2005) (Schaible u. Weiß, 2008):

- eine nicht abklingende Sensibilisierung
- Substanzabbau des Gewebes durch die entzündungsbedingte Minderbelastung
- zusätzlichen (schmerz-/schonungsbedingten) erhöhten Muskeltonus, dieser bedingt verstärkte nozizeptive Afferenzen sowie ischämische Symptome durch einen schlechteren Stoffwechsel. Da Patienten mit chronischen Schmerzen jedoch eine reduzierte Wahrnehmung über die eigene Muskelanspannung zeigen, ist in dieser Situation wichtig, Angst vor Bewegung zu nehmen und fließende physiologische Bewegungsmuster zu trainieren.

Merke

Es ist von immensem Wert, dem Patienten zu erklären, dass sein empfundener Schmerz zwar wahr ist (sonst würde er ihn ja nicht empfinden), aber möglicherweise nicht mit dem reellen Gewebeschaden übereinstimmt.

Das Verständnis für die Prozesse im eigenen Körper kann für den Patienten sehr hilfreich sein.

Reizweiterleitung über periphere Nerven (Primärafferenzen)

Nimmt eine Nervenendigung im Gewebe einen noxischen Input auf, wird dieser über die Primärafferenzen zu der zentralen Verschaltung weitergeleitet.

Wie oben bereits beschrieben, unterscheidet sich die Leitfähigkeit der Primärafferenzen. Die myelinisierten Aδ-Fasern leiten die Informationen bis zu 10-mal schneller weiter als die nichtmyeliniserten C-Fasern. Beide Faserarten leiten die Impulse von den Nozizeptoren über das Spinalganglion und von dort weiter in das Hinterhorn. Dort erfolgt die Verschaltung auf das 2. Neuron oder auf Interneurone (Gifford, 2005).

Die Fasern spielen nicht nur eine wichtige Rolle bei der afferenten Schmerzweiterleitung, sondern können auch Informationen wieder zurück zum Gewebe leiten, z. B. dass Entzündungsmediatoren im Gewebe freigesetzt werden sollen (Schaible u. Weiß, 2008). Diesen Vorgang nennt man einen antidromen Impuls. Für diesen Prozess existieren mehrere Erklärungsmodelle; das klassische stellt der *Axonreflex* dar. Die daran beteiligte Nervenfaser besitzt einen Haupttast, der zentral zum Spinalganglion und Rückenmark zieht, und darüber hinaus noch einen Seitenast (Axonkollaterale), der zu einem Blutgefäß zieht. Erhält die freie Nervenendigung eine noxische Information, wird diese zum Rückenmark, gleichzeitig aber auch zu einem Blutgefäß weitergeleitet. Daraufhin werden dort Neuropeptide freigesetzt, die das Entzündungsgeschehen verstärken (Gifford, 2005).

Definition

Axonreflex

Unter dem Axonreflex versteht man die Verstärkung eines Entzündungsgeschehens, das von einer Axonkollateralen ausgelöst wird, ohne dass eine synaptische Impulsübertragung stattfindet.

Schmerzauslöser und Chronifizierungsmöglichkeiten

Werden die Fasern der jeweiligen Rezeptoren auf ihrem Weg zum Neuron, also im Nervenverlauf, geschädigt, wird die damit verbundene Empfindung als *neuropathischer* oder *neuralgischer Schmerz* bezeichnet.

Es existieren unterschiedliche Pathomechanismen, die einem neuropathischen Schmerz zugrunde liegen können:

- Wurde das Nervengewebe komplett durchtrennt, kann sich ein sehr drucksensibles Neurom entwickelt haben (Schaible u. Weiß, 2008). Es ist ebenfalls möglich, dass die Nervenfaser proximal der Läsionsstelle neu aussprossen kann (Gifford, 2005). Der Strukturverlust der Primärafferenz zieht eine reduzierte Entzündungsreaktion nach sich (Schaible u. Weiß, 2008).
- Bei Schädigungen der Membran oder des Myelins können während des Heilungsprozesses adrenerge oder Proteinrezeptoren und Ionenkanäle eingebaut werden. Durch Entzündungsreaktion, Stress oder einfache mechanische Reize können diese ein Aktionspotenzial in dem verletzten Gebiet auslösen (Schaible u. Weiß, 2008) (Gifford, 2005). Zudem kann die verletzte Region des Nervs „sich selbst aktivierende Impulssalven" entwickeln (Gifford, 2005), die sich im Falle von Aδ-Fasern über einen Zeitraum ab dem 2. Tag nach der Verletzung bis hin zu 2 Wochen erstrecken können. C-Fasern zeigen diese Aktivität erst mit Abklingen der Aktivität der Aδ-Fasern, also etwa nach der 2. Woche.
- Kompression eines Nervs durch z. B. Gewebehypertonus, Tumoren oder äußere Reize

Alle Ursachen können eine schädigende Wirkung auf die Nervenfasern der C- und Aδ-Fasern ausüben, darüber hinaus ebenfalls auf „niederschwellige Berührungsrezeptoren" ((Schaible u. Weiß, 2008), S. 11)

Trotz verschiedener Ursachen einer Schädigung lässt sich laut Weiß und Schaible (Schaible u. Weiß, 2008) ein gemeinsamer Faktor für die Schmerzentstehung erkennen: sogenannte *ektopische Entladungen*. Diese beschreiben die Entstehung eines Aktionspotentials an der geschädigten Stelle des Nervs bzw. in dem Spinalganglion.

Gifford weist darauf hin, dass eine genetische Disposition für die Entstehung solcher ektopischen Impulse besteht (Gifford, 2005).

Neuropathische Schmerzen sind gekennzeichnet durch Sensibilitätsstörungen und Schmerzen im Versorgungsgebiet, Symptomverschlimmerung durch Nervenprovokation (Bewegung und Dehnung) und bei Stress, da in diesem Zusammenhang ausgeschüttete Neurotransmitter direkt an der verletzten Struktur ansetzen und den Schmerz auslösen können (Butler u. Moseley, 2009). Weiterhin bestehen oftmals auch Hyperalgesie und Allodynie (Schaible u. Weiß, 2008) sowie ein unverhältnismäßig schweres Beschwerdebild (Gifford, 2005).

Für den Patienten ist es wichtig, auch in diesem Zusammenhang die Angst vor Bewegung zu verlieren und physiologische Bewegungsmuster und freie Bewegungsabläufe zurückzugewinnen.

Spinalganglion

Die Information, die aus dem Gewebe über das Axon aufsteigt, erreicht das Spinalganglion. Im Spinalganglion, auch *Hinterwurzelganglion* (HWG) genannt, liegen die Perikaryen der Primärafferenzen. Von dort führt ein Ast in die Peripherie (Primärafferenz) und ein zweiter in das Hinterhorn des Rückenmarks.

Das Spinalganglion ist ebenfalls ein Ort, an dem – ektopisch – ein antidromer Impuls entstehen kann.

Schmerzauslöser und Chronifizierungsmöglichkeiten

Eine Beeinträchtigung des Spinalganglions kann eine veränderte Produktion der Sensoren nach sich ziehen und damit die Reizaufnahme und -weiterleitung massiv beeinflussen. So können Neurone aussprossen und Fehlinformationen bedingen. Ursachen für eine solche Schädigung können knöcherne Dysfunktionen, arthritische Veränderungen sowie Flüssigkeitsansammlungen im umliegenden Gewebe (insbesondere Entzündungssubstanz) sowie traumatische Ereignisse sein (Butler u. Moseley, 2009).

Rückenmark

Auf dieser segmentalen Ebene werden alle Informationen jener Strukturen, die über dieses Segment verschaltet werden, zusammengetragen. Dazu zählen die Informationen aus Dermatom, Myotom, Sklerotom, Enterotom, Neurotom und Vegetativum. Die Segmentierung und die jeweiligen Verschaltungen werden in Kap. 6 und Kap. 7 ausführlich beschrieben.

Erreicht eine nozizeptive Information aus der Peripherie über die Aδ- und C-Fasern das Hinterhorn, bestehen an dieser Stelle mehrere Optionen für den weiteren Verlauf:

- Verschaltung über Interneurone, die den Input über kurze Axone noch im gleichen oder benachbarten Segment auf angrenzende Neurone übertragen. Es handelt sich hier um den Entstehungsort von motorischen und vegetativen Reflexbogen (Schaible u. Weiß, 2008).
- Über die aufsteigenden Bahnen des Tractus spinothalamicus werden die Informationen zum Thalamus weitergeleitet.
- Über verschiedene Mechanismen kann bereits an dieser Stelle eine Hemmung des afferenten nozizeptiven Inputs erfolgen (Komponenten der „Gate-Control-Theorie" nach (Melzack u. Wall, 1965)):
  - durch die Aktivierung von Aβ-Fasern wird die Informationsweiterleitung der C-Fasern gehemmt. Die Aβ-

Fasern sind große taktile Fasern mit sehr schnellem Leitungspotenzial. Sie können durch starkes Reiben der Haut oder auch durch Druck aktiviert werden (Zalpour, 2010).
  - durch eine aus der Medulla initiierte efferente Innervation hemmender Interneurone (Schaible u. Weiß, 2008). Diese schütten wiederum Opioidpeptide aus und hemmen auf diesem Weg die synaptische Übertragung.
  - durch Serotoninausschüttung von Efferenzen, absteigend aus der Medulla, kann die Übertragung im Rückenmark ebenfalls gehemmt werden (Peuker, 2013).

Durch die enge Verbindung mit dem Vegetativum werden hier auch entsprechend schnell verschaltete Reaktionen für Noxen eingeleitet. So folgt einem schädigenden Reiz an der Körperoberfläche eine Aktivierung des vegetativen Nervensystems gezielt für eine Abwehrreaktion; fand die Noxe in der Tiefe statt, wird eine Schonhaltung initiiert (van den Berg, 2008).

Bei einer Verletzung in der Peripherie weist die Hinterhornzelle 2. Ordnung eine vermehrte Erregung auf, die über „hemmende Impulse und neurochemische Substanzen" ((Gifford, 2005), S. 506) kontrolliert wird und mit der Heilung auch wieder abklingt (Gifford, 2005).

Schmerzauslöser und Chronifizierungsmöglichkeiten

Durch die Segmentierung, also die Zusammenkunft aller Nerven der von diesem Segment versorgten Strukturen, können sich Beschwerdebilder aus verursachenden Körperregionen in die Peripherie ausbreiten. Am ehesten ist dieser Vorgang durch den Ausstrahlungsschmerz in den linken Arm bei kardiologischen Erkrankungen bekannt. Man spricht in diesem Zusammenhang von einem *übertragenen Schmerz*. Ursächlich kann hier das Gewebe einer einzelnen Struktur geschädigt sein. Optional können Schmerzfasern zwar desselben Segmentes, aber unterschiedlicher peripherer Zuordnung eine nozizeptive Aktivität an das Segment weiterleiten, sodass das Segment „in Summe" überlastet wird. Auf diesem Weg können alle zugehörigen Bestandteile eines Segmentes in der Peripherie algetische und vegetativ-reflektorische Krankheitszeichen projizieren (Wancura-Kampik, 2010).

Neben dieser noch physiologischen Schmerzreaktion können aber auch hier schmerzverstärkende und chronifizierende Prozesse ihren Ursprung verzeichnen.

Folgende Pathomechanismen liegen optional zugrunde:

1. Anhaltende Sensibilisierung

- „Schlafende" Rezeptoren werden aktiviert und additiv weitere Rezeptoren produziert und in die Zellwände der Dendriten eingebaut.
- Hemmende Einflüsse, also die Gate-Control, werden aufgehoben:
  - Es konnte beobachtet werden, dass starke und zeitlich ausgedehnte Salven aus den afferenten C-Fasern ein Absterben hemmender Interneurone bewirken können (Gifford, 2005).
  - Ist der periphere Gewebeschaden so stark, dass ebenfalls Aβ-Fasern in Mitleidenschaft gezogen wurden, können sie nicht mehr inhibitorisch wirken (Gifford, 2005).
  - Gifford diskutiert in diesem Zusammenhang zudem eine zu starke Fokussierung auf den Schmerz, ein schwaches Hemmungspotenzial des Individuums sowie eine physisch und/oder psychisch erfahrungsbedingte Schwäche des Organismus (Gifford, 2005).
- Die Ausweitung des rezeptiven Feldes: Schaible und Weiß benennen als charakterisierendes Merkmal einer zentralen Sensibilisierung, „dass Neurone verstärkt auf Reize aus dem erkrankten Areal und auf Reize aus angrenzenden, nicht erkrankten Arealen antworten" (Schaible u. Weiß, 2008). Dadurch wird das rezeptive Feld ausgeweitet. Es lassen sich sowohl eine primäre Hyperalgesie (am Ort der Verletzung) und eine sekundäre Hyperalgesie (im benachbarten unbeschädigten Gewebe) beobachten (Schaible u. Weiß, 2008).

2. Ausbildung eines Schmerzgedächtnisses

Die im Schadensfall gesteigerte Sensibilität beruht unter anderem auf der Aktivierung „schlafender" Synapsen. Es bilden sich neue Bahnen der Informationsweiterleitung (sowohl nach kranial als auch in die Peripherie), die bei kontinuierlicher Nutzung gefestigt und weiter ausgebaut werden. Es handelt sich um denselben Vorgang wie bei der Ausbildung des Langzeitgedächtnisses (Gifford, 2005).

3. Entstehung antidromer Impulse (Hinterwurzelreflex)

Wie bei der Primärafferenz und dem Spinalganglion ist auch das Hinterhorn ein Ort, an dem sich antidrome Impulse entwickeln können. Der antidrome Impuls kann die Folge einer gesteigerten Sensibilität sein. Steht diese (durch zu starke Erregung oder Erregbarkeit) nicht mehr im Verhältnis, können die Afferenzen depolarisiert werden. In der Peripherie bewirkt der Impuls eine gesteigerte Neuropeptidfreisetzung und folglich eine erhöhte Entzündungsreaktion. Im Ergebnis wird die Informationsflut auf die Synapsen im Hinterhorn verstärkt und der Kreislauf kann sich selbst aufrechterhalten.

Über diesen Weg können sich Entzündungen eines Gewebes auch auf die kontralaterale Seite übertragen.

Es wird jedoch beschrieben, dass der Hinterwurzelreflex vor allem durch die Aktivität der Aβ-Fasern initiiert wird. Gifford stellt auf dieser Grundlage die Frage in den Raum, ob die Stimulation der Aβ-Fasern (z. B. durch leichte Bewegung, TENS-Einsatz und Massagen) diesen Mechanismus noch weiter verstärkt (Gifford, 2005).

4. Neuaussprossung

Butler beschreibt ergänzend, dass eine Neuaussprossung möglich sei – und zwar unter dem Einfluss sensibilisierender Substanzen, mit der Folge einer Überempfindlichkeit in der Peripherie und von Fehlinformation kranialer Strukturen (Butler u. Moseley, 2009).

Winkel und Blonder bestätigen dies mit spezifischem Bezug auf die Degeneration von C-Fasern (Winkel u. Blonder, 2011). In der Konsequenz sprossen an deren Stelle im Hinterhorn Aβ-Fasern. Folglich werden die hier angrenzenden Synapsen nicht mehr durch nozizeptive Informationen erregt, sondern durch Reize, die für Aβ-Fasern spezifisch sind – also Berührung, Bewegung, Druck, Vibration (Winkel u. Blonder, 2011).

Hirnstamm

Für die Verarbeitung schädigender Reize sind verschiedene Areale des Hirnstamms relevant: Die *Formatio reticularis* ist in diesem Zusammenhang bedeutsam, da sie eine wichtige Aufgabe bei der „Vermittlung motorischer, autonomer und affektiver Funktionen" besitzt ((Schaible u. Weiß, 2008), S. 20). Hier liegt der Nucleus raphe magnus, der Informationen von dem im Mesencephalon gelegenen periaquäduktalen Grau (PAG) erhält. Über diesen Weg kann eine „deszendierende tonische Hemmung" ((Schaible u. Weiß, 2008), S. 33) auf spinaler Ebene initiiert werden. Eine solche Hemmung verringert die Erregungsfähigkeit der spinalen Weiterleitung nozizeptiven Inputs. Weiterhin wird dieser Effekt durch eine absteigende Bahn des Locus coeruleus initiiert (Schaible u. Weiß, 2008).

Sowohl im Hirnstamm als auch im Rückenmark sind „endogene Opioide an der synaptischen Übertragung beteiligt" ((Schaible u. Weiß, 2008), S. 34). Entsprechend wird als hypothetischer Rückschluss vermutet, dass hier therapeutisch verabreichte Opioide ihre Wirkung entfalten.

Diese physiologische Hemmung ist bis zu 60-fach leistungsfähiger als eine medikamentös herbeigeführte (Butler u. Moseley, 2009).

Der Nucleus gigantocellularis umgibt den Nucleus raphe magnus. Er führt ebenfalls efferente Fasern, die die Verarbeitung der nozizeptiven Informationen beeinflussen können und auch an der Organisation motorischer Antworten auf noxische Reize beteiligt sind.

Schmerzauslöser und Chronifizierungsmöglichkeiten

Es wird ein Korrelat zwischen dem Nucleus gigantocellularis und der Entstehung einer sekundären Hyperalgesie vermutet (Schaible u. Weiß, 2008).

Thalamus

Die nozizeptiven Informationen erreichen nach dem Hirnstamm den Thalamus. Dieser kann in 3 Verarbeitungsbereiche unterteilt werden:
- den ventrobasalen,
- den posterioren und
- den medialen.

Jeder dieser Bereiche verfügt über spezifische Verbindungen zu den kortikalen bzw. kaudalen Strukturen und damit auch über unterschiedliche Funktionen.

Erst an dieser Stelle der Verarbeitung des noxischen Inputs wird entschieden, ob die Information für das Bewusstsein relevant ist und die Gefahrenmeldung des Gewebes in Form eines Schmerzes bewusst wahrgenommen wird (Butler u. Moseley, 2009). Der Thalamus hat demnach eine selektierende Funktion. Die hier eintreffenden nozizeptiven Reize werden mit den sensorischen, motorischen und viszeromotorischen Zentren verknüpft (Dölken u. Hüter-Becker, 2009).

Im Thalamus werden die Informationen der somatischen Afferenzen und andere eintreffende Informationen der Peripherie mit denen des Kortex verschaltet. Dabei steht der Thalamus mit den somatosensorischen Kortexarealen in wechselseitigem Austausch.

Schmerzauslöser und Chronifizierungsmöglichkeiten

Auf der Ebene des Thalamus sind, mit Ausnahme von traumatischen oder raumfordernden Vorgängen, die eine Fehlsteuerung bewirken können, keine Schmerzauslöser bekannt. Eine Chronifizierung ist ebenfalls nicht zu beobachten.

Kortex

Erkennt der Thalamus, dass das Ausmaß der Schädigung sehr groß ist und daher bewusst wahrgenommen werden sollte, wird der Kortex in den Verarbeitungsprozess mit einbezogen.

Die Verschaltung im Kortex ist ebenfalls komplex; so erfolgt die Verarbeitung des schädigenden Reizes grundsätzlich parallel in mehreren Arealen. Man kann die Bereiche aufgrund ihrer funktionellen Zusammenarbeit in 2 Verarbeitungssysteme unterteilen (nach (Schaible u. Weiß, 2008)):
- **laterales Verarbeitungssystem,** das mithilfe der Informationen aus dem Thalamus, dem primären und dem sekundären somatosensorischen Kortex somatosensorische Aspekte wie Intensität, Dauer sowie richtungs- und bewegungsrelevante Details unterscheiden kann.
- **mediales Verarbeitungssystem,** das Informationen aus dem Thalamus, Teilen des sekundären somatosensorischen Kortex, der Inselregion, dem Gyrus cingulus und Teilen des orbitofrontalen Kortex erhält. Es generiert

die affektiv-motivationalen Schmerzkomponenten. Daraus resultieren die Analyse der Affekte sowie die Gestaltung der nachfolgenden Verhaltensmuster.

Die einzelnen Regionen lassen sich noch wesentlich differenzierter in ihren Zusammenhängen betrachten. Fischer und Peuker (Fischer u. Peuker, 2011) betonen jedoch, dass trotz der inzwischen umfangreichen Erkenntnisse das aktuelle Wissen über die exakten Zusammenhänge noch unvollständig ist und daher noch nicht als unumstößlich zu betrachten ist.

Schmerzauslöser und Chronifizierungsmöglichkeiten

Betrachtet man die einzelnen an der kortikalen Schmerzverarbeitung beteiligten Strukturen genauer, können bestimmte Komponente hervorgehoben werden.

Auch auf dieser Ebene kann sich ein *Schmerzgedächtnis* ausprägen. Ursachen können sein:

- Nach der Hebb'schen Regel wird die Ausprägung neuronaler Verbindungen durch „wiederholte und zeitgleich kontingente Erregung" verstärkt (Schaible u. Weiß, 2009).
- Der Homunkulus im primären somatosensorischen Kortex (SI) ist plastisch organisiert und kann daher bei entsprechenden Veränderungen den jeweiligen rezeptiven Feldern mehr oder weniger Raum zugestehen (Locher, 2011a) (Locher, 2011b) (Locher, 2011c).
- Bei „chronischen Schmerzen mit generalisierendem Charakter" ((Jänig u. Baron, 2011), S. 62) kann im Kortex eine nozizeptive Aktivierung erfolgen, ohne dass zuvor Gewebe verletzt wurde. Dies lässt den Rückschluss zu, dass vor allem über affektive Komponenten Schmerz ausgelöst werden kann. Belastet die vorliegende Gewebsverletzung den Patienten emotional sehr stark, kann sich aufgrund von Erinnerungen oder auch emotionalen Begleitkomponenten ein Schmerzgedächtnis anbahnen.

Als subjektive Charakteristika einer solchen zentralen Sensibilisierung beschreibt Butler (Butler u. Moseley, 2009) einen anhaltenden Schmerz, die Ausweitung des schmerzenden Gebiets, eine Schmerzzunahme, eine niedrige Schmerzschwelle und eine Diskontinuität in Bezug auf die Symptomatik und auslösenden Faktoren.

Weiterhin sind *die rezeptiven Felder des sekundären somatosensorischen Kortex (SII)* bilateral angelegt, was bedeutet, dass der SII aus beiden Körperhälften aktiviert werden kann (Schaible u. Weiß, 2008). Die hier interessante Frage beinhaltet die Überlegung, ob über diese zentrale Verbindung der Körperhälften eine Schmerzübertragung der verletzten Körperhälfte auf die kontralaterale Seite erfolgen kann.

Bei Zerstörung des *Inselkortex* können Schmerzen zwar noch wahrgenommen, jedoch nicht mehr eindeutig beschrieben werden (Locher, 2011a) (Locher, 2011b) (Locher, 2011c).

Die zugrunde liegende neuronale Plastizität lässt jedoch zu, dass verändertes Tonus- und Bewegungsverhalten und sogar Reflexmuster mithilfe des Bewusstseins revidiert werden können (Gifford, 2005).

> **Definition**
>
> **Schmerzmatrix**
> Die Gesamtheit der an der Schmerzverarbeitung beteiligten neuronalen Strukturen wird auch als Schmerzmatrix bezeichnet (Schaible u. Weiß 2008).

1.3.2 Psychologische Aspekte des Schmerzes

Das laterale und das mediale Verarbeitungssystem determinieren die sensorisch-diskriminative sowie die affektiv-motivationale Begleitkomponenten eines nozizeptiven Systems. Darüber hinaus werden bei einem Schmerzgeschehen vegetative und motorische Reaktionen initiiert (Schaible u. Weiß, 2008).

Informationsverarbeitung, Schmerzverhalten und Konsequenzen nehmen Einfluss auf die Gesamtbewertung ((Schaible u. Weiß, 2008), S. 30) der Situation, in welcher der Mensch dem schmerzauslösenden Ereignis ausgesetzt war. Aus dieser Beurteilung resultiert das weitere Verhalten. Zunächst situativ, darüber hinaus können auch langfristig Verhaltensweisen zur zukünftigen Schmerzvermeidung konditioniert werden. Wer einmal auf die heiße Herdplatte gefasst hat, wird dies normalerweise kein weiteres Mal tun.

In diesem Zusammenhang ist vor allem die Konsequenz der affektiven Schmerzkomponente bedeutsam: Diese aktiviert unspezifisch das zentrale und vegetative Nervensystem und damit die Hypophysen-Hypothalamus-Nebennierenrinden-Achse (HHNA) (Schaible u. Weiß, 2008). Diese Vorgänge lösen eine endokrine und damit immunologische Reaktion aus. Es handelt sich hier um eine sehr vereinfachte Darstellung, aus der jedoch deutlich hervorgeht, dass die Komponenten der psychologischen, vegetativen, endokrinen und immunologischen Reaktionen auf ein Schmerzgeschehen nicht getrennt voneinander betrachtet werden können, sondern immer wechselseitig agieren. Alle 4 Reaktionen können von jeder beteiligten Komponente ausgelöst werden. Diese Wechselwirkungen beeinflussen entscheidend die emotionale Ausgangslage, da diese die unterschiedlichen physiologischen Komponenten steuert und damit den Muskeltonus, die Homöostase und das allgemeine „Stressniveau" des Gewebes. Dadurch nimmt der Patient Schmerz wesentlich intensiver wahr; auch die antidrome Impulsaktivität ist vom Stressempfinden abhängig.

Merke

Schmerz und Stress sind eng miteinander verknüpft.

Aufgrund der unterschiedlichen Lebenserfahrung, Wahrnehmung körperlicher Reaktionen und emotionalen Ausgangslage beurteilen die Patienten die Schmerzsituation sehr individuell. Nimmt die Person die vegetativen Reaktion auf eine Noxe bewusst wahr, kann sich die emotionale Beteiligung deutlich verstärken, sogar auch dann, wenn der Reiz auf den Körper gar nicht als schmerzhaft beurteilt wurde. Die emotionale Ausgangslage wird unter anderem durch die Grundstimmung, die Umgebung und die anwesenden Menschen beeinflusst. Daraus ergibt sich der Rückschluss, dass auch der therapeutische Rahmen entscheidend für die weitere Genesung ist: Räumlichkeiten, Auftreten und Komponenten wie Persönlichkeit spielen hierbei eine wesentliche Rolle.

Die intraindividuellen Emotionen sind entscheidend für physische Reaktionen und können sich dementsprechend positiv oder negativ auf die gewebespezifischen Prozesse, wie z. B. Wundheilung, Schmerzsensibilität etc., auswirken.

Bei chronifizierten Schmerzprozessen kann sich eine bewusste Veränderung der emotionalen Situation sowie dem daraus resultierenden Verhalten positiv auf die gewebsphysiologischen Prozesse auswirken (Gifford, 2005).

Inzwischen ist bekannt, dass die Ausbildung bzw. die Einstellung eines chronischen Schmerzgeschehens sowie daran geknüpfte Behandlungserfolge in hohem Maße den individuellen psychosozialen Umständen unterliegen. Positive bzw. unterstützende Lebensumstände wirken sich demnach sehr positiv auf das Genesungsverhalten aus. Laut Gifford kommt dieser eine höhere Bedeutung zu als den „biomedizinischen/biomechanischen/pathoanatomischen" Faktoren ((Gifford, 2005), S. 512).

Schmerzauslöser und Chronifizierungsmöglichkeiten

Bei chronischen Schmerzen reichen kleinste Informationen über die schmerzauslösenden Faktoren aus, um den Schmerz auszulösen. Butler beschreibt, dass bereits die Beobachtung einer schmerzhaften Bewegung oder auch nur die mentale Vorstellung dieser eine Schmerzempfindung bei der betroffenen Person auslösen kann (Butler u. Moseley, 2009). Sogenannte *Spiegelneurone* ermöglichen solche Prozesse.

Die bisher genannten Faktoren beschreiben die vielseitigen Auswirkungen der psychologischen Schmerzkomponente. Liegt ein chronisches Schmerzgeschehen vor, können daraus verschiedene Aspekte resultieren:

Ein chronischer Schmerz, die damit verbundene Unzufriedenheit und weitere negative Empfindungen können zu einer gedämpften Grundstimmung führen. Diese wiederum wirkt sich nachteilig auf die gewebsspezifischen Prozesse aus, sodass sich der Schmerz verstärken und die Wundheilung sich verzögern kann. Der Patient merkt dies und wird noch unzufriedener. Die Einschränkungen veranlassen ihn gegebenenfalls zu einer geringeren Mobilität, einem sozialen Rückzug und möglicherweise auch zu einem beginnenden Konsumverhalten, um in irgendeiner Weise (wenn auch nur kurzzeitig) Erleichterung, Glück und Leichtigkeit zu erfahren. Laut Gifford wird die psychische Situation weiterhin durch ineffektivere Efferenzmechanismen erschwert. Es entsteht ein Kreislauf, der aber vor allem durch Verhaltens- und Einstellungsänderungen durchbrochen werden kann. Gifford beschreibt, dass Stimmungsveränderungen, die einen gedämpften bis hin zu einem depressiven Charakter besitzen, durchaus als Folge statt als Ursache chronischer Schmerzzustände betrachtet werden können (Gifford, 2005).

Auch die begleitenden psychosozialen Komponenten sind in diesem Zusammenhang sehr wichtig, denn ein instabiles oder schwaches soziales Umfeld kann eine Chronifizierung ebenfalls begünstigen. Gifford weist deshalb darauf hin, dass sich eine gute soziale Absicherung günstig auf das Schmerzerlebnis auswirkt und im Umkehrschluss eine sozial unsichere Ausgangsbasis das Schmerzgeschehen negativ beeinflussen kann (Gifford, 2005).

1.3.3 Sympathische Schmerzaktivierung bzw. -aufrechterhaltung

Das vegetative Nervensystem wird detailliert in Kap. 7.1 beschrieben. Da es bei einer Verletzung aktiviert wird, um notfalls kampf- und fluchtbereit zu sein, soll hier kurz darauf eingegangen werden.

Das vegetative Nervensystem wird sehr schnell aktiviert: Innerhalb von wenigen Sekunden bis Minuten reagiert es auf die Umwelt und die körpereigenen Prozesse. Genauso schnell kann es seine Aktivität regulieren bzw. ganz aufheben. Eine vegetative Reaktion des Körpers (z. B. schwitzende Hände) setzt sehr spontan ein, ist aber nach einem kurzen Moment auch wieder vorüber. Das aktivierte vegetative Nervensystem regt das endokrine System an, Hormone auszuschütten. Zudem kann eine Person die vegetativen Reaktionen des Körpers (Erröten, Schwitzen, verstärkter Herzschlag, Schmerzen und vieles mehr) als sogenannte *somatische Marker* bewusst wahrnehmen und infolgedessen eine psychische Reaktion bedingen.

Schmerzauslöser und Chronifizierungsmöglichkeiten

Ein über einen längeren Zeitraum verändertes vegetatives Nervensystem kann langfristig schwerwiegende Konsequenzen nach sich ziehen. Veränderungen des Gewebetonus, der Durchblutung, des Nährstoffwechsels und eine niedrigere Schmerzschwelle sind nur einige wenige der möglichen Konsequenzen.

Das Vegetativum kann Schmerz sympathisch aufrechterhalten. Deshalb spricht man auch von einem *sympathisch unterhaltenen Schmerz* (mehr dazu siehe Kap. 7.1).

1.3.4 Endokrine Beteiligung bei der Schmerzwahrnehmung

Das endokrine System ist funktionell eng an das vegetative Nervensystem und das Immunsystem gekoppelt. Auf Hormone wird in Kap. 11.1 vertiefend eingegangen. An dieser Stelle wird das Thema nur kurz umrissen, um zu verdeutlichen, wie wichtig die gegenseitigen Wechselwirkungen bezüglich des Hormonsystems sind.

Wenn z. B. das sympathische Nervensystem aktiviert wird, führt dies zur Ausschüttung von Adrenalin und Noradrenalin. Diese erste Reaktion ist sinnvoll, da Adrenalin schmerzhemmend wirkt (Butler u. Moseley, 2009). Bei den an diesem Prozess vorrangig beteiligten Strukturen handelt es sich um die endokrinen Drüsen der Hypophysen-Hypothalamus-Nebennierenrinden-Achse (HHNA).

Die Aktivierung dieser Achse dauert etwas länger als z. B. die autonome Reizantwort, dafür kann der Einfluss jedoch über einen wesentlich größeren Zeitraum wie Wochen oder Monate anhalten (Butler u. Moseley, 2009).

Schmerzauslöser und Chronifizierungsmöglichkeiten

Bei einem chronischen Schmerzgeschehen steht der Körper unter dauerhaftem Stress. Er reagiert darauf, indem er Hormone wie Adrenalin, Noradrenalin und Kortisol ausschüttet.

Besteht die stressinduzierte Adrenalinausschüttung über einen längeren Zeitraum, kann dies bei „ungünstiger Gewebevoraussetzung“ und reduzierter Reizschwelle dazu führen, dass die anfangs schmerzhemmende Wirkung verlorengeht und sogar in eine schmerzverstärkende Wirkung übergehen kann.

Noradrenalin kann bereits bei normalem Sekretionsniveau Nozizeptoren bzw. die Neurone verletzter peripherer Nerven erregen und damit Schmerzen provozieren (Gifford, 2005).

1.3.5 Beteiligung des Immunsystems

Das Immunsystem ist ein komplexes System, das unzähligen Einflüssen unseres Körpers unterliegt. Es steht in ständiger Kommunikation mit den Geweben und reagiert sensibel auf Veränderungen.

Wird der Körper geschädigt, wird das Immunsystem aktiv: Es „prüft“, ob fremde Zellen oder Substanzen, sogenannte Antigene, vorhanden sind, auf die es reagiert, indem es weitere Schritte zur Abwehr dieser Pathogene einleitet. Bei Gewebeschäden liegt seine Aufgabe darin, die Nozizeptoren zu sensibilisieren und Informationen aus der verletzten Region in übergeordnete Reaktionszentren zu übermitteln (Gifford, 2005).

Eine Immunreaktion kann angeboren oder erworben (durch eine Impfung oder bereits durchlebte Krankheiten) sein. Sie kann durch viele kleine Ereignisse oder durch ein einzelnes großes Ereignis aktiviert werden. Interessant ist, dass eine Immunreaktion auch durch imaginäre Ereignisse (Erinnerung oder Vorstellung) ausgelöst werden kann, also nicht nur durch reale (Butler u. Moseley, 2009).

Die Immunantwort kann so tiefgreifend sein, dass über zentrale Schnittstellen Verhaltensänderungen eingeleitet werden, um den Organismus zu schonen. Daraus und aus der engen Verbindung mit dem vegetativen und dem endokrinen System ergibt sich ein Korrelat zwischen Emotion, Psyche, Schmerzempfindung und Verhaltensreaktion (Schaible u. Weiß, 2008). So kann eine starke Beanspruchung des Immunsystems Schmerzen auslösen, um eine Schonung zu bewirken – im Umkehrschluss kann sich jedoch unsere Stimmung ebenfalls auf das Immunsystems auswirken.

Die Abstimmung zwischen Körper, Geist und regulierenden Zentren erfolgt primär durch die HHN-Achse, also durch ein endokrines System. Wie oben bereits beschrieben, steht dieses wiederum in enger Beziehung zum Vegetativum. Diese wechselseitige Beeinflussung kann so weit reichen, dass unter Stress das Immunsystem in seiner regenerierenden Funktion unterdrückt wird und erst nach Abklingen des Stressors Erholung und Regeneration zugelassen wird.

Die reine Immunantwort erfolgt über spezielle Eiweißverbindungen (Peptide), die sogenannten *Zytokine*. Diese Peptide sind stets latent im Organismus vorhanden. Wird das Immunsystem gefordert, so bildet der Körper vermehrt Zytokine, ebenso bei Schmerz oder Stress (Butler u. Moseley, 2009). Zytokine können entzündungshemmend oder -fördernd wirken, je nachdem welche Reaktion der Körper benötigt. Verletzte Nerven z. B. reagieren besonders sensibel auf entzündungsfördernde Zytokine (Butler u. Moseley, 2009).

Die gegenseitige Wechselbeziehung dieser 4 Komponenten, also Psyche, Immunsystem, Endokrinum und Vegetativum, ist maßgeblich für einen optimalen Heilungsprozess. Da jedoch jeder einzelne Bestandteil auch andere Wechselwirkungen eingehen kann, ist dieses System sehr anfällig für äußere Reize. Fest steht jedoch, dass die Komponenten nicht alleine agieren können, sondern nur im Verbund. Deshalb sollte bei schmerzbezogenen Verarbeitungsprozessen des Körpers immer das Zusammenspiel dieser Systeme berücksichtigt werden.

1.3.6 Phantomschmerz

Definition

Unter Phantomschmerz versteht man Schmerzen in einem Körperteil, der nicht mehr vorhanden ist, meist aufgrund einer Amputation, z. B. einer Extremität.

Phantomschmerz nimmt daher eine Sonderstellung ein. Es handelt sich primär um neuropathische Schmerzen, die aufgrund der oben erläuterten Komponenten entstehen. Da die Betroffenen jedoch den Schmerz in einer nicht mehr vorhandenen Extremität spüren, müssen weitere Einflussgrößen vorhanden sein, wie z. B. zentrale Sensibilisierungsprozesse auf Rückenmarksniveau, aber auch supraspinale Prozesse. Untersuchungen belegen, dass der Stumpf einer Extremität von Personen mit Phantomschmerz im primären somatosensorischen Kortex (SI) vergrößert abgebildet wird (Denke, 2001).

Von besonderer Bedeutung sind darüber hinaus 2 weitere Faktoren: Erstens die emotionale Komponente, d. h. je traumatischer das Ereignis war, wie z. B. eine Amputation bei einem Sport- oder Verkehrsunfall, desto stärker ausgeprägt ist der Phantomschmerz. Ist die Amputation jedoch geplant, sodass sich der Betroffene mental und emotional darauf einstellen kann, z. B. nach ausgedehnten septischen Wundheilungsstörungen, bei Diabetes mellitus o. Ä., ist der Phantomschmerz weniger stark ausgeprägt. Der zweite beeinflussende Faktor ist die Art der Anästhesie. So konnte gezeigt werden, dass sich bei einer zusätzlichen Blockade der peripheren Nerven während einer Amputation ein Phantomschmerz deutlich seltener entwickelt (Gleditsch, 2005).

Ferner korreliert das Auftreten von Phantomschmerz mit dem Muskeltonus im Stumpf sowie einer reduzierten Durchblutung (Denke, 2001).

Die Kommunikation des Patienten über seine Schmerzen wird im Kapitel „Kommunikation mit dem Patienten (S. 32)" ausführlich betrachtet. Dennoch soll hier kurz erwähnt werden, dass die schmerzspezifische Formulierung der Empfindung erste Vermutungen in Bezug auf die Schmerzursache ermöglicht. Da jedoch jede Person durch mannigfaltige Faktoren geprägt ist, ist die Formulierung der Person immer Ausdruck des individuellen Leids. Diese sehr persönliche Empfindung ist geprägt durch das persönliche Ausdrucksvermögen (Wortschatz, Bildung) sowie durch die Vorerfahrung mit Schmerzen und den kulturellen Umgang.

„Mit Schmerz wird ein Phänomen bezeichnet, das in seiner individuellen und existenziellen Bewusstseins- und Bedeutungsdimension letztlich genauso wenig kommunizierbar ist wie Freude, Glück, Lust, Schönheit und Wohlbefinden und nur in Analogie zu eigener sinnlicher Erfahrung verstanden werden kann" ((Müller-Busch, 2001), S. 22).

1.4 Placeboeffekt

Obwohl der Placeboeffekt schon lange bekannt ist, hat er über die Jahrzehnte hinweg nie an Popularität verloren – im Gegenteil: Er ist in den letzten 10 Jahren sogar noch populärer geworden. Diese Tatsache verdankt er mehreren Faktoren: Zum einen wird die prinzipielle „Skepsis" ((Schreiber, 1995), S. 43) gegenüber Placebos durch eine immer noch anhaltende Unkenntnis der Wirkungsweise bestätigt. Zum anderen stellt die Placebowirkung das „biotechnokratische Menschenbild der vorherrschenden Medizin" ((Langer, 1995), S. 21) infrage. Mit der Diskussion des Placebos steht auch immer das komplexe Problem der Abgrenzung zwischen Medizin als Wissenschaft und Quacksalberei auf dem Spiel, das sich entlang der Differenz von Körper und Geist, der „bekannten Leib-Seele-Kontroverse" ((Blanz, 1987), S. 62), bewegt.

Um verstehen zu können, was mit Placebo gemeint ist und welchen Stellenwert es in der Medizin und Wissenschaft einnimmt, muss man einen Blick auf die Forschungsgeschichte werfen.

1.4.1 Forschungsgeschichte und erste Definitionsansätze

Im 18. Jahrhundert taucht erstmals der Begriff Placebo im medizinisch-fachspezifischen Bereich auf: Motherby beschrieb 1795 im *New Medical Dictionary* Placebo als „a commonplace method or medicine calculated to amuse for a time, rather than for any other purpose" ((Gauler u. Weihrauch, 1997), S. 3). Nachweislich zum ersten Mal verwendete der schottische Arzt und Pharmakologe William Cullen den Begriff Placebo in seinen *Clinical Lectures*. Darin beschreibt er unter anderem, wie er einem Kranken Senfpulver verschreibt, ohne von dessen Wirkung bezüglich der Erkrankung überzeugt zu sein. Und auch seinem deutschen Übersetzer Samuel Hahnemann, dem Begründer der Homöopathie, war das Prinzip bekannt. Er verstand darunter „etwas Unarzneiliches, wie z. B. Himbeersaft oder Milchzucker" ((Bundesärztekammer, 2011), S. 23).

1894 bezeichnet Foster im *Encyclopedic Medical Dictionary* Placebo erstmals als inerte Substanz: „A make-believe medicine, sometimes administered for it's effect on the patient´s imagination rather than because it is of medical value" ((Gauler u. Weihrauch, 1997), S. 4). Wie sich in der Folge zeigen wird, ist die Frage, ob es sich bei einem Placebo um eine pharmakologische Tatsache oder eine inerte Substanz handelt, die vielmehr psychologische Mechanismen in Gang setzt und beschreibt, Reibungspunkt der unterschiedlichen Definitionsversuche.

Die Bundesärztekammer setzt den Beginn erster kontrollierter Studien im 18. Jahrhundert mit dem schottischen Marinearzt James Lind an. Dieser führte am 20. Mai 1747 eine Arzneimittelprüfung an Bord eines Schiffes der britischen Marine durch (Bundesärztekammer, 2011).

Trotz dieser Vorreiter gehören placebokontrollierte Studien noch nicht zum Standard der klinischen Forschung, da es an einer einheitlichen, genehmigten Methodenlehre der therapeutischen Untersuchungen fehlt. Nachdem 1932 Paul Martini ein erstes Lehrbuch zur klinischen Forschung – die *Methodenlehre der therapeutisch-klinischen Forschung* – vorlegt, erlebt auch diese einen Aufschwung.

1945 veröffentlicht Perry Pepper *A note on the placebo*, das den Anstoß für die Cornell Conference von 1946 und eine Reihe von Veröffentlichungen gab: 1946 unterschied Du Bois zwischen reinen und unreinen Placebos und dem Placebo-Phänomen. Als reines Placebo bezeichnete er „ein Analogon zu einem Therapeutikum, das jedoch keine pharmakologische Wirksamkeit besitzt" ((Timm, 1980), S. 7). Das Spektrum seiner Zusammensetzung reicht dabei von „Milchzucker (Lactose) oder Stärke (Amylum) als Pulver, bis zu Tabletten gepresst oder dragiert und dann gefärbt oder in Gelatinekapseln gefüllt, Kochsalzlösung (NaCl 0,9 %) als Injektionslösung, Suppositorienmasse ohne Inhaltsstoffe als Zäpfchen" ((Meyer, 2003), S. 22). Unter unreinen Placebos oder auch Pseudo-Placebos werden Substanzen mit folgenden Wirkweisen zusammengefasst:

- Sie bezeichnen „Stoffe, die überwiegend in der Selbstmedikation Verwendung finden. Ihr Effekt entspricht zwar der erwarteten Wirkung eines Präparats, ist jedoch in seiner Intensität wesentlich stärker, als pharmakologisch zu erwarten wäre" ((Gauler u. Weihrauch, 1997), S. 12).
- Ferner versteht man darunter biologisch aktive Substanzen, die aber nicht im Sinne der Indikation wirken oder eine zu geringe Dosis haben. Als Beispiel sei die Gabe von Antibiotika bei viralen Infektionen erwähnt.
- Die 3. und letzte Bedeutungsebene bezeichnet solche Präparate, die die unerwünschten Arzneimittelwirkungen des entsprechenden Verums nachahmen, ansonsten aber unwirksam sind.

Die Unterscheidung zwischen dem eigentlichen Placebo und der Placebowirkung wird bis heute von einigen Autoren beibehalten und ist in Anbetracht der im Kap. 1.4 erläuterten Phänomene auch schlüssig ((von Uexküll u. Langewitz, 2002), S. 311).

In den 50er Jahren nimmt die Zahl der Placebopublikationen zu: 1953 schlug Gaddum die Bezeichnung *dummies* oder *dummy tablets* vor. 1955 veröffentlicht Henry K. Beecher den berühmten Artikel *The powerful placebo*, der nicht nur die am häufigsten zitierte Publikationsschrift zum Thema Placebo ist, sondern auch die Doppelblindmethode als methodischen Standardversuch einführt. Er wertet darin 15 verschiedene Placebo-Studien zur Behandlung von Kopfschmerzen, Übelkeit und anderen Schmerzen aus. Dabei kommt er zu folgendem Ergebnis: „It is evident that placebos have a high degree of therapeutic effectiviness in treating subjective responses, decided improvement, interpreted under the unknowns technique as a real therapeutic effect, being produced in 35.2 ± 2.2 % of cases" ((Beecher, 1955), S. 1606).

1964 legt der amerikanische Psychiater Arthur K. Shapiro die bis dato am häufigsten zitierte Definition von Placebo vor:

„Ein Placebo ist jede Therapie (oder ein Teil davon), die absichtlich oder wissentlich wegen ihres unspezifischen, psychologischen, therapeutischen Effekts oder in der Annahme eines spezifischen therapeutischen Effekts für den Patienten, für ein Symptom oder für eine Krankheit genutzt wird, aber für die Behandlungsindikation keine spezifische Wirkung hat. [...] Der Placeboeffekt ist der nichtspezifische psychologische oder psycho-physiologische therapeutische Effekt, den ein Placebo hervorruft" ((Shapiro, 1997), S. 41).

Problematisch an dieser Definition ist die Tatsache, dass Placebos als inert verstanden werden, aber dennoch einen Effekt auslösen können. An dieser Stelle wird der Placeboeffekt von der Pharmadynamik gelöst und nur noch als psychologischer Effekt bewertet. Er ist also nicht mehr abhängig von der Vergabe eines Scheinmedikamentes, sondern bezeichnet eine intersubjektive Dynamik, die eher von der Erwartungshaltung des Patienten, des Arzt-Patienten-Verhältnisses und der jeweiligen Situation abhängt. Prämisse dieses Erklärungsansatzes ist die Unterscheidung zwischen Krankheit und Kranksein: „Placebos wirken gegen das Kranksein; sie lindern Leid. Ob sie auch in die der Krankheit zugrunde liegenden pathophysiologischen Ereignisse eingreifen, ist ungeklärt" (Spiro, 2005, S. 13).

Einer der meistdiskutierten Punkte in diesem Zusammenhang ist die Idee eines *„Placebo-Reaktors"*. Damit ist ein „mehr oder weniger genau bestimmbarer Persönlichkeitstypus" ((Blanz 1987), S. 163) gemeint, der auf die Placebobehandlung im besonderen Maße reagiert. Die Persönlichkeitsmerkmale umfassen dabei sowohl psychische Aspekte wie Angstbereitschaft als auch bestimmte Krankheitsbilder wie Paranoia und Depression. Auf somatischer Ebene spielen Faktoren wie Ernährungszustand oder auch Alter und Gewicht eine Rolle.

Shapiro markiert mit diesem Definitionsansatz den Pol der Definitionsversuche, der sich am verbal-semantischen Behandlungsmodus orientiert. In dieser Tradition steht auch der Begriff der *Aura Curae*, der ein Heilungsfeld meint, dessen Verdinglichung die Placebopille ist (Langer, 1995). Der Placeboeffekt wird so auch als „Kontext-Effekt" ((Meyer, 2003), S. 5) verstanden. Ihm gegenüber stehen medizinisch-manuelle Ansätze.

Anfang der 70er Jahre wurde durch die Veröffentlichung von *Persuasion and Healing* von Jerome D. Frank ein epistemischer Bruch eingeleitet: Man nahm Abschied von der Idee des Placebo-Reaktors und lenkte den Blick mehr auf das Setting und die Beziehung zwischen Arzt und Patient (vgl. Kap. 1.4.4, Kap. 1.5.5, Kap. 1.6.3).

Diese Annahme wurde dann Ende der 70er Jahre durch die Entdeckung der Endorphine wieder ins Wanken gebracht. Ein Versuch von Robert Ader und Nicholas Cohen mit mehreren Mäusen machte deutlich, „dass sich durch Konditionierung das Verum durch Zuckerwasser ersetzen ließ" ((Bundesärztekammer, 2011), S. 29), Placebos sich also nicht einfach nur auf ein zwischenmenschliches Interaktionsmuster zurückführen lassen, sondern eine biologische bzw. somatische Basis besitzen.

Neuere Ansätze versuchen, die biologische und psychologische Ebene miteinander zu verbinden. Der Turiner Placebo-Forscher Fabrizio Benedetti versteht den Placeboeffekt etwa als „psychobiological phenomenon" ((Benedetti et al., 2005), S. 10 390), das auf folgender wissenschaftlicher Prämisse beruht: „The study of the placebo effect reflects a current neuroscientific thought that has as it's central tenet the idea that ‚subjective' constructs such as expectations and value have identifiable physiological bases, and that these bases are powerful modulators of basic perceptual, motor, and internal homeostatic processes" ((Benedetti et al., 2005), S. 10 390).

Aufgrund der heute noch vorhandenen und diskutierten Fülle und Vielfalt an Definitionsversuchen kann die Placeboforschung noch lange nicht als abgeschlossen gelten.

1.4.2 Wirkungsweise

Es gibt „viele unterschiedliche Erklärungsansätze und Theorien für die Placebowirkung" ((Gauler u. Weihrauch, 1997), S. 13), da Placebo ein vielfach determiniertes Phänomen ist. Parallel zu der Zweiteilung der Definitionsansätze – in das Verständnis von Placebos als inerte Medikamente und zum anderen als Sammelbegriff für äußere Umstände, aber auch die Erwartungshaltung des Patienten – lassen sich die unterschiedlichen Erklärungsversuche in 2 Hauptpositionen einteilen:

Neurobiologische Mechanismen

Das Problem dieses Ansatzes ist die Tatsache, dass „die funktionale Neuroanatomie des Placeboeffekts bei der Parkinson'schen Krankheit eine andere als die Placeboanalgesie" ((Bundesärztekammer, 2011), S. 56) ist, sodass kein integratives Modell aller am Effekt beteiligten Hirnbereiche und -strukturen gebildet werden kann. Man vermutet allerdings, dass „subkortikale Hirnstrukturen" ((Bundesärztekammer, 2011), S. 56), die phylogenetisch älter sind, stärker in den Placeboeffekt involviert sind.

Psychologische Mechanismen

Auch hier kann man 2 Richtungen unterscheiden:

- den *assoziativen Ansatz*: Die Wirkung ist das Resultat einer unbewussten Lernerfahrung, bei der sowohl Suggestion, Hypnose und Übertragung zum Tragen kommen können.
- den *mentalistischen Ansatz*: Der Placeboeffekt ist das Resultat einer bestimmten Erwartungshaltung. In neueren Forschungen wird dieser Ansatz mit neurobiologischen Mustern verbunden. Die entscheidenden Hirnstrukturen für Belohnungsmechanismen sind das Tegmentum, der Nucleus accumbens, die Corpora amygdaloidea und der präfrontale Kortex. Zusammen mit der Bildung bestimmter Erwartung werden auch dopaminerge Neuronen des Tegmentums und des präfrontalen Kortex aktiviert. Zusammenfassend kann man sagen: „Antizipation bewirkt offensichtlich jene hirnmetabolischen Veränderungen, die selbstregulative Effekte ermöglichen" ((Bundesärztekammer, 2011), S. 57).

In der Forschung zu Placebos wird prinzipiell zwischen Placeboeffekt und -reaktion unterschieden. Letztere ist dabei die Summe aus dem eigentlichen Placeboeffekt und den „vermengten" Effekten. Zu diesen gehören:

- der natürliche Krankheitsverlauf
- *Regression to the mean*: Bei wiederholten Erhebungen rückt der extreme Messwert näher an den Mittelwert heran.
- methodische Fehler
- Gefälligkeitsauskünfte: Der Patient gibt aus Gefälligkeit dem Arzt gegenüber vor, zu genesen.
- Zeit- oder Gewöhnungseffekte

1.4.3 Placebo und Schmerz

Schmerzen gehören neben Schlaflosigkeit und depressiver Verstimmung zu dem Hauptgrund der Verschreibung von Placebos. Dabei könnten die Ergebnisse klinischer Studien nicht unterschiedlicher sein: Beecher stellte 1955 fest, dass von insgesamt 1082 Patienten in 35 ± 2,2 % eine Linderung des Schmerzes erzielt werden konnte. In anderen Schmerzstudien konnte lediglich ein Erfolg von 3–4 % registriert werden ((Gauler u. Weihrauch, 1997). Auf einen möglichen Faktor zur Erklärung dieser erheblichen Differenz weist Evans 1974 hin. Er behauptet, dass die Placeboanalgesie stark von der Effektivität des Medikaments selbst abhängt: So ruft Morphium einen viel größeren Placeboeffekt hervor als z. B. Aspirin. Der amerikanische Medizinprofessor Louis Lasagna ergänzt die möglichen Faktoren um die Dauer der Schmerzen: Patienten mit kurzzeitigen Schmerzen reagieren besser und häufiger auf Placebos als Patienten mit langanhaltenden, konstanten Schmerzen: „In ihren postoperativen Schmerzstudien reagierten knapp die Hälfte der Probanden konstant auf Placebos" (Gauler u. Weihrauch, 1997), S. 30).

Prinzipiell verfügt der Körper über 2 verschiedene Möglichkeiten, um Schmerz lindern zu können: „(1) ein hoch komplexes neurologisches Netzwerk und (2) ein hormonelles Repertoire endogener Opiate" ((Spiro, 2005), S. 124). Betrachtet man die Funktionsweise des neurologischen Systems, so sind C-Fasern für die Weiterleitung der Schmerzimpulse verantwortlich. Diese können allerdings durch größere Nervenfasern (Typ II, Typ IIIa und auch Aβ-Fasern) gehemmt werden. Die *Gate-Control-Theorie* geht davon aus, dass ein „Mechanismus in den Dorsalhörnern des Rückenmarks" ((Spiro, 2005), S. 125) als Tor fungiert und jeweils Kontakt zwischen den C-Fasern und dem zentralen Nervensystem herstellen kann. Die großen Fasern können demnach die Schmerzwahrnehmung und die Schmerzschwelle erhöhen oder reduzieren. Allerdings kommt es durch Verbindungen der großen Fasern mit einer zentralen Kontrollinstanz im Gehirn, die wiederum mittels Efferenzen auf die adaptiven Fähigkeiten des Rückenmarks wirkt, zu einer Kreislaufbewegung, deren Beginn schwer bestimmbar ist. So können frühere Erfahrungen, Emotionen oder Aufmerksamkeit das Tor bereits vor der Schmerzwahrnehmung schließen oder öffnen. Neuere Theorien und Forschungsansätze verfolgen diesen Ansatz weiter, indem sie die Idee eines Schmerzgedächtnisses postulieren, bei dem die Aminosäure Glutamat von entscheidender Bedeutung ist.

Darüber hinaus verfügt der Körper über hormonelle Kompensationsstrategien bei Schmerz. Opiate spielen dabei eine herausragende Rolle, da sie Neurotransmitter hemmen. Placebos fördern unter anderem die Freisetzung des natürlichen Opiates Endorphin und lindern so Schmerzen. Dieses erst 1975 entdeckte endogene Peptid weist bei entsprechender Dosis eine 100-mal höhere analgetische Potenz als Morphium auf (Gauler u. Weihrauch, 1997). Dieser Tatsache steht die Ungewissheit über die Funktionsweise und Rolle der Endorphine in der Placeboreaktion gegenüber: „Die bisherigen Beobachtungen lassen darauf schließen, dass Placebos weder durch lokale noch zentrale Mechanismen wirken, sondern eher die Aufmerksamkeit von Schmerz ablenken können“ ((Spiro, 2005), S. 130).

1.4.4 Der Experte als Placebo

Schließlich sei an dieser Stelle noch auf das oben bereits erwähnte Verständnis von Placebo als Verdinglichung des psychosozialen Kontextes näher eingegangen. Das Placebo wird hier in der Tradition Shapiros nicht als Medikament oder Verum verstanden, sondern als Teil einer Therapie, der auf den Patienten einen symptomlindernden Effekt ausübt. Dazu gehören im Wesentlichen das Arzt-Patienten-Verhältnis sowie die konstituierenden Elemente von Erwartungen und Haltung. In den folgenden Ausführungen wird der Begriff des Arztes verwendet, da die Literatur die Thematik primär im ärztlichen Kontext abhandelt. Die meisten der benannten Merkmale und Funktionen lassen sich jedoch gleichermaßen auf das Therapeut-Patienten-Verhältnis übertragen.

In seiner Doppelfunktion als Experte und Therapeut bestimmt „die Qualität des Kontaktes zwischen Arzt und Patient“ ((Kentenich u. Pietzner, 2011), S. 15) auch die Wirksamkeit und den Erfolg der medizinischen Maßnahme. Die moderne Medizin sollte daher mit ihrer naturwissenschaftlichen Ausrichtung der Beziehung zwischen professionellem Helfer und Patient, die so alt wie die Medizin selbst ist, Beachtung schenken. Da bereits die Medikamentengabe als psychotherapeutische Intervention verstanden werden kann, verwundert es auch nicht, dass sich die Placebospritze als wirksamer herausstellt als die Placebotablette: Es überträgt sich nicht nur „die Überzeugung des Arztes von der Wirksamkeit des Medikamentes“ ((Lang, 2006), S. 300) auf den Patienten, auch die Anzahl und Intensität des Arztkontaktes spielt eine signifikante Rolle für den Placeboeffekt.

Bevor auf die 3 Eckpfeiler Erwartungen, Kommunikation und Übertragung eingegangen wird, soll noch auf die Rolle des ungarisch-englischen Arztes und Psychoanalytikers Michael Balint verwiesen werden. Dieser erwähnt den Begriff Placebo zwar nirgends konkret, hat aber in seinen wegweisenden Veröffentlichungen *Psychotherapeutische Techniken in der Medizin* und *Der Arzt, sein Patient und die Krankheit* Phänomene des dynamischen Prozesses zwischen Arzt und Patient beschrieben, die nach heutigem Stand unter dem Begriff des Placeboeffekts subsummiert werden können. Gemäß dem Motto „Der Mensch ist des Menschen beste Medizin“ ((Lang, 2006), S. 298) hat er zum ersten Mal die emotional-psychologische Ebene der Arbeit des Arztes benannt: „Der Nicht-Psychoanalytiker, und vor allem der praktische Arzt muss mit sehr unterschiedlichen Bedingungen rechnen, unter denen er seine therapeutische Arbeit leistet“ ((Balint u. Balint, 1980), S. 33). Diese Bedingungen oder auch der äußere Rahmen, die „einen wichtigen Einfluss auf den therapeutischen Prozess und das therapeutische Ergebnis ausüben“ ((Balint u. Balint, 1980), S. 27), fanden weiter oben Erwähnung unter dem Begriff der Aura Curae. Wörtlich übersetzt als „Hauch der Heilung“, wird damit das „Individuelle, Unspezifische (vermeintliche) Heilungs-Feld“ ((Langer, 1995), S. 28) bezeichnet, das sich aus 2 Komponenten zusammensetzt: Der Wirklichkeit aus Arzt, Symptomatik und Information über die Krankheit und den Vorstellungen und Zuschreibungen des Patienten, die wiederum eng mit der Erwartungshaltung des Patienten verknüpft sind.

Erwartungen des Patienten an den Arzt

Gemäß dem von Balint geprägten Ausdruck „Droge Arzt“ ((Balint, 1988), S. 29) wird dieser mit bestimmten Normen und Rollenerwartungen konfrontiert, die zusammen das Bild eines idealen Arztes formen. Dazu gehören folgende 3 Punkte ((Heim u. Willi, 1986), S. 446):

1. Der Arzt muss über fachliche Kompetenzen verfügen und diese auch ausüben können

Auch wenn der Patient die Fachkompetenz des jeweiligen Arztes eher subjektiv einschätzt, so können folgende Rahmenbedingungen – das Setting – dazu beitragen, eine objektive Einschätzung zu erhalten:

- Einrichtung und Ausstattung
- Praxisorganisation

- Erreichbarkeit und Zugänglichkeit
- Information und Aufklärung
- Versorgungskontinuität

2. Der Arzt muss eine allparteiliche Haltung einnehmen

Er muss dem Patienten ungeachtet seines Geschlechtes oder seiner soziokulturellen Zuordnung die gleiche Beachtung zukommen lassen.

3. Der Arzt bewahrt eine affektive Neutralität

Mit diesem paradox anmutenden Begriff ist zum einen gemeint, dass der Arzt den Patienten weder emotional zur Befriedigung eigener Bedürfnisse benutzt noch ein anderes Interesse als das Interesse des Patienten verfolgt, und zum anderen, dass der Arzt darum bemüht ist, dem Patienten Empathie (S. 41) und Vertrauen entgegenzubringen.

In diesem Rahmen wird immer wieder der Begriff der *Compliance* und *Non-Compliance* verwendet, der jeweils die Kooperation und Bereitschaft, die ärztlichen Empfehlungen zu befolgen, oder eben die mangelnde Kooperation des Patienten bezeichnet. Untersuchungen haben dabei gezeigt, dass die Kooperationsbereitschaft sinkt, wenn der Arzt den Erwartungen und Bedürfnissen des Patienten nicht entspricht, er schlicht unzufrieden ist (Lang, 2006). Dabei spielen nicht nur die Informationen – also die kognitive Seite der Arzt-Patienten-Beziehung, auch bekannt als *Cure-Aspekt* –, sondern auch die emotionale Ebene – der *Care-Aspekt* – eine Rolle: „Je kürzer und unpersönlicher, ‚förmlicher' die Begegnung, je mehr emotionale Spannungen die Konsultation belasten, der Patient den Arzt als uninteressiert, verständnislos, autoritär oder gar zurückweisend, feindselig erlebt, umso schlechter die Kooperation des Patienten" ((Lang, 2006), S. 308).

Kommunikation mit dem Patienten

Gefördert werden kann Compliance durch eine entsprechende Kommunikation. Da die Bedeutung von Kommunikation in Kap. 1.5 und Kap. 1.6 noch eingehender besprochen wird, soll an dieser Stelle nur auf einige wesentliche verbal und nonverbal vermittelbare Möglichkeiten hingewiesen werden, die der Arzt im Gespräch mit dem Patienten beachten sollte (Troschke, 2004) (▶ Tab. 1.1).

Übertragung

Im Zuge der Erklärungsversuche des Placeboeffekts fällt immer wieder der Begriff der Suggestion: „Der Arzt hat in der Interaktion mit dem Patienten eine ‚suggestive' Wirkung" ((Lang, 2006), S. 303), verstanden als „Beeinflussung des Denkens, Fühlens, Wollens und Handelns eines Menschen im Sinne einer emotionalen Resonanz, wobei rationale, kritisch wertende Persönlichkeitsanteile in den Hintergrund treten" ((Lang, 2006), S. 303). Damit meint Suggestion übertragen auf den psychoanalytischen Jargon das Phänomen der *Übertragung und Gegenübertragung*. Werden diese Begriffe für gewöhnlich nur im therapeutischen und psychoanalytischen Kontext verwendet, so bezeichnen sie darüber hinaus einen prinzipiellen Parameter der therapeutischen Ebene des Arbeitsbündnisses zwischen Behandelndem und Patienten, die als „Verknüpfungspunkte zwischen der Welt des Patienten und der Welt des Therapeuten" ((Walter, 1994), S. 8) Empathie und Verstehen erst ermöglichen.

Definition

Übertragung

Übertragung wird verstanden als Reaktivierung von Gefühlen, Affekten, Erwartungen und Verhaltensstrukturen, die mit einer frühen und verdrängten Objektbeziehung in Verbindung stehen, auf neue bzw. aktuelle soziale Kontakte (z. B. Lebensgefährte, Therapeut) oder Situationen.

Tab. 1.1 Verbale und nonverbale Kommunikation im Arzt-Patienten-Gespräch (Troschke, 2004)

Grundlegende Haltung	Verbal	Nonverbal
Zuwendung zeigen	eingehen auf Sprechweise, Sprechtempo und verbale Eigenheiten des Patienten	körperliche Zuwendung, Distanzierung, Signale der Aufnahmebereitschaft oder Beseitigung von Ablenkungsmöglichkeiten
Geduld haben	ausreden lassen, Sprechpausen, Formulierungshilfen oder zusammenfassende Wiederholungen	dauerhaftes Aufrechterhalten der Zuwendung, ausdauerndes Zuhören, Vermeiden von Ausweichhandlungen und Zeichen der Ungeduld
Vertrauen schaffen	eingehen auf geäußerte Beschwerden und Sorgen, anbieten von Rückversicherungen, etwa durch die Betonung positiver Aspekte und Informationen des Patienten	Vermittlung von Zuverlässigkeit durch Pünktlichkeit, Einhalten von Zusagen
Wärme fühlen lassen	Bestätigung, dass man Probleme des Patienten ernst nimmt, Mitgefühl, Vermeidung negativer Gefühle	kontaktfördernde Maßnahmen, freundliche Begrüßung, Spielzeug für Kinder, Taktgefühl bei körperlichen und seelischen Leiden

In den meisten Fällen resultieren Übertragungsphänomene aus Kränkungen, die durch die kränkenden Personen verleugnet, abgewehrt oder heruntergespielt worden sind (z. B. ein strenger, launischer und unnachgibiger Vater). In der Übertragung entsteht „aus Wiederholung und Wiederbelebung früher Lebensgeschichte im Hier und Jetzt" ((Walter, 1994), S. 2) eine Neuauflage der kränkenden Beziehung. Dieser Abbildungsprozess der inneren psychischen Wirklichkeit auf andere Personen und Situationen ist dabei keineswegs pathologisch und deswegen zu vermeiden. Vielmehr ist er Chance und Möglichkeit, die damals entstandene Kränkung aufzuarbeiten und so eine neue Objektbeziehung gestalten zu können, in der die Bedürfnisse und Gefühle der Person Platz haben, anerkannt und berücksichtigt werden. Wichtig in diesem Prozess ist die vielfach erwähnte *offene Kommunikation*.

Doch nicht nur der Patient überträgt, sodass das Gegenüber zum emotionalen Spiegel wird, sondern auch der Therapeut. Diese sogenannte *Gegen*übertragung wird von der Fachwelt allerdings zwiegespalten erlebt: Zum einen kann der Wunsch, *Gegen*übertragungsgefühle unterdrücken zu wollen, zu einer kalten und rigiden Therapieatmosphäre führen. Zum anderen kann die Gegenübertragung entweder zum Widerstand des Analytikers seinem Patienten gegenüber führen oder aber zu einer für seine Position unpassenden affektiven Einbindung in das Therapiegeschehen (vgl. hierzu Kap. 1.7).

1.4.5 Nocebo

Im Gegensatz zum Placebo schenkt die Wissenschaft dem „unwillkommenen Zwilling des Placebos" ((Heier, 2013), S. 8) nur wenig Beachtung: „Auf eine Nocebostudie kommen damit knapp 1000 Placebostudien. Mediziner und Wissenschaftler ignorieren die krank machende Seite ihres Handelns" ((Heier, 2013), S. 23). Dabei fallen immer wieder Begriffe wie „Voodoo" und „Schwarze Magie" und geben „dem bösen Bruder des Placebo-Effekts" ((Raabe, 2010), S. 1) den Anstrich von Aberglauben, der jeder wissenschaftlichen Basis der modernen Medizin entbehrt. Allerdings muss man Heier (Heier, 2013) Recht geben, wenn er den Noceboeffekt als real und Element des Erfahrungsschatzes eines jeden bezeichnet. Unter der Prämisse, dass jeder Mensch suggestibel ist und die Zuwendung und Ängste seiner Umgebung wahrnimmt, hat jeder bereits Erfahrungen mit dem Noceboeffekt gemacht – ob nun ein Ekelgefühl emotionalen Stress erzeugt, der wiederum das Immunsystem schwächt und so Herpesviren freien Lauf lässt oder ob nach dem Lesen der Nebenwirkungen eines Medikamentes genau diese Nebenwirkungen eintreten. Der Widerwille, sich mit Nocebo zu beschäftigen, liegt sicherlich auch darin begründet, dass negative Erwartungen und Ängste im medizinischen Alltag sehr oft unbewusst ausgelöst werden. Nach dem Motto „words are the most powerful tool a doctor possesses" ((Häuser et al. 2012), S. 459) hat Häuser einige dieser Ausdrücke aufgelistet: „Dieses Medikament könnte helfen", „Lassen Sie uns dieses Medikament ausprobieren", „Es wird nur ein wenig bluten", „Das tut immer sehr weh", oder auch „Sie sind ein Risikopatient". Ähnlich wie beim Placeboeffekt spielen auch beim Noceboeffekt Erwartungen, die durch die Diagnose und Prognose geweckt werden, eine große Rolle. Darüber hinaus ist es der psychologische Mechanismus des Lernens und die Emotion der Angst, die zusammen Noceboeffekte auslösen können. Dabei kann man grundsätzlich sagen, dass Personen, die sich in extremen Situationen befinden und deswegen einen hohen Stresspegel aufweisen, anfälliger sind, ebenso wie Frauen eher auf Konditionierung reagieren als Männer – diese hingegen erweisen sich anfälliger für Suggestion. Doch es sind nicht nur die Diagnosen der Ärzte, die negative Erwartungen und Ängste schüren, oft sind es die Patienten selbst, die „Dr. med. Google" ((Heier, 2013), S. 89) konsultieren: „Was früher Zeitschriften und Fernsehsendungen boten, liefert heute Google: Umfassende Informationen zu jeder denkbaren Krankheit. Der Hypochonder von heute heißt Cyberchonder und macht sich durch das Studium seiner Symptome im Internet verrückt." ((Heier, 2013), S. 10). Die Journalisten als „Voodoo-Priester der modernen Mediengesellschaft" ((Raabe, 2010), S. 4) werden abgelöst durch die von Krankheitsangst getriebenen Patienten.

1.5 Kommunikation

Kommunikation ist – in den verschiedensten Formen – überall präsent: Jeder Mensch kommuniziert, ob gewollt oder ungewollt, ob verbal oder nonverbal. Unsere Ausdrucks- und Verständigungsmöglichkeiten können für das tägliche Miteinander und Handeln als ein wesentliches Element bezeichnet werden.

Ein Gefühl für die interindividuelle Verständigung ist vor allem im therapeutischen Kontext unumgänglich, da eine erfolgreiche Adaption an individuelle und situationsgebundene Faktoren – nach Arbeitsbereich, Klientel und Situation – den Verlauf der Therapie positiv mitbestimmen kann. Darüber hinaus bedarf die Kommunikation mit Personen, die eventuell seit geraumer Zeit an chronischen Schmerzen und Beschwerden leiden, eines besonderen Maßes an Sensibilität. Doch bevor auf Spezialfälle und Besonderheiten der Kommunikation im therapeutischen Rahmen eingegangen werden kann, müssen einige grundlegende Merkmale von Kommunikation verdeutlicht werden. Dafür kann die Minimaldefinition des *Dudens* (www.duden.de) herangezogen werden:

Definition

Kommunikation

Kommunikation wird im Duden als „Verständigung untereinander; zwischenmenschlicher Verkehr besonders mithilfe von Sprache, Zeichen; lat. communicatio = Mitteilung“ beschrieben (Duden online 2015).

Eine weitere und darüber hinausgehende Definition betrachtet Kommunikation als „sozialen Prozess, in dessen Verlauf sich die beteiligten Personen wechselseitig zur Konstruktion von Wirklichkeit anregen“ ((Frindte, 2001), S. 17).

Reziprozität der Kommunikation

Der Begriff der Reziprozität von Kommunikation kann als gemeinsame Schnittmenge der vielzähligen Deskriptionsansätze bezeichnet werden, die je nach wissenschaftlichem Hintergrund variieren (Delhees, 1994) (▶ Abb. 1.2).

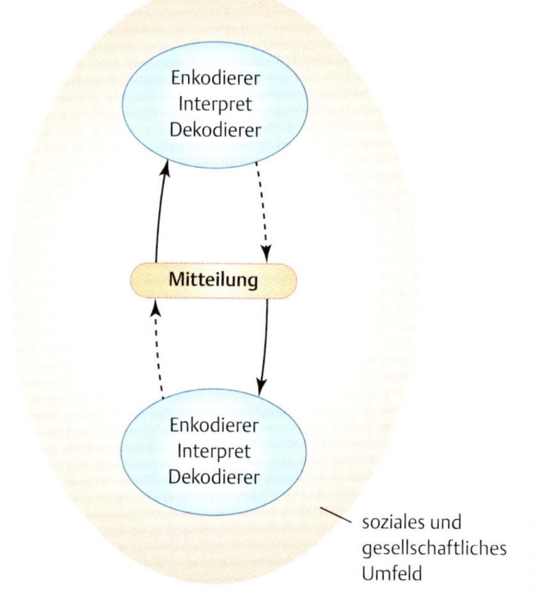

Abb. 1.2 Reziprozität der Kommunikation. (Delhees 1994)

In der Literatur werden unterschiedliche Strukturvorschläge der großen Breite der Definitionsansätze und Perspektiven von Kommunikation präsentiert. In einer ersten Unterteilung lässt sich Kommunikation beispielsweise aus natur-, sprach- oder auch sozialwissenschaftlicher Sicht betrachten.

Als erster Zugang können die folgenden Kriterien – zusammengetragen aus den unterschiedlichen Disziplinen, die sich kritisch mit Kommunikation auseinandersetzen – betrachtet werden:

- Kommunikation ist durch die 3 Merkmale gekennzeichnet: Übertragung, Wechselseitigkeit und Umweltbezug (Burkhart u. Hömberg, 2004) – wobei sich jedem Merkmal jeweils eine Richtung in der wissenschaftlichen Auseinandersetzung mit Kommunikation zuordnen lässt.
- Das Merkmal *Übertragung* wird beispielsweise in der Informationstheorie von Claude E. Shannon ausgeführt. Demnach sind hierbei 5 Elemente relevant (▶ Abb. 1.3):
    - die Nachrichtenquelle
    - der Sender
    - der Kanal
    - der Empfänger
    - das Nachrichtenziel
- *Wechselseitigkeit* nimmt unter anderem im symbolischen Interaktionismus von Jürgen Habermas eine entscheidende Rolle ein. Dieser definiert 4 Ansprüche, die ein Sender verfolgen sollte, sofern er verstanden werden will:
    - Verständlichkeit (Grammatik)
    - Wahrheit (Existenz)
    - Wahrhaftigkeit (Absichtsoffenbarung)
    - Richtigkeit (Werteorientierung)
- *Umweltbezogenheit* wird unter anderem von Niklas Luhmann in seinem systemtheoretischen Ansatz beschrieben und auch verankert.

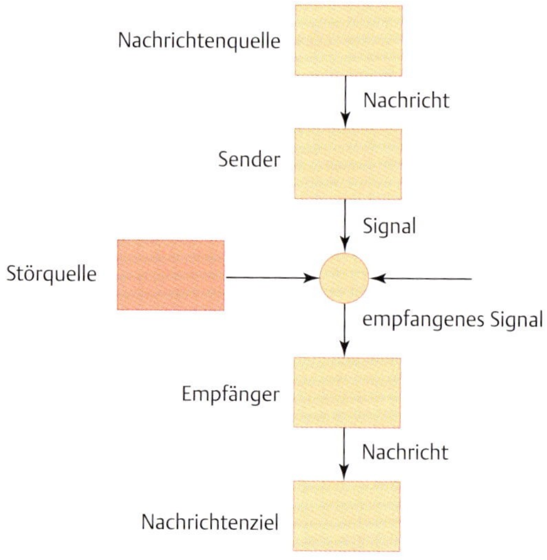

Abb. 1.3 Die Elemente der Informationstheorie von C. E. Shannon. (Bühler, 1982)

1.5.1 Nonverbale Kommunikation

Eine weitere und für den therapeutischen Kontext auch sehr bedeutsame Möglichkeit der Gliederung besteht in der Aufteilung kommunikativer Prozesse in eine verbale und nonverbale Ebene.

Nur ein geringer Anteil unseres zwischenmenschlichen Austausches erfolgt auf der verbalen, also der expliziten

Ebene. Einen viel größeren Umfang weist die nonverbale Kommunikation auf. Sie kann prinzipiell als eine Form der körperlichen Kommunikation verstanden werden, die sich nicht des Mediums der Worte bedient.

Nonverbale Kommunikation gilt als implizite Kommunikationsform und vermittelt als solche auch implizites Beziehungswissen.

Die dafür verwendbaren nonverbalen Signale lassen sich in 4 wichtige Hauptgruppen kategorisieren:

Paralinguistische Ausdrucksmittel

Damit sind „vokale Phänomene, die unser Sprechen begleiten und stützen" ((Delhees, 1994), S. 142) gemeint. Diese lassen sich ebenfalls in 2 Gruppen einteilen:

- Merkmale der Stimme: Stimmlage, Lautstärke, Tempo, Rhythmus, Resonanz
- Formen der Lautäußerung, wie z. B. Lachen, Weinen und Seufzen

Mimik

Darunter werden die verschieden Ausdrucksformen des Gesichts verstanden. Da das Gesicht sehr muskelreich ist, gehen von ihm die meisten nonverbalen Signale aus. Am wichtigsten sind hier Augen und Mund.

Verhalten im Raum

Hierunter fallen unter anderem die Kriterien der sozialen Distanz und des persönlichen Raums.

Gestik

Gestik ist noch mehr als andere nonverbale Signale auf Emotionen bezogen. Körperbewegung und -haltung lassen sich in 5 Kategorien einteilen (Delhees, 1994):

- *Sinnbilder:* Gesten, die allgemeiner Anerkennung unterliegen und selbst ohne Sprache wirkungsvoll sind (z. B. „Daumen hoch" für eine Bestätigung)
- *Illustratoren:* Körperbewegungen untermauern die Sprache.
- *Indikatoren:* Emotionen transportierende Gesten
- *Adaptoren:* Körperbewegungen, die eigentlich keine Botschaft senden
- *Regulatoren:* Sie dienen der Kommunikationsführung.

Zusätzlich können weitere Aspekte wie beispielsweise Kleidungsstil und Statussymbole als nonverbale Ausdrucksmittel verstanden werden.

Trotz aller Abgrenzungsmöglichkeiten sind verbale und nonverbale Kommunikation stets eng miteinander verknüpft. Ihr Verhältnis ist das einer dynamischen Wechselbeziehung, das in folgenden Punkten deutlich hervortritt (Delhees, 1994):

- *Redundanz:* Der prinzipiellen Unbestimmtheit und Mehrdeutigkeit von verbaler Kommunikation kann durch die Absicht, dieselbe Information durch nonverbalen Ausdruck bestärken zu wollen, Abhilfe geschaffen werden.
- *Ergänzung:* Supplementär eingesetzte nonverbale Signale können sie illustrieren und sprachlich verständlich machen.
- *Betonung:* Nonverbale Kommunikation kann einzelne Anteile einer Mitteilung betonen.
- *Koordination:* Nonverbale Kommunikation kann den Verlauf von verbaler Kommunikation lenken. Beispiel: Kopfnicken oder ein fragender Gesichtsausdruck.
- *Substitution:* Nonverbale Kommunikation kann verbale Kommunikation ersetzen – etwa in Form von Statussymbolen.
- *Widerspruch:* Die beiden Kommunikationsformen können unterschiedliche Signale senden.

In unserer täglichen Arbeit sind wir sehr stark auf unsere nonverbalen Kenntnisse angewiesen. Menschen, deren sprachliches Ausdrucksvermögen aufgrund von Alter, Erkrankung oder auch kulturellen Unterschieden eingeschränkt ist, bedürfen einer verstärkten Ansprache auf dieser Ebene (jedoch ist gerade in letztgenanntem Bereich auch ein gewisses Maß an Vorsicht geboten, da es kulturelle Differenzen in der Interpretation derselben Geste geben kann). Die Kommunikation auf nonverbaler Ebene erweist sich in der therapeutischen Arbeit als besonders nützlich, da sie eine direkte Rückmeldung des Betroffenen ermöglicht.

Im Umkehrschluss ist ebenso zu berücksichtigen, dass wir selbst kontinuierlich auf dieser Ebene kommunizieren. Die nonverbale Kommunikation ist hierbei Ausdruck unserer inneren Haltung, die wir unserem Gesprächspartner bzw. dem Patienten gegenüber einnehmen.

Darüber hinaus weisen psychologische Kommunikationstheorien einen erheblichen praktischen Bezugsrahmen für die Interaktion im therapeutischen Setting auf. An dieser Stelle sind die Kommunikationswissenschaftler Schulz von Thun und Watzlawick bedeutsam. Ihre Betrachtungsweise der Kommunikation wird im Folgenden jeweils kurz beschrieben und anschließend mit dem jeweiligen Fehler- und Störpotenzial dargestellt.

1.5.2 Kommunikationsquadrat nach Schulz von Thun

Grundmodell

Friedemann Schulz von Thun beschreibt zwischenmenschliche Kommunikation als ein Konstrukt – bestehend aus einem Sender, der an den Empfänger eine Nachricht übermitteln möchte. Dem Empfänger kommt in der Folge die Aufgabe zu, diese Nachricht zu entschlüsseln (wie weiter oben bereits beschrieben, ging Shannon von demselben Grundmodell menschlicher Kommunikation aus).

Eine erste grundlegende Voraussetzung für eine gelungene Kommunikation sieht Schulz von Thun in einer wertfreien Rollenverteilung abseits der gängigen Täter-

Opfer-Klischees: Da Kommunikation immer als dynamischer Wirkungskreis stattfindet, sollten sich die Interaktionspartner als gleichwertig und neutral auf gleicher Augenhöhe betrachten.

Eine Nachricht besteht nach Schulz von Thun aus 4 Aspekten und birgt entsprechend 4 mögliche Ebenen und Informationsinhalte in sich (Schulz von Thun, 1981):

Sachinhalt

Das, worüber ich informiere (Schulz von Thun-Institut für Kommunikation, o. J.):
- reine Sachinformation
- ist meist explizit formuliert
- charakterisiert durch die Kriterien wahr ↔ unwahr, relevant ↔ irrelevant, hinlänglich ↔ unzureichend

Selbstoffenbarung

Das, was ich von mir selbst kundgebe ((Schulz von Thun et al., 2010), S. 37):
- Sie wird sowohl explizit als auch implizit transportiert.
- „Immer, wenn ich etwas von mir gebe, gebe ich auch etwas von mir (kund, preis)!"

Beziehung

Das, was der Redner von dem Gesprächspartner hält und wie beide zueinander stehen. Die Beziehung wird meist implizit vermittelt und besteht aus 2 unterschiedlichen Aspekten:
- Du-Botschaft: So sehe ich dich.
- Wir-Botschaft: So stehen wir zueinander, gestaltet sich unsere Beziehung.

Appell

Das, wozu ich den Gesprächspartner veranlassen möchte.

Die 4 Ebenen sind sowohl bei der Verschlüsselung durch den Sender als auch bei der Entschlüsselung durch den Empfänger der Nachricht relevant. Von beiden Kommunikationspartnern kann es auf den 4 Seiten entsprechende Missverständnisse geben, wie folgendes Beispiel zeigt:

Beispiel

Sie übernehmen im Rahmen einer Krankheitsvertretung zum ersten Mal einen Patienten eines Kollegen. Sie wissen, dass Sie häufig wesentlich sanftere Therapieverfahren einsetzen als der erkrankte Kollege.

Während der Therapieeinheit äußert sich der Patient mit folgender Aussage: „Ihr Kollege hat das aber wesentlich fester gemacht".

Betrachtet man nun diese Aussage mithilfe des Kommunikationsquadrates, lässt sich die eventuell Unmut stiftende Situation möglicherweise mit folgenden optionalen Aussagen erklären (▶ Abb. 1.4):

Darüber hinaus spielen sich im Inneren des Empfängers 3 Vorgänge ab, die für die Kommunikation entscheidend sind:
1. *Wahrnehmen:* Der Empfänger hört oder sieht etwas.
2. *Interpretieren:* Dem Wahrgenommenen wird eine bestimmte Bedeutung zugesprochen, die im Sinne des Senders falsch oder richtig sein kann.
3. *Fühlen:* Je nach emotionaler Beschaffenheit des Empfängers reagiert dieser auf die Interpretation mit einem bestimmten Gefühl.

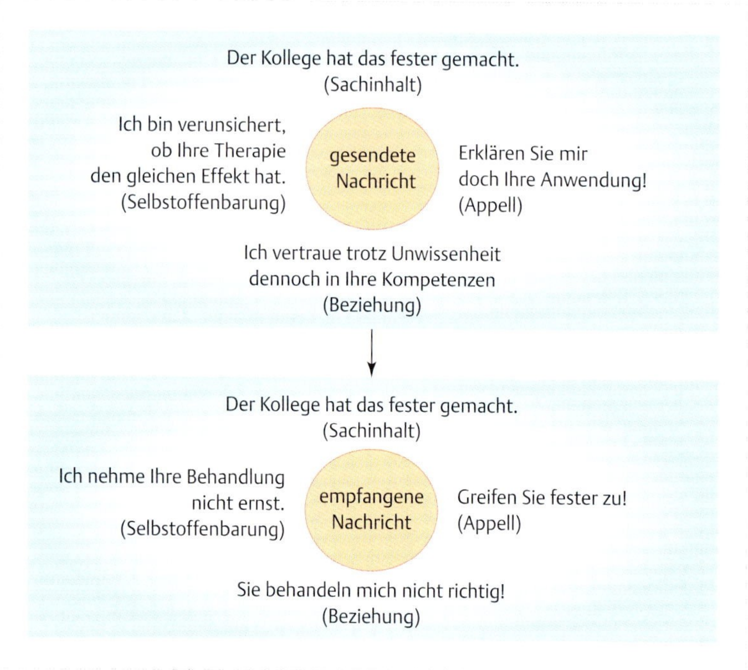

Abb. 1.4 Das Kommunikationsquadrat im Dialog. (Schulz von Thun, 1981)

In Anbetracht der beiden beschriebenen Faktoren – den 4 möglichen Aspekten einer Nachricht und den 3 Stufen im Inneren des Empfängers – wird verständlich, dass die empfangene Nachricht auch immer „ein Machwerk des Empfängers" ((Schulz von Thun, 1981), S. 69) ist. Kommunikation wird so zu einer „psycho-chemischen Reaktion" ((Schulz von Thun, 1981), S. 69).

Gefahrenquellen

Im Weiteren beinhaltet der Kommunikationsansatz von Schulz von Thun Potenzial für Kommunikationsprobleme – aber auch Lösungsvorschläge.

Durch die Unterscheidung zwischen Nachricht und Botschaft ermöglicht Schulz von Thun das Verstehen und Erklären von Widersprüchlichkeiten im Kommunikationsprozess: Die Nachricht entspricht einem Überbegriff, der sich wiederum in eine verbale und nonverbale Ebene gliedern lässt. Der Sender kann nun – ganz unabhängig von der Interpretationsleistung des Empfängers – auf beiden Ebenen unterschiedliche Botschaften schicken, sodass eine in sich widersprüchliche Nachricht erzeugt wird. Der Empfänger hat nun prinzipiell die Wahl, ob er auf die verbale oder nonverbale Seite der Nachricht eingeht. Viele Kommunikationsprobleme können behoben werden, wenn der Empfänger nicht nur eine Seite der Nachricht wahrnimmt.

Darüber hinaus kann es zu erheblichen Differenzen in der Übersetzung der einzelnen Ebenen kommen, wie das obige Beispiel verdeutlichen sollte (Schulz von Thun, 1981). Schwierigkeiten können sich hierbei sowohl auf der Seite des Senders als auch auf der des Empfängers ergeben.

Probleme der Sachlichkeit

Ist für die Gesprächspartner ein anderes Thema als das offensichtlich zentrale von Belang, besteht die Gefahr, dass diese in der eigentlichen Kommunikation nicht ganz anwesend sind und so ein „halbherziges Beisammensein mit dem schalen Geschmack von Belang- und Kontaktlosigkeit" ((Schulz von Thun, 1981), S. 139) entsteht.

Lösung: Um etwas sachlich verständlich zu kommunizieren, sollte man einige Punkte der Verständlichkeit beachten:

- Einfachheit
- Gliederung
- Kürze, Prägnanz
- zusätzliche Stimulanz

Prinzipiell können die folgenden 2 Strategien zur Förderung der Sachlichkeit verwendet werden:

1. Unerwünschte Punkte, die inhaltlich nicht zum Thema passen, werden unterbunden. „Das gehört nicht hierher!"
2. Im entgegengesetzten Standpunkt wird von der Sach-Norm Abschied genommen und nicht nur im neutralen Es, sondern auch in der Ich- und Wir-Form gesprochen. „Störungen haben Vorrang!"

Probleme auf der Ebene der Selbstoffenbarung

Selbstoffenbarungsängste unterschiedlichster Gründe können Probleme in Form von Selbstverbergung oder Selbstdarstellung bewirken. Diese werden durch bestimmte Techniken des Imponierens sowie durch die sogenannten Fassadentechniken, die „eine sterile Art, sich zu geben, die mehr an offizielle Kommuniqués erinnert als an einen spontanen, persönlichen Selbstausdruck" ((Schulz von Thun, 1981), S. 110) bezeichnen, gewährleistet. Bei dem Prinzip der Selbstverbergung werden häufig generalisierte Formulierungen ohne Bezug zur eigenen Person verwendet (Man-, Wir-, Es- und Du-Botschaften).

Aus diesen Verhaltensmustern lassen sich 3 große Probleme oder Auswirkungen ableiten:

- Gewinnt die Selbstdarstellung in der Kommunikation die Oberhand, so muss meist der Sachertrag darunter leiden.
- Diese Techniken führen eine emotionale Distanz zum Gegenüber ein und intensivieren so das Gefühl der Isolation.
- Die permanente Anwendung der Techniken sowie die latente Angst vor Entlarvung erfordern ein enormes Maß an seelischer Energie. Diese innere Spannung kann darüber hinaus durchaus zu körperlichen Krankheiten führen.

Lösung: Gemäß dem Motto „In der Blöße liegt die Größe" kann dazu geraten werden, die oben beschrieben sprachlichen Mittel zu meiden und in Ich-Form zu reden sowie persönliche Eindrücke und emotionale Reaktionen zu versprachlichen.

Beim Zuhören solcher Formulierungen kann es sehr hilfreich sein, die Signale des Körpers zu beachten, da er unbewusste Inhalte kommuniziert, die der Verstand und Fassadentechniken blockieren oder verdrängen. Der Körper fungiert hier vielfach als Verräter bzw. kann dabei helfen, sich selbst besser zu verstehen.

Probleme der Beziehungsdefinition und -gestaltung

Bereits bei der ersten Begegnung wird von den Interaktionspartnern eine Kommunikationsabsicht kundgetan, die den Aufbau der Beziehungsstruktur bestimmen kann. Dem vom Sender kommunizierten Beziehungsvorschlag kann der Empfänger auf 4 verschiedene Arten begegnen:

- akzeptieren
- durchgehen lassen
- zurückweisen
- ignorieren

Der Entwicklung und Etablierung einer zwischenmenschlichen Beziehung (irrelevant welchen Charakters) ist auch immer eine hierarchische Anordnung der Partner – eine Machtebene – inhärent. Dabei lassen sich folgende Beziehungskonstellationen definieren:

- *symmetrisch:* Das intersubjektive Verhältnis ist auf Augenhöhe beschrieben. Beide Interaktionspartner sind gleichberechtigt – wie etwa 2 Kollegen in einem Team bei gleicher Position.
- *komplementär:* Die Positionen von Sender und Empfänger sind hierarchisch angelegt – wie in der Rollenverteilung von Vorgesetztem und Angestelltem.
- *metakomplementär:* Dieses Verhältnis zeichnet sich dadurch aus, dass die zweite Person zwar der ersten unterlegen ist, auf einer höheren Stufe aber die Oberhand hat, da sie die Form der komplementären Beziehung herbeigeführt hat (Schulz von Thun, 1981), z. B. der Patient, der sich die therapeutische Praxis selbst ausgesucht hat.

Die Beziehungsebene kann belastet werden, wenn Sender und Empfänger die hierarchische Konstellation unterschiedlich wahrnehmen, bewerten oder wünschen.

Darüber hinaus unterliegen die am Kommunikationsprozess beteiligten Personen sehr häufig dem Mechanismus der Projektion und Übertragung. Dabei handelt es sich um die Zuschreibungen von Affekten und Eigenschaften und demnach um einen intrasubjektiven Vorgang, der von einem Kommunikationspartner ausgeht, aber in der Beziehung stattfindet.

- *Projektion:* Kann sich eine Person unliebsame Gefühle und Impulse, einen Teil seiner Selbst, nicht eingestehen, so kommt es häufig zur Projektion dieser nach außen – meist auf eine andere Person.
- *Übertragung:* Hierbei handelt es sich ebenfalls um ein „fehlleitendes Wahrnehmungselement" ((Schulz von Thun, 1981), S. 176), allerdings das einer anderen Person. Durch die unbewusste Verknüpfung eines Kennzeichens (Aussehen, Geruch) oder einer Eigenart (Sprechweise, Nagellack) einer wichtigen Person mit einem bestimmten Gefühl kann eine fremde Person mit einem ähnlichen oder gleichen Kennzeichen die gleichen Gefühle auslösen.

Lösung: Bei Störungen auf dieser Ebene empfiehlt Schulz von Thun eine eindeutige Beziehungsklärung. Diese impliziert die Bewusstwerdung über die Konfliktursache, konkrete Formulierungen auf der Beziehungsebene und damit verbunden die Klärung der innewohnenden Wünsche und Appelle.

Probleme der Beeinflussung, der Manipulation und des Ausdrückens von Wünschen (Appellebene)

Es werden prinzipiell 3 verschiedene Appellformen unterschieden:

1. *offener Appell:* Der Wunsch bzw. die Erwartungshaltung werden klar und präzise formuliert und übermittelt.
2. *heimlicher Appell:* Etwa in Form von Selbstmordversuchen, offensichtlich gepackten Koffern oder verschiedensten Formen von offen demonstrierten Schwächen.
3. *paradoxer Appell:* Von paradoxer Kommunikation spricht man, „wenn Mitteilungen durch einen Widerspruch zwischen unvereinbaren Inhalten geprägt sind" ((Delhees, 1994), S. 320). Ein Beispiel dieser paradoxen Handlungsaufforderung ist: „Sei spontan!". Gefährlich oder pathologisch können paradoxe Kommunikationsformen werden, wenn sie nicht mehr singuläre Erscheinungen sind, sondern zur allgegenwärtigen Beziehungsstruktur werden. Die sogenannte Doppelbindung als paradoxe Kommunikationsform und als chronisches Interaktionsmuster wird von der Forschungsliteratur auch für die Herausbildung von Schizophrenie verantwortlich gemacht.

Lösung: Appelle sollten offen und klar formuliert werden, sodass der Empfänger eine Aufforderung als solche sowie den Informationscharakter verstehen kann.

1.5.3 Die fünf Axiome von Paul Watzlawick

Grundmodell

Watzlawick definiert Kommunikation als Manifestation menschlicher Beziehungen (Watzlawick u. Beavin, 2000). Für ihn sind die folgenden 5 Axiome (Grundannahmen) die Basis für zwischenmenschliche Kommunikation:

1. Man kann nicht nicht kommunizieren

Jede Interaktion beinhaltet eine Botschaft. Diese kann einerseits in einem nonverbalen Kommunikationsangebot – beispielsweise durch Blickkontakt – bestehen, andererseits impliziert aber selbst die Ablehnung eines Kommunikationsangebots – z. B. signalisiert durch Wegschauen – die Mitteilung, nicht kommunizieren zu wollen. Radel beschreibt unter diesem Axiom die „zwangsläufige, ja auch ungewollte Fähigkeit" ((Radel 2008), S. 98) der zwischenmenschlichen Auseinandersetzung, bei der neben verbalen gleichermaßen nonverbale Kommunikationsaspekte bedeutsam sind.

2. Jede Kommunikation hat einen Inhalts- und einen Beziehungsaspekt

Der Inhaltsaspekt dient der Informationsvermittlung, während der Beziehungsaspekt das Verhältnis der Kommunikationspartner beschreibt (Axiome 2014). Dabei stehen Inhalts- und Beziehungsebene in einem wechselseitigen Verhältnis, sodass der Inhalt auch durch die Beziehung der Kommunikationspartner mitbestimmt wird (Radel 2008).

3. Die Natur einer Beziehung ist durch die Interpunktion der Kommunikationsabläufe seitens der Partner bestimmt

Die Inhalte sowie ihre Vermittlung auf verbaler und nonverbaler Ebene bestimmen immer auch die Reaktion des Interaktionspartners, sodass Kommunikation als Wechselwirkung aus Ursache und Wirkung bestimmt werden kann. Es handelt sich dementsprechend um ein „Wechselspiel der Dialogpartner.“ ((Radel 2008), S. 99)

4. Menschliche Kommunikation bedient sich analoger und digitaler Modalitäten

Die digitale Kommunikation beinhaltet logische, sachliche und affektfreie Sprachanteile. In diesen Bereich fallen beispielsweise schriftliche Nachrichten und der rein verbale Austausch, frei von affektiven Untermalungen. Dieser Anteil der Kommunikation lässt sich eher auf der Inhaltsebene finden.

Die analoge Kommunikation beinhaltet alle weiteren Ausdrucksmöglichkeiten der Sprache. Ihr zugehörig sind Gestik, Mimik (inklusive Blickverhalten), Verhalten im Raum sowie taktile und akustische Komponenten. Verglichen mit digitaler Kommunikation folgt analoge Kommunikation keiner logischen Syntax. Diese kommunikativen Aspekte lassen sich dem Bereich der Beziehungsebene zuschreiben (Delhees, 1994).

5. Zwischenmenschliche Kommunikationsabläufe sind entweder symmetrisch oder komplementär

Zur Erläuterung dieses Axioms sei auf die verschiedenen Beziehungskonstellationen verwiesen, die im Kapitel „Probleme der Beziehungsdefinition und -gestaltung (S. 37)“ bereits erläutert worden sind.

Gefahrenquellen

Aus den oben erläuterten 5 Axiomen der Kommunikation von Watzlawick ergeben sich in derselben Weise für jede einzelne Grundannahme potenzielle Störungen (Watzlawick u. Beavin, 2000):

1. Man kann nicht nicht kommunizieren

Mitunter entspringt dieser Tatsache gelegentlich der Versuch und Wunsch, sich aus zwischenmenschlichen Auseinandersetzungen heraushalten zu wollen und „die jeder Kommunikation innewohnende Stellungnahme zu vermeiden“ ((Watzlawick u. Beavin, 2000), S. 74). Dies kann auf mehrere Arten erfolgen:

- *Abweisung:* Eine Person macht der anderen deutlich, dass sie nicht an einem Gespräch interessiert ist.
- *Annahme:* Eine Person nimmt das Kommunikationsangebot an, obwohl sie eigentlich kein Bedürfnis zur Kommunikation verspürt.
- *Entwertung:* Eine Person entwertet die Aussagen der anderen mittels bestimmter Techniken – Themenwechsel, Widersprüchlichkeit, absichtliches Missverstehen und Unterbrechen.
- *Symptom als Kommunikation:* Eine Person gibt vor, unter Schläfrigkeit, Trunkenheit oder einer anderen Unfähigkeit zu leiden.
- *schizophrenesische Kommunikation:* Eine weitere Möglichkeit besteht darin, die Kommunikation so zu gestalten, dass es dem Gesprächspartner offensteht, aus einer Vielzahl an möglichen Nachrichten, die mitunter widersprüchlich sein können, eine Wahl zu treffen. Diese Form der Kommunikation wird auch „schizophrenesisch“ ((Watzlawick u. Beavin, 2000), S. 73) genannt.

2. Jede Kommunikation hat einen Inhalts- und einen Beziehungsaspekt

Eine weit verbreitete Form der Kommunikationsstörung kommt durch die Konfusion von Inhalts- und Beziehungsebene zustande.

- Im Idealfall sind sich die Partner über Inhalt und Beziehungsdefinition einig.
- Im ungünstigsten Fall besteht weder ein Konsens über Inhalt noch über die Beziehung.

Dazwischen liegen die Mischformen:

- Es besteht Einigkeit auf der Beziehungsebene, jedoch nicht auf der Inhaltsebene.
- Es besteht Einigkeit auf der Inhaltsebene, jedoch nicht auf der Beziehungsebene.

Weiteres Störpotenzial im Rahmen dieses Axioms:

- Beziehungsprobleme können auf die Inhaltsebene getragen werden „Wenn du mich liebst, dann würdest du das nicht tun/mir nicht widersprechen“.
- Eine Person kann sich auch in der Position befinden, „ihre Wahrnehmung auf der Inhaltsebene zu bezweifeln, um eine für sie wichtige Beziehung nicht zu gefährden“ ((Watzlawick u. Beavin, 2000), S. 82).

Doch Menschen transportieren mit Kommunikation nicht nur ein Verständnis und eine Definition der Beziehung, sondern implizit auch ihrer selbst. Durch diese Ich- und Du-Definitionen wird eine Begegnung mit sich selbst geschaffen, die „unsere geistige Stabilität auf längere Dauer“ ((Watzlawick u. Beavin, 2000), S. 85) bildet. Diese Definitionen können im Kommunikationsprozess jeweils bestätigt, verworfen oder entwertet werden, wobei Letzteres auf Dauer zu Selbstverlust führt.

3. Die Natur einer Beziehung ist durch die Interpunktion der Kommunikationsabläufe seitens der Partner bestimmt

Eine Spielart der Interpunktion ist die selbsterfüllende Prophezeiung. Diese kann als „Verhaltensformen, die in anderen Menschen Reaktionen auslösen, auf die das betreffende Verhalten eine adäquate Reaktion wäre, wenn sie es nicht selbst bedingt hätten" ((Watzlawick u. Beavin, 2000), S. 95) definiert werden. Diese Gefahr kann durch *Metakommunikation* (= Kommunikation als Gegenstand der Kommunikation) gebannt werden.

4. Menschliche Kommunikation bedient sich analoger und digitaler Modalitäten

Kommunikationsstörungen können in diesem Rahmen ihren Ursprung finden, wenn der Sender die beiden Modalitäten inkongruent verwendet. In diesem Fall sind Kommunikationsstörungen bedingt durch die inkongruente Verwendung beider Modalitätsmöglichkeiten (Delhees, 1994).

5. Zwischenmenschliche Kommunikationsabläufe sind entweder symmetrisch oder komplementär

Diese Grundannahme zieht sich durch sämtliche Lebensbereiche, birgt jedoch an jenen Stellen die Option des Disputs, wenn die Kommunikationspartner unterschiedliche Auffassungen über die Beziehungskonstellation haben.

1.5.4 Gestörte Kommunikation

Der Konflikt ist eine Spielart der Kommunikationsstörung und als dynamisches Geschehen zunächst weder konstruktiv noch destruktiv. Damit er konstruktiv wird, hat Delhees (Delhees, 1994) für den effektiven Umgang mit Konflikten 5 Schritte erarbeitet:

Konfliktursache

Hierbei lassen sich persönliche (Eigenwilligkeit, Ehrgeiz, Mistrauen etc.), soziale (fehlende Anerkennung, Rivalität) und organisatorische Ursachen (Arbeitsüberlastung, ungenaue Anweisungen, chaotische Zuweisung von Pflichten und Aufgaben) differenzieren.

Konfliktentstehung

Um eine Diskrepanz austragen zu können, muss diese zunächst wahrgenommen werden. Es gilt jedoch, die Spannungen richtig einzuordnen und nicht Gefahr zu laufen, sie zu über- oder unterschätzen. Solche verzerrten Wahrnehmungen verfügen über enormes konfliktverstärkendes Potenzial.

Konfliktaustragung

Konflikte können je nach Persönlichkeit der beteiligten Individuen sehr unterschiedlich ausgetragen werden (▸ Abb. 1.5).

Konfliktbewältigung

Die Bewältigung eines Konfliktes bedeutet weder, die Gegensätzlichkeit beider Partner aufzuheben, noch die gänzliche Beseitigung der Konfliktursache. Die Konfliktbewältigung kann auch in einem „konstruktiv-adaptiven Verhalten beider Konfliktpartner" ((Delhees, 1994), S. 336) bestehen. Drei Strategien können zur Bewältigung dienlich sein:

1. Gewinn-Verlust-Methode:
   - Hierbei gewinnt ein Gesprächspartner, der andere verliert. Methoden: Autoritätsausübung, Machtanwendung, Indifferenz und Mehrheitsentscheidung.
2. Verlust-Verlust-Methode:
   - Beide Gesprächspartner müssen sich hierbei mit einem Teil des ersehnten Ziels begnügen. Methoden: Kompromiss, Kompensation, Hinzuziehen eines Dritten als Schlichter oder Vermittler.
3. Gewinn-Gewinn-Methode:
   - Hierbei wird versucht, neue Lösungen und Alternativen zu finden, die allen Beteiligten gleichermaßen zugute kommen soll. Methoden: Einigung, Konfrontation und integrative Entscheidungsfindung.

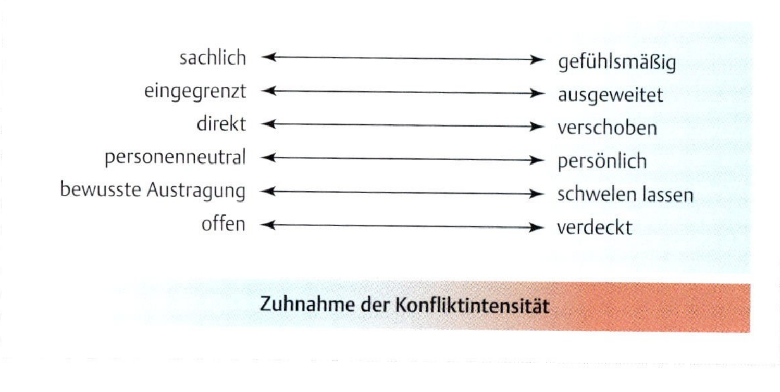

Abb. 1.5 Grundlagen der Konfliktaustragung. (Delhees 1994)

Lässt sich ein Konflikt nur schwer lösen, so kann das unter anderem an bestimmten Abwehrmechanismen einer oder beider Personen liegen:

- Verschiebung:
  - Aggressive Gefühle werden an Personen abreagiert, die eigentlich nicht in den Konflikt involviert sind.
- Rationalisierung:
  - Fehlschläge werden mit sozial akzeptablem Verhalten oder anderen Scheinbegründungen rationalisiert.
- Kompensation:
  - Hierbei wird versucht, „eine Unzulänglichkeit auf einem anderen Sektor auszugleichen" ((Delhees, 1994), S. 347).
- Identifikation:
  - In der Identifikation stehen die Leistungen und Erfolge stellvertretend für die eigenen, die nicht realisiert werden konnten.
- Projektion:
  - Hierbei wird die Verantwortung auf eine andere Person projiziert.
- Rückzug:
  - Einer der Partner zieht sich aus dem Konfliktgeschehen zurück. Dazu gehören auch: Abkapseln, Negativismus, Apathie, Flucht in die Krankheit, Selbstbetäubung.
- regressives Verhalten:
  - Hierunter versteht man „Verhaltensweisen oder Verhalten, das sich früher bewährt hat, aber zugleich weniger differenziert und impulsiver ist" ((Delhees, 1994), S. 349).

Konfliktnachwirkungen

Merke

Prinzipiell gilt: Je mehr gegenseitiges Vertrauen vorhanden war und je weniger Manipulation, Aushandeln und Wettbewerb bei der Lösunq des Konflikts involviert war, desto weniger negative Nachwirkungen wird der Konflikt für die Beziehung der beiden Partner haben.

Wozu sind nun die bisherigen Ausführungen der verschiedenen Kommunikationselemente und -strategien dienlich? Der therapeutische Alltag bietet immer wieder Situationen, die auf kommunikativer und/oder zwischenmenschlicher Ebene eine Herausforderung darstellen. An die Rolle des Therapeuten werden vielerlei Erwartungen formuliert. Vor allem in der Arbeit mit chronisch schmerzkranken Menschen begegnen dem Therapeuten die Betroffenen mit hohem Leidensdruck und einer entsprechend großen Hoffnung, dass der Therapeut die Beschwerden lindern kann. Es ist nicht auszuschließen, dass der Betroffene in seiner Vergangenheit bereits mehrere therapeutische Maßnahmen erhielt und eine dementsprechende Behandlungsgeschichte aufweist. Schlimmstenfalls kann der Patient aus den Erfahrungen der bisher nur bedingt erfolgreichen Therapieversuche dem Therapeuten gegenüber eine hoffnungslose oder gar ablehnende Grundhaltung einnehmen. Kennt der Therapeut Kommunikationsstrategien, hilft ihm dies, mit solchen Patienten, ihrem Verhalten, ihrem Auftreten und ihren inneren, emotionalen Reaktionen besser umzugehen. Wenn ein Patient beispielsweise auf Pünktlichkeit beharrt, muss dies nicht zwangsläufig bedeuten, dass er dem Therapeuten unterstellt, unpünktlich zu sein. Berücksichtigt man den Aspekt der Selbstoffenbarung seiner Aussage, so können der Aussage folgende weitere Bedeutungsebenen zugrunde liegen: Der Patient hat eventuell Angst, vergessen zu werden, zu kurz zu kommen oder nicht alles für die Heilung Mögliche erhalten zu haben.

Es ist ebenfalls hilfreich, nicht nur das Innenleben des Patienten auf unterschiedlichen Ebenen zu betrachten, sondern auch eigene Verhaltensweisen, Gedanken und Reaktionen hinsichtlich ihres Ursprungs und ihrer Wirkung zu überprüfen.

1.5.5 Hilfreiche Kommunikationsstrategien im therapeutischen Kontext

Im Folgenden werden weitere Hilfestellungen für einen guten, zufriedenstellenden und hoffentlich vereinfachten Umgang im therapeutischen Kontext erläutert.

Haltung des Therapeuten

Ergänzend zu den verbalen und nonverbalen Kommunikationsanteilen kommt der inneren Einstellung des Therapeuten eine besondere Bedeutung zu, da sie den Umgang mit dem Patienten und den verschiedenen Situationen im therapeutischen Kontext mitbestimmt.

Carl R. Rogers, der Begründer der klientenzentrierten Gesprächspsychotherapie, bezeichnet die Grundhaltung des Therapeuten nicht nur als tragendes Therapieelement, sondern bestimmt auch 3 verschiedene Handlungsarten. Auch wenn die klientenzentrierte Gesprächsführung nicht zentrales Thema dieses Kapitels ist, so ist es doch – wie bereits bei der Kommunikation im Allgemeinen (Kap. 1.5) erläutert – angesichts der sensiblen Klientel der chronischen Schmerzpatienten von besonderer Notwendigkeit, sich mit der inneren Einstellung des Therapeuten zu befassen. Dies erscheint bedeutend angesichts vieler Untersuchungen, die belegen, dass die 3 Grundhaltungen sich in Form von schnellerem oder überhaupt eintretendem Therapieerfolg sehr positiv auf die therapeutische Arbeit auswirken (Rogers, 2009).

Empathie

Als erste Grundhaltung sei die *Empathie* beschrieben. Sie bezeichnet das Vermögen des Therapeuten, den Patienten in seiner Umwelt und seinem Lebenskontext bewusst wahrzunehmen. Er versucht, „in die Haut des Klienten zu schlüpfen" ((Rogers, 2009), S.24), und mit einem hohen Maß an Sensibilität die Komplexität in seinen Äußerungen zu erkennen und zu entschlüsseln. Der Therapeut ist versucht, die Welt des Klienten aus dessen Augen zu betrachten. Anschließend schildert der Therapeut, welche Eindrücke der Klient bei ihm hinterlassen hat. Dieser hat daraufhin die Möglichkeit, mithilfe der therapeutischen Reflektion sich seiner Situation und seiner Gefühlswelt bewusst zu werden. Für den Betroffenen ist es hilfreich, wenn er vor allem wertfrei nachvollzogen und verstanden wird (Rogers, 2009).

Wertschätzung

Die nächste sehr förderliche Grundhaltung beschreibt die *Wertschätzung* bzw. das *bedingungsfreie Akzeptieren*. Diese Haltung impliziert, dass der Therapeut den Patienten bedingungslos in all seinem Erleben und allen dazugehörigen Emotionen, positiven wie negativen, annimmt und achtet. Diese Haltung ist grundlegend für die Vertrauensbildung, denn der Betroffene erlebt, dass er sich für keine Empfindung schämen oder diese zurückhalten muss. Darüber hinaus personifiziert und lebt der Therapeut eine Akzeptanz, die der Patient für sich selbst – auch außerhalb des therapeutischen Rahmens – übernehmen und empfinden kann (Rogers, 2009). Schwierig ist, dass viele Therapeuten sich nicht von Urteilen freisprechen können. Dies ist nicht verwunderlich angesichts der Tatsache, dass in der Ausbildung sowohl die Beobachtungsgabe als auch das Vermögen geschult werden, aus Beobachtungen erste Rückschlüsse (beispielsweise welche Dysfunktionen einem bestimmten Gangbild zugrunde liegen) auf den Patienten zu ziehen. Wenn auch im Sinne des immer weiter verbreitenden *Clinical Reasoning* diese Rückschlüsse als Hypothesen formuliert werden, befinden wir uns hier jedoch in einem Bereich, in dem wir den Patienten frei akzeptieren, wie er ist, ohne Rückschlüsse und ohne Hypothesen. Gleichermaßen sollte der Therapeut dem Patienten alle Gefühle gestatten – ohne Einschränkungen (Rogers, 2009). Hierbei erweist sich für den Therapeuten als hilfreich sich bewusst zu machen, dass Akzeptieren nicht mit Übereinstimmen gleichzusetzen ist. Es ist nachgewiesen, dass Therapieerfolg mit Zuneigung und Achtung zwischen Therapeut und Klient korrelieren (Rogers, 2009). Gleichermaßen konnte bei Patienten eine gesteigerte elektrodermale Aktivität bei Schwankungen der akzeptierenden Haltung beobachtet werden (Rogers, 2009).

Unabdingbarkeit der Echtheit

Als dritte Haltung betont Rogers die *Unabdingbarkeit der Echtheit* oder auch *Kongruenz des Therapeuten*. Diese Grundeinstellung beinhaltet, dass der Therapeut ganz er selbst ist, ohne professionelle Maske oder Fassade. Therapeut und Klient begegnen sich dadurch im Gespräch auf menschlicher Basis. Der Therapeut ist sich seiner selbst bewusst und nimmt nicht nur wahr, was der Erzählende von sich gibt, um damit Transparenz schaffen zu können, sondern auch, was in ihm selbst vorgeht. Rogers beschreibt sogar die Option, Empfindungen, die den Gesprächspartner betreffen, bei wiederholtem Erscheinen zu verbalisieren – vorausgesetzt, dass dies für den therapeutischen Prozess relevant ist und sich auf diesen bezieht. Entscheidend ist hierbei aber insbesondere die Empfindung als solche zu äußern, ohne dem Patienten damit sofort eine Eigenschaft zuzuschreiben oder aufzuerlegen. Dieses Vorgehen kann für den weiteren Gesprächsprozess durchaus erleichternd sein und zur Stabilisierung der Beziehung genutzt werden (Rogers, 2009).

Neben einer achtsamen, respektvollen und guten Basis für die Arbeit mit dem Betroffenen dient diese Form der Grundhaltung auch dem eigenen Schutz: Die körperliche Arbeit mit Betroffenen, die wir wertschätzen, erscheint deutlich weniger belastend und aufreibend als mit Menschen, die wir als anstrengend oder als unsympathisch empfinden.

Zuhören

Neben der Grundhaltung, die wir unserem Gegenüber entgegenbringen, ist unser Kommunikationsverhalten auch durch die Fähigkeit des Zuhörens gekennzeichnet. Insbesondere in der Arbeit mit chronischen Schmerzpatienten, aber auch in allen weiteren Tätigkeitsfeldern und bis in den Alltag können wir durch ein aufmerksames Zuhören sehr viel mehr als nur das Gesagte erkennen und herausfiltern. Manchmal sind es kleinste Details in der Anamnese oder in einem Gespräch, die für den Betroffenen unter Umständen irrelevant erscheinen, dem Behandelnden hingegen einen anderen Zugang ermöglichen und neue Therapiemöglichkeiten aufzeigen. Zudem neigen wir in manchen Situationen sehr schnell dazu, uns selbst in die Erzählung einzubringen – unter anderem durch eigene Statements, persönliche Bewertungen und nicht zuletzt durch unser Urteilen in Bezug auf Interesse oder Belanglosigkeit des Geschilderten. Diese Verhaltensweise ist prinzipiell nicht als falsch zu verurteilen, denn sie kann auch einen Dialog in Gang setzen, jedoch sollte nicht vergessen werden, dass der (physio-)therapeutische Alltag Situationen impliziert, in denen der Fokus auf das Zuhören gerichtet ist, da an jedes physische Schmerzgeschehen ein Individuum mit eigener Lebensgeschichte und persönlich-individuellem Erleben gebunden ist. Als einfaches Beispiel sei die therapeutische Befundaufnahme genannt.

Der simple Prozess des Zuhörens muss, um eine geeignete Bedingung für Kommunikation schaffen zu können, „aus einem Nebenangebot in ein Hauptengagement" ((Delhees, 1994), S.233) transformiert werden. Delhees listet explizit 10 Regeln für effektives Zuhören auf (Delhees, 1994).

Merke

Die 10 Regeln für effektives Zuhören (Delhees, 1994)

1. Fokussieren Sie sich auf das Interessante! Schlechte Zuhörer lassen sich bei trockenen Themen schnell ablenken, während gute Zuhörer die Situation für sich nutzen.
2. Erfassen und beurteilen Sie den Inhalt, nicht die Art des Vortrags! Schlechte Zuhörer machen ihre Aufmerksamkeit meist von der Art der Rede abhängig, während gute Zuhörer sich auf den Inhalt zu konzentrieren versuchen.
3. Bleiben Sie defensiv! Ein guter Zuhörer wartet ab und kommentiert erst, wenn der Andere seine Rede beendet hat und er alles aufgenommen und verarbeitet hat.
4. Finden Sie neue Impulse! Orientieren Sie sich beim Zuhören an dem zentralen Thema, statt nur auf Sachdetails zu hören.
5. Seien Sie gedanklich agil! Ein schlechter Zuhörer notiert für gewöhnlich alles, während ein guter Zuhörer Struktur und Hauptthema des Redners erkennt und seine Notizen danach ausrichtet.
6. Signalisieren Sie Ihr Zuhören! Gute Zuhörer geben Aufmerksamkeit und Mitarbeit durch eine aktive Körperhaltung und die eigene Mitarbeit kund.
7. Widersetzen Sie sich Ablenkungen! Ein guter Zuhörer meidet Ablenkungen und toleriert Mängel und Fehler des Redners.
8. Seien Sie bereit, Ihren Verstand zu trainieren! Ein guter Zuhörer nutzt schwierige Sachverhalte als Übung und Herausforderung, während ein schlechter Zuhörer anspruchslose Themen bevorzugt.
9. Seien Sie duldsam und aufgeschlossen! Ein guter Zuhörer weiß Subjektives und emotional eingefärbte Worte einzuordnen.
10. Profitieren Sie von der Schnelligkeit der Gedanken! Ein guter Zuhörer nutzt diese Tatsache dazu, gedanklich vorauszudenken, Aussagen zu bewerten und Untertöne herauszuhören, statt bei langsamen Rednern mental abzuschweifen.

Durch Aufmerksamkeitssignale, die in erster Linie nonverbal kommuniziert werden, kann der Zuhörer zur Interaktion beitragen und das Redeverhalten lenken. Dabei stellt der *Blickkontakt* das wichtigste Zeichen des Zuhörens dar. Der Kopf kann durch Nicken oder Schütteln Zustimmung oder Ablehnung ausdrücken. Neben der Körperhaltung ist der Gesichtsausdruck von Bedeutung für die Signalwirkung des Zuhörens.

Aktives Zuhören

Das aktive Zuhören ist ein Kommunikationsverhalten, das sich aus 2 Anteilen zusammensetzt. Neben der im Gespräch aktiven Konzentration wird im weiteren Verlauf das Geschilderte, aber auch das emotional Wahrgenommene wertfrei und möglichst präzise dem Erzählenden rückgemeldet. Dazu benutzt der Therapeut dem Patienten gegenüber zugängliche und verständliche Formulierungen.

Der Prozess des aktiven Zuhörens kann in 3 Stufen unterteilt werden (Schulz von Thun et al., 2012):

1. Der 1. Schritt dient dem Beziehungsaufbau, indem der Zuhörer sein wahres Interesse signalisiert. Hierzu dienen sogenannte Telefonlaute („Hmm", „Aha", …), die während des Zuhörens geäußert werden.
2. Im 2. Schritt gibt der Zuhörer das Verstandene in eigenen Worten wieder. Dieser Vorgang kann auch als *Paraphrasieren* bezeichnet werden.
3. Als letzte Stufe des aktiven Zuhörens versucht der Zuhörer, auch jene Inhalte wiederzugeben, die nonverbal transportiert worden sind, wobei der Fokus hier auf dem Vollzug der Verbalisierung liegt. Jedoch sollten diese Äußerungen immer mit Vorsicht und einem Fragezeichen am Ende des Satzes formuliert werden, denn die Interpretation des Wahrgenommenen muss nicht dem Gefühlten des Schildernden entsprechen.

Das aktive Zuhören erzielt folgende Wirkungen (Schulz von Thun et al., 2010):

- Es führt zu einer verbesserten Nachvollziehbarkeit auf der Seite des Zuhörers.
- Es ist eine Form der „Selbstklärung" für den Erzählenden, indem ihm die (möglicherweise noch unbewussten) emotionalen Komponenten seiner Schilderungen verdeutlicht werden.
- Es nimmt die Geschwindigkeit aus der Konversation und lässt die genaue Auseinandersetzung mit den individuell wichtigen Themen zu.
- Gleichermaßen verdeutlicht es, was der Zuhörer bereits verstanden hat und an welcher Stelle noch Klärungsbedarf herrscht, sodass der Fokus auf die missverständlichen Bereiche gelegt werden kann.

Merke

Die Anwendung dieses Kommunikationsstils empfiehlt sich *nicht* in allen Situationen des Alltags. In unangemessenen Zusammenhängen kann dieser Stil möglicherweise auch schnell als „psychologisieren" gewertet werden. Daher sollte in Situationen, die von starkem persönlichen Angriff, emotional aufgeladenen Situationen oder unangemessener Beziehungskonstellation gekennzeichnet sind, gegebenenfalls ein anderer Gesprächsstil genutzt werden.

Hierbei erweisen sich Situationen als geeignet, in denen es darum geht herauszufinden, ob alles richtig verstanden wurde (Persönliches, Kompliziertes etc.). Denn dies ist die Grundlage für den weiteren Dialog und um dem Erzählenden zu mehr Klarheit über seine eigenen Gefühle und Einstellungen verhelfen zu können (Schulz von Thun et al., 2010).

Auch wenn es eine gewisse Übung erfordert, sich außen vorzulassen, ist diese Vorgehensweise von elementarer Bedeutung; nicht umsonst wird diese Technik auch als eine grundlegende Eigenschaft betrachtet, die aber sehr viel Sensibilität und Empathie erfordert.

1.6 Besonderheiten der Kommunikation mit Schmerzpatienten

„Schmerz ist seiner Natur nach auch ein Kommunikationsmittel, und somit sind Kommunikationsstörungen natürlich nicht auszuschließen" ((Franz u. Bautz, 2011), S. 682).

Wie bereits dargestellt, beinhaltet Kommunikation nicht nur den sprachlichen Aspekt, sondern noch viele weitere Variablen. Deshalb beziehen sich die folgenden Kapitel nicht nur auf den achtsamen (non-)verbalen Austausch, sondern auf den gesamten Behandlungskontext von Patienten mit chronischen Schmerzen.

1.6.1 Wechselwirkung von Schmerzen mit emotionalem Empfinden

In Kap. 1.3 wurden bereits die verschiedenen affektiven Komponenten erläutert, die für das Empfinden von Schmerz bzw. dessen Chronifizierung relevant sind. Doch auch umgekehrt besteht eine Wechselwirkung: Die Empfindung von Schmerz beeinflusst auch unsere Emotionen. Dies kann auf 2 verschiedenen Wegen erfolgen:

1. durch neurophysiologische Prozesse: Der Organismus ist aufgrund der starken Schmerzen in erhöhter Alarmbereitschaft, um schädigende Faktoren fernzuhalten. Es werden Stresshormone ausgeschüttet, wodurch das sympathische Nervensystem aktiviert wird. Dies führt dazu, dass der schmerzgeplagte Mensch nach außen aggressiv und leicht reizbar wirkt, auch wird er zunehmend egozentrischer. Dieses Verhalten ist also das endokrine Produkt des Schmerzes.
2. durch veränderte Lebensumstände: Eine reduzierte Belastbarkeit, ein geringerer Handlungsrahmen und eingeschränkte Bewegungsmöglichkeiten wirken sich massiv auf das seelische Wohlbefinden und damit auf die Emotion und Kognition des Patienten aus.

Depressive Verstimmungen, das Gefühl der Hilflosigkeit, Wut und Frustration sind ein häufig zu beobachtendes Resultat der zugrunde liegenden Schmerzproblematik. Diese Emotionen beeinflussen wiederum die ablaufenden Schmerzmechanismen. Dadurch wird das Bewegungsverhalten an den aktuellen Zustand angepasst und die Grundstimmung bestimmt die weitere negierte Reizbewertung.

Merke

Es besteht demnach eine Wechselwirkung zwischen Emotionen und Schmerzleiden: Die zugrunde liegenden Emotionen beeinflussen die Gedanken und das Verhalten – und diese wiederum die Emotionen.

Fallbeispiel

Ein starker chronischer Rückenschmerz beeinträchtigt Frau Schmidt (Rentnerin) zunehmend in ihrer Bewegungsfähigkeit und folglich in ihrem Sozialleben. Sie kann wegen der Beschwerden nicht mehr lange stehen und gehen und ist infolgedessen nur noch sehr eingeschränkt in der Lage, das Haus zu verlassen. Wegen der begrenzten Mobilität ist es für sie nicht mehr möglich, den regelmäßigen Seniorentreff oder ihren Mann im Pflegeheim zu besuchen. Sie erfährt eine massive soziale Isolation, geprägt von Frustration und Angst. Gleichermaßen steht ihr Vermeidungsverhalten im Zwiespalt zu ihrem inneren Wunsch, den Sozialkontakten nachzugehen; sie leidet sehr stark, fühlt sich innerlich zerrissen und verfällt zunehmend in eine depressive Verstimmung. Diese bedingt, dass der Patientin die Bewegungen immer schwerer fallen und ihr der Antrieb für weitere Aktivitäten und therapeutische Maßnahmen fehlen. Die Beschwerden werden dadurch weiter intensiviert.

Eine Korrelation zwischen dem Ausmaß der körperlichen Beschwerden sowie der Qualität und Quantität von Angst und depressiven Verstimmungen konnte nachgewiesen werden (Rudolf u. Henningsen, 2013).

Jedoch ist eine veränderte Stimmungslage in der Ausprägung einer Depression keine zwingende Folge eines chronischen Schmerzes, wenn auch eine gehäufte Kombination zu beobachten ist. Die Diskussion um den jeweils ausschlaggebenden Faktor kommt zu keinem übereinstimmenden Ergebnis. Weiß (Weiß, 2009) kommt aber nach genauerer Studienuntersuchung zu dem Schluss, dass oftmals eine Ursachenüberlappung die Entstehung einer solchen Doppelbelastung begünstigt.

Bezüglich der Akzeptanz ist aber deutlich zu erkennen, dass Patienten eher eine aus der Schmerzsituation resultierende Stimmungsveränderung annehmen können, als dass die Schmerzsituation als Folge einer Veränderung der Gedanken und Gefühle entsteht (Gifford, 2005).

1.6.2 Auswirkungen von Schmerzen auf die Kommunikation

Die schmerzbedingte Fokussierung auf die Abwehr schädigender Faktoren wirkt sich nicht nur auf der körperlichen Verhaltensebene, sondern teilweise auch auf der Ebene der Kommunikationsmuster der Patienten aus.

Durch den chronischen Verlauf wurden die Patienten möglicherweise schon von mehreren Therapeuten, Ärzten und möglicherweise auch in unterschiedlichen stationären Einrichtungen behandelt. Sie bringen dann ggf. eine eigene „Schmerzbiografie" mit, die mit menschlichen und fachlichen Eindrücken gefüllt ist. Da der Schmerz nun noch besteht, kann man leider medizinisches Misslingen in die Reihe der individuellen Erfahrungen aufnehmen.

Schon im Rahmen des physiotherapeutischen Erstbefundes zeigt sich die Komplexität der zugrunde liegenden Erkrankung durch das Ausmaß der individuellen Krankengeschichte, durch das Ausmaß der Beschwerden und dem vorgeprägten Verhalten des Patienten. Der Patient bringt den Behandelnden zunächst entweder sehr große Hoffnung entgegen, verbunden mit einem hohen Erwartungsdruck, oder bereits eine demotivierte Haltung („Das bringt doch eh nichts!"). Beide Einstellungen vermitteln im ersten Moment das Bild eines anstrengenden Patienten. Berücksichtigt man jedoch den Krankheitsverlauf, sind eben diese Reaktionen vollkommen nachzuvollziehen.

Bei der erstgenannten Option sollte dem Therapeuten jedoch ebenfalls bewusst sein, dass ein Patient mit einer initial bestehenden großen Hoffnung eine zeitnahe Linderung seiner Beschwerden erwartet. Es kommt nicht selten vor, dass sich der Patient nach der ersten oder zweiten Therapiesitzung bereits enttäuscht zeigt, weil noch keine Heilung eingetreten ist. Schnell negiert er die therapeutische Intervention oder erachtet sie als nicht hilfreich.

Die Betroffenen setzen chronische Schmerzen und deren Ausmaß häufig in ein direktes Verhältnis zu dem vorliegenden Gewebeschaden. Deshalb versuchen Personen mit starken Schmerzen, die betreffende Extremität oder den jeweiligen Körperabschnitt zu schützen. Der Körper aktiviert daraufhin sympathische, endokrine und motorische Prozesse, um „weitere" schädigende Faktoren fernzuhalten. Steht die Person jedoch unter dem Einfluss besagter Verteidigungsmechanismen, übertragen sich diese gleichermaßen auf die zwischenmenschliche Interaktion. Es resultiert ein möglicherweise gereiztes, abwehrendes, selbstbezogenes Verhalten, kombiniert mit einer durch die langzeitig bestehende Symptomatik starken psychischen Belastung. Die Menschen sind häufig misstrauisch, skeptisch und fühlen sich schnell angegriffen.

Teilweise ist ein gesteigerter Redefluss zu beobachten. Bernardy (Bernardy, 2006) sieht hierin eine Form des Selbstschutzes: Denn kommt der Gesprächspartner nicht zu Wort, so können auch keine verbalen Angriffe und Verletzungen erfolgen oder unangenehme Themen aufgegriffen werden.

Thomm beschreibt diese Patienten als „häufig sehr anstrengend, anspruchsvoll und energieraubend'" ((Thomm, 2011), S. 103). Aber alle diese Verhaltensweisen sind aufgrund des Verständnisses der physiologischen Prozesse und der mentalen Belastungssituation durchaus nachvollziehbar.

In den klagenden Äußerungen der Betroffenen manifestiert sich vermutlich weniger die Konzentration auf die eigene Person als der Ausdruck der Verzweiflung über die Situation ((Frede, 2007), S. 182).

Merke

Bedenken Sie an dieser Stelle Ihre innere Haltung: Akzeptiert ein Therapeut die Person mit all ihren Lebensereignissen und Charakterzügen, mit Verständnis und Nachsicht für diese jeweilige individuelle Situation, ist das Aufeinandertreffen wesentlich einfacher, tragbarer und somit in der Regel auch erfolgreicher.

Im weiteren Verlauf dieses Kapitels werden Kommunikationshilfen erläutert, die die Gestaltung der Situation vereinfachen und im Umgang mit dem Patienten helfen können.

1.6.3 Kommunikationsmöglichkeiten zur aktiven Interaktionsgestaltung

Es wurde bisher deutlich, dass die Kommunikation mit chronisch schmerzkranken Menschen einem Wandel unterliegt. Allein das Wissen um die nachvollziehbaren neurophysiologischen Veränderungen bei Schmerzpatienten kann schon bewirken, dass sich der Therapeut diesem gegenüber nachsichtiger verhält.

Kein Mensch entscheidet sich freiwillig für ein chronisches Schmerzleiden. Ebenso wenig nimmt er die damit verbundenen Konsequenzen wie eine eingeschränkte Handlungsfähigkeit, eine reduzierte Selbstständigkeit oder auch die verminderten Ressourcen einer nachsichtigen sozialverträglichen Kommunikation freiwillig in Kauf.

Wie oben bereits dargelegt, kann der chronische Zustand eines Schmerzleidens enorme Auswirkung auf das psycho-emotionale Gleichgewicht haben. Dennoch kann der gesamte Behandlungsprozess durch verschiedene Kriterien im positiven Sinne beeinflusst werden, wie nachfolgend erläutert wird.

Behandlungsvoraussetzungen

Wertschätzung und Empathie

Wie im Kapitel über allgemeine Kommunikationskriterien (Kap. 1.5) dargestellt, ist es von immensem Vorteil für Therapeut und Patienten, dem Patienten wertschätzend und empathisch zu begegnen. Zuweilen mag dies sehr schwierig erscheinen, wenn Betroffene auf eine sehr fordernde und gleichzeitig hoffnungsvolle Art den therapeutischen Rahmen mitgestalten.

Als Experte seines Faches verfügt der Therapeut jedoch über ausreichende Kenntnisse, die eine solche nachsichtige und verständnisvolle Haltung ermöglichen. Die erläuterten Aspekte bezüglich der Wahrnehmung – vor allem der Wahrnehmungsfähigkeit – erklären viele Persönlichkeitseigenschaften, die zuvor möglicherweise als „Eigenart" des Patienten negativ aufgefallen wären. Nun aber lassen sich belastende Verhaltensmuster neurophysiologisch erklären und die Gesamtsituation für den Behandelnden entlasten.

Merke

Je weniger der Patient den Therapeuten als hilfreich und verständnisvoll empfindet, „umso mehr verstärkt sich die Symptomklage und das Gefühl der Anspannung und Erschöpfung" (Bernardy, 2006).

Aufklärung und Verständnis

Eine weitere wichtige Behandlungskomponente stellt die umfassende Aufklärung des Patienten dar. Damit ist nicht die ärztliche Aufklärung in Bezug auf Diagnose, Komplikationen und Behandlungsverlauf gemeint, sondern eine sichere und von Vertrauen geprägte Behandlungsbasis. Diese kann hergestellt werden, indem der Therapeut den Patienten in den Behandlungsprozess einbezieht. So selbstverständlich der Umgang mit Nähe und Berührung für den Therapeuten ist, so vorsichtig ist der Betroffene möglicherweise mittlerweile geworden. Je stärker der Patient die therapeutischen Maßnahmen nachvollziehen kann, umso eher wird er entspannt die Maßnahmen zulassen und aktive Übungen selbst durchführen können. Hierunter fällt ebenfalls eine (angemessene) Aufklärung über die schmerzverursachenden Prozesse im Körper, denn dies führt dazu, dass der Patient die Vorgänge besser versteht, wodurch wiederum die Aktivierung des sympathischen, endokrinen und motorischen Schutzsystems (Butler u. Moseley, 2009), Angst und daraus resultierendes Vermeidungsverhalten reduziert werden. Was für die Behandlung von anderen Patienten selbstverständlich sein mag, ist bei Schmerzpatienten aufgrund der meist vorhandenen langen Vorgeschichte und der nicht nur körperlichen, sondern auch psychischen Belastung nicht immer selbstverständlich und sollte daher im Vorfeld immer mitberücksichtigt werden.

Der Therapeut sollte demnach den Menschen als solchen mit seiner individuellen Lebensgeschichte, seinen Erfahrungen und seinen Zukunftsvorstellungen in sein therapeutisches Setting integrieren.

Klärung der Erwartungshaltung

„Es ist offensichtlich, dass die Klienten mit sehr unterschiedlichen Erwartungen kommen, von denen viele nicht der Erfahrung entsprechen, die sie machen werden. Dennoch lenkt die Erwartung ihre Wahrnehmung in beträchtlichem Ausmaß" ((Rogers, 2009), S. 75).

Über Monate oder auch Jahre hinweg an Schmerzen zu leiden, bedeutet für die Betroffenen eine außerordentliche psychische Belastung. Aus eigener Erfahrung ist den meisten Leserinnen und Lesern sicherlich bekannt, dass wenige Tage mit starken Schmerzen schon sehr belastend sind. Halten die Schmerzen über einen längeren Zeitraum hinweg an, steigt die Erwartungshaltung des Patienten an seinen Therapeuten, dass dieser seine Beschwerden lindern kann, auf ein sehr hohes Niveau. Die an den Therapeuten herangetragene Hoffnung kann für den Behandelnden unter Umständen mit einem enormen Leistungsdruck einhergehen.

Häufig geht bereits aus der Anamnese hervor, dass der Patient eine bereits umfangreiche Behandlungsgeschichte mit mehreren Therapeuten- und/oder Arztwechseln besitzt.

Als potenzielle Erwartungshaltungen formulierte Rogers unter anderem die Heilung, das Zuhören, die Option der Passivität in der Therapie, das Lösen privater Probleme und gegebenenfalls die Bestätigung eines Bedürfnisses, das aus sekundärem Krankheitsgewinn resultiert (Rogers, 2009).

Faktoren, die als sekundärer Krankheitsgewinn gewertet werden, können in der Folge einen schlechteren Therapieverlauf, als eigentlich zu erwarten wäre, bedingen und Frustration auf beiden Seiten bewirken. Kröner-Herwig und Frettlöh formulierten Sozialleistungsbegehren, Nähe-Distanz-Regulationen und Selbstwertstabilisierungen als mögliche Ursachen sogenannter Zielkonflikte (Kröner-Herwig u. Frettlöh, 2011). Die Autorinnen weisen jedoch darauf hin, dass solche Zielkonflikte nicht von Beginn an bestehen müssen, sondern auch erst im Laufe der Zeit entstehen können, die dem Betroffenen darüber hinaus oft nicht einmal bewusst sein müssen. Das nachfolgende Fallbeispiel verdeutlicht diese Zusammenhänge.

Fallbeispiel

Herr Müller stürzt im Rahmen seiner beruflichen Tätigkeit als Dachdecker von einem Gerüst und erleidet multiple Frakturen an beiden Unterschenkeln. Es folgt eine lange Zeit der Arbeitsunfähigkeit, die mit rehabilitativen Maßnahmen gefüllt ist.

Die berufliche Situation des Patienten war zu diesem Zeitpunkt wegen mangelnder Auftragslage sehr schwierig; das Einkommen schmälerte sich von Jahr zu Jahr. Die daraus resultierende Unzufriedenheit übertrug sich in weitere Lebensbereiche, sodass auch die Beziehung zu seiner Ehefrau und den beiden Kindern darunter litt. Seine Familie warf ihm überdies vor, nicht mehr den gewohnten gesellschaftlichen Status erhalten zu können.

Durch den Unfall gestaltet sich für Herrn Müller eine für ihn erleichternde Situation; durch die Tatsache des Arbeitsunfalls erhält er eine gute soziale Absicherung von der Berufsgenossenschaft während der Arbeitsunfähigkeit. Selbst wenn diese nicht mit seinem früheren Gehalt gleichzusetzen ist, so kann er momentan auch nicht für mehr Einkommen sorgen und fühlt sich dadurch entlastet (Sozialversicherungsbegehren, Selbstwertstabilisierung). Durch die Sorge um seinen Gesundheitszustand entwickelt sich wieder eine tiefere Verbindung zwischen dem Patienten und seiner Ehefrau (Nähe-Distanz-Regulation).

Nicht nur, um den aus Zielkonflikten resultierenden frustranen Behandlungsverläufen frühzeitig entgegensteuern zu können, sondern auch im Allgemeinen ist es daher ratsam, zu Beginn der Behandlung die gegenseitigen Erwartungshaltungen zu klären. Dabei werden Fakten abgeklärt, die mit der Schmerzsymptomatik in direktem Zusammenhang stehen:

- Handelt es sich um eine zugrunde liegende Erkrankung, deren Auswirkungen nur symptomatisch und temporär behandelt werden können?
- Wurde überhaupt eine klare Diagnose benannt?
- Wie lange bestehen die Beschwerden schon?
- Was unternimmt der Betroffene selbst zur Linderung seiner Beschwerden?
- Zu wie viel Eigenaktivität ist der Mensch in der Lage bzw. bereit?

Darüber hinaus sollte jedoch die eigene Wahrnehmung darauf sensibilisiert sein, ob implizit oder auch explizit Hoffnungen an den Behandelnden herangetragen werden, die den therapeutischen Rahmen verlassen. So fordern die Betroffenen teilweise Bestätigungen für persönliches Handeln, Heilungsversprechen oder auch die Abnahme verschiedener Entscheidungen aus dem privaten Bereich.

Eine nicht klar formulierte, sondern nur implizite Anspruchshaltung birgt auf beiden Seiten des agierenden „Teams" Konfliktpotenzial. Denn eine Erwartung lenkt gleichermaßen den Aufmerksamkeitsfokus und kann eine schnelle Entscheidung bezüglich eines positiven oder negativen Behandlungsverlaufs mit sich bringen.

Fallbeispiel

Ein Therapeut erstellt für seinen neu aufgenommenen und durchaus motivierten Patienten ein Heimübungsprogramm. Er bespricht es mit ihm und zeigt die einzelnen Übungen.

In der Therapie wird offensichtlich, dass der Patient dem Programm nicht nachgeht. Der Therapeut fragt den Patienten nach der Durchführung. Doch der Patient weicht der Frage aus und gibt weiterhin vor, das Programm ausgeführt zu haben.

Es kann unterschiedliche Gründe geben, weshalb der Patient das Programm nicht durchgeführt hat:

- Sein betreuender Arzt hat ihn vor Übungen ohne therapeutische Anleitung gewarnt.
- Er schämt sich, zu Hause „Gymnastik" zu machen.
- Er war vielleicht in der Vergangenheit in einer vergleichbaren Situation und hat damals schlechte Erfahrungen gemacht.

Je länger ein Mensch unter Schmerzen leidet, desto mehr qualifiziertes Personal wird er in der Vergangenheit aufgesucht haben und umso größer wird bei jedem neuen Experten die Hoffnung und Erwartung, die an diesen herangetragen wird, dass dieser nun endlich einen erlösenden Handgriff oder ein schmerzstillendes Medikament kennt. In solchen Momenten haben die Betroffenen eine sehr große Erwartung an den Therapeuten, gepaart mit Zuversicht, dass dieser das Leid aufhalten kann. Werden diese Erwartungen dann nicht in den ersten Behandlungen bestätigt, reagiert der Patient enttäuscht und lehnt dann nicht selten den Therapeuten ab, ein Wechsel zum nächsten Experten ist vorprogrammiert (Diener u. Maier, 2011).

Kennt der Therapeut die Prozesse, die hinter einem solchen Verhalten stecken, kann ihm dies in diesem Moment helfen, sich vor dem initial bestehenden Erfolgsdruck und der spontanen Abneigung zu schützen.

Daher ist es unabdingbar, sich zu Beginn der Therapie klar zu positionieren und die eigenen therapeutischen Möglichkeiten und Grenzen bei Schmerzpatienten realistisch einzuschätzen. Zudem sollte der Therapeut in der Lage sein, die ihm entgegengebrachten Erwartungen und Wünsche herauszufiltern und in das Erstgespräch mit einfließen zu lassen.

Kommunikationshilfen

Zwischenmenschliche Beziehung

Thomm (Thomm, 2011) beschreibt die Interaktion mit chronisch schmerzkranken Patienten als sehr kräftezehrend. Die Arbeit verlange neben Einfühlungsvermögen, Zeit und Geduld „eine hohe seelische Belastbarkeit und ausreichend psychische und körperliche Reserven, wenn die Hilfe an diesen Erkrankten nicht automatisiert und mechanisch erfolgen soll" ((Thomm, 2011), S. 103).

Um die Belastung so gering wie möglich zu halten, ist eine gute Ausgestaltung der zwischenmenschlichen Beziehung von immensem Wert.

Wie bereits Watzlawick mit seinem 1. Axiom der Kommunikation feststellte, kann man nicht *nicht* kommunizieren. Kommunikation beginnt bereits in der ersten Sekunde einer Begegnung. Dieser frühe Zeitpunkt gleicht augenscheinlich einem unbeschriebenen Blatt: Die sich begegnenden Personen kennen sich möglicherweise noch nicht, es fand noch kein Wortwechsel statt und dennoch schwingen schon unzählige Stifte über dieses erste Blatt und beschreiben es mit jedem verstrichenen Sekundenbruchteil.

In Kap. 1.5.1 wurde deutlich, dass die nonverbalen Kommunikationsmöglichkeiten das Beziehungsgefüge enorm beeinflussen. Atmosphäre, Ausstrahlung und viele weitere Faktoren lassen sofort einen Eindruck bei dem Gegenüber entstehen, dessen limbisches System umgehend prüft, ob es sich auf Kampf bzw. Flucht oder aber auf Entspannung einstellen soll.

Entsprechend gestaltet das Auftreten eines Professionellen – ganz gleich ob Arzt, Physiotherapeut oder Psychologe – die Basis für die beginnende Zusammenarbeit. Hiernach sollte der Beziehung zwischen Experte und Patient ein besonderes Augenmerk geschenkt werden.

Die sich aus mehreren Gründen aktuell stark wandelnde Arzt-Patienten-Beziehung unterscheidet sich insofern von der therapeutischen Begegnung, als dass der Arzt über eine Definitions-, Steuerungs- und Expertenmacht verfügt.

Definition

Die *Definitionsmacht* beschreibt die Fähigkeit, zu bestimmen, ob ein Patient krank ist und wenn ja, wie stark.

Die *Steuerungsmacht* gesteht dem Arzt zu, weitere Schritte für den Genesungsprozess einzuleiten und über deren Dauer zu bestimmen. In diesem Fall wird die Kompetenz des Arztes verlangt, welche Maßnahmen nun anzuwenden sind (*Expertenmacht*) (Groß u. Rosentreter, 2011).

Alle 3 Bereiche sind notwendige Entscheidungskompetenzen des Mediziners. Wichtig ist in diesem Zusammenhang, dass der Experte um dieses hierarchische Gefälle weiß und die besagten Komponenten gut gegeneinander abwägt. Die Ausprägung der Hierarchie bzw. der Integration des Patienten können sehr stark variieren.

Im Gegenzug trägt der Patient aber auch eine zunehmende Erwartungshaltung an den Arzt heran. Diese wird durch eine aktivere Position des Patienten, die unter anderem auf einer aktiveren Kommunikation basiert, begünstigt. Gesundheit wird in unserer Gesellschaft inzwischen häufig als Konsumgut betrachtet und stellt nicht selten eine entsprechende Erwartungshaltung in Form einer Spitzenversorgung an den Arzt.

Die Faktoren der Expertenmacht lassen sich durchaus auf das physiotherapeutische Behandlungssetting übertragen. Als geschulter Therapeut ist in der Zusammenarbeit mit dem Patienten erkennbar, welche Maßnahmen zu welcher Zeit und in welcher Intensität als sinnvoll erachtet werden.

Darüber hinaus werden Therapeuten ebenfalls mit einer zunehmenden Erwartungshaltung der Patienten konfrontiert. Die Gründe lassen sich aus der Arzt-Patienten-Beziehung übertragen. Wie bereits vorhergehend erläutert, wird nicht selten durch Hoffnung und die individuelle Patientengeschichte ein großer „Heilungswunsch" an den Therapeuten herangetragen.

Franz und Bautz (Franz u. Bautz, 2011) charakterisieren die Grundlage für eine erfolgreiche Schmerzbehandlung wie folgt:

- Der Patient will geheilt werden.
- Der Patient kann mit geeigneten Mitteln tatsächlich auch geheilt werden.
- Der Therapeut will den Patienten tatsächlich heilen.

Entsprechend können speziell für dieses Handlungsfeld einige Kommunikations- und Verhaltensaspekte für eine gute und tragfähige Beziehung zwischen chronischem Schmerzpatient und Therapeut aufgegriffen werden.

Locher (Locher, 2011a) (Locher, 2011b) (Locher, 2011c) beschreibt die Beziehung zwischen Therapeut und Patient als angemessen, wenn:

- die Qualität der Beziehung vertrauensvoll, akzeptierend und wohlwollend ist,
- Informationen und Anweisungen klar und angemessen erfolgen,
- die Erklärungsmodelle der Patienten und des Therapeuten plausibel sind.

Er differenzierte ebenfalls verschiedene Charakteristika in der Beziehung zwischen chronischen Schmerzpatienten und ihren Therapeuten, die die Zusammenarbeit beeinflussen können: Einerseits weicht in einigen Aspekten das Verhalten der Schmerzpatienten im Vergleich zu nicht chronischen Schmerzpatienten ab. Dies lässt sich durch die stark ausgeprägte Sorge, die hohe Erwartungshaltung etc. verdeutlichen. Gleichermaßen lässt sich aus diesen eine erhöhte Furcht bei dem Patienten ableiten. Als letzten Faktor nennt Locher die Gefahr, sich zu schnell von der somatischen Ebene abzuwenden und die Begründung nicht erklärbarer Phänomene ausschließlich psychischen Prozessen zugrunde zu legen.

Zusammengefasst können die Eckpunkte einer therapiefördernden Basis für die Behandlung von Schmerzpatienten wie folgt festgehalten werden:

- „Ich finde den Arbeitsauftrag an mich heraus.
- Ich lege sehr viel Wert auf eine ausführliche Störungsedukation.
- Ich breche frühzeitig den Dualismus-Mythos auf (somatogen vs. psychogen).
- Ich beziehe psychologische Interventionen frühzeitig in mein Gesamtkonzept mit ein.
- Ich stelle eine psychologische Behandlung als sinnvolle Erweiterung des Behandlungskonzeptes dar.
- Ich zeige Verständnis für Skepsis.
- Ich halte Patienten und ihre (negativen) Affekte aus.
- Ich bringe Geduld und Verständnis auf, auch wenn schnelle Erfolge ausbleiben.
- Ich beziehe – wenn möglich – Familienangehörige ein" (Diener u. Maier, 2011)

Weiterhin sollten die individuellen Chronifizierungsfaktoren, Ressourcen und Vorerfahrungen berücksichtigt werden.

Vor einer inflationären Verwendung der Aussage, ein Patient brauche seinen Schmerz oder den sekundären Krankheitsgewinn, wird vielerseits gewarnt. So sieht unter anderem Locher (Locher, 2011a) (Locher, 2011b) (Locher, 2011c) in diesen Begriffen eine Form des Selbstschutzes des medizinischen Personals, wenn noch keine schmerzlindernden Maßnahmen eruiert werden konnten bzw. der Krankheitsverlauf nicht voranschreitet.

Der Umgang mit Schmerzpatienten sollte eine symptom- und bewältigungsorientierte, unterstützende und biopsychosoziale Grundhaltung implizieren (Schaefert et al., 2012).

Weiterhin sollte „die Gesamtsituation des Patienten unter insbesondere biografischen, beruflichen, partnerschaftlichen und wirtschaftlichen Aspekten" ((Locher, 2011c), S. 66) wertschätzend berücksichtigt werden.

Realistische Aussagen

Für die Arbeit mit chronisch schmerzkranken Menschen ist es besonders wichtig, die eigenen Vorgehensweisen realistisch zu planen. Eine an den Therapeuten flehend herangetragene Hoffnung auf Heilung und/oder Schmerzfreiheit kann diesen dazu verleiten, einen zu großen Optimismus an den Tag zu legen – und diesen dem Patienten rückzumelden. Dabei kann dieser Prozess bei dem Therapeuten bewusst, aber auch unbewusst ablaufen.

Eine klare Behandlungssituation, mit eindeutig formulierten Optionen und transparenten Therapieaussichten, schafft eindeutig einen Handlungsspielraum. Sollte sich über die gesetzten Ziele hinaus eine Besserung ergeben, ist dieser Weg deutlich einfacher und angenehmer für beide Beteiligten, als wenn der Rahmen großzügig abgesteckt wurde und das Behandlungsziel nicht erreicht werden kann.

Für die therapeutische Arbeit ist es unerlässlich, die Behandlung von Termin zu Termin im Sinne eines Clinical-Reasoning-Prozesses zu evaluieren.

Positive Formulierungen

Durch die Art der Kommunikation lässt sich bei den Patienten viel bewirken. Verhält sich der Therapeut selbst nur pessimistisch und depressiv, so wird der Patient vermutlich mit einem weniger guten Gefühl die Praxis verlassen, als wenn der Therapeut um einen positiven zukunftsorientierten Blick bemüht ist und diese Haltung verinnerlicht. Es versteht sich von selbst, dass der realistische Rahmen nicht verlassen werden sollte, doch bereits Kleinigkeiten können schon viel bewirken.

Auch die Kommunikationsform des Gesprächspartners beeinflusst die eigene Kognition und Emotion. Prior (Prior, 2012) liefert kleine Kommunikationshilfen, die jedoch sehr nützlich sein können. So kann es bereits hilfreich sein, generalisierte Schmerzzustände in schlimme und weniger schlimme Episoden zu unterteilen. Ein „immer" schließt den konträren Zustand beispielsweise vollständig aus. Statt dass das Knie „immer" schmerzt, kann der Therapeut die Aussage aufgreifen und versuchen, auch positive Momente hervorzuheben. Dadurch wird der Patient in seinen Überlegungen von den teils sehr dramatisch empfundenen Zuständen hin zu einem Bewusstsein einer zwar eher geringen, aber dennoch existenten Schmerzreduktion fokussiert.

Fallbeispiel

Patientin: „Mein Knie schmerzt so stark; ich kann diesen Zustand kaum aushalten."

Therapeut: „Treten Ihre Beschwerden regelmäßig auf?"

Patientin: „Das tut immer so weh, grundsätzlich!"

Therapeut: „Sie haben also sehr oft Schmerzen in Ihrem Knie."

Patientin: „Ja genau."

Therapeut: „Wann waren die Schmerzen denn mal etwas geringer?"

Patientin: „Naja, wenn ich mittags mal die Füße hochlege, dann nehmen die Beschwerden auch wieder ab. Aber nicht lange!"

Das Beispiel zeigt, dass die Patienten über die erläuterte Formulierung bereits selbst die Situation erkennen und für sich sogar eine schmerzlindernde Maßnahme gefunden haben. Zudem hat der Therapeut in diesem Moment eine weitere relevante Information erhalten; nämlich dass Ruhephasen den Schmerz verringern.

Ist absehbar, dass eine Verbesserung der physischen oder der Umweltfaktoren in einem Behandlungsverlauf erreicht werden, können „Nicht-Zustände" als „Noch-nicht-Zustand" betitelt werden. Selbstverständlich ist dies nur dann eine angemessene Strategie, wenn diese positive Zukunftsaussicht realistisch ist:

Fallbeispiel

Patientin: „Ich kann einfach nicht selbstständig die Treppe steigen. Das ärgert mich!"

Therapeut: „Das verstehe ich, Frau Müller, aber betrachten Sie doch einmal die Fortschritte der vergangenen Wochen. Anfangs konnten Sie Ihr Bein noch gar nicht belasten."

Patientin: „Ja, das war eine ganz schlimme Zeit."

Therapeut: „Und inzwischen können Sie bereits gut stehen. Betrachten Sie doch Ihren momentanen Zustand so, dass Sie die Treppe ‚noch nicht' selbstständig steigen können. So wie Sie anfänglich auch Ihr Bein ‚noch nicht' belasten konnten."

Zusätzlich neigen manche Patienten durch die aus dem Schmerzzustand resultierende eingetrübte Stimmungslage grundsätzlich zu negierendem Kommunikationsverhalten.

„Das Wetter ist heute gar nicht so schlecht."

„Es könnte schlimmer sein."

In diesem Zusammenhang kann durch die Gegenfrage „Sondern?" eine positive Formulierung bedingt werden.

Ressourcen thematisieren

Allen therapeutischen Kompetenzen und Maßnahmen zum Trotz liegt die Zielsetzung bei manchen Patienten im Erhalt des aktuellen Zustandes bzw. der Prävention weiterer Schmerzausbreitung. Besonders in diesem Kontext ist es für die Patienten hilfreich, eigene Strategien und Fähigkeiten zu entdecken, die zur Bewältigung dieser Lebenssituation hilfreich sein können.

Die hierzu benötigten Ressourcen lassen sich in allen Lebensbereichen finden: Soziale Beziehungsgefüge, innere Überzeugungen und Glaubenssätze, mentale bzw. psychische Fähigkeiten, materielle Güter und körperliche Stärken können erkannt und genutzt werden, um die belastende Situation annehmen und bewältigen zu können.

Menschen verfügen über eine Vielzahl an Ressourcen, über viele sind sie sich selbst jedoch nicht bewusst. So können in den therapiebegleitenden Gesprächen beispielsweise die Stärken in den jeweiligen Lebensbereichen gesucht und bei dem Patienten der Denkprozess für eine positive Nutzung angestoßen werden.

In Phasen schmerzbedingter Verstimmung kann es ebenfalls hilfreich sein, zufriedenstellende Lebensbereiche aufzuzeigen. Dadurch erkennt der Patient, dass nicht das gesamte Leben negativ ist, sondern trotz der Einschränkung Zufriedenheit, Dankbarkeit und viele weitere positive Emotionen möglich sind.

Erkennt der Patient für sich selbst keine positiven Ressourcen, kann das sogenannte *zirkuläre Fragen* hilfreich sein. Dabei fragt der Therapeut den Patienten, was die besten Freunde, der/die Lebenspartner/in und weitere Menschen aus dem Umfeld an ihm persönlich schätzen – oder auch geschätzt haben. Denn auch das Verdeutlichen früherer Eigenschaften, wie z. B. Durchhaltevermögen und Optimismus, ist eine Möglichkeit, die positiven Ressourcen mental zu aktivieren und Auftrieb zu geben.

1.6.4 Umfeld

Wie in Kap. 1.2 bereits erörtert, sind die biopsychosozialen Komponenten eines Menschen von erheblicher Bedeutung für die Schmerzwahrnehmung und -aufrechterhaltung eines Patienten. Im Rahmen der schmerzphysiotherapeutischen Behandlung sollten diese Aspekte daher ebenfalls berücksichtigt werden. Das soziale Umfeld kann sich aufgrund der erläuterten Faktoren sowohl sehr positiv als auch sehr hinderlich auf die Genesung des Klienten auswirken.

Ein Patient mit chronischen Rückenschmerzen kann beispielsweise nicht mehr aktiv dem Hobby des Fußballspielens nachgehen. Seine Mitspieler erachten ihn jedoch als wichtiges Mitglied, holen ihn zu den Trainings ab und fördern auf diesem Weg die soziale Bindung, den Selbstwert und heben die Bedeutung der Anwesenheit der Person hervor. Dadurch erhält der Patient viel Zuspruch und Selbstwertstabilisierung – auch wenn er nicht aktiv am Training teilnehmen kann.

Stellt sich die Situation nun gegenteilig dar, dass die Teamkameraden den Patienten nur integrieren, wenn er körperlich voll leistungsfähig ist, so hat dies enorme Auswirkungen auf das Selbstbild des Patienten und die zwischenmenschliche Beziehung zu dem besagten sozialen Gefüge.

In diesen Kontext gehören ebenfalls die Unterstützung und Fürsorge durch Angehörige. Allerdings ist auch hier zu berücksichtigen, dass sich überprotektives Verhalten von Angehörigen dem Patienten gegenüber nachteilig auswirken kann.

Beispiel

Regt der Therapeut den Patienten an, möglichst viel Eigenaktivität in den Tagesablauf zu integrieren, so zählen dazu bereits die einzelnen Wege, die im Haushalt zurückgelegt werden. Sehr besorgte Angehörige können diese Aktivität unterbinden, indem sie dem Patienten alle Handgriffe zur „Erleichterung" abnehmen.

Umgekehrt könnte aber auch der Fall vorliegen, dass sich der Patient schonen soll, aber von den Personen seines direkten Umfeldes zu übermäßiger Aktivität angetrieben wird.

Als Physiotherapeut kann man hier nur bedingt Einfluss nehmen. Eine Möglichkeit wäre es mit den Angehörigen zu sprechen und ihnen die Konsequenzen ihres Handelns vor Augen zu führen. Bestenfalls ändern dann die Angehörigen ihr Verhalten im Umgang mit dem Patienten im Sinne des Therapieziels.

Bei chronischen Schmerzerkrankungen handelt es sich hier jedoch oft um ein sehr komplexes Gefüge, in dessen Kontext der koordinierende Arzt eine psychologische Begleitung abwägen kann.

1.7 Empathie und ihre Gefahren

In dem 1984 veröffentlichten Sammelband *Empathy* prophezeit der US-amerikanische Psychiater und Psychoanalytiker Joseph D. Lichtenberg, dass der Moment der Empathie als wissenschaftlicher Untersuchungsgegenstand gekommen sei (Lichtenberg, 1984). Auch Gail S. Reed erkannte lange vor der Entdeckung der Spiegelneuronen im Jahr 1996 durch den Italiener Giacomo Rizzolatti die „quality of controversy" ((Reed, 1984), S. 7), die der Empathie aus wissenschaftsoziologischer Sicht anhaftet. In der Folge haben sowohl Evolutionsbiologen als auch Kognitionswissenschaftler nach der Rolle und Funktion von Empathie in intellektuellen und emotionalen Verstehensprozessen, der Ontogenese des Menschen und der Entwicklung von Bewusstsein gefragt. So stellt Evan Thompson etwa Verknüpfungen zwischen Empathie als biologisch ermöglichte Fähigkeit des Menschen, Intersubjektivität und Wahrnehmung her (Thompson, 2001). Darüber hinaus spielt Empathie eine tragende Rolle im täglichen Miteinander, in helfenden Berufen und in einer therapeutischen/analytischen Situation in Bezug auf das Verhältnis zwischen Therapeut, Analytiker und dem Analysanden. Um die spezifische Kommunikationssituation und die darin eingebettete Funktion von Empathie mit ihren Gefahren und Risiken verstehen zu können, ist es nötig, vorab den Begriff der Empathie in weitergefassten zwischenmenschlichen Interaktionen verstehen zu können.

1.7.1 Definitionsversuche außerhalb des therapeutischen Kontextes

Grundsätzlich gibt es eine Vielzahl an Definitionen, die je nach Perspektive und Forschungshintergrund stark variieren. In den meisten Fällen sind sich die Forscher allerdings darin einig, dass Empathie integraler Bestandteil der „daily interaction" ((Berger, 1987), S. 6) und „human interconnection" ((Agosta, 1984), S. 43) ist.

Reed (Reed, 1984) stellt insgesamt 7 verschiedene Definitionsrichtungen fest:

1. Empathie als Form von Wissen und Kommunikation
2. Empathie als Vermögen einander intuitiv zu verstehen. Dieses Vermögen entfaltet sich in einem Prozess, der als „ego expression" ((Reed, 1984), S. 12) zu verstehen ist.
3. Empathie als Fähigkeit, die Gefühle anderer zu ertasten
4. Empathie als Art und Weise der Informationsbeschaffung und Werkzeug, um komplexe seelische Verfassungen unterscheiden zu können
5. Empathie als Erfahrung des Teilens und Verstehens des Gemütszustandes des anderen
6. Empathie als eine bestimmte Methode der Wahrnehmung
7. Empathie als nichtrationales Kommunikationsmittel

> **Definition**
>
> **Empathie**
>
> Trotz aller Unterschiede kann Empathie – in dem Versuch eine Minimaldefinition festzumachen – als „*Teilhabe an der Emotion*" ((Bischof-Köhler, 1989), S. 13) anderer bezeichnet werden.

Die jeweiligen Definitionsversuche unterscheiden sich in der Folge hinsichtlich der Bestimmung der Verwendungsweise dieser Teilhabe – wie etwa als Werkzeug des Verstehens oder auch der Manipulation – und den Erklärungsversuchen der genauen Funktionsweise von Empathie. Die Antworten auf die Frage „*Wie wird die Teilhabe an den Emotionen anderer ermöglicht?*" unterteilt Fritz Breithaupt in 3 verschiedene Paradigmen:

1. Paradigma der Ähnlichkeit

Dieses beruht auf der Vorstellung einer „echten oder unterstellten Ähnlichkeit zwischen dem Beobachter und dem Beobachteten" ((Breithaupt, 2009), S. 18). Diese Ähnlichkeit kann auf unterschiedlichen Ebenen festgemacht werden:

- körperliche Ähnlichkeit
- Ähnlichkeit in der Art und Weise der Wahrnehmung aufgrund der Struktur der Sinne
- Ähnlichkeit des neuronalen Prozesses bei Vollzug einer Handlung: „Es wäre demnach möglich, von einer akkuraten Simulation des anderen mittels des eigenen kognitiven Apparats zu sprechen" ((Breithaupt, 2009), S. 24)
- Ähnlichkeit der Verschlüsselung von Emotionen und Affekten auf der Basis eines bestimmten Sets an Basisgefühlen
- Ähnlichkeit von Erfahrungen und ihrer Memorisierung

Diese auf den verschiedenen Ebenen unterstellte Ähnlichkeit kann sich als nichtig herausstellen, sodass es mitunter zu folgenden „Fehlbefunden" ((Breithaupt, 2009), S. 28) kommen kann:

- Zurückführung aller Körper auf den Körper des beobachteten Subjektes
- „Verabsolutierung der Repräsentation, also der durch die Sinne erlangten Vorstellung der wahrgenommenen Objekte" ((Breithaupt, 2009), S. 28)
- Annahme eines ähnlichen Bewusstseins, das sich vor dem eigentlichen, subjektiven Bewusstsein befindet
- Manipulation anderer durch Emotionen
- Ignoranz gegenüber traumatischen Erfahrungen, die die jeweiligen Subjekte voneinander trennen

Einer „unwillkürlichen Form des Fehlbefunds der Ähnlichkeit" ((Breithaupt, 2009), S. 26), der emotionalen Ansteckung, soll hier kurz aufgrund ihres Synonympotenzials genauer betrachtet werden. In der ursprünglichen Definition von Lipps aus dem Jahr 1907 waren Empathie und Gefühlsansteckung nicht differenzierbar, da Gefühlsansteckung ebenso wie Empathie ein „alter Mechanismus, der bereits bei vergleichsweise niederen Tieren auftritt" ((Bischof-Köhler, 1989), S. 31) ist. Heute wird allerdings die Meinung vertreten, dass emotionale Ansteckung und Empathie zwei verschiedene Funktionsweisen sind. Louise Agosta bestimmt ihre Differenz dabei wie folgt:

„In emotinal contagion a representation of the other's feeling is aroused in the subject. That is all that happens. In the case of empathy, in addition to this first representation of the other's feeling, a second representation is mobilized. The subject becomes aware that the other's feeling is the source of his own. Thus, this second representation – which is indeed a representation of the other – is conjoined with the first" ((Agosta, 1984), S. 55).

Die „area of overlap" ((Agosta, 1984), S. 54) beider Begriffe wird zum einen gekennzeichnet durch die „basale Struktur der Transparenz und Transferenz" ((Breithaupt, 2009), S. 26), zum anderen durch den Aspekt der Imitation, der wesentlich für die Bestimmung von emotionaler Ansteckung ist: „Man spricht von emotionaler Ansteckung in den Fällen, in denen ein Individuum die Geste, Körperhaltung, Bewegung, Gesichtsausdrücke und Laute eines anderen automatisch imitiert und dadurch oder dabei zugleich die Emotionen oder Affekte des anderen übernimmt" ((Breithaupt, 2009), S. 25).

Immer wieder wird in der Forschungsliteratur der Begriff der Imitation und seine Bedeutung für die Funktionsweise der Empathie diskutiert. Neuen Aufschwung hat diese Diskussion durch die Entdeckung der Spiegelneuronen Anfang der 90er Jahre durch die Forschergruppe um Giacomo Rizzolatti erhalten, zu der auch Vittoria Gallese, Luciano Fadiga und Leonardi Fogassi gehörten. (Die Existenz von Spiegelneuronen wurde bereits 1992 durch Di Pellegrino aufgedeckt. Im Einzelnen untersucht wurden diese allerdings erst 1996 durch die Forschergruppe um Rizzolatti.) Es sollte eine empirische Untersuchung an Schweinsaffen stattfinden, um spezifische Zellen in der Großhirnrinde auf ihre Funktionsweise bei der Planung und Durchführung von zielorientierten Handlungsabläufen zu untersuchen (Zaboura, 2009). Dabei griff ein Wissenschaftler in einer Versuchspause zu einem Gegenstand. Diese Aktion, die lediglich von einem der Affen *beobachtet* wurde, löste dennoch eine Aktivität auf dem Oszilloskop aus, der die Entladung von Nervenzellen des linkshemisphärischen Arelas F5 aufzeichnet. Es findet demnach eine Entladung derselben Neuronen bei Beobachtung als auch bei Ausführung einer Handlung statt. Ein symmetrisches Miterleben bei einer zielgerichteten Handlung wird so ermöglicht. Spiegelneuronen als „neurologische Basis von bestimmten Elementen der Empathie" ((Breithaupt, 2009), S. 37) legen die Vermutung nahe, dass Nacherleben und Verstehen lediglich ein willenlos ablaufender biochemischer Akt sind, der Mensch also nicht mehr als eine „fremd gesteuerte Marionette" ((Zaboura, 2009), S. 66) sei. Diese Annahme kann allerdings dahingehend differenziert werden, dass Spiegelneuronen nur bei den Handlungen aktiviert werden, die der Beobachter bereits selbst einmal vollzogen hat, die er also abgespeichert hat.

Die Frage nach der funktionalen Notwendigkeit dieses Spiegelsystems wird mit dem Vorteil beim Überleben durch Kooperation beantwortet. Damit wird Sozialität die Existenz eines Bereiches unterstellt, der *„emphatisch-vorsprachlich* wirkt." ((Zaboura, 2009), S. 79) Spiegelneuronen nähren somit die These, dass alle Menschen über eine Art „Plattformen von gemeinsamer Wahrnehmung" ((Breithaupt, 2009), S. 73) miteinander verbunden sind. In der Forschungsliteratur wird dieser gemeinsam partizipierende Ort auch als „Inter- oder Hypersubjekt" ((Breithaupt, 2009), S. 74) oder „primitive Form der Wir-Sphäre" ((Zaboura, 2009), S. 109) bezeichnet.

2. Paradigma der Konstruktion

Dieses Paradigma trägt auch den Namen *Theory of Mind*. Diese Theorie beruht auf der Annahme, „dass jemand eine Vorstellung (Theorie) des Wissens, Wollens oder Fühlens (also zusammengenommen: Mind) eines anderen gewinnt" ((Breithaupt, 2009), S. 67). Der Beobachter errechnet quasi die Differenz zwischen einem realen Zustand und dem spezifischen Wissen, das der Beobachtete von der Situation haben könnte oder eben nicht. Dieses Paradigma erfolgt auf der Basis einer rationalen Bestimmung einer Wenn-dann-Form.

3. Drittes und letztes Paradigma

Dieses bezeichnet Breithaupt trotz seines drastischen Charakters als „Grundform menschlicher Kommunikation" ((Breithaupt, 2009), S. 16) und zentrales Element von Empathie. Gemeint ist darunter eine „durch Gewalt nahezu erzwungene Empathie" ((Breithaupt, 2009), S. 16), wie im Falle des *Stockholm-Syndroms*. Dieses bezeichnet eine emphatische Bindung der Geisel zum Geiselnehmer, die die eigentliche Situation der Geiselnahme überdauern kann. Empathie wird dabei mit einer bestimmten Machtrelation verknüpft, die gleichzeitig eine Kluft zwischen den beiden Partnern herstellt: Der andere übt eine derartige Dominanz mittels Angstauslösung aus, dass er verstanden werden muss. Die Geisel unterwirft sich dem anderen, gibt ihre eigene Perspektive auf, um den Glauben an ein ersehntes und glückliches Ende nicht zu verlieren.

Neben den 3 präsentierten Paradigmen sollte die Position von Agosta nicht unerwähnt bleiben: Dieser bezeichnet Empathie gerade als „middle way between emotional contagion and overintellectualization" ((Agosta, 1984), S. 59).

Es stellt sich nicht nur die Frage nach der prinzipiellen Funktionsweise von Empathie, sondern auch die Frage, wieso Menschen ein unterschiedliches Empathievermögen aufweisen. Pinchas Noy unterteilt Empathie aus diesem Grund in 3 verschiedene Vermögenssegmente: „(1) a special sensitivity to understand other persons accuratly, (2) a particular perceptual mode, and (3) a tendency to project one´s personality (self) into the personality (self) of the other" ((Noy, 1984), S. 172). Diese 3 Komponenten können bei einer Person unterschiedlich ausgebildet sein. Auf die Frage nach den Gründen für diese Differenz gesteht Noy allerdings eine gewisse Ratlosigkeit ein: „We do not know yet whether this endowment is an innate given (that is, genetically determined), whether it has its origin in the primary experiences oft he mother-child relationship, or whether it is determined by other causes" ((Noy, 1984), S. 169). Auch wenn die Frage nach genetischen Faktoren durch die Entdeckung der Spiegelneuronen teilweise beantwortet werden konnte, so bleibt die Wirkungsmacht von Erfahrung und Erziehung ungeklärt.

Trotz dieses Mangels entwickelte Davis ein Messinstrument für Empathie. Der *Interpersonal Reactivity Index* erfasst die 4 Dimensionen Perspektiv-Übernahme, Unsicherheit in Notlagen, Mitgefühl und Fantasie (Lamsfuss, 1990).

Abgrenzung zu anderen Begriffen

Da durch die Abgrenzung zu anderen verwandten Begriffen ein besseres Verständnis von Empathie gewonnen werden kann, werden an dieser Stelle kurz Empathie und Sympathie miteinander verglichen. Stanley L. Olinick bezeichnet *Sympathie* als „nonobjective, highly personalized, and predominantly affective" ((Olinick, 1984), S. 139) Version von Empathie. Empathie schließt Sympathie also ein, geht aber über diese hinaus.

Empathie im therapeutischen/analytischen Kontext

Berger (Berger, 1987) unterscheidet nach Thomson 4 Stufen in der Arbeit eines Therapeuten:

1. *Listening:* Der Therapeut nimmt in der Anfangsphase der Therapie die Position eines „external observer" ((Berger, 1987), S. 106) ein. So kann er die Sitzung mit Beobachtungen wie „Sie klingen traurig" beginnen.
2. *Inwardly experience:* Mit dem Fortschreiten der Therapie wird die Rolle des Therapeuten zunehmend komplexer, da er nun die Welt des Patienten als involvierter Beobachter betreten kann. Empathie ist in dieser Stufe Mittel und Folge dieser Positionierung des Therapeuten.
3. *Comprehension:* Berger selbst gibt zu, dass es schwierig ist zu benennen, inwieweit das Verstehen mit Empathie verbunden ist (Berger, 1987), sein Einfluss aber auch gleichzeitig nicht geleugnet werden kann.
4. *Interpretation:* Da die Interpretation vom Verstehen abhängt, beeinflusst ein bestimmtes Empathievermögen auch diese Stufe der Arbeit eines Therapeuten.

Durch die Kombination der ersten beiden Phasen wird der Therapeut als „confidant and intruder" ((Berger, 1987), S. 113) wahrgenommen. Leowald verwendet zur Bezeichnung dieser Funktion den Begriff der „empathic objectivity" ((Leowald, 1975), S. 287) und verweist so bereits auf eine potenzielle Schwierigkeit: „A young analyst, and specially one who tends to overidentify with his patient, may experience a conflict between loyalty to his patient and loyalty to the institute and technique" ((Noy, 1984), S. 190).

Durch die hochambivalente Stellung des Therapeuten unterscheidet sich die Empathie in der Therapie von der Empathie in anderen Settings. Als weitere Sondermodalität der therapeutischen/analytischen Situation kann die Übertragung, also die Reaktivierung und Projektion von verdrängten Aspekten aus der Kindheit, und die Gegenübertragung, die Projektion von Gefühlen, Wünschen und Erwartungen vom Therapeuten auf bzw. an den Patienten, gelten. Beide werden häufig mit Empathie verwechselt und können demnach als Fehlbefunde der Empathie im therapeutischen/analytischen Rahmen bezeichnet werden (vgl. zum Phänomen der Übertragung auch „Placebo und Schmerz" (S. 30)).

Die Einschätzung, dass Empathie ein wesentlicher Bestandteil der therapeutischen/analytischen Situation ist, teilen die meisten Wissenschaftler. Allerdings sind sich diese in der genaueren Definition von Empathie uneinig, sodass man Berger zustimmen kann, wenn er von vielen „unresolved questions" ((Berger, 1987), S. 19) spricht: Freud versteht Empathie als ein Verstehensprozess, Deutsch als Oszillation, Fenichel als masochistische, weibliche Tendenz und Fliess als Regression. Kohut, der Empathie in den 70er Jahren im Rahmen der Selbst-Psychologie wieder neuen Aufschwung verliehen hat, versteht darunter ein Werkzeug, sodass die Grenzen der Psychoanalyse „durch die Grenzen der Introspektion und Empathie gegeben" ((Kohut, 1977), S. 33) sind. Prinzipiell können 2 Tendenzen unterschieden werden, die Joseph D. Lichtenberg in einer Frage zusammenfasst: „Does empathy represent a venture into science or the occult?"

((Lichtenberg, 1984), S. 1). Folgende Antipoden können unter dieser Frage subsumiert werden: aktive oder passive Erfahrung von Empathie durch entweder wissenschaftliche, rationale Beobachtungen oder durch Selbstverlust in mystischer Verschmelzung, Einswerdung und kreativer Teilnahme.

Darüber hinaus verwendet Berger immer wieder Analogien zum Feld der Literatur: So beschreibt er die Äußerungen des Patienten als „novel-in-progress" ((Berger, 1987), S. 220). Dieser Erzählcharakter geht allerdings über den Status einer simplen Modalität hinaus: Sowohl Berger als auch Breithaupt stimmen darin überein, dass die Narrativierung der eigenen Erlebnisse und Gefühle die Basis und Hauptbedingung von Empathie ist: „Patients' expanding on the specific and concrete stories contained in their narratives gives them the opportunity to vividly reexperience their stories. It also enables the therapist, stepping into the narrative as an observer on the scene, to appreciate an aspect of the patient's inner state" ((Berger, 1987), S. 106).

Agosta bezeichnet Empathie deshalb zu Recht als „hermeneutic circle" ((Agosta, 1984), S. 45).

1.7.2 Empathie bei Patienten mit (chronischen) Schmerzen

Empathie zählt zu den bedeutsamsten Kriterien einer tragfähigen Beziehung zwischen dem Betroffenen und dessen Behandelndem. Fehlt diese, beschreiben die Patienten das Gegenüber als kühl, desinteressiert und distanziert.

So liegt es nahe, dass in der Beschreibung eines *guten Arztes* die Anteilnahme an dem Gefühlsleben des Betroffenen eine zentrale Rolle spielt. In Kanada entstand deshalb das Modell *CanMEDS*, das die 7 Kernkompetenzen eines guten Arztes wie folgt festmacht: Neben der beruflichen Expertise („medical expert") und den Aspekten lebenslangen Lehrens und Lernens („scholar") werden Teamarbeit („collaborator"), Koordination und Begleitung eines ökonomischen Behandlungsprozesses („manager"), die Funktion des Gesundheitsfürsprechers („health advocate"), eine ethische und professionelle Handlungsweise („professional") sowie die Aufgabe einer hochwertigen Kommunikation für die Ausbildung einer stabilen Arzt-Patienten-Beziehung („communicator") benannt, die von „Verständnis, Vertrauen, Respekt, Ehrlichkeit und Empathie gekennzeichnet ist" ((CanMEDS-FM, 2009), S. 15).

Das eigentlich nur auf Ärzte ausgelegte kanadische Grundmodell, aus dem Empathie und darüber hinaus Kommunikation als wesentliche Faktoren für die Arbeit mit dem Patienten und dessen Genese hervorgehen, wurde in der Schweiz zu den „Abschlusskompetenzen für alle Gesundheitsfachberufe" (Sottas, 2011), sodass es unter anderem auch jenen Expertisen wie Physiotherapie, Ergotherapie und Pflegekräften dienlich ist.

Koehl-Hackert und Kollegen (Koehl-Hackert et al., 2012) nennen als positive Resultate empathischen Verhaltens:

- die Bedürfnisse des Patienten erfassen zu können
- die subjektive Krankengeschichte in Vergangenheit, Gegenwart und zukünftigen Perspektiven verstehen und in den Behandlungsprozess integrieren zu können
- eine adäquate Kommunikation
- eine vereinfachte Datenerhebung
- daraus resultierend eine genauere Diagnosestellung
- daraus wiederum geht eine bessere Behandlungsmöglichkeit mit höheren/schnelleren Heilungschancen hervor
- damit schließlich eine größere Berufszufriedenheit aller Beteiligten

Aufgrund der enormen Tragweite chronischer Schmerzen ist ein besonderes Maß an empathischer innerer Haltung und eine verständnisvolle, auf den Betroffenen eingehende Kommunikation erforderlich (vgl. Kap. 1.5). Teil der inneren Einstellung, die das Verhalten des Therapeuten determiniert, ist die Akzeptanz der Beschwerden des Betroffenen: Der Therapeut muss in der Lage sein, zu akzeptieren, dass der Betroffene real an den Beschwerden leidet und dass diese bereits über einen gewissen Zeitraum das Leben des Betroffenen negativ prägen.

Entscheidend für eine empathische Herangehensweise ist eine Form der „professionellen Distanz". Dies bedeutet, nicht „mitzuleiden", denn das Wort „Mitleid" steht per se für das emotionale Mitempfinden. Diese Distanz kann nur aufrechterhalten werden, wenn die beruflichen Inhalte für den Tätigen nicht omnipräsent sind. Ausgleich und Abwechslung sind wichtig, um einen inneren Abstand zu der Thematik des Leids zu fördern und zulassen zu können.

Wie bereits erwähnt, ist es von besonderer Bedeutung, sich über die gegenseitigen Erwartungen und Hoffnungen bereits zu Behandlungsbeginn auszutauschen, um nicht erst im Verlauf Zielkonflikte aufzuspüren.

1.7.3 Grenzen der Empathie

Wenn der Therapeut oder der Arzt die gesunde Distanz nicht gewährleisten kann, drohen ihm 2 potenzielle Gefahren:

1. Der Therapeut bzw. Arzt kann zum Mitleidenden werden

Ein zu starkes Maß an Empathie lässt die Betroffenen zu Mitleidenden werden. Mitleid verklärt jedoch die objektive und professionelle Sichtweise auf den Patienten und bewirkt, dass die Distanz zwischen Betroffenem und Behandelndem nicht mehr auf professionellem Niveau gehalten werden kann.

2. Der Therapeut besitzt zu viel Distanz zum Patienten

Er legt in der Folge Zynismus an den Tag. Jüngste Veröffentlichungen zur Thematik des Empathieverlustes (Koehl-Hackert et al., 2012) bzw. der „Zynismus- und Empathie-Entwicklung bei Medizinstudierenden" (Cramer, 2013) zeigen, dass der konträre Effekt, nämlich das Thema der persönlichen Abgrenzung und Distanzierung, zunehmend an Bedeutung und gleichermaßen an Diskussionsraum gewinnt.

Als Ursachen für eine so persönliche Abgrenzung und Distanzierung lassen sich verschiedene Faktoren vermuten: Druck kann als ein Faktor angesehen werden. Durch zeitliche Vorgaben seitens der Kostenträger, ein hohes Arbeitspensum (unter Umständen bereits während der Ausbildung oder des Studiums) und an (Behandlungs-)Erfolg geknüpfte Selbstwirksamkeitserwartung baut sich ein hoher seelischer Druck auf, der die emotionale Distanzierung des Tätigen zur Folge hat. Darüber hinaus werden nicht alle Berufsgruppen für die Wahrnehmung des eigenen Wohlbefindens sensibilisiert, und das Erlernen von Selbstschutz- und Selbsthilfekompetenzen hat möglicherweise ebenfalls nicht stattgefunden.

So wird Zynismus beispielsweise als dem Selbstschutz dienende „Verarbeitungsstrategie" beschrieben, die sich „in (…) schwierigen und belastenden Situationen" entwickelt, „je intensiver der Patientenkontakt wird und je mehr Verantwortung" die Medizinstudenten übernehmen mussten. Zynismus werden so die folgenden hilfreichen Komponenten der „Erleichterung", der Bindung zu Kollegen und der Entschärfung schwieriger Situationen zugeschrieben ((Cramer, 2013), S. 54).

Der Behandelnde kann bei mangelnden Selbsthilfekompetenzen die Situation emotional nicht anders bewältigen als sich zu distanzieren. In diesem Zusammenhang sind Studienergebnisse, die mit Hilfe des Maslach Burnout Inventars (MBI) erhoben wurden, erschreckend. Das MBI ist ein Erhebungsinstrument, das zwar nicht den wissenschaftlichen Testgütekriterien entspricht, wohl aber der ersten Einschätzung einer Burnout-Tendenz dient. Aus der oben erwähnten Studie geht hervor, dass im Praktischen Jahr des Medizinstudiums bereits 25 % der angehenden Ärztinnen und Ärzte sehr hohe Burnout-Werte vorlegen (Koehl-Hackert et al., 2012). Ob es sich bei dem durch den MBI erhobenen Wert tatsächlich um ein Burnout handelt, sei hinten angestellt. Es werden hier aber Kriterien zu emotionaler Erschöpfung und Depersonalisation abgefragt. An dieser Stelle kann die prinzipielle Frage nach Ursprung und Folge gestellt werden: Leidet jemand zuerst an Erschöpfungszuständen und verliert daraufhin seine Empathiefähigkeit, oder besitzt jemand zuerst mangelndes Empathievermögen und leidet deshalb infolge der niedrigen Selbstwirksamkeitszufriedenheit an emotionaler Erschöpfung? In beiden Fällen entsteht ein Circulus vitiosus, der sich selbst am Leben hält.

Um Empathie aus den verschiedenen Perspektiven und in verschiedenen Aspekten dargestellt zu haben, sei zum Schluss auf die (mangelnde oder gar fehlende) Empathie als Element verschiedener Krankheitsbilder verwiesen. Zu diesen Krankheitsbildern gehören unter anderem Depression, Autismus und Alexithymie (Dietzel, 2013).

1.8 Grundlagen der medikamentösen Therapie

1.8.1 Einleitung: Nozizeptoren

Die Theorie und Entdeckung der sogenannten Nozizeptoren hat nicht nur den wissenschaftlichen Stand der Schmerzforschung nachhaltig verändert, sondern auch der pharmakologischen Behandlung von Schmerzen neuen Aufschwung gegeben, da sie „am Besten einer pharmakologischen Beeinflussung zugänglich" ((Wörz, 2001), S. 1) sind.

Um in der Folge die verschiedenen Definitionsansätze, Gliederungsversuche und Funktionsweisen der unterschiedlichen Analgetika verstehen zu können, sei zuerst ein kleiner Grundumriss über die Grundbegriffe und ihre Rolle im Entstehungsprozess von Schmerz gegeben: Prinzipiell unterscheidet man 2 Ansätze zur Erklärung von Schmerz:

Spezifitätstheorie

Ausgangsthese ist das Verständnis von Schmerz als selbstständige Sinnesempfindung mit einem eigenen nervösen Apparat. Gewebe verfügt über spezielle Sensoren, die sogenannten Nozizeptoren, die durch Noxen (gewebsschädigende Reize) erregt werden und dem Körper so signalisieren, dass er in Gefahr ist bzw. man ihm Schaden zufügen kann oder bereits zugefügt hat.

Nozizeptoren werden gemeinhin als „dünne, nichtkorpuskuläre („freie") Nervenendigungen, die in praktisch allen Geweben vorkommen" ((Wörz, 2001), S. 14) definiert. Am häufigsten lassen sie sich in „Epidermis und Dermis der Haut, in Gelenkkapseln, Sehnen und im Bindegewebe von Skelettmuskulatur, Blut- und Lymphgefäßen" ((Standl et al., 2010), S. 10) finden. Es gibt insgesamt 2 verschiedene Typen von Nozizeptoren:

- myelinisierte Aδ-Fasern
- unmyelinisierte marklose C-Fasern

An der chemischen Nozizeption sind wesentlich Prostaglandine verantwortlich, die dem Arachidonsäurestoffwechsel entstammen und deshalb auch an einigen Stellen pharmakologisch beeinflussbar sind. Die Arachidonsäure kann durch das Einwirken weiterer Enzyme, z. B. Cyclooxygenase, in Prostaglandine umgewandelt werden. Die Cyclooxygenase ist das Schlüsselenzym der Prostaglandinsynthese. Man unterscheidet grundsätzlich 2 Typen (Thiel et al., 2004) (▸ Tab. 1.2):

Tab. 1.2 Unterschiede der Cyclooxygenase-Formen

Cyclooxygenase-Typ	Vorkommen	Physiologische Funktion	
COX1	überwiegend konstitutiv (in fast allen Körperzellen vorhanden)	Bildung protektiver und regulativer Prostaglandine	Magenschleimhautprotektion. Regulation der Nierenausscheidung, des peripheren Gefäßwiderstands und der Plättchenaggregation
COX2	überwiegend reaktiv, d. h. durch Stimulus induzierbar	Bildung adaptiver Prostaglandine	Entzündung, Schmerz, Fieber
	konstitutiv (Niere, Endothel, ZNS, Knochen, Sexualorgane		Regulation der Nierenausscheidung, des peripheren Gefäßwiderstands und der Plättchenaggregation

Intensitätstheorie

Die Intensitätstheorie nach Goldscheider geht von der „Vorstellung von polymodalen Mechano-, Chemo- oder Thermorezeptoren, welche nach einem intensiven Sinneseindruck mit Überschreitung eines Schwelleniveaus den Schmerz als hochfrequente Impulsfolgen bzw. besondere Impulsmuster (Erregungsmustertheorie nach Sinclair und Weddell) kodieren" ((Fresenius, 2004), S. 4), aus. Eine Abwandlung oder Verfeinerung der Intensitätstheorie ist die Gate-Control-Theorie (Kap. 1.3).

1.8.2 Analgetika

Wörz unterscheidet 2001 zwischen narkotischen und antipyretischen Analgetika (Wörz, 2001). Erstere werden auch als Opiate oder Opioide bezeichnet und wirken schmerzhemmend, indem sie „im Rückenmark und Gehirn die Verarbeitung bestimmter Afferenzen aus der Peripherie zum Symptom Schmerz beeinflussen" ((Standl et al., 2010), S. 53). Die 2. Gruppe zeichnet sich durch die Hemmung von Prostaglandinen aus. Die Unterteilung in zentral und peripher ansetzende Analgetika verwirft er dabei als „nach neueren Erkenntnissen nicht als eindeutiges Kriterium" ((Standl et al., 2010), S. 53) akzeptabel. Die Unterteilung von peripher und zentral geht auf einen Tierversuch von Liam zurück, in dem deutlich wird, dass Morphin dann am besten seine Wirkung entfaltet, wenn es direkt im Zentralnervensystem ansetzt, während antipyretische Analgetika am wirkungsvollsten arbeiten, wenn sie direkt in dem Organ angreifen können.

Trotz Wörz' Einwänden wird in einschlägiger Forschungsliteratur immer noch zwischen peripher und zentral wirksamen Analgetika unterschieden, sodass diese Unterscheidung auch hier beibehalten wird.

Peripher wirksame Analgetika

Als peripher wirksame Analgetika bezeichnet man die nicht auf Opioid-Basis arbeitenden Schmerzmittel. Diese Antipyretika gehören „zu den am häufigsten verordneten Schmerzmitteln überhaupt" ((Junker et al., 2005), S. 127). Man unterteilt diese in die beiden Untergruppen der sauren antipyretisch-antiphlogistischen Analgetika und der nichtsauren antipyretischen Analgetika. In diverser Sekundärliteratur werden auch Analgetika ohne antipyretisch-antiphlogistische Wirkung wie Nefopam dieser Gruppe zugeordnet.

Saure antipyretische-antiphlogistische Analgetika

Obwohl saure antipyretische Analgetika „die größte und bedeutsamste Klasse analgetischer Wirkstoffe" ((Junker et al., 2005), S. 129) darstellen, wurde ihr Wirkmechanismus erst Anfang der 70er Jahre verstanden: Durch die Hemmung des Enzyms Cyclooxygenase 1 und 2 bewirken sie auch eine Suppression der Prostaglandinsynthese.

Da nichtsteroidale Antiphlogistika (NSAID, nonsteroidal anti-inflammatory drugs) – auch NSAR genannt – einen Ceiling-Effekt (trotz Dosissteigerung keine weitere Zunahme der Wirkung) aufweisen, sollte die Dosisempfehlung nicht überschritten werden. Über die empfohlene Dosierung hinaus nimmt der analgetische Effekt ab, aber das Risiko der Häufigkeit an Nebenwirkungen zu.

Nichtsaure antipyretische Analgetika

In diese Gruppe gehören Paracetamol und Metamizol. Sie weisen keine antiphlogistischen Eigenschaften auf, weil ihr „Effekt auf periphere Cyclooxygenasen" ((Baron et al., 2011), S. 233) sehr schwach ist, sodass die Prostaglandinsynthese nicht gehemmt wird.

Analgetika ohne antipyretisch-antiphlogistische Wirkung

Diese Gruppe zeichnet sich durch die beiden Wirkstoffe Flupirtin und Nefopam aus.

Zentral wirksame Analgetika

Wirkungsweise

Unter den zentral wirksamen Analgetika versteht man Analgetika, die auf dem Wirkstoff Opioid basieren, der wiederum von der Kernsubstanz Morphin abstammt. Früher verwendete man den Begriff Opiat/Opium, „das aus dem getrockneten Milchsaft unreifer Schlafmohnkapseln produziert wird" ((Junker et al., 2005), S. 159).

„Opioide wirken zentral durch Hemmung spinaler nozizeptiver Signale, aktivieren das endogene schmerzhemmende System und wirken auch über periphere Opioid-Rezeptoren analgetisch" ((Baron et al., 2011), S. 238).

Die Eigenschaften der einzelnen Opioide werden dabei je nach Affinität am Rezeptor, der Wirkstärke und -dauer unterschieden (Standl et al., 2010):

- μ-Rezeptoren, an denen die meisten Opioide binden
- κ-Rezeptoren, an denen gemischte Agonisten/Antagonisten binden
- δ-Rezeptoren, an denen zum Teil körpereigene Opioidpeptide, aber bislang keine klinisch gebräuchlichen Substanzen binden

Weiterhin unterscheidet man Opioide nach reinen Agonisten wie Morphin, reinen Antagonisten wie Nalaxon und der Kombination von Agonist/Antagonist wie Pentazocin. Die Kombination von Agonist und Antagonist wurde dabei entwickelt, um das Risiko einer Abhängigkeit sowie das Auftreten bestimmter Nebenwirkungen zu mindern.

Die jeweilige Wirkung von Opioiden variiert dabei von Patient zu Patient erheblich: „Die analgetische Wirksamkeit von Opioiden in Patienten unterliegt einer 3- bis 5-fachen interindividuellen Variabilität" ((Standl et al., 2010), S. 114).

Die WHO unterscheidet 2 Klassen von Opioiden, wobei Morphin als Referenzsubstanz gilt: Zu den schwachen Opioiden gehören Tramadol, Dihydrokodein, Tilidin/Naloxon. Sie weisen jeweils einen Ceiling-Effekt auf. Die starken Opioide weisen diesen nicht auf, unterliegen aber im Normalfall der Betäubungsmittelverschreibungsordnung. Zu ihnen zählen Morphin, Hydromorphon, Oxycodon, Fentanyl, Buprenorphin und Levomethadon.

Sucht

In der Sekundärliteratur fällt im Zusammenhang mit Opioiden immer wieder der Begriff „Opioidmythos" ((Junker et al., 2005), S. 169), um die stets präsente, mit Opium verbundene Angst vor Abhängigkeit zu bezeichnen. Zur Demystifizierung führte man die Differenzierung von Toleranz, Sucht und Abhängigkeit ein:

▸ **Toleranz.** Toleranz bezeichnet „eine Rechtsverschiebung der Dosis-Wirkungs-Kurve" ((Standl et al., 2010), S. 115), sodass eine höhere Dosierung vonnöten ist, um dieselbe Wirkung der Analgesie erzielen zu können. Es besteht allerdings die Gefahr einer schweren Unterscheidbarkeit zwischen Toleranz und einer Verschlimmerung und Intensivierung der Schmerzen. Sollte eine Toleranz auf ein bestimmtes Opioid vorliegen, so kann der Wechsel auf ein anderes Opioid der gleichen Stufe empfohlen werden, da sehr selten eine „komplette Kreuztoleranz" ((Junker et al., 2005), S. 168) vorliegt.

▸ **Abhängigkeit.** Diese beruht „auf physiologischen Adaptionsmechanismen des Körpers infolge einer länger dauernden Einnahme" ((Standl et al., 2010), S. 116), sodass zum Erhalt der normalen Funktionen des Körpers eine gewisse Dosis/Zufuhr des jeweiligen Opioids benötigt wird. Bei einer physischen Abhängigkeit ist immer eine kontrollierte Reduzierung der Dosis empfohlen, um mögliche Entzugserscheinungen wie Schweißausbruch, Frieren, Angst und Unruhe vermeiden zu können.

▸ **Sucht.** Unter der psychischen Abhängigkeit wird die eigentliche Sucht verstanden, also das hemmungslose Verlangen nach der Wirkung eines bestimmten Präparats.

Nebenwirkungen

Sowohl eine einmalige als auch die dauerhafte Einnahme von Opioiden kann zu folgenden Nebenwirkungen führen:

- Sedierung: Zu Beginn kann „eine sedativ hypnotische Wirkung im Sinne einer Müdigkeit auftreten" ((Junker et al., 2005), S. 167), für die der Körper aber im Regelfall nach einer Zeit eine Toleranz entwickelt.
- Atemdepression: Opioide verringern die Erregbarkeit des Atemzentrums und bewirken so „eine Abnahme der Atemfrequenz, eine verzögerte Exspiration, eine Zunahme respiratorischer Pausen und einen irregulären Atemrhythmus" ((Standl et al., 2010), S. 115). Die Möglichkeit einer Atemdepression verdankt sich der Tatsache, dass das Atemzentrum, welches im Hirnstamm gelegen ist, eine hohe Dichte an Opioidrezeptoren aufweist, nämlich μ- und δ-Rezeptoren.
- Übelkeit und Erbrechen: Opioide können durch die Erregung von Chemorezeptoren in der Area postrema Übelkeit und Erbrechen auslösen. Für gewöhnlich stellen sich diese nach 14 Tagen wieder ein.
- Hustendämpfung
- Miosis: Diese wird durch die „Enthemmung im Edinger-Westphal-Kern" ((Junker et al., 2005), S. 168) erzeugt.
- Orthostasesyndrom: Durch die Wirkung auf den Sympathikus können Opioide zur Verringerung der Herzfrequenz führen.
- Obstipation

Durch einen Opioidwechsel kann versucht werden, den Nebenwirkungen entgegenzusteuern (Junker et al., 2005).

Meistens versagen Opioide bei neuropathischen, ossären und sympathischen Schmerzen. In diesen Fällen greift man am besten zu Koanalgetika.

1.8.3 Koanalgetika

Zu der additiven Schmerztherapie zählen unter anderem die Antikonvulsiva und die Antidepressiva.

Antikonvulsiva

Die analgetische Wirkung von Antikonvulsiva ist nicht vollständig geklärt, man geht jedoch davon aus, dass sie die Natrium-, Kalium- oder Kalziumkanäle membranstabilisierend hemmen und so auch die Übererregbarkeit und paroxysmale elektrische Entladung peripherer und zentraler Neuronen. Primär werden sie bei neuropathischen Schmerzsyndromen, sekundär bei Migräneprophylaxe und bei trigeminoautonomen Kopfschmerzen verwendet.

Man unterscheidet je nach Wirkung 2 unterschiedliche Formen von Antikonvulsiva:

- mit Wirkung auf Natriumkanäle: Carbamazepin, Oxcarbazepin, Lamotrigin, Phenytoin.
- mit Wirkung auf neuronale Kalziumkanäle: Gabapentin, Pregabalin

Die häufigsten Nebenwirkungen bei Einnahme von Antikonvulsiva sind: Müdigkeit, Mundtrockenheit, Obstipation, Miktionsstörungen, Glaukombildung und Herzrhythmusstörungen.

Antidepressiva

Bei der Therapie von neuropathischen Schmerzen, Migräne und chronischen Spannungskopfschmerzen können auch trizyklische Antidepressiva und selektive Serotonin- und Noradrenalin-Wiederaufnahmehemmer (SNRI) eingesetzt werden. Von besonderer Tragweite ist ihre Wirkung auf das Rückenmark, die auf zweierlei Weise erfolgt: Zum einen bewirken sie eine „Hemmung der Weiterleitung der im Rückenmark aszendierenden Schmerzsignale sowie eine Fazilitation im Rückenmark deszendierender schmerzhemmender Bahnsysteme mit der Folge abgeschwächter Schmerzsignale“ ((Standl et al., 2010), S. 127). Noradrenalin und Serotonin haben eine natürlich schmerzhemmende Wirkung. Sie sind Teil der absteigenden Bahnen und haben ihre ursprüngliche Funktion darin, in extremen Angst- und Stresssituationen, in denen das Leben der jeweiligen Person gefährdet ist, Schmerzempfindung zu unterdrücken, um so die Flucht oder Verteidigung des verletzten Individuums zu gewährleisten bzw. erleichtern zu können. Noradrenalin hemmt die Schmerzweiterleitung, indem sie nozizeptive Projektionsneuronen anhalten. Die genaue Funktionsweise von Serotonin ist komplexer: „[...], je nach Art des beteiligten synaptischen Rezeptors kann die Schmerzempfindung sowohl gehemmt als auch verstärkt werden, [...]“ ((Standl et al., 2010), S. 22). Eigentlich werden Noradrenalin und Serotonin aus dem synaptischen Spalt entfernt, doch Antidepressiva können diesen Rücktransport hemmen und so die Konzentration der Neurotransmitter im synaptischen Spalt erhöhen. Die analgetische Wirkung ist den Opioiden weit unterlegen, doch weisen sie neben dem antidepressiven Effekt die Wirkung einer affektiven Schmerzdistanzierung auf. Zu den trizyklischen Antidepressiva zählen: Amitriptylin, Doxepin, Imipramin und Clomipramin.

Die Nebenwirkungen hierbei sind unter anderem Schwindel, Müdigkeit, Leberfunktionsstörung und allergische Reaktionen.

1.8.4 Indikation

Eine genauere Tabelle mit den jeweiligen Handelsnamen bietet Baron (Baron et al., 2011) (▸ Tab. 1.3).

1.8.5 Konsequenzen für die physiotherapeutische Behandlung

Kann man die bewusste und überlegte Verordnung von Medikamenten voraussetzen, soll deren Einsatz unbestritten sein. In vielen Situationen sind Schmerzmedikamente eine notwendige bzw. hilfreiche Maßnahme zur Behandlung und Beeinflussung pathologischer Zustände.

Es ist jedoch zu berücksichtigen, dass die Verabreichung verschiedener Wirkstoffe Konsequenzen für die Behandlungspraxis nach sich zieht.

So können Wirkstoffe bei falscher Dosierung, teilweise aber auch bei korrekter Verabreichungsform Symptome erzeugen, die auf andere oder neue Krankheitsbilder schließen lassen und eine weitere Medikation „erfordern“.

Beispielsweise werden unter anderem bei den Nebenwirkungen acetylsalicylhaltiger Präparate „Kopfschmerzen, Schwindel, gestörtes Hörvermögen (...) und Verwirrung“ als Folge einer falschen Dosierung gelistet. Der Wirkstoff Ibuprofen kann Ähnliches verursachen: Die Nebenwirkungen Müdigkeit, Schwindel und ein verändertes Reaktionsvermögen veranlassen den Hersteller eines solchen Präparats zu der ausdrücklichen Aufforderung, nach der Einnahme keine Fahrzeuge mehr zu führen.

Die Symptome ähneln geriatrischen Beschwerdebildern und erfordern daher beim Auftreten dieser Beschwerden bei entsprechendem Klientel einen Blick auf die Medikamentenliste.

Weiterhin wirken viele Schmerzmedikamente entzündungshemmend, dabei handelt es sich um die Gruppe der sauren nichtsteroidalen antiinflammatorischen Analgetika (NSAID). Über diese Medikamentengruppe ist bekannt, dass sie eine hemmende Wirkung auf die Cyclooxygenase ausübt und folglich Entzündungen und Schmerzen reduziert. Aus der Bindegewebsphysiologie ist jedoch bekannt, dass der menschliche Körper im Rahmen der Wundheilung den Entzündungsprozess benötigt, um anschließend eine Bindegewebsneubildung zu initiieren. Wird die Bindegewebsneubildung durch eine fehlende Entzündungsphase eingeschränkt, resultiert ein deutlich

Tab. 1.3 Übersicht über Schmerzmedikamente und deren Indikation nach Baron (Baron et al., 2011)

Freiname	Handelsname (exemplarisch)	Zugelassene Indikation
Diclofenac	Voltaren	• akute Arthritiden (einschl. Gichtanfall) • chronische Arthritiden, insbesondere bei rheumatoider Arthritis • Spondylitis ankylosans und andere entzündlich-rheumatische Wirbelsäulenerkrankungen • Reizzustände bei Arthrose und Spondylarthrosen • entzündlicher Weichteilrheumatismus • schmerzhafte Schwellungen oder Entzündungen nach Verletzungen oder Operationen
	Voltaren 50 Voltaren retard	wie Voltaren, zusätzlich: • schmerzhafte Regelblutungen (ohne Organbefunde) • Schmerzen bei akuter und subakuter Adnexitis • Tumorschmerzen, insbesondere bei Skelettbefall oder entzündlichem peritumoralen Ödem
Ibuprofen	Ibu-ratiopharm	wie Voltaren, zusätzlich: • Fieber
Naproxen	Naproxen – CT	wie Voltaren, zusätzlich: • krampfartige, schmerzhafte Beschwerden während der Menstruation oder nach Einlage eines Intrauterinpessars
Celecoxib	Celebrex	• Symptome bei Reizzuständen degenerativer Gelenkerkrankungen (aktivierte Arthrose) • chronische Polyarthritis (rheumatoide Arthritis) • Spondylitis ankylosans
Etoricoxib	Arcoxia	• Symptome bei Reizzuständen von Arthrose und rheumatoider Arthritis • Spondylitis ankylosans • Schmerzen und Entzündungszeichen bei akuter Gichtarthritis
Paracetamol	Ben-u-ron	• symptomatische Behandlung von leichten bis mäßig starken Schmerzen und Fieber
Metamizol	Novalgin	• akute, starke Schmerzen nach Verletzungen und Operationen • Koliken • Tumorschmerzen • sonstige akute oder chronisch starke Schmerzen, wenn andere therapeutische Maßnahmen nicht indiziert sind • hohes Fieber, das auf andere Maßnahmen nicht anspricht
Flupirtin	Katadolon retard	• akute und chronische Schmerzen wie schmerzhafte Muskelverspannungen der Halte- und Bewegungsmuskulatur
	Katadolon Hartkapseln, Suppositorien	wie Katadolon retard, zusätzlich: • Spannungskopfschmerzen • Tumorschmerzen • Dysmenorrhö • Schmerzen nach traumatologisch-orthopädischen Operationen und Verletzungen
	Katadolon Injektionslösung	• Einmalapplikation bei postoperativen, insbesondere mit Verspannungen der Skelettmuskulatur einhergehenden Schmerzen
Dihydrocodein retard	DHC Mundipharma	• mittelstarke bis starke Schmerzen
Tramadol	Tramal	• mäßig starke bis starke Schmerzen
Tilidin + Naloxon	Valoron retard	• Behandlung starker und sehr starker Schmerzen
Morphin	MST Mundipharma	• starke und stärkste Schmerzen
Hydromorphon	Palladon	starke bis stärkste Schmerzen
Oxycodon	Oxygesic	starke bis sehr starke Schmerzen
Oxycodon + Nalaxon	Targin	starke bis sehr starke Schmerzen
Fentanyl transdermal	Durogesic	chronische Schmerzen, die nur mit Opioidanalgetika ausreichend behandelt werden können und einer längeren, kontinuierlichen Behandlung bedürfen
Buprenorphin transdermal	Transtec Pro	Behandlung mäßig starker bis starker Tumorschmerzen und starker Schmerzen, die auf Nichtopioide nicht ansprechen; nicht zur Behandlung von akuten Schmerzen

längerer und möglicherweise dauerhaft beeinträchtigter Heilungsprozess. Auch zielen vereinzelt physiotherapeutische Reize wie die Querfriktion auf das Auslösen einer Entzündungsreaktion ab, die den Verlauf begünstigend beeinflussen soll. Solche Maßnahmen wirken an dieser Stelle jedoch nicht, sondern im Gegenteil: Sie sind hier geradezu kontraindiziert.

Van den Berg (van den Berg, 2011) weist ebenfalls darauf hin, dass bei der Verabreichung von Kortikosteroiden, wie z. B. Kortison, die orale Einnahme zu Demineralisierungsprozessen der Knochen führen kann und ein erhöhtes Osteoporose- und Frakturrisiko besteht. Bei der lokalen Verabreichung mittels Injektion ist mit einer erhöhten Bindegewebsdegeneration und damit gesteigerten Rupturgefahr zu rechnen. Zudem kann beim erneuten Gewebsaufbau statt des ursprünglichen Gewebes Fettgewebe entstehen, das bei Vergrößerung eine Kompressionswirkung auf die Umgebung entfalten und damit beispielsweise eine Erklärung für entsprechende Nervenläsionen sein kann.

Die Beispiele zeigen, dass ein Blick auf die Medikation des Patienten und deren Nebenwirkungen unerlässlich ist, um die therapeutischen Reize an die individuelle Situation anzupassen bzw. den Heilungsverlauf verstehen zu können. Die Auswahl der therapeutischen Maßnahmen muss an die eingenommenen Präparate angepasst werden.

2 Grundlegende Untersuchungs- und Behandlungstechniken in der Schmerztherapie

2.1 Einleitung

Zur Untersuchung und Behandlung von Patienten mit chronischen Schmerzen sind nicht immer alle praktischen Techniken einsetzbar und sinnvoll. Es ist daher wichtig, über ein gewisses Handlungsrepertoire zu verfügen, das vor allem auf dem Grundgedanken der schmerzfreien Therapie basiert. Schmerzen, die durch therapeutische Maßnahmen zu dem Grundleiden hinzukommen, verstärken nur die Symptomatik bzw. weiten sie aus. Dies beruht unter anderem auf vegetativen, limbischen, hormonellen und psychischen Vorgängen, die teils schon in Kap. 1 erläutert wurden bzw. im Ebenenmodell aufgegriffen werden.

In diesem Kapitel werden grundlegende Untersuchungs- und Behandlungsmöglichkeiten dargestellt, deren Anwendung grundsätzlich eine schmerzfreie Therapie ermöglicht. Sollte der Patient dennoch Schmerzen äußern, so können die einzelnen Komponenten der Techniken, wie z. B. Intensität und Dauer, angepasst werden. Eine Ausnahme stellt ein Teil der Untersuchungen auf der lokalen Ebene dar; hier kann über eine potenzielle Schmerzprovokation ein Rückschluss auf den Zustand der spezifischen Struktur gezogen werden.

2.2 Differenzierung von Dysfunktionen und Läsionen

Noch bevor auf die einzelnen Behandlungstechniken eingegangen wird, soll zunächst eine einfache, aber sehr wichtige Differenzierung der strukturellen Ausgangssituation des Patienten aufgegriffen werden. Denn sowohl für das exakte Verständnis der Schmerzproblematik des Patienten als auch für eine gezielte Behandlungsplanung ist es entscheidend, ob die Behandlung auf einer Dysfunktion oder einer Läsion aufbaut.

2.2.1 Dysfunktion

Definition

Dysfunktion

Bei einer Dysfunktion liegt eine reversible Funktionsstörung eines Gewebes und daraus resultierend eine ebenfalls reversible Funktionsänderung vor.

Als Funktionsstörungen sind beispielsweise Positions- oder Tonusveränderungen, aber auch vegetativ bedingte Abweichungen der individualspezifischen Norm des Gewebes denkbar.

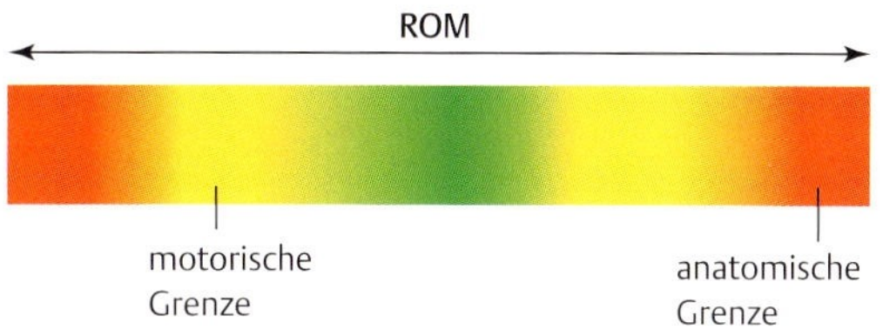

Abb. 2.1 Range of Motion (ROM). Kräfte im grünen Bereich sind physiologisch. Kräfte, die bis in den orangenen Bereich reichen, lösen eine Dysfunktion aus. Kräfte, die im roten Bereich wirken, lösen eine Läsion aus.

Diese Funktionsstörung kann jedes Gewebe betreffen: Parenchym, Muskulatur, Faszien etc.

Exemplarisch sind nachfolgend einige Beispiele genannt:

- Subluxation von Os cuneiforme III
- Hypertonus des M. tibialis anterior
- veränderte Organsekretion

Die Ursache für eine solche Dysfunktion kann unterschiedlich sein (z. B. physisches Trauma oder Überlastung), meist handelt es sich um Krafteinwirkungen, die im Bereich der motorischen Grenze erfolgen (▶ Abb. 2.1). Die anschließende Funktionsveränderung beruht auf Anpassungsprozessen des Körpers.

Grundsätzlich muss zwischen einer primären und einer sekundären Dysfunktion unterschieden werden.

Als *primäre Dysfunktion* wird die symptomauslösende dysfunktionale Struktur beschrieben. Häufig ist diese jedoch nicht die schmerzende oder auffällige Struktur. Dennoch resultiert aus dieser primären Dysfunktion eine Funktionsanpassung des Körpers, die wiederum weitere physische Adaptionen *(sekundäre Dysfunktion)* nach sich zieht. Dies soll am folgenden Beispiel erklärt werden:

Ein Sportunfall bedingt eine Subluxation des Os metatarsale I sowie des Os naviculare (primäre Dysfunktion). Durch die veränderte Position adaptiert der Körper die fasziale Spannung, woraus ein homolaterales Ilium anterior resultiert (sekundäre Dysfunktion). Dieses wiederum bedingt möglicherweise eine vegetative Veränderung der Beckenregion, sodass Miktionsprobleme auftreten können (sekundäre Dysfunktion). Zudem kann sich nun ausgehend vom Os metatarsale I, Os naviculare und homolateralen Ilium eine gesteigerte fasziale Spannung bis nach kranial fortsetzen und so zu Kiefergelenkbeschwerden führen (sekundäre Dysfunktion). Der Patient realisiert lediglich die Kieferproblematik.

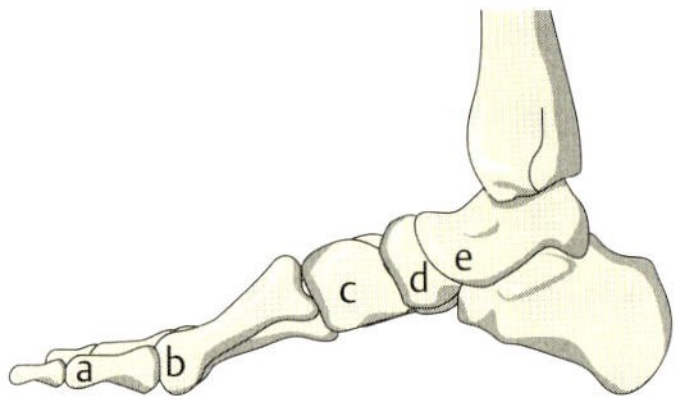

a Phalanx proximalis
b Os metatarsale 1
c Os cuneiforme 1
d Os naviculare
e Talus

Abb. 2.2 Die Richtung der Dysfunktion wird in der Schmerzphysiotherapie nach jener Richtung benannt, in der die Struktur steht: Das Os metatarsale I steht dementsprechend in Dysfunktion nach dorsal.

Für den Therapeuten gilt es nun, die primäre Dysfunktion zu finden und zu behandeln. Wird lediglich die sekundäre Dysfunktion, wie in diesem Beispiel das Kiefergelenk, behandelt, werden sich die Symptome nur kurzzeitig oder gar nicht zurückbilden. Werden jedoch das Os metatarsale I, das Os naviculare, die aufsteigende fasziale Kette, das Ilium anterior und die weiteren faszialen Tonusveränderungen behandelt, kann der Therapeut die Kieferprobleme und Miktionsstörungen beheben, möglicherweise sogar, ohne dass er die Kieferbeschwerden direkt behandelt.

Dysfunktionen können demnach auf lokaler Ebene entstehen, aber auch bei einer Läsion auf lokaler Ebene als Folge im faszialen, segmentalen, vegetativen, viszeralen oder energetischen System auftreten.

Die Richtung der Dysfunktion wird in der Schmerzphysiotherapie nach der Position der betroffenen Struktur benannt (▸ Abb. 2.2), z. B. Dysfunktion nach dorsal, in Linksrotation.

2.2.2 Läsion

Definition

Läsion

Bei einer Läsion liegt eine strukturelle Schädigung eines Gewebes vor.

Bei einer Gewebeschädigung tritt Flüssigkeit in das Gewebe aus mit anschließender entzündlicher Gewebeheilung und Narbenbildung. Läsionen werden durch Kräfte verursacht, die im Bereich der anatomischen Grenze und darüber hinaus wirken (▸ Abb. 2.1). Diese Kräfte führen zu Frakturen, Kapsel-, Bänder- oder Muskelfaserrissen, zu einem Diskusprolaps etc. Weiterhin können Tumoren oder schwere Viszeralerkrankungen, z. B. eine Hepatitis, eine Läsion des Gewebes verursachen.

Durch die Narbenbildung wird die ursprüngliche Gewebefunktion und Qualität nicht wieder erreicht. Häufig kann der Körper dies jedoch so kompensieren, dass der Patient keine Funktionseinschränkung wahrnimmt.

Es ist jedoch auch möglich, dass kompensatorische Dysfunktionen oder gar Läsionen entstehen. Dies wäre beispielsweise ein erhöhter faszialer Tonus (Dysfunktion), der von einer Narbe (Läsion) ausgeht oder aber eine Beckendysfunktion, die eine traumatisch bedingte Beinfehlstellung (Läsion) kompensiert und dem Patienten so erst das Gehen ermöglicht. Hierbei muss genau beurteilt werden, ob es sinnvoll ist, diese Dysfunktion zu behandeln oder dem Körper die Kompensation zu belassen.

2.3 Mikromechanische Mobilisation

Die Mikromechanische Mobilisation (MMM) ist eine unspezifische schmerzfreie Mobilisation, die sich von der Technik des General Osteopathic Treatment (GOT) ableitet und sowohl diagnostisch als auch therapeutisch genutzt werden kann. Es handelt sich um eine sehr sanfte Mobilisationstechnik für nahezu jedes Gewebe (Gelenkstrukturen, Weichgewebe, Narbengewebe, …), welche die gewebsspezifische Reaktion berücksichtigt.

Diese Form der Mobilisation kann grundsätzlich in allen Ausgangspositionen erfolgen. Zur Ausführung wird die betroffene Struktur an der motorischen Barriere eingestellt. In dieser Position wird eine sehr kleine, minimale Zirkumduktion durchgeführt („Testkreis"). Die Intensität des therapeutischen Reizes ist so gering, dass er gerade so auf die Zielstruktur trifft. Bei Gelenkmobilisationen sollte der Therapeut vermeiden, dass die Bewegung sich auf den/die zugehörigen Gelenkpartner überträgt. Dazu werden diese mit der anderen Therapeutenhand „fixiert", wobei die Intensität der Fixation lediglich der Reizstärke des Testkreises entspricht.

Ist in diesem Testkreis die Bewegung an einer Stelle unrund, schwergängig oder anderweitig auffällig, werden dort noch kleinere Kreise, nun aber in Gegenrichtung, durchgeführt, bis sich der Gewebsausdruck normalisiert hat. Nachdem diese Auffälligkeiten behandelt wurden, wird als Re-Test der ursprüngliche Testkreis durchgeführt. Ist dieser nach der Behandlung aller Besonderheiten frei, wird ein Testkreis in Gegenrichtung durchgeführt. Dort wird gleichermaßen verfahren (▸ Abb. 2.3).

Anschließend wird die Struktur an der neuen motorischen Grenze eingestellt und erneut mikromechanisch mobilisiert. Auf diese Weise werden die dort befindlichen Gewebe dynamisch angenähert. Es resultiert eine Dämpfung des Sympathikus, die eine verbesserte Homöostase und eine Tonusnormalisierung bedingt. Dadurch kann die motorische Grenze beeinflusst werden.

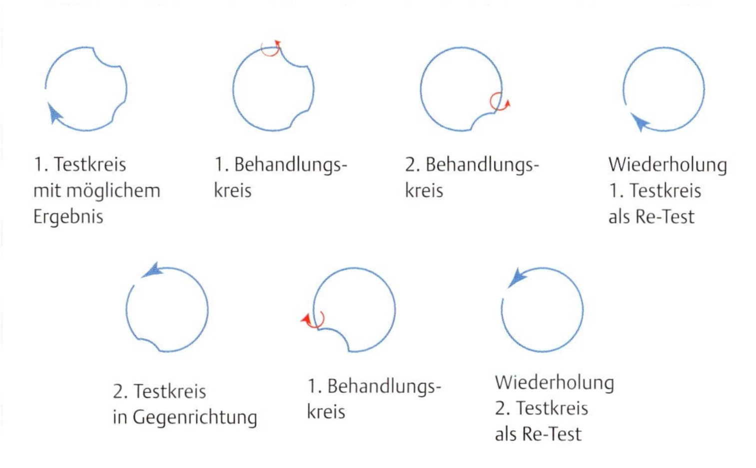

Abb. 2.3 Ablauf einer mikromechanischen Mobilisation.

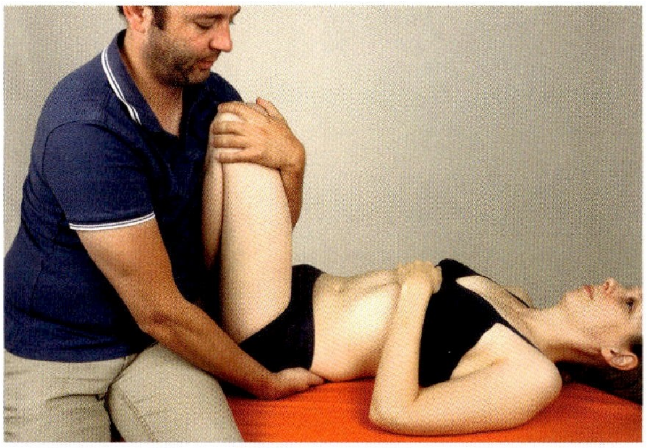

Abb. 2.4 Bei der Mikromechanischen Mobilisation wird die Bewegung möglichst über den eigenen Rumpf initiiert.

Auf diese Weise können auch übergeordnete Ziele wie Koordination und Korrelation innerhalb und zwischen den Geweben erreicht werden (Hermanns, 2012).

Um die Reizintensität möglichst gering zu halten und zudem eine größtmögliche Entspannung bei dem Patienten zu fördern, ist es hilfreich, die Bewegung über den eigenen Rumpf zu initiieren, damit die Hände weniger Kraft aufbringen müssen und sich ganz auf die Palpation fokussieren können (▶ Abb. 2.4). Zudem benötigt der Patient bei einer vergrößerten Kontaktfläche eine geringere Muskelaktivität.

Die Durchführung erfolgt respektvoll mit dem Gewebe. Bei der Bewegungsdurchführung können dementsprechend die gewebsspezifischen Komponenten Geschwindigkeit, Bewegungsrichtung, und Gewebsausdruck berücksichtigt werden. Die Bewegungen einer mikromechanischen Mobilisation werden unter diesen Kriterien individuell an den Patienten angepasst.

2.4 Muskel-Energie-Techniken

Bei den Muskel-Energie-Techniken (MET) wird über eine muskuläre Anspannung die Dysfunktion einer Struktur korrigiert. Diese Technik eignet sich gut, wenn man sehr schonend vorgehen muss oder bereits sehr lang bestehende Dysfunktionen gelöst werden sollen.

Zur Durchführung wird die betroffene Struktur in all ihren Bewegungsdimensionen so weit wie möglich in die Richtung der Dysfunktion eingestellt.

Es bestehen verschiedene Möglichkeiten der Ausgestaltung:

▶ **Richtung der Anspannung.** Diese kann im Sinne der postisometrischen Relaxation (PIR) oder einer reziproken Inhibition (RI), auch bekannt als antagonistische Hemmung (AH), erfolgen. In der praktischen Arbeit hat sich gezeigt, dass der sinnvolle Einsatz der Techniken variiert. Während an der Halswirbelsäule aufgrund der Sensibilität der Strukturen der Patient nach vorheriger Testung die Anspannungsrichtung selbst angeben darf, erwies sich beispielsweise im Bereich der Wirbelsäule eine postisometrische Relaxation als effektiver. Gelegentlich ist hingegen eine reziproke Inhibition wirkungsvoller, denn dann ist die Anspannungsrichtung gleichzeitig die Korrekturrichtung. Das bedeutet, dass – bei gleichzeitiger Entspannung der Antagonisten – über die Muskelkontraktion die Struktur aus der Dysfunktion heraus mobilisiert wird. Dieser Erfolg ist jedoch eng an die zweite Komponente der muskulären Anspannung geknüpft.

▶ **Intensität.** Entscheidet sich der Therapeut für eine PIR, ist eine geringe Kontraktionsintensität von nur 10 % der Maximalkraft des Patienten indiziert. Der Patient benötigt weniger Kraft, kann daher die muskuläre Ansteuerung besser abstimmen und damit der Arbeit in den Schmerz besser vorbeugen. In diesem Fall basiert der Behandlungserfolg auf der neurologischen Ermüdung der Synapsen: Es entsteht eine Inhibition, da der Vorrat an

Transmitterstoffen in den Synapsen nur begrenzt verfügbar ist und erst neu gebildet werden muss. Die Wirkung tritt jedoch nur zusammen mit folgendem Prozess ein: Inhibition auf Hirnebene.

Das limbische System ist ein Filter, das neurologische Reaktionen als Antwort auf einen Reiz auslösen kann. Je nach Reiz resultiert entweder eine Inhibition oder eine Stimulation. Wenn der Reiz physiologisch ist, wird die Reaktion auch physiologisch sein. Wenn der Stimulus „gefährlich" ist, wird die Reaktion eine Festigung durch die Gamma-Aktivität sein (= Schutzreaktion). Das limbische System wirkt bei sanften und bekannten Reizen entspannend und bei starken, gefährdenden oder unbekannten Reizen anspannend. Durch den sanften Kontraktionsreiz des Muskels entspannt das limbische System den Muskel im Anschluss wieder. Diese Entspannung erfolgt über das vorherige pathologische Maß hinaus bis zum Normaltonus. Der Vorteil ist hierbei, dass durch die Reprogrammierung des limbischen Systems Rezidive vermieden werden.

Bei einer kräftigen Kontraktion wird ein Maximum an Motoneuronen aktiviert und die Inhibition entsteht durch eine Kreislaufermüdung (Anoxie). Diese Reaktion soll möglichst umgangen werden, da für eine Korrektur mehrere Durchgänge notwendig sind und durch diesen Effekt nur ein Durchgang möglich wäre. Zudem ist an dieser Stelle die Gefahr größer, dass der Patient seine Schmerzschwelle überschreitet.

Wird bei der Durchführung jedoch eine RI genutzt, kann hier ein wesentlich höherer Krafteinsatz (ca. 50–70 % der Maximalkraft des Patienten) eingesetzt werden, denn die Anspannungsrichtung entspricht der Korrekturrichtung der Struktur. Ein Kraftaufwand von über 70 % reduziert die Durchblutungs- und die damit verbundene Sauerstoffsituation (Chaitow, 2008). Bei diesem hohen Krafteinsatz ist dennoch nach wie vor entscheidend, dass die Schmerzgrenze berücksichtigt und die potenziellen Ausweichbewegungen des Patienten beachtet werden (▸ Abb. 2.5).

Unabhängig von der Intensität wird die Anspannung etwa 7–10 Sekunden gehalten.

Die jeweilige Vorgehensweise wird mehrmals wiederholt. Nach jeder Anspannung wird das neu gewonnene Bewegungsausmaß genutzt, und der Therapeut bewegt den Patienten passiv einige wenige Grad dreidimensional aus der Dysfunktionsrichtung; die Struktur wird an der neuen motorischen Grenze positioniert.

Merke

Die gesamte Technik sollte schmerzfrei durchgeführt werden.

Abschließend wird der Patient passiv in die Neutralstellung zurückpositioniert (▸ Abb. 2.6 bis ▸ Abb. 2.8).

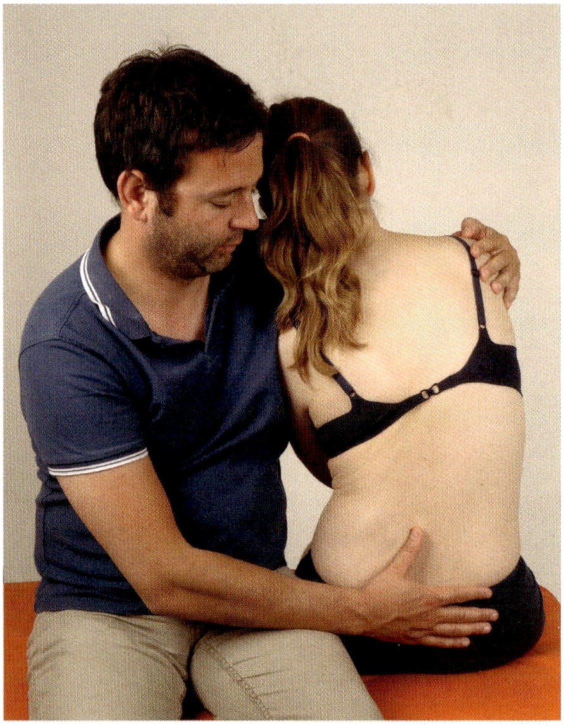

Abb. 2.5 Auch bei der MET sind Ausweichbewegungen zu berücksichtigen.

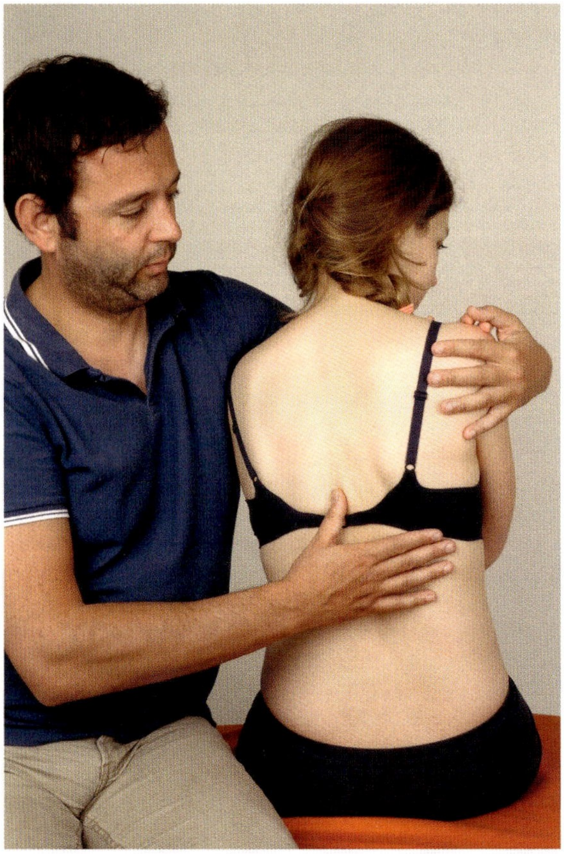

Abb. 2.6 Eine MET an der Wirbelsäule: Anspannungsphase.

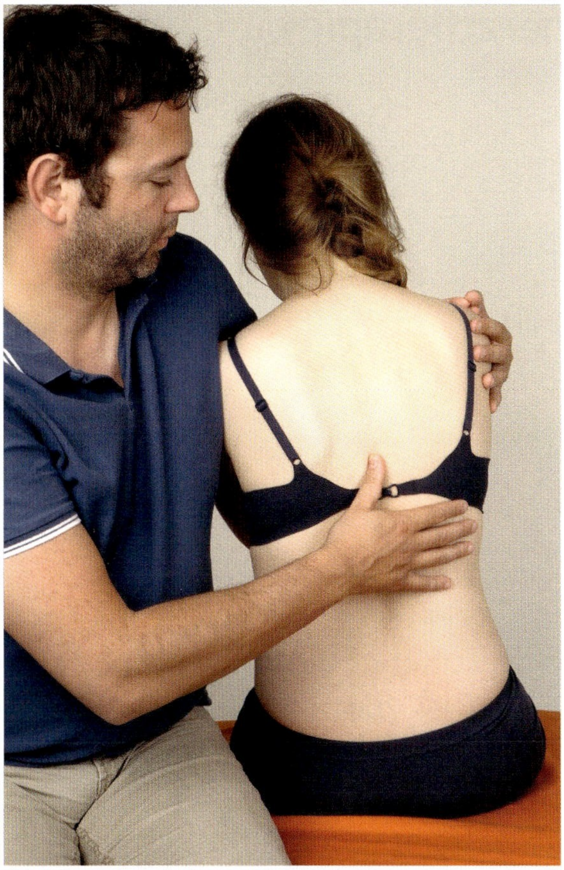

Abb. 2.7 Eine MET an der Wirbelsäule: Korrekturphase.

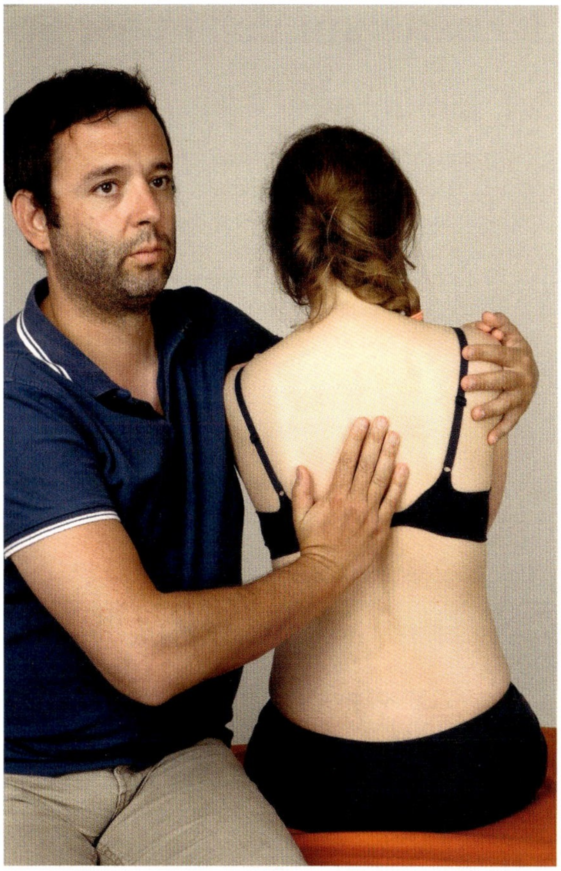

Abb. 2.8 Eine MET an der Wirbelsäule: passive Ausrichtung des Patienten in Neutralposition.

Zur Durchführung bietet es sich an, mit einer mikromechanischen Mobilisation das Gelenk (vor-)zu behandeln. Reicht diese für eine Korrektur nicht aus, kann mit der MET die weitere Mobilisation erfolgen. Durch die positiven Einflüsse einer mikromechanischen Mobilisation ist die Korrektur mittels MET wesentlich einfacher.

3 Ebenenmodell in der Schmerztherapie

3.1 Einführung

Die Befunderhebung bei chronifizierten Schmerzpatienten stellt sich oft als schwierig heraus. Neben einer in der Regel sehr langen Krankheitsgeschichte mit mehreren Diagnosen, wechselndem Krankheitsverlauf und vielen unterschiedlichen absolvierten Therapiemaßnahmen weisen Patienten meistens zudem auf mehr als nur einen schmerzhaften Körperbereich hin. Außerdem wechselt der Bereich, in dem die Patienten ihren Hauptschmerz angeben, oft von Behandlung zu Behandlung.

Bei dem Beispiel des Fibromyalgiesyndroms tritt häufig das Problem auf, dass zwar ein lokaler Schmerz vorhanden ist, während der Untersuchung aber kein lokaler Schmerzauslöser festzustellen ist.

Auch beim komplexen regionalen Schmerzsyndrom (CRPS, Complex Regional Pain Syndrome) sind sehr deutlich feststellbare Symptome zu finden. Einzig und allein über die lokalen Auslöser lässt sich die Gesamtsymptomatik aber häufig nicht erklären.

Bei vielen weiteren chronifizierten Schmerzpatienten stehen Schmerzpunkte und lokale Ursachen oft in keinem logischen Zusammenhang.

Aufgrund dieser komplexen Merkmale besteht bei der Untersuchung und Behandlung chronifizierter Schmerzpatienten das Risiko, dass der Therapeut den Überblick verliert. Es besteht dann die Gefahr, dass die Auswahl der Behandlungstechniken eher auf die Symptome zielt und die Suche bzw. Behandlung (wenn möglich) der ursächlichen Dysfunktionen in den Hintergrund gerät.

Vom Moment des ersten Patientenkontaktes an ist es daher für den gesamten Behandlungsverlauf unabdingbar, einer festen Struktur zu folgen.

Das Ebenenmodell zeigt uns die einzelnen Ebenen, an denen sich der Therapeut in der Untersuchung und Behandlung orientieren kann (▶ Abb. 3.1).

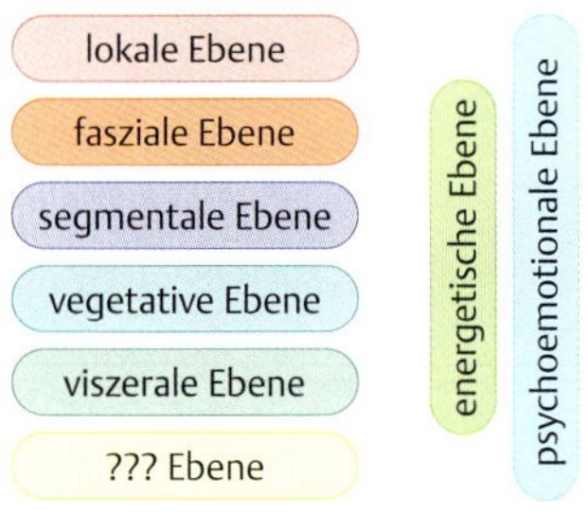

Abb. 3.1 Das Ebenenmodell in der Schmerzphysiotherapie.

Je nach Ausbildung des Therapeuten kann das Modell beliebig erweitert werden – im Einzelfall kann eine Erweiterung sinnvoll sein, für eine strukturierte Untersuchung und Behandlung eines Schmerzpatienten reichen diese Ebenen aber in den meisten Fällen aus.

Alle Ebenen müssen in die Untersuchung mit einbezogen werden, um anschließend die Faktoren nennen zu können, die den Schmerz auslösen. Wenn dies nicht zum Erfolg führt, können noch weitere Ebenen hinzugezogen werden.

Die Untersuchung wird, wie in dem Schema dargestellt, von oben nach unten durchgeführt. Erst nach dem Gesamtbefund aller Ebenen kann der weitere Behandlungsverlauf fortgesetzt werden.

Während bei akuten Prozessen die schmerzauslösende Struktur hauptsächlich auf der lokalen Ebene zu finden ist, ist bei Chronifizierungen das Problem meistens auf mehrere Ebenen verteilt. Die Gesamtsumme aller Dysfunktionen und Läsionen ist hier der „Verursacher" des Schmerzes.

3.2 Lokale Ebene

Die lokale Ebene beschreibt den schmerzhaften Bereich. Hierbei liegen Schmerzpunkt und schmerzverursachende Struktur häufig direkt übereinander. Meistens lässt sich schon in der Anamnese ein direktes Trauma feststellen. Wenige Tage nach dem Trauma ist aber selten nur noch diese eine Ebene betroffen. Wenn eine Ursache für die Schmerzsymptomatik ausschließlich in der lokalen Ebene liegt, muss diese für den Schmerz verantwortliche Struktur bei der Funktionsuntersuchung klar differenziert werden können. Viele Schmerzsyndrome erwecken den Eindruck, ihre Ursache in der lokalen Ebene zu haben. Häufig ist bei länger andauernden Schmerzsyndromen eine Verteilung der Ursachen auf mehrere Ebenen zu finden. Aus diesem Grund ist eine sorgfältige Untersuchung der lokalen Ebene sehr wichtig, um eine Verteilung der Ursachen auf mehrere Ebenen zu erkennen oder auszuschließen. Bei einer rein lokalen Ursache hat dies auch eine rein lokale Behandlung zur Folge. Bei Ursachen auf mehr als einer Ebene muss weiter untersucht werden, damit sämtliche auslösenden Faktoren erkannt und behandelt werden können.

3.3 Fasziale Ebene

Die fasziale Ebene beschreibt eine unterschiedliche Lage von Schmerzpunkt und schmerzauslösender Struktur. Eine Narbe im Bereich der Schulter kann zu einer Erhöhung des Faszientonus des Arms und somit zu Schmerzen oder einer gestörten lymphatischen Resorption führen.

Faszien haben sehr viele Aufgaben, unter anderem auf den Körper einwirkende Kräfte aufzunehmen und auf den gesamten Körper zu verteilen. Dies hat zur Folge, dass aus einer drohenden großen Dysfunktion/Läsion für den Körper an der Stelle der einwirkenden Kraft mehrere kleine Dysfunktionen und auch Läsionen über den Körper verteilt entstehen.

Wenn eine Dysfunktion im Sprunggelenk besteht, kann sich durch einen Faszienzug die Hauptsymptomatik über mehrere Stationen bis zum Kiefergelenk ausbreiten. Der Patient kann dann seinen Hauptschmerz am Kiefergelenk angeben, d. h. das Sprunggelenk macht zu diesem Zeitpunkt keine oder kaum Probleme. Die Kiefergelenksbeschwerden können dann ursächlich nur durch eine Behandlung des Sprunggelenks behandelt werden. Eine lokale Behandlung des Kiefergelenks hätte in diesem Fall nur einen kurzfristigen Erfolg, da die Dysfunktion über den Faszienzug vom Sprunggelenk erneut ausgelöst werden würde.

3.4 Segmentale Ebene

Die segmentale Ebene beschreibt den Weg von der Nervenwurzel über den Plexus bis hin zum peripheren Nerv. Diagnostisch muss zwischen einem Problem der Nervenwurzel, des Plexus und des peripheren Nervs unterschieden werden. Bei Funktionsstörungen des Segmentes treten die Symptome in den „Tomen" des jeweiligen Spinalnervs auf:

- Myotom (Muskel)
- Dermatom (Haut)
- Sklerotom (Knochen)
- Enterotom/Viszerotom (Organ)
- Neurotom (Nervalsegment)

Dysfunktionen des Plexus oder des peripheren Nervs können sich motorisch wie sensibel im Versorgungsgebiet des peripheren Nervs zeigen.

3.5 Vegetative Ebene

Auf der vegetativen Ebene sitzen die Steuerungseinheiten des Sympathikus und Parasympathikus. Durch eine vegetative Fehlregulation kann eine Schmerzsymptomatik im Körper entstehen oder verstärkt werden. Während der Sympathikus algetische und vegetativ-reflektorische Zeichen auslöst, ist der Parasympathikus nur für algetische Zeichen zuständig. Je nach Störung kann es zu negativen Beeinflussungen der Durchblutung, der Kapselspannung, der Organfunktionen und vielen weiteren Symptomen kommen. Es können sympathische oder parasympathische Fehlregulationen auftreten. Eine genaue Untersuchung der Ursache ist auch hier entscheidend.

Jede Schmerzsymptomatik hat auch immer eine vegetative Komponente.

3.6 Viszerale Ebene

Auch viszerale Dysfunktionen können periphere Schmerzsyndrome auslösen. Am bekanntesten dürfte eine Dysfunktion des Herzens sein (z. B. Angina pectoris). Hierbei verspürt die Person unter anderem ein unangenehmes „Schmerzsyndrom" der linken Rumpfhälfte und des linken Arms. Auch die stechenden Schulterschmerzen auf der rechten Seite bei einer Gallenkolik sind relativ bekannt. Nicht alle Dysfunktionen/Läsionen innerer Organe lösen solche massiven Schmerzen mit weiteren begleitenden Symptomen aus. Funktionsstörungen im kleinen Becken zeigen häufig Symptome an den Füßen und Unterschenkeln.

Auch Schmerzen geringerer Intensität können durch innere Organe ausgelöst werden. Durch die vegetative Versorgung der Organe breiten sich Probleme über das gesamte System aus. Über die vegetative Verschaltung kann jedes Organ periphere Schmerzen verursachen.

Diagnostisch können beispielsweise die Bindegewebszonen genutzt werden. Eine weiterführende, ausführliche Diagnostik der betroffenen Organe durch einen Arzt ist auf jeden Fall zu empfehlen, denn anhand einer Bindegewebszone lässt sich nicht zwischen Dysfunktion und Läsion unterscheiden.

Die Organe sind, genau wie alle anderen Strukturen des Körpers, in das fasziale System mit eingebunden. Hierüber kann etwa das Kolon die Bewegung der Halswirbelsäule einschränken, wodurch Schmerzen im Bereich der Halswirbelsäule ausgelöst werden können.

3.7 Energetische Ebene

Die energetische Ebene verläuft parallel zu allen anderen Ebenen. Das wird auch dadurch verständlich, dass in der chinesischen Medizin vom „kleinen" lokalen Problem bis hin zum generalisierten „großen" Problem immer eine energetische Behandlung stattfindet.

Man darf bei dieser Ebene jedoch nicht vergessen, dass die energetische Behandlung keine einzelne Technik ist, sondern eine eigene, stark philosophisch geprägte Medizin, deren Studium einige Jahre dauert. Daher verwendet man nur einzelne, sehr kleine Bausteine der energetischen Behandlung in der Therapie als Ergänzung zur „westlichen Medizin". Die Anwendung der Energetik macht daher auch nur in Kombination mit dem gesamten Ebenensystem Sinn. Ein Schmerzsyndrom nur nach den Regeln der Energetik zu behandeln, ist für die meisten Therapeuten mit westlich geprägter therapeutischer Ausbildung nur schwer möglich.

3.8 Psycho-emotionale Ebene

Auch die psycho-emotionale Ebene verläuft parallel zu den anderen Ebenen, weil sich Organismus und Psyche immer direkt gegenseitig beeinflussen. Schmerzerleben und -verarbeitung erfolgen auf der Grundlage physiologischer Verarbeitungsmechanismen, aber unterliegen in hohem Maße auch Lernprozessen, wobei dem limbischen System eine besondere Bedeutung zukommt.

Diese Lernprozesse verändern das gesamte Erleben und Leben des Patienten. Bei Personen mit starker Chronifizierung dreht sich ein Großteil des Lebens um das Thema Schmerz.

Ein direktes Eingehen auf die Psyche (als ursächliches Problem) ist für Physiotherapeuten nicht ratsam und auch nicht Bestandteil des Berufes. Aber auch diese Ebene lässt sich durchaus aus physiotherapeutischer Perspektive beeinflussen. Aufklärung, Entspannung und vor allem eine schmerzfreie Therapie beeinflussen das Lernverhalten des Patienten in Bezug auf den Schmerz positiv.

4 Lokale Ebene

4.1 Einführung

Chronische Schmerzerkrankungen weisen meist eine Kombination aus einer lokalen Dysfunktion/Läsion und weiteren Dysfunktionen oder Läsionen auf den weiteren Ebenen auf. Je weiter ein Krankheitsprozess fortgeschritten ist, desto mehr sind die weiteren Ebenen betroffen.

Der Diagnostik der lokalen Ebene kommt eine besondere Bedeutung zu: Eine Behandlung der lokalen Ebenen verspricht nur anhaltenden Erfolg, wenn auf dieser der Schmerzauslöser klar definiert und positiv beeinflusst werden kann. In einigen Fällen kann durch eine Untersuchung der lokalen Ebene diese aber auch als Schmerzauslöser ausgeschlossen werden. Sollte kein lokaler Auslöser diagnostiziert werden, kann die folgende Untersuchung und Behandlung auch ausschließlich auf den weiteren Ebenen erfolgen.

4.2 Untersuchung und Behandlung auf lokaler Ebene

4.2.1 Fuß

Der Fuß bzw. die Fußwurzelknochen spielen eine wichtige Rolle. Neben der Bedeutung für die Statik entspringen am Fuß alle Faszienketten und einige der Meridiane. Dysfunktionen der Gelenke können die Spannung in den Faszienketten erhöhen und so auch ein ganzes Stück oberhalb des Fußes Schmerzen auslösen oder verstärken. In vielen Fällen führt die Mobilisation der Gelenke innerhalb weniger Sekunden zu einer Abnahme der Spannung in einer Faszienkette. Daher ist es bei vielen faszialen Dysfunktionen hilfreich, zuerst den Fuß zu untersuchen und die entsprechenden Dysfunktionen zu behandeln.

Untersuchung der Ossa metatarsalia I–V

Untersuchung des Os metatarsale I

► **ASTE Patient.** Rückenlage.

► **ASTE Therapeut.** Sitz auf der Bank, umgreift den Fuß des Patienten.

► **Ausführung.** Die kraniale Hand des Therapeuten fixiert das Os cuneiforme I, die kaudale Hand umgreift das Os metatarsale I von dorsal und plantar.

Der Therapeut testet die Beweglichkeit nach dorsal und plantar unter leichter Vorspannung und beurteilt das Bewegungsausmaß des Os metatarsale I gegenüber dem Os cuneiforme I (► Abb. 4.1 und ► Abb. 4.2).

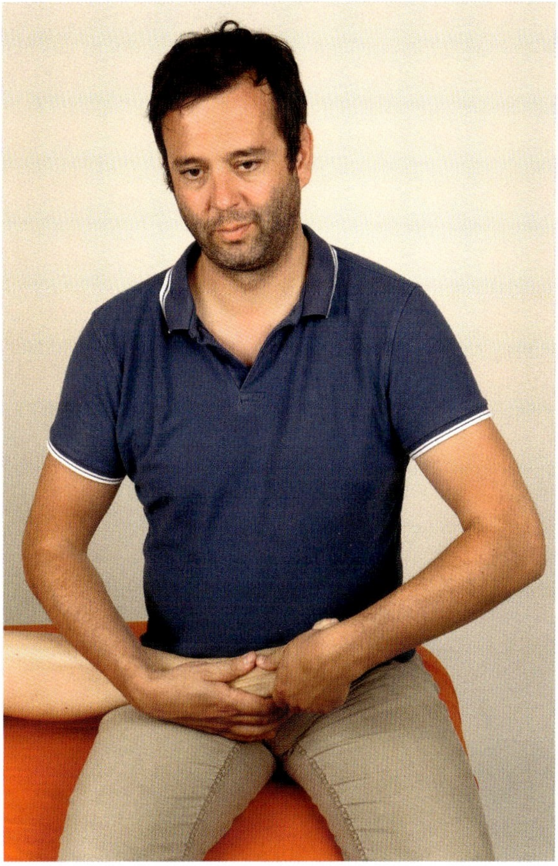

Abb. 4.1 Untersuchung des Os metatarsale I.

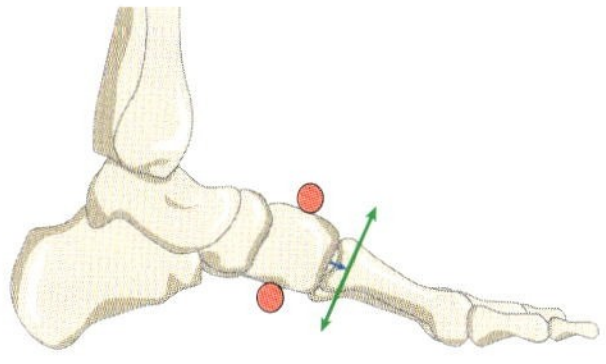

Abb. 4.2 Schematische Darstellung der Untersuchung des Os metatarsale I.

Untersuchung des Os metatarsale II

► **ASTE Patient.** Rückenlage.

► **ASTE Therapeut.** Sitz auf der Bank, umgreift den Fuß des Patienten.

► **Ausführung.** Die kraniale Hand des Therapeuten fixiert das Os cuneiforme II, die kaudale Hand umgreift das Os metatarsale II von dorsal und plantar.

Der Therapeut testet die Beweglichkeit nach dorsal und plantar unter leichter Vorspannung und beurteilt das Bewegungsausmaß des Os metatarsale II gegenüber dem Os cuneiforme II (► Abb. 4.3 und ► Abb. 4.4).

Untersuchung des Os metatarsale III

► **ASTE Patient.** Rückenlage.

► **ASTE Therapeut.** Sitz auf der Bank, umgreift den Fuß des Patienten.

► **Ausführung.** Die kraniale Hand des Therapeuten fixiert das Os cuneiforme III, die kaudale Hand umgreift das Os metatarsale III von dorsal und plantar.

Der Therapeut testet die Beweglichkeit nach dorsal und plantar unter leichter Vorspannung und beurteilt das Bewegungsausmaß des Os metatarsale III gegenüber dem Os cuneiforme III (► Abb. 4.5 und ► Abb. 4.6).

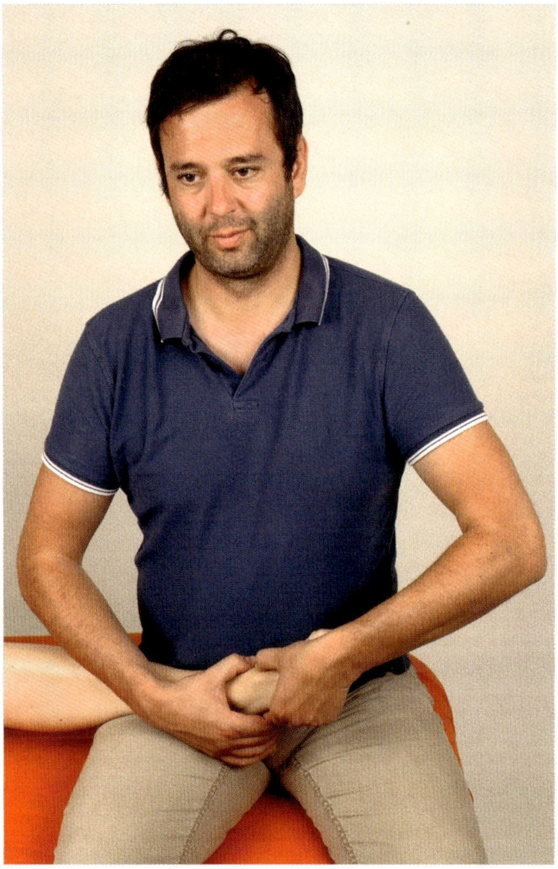

Abb. 4.3 Untersuchung des Os metatarsale II.

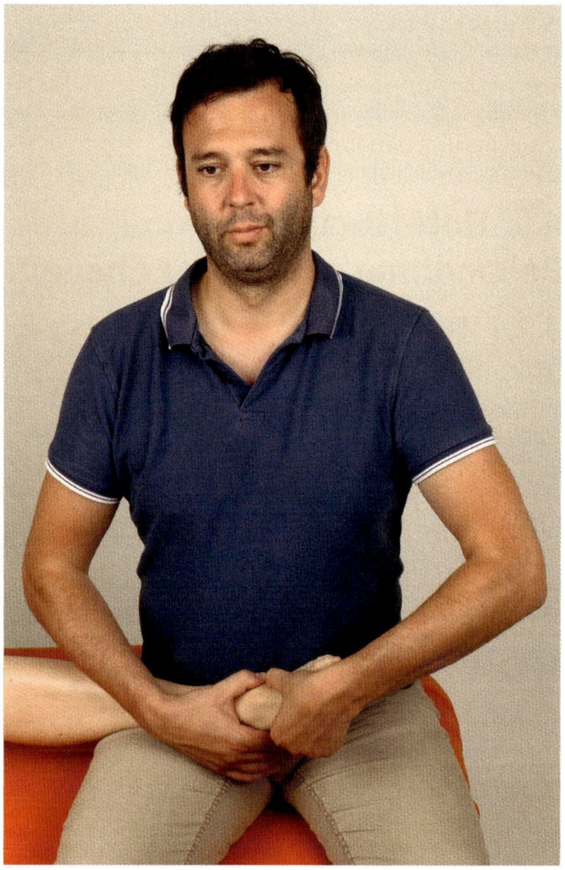

Abb. 4.5 Untersuchung des Os metatarsale III.

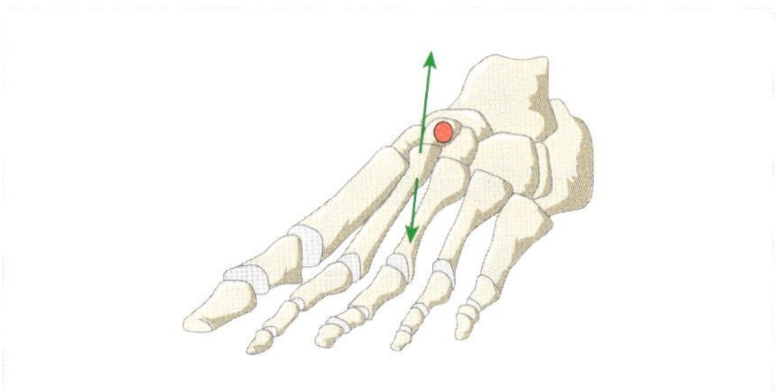

Abb. 4.4 Schematische Darstellung der Untersuchung des Os metatarsale II.

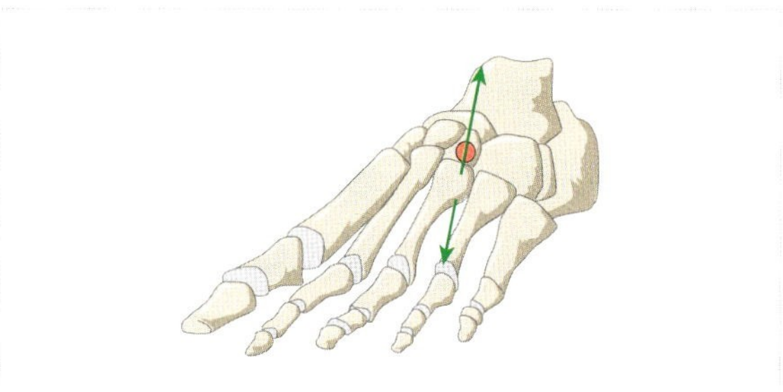

Abb. 4.6 Schematische Darstellung der Untersuchung des Os metatarsale III.

Untersuchung des Os metatarsale IV

► **ASTE Patient.** Rückenlage.

► **ASTE Therapeut.** Sitz auf der Bank, umgreift den Fuß des Patienten.

► **Ausführung.** Der Therapeut fixiert mit der kranialen Hand das Os cuboideum.

Die kaudale Hand umgreift das Os metatarsale IV und testet unter leichter Vorspannung die Beweglichkeit nach plantar und dorsal (► Abb. 4.7 und ► Abb. 4.8).

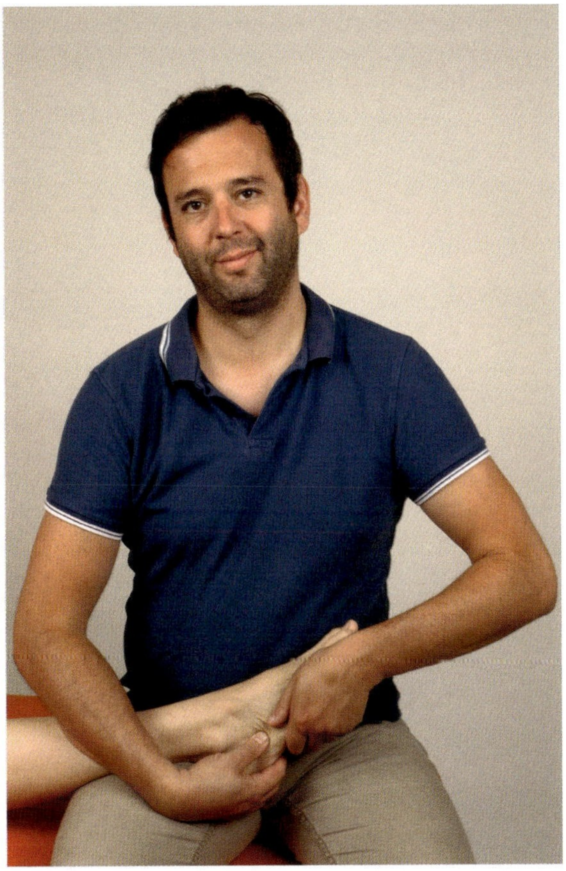

Abb. 4.7 Untersuchung des Os metatarsale IV.

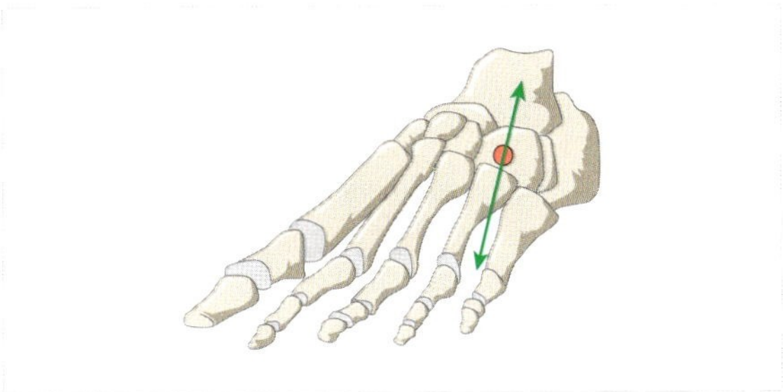

Abb. 4.8 Schematische Darstellung der Untersuchung des Os metatarsale IV.

Untersuchung des Os metatarsale V

► **ASTE Patient.** Rückenlage.

► **ASTE Therapeut.** Sitz auf der Bank, umgreift den Fuß des Patienten.

► **Ausführung.** Der Therapeut fixiert mit der kranialen Hand das Os cuboideum.

Die kaudale Hand umgreift das Os metatarsale V und testet unter leichter Vorspannung die Beweglichkeit nach plantar und dorsal (► Abb. 4.9 und ► Abb. 4.10).

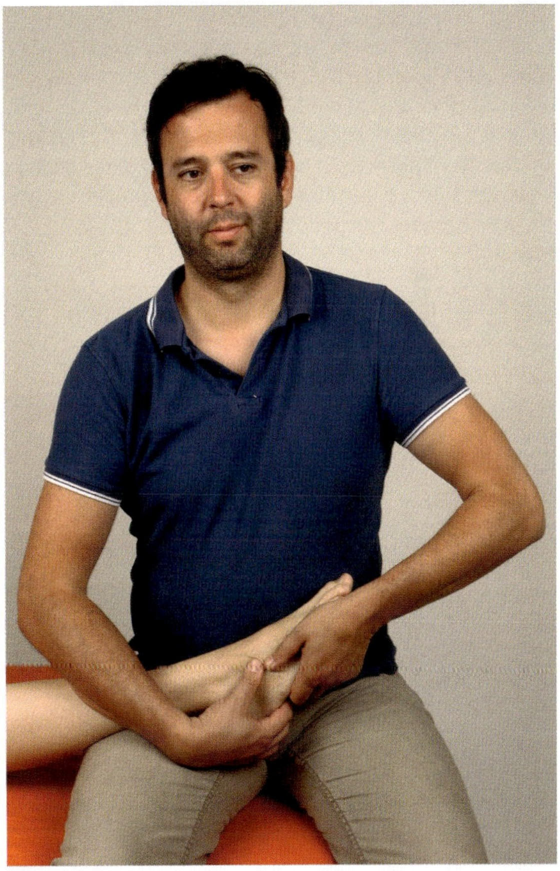

Abb. 4.9 Untersuchung des Os metatarsale V.

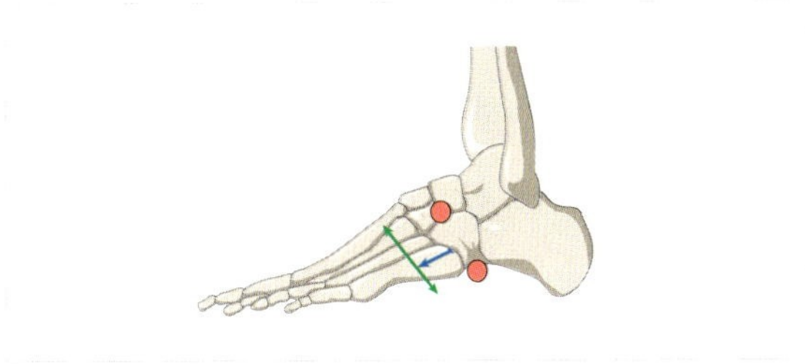

Abb. 4.10 Schematische Darstellung der Untersuchung des Os metatarsale V.

Mobilisation der Ossa metatarsalia I–V

Die Mobilisation der Ossa metatarsalia I–III erfolgt von medial. Die Ossa metatarsalia IV und V werden von lateral mobilisiert.

Mobilisation der Ossa metatarsalia I–III nach plantar

► **ASTE Patient.** Rückenlage, das kontralaterale Bein angestellt.

► **ASTE Therapeut.** Sitzend auf der Bank, das Bein des Patienten wird auf dem Oberschenkel gelagert, sodass die laterale Fußseite zum Therapeuten zeigt.

► **Ausführung.** Das Os metatarsale wird mit den Daumen- und Kleinfingerballen fixiert; der Therapeut richtet sich auf. Über die Lateralflexion der Wirbelsäule in Richtung des Patienten bringt der Therapeut das Os metatarsale an die motorische Barriere. Dort übt er einen leichten Überdruck oder eine federnde Mobilisation über die motorische Barriere hinausgehend aus (► Abb. 4.11).

Mobilisation der Ossa metatarsalia I–III nach dorsal

► **ASTE Patient.** Rückenlage, das kontralaterale Bein angestellt.

► **ASTE Therapeut.** Sitzend auf der Bank, das Bein des Patienten auf dem Oberschenkel gelagert, sodass die laterale Fußseite zum Therapeuten zeigt.

► **Ausführung.** Das Os metatarsale wird mit den Daumen- und Kleinfingerballen fixiert; der Therapeut richtet sich auf. Über die Lateralflexion der Wirbelsäule weg von der Richtung des Patienten bringt der Therapeut das Os metatarsale an die motorische Barriere. Dort übt er einen leichten Überdruck oder eine federnde Mobilisation über die motorische Barriere hinausgehend aus (► Abb. 4.12).

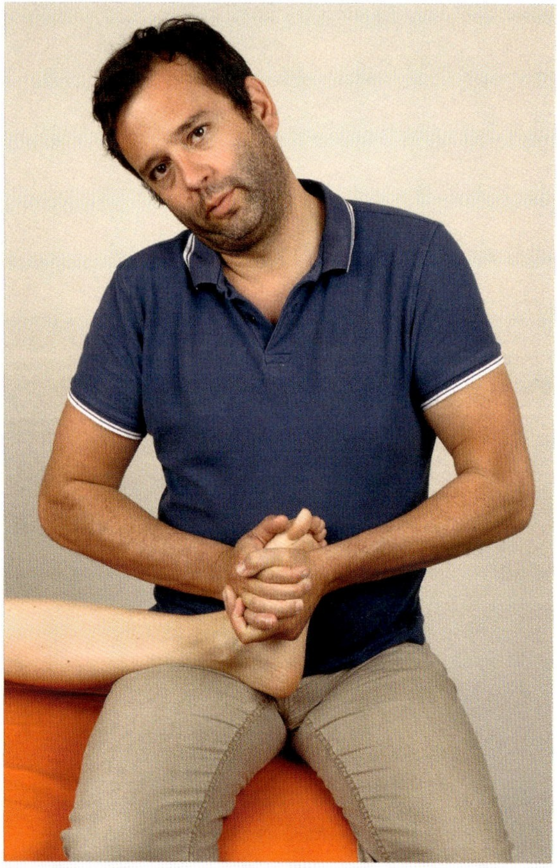

Abb. 4.11 Mobilisation der Ossa metatarsalia I–III nach plantar.

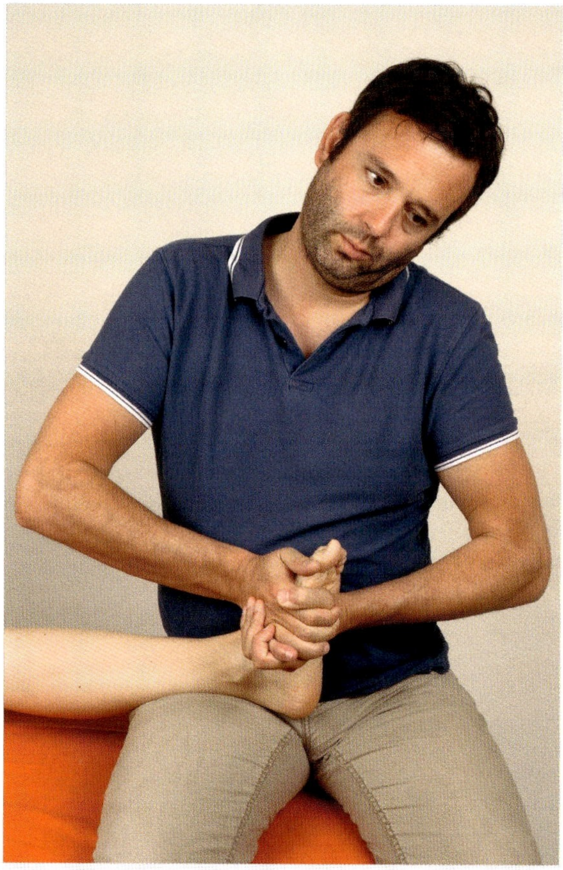

Abb. 4.12 Mobilisation der Ossa metatarsalia I–III nach dorsal.

Mobilisation der Ossa metatarsalia IV und V nach plantar

▶ **ASTE Patient.** Rückenlage, das kontralaterale Bein angestellt.

▶ **ASTE Therapeut.** Sitz auf der Bank, das Bein des Patienten auf dem Oberschenkel gelagert, sodass die mediale Fußseite zum Therapeuten zeigt.

▶ **Ausführung.** Das Os metatarsale wird mit den Daumen- und Kleinfingerballen fixiert; der Therapeut richtet sich auf. Über die Lateralflexion der Wirbelsäule in Richtung des Patienten bringt der Therapeut das Os metatarsale an die motorische Barriere. Dort übt er einen leichten Überdruck oder eine federnde Mobilisation über die motorische Barriere hinausgehend aus (▶ Abb. 4.13).

Mobilisation der Ossa metatarsalia IV und V nach dorsal

▶ **ASTE Patient.** Rückenlage, das kontralaterale Bein angestellt.

▶ **ASTE Therapeut.** Sitzend auf der Bank, das Bein des Patienten auf dem Oberschenkel gelagert, sodass die mediale Fußseite zum Therapeuten zeigt.

▶ **Ausführung.** Das Os metatarsale wird mit den Daumen- und Kleinfingerballen fixiert; der Therapeut richtet sich auf. Über die Lateralflexion der Wirbelsäule weg von der Richtung des Patienten bringt der Therapeut das Os metatarsale an die motorische Barriere. Dort übt er einen leichten Überdruck oder eine federnde Mobilisation über die motorische Barriere hinausgehend aus (▶ Abb. 4.14).

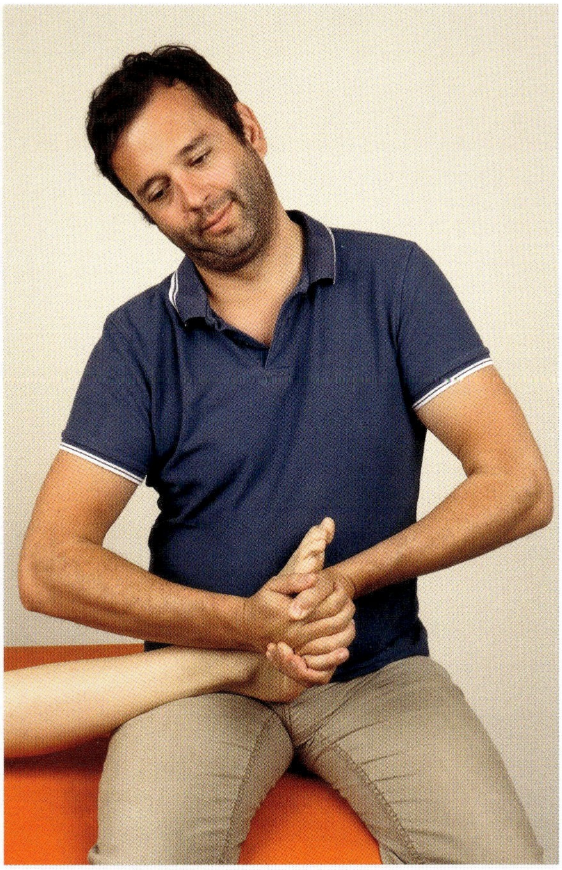

Abb. 4.13 Mobilisation der Ossa metatarsalia IV und V nach plantar.

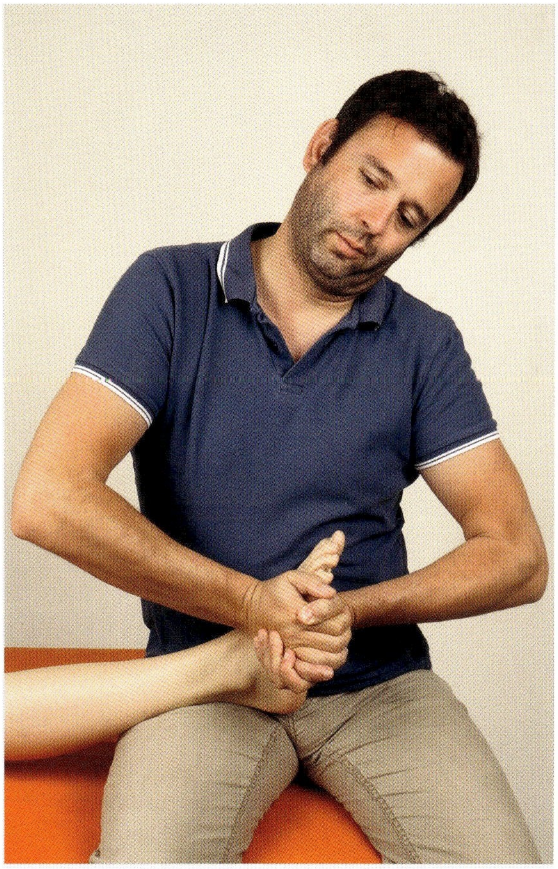

Abb. 4.14 Mobilisation der Ossa metatarsalia IV und V nach dorsal.

Untersuchung der Ossa cuneiformia I–III

Untersuchung des Os cuneiforme I

▶ **ASTE Patient.** Rückenlage.

▶ **ASTE Therapeut.** Sitz auf der Bank, umgreift den Fuß des Patienten.

▶ **Ausführung.** Die kraniale Hand des Therapeuten fixiert das Os naviculare, die kaudale Hand umgreift das Os cuneiforme I von dorsal und plantar. Der Therapeut testet die Beweglichkeit nach dorsal und plantar unter leichter Vorspannung und beurteilt das Bewegungsausmaß des Os cuneiforme I gegenüber dem Os naviculare (▶ Abb. 4.15 und ▶ Abb. 4.16).

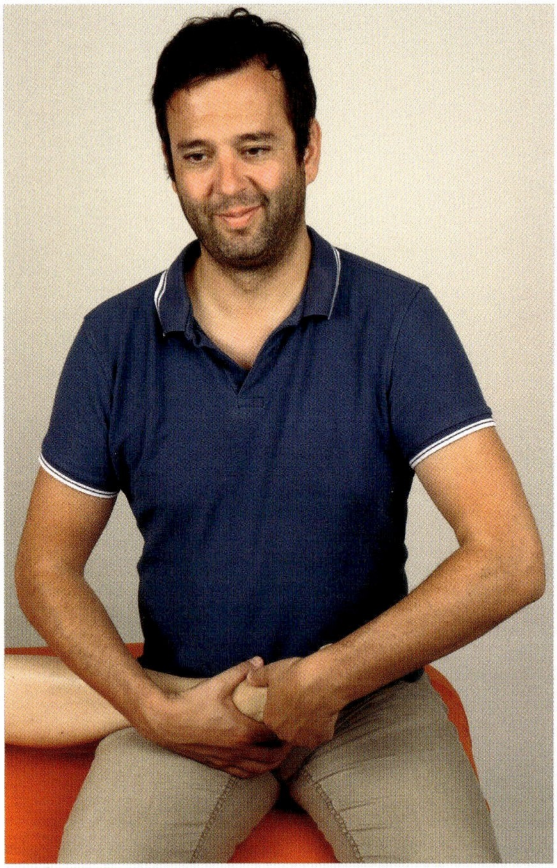

Abb. 4.15 Untersuchung des Os cuneiforme I.

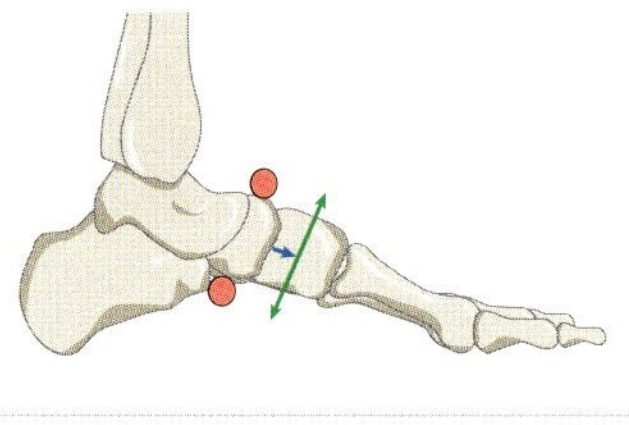

Abb. 4.16 Schematische Darstellung der Untersuchung des Os cuneiforme I.

Untersuchung des Os cuneiforme II

Das Os cuneiforme II kann aufgrund seiner Biomechanik nur nach dorsal eine Dysfunktion aufweisen.

▶ **ASTE Patient.** Rückenlage, aufgestelltes Bein.

▶ **ASTE Therapeut.** Stand.

▶ **Ausführung.** Die Hand des Therapeuten gibt Druck auf das Os cuneiforme II von dorsal.

Er beurteilt die Beweglichkeit nach plantar und den Rückweg nach dorsal (▶ Abb. 4.17 und ▶ Abb. 4.18).

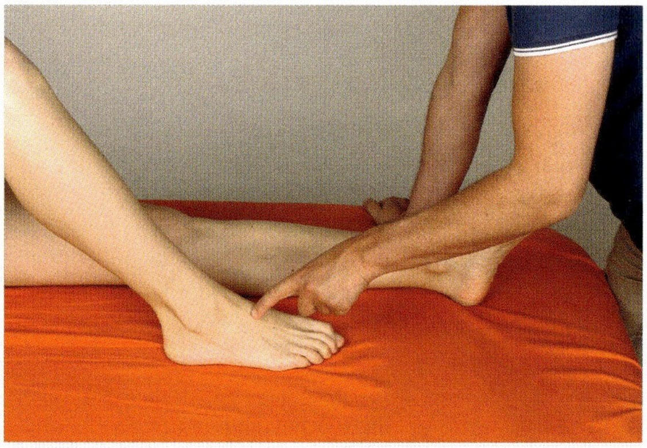

Abb. 4.17 Untersuchung des Os cuneiforme II.

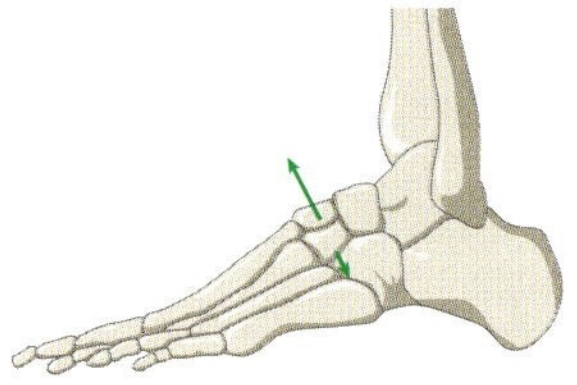

Abb. 4.18 Schematische Darstellung der Untersuchung des Os cuneiforme II.

Untersuchung des Os cuneiforme III

▸ **ASTE Patient.** Rückenlage.

▸ **ASTE Therapeut.** Sitz auf der Bank, umgreift den Fuß des Patienten.

▸ **Ausführung.** Die kraniale Hand des Therapeuten fixiert das Os naviculare, die kaudale Hand umgreift das Os cuneiforme III von dorsal und plantar.

Der Therapeut testet die Beweglichkeit nach dorsal und plantar unter leichter Vorspannung und beurteilt das Bewegungsausmaß des Os cuneiforme III gegenüber dem Os naviculare (▸ Abb. 4.19 und ▸ Abb. 4.20).

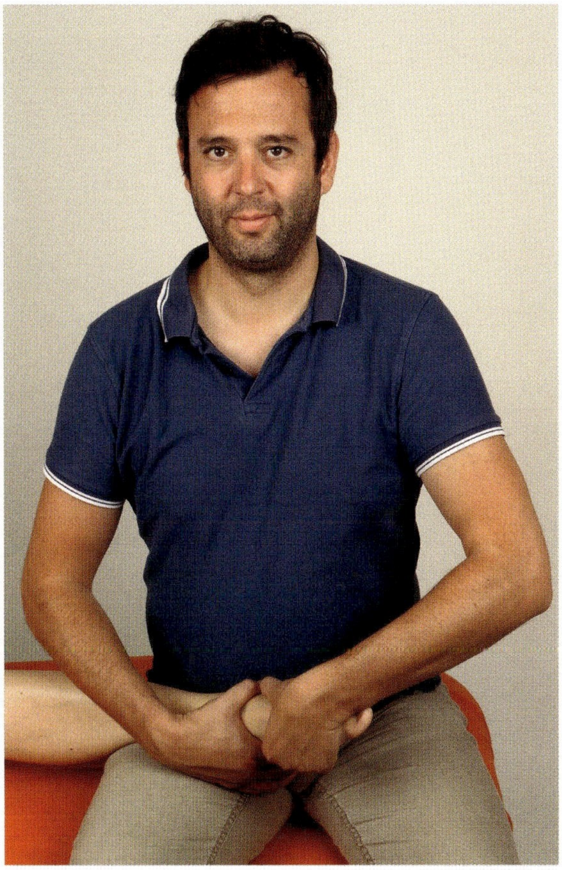

Abb. 4.19 Untersuchung des Os cuneiforme III.

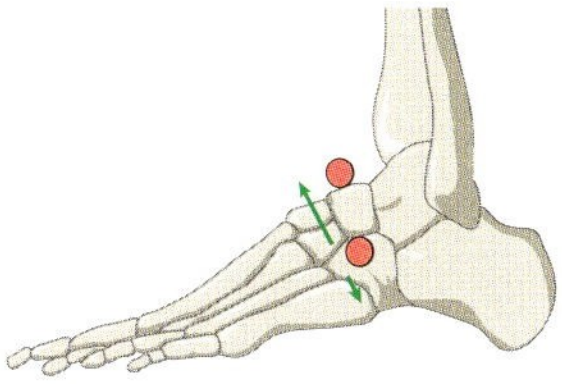

Abb. 4.20 Schematische Darstellung der Untersuchung des Os cuneiforme III.

Behandlung der Ossa cuneiformia I–III

Behandlung der Ossa cuneiformia I und III nach dorsal

▸ **ASTE Patient.** Bauchlage, Kniegelenk 90° gebeugt.

▸ **ASTE Therapeut.** Stehend am Ende der Behandlungsliege.

▸ **Ausführung.** Ein Daumen liegt plantar auf der Region des entsprechenden Os cuneiforme; die zweite Hand liegt über der ersten und verstärkt den Druck. Durch Druck mit beiden Händen wird das Os cuneiforme in Richtung der motorischen Barriere gebracht; am Ende der motorischen Barriere kann mit einem kurzen Überdruck oder einer federnden Mobilisation über die motorische Barriere hinaus mobilisiert werden (▸ Abb. 4.21 und ▸ Abb. 4.22).

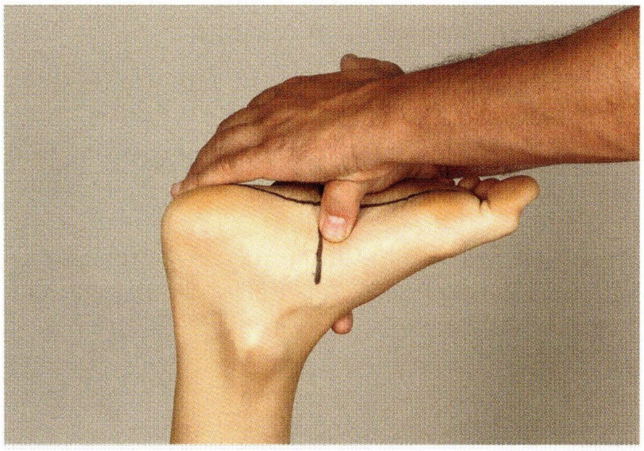

Abb. 4.21 Handanlage zur Mobilisation des Os cuneiforme I nach dorsal.

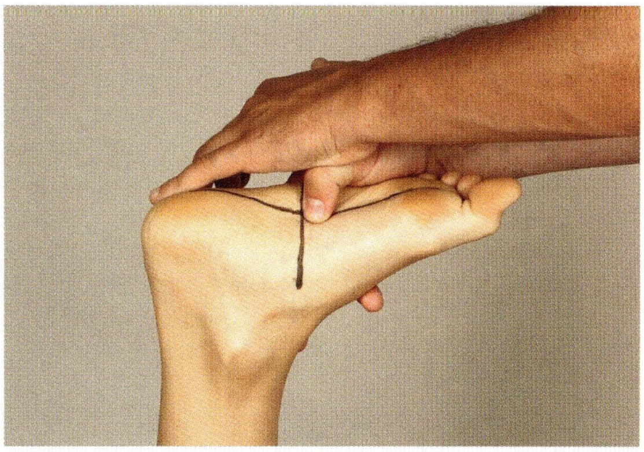

Abb. 4.22 Mobilisation des Os cuneiforme III nach dorsal.

Behandlung der Ossa cuneiformia I–III nach plantar

▸ **ASTE Patient.** Rückenlage, Bein angestellt.

▸ **ASTE Therapeut.** Stand neben der Liege mit Blick zum Liegenende.

▸ **Ausführung.** Das Os pisiforme der einen Hand des Therapeuten liegt direkt auf dem jeweiligen Os cuneiforme; die andere Hand liegt flächig unter dem Fuß. Die Mobilisation erfolgt durch leichten Zug mit der unteren Hand und Druck mit der oberen bis zur motorischen Barriere. Dort kann mit einem kurzen Überdruck oder mit einer federnden Mobilisation über die motorische Barriere hinaus mobilisiert werden (▸ Abb. 4.23).

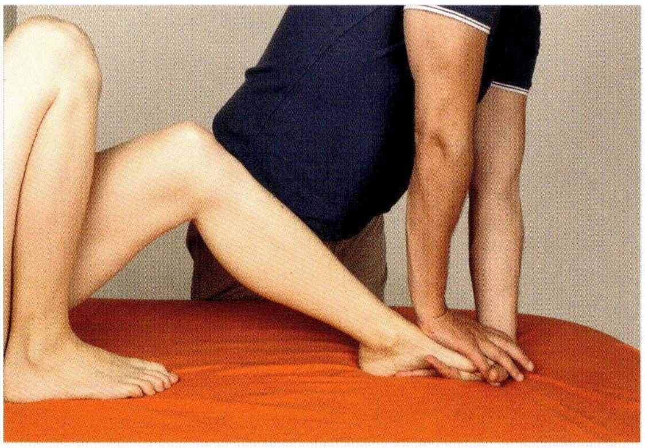

Abb. 4.23 Mobilisation der Ossa cuneiformia I–III nach plantar.

Untersuchung des Os naviculare und Os cuboideum

Untersuchung des Os naviculare

▸ **ASTE Patient.** Rückenlage.

▸ **ASTE Therapeut.** Sitz auf der Bank, umgreift den Fuß des Patienten.

▸ **Ausführung.** Der Therapeut umgreift mit der kranialen Hand im Krallengriff den Kalkaneus und gibt eine Kompression über den Kalkaneus auf den Talus.

Die kaudale Hand umgreift das Os naviculare und testet unter leichter Vorspannung die Beweglichkeit in interner und externer Rotation (▸ Abb. 4.24 und ▸ Abb. 4.25).

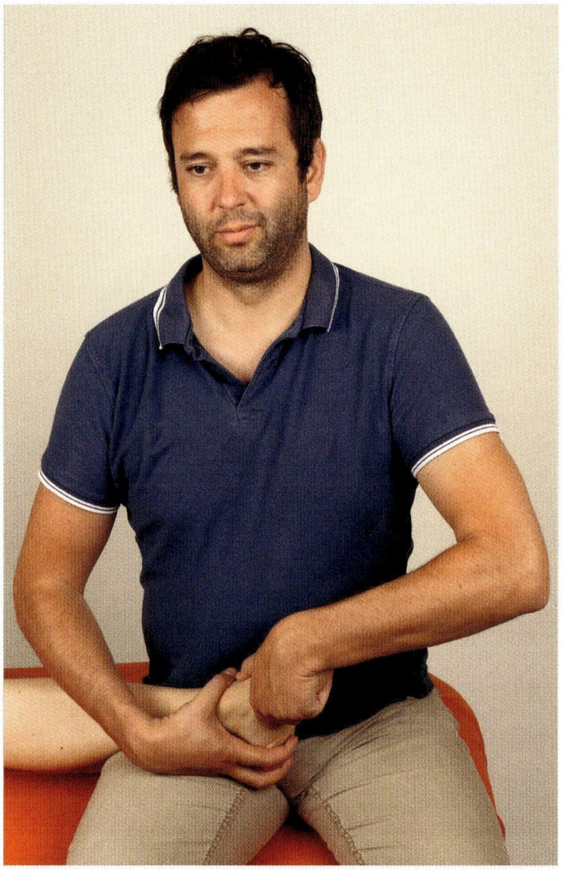

Abb. 4.24 Untersuchung des Os naviculare.

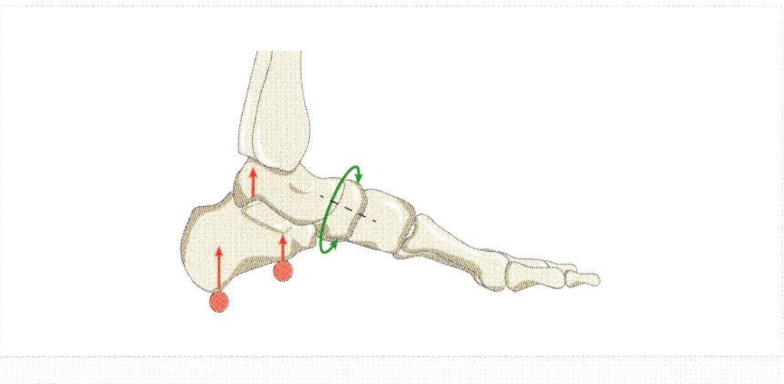

Abb. 4.25 Schematische Darstellung der Untersuchung des Os naviculare.

Untersuchung des Os cuboideum

▸ **ASTE Patient.** Rückenlage.

▸ **ASTE Therapeut.** Sitz auf der Bank, umgreift den Fuß des Patienten.

▸ **Ausführung.** Der Therapeut umgreift mit der kranialen Hand im Krallengriff den Kalkaneus und gibt eine Kompression über den Kalkaneus auf den Talus.

Die kaudale Hand umgreift das Os cuboideum und testet unter leichter Vorspannung die Beweglichkeit in interner und externer Rotation (▸ Abb. 4.26 und ▸ Abb. 4.27).

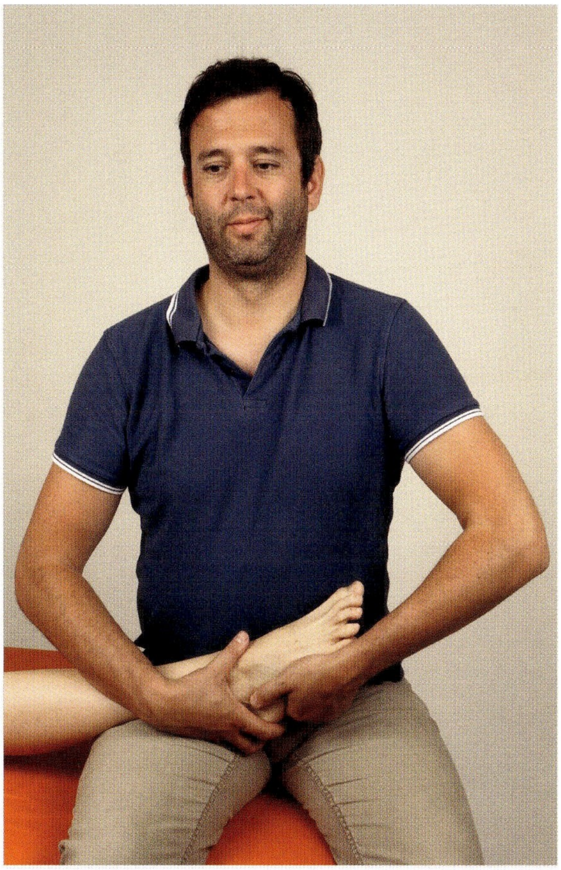

Abb. 4.26 Untersuchung des Os cuboideum.

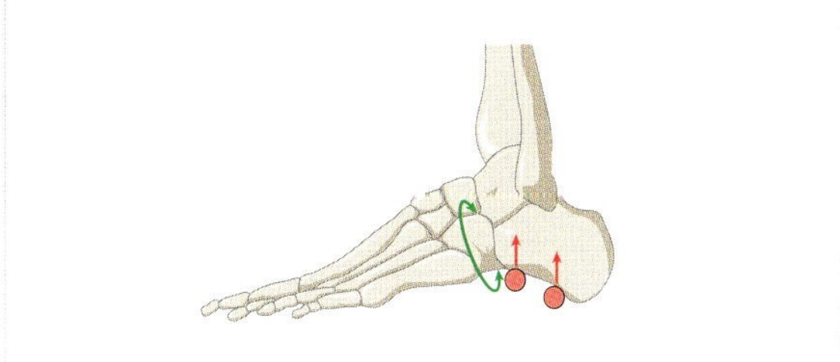

Abb. 4.27 Schematische Darstellung der Untersuchung des Os cuboideum.

Behandlung des Os naviculare und Os cuboideum

▶ **ASTE Patient.** Bauchlage, Kniegelenk 90° gebeugt.

▶ **ASTE Therapeut.** Stand am Ende der Behandlungsliege.

▶ **Ausführung.** Ein Daumen liegt plantar auf der Region des entsprechenden Knochens; die andere Hand liegt über der ersten und verstärkt den Druck. Durch Druck mit beiden Händen wird der entsprechende Knochen in Richtung der motorischen Barriere gebracht. Am Ende

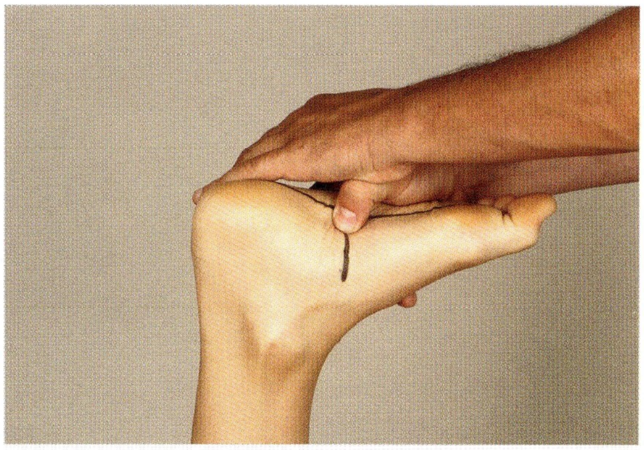

Abb. 4.28 Handanlage zur Mobilisation des Os naviculare in externe Rotation.

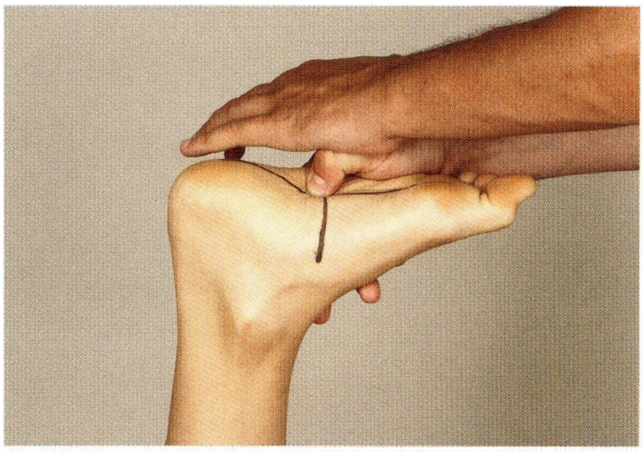

Abb. 4.29 Mobilisation des Os cuboideum in externe Rotation.

der motorischen Barriere kann mit einem kurzen Überdruck oder einer federnden Mobilisation über die motorische Barriere hinaus mobilisiert werden (▶ Abb. 4.28 und ▶ Abb. 4.29).

Untersuchung des Kalkaneus

▶ **ASTE Patient.** Rückenlage, Fuß liegt über das Bankende hinaus, ohne Unterlagerung.

▶ **ASTE Therapeut.** Stand vor dem Fußende der Behandlungsbank.

▶ **Ausführung.** Der Kalkaneus des Patienten liegt in der Handinnenfläche des Therapeuten und wird unter leichter Kompression getestet. Die kraniale Hand umgreift den Unterschenkel, die kaudale Hand liegt dem Oberschenkel des Therapeuten an. Über eine leichte Oberkörperbeugung und Aufrichtung des Therapeuten wird die Beweglichkeit nach anterior und posterior beurteilt. Die Beweglichkeit in Adduktion und Abduktion testet der Therapeut durch eine leichte Rotation des Oberkörpers nach rechts und links (▶ Abb. 4.30 und ▶ Abb. 4.31).

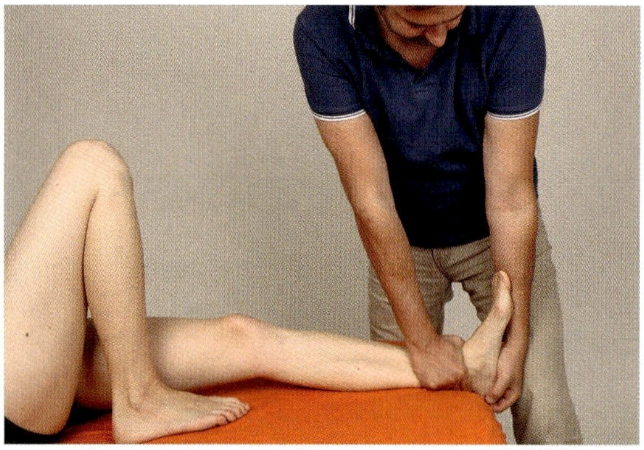

Abb. 4.30 Untersuchung des Kalkaneus.

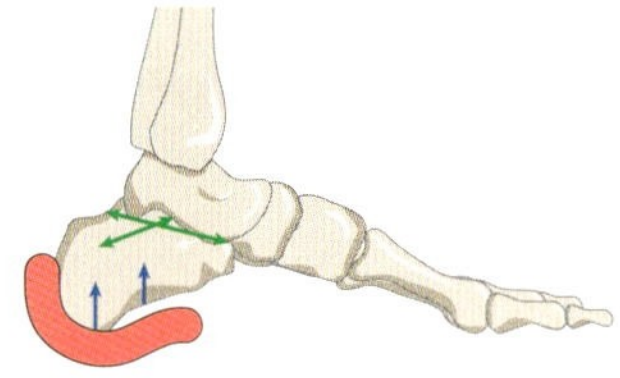

Abb. 4.31 Schematische Darstellung der Untersuchung des Kalkaneus.

Behandlung des Kalkaneus

Behandlung des Kalkaneus in Richtung Abduktion und Adduktion

▶ **ASTE Patient.** Seitenlage, Fuß über die Bank hinaus gelagert.

▶ **ASTE Therapeut.** Stand seitlich am Fußende der Behandlungsliege.

▶ **Ausführung.** Der Therapeut umgreift den Kalkaneus. Mit dem Kniegelenk führt er eine leichte Kompression aus. Über den Körper des Therapeuten wird der Kalkaneus bis an die motorische Barriere gebracht und mit einem kurzen Überdruck oder federnd über die motorische Barriere hinaus mobilisiert (▶ Abb. 4.32 und ▶ Abb. 4.33).

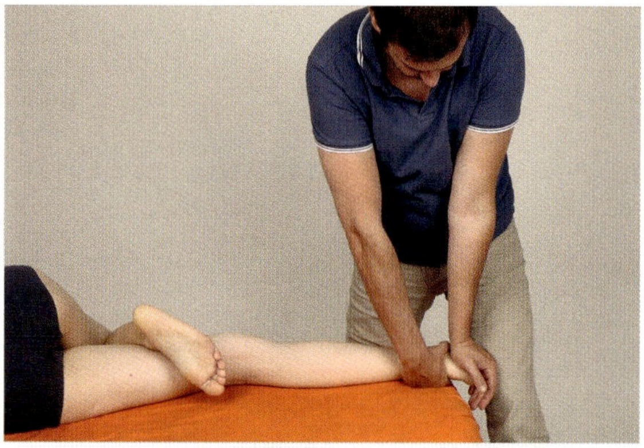

Abb. 4.32 Mobilisation des Kalkaneus in Richtung Abduktion.

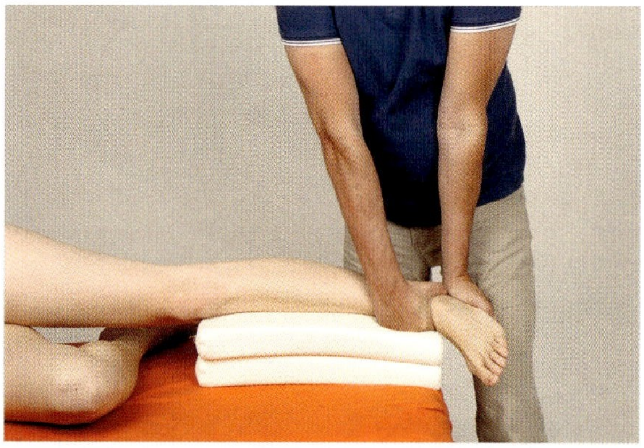

Abb. 4.33 Mobilisation des Kalkaneus in Richtung Adduktion.

Behandlung des Kalkaneus nach anterior

▶ **ASTE Patient.** Bauchlage, Fuß über die Bank hinaus gelagert.

▶ **ASTE Therapeut.** Stand am Ende der Behandlungsliege.

▶ **Ausführung.** Der Therapeut umgreift den Kalkaneus. Über den Körper des Therapeuten wird der Kalkaneus bis an die motorische Barriere gebracht und mit einem kurzen Überdruck oder federnd über die motorische Barriere hinaus mobilisiert (▶ Abb. 4.34).

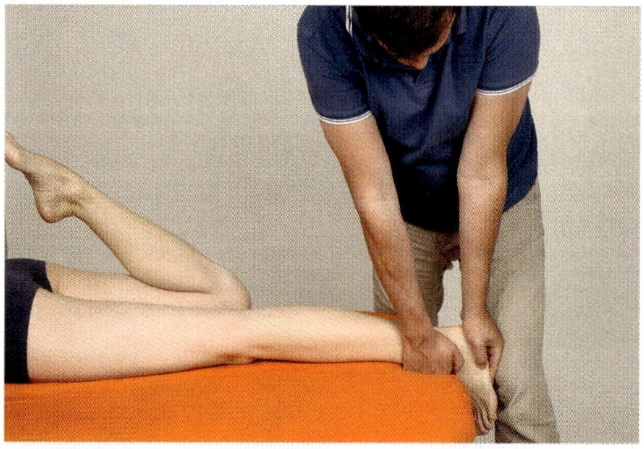

Abb. 4.34 Mobilisation des Kalkaneus nach anterior.

Behandlung des Kalkaneus nach posterior

▶ **ASTE Patient.** Rückenlage, Fuß über die Bank hinaus gelagert.

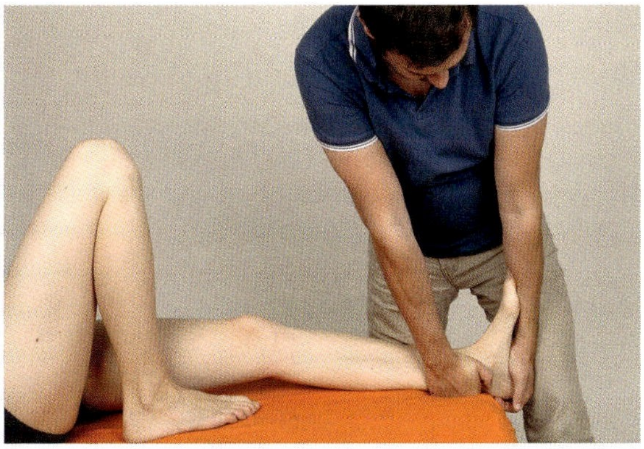

Abb. 4.35 Mobilisation des Kalkaneus nach posterior.

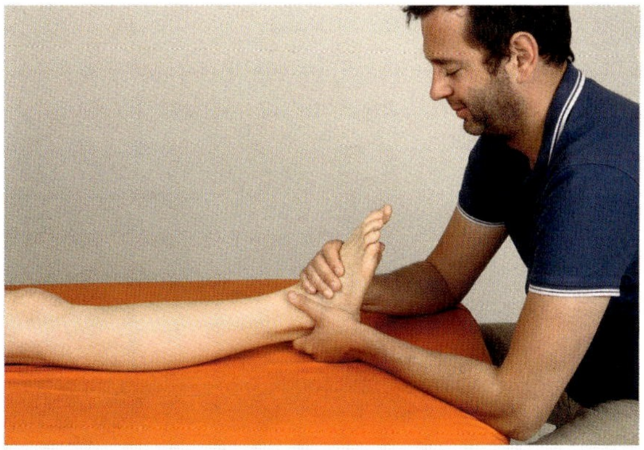

Abb. 4.36 Untersuchung des Talus.

▸ **ASTE Therapeut.** Stand am Ende der Behandlungsliege.

▸ **Ausführung.** Der Therapeut umgreift den Kalkaneus. Über den Körper des Therapeuten wird der Kalkaneus bis an die motorische Barriere gebracht und mit einem kurzen Überdruck oder federnd über die motorische Barriere hinaus mobilisiert (▸ Abb. 4.35).

Untersuchung des Talus

▸ **ASTE Patient.** Rückenlage.

▸ **ASTE Therapeut.** Sitz am Fußende der Behandlungsbank.

▸ **Ausführung.** Der Therapeut bewegt mit der kaudalen Hand das Fußgelenk des Patienten passiv in Dorsalextension und Plantarflexion. Die kraniale Hand umgreift den Talus und palpiert die Gleitfähigkeit des Talus nach anterior und posterior.

Bei einer Dorsalextension bewegt sich der Talus physiologisch nach posterior, bei einer Plantarflexion ist die gegenteilige Bewegung nach anterior zu erwarten (▸ Abb. 4.36 und ▸ Abb. 4.37).

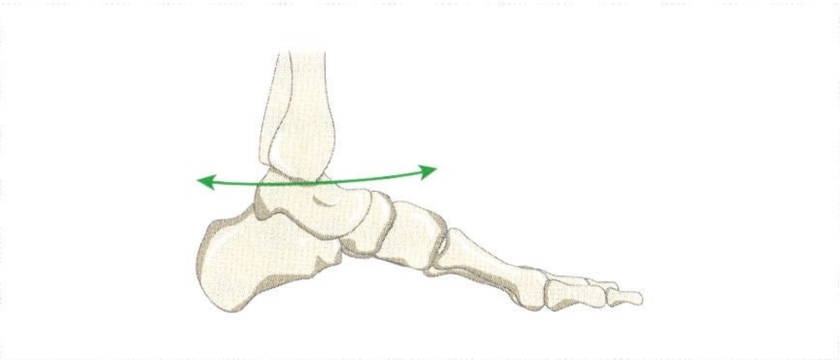

Abb. 4.37 Schematische Darstellung der Untersuchung des Talus.

Behandlung des Talus

▸ **ASTE Patient.** Rückenlage.

▸ **ASTE Therapeut.** Stand neben der Behandlungsliege mit Blick zum Ende der Behandlungsliege.

▸ **Ausführung.** Der Therapeut umgreift mit beiden Händen den Talus. Dieser wird in der eingeschränkten Bewegungsrichtung vorpositioniert. Anschließend bringt der Therapeut das Kniegelenk in Flexion, bleibt mit dem Oberarm jedoch in der Gelenkbeuge. Über den entstehenden Hebel erfolgt eine Traktion auf das obere Sprunggelenk. Mit einem kurzen Überdruck oder federnd erfolgt an der motorischen Barriere die Mobilisation (▸ Abb. 4.38).

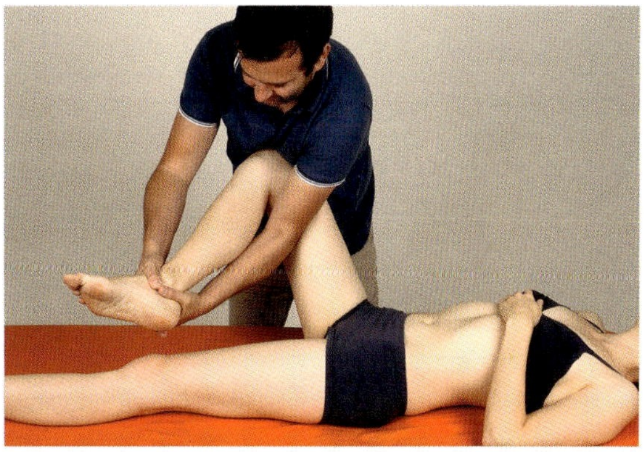

Abb. 4.38 Mobilisation des Talus.

4.2.2 Knie

Dysfunktionen im Bereich des Kniegelenks finden sich oft in Kombination mit Dysfunktionen des Fußes. Traumatisch bedingt zeigen sich häufig auch primäre Dysfunktionen des Kniegelenks, die sich dann über die Faszienketten weiter verteilen und auch an weiter entfernten Körperstellen zu Schmerzen und Dysfunktionen führen können.

Zu dem Kniegelenk zählt auch die Fibula. Gerade über die Fibula werden häufig Dysfunktionen nach proximal übertragen.

Untersuchung der Fibula

▸ **ASTE Patient.** Seitenlage, unteres Bein gestreckt, oberes Bein nach vorne angewinkelt und auf der Behandlungsbank abgelegt.

▸ **ASTE Therapeut.** Sitz seitlich an der Bank.

▸ **Ausführung.** Der Therapeut fixiert die Fibula zwischen beiden Händen, indem er das proximale und distale Ende zwischen Daumen- und Kleinfingerballen fixiert. Die Fibula kann nun dreidimensional bewegt und beurteilt werden (▸ Abb. 4.39 und ▸ Abb. 4.40).

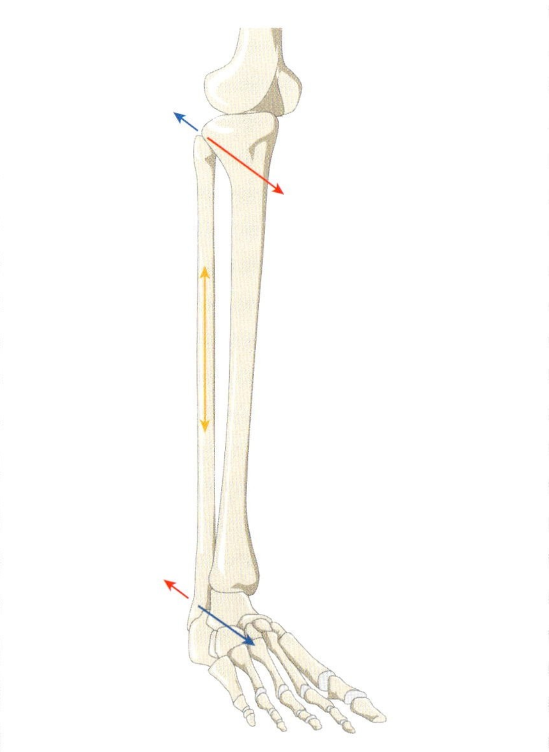

Abb. 4.39 Die zu untersuchenden Bewegungsrichtungen der Fibula.

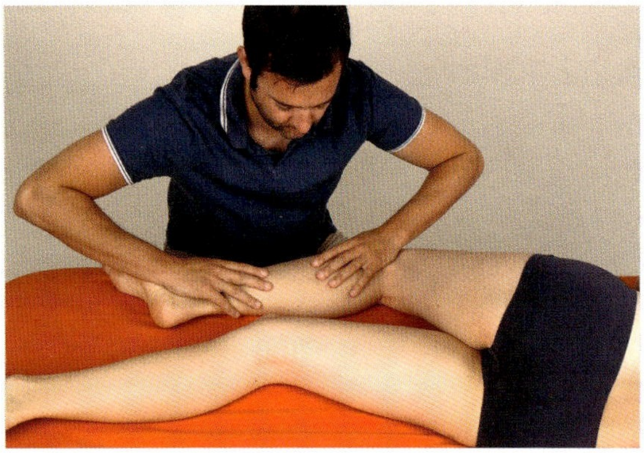

Abb. 4.40 Untersuchung der Fibula.

Mobilisation der Fibula

Mobilisation der Membrana interossea

Vor der Mobilisation sollte zuerst die Membrana interossea mobilisiert werden. In einigen Fällen ist anschließend die direkte Mobilisation nicht mehr notwendig, da die Fibula wieder frei beweglich ist (▸ Abb. 4.41).

Mobilisation der Fibula nach distal

▸ **ASTE Patient.** Rückenlage, Bein angestellt.

▸ **ASTE Therapeut.** Stand seitlich neben der Behandlungsliege.

▸ **Ausführung.** Der Daumen der einen Hand liegt oben auf der Kante des Caput fibulae. Mit der anderen Hand wird ein leichter Schlag mit der Handkante auf den eigenen Daumen ausgeführt. Durch die Kraftübertragung auf die Fibula wird diese nach distal mobilisiert (▸ Abb. 4.42 und ▸ Abb. 4.43).

Mobilisation der Fibula nach proximal

▸ **ASTE Patient.** Seitlage, auf kontralateraler Seite. Unteres Bein gestreckt, oberes Bein leicht gebeugt abgelegt.

▸ **ASTE Therapeut.** Sitzend in Verlängerung der Fibula.

▸ **Ausführung.** Beide Daumen liegen nebeneinander kranial auf dem Caput fibulae und üben sanften Druck nach distal bis zum Bewegungsende aus. Der Daumenkontakt wird sehr schnell gelöst (▸ Abb. 4.44).

Mobilisation des Caput fibulae nach anterior

▸ **ASTE Patient.** Rückenlage.

▸ **ASTE Therapeut.** Stand neben der Behandlungsliege.

▸ **Ausführung.** Die mediale Hand umgreift den Unterschenkel, die laterale Hand liegt in der Kniebeuge. Das Caput fibulae liegt auf dem Caput des Os metacarpale I. Die Fibula wird weiter in Außenrotation gedreht. Der Therapeut nimmt Kontakt mit seinem Sternum an der Tibia auf und bringt die Fibula über den Druck des Sternums an die motorische Barriere. Dort kann mit einem kurzen Überdruck oder einer federnden Mobilisation über die motorische Barriere hinaus mobilisiert werden (▸ Abb. 4.45).

Mobilisation des Caput fibulae nach posterior

▸ **ASTE Patient.** Rückenlage.

▸ **ASTE Therapeut.** Stand neben der Behandlungsliege.

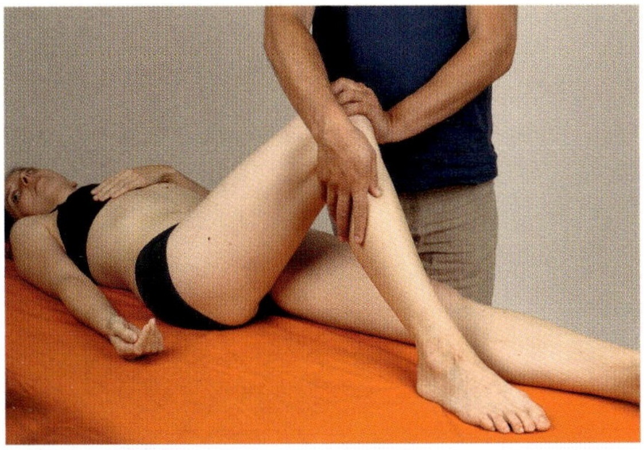

Abb. 4.41 Mobilisation der Membrana interossea.

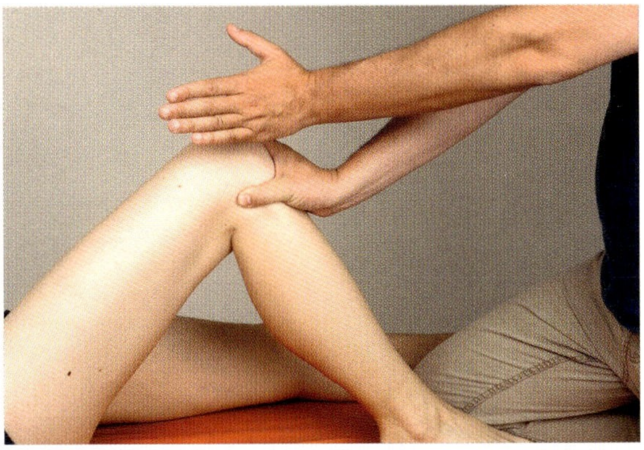

Abb. 4.42 Handanlage zur Mobilisation der Fibula nach distal.

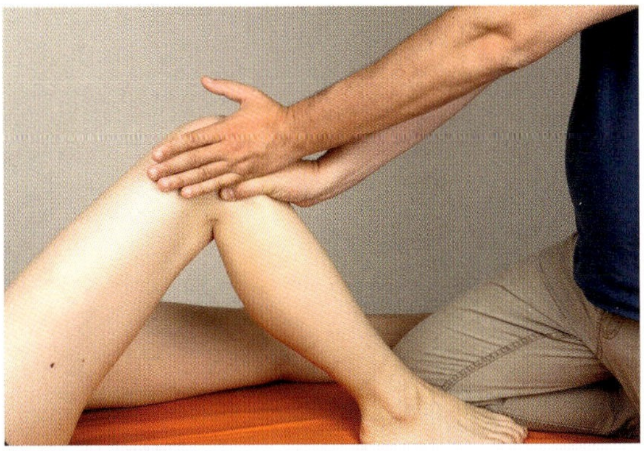

Abb. 4.43 Mobilisation der Fibula nach distal.

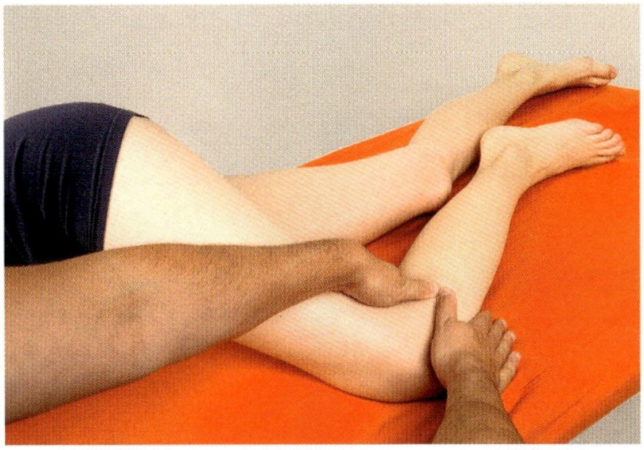

Abb. 4.44 Mobilisation der Fibula nach proximal.

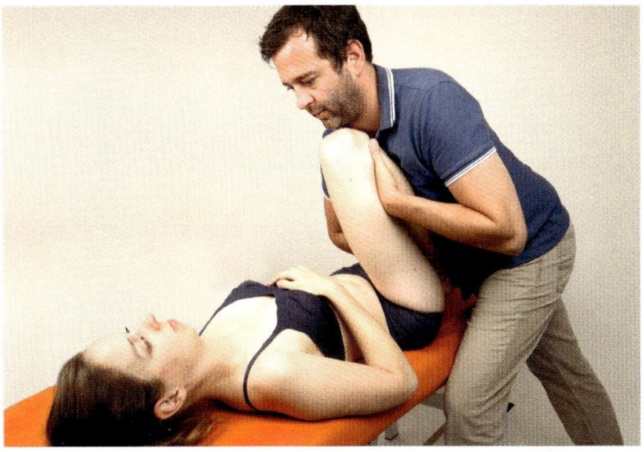

Abb. 4.45 Mobilisation des Caput fibulae nach anterior.

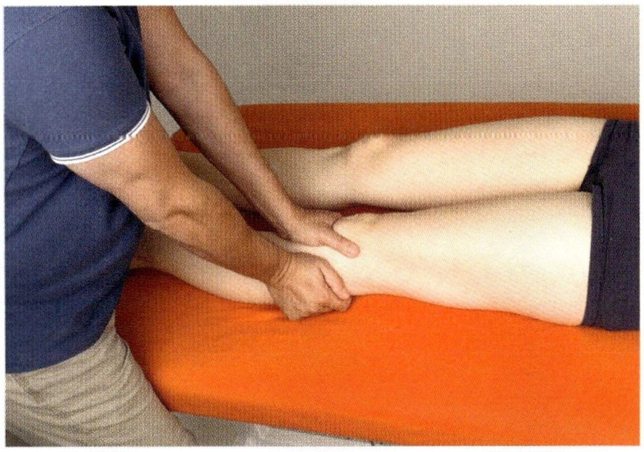

Abb. 4.46 Mobilisation des Caput fibulae nach posterior.

▸ **Ausführung.** Die eine Hand des Therapeuten fixiert die distale Tibia in leichter Innenrotation. Die andere Hand liegt mit dem Daumenballen auf dem Caput fibulae. Mit dem Gewicht seines Oberkörpers bringt der Therapeut das Caput fibulae an die motorische Barriere. Dort kann mit einem kurzen Überdruck oder einer federnden Mobilisation über die motorische Barriere hinaus mobilisiert werden (▸ Abb. 4.46).

Mobilisation der distalen Fibula nach posterior

▸ **ASTE Patient.** Rückenlage.

▸ **ASTE Therapeut.** Stand am Fußende der Behandlungsliege.

▸ **Ausführung.** Der Daumenballen der einen Hand unterlagert die Tibia, der Daumenballen der anderen Hand liegt auf der Fibula. Mit dem Gewicht seines Oberkörpers bringt der Therapeut die Fibula an die motorische Barriere. Dort kann mit einem kurzen Überdruck oder einer federnden Mobilisation über die motorische Barriere hinaus mobilisiert werden (▸ Abb. 4.47).

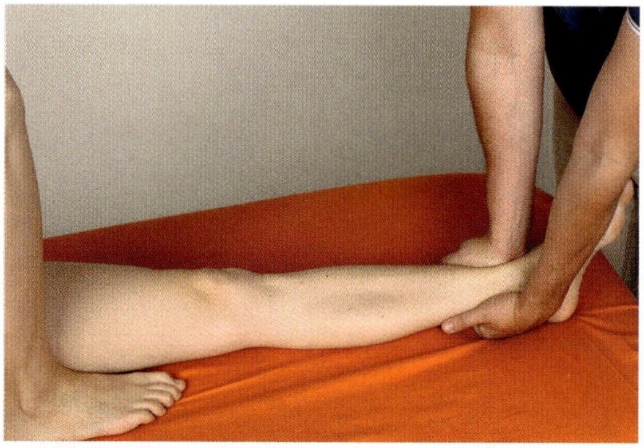

Abb. 4.47 Mobilisation der distalen Fibula nach posterior.

Mobilisation der distalen Fibula nach anterior

▸ **ASTE Patient.** Rückenlage.

▸ **ASTE Therapeut.** Am Fußende der Behandlungsliege.

▸ **Ausführung.** Der Daumenballen der einen Hand unterlagert die Fibula, der Daumenballen der anderen Hand liegt auf der distalen Tibia. Mit dem Gewicht seines Oberkörpers bringt der Therapeut die Tibia nach posterior an die motorische Barriere. Dort kann mit einem kurzen Überdruck oder einer federnden Mobilisation über die motorische Barriere hinaus mobilisiert werden (▸ Abb. 4.48).

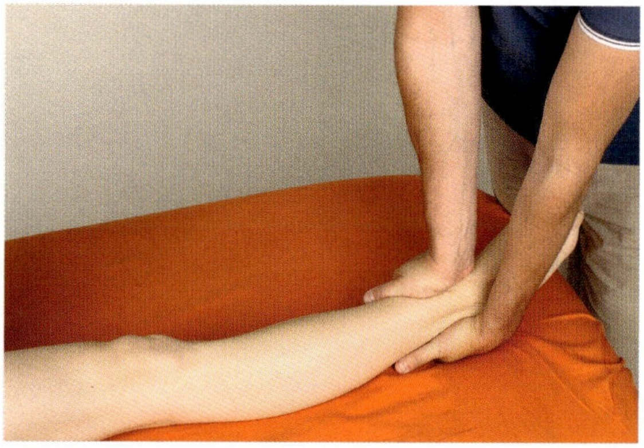

Abb. 4.48 Mobilisation der distalen Fibula nach anterior.

Untersuchung der Tibia nach anterior und posterior

▸ **ASTE Patient.** Rückenlage, angestelltes Bein.

▸ **ASTE Therapeut.** Stand, kaudal des Patienten auf der Behandlungsbank, mit Kontakt zum Fuß des Patienten.

▸ **Ausführung.** Der Therapeut nimmt Kontakt mit der Tibia von medial und lateral auf und verschiebt diese gegenüber dem Femur nach anterior und posterior. Die beiden Daumen des Therapeuten palpieren seitlich der Patella die Verschiebung zwischen Tibia und Femur (▸ Abb. 4.49).

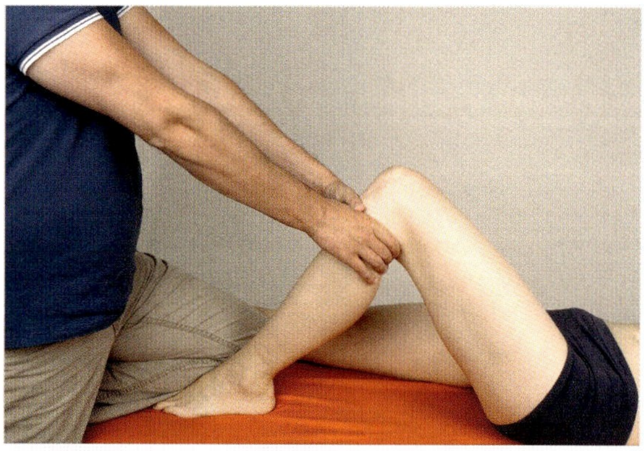

Abb. 4.49 Untersuchung der Tibia nach anterior und posterior.

Behandlung der Tibia nach anterior und posterior

Behandlung der Tibia nach anterior

▸ **ASTE Patient.** Rückenlage, Bein angestellt.

▸ **ASTE Therapeut.** Stand seitlich neben der Liege.

▸ **Ausführung.** Die mediale Hand umgreift den Unterschenkel, der laterale Unterarm liegt in der Kniebeuge. Der Therapeut nimmt Kontakt mit seinem Sternum an der Tibia auf. Über den Druck des Sternums bringt er die Fibula an die motorische Barriere. Dort kann mit einem kurzen Überdruck oder einer federnden Mobilisation über die motorische Barriere hinaus mobilisiert werden (▸ Abb. 4.50).

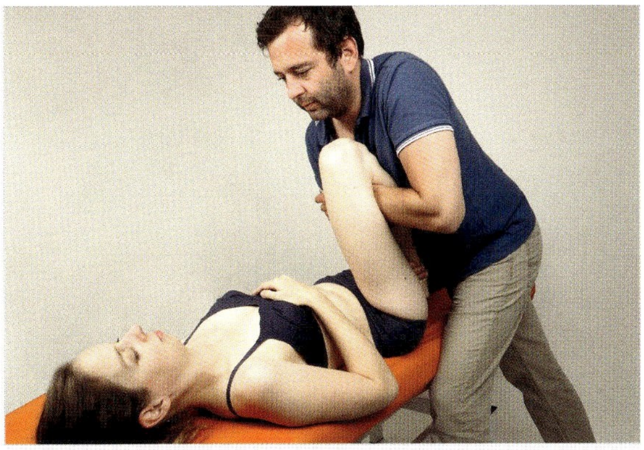

Abb. 4.50 Mobilisation der Tibia nach anterior.

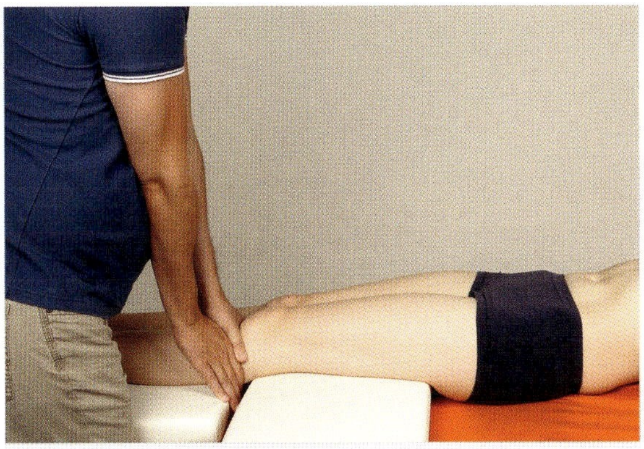

Abb. 4.51 Mobilisation der Tibia nach posterior.

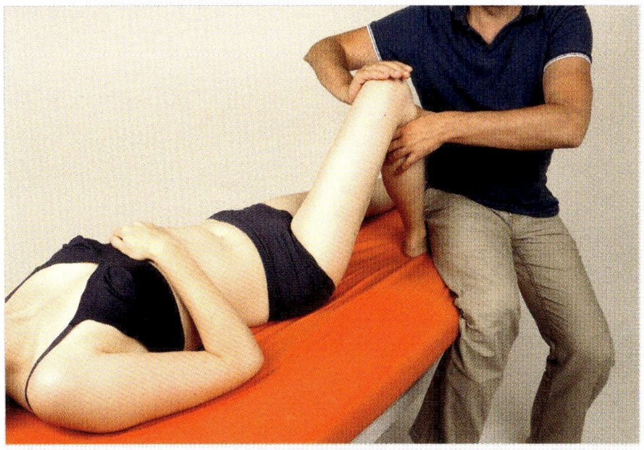

Abb. 4.52 Untersuchung der Tibia nach medial.

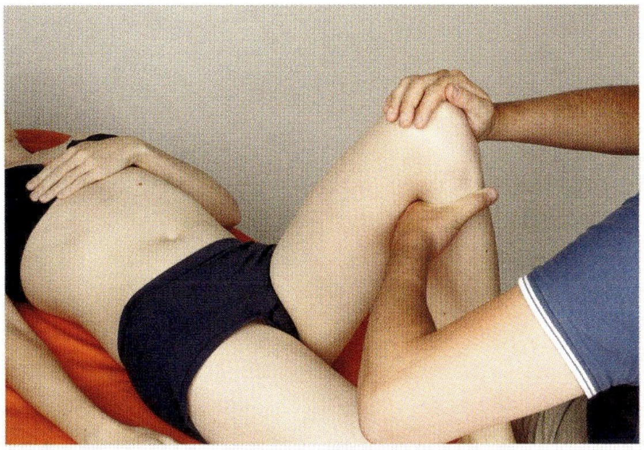

Abb. 4.53 Untersuchung der Tibia nach lateral.

Behandlung der Tibia nach posterior

▸ **ASTE Patient.** Rückenlage, Ober- und Unterschenkel direkt vor dem Kniegelenk leicht unterlagert.

▸ **ASTE Therapeut.** Stand neben der Behandlungsliege.

▸ **Ausführung.** Beide Hände des Therapeuten fixieren die Tibia proximal im Gabelgriff. Mit dem Gewicht seines Oberkörpers bringt er die Tibia an die motorische Barriere. Dort kann mit einem kurzen Überdruck oder einer federnden Mobilisation über die motorische Barriere hinaus mobilisiert werden (▸ Abb. 4.51).

Untersuchung der Tibia nach medial und lateral

Untersuchung der Tibia nach medial

▸ **ASTE Patient.** Rückenlage, angestelltes Bein.

▸ **ASTE Therapeut.** Sitz kaudal des Patienten auf der Behandlungsbank, mit Kontakt zum Fuß des Patienten.

▸ **Ausführung.** Eine Hand des Therapeuten nimmt von lateral Kontakt mit der Tibia auf, die andere von medial mit dem Femur. Die mediale Hand fixiert das Femur, die laterale Hand testet die Beweglichkeit der Tibia nach medial (▸ Abb. 4.52).

Untersuchung der Tibia nach lateral

▸ **ASTE Patient.** Rückenlage, angestelltes Bein.

▸ **ASTE Therapeut.** Sitz kaudal des Patienten auf der Be handlungsbank, mit Kontakt zum Fuß des Patienten.

▸ **Ausführung.** Eine Hand des Therapeuten nimmt von medial Kontakt mit der Tibia auf, die andere von lateral mit dem Femur. Die laterale Hand fixiert das Femur, die mediale Hand testet die Beweglichkeit der Tibia nach lateral (▸ Abb. 4.53).

Behandlung der Tibia nach medial und nach lateral

Behandlung der Tibia nach medial

▸ **ASTE Patient.** Rückenlage, angestelltes Bein.

▸ **ASTE Therapeut.** Sitz kaudal des Patienten auf der Behandlungsbank, mit Kontakt zum Fuß des Patienten.

▸ **Ausführung.** Die Hand an der Tibia bringt diese an die motorische Barriere. Dort kann die Mobilisation mit einem kurzen Überdruck oder einem federnden Druck durchgeführt werden (▸ Abb. 4.54).

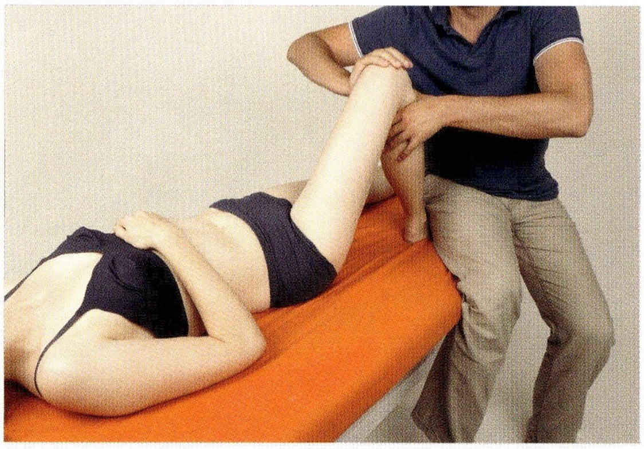

Abb. 4.54 Mobilisation der Tibia nach medial.

Behandlung der Tibia nach lateral

▸ **ASTE Patient.** Rückenlage, angestelltes Bein.

▸ **ASTE Therapeut.** Sitz kaudal des Patienten auf der Behandlungsbank, mit Kontakt zum Fuß des Patienten.

▸ **Ausführung.** Die Hand an der Tibia bringt diese an die motorische Barriere. Dort kann die Mobilisation mit einem kurzen Überdruck oder einem federnden Druck durchgeführt werden (▸ Abb. 4.55).

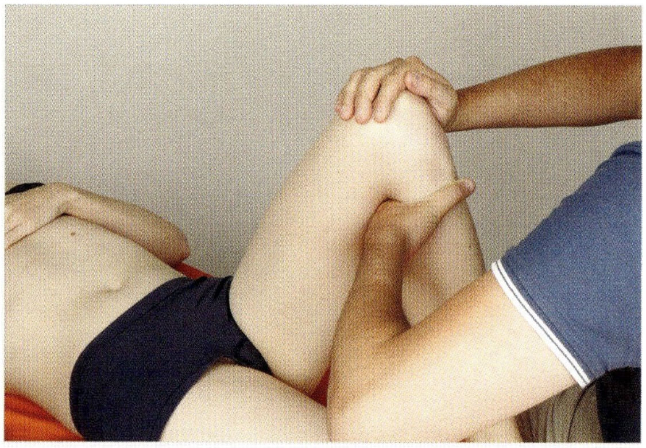

Abb. 4.55 Mobilisation der Tibia nach lateral.

Untersuchung der Tibia in Innen- und Außenrotation

▸ **ASTE Patient.** Rückenlage, Hüftgelenk und Kniegelenk in 90°-Flexion, Unterschenkel auf der Schulter des Therapeuten abgelegt.

▸ **ASTE Therapeut.** Sitz auf der Behandlungsbank, auf der homolateralen Seite.

▸ **Ausführung.** Der Therapeut umgreift die Tibia von medial und lateral. Weiterlaufend wird die Tibia in Innen- und Außenrotation getestet (▸ Abb. 4.56).

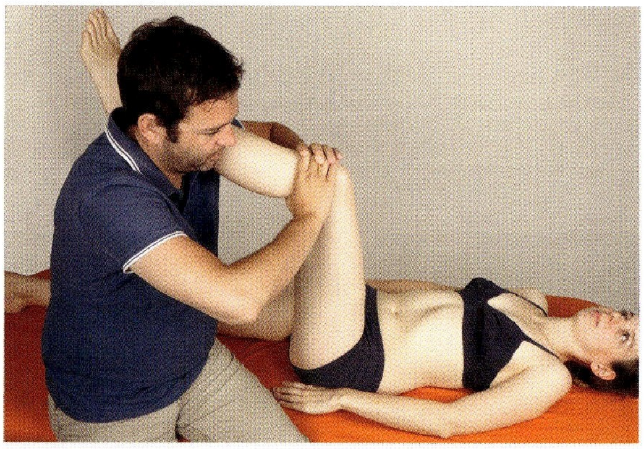

Abb. 4.56 Untersuchung der Tibia in Innen- und Außenrotation.

Behandlung der Tibia in Innen- und Außenrotation

Behandlung der Tibia in Innenrotation

▸ **ASTE Patient.** Rückenlage, Hüftgelenk und Kniegelenk in 90°-Flexion, Unterschenkel auf der Schulter des Patienten abgelegt.

▸ **ASTE Therapeut.** Sitz auf der Behandlungsbank, auf der homolateralen Seite.

▸ **Ausführung.** Der Therapeut umgreift die Tibia von medial und lateral. Die Tibia wird in Innenrotation bis an die motorische Barriere gebracht. Dort kann die Mobilisation mit einem kurzen Überdruck oder federnd durchgeführt werden (▸ Abb. 4.57).

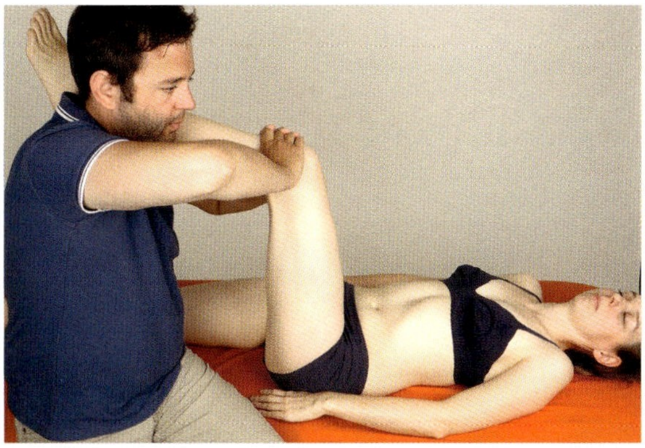

Abb. 4.57 Mobilisation der Tibia in Innenrotation.

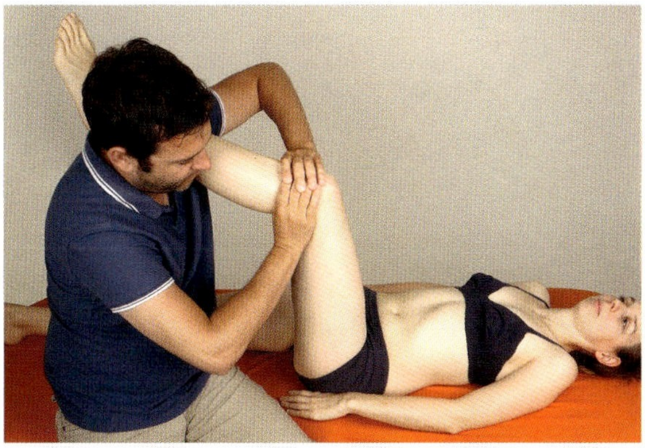

Abb. 4.58 Mobilisation der Tibia in Außenrotation.

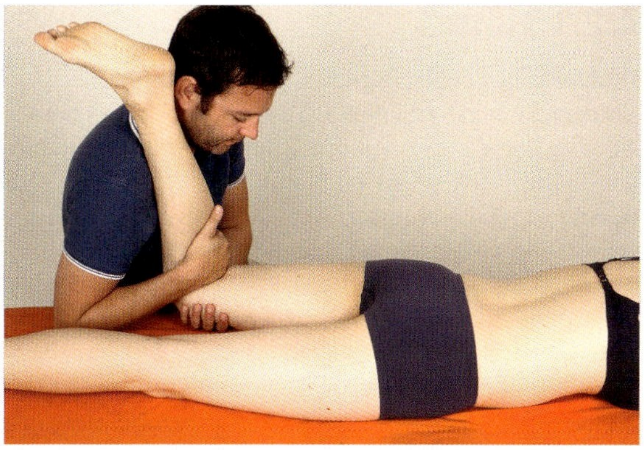

Abb. 4.59 Mikromechanische Mobilisation (MMM) des Kniegelenks in Flexion.

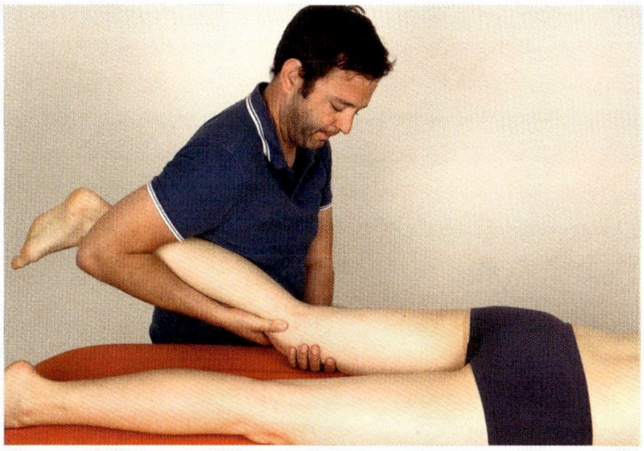

Abb. 4.60 Mikromechanische Mobilisation (MMM) des Kniegelenks in Extension.

Behandlung der Tibia in Außenrotation

▶ **ASTE Patient.** Rückenlage, Hüftgelenk und Kniegelenk in 90°-Flexion, Unterschenkel auf der Schulter des Patienten abgelegt.

▶ **ASTE Therapeut.** Sitz auf der Behandlungsbank, auf der homolateralen Seite.

▶ **Ausführung.** Der Therapeut umgreift die Tibia von medial und lateral. Die Tibia wird in Außenrotation bis an die motorische Barriere gebracht. Dort kann die Mobilisation mit einem kurzen Überdruck oder federnd durchgeführt werden (▶ Abb. 4.58).

Mobilisation des Kniegelenks

Unspezifische Mobilisation des Kniegelenks mit mikromechanischer Mobilisation

Unspezifische Mobilisation in Flexion

▶ **ASTE Patient.** Bauchlage, Kniegelenk bis an die motorische Barriere gebeugt.

▶ **ASTE Therapeut.** Sitz seitlich der Behandlungsbank.

▶ **Ausführung.** Aus dem Rumpf heraus führt der Therapeut Kreisbewegungen durch (▶ Abb. 4.59).

Unspezifische Mobilisation in Extension

▶ **ASTE Patient.** Bauchlage, Kniegelenk bis an die motorische Barriere gestreckt.

▶ **ASTE Therapeut.** Sitz seitlich der Behandlungsbank.

▶ **Ausführung.** Der Therapeut hält das Bein mit einer Hand im Wiegegriff. Proximal des Kniegelenks fixiert seine andere Hand den Oberschenkel. Aus dem Rumpf heraus führt der Therapeut Kreisbewegungen durch (▶ Abb. 4.60).

4.2.3 Hüfte

Dysfunktionen des Hüftgelenks spielen in der Schmerzphysiotherapie keine große Rolle. Aufgrund der knöchernen Führung und der sehr stabilen Ligamente sind Dysfunktionen nahezu ausgeschlossen und wirken sich eher in Dysfunktionen des Beckenrings aus. Den Schwerpunkt in der Schmerzphysiotherapie bildet bei den gelenkigen Strukturen die Arthrose. Die bindegewebigen Schmerzsyndrome in der Region des Hüftgelenks lassen sich sehr gut über die fasziale Ebene oder durch Trainingstherapie beeinflussen.

Das Ziel bei Schmerz infolge einer arthrotischen Erkrankung des Hüftgelenks ist eine Schmerzlinderung und eine schmerzfreie Erweiterung bzw. das Erhalten des Bewegungsausmaßes.

Grundlage für die Untersuchung des Hüftgelenks ist die aktive und passive physiotherapeutische Untersuchung, auf die hier nicht näher eingegangen wird.

Neben Behandlungstechniken des Fußes, der Kniegelenke, des Beckenrings und des faszialen Systems ist für die schmerzfreie Mobilisation vor allem die mikromechanische Mobilisation geeignet.

Mikromechanische Mobilisation des Hüftgelenks

▸ **ASTE Patient.** Rückenlage, Hüftgelenk bis zur motorischen Barriere gebeugt.

▸ **ASTE Therapeut.** Sitzend neben dem Patienten mit Körperkontakt zu dem gebeugten Bein.

▸ **Ausführung.** Der Therapeut stellt das Hüftgelenk dreidimensional über Flexion/Extension, Abduktion/Adduktion, Innen-/Außenrotation an der motorischen Grenze ein. Die Kreisbewegung erfolgt aus dem Körper des Therapeuten heraus (vgl. Kap. 2.3) (▸ Abb. 4.61 und ▸ Abb. 4.62).

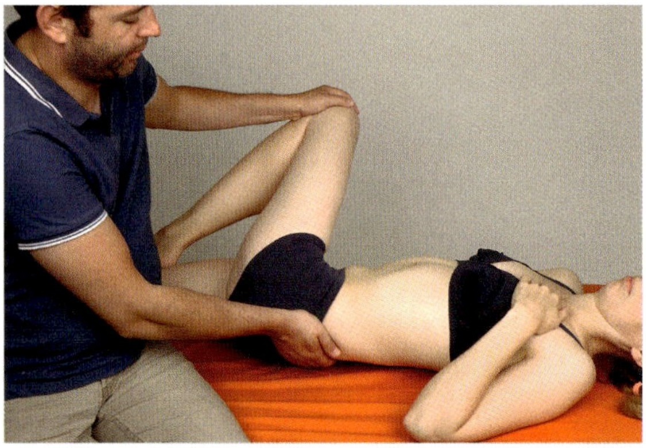

Abb. 4.61 Handanlage zur mikromechanischen Mobilisation am Hüftgelenk.

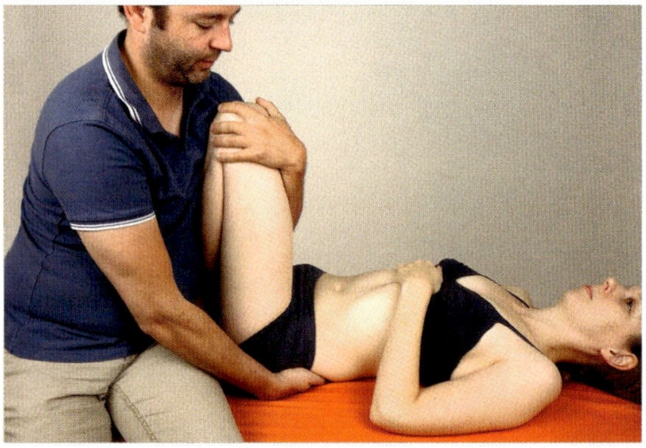

Abb. 4.62 Mikromechanische Mobilisation am Hüftgelenk.

4.2.4 Becken

Der Beckenring ist eine zentrale Struktur in der Schmerzphysiotherapie. Hier treffen die Kräfte der unteren Extremität auf die Kräfte der Wirbelsäule. Viele Ursache-Folge-Ketten der unteren Extremität haben Dysfunktionen im Bereich des Beckenrings zur Folge. Diese Dysfunktionen verursachen aber auch über die Wirbelsäule und das fasziale System Dysfunktionen bis in die Halswirbelsäule und die Kiefergelenke hinein.

Zu den wichtigen Strukturen des Beckenrings gehören die beiden Alae ossis ilii, das Kreuzbein, die Symphyse, der Beckenboden und das Steißbein.

Untersuchung der Beckenligamente

Schmerzen im ligamentären Ansatzbereich haben ihre Ursache häufig in einer Fehlstellung des Beckenrings. Die direkte Behandlung der Beckenligamente ist in den meisten Fällen nicht so einfach möglich.

Daher sollte bei einem positiven Test der Beckenligamente eine Korrektur der beiden ISG und der Symphyse erfolgen. In den meisten Fällen ist anschließend die Spannung in dem entsprechenden Ligament normalisiert und im Provokationstest kein Schmerz mehr auslösbar.

In dem seltenen Fall, dass nach der Korrektur der Beckengelenke die Provokation der Ligamente weiterhin einen Schmerz auslöst, kann eine Infiltration als zusätzliche Maßnahme in Betracht gezogen werden.

Siehe ▸ Abb. 4.63 und ▸ Abb. 4.64.

Ventrale Verstärkung

Lig. iliolumbale superius

▸ **Ursprung.** Inferior-posteriorer Teil des Querfortsatzes von L4.

▸ **Ansatz.** Crista iliaca.

Lig. iliolumbale inferius

Anteil 1

▸ **Ursprung.** Querfortsatz L5.

▸ **Ansatz.** Crista iliaca.

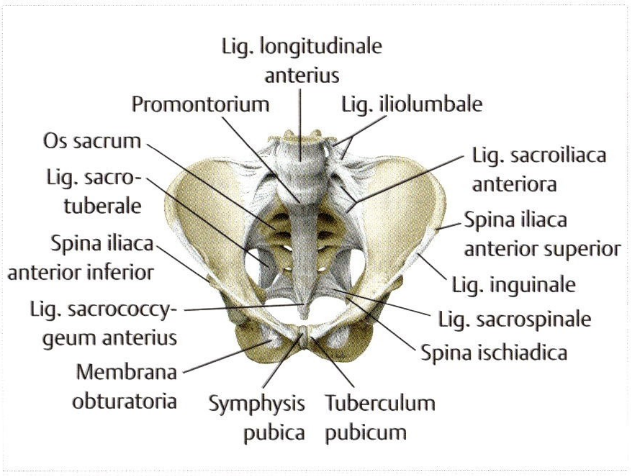

Abb. 4.63 Die ventralen Ligamente des Iliosakralgelenks. (Schünke, 2014)

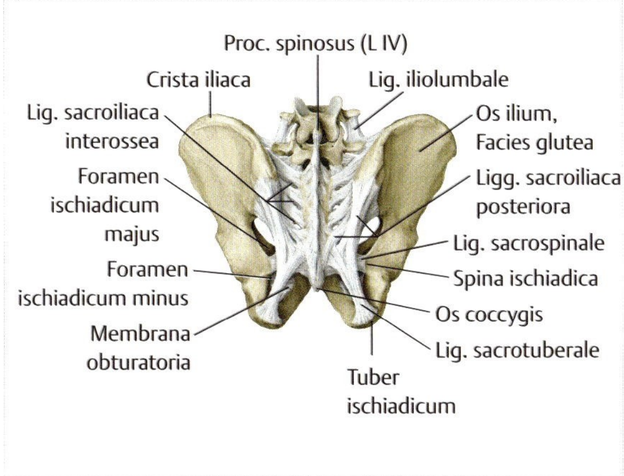

Abb. 4.64 Die dorsalen Ligamente des Iliosakralgelenks. (Schünke, 2014)

Anteil 2

▶ **Ursprung.** Querfortsatz L 5.

▶ **Ansatz.** Ligg. sacroiliaca anteriora.

L 4 und L 5 sind zwischen den iliolumbalen Bändern aufgehängt.

Durch Verspannung des Lig. iliolumbale, ausgelöst durch eine akute oder chronische Dysfunktion in den Segmenten L 4–S 1, kann der Beckenring durch die Bänder in Dysfunktion festgehalten werden.

Dysfunktion L 4 → Verspannung des Lig. iliolumbale → Os ilium posterior → das Bein erscheint länger.

▶ **Test.** Patient in Rückenlage, Knie in maximaler Flexion, Hüfte in 90° Flexion, Hüfte adduzieren und axiale Kompression ausüben.

Ein sofortiger Schmerz deutet auf ein Problem des M. piriformis hin, dieser sollte vor dem weiteren Test erst detonisiert werden. Setzt der Schmerz erst nach 10–20 Sekunden ein, deutet dies auf eine Störung der Ligg. iliolumbalia hin.

Lig. sacroiliaca anteriora

▶ **Ursprung.** Basis des Kreuzbeins, über dessen ventrale Seite, lateral von den beiden ersten Foramina sacralia anteriora.

▶ **Ansatz.** Lateral in der Fossa iliaca, am posterioren Rand der Linea arcuata und am oberen Rand der Incisura ischiadica major.

Dorsale Verstärkung

Lig. sacroiliaca posteriora

Das Lig. sacroiliacum dorsale teilt sich in 2 Ebenen auf:

1. Oberflächliche Ebene

Diese besteht aus mehreren Bündeln, die sich in verschiedenen Richtungen orientieren. Ansatzpunkte sind einerseits der hintere Rand der Crista iliaca und von den Spinae iliacae posteriores superiores (SIPS) sowie andererseits von der Crista sacralis lateralis aus.

2. Tiefe Ebene

Kurze, starke Fasern, die schräg nach innen vorne von der Tuberositas iliaca zum Sakrum hin zur Tuberositas sacralis verlaufen.

Dieses Ligament besteht aus 4 Bündeln:

- Das 1. verläuft vom Lig. iliotransversale zur inneren Lippe der Crista iliaca.
- das 2. (= Lig. axil) verläuft vom Tuberculum pyramidale des Os ilium zum Tuber sacrale,
- das 3. verläuft vertikal von der SIPS zum 3. Tuberculum der Crista iliaca lateralis (= Lig. von Zaglas).
- das 4. zieht von der SIPS bis zum 3. und 4. Tuberculum der Crista iliaca lateralis (= Lig. sacrospinosum).

▶ **Test.** (Knie und) Hüfte in maximaler Flexion (keine Adduktion), axiale Kompression, eventuell intermittierende Kompressionen. Bei einer Funktionsstörung tritt der Schmerz nach 10–20 Sekunden auf.

Lig. sacrospinale

▶ **Ursprung.** Art. sacrococcygea und lateraler Rand des Os coccygeus.

▶ **Ansatz.** Externe Spitze des Spina iliaca (parallel hierzu verläuft der M. ischiococcygeus).

▶ **Funktion.** Bremse für das Sakrum (verhindert, dass das Sakrum nach anterior bewegt).

▶ **Test.** Knie in maximaler Flexion und maximal zur gegenüberliegenden Schulter drücken, axialer Druck. Bei einer Funktionsstörung tritt der Schmerz nach 10–20 Sekunden auf.

Lig. sacrotuberale

Das Lig. sacrotuberale liegt weiter posterior im Vergleich zum Lig. sacrospinale.

▶ **Ursprung.** SIPS, Facies glutea (medialer Rand); Oberrand der Incisura ischiadica major, lateraler Rand des Sakrum (S 3) bis hin zum Angulus inferior lateralis (AIL) und Os coccygeus.

▶ **Ansatz.** Posteriorer Rand des Tuber ischiadicum.

▶ **Verlauf.** Fasern drehen um 180° (= Fasern, die zuerst extern verliefen, laufen jetzt intern).

▶ **Test.** Sicher nur rektal möglich.

Ligg. sacrotuberale und sacrospinale

Beide Ligamente spielen eine große Rolle hinsichtlich der Stabilität der dorsalen Wand des kleinen Beckens. Sie bilden die Verbindung zwischen dem Becken und der Gesäßmuskulatur.

Untersuchung des Beckenrings

Eine Untersuchung der Beckengelenke erfolgt für gewöhnlich bei direkten Beckenproblemen, sollte aber auch bei jeder Dysfunktions-/Läsionskette, die über das Becken hinausläuft, durchgeführt werden.

Symptome einer iliosakralen Blockierung:

- einseitiger Schmerz an der SIPS, vor allem im Stand
- Schmerz wird mit flektierten Hüftgelenken deutlich besser
- Sitzen geht gut, Aufstehen ist sehr schmerzhaft
- Stoßbelastung auf der betroffenen Seite schmerzhaft
- gefühlte Beinlängendifferenz
- Leistenschmerz
- häufig ist eine iliosakrale Blockierung symptomfrei

Merke

Eine Dysfunktion der Symphyse verursacht eine ähnliche Symptomatik!

Viererzeichen zum Ausschluss einer stärkeren Beteiligung des Hüftgelenks

▶ **ASTE Patient.** Rückenlage.

▶ **ASTE Therapeut.** Stand seitlich der Behandlungsliege mit Blick zum Patienten.

▶ **Ausführung.** Ein Kniegelenk des Patienten wird ca. 90° gebeugt und der Fuß neben das andere Kniegelenk gestellt. Dann wird das Bein in maximale Abduktion geführt. Eine eingeschränkte Bewegung des Hüftgelenks mit schmerzhaftem Bewegungsende deutet auf eine Läsion des Hüftgelenks hin. Alle weiteren Tests sollten dann sehr vorsichtig ausgeführt werden (▶ Abb. 4.65).

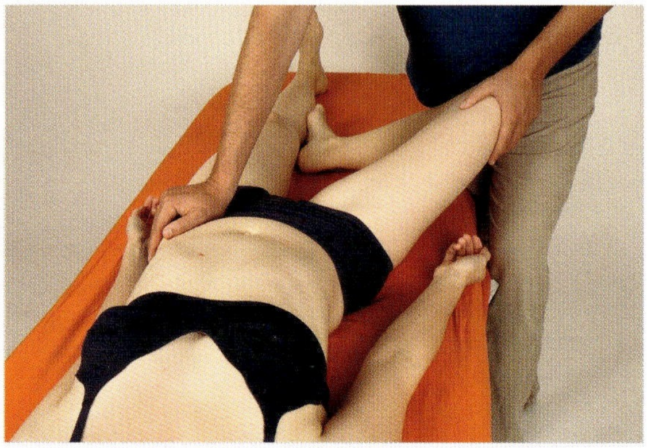

Abb. 4.65 Das Viererzeichen.

Downing-Test zur Untersuchung möglicher Dysfunktionen des Beckenrings

Bei der Untersuchung des Beckenrings auf mögliche Dysfunktionen wird die Beweglichkeit des Iliums in die Anteriorität sowie in die Posteriorität untersucht.

Die Bewegung wird über das Bein initiiert und über die Ligamente des Hüftgelenks auf das Ilium übertragen. Da sich mit der Positionsänderung des Iliums auch die des Beins verändert, kann die Beweglichkeit des Iliums durch eine vorab gesetzte Markierung am Unterschenkel erkannt werden.

Da bei der Bewegung des Iliums nach anterior das Bein optisch länger erscheint, wird dieser Anteil des Downing-Tests auch Verlängerungstest genannt. Die Überprüfung der Bewegung des Iliums nach posterior bewirkt eine optische Verkürzung der Beinlänge und heißt folglich Verkürzungstest.

Vorbereitung für den Downing-Test und Ausgleich der ligamentären Spannung

▶ **ASTE Patient.** Rückenlage.

▶ **ASTE Therapeut.** Stand am Fußende der Bank.

▶ **Ausführung.** Der Patient hebt sein Becken an, sodass seine Oberschenkel möglichst in Verlängerung des Rumpfes stehen. Diese Position hält er kurz und legt anschließend das Becken bei angestellten Beinen ab. Die Beine des Patienten legt der Therapeut passiv ohne Traktion ab.

Der Therapeut markiert einen Punkt an einer beliebigen Stelle auf gleicher Höhe an den Unterschenkeln (▶ Abb. 4.66).

Verkürzungstest

▶ **Ausführung.** Der Therapeut rotiert das Bein des Patienten passiv in maximale Innenrotation im Hüftgelenk und

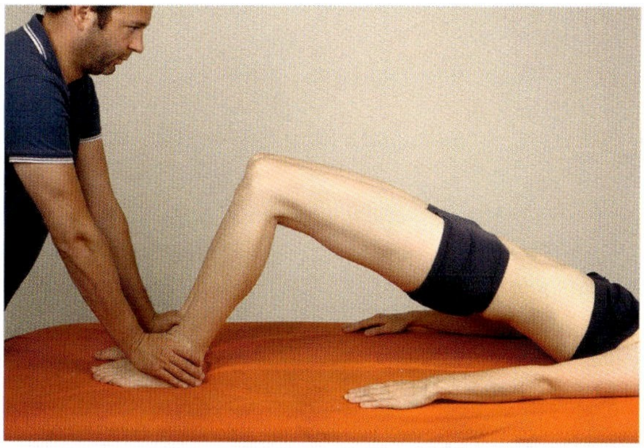

Abb. 4.66 Ausgleich der ligamentären Spannung.

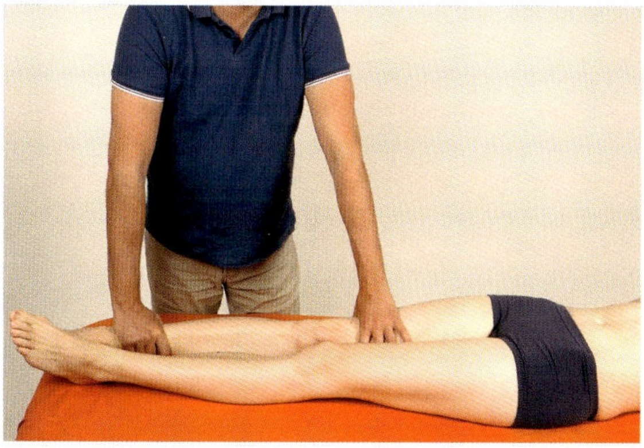

Abb. 4.67 Die Handhaltung für den Verkürzungstest.

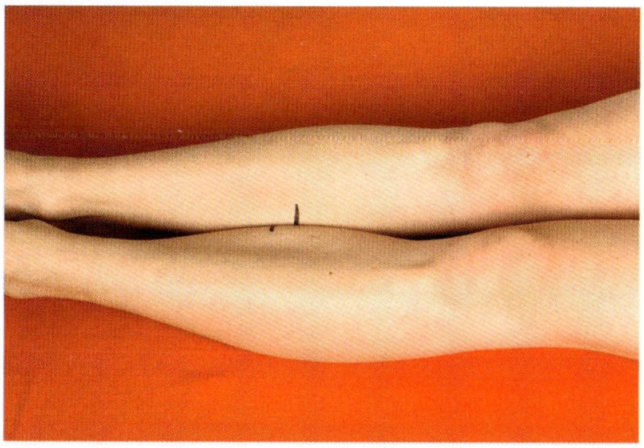

Abb. 4.68 Bei dem Verkürzungstest bewegt sich das Ilium nach posterior; die Markierung verschiebt sich nach kranial, das Bein wirkt kürzer.

hält die Endstellung für 8–10 Sekunden. Anschließend wird das Bein zurück in Neutralstellung gebracht und die vorher markierten Striche am Unterschenkel werden miteinander verglichen (▸ Abb. 4.67 und ▸ Abb. 4.68).

Das Testergebnis wird mit der Abkürzung „VK = " beschrieben.

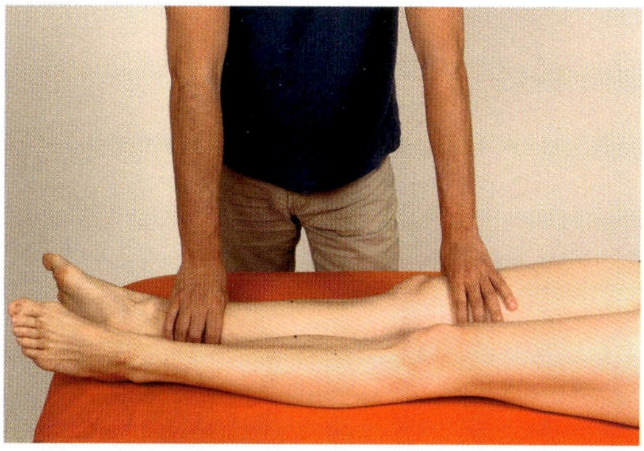

Abb. 4.69 Die Handhaltung für den Verlängerungstest.

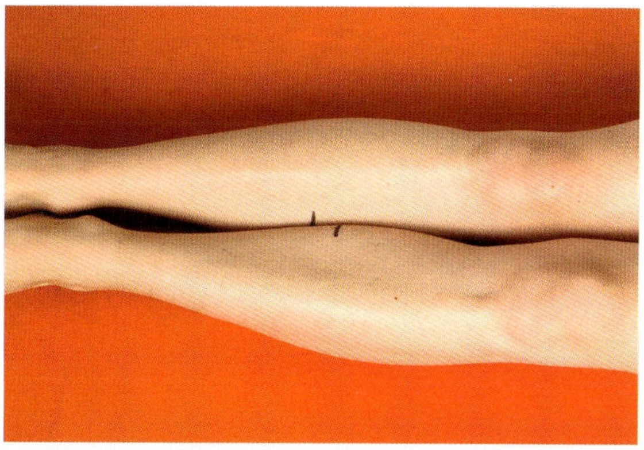

Abb. 4.70 Bei dem Verlängerungstest bewegt sich das Ilium nach anterior; die Markierung verschiebt sich nach kaudal, das Bein wirkt länger.

Verlängerungstest

▸ **Ausführung.** Der Therapeut rotiert das Bein des Patienten passiv in maximale Außenrotation im Hüftgelenk und hält die Endstellung für 8–10 Sekunden. Anschließend wird das Bein zurück in Neutralstellung gebracht und die vorher markierten Striche am Unterschenkel werden miteinander verglichen (▸ Abb. 4.69 und ▸ Abb. 4.70).

Das Testergebnis wird mit der Abkürzung „VL = " beschrieben.

Beurteilung Verkürzungs- und Verlängerungstest

- VK = VL = 1–1,5 cm = physiologische Beweglichkeit → keine Therapie notwendig
- VK = VL = 0 cm = Immobilität = Shift = Up-/Downslip → Behandlung des Upslip (▸ Abb. 4.71) oder Downslip (▸ Abb. 4.72)
- VK = VL ≤ 1 = Hypomobilität – weitere Untersuchung der Ursache für die Hypomobilität
- VK = 1,5 cm; VL = 0 cm = Dysfunktion des Os ilium nach posterior → Behandlung des Os ilium nach anterior (▸ Abb. 4.73)

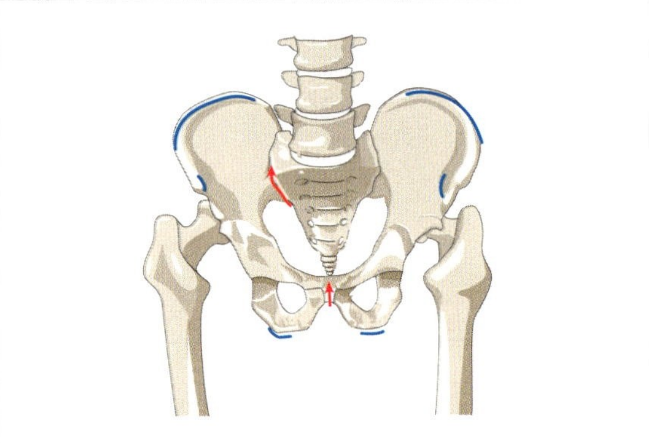

Abb. 4.71 Schematische Darstellung einer Upslip-Dysfunktion.

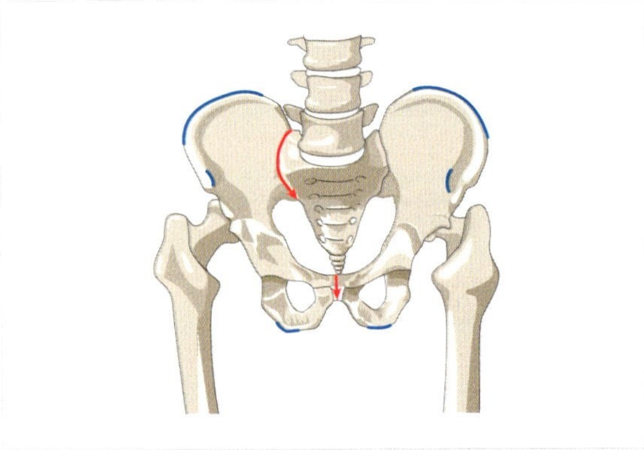

Abb. 4.72 Schematische Darstellung einer Downslip-Dysfunktion.

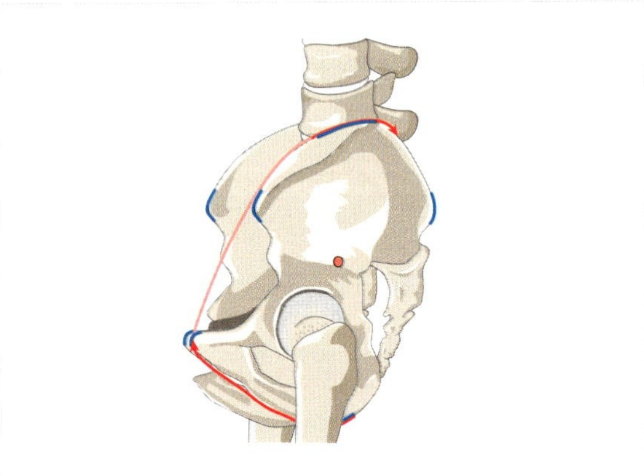

Abb. 4.73 Schematische Darstellung einer Dysfunktion des Iliums nach posterior.

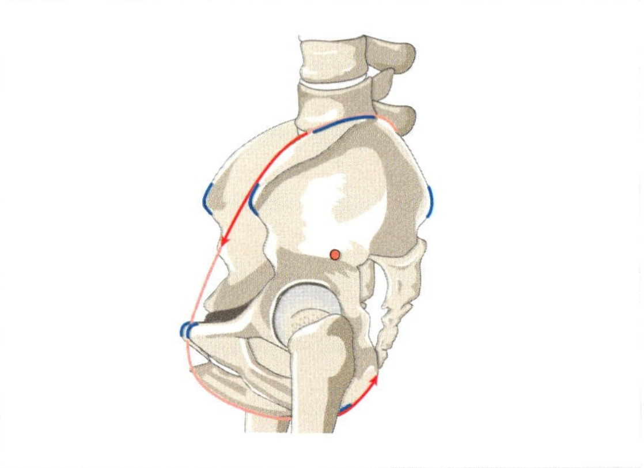

Abb. 4.74 Schematische Darstellung einer Dysfunktion des Iliums nach anterior.

- VK = 0 cm; VL = 1,5 cm = Dysfunktion des Os ilium nach anterior → Behandlung des Os ilium nach posterior (▸ Abb. 4.74)

Mobilisation des Beckenrings

Behandlung der Upslip-Dysfunktion

Siehe auch ▸ Abb. 4.71.

Zur Absicherung des Befundes kann als zusätzlicher Test das Becken palpiert werden.

▸ **ASTE Patient.** Stand.

▸ **ASTE Therapeut.** Stand, erst ventral, dann dorsal des Patienten.

▸ **Beurteilung.** Es werden die Stellungen von SIAS (Spina iliaca anterior superior), SIPS (Spina iliaca posterior superior), Beckenkamm im Seitenvergleich beurteilt (Palpation auf „3 Punkte hoch"). Ein einseitiger Hoch- bzw. Tiefstand aller Strukturen sichert die Diagnose ab (▸ Abb. 4.75).

Muskel-Energie-Technik

▸ **ASTE Patient.** Seitenlage, beide Hüft- und Kniegelenke 90° gebeugt.

▸ **ASTE Therapeut.** Sitz kaudal des Patienten, beide Hände umgreifen den Beckenkamm.

▸ **Ausführung.** Der Patient spannt das Becken für 7–10 Sekunden leicht nach kranial gegen den Widerstand des Therapeuten an. In der Entspannungsphase zieht der Therapeut den Beckenkamm mit Kraft nach kaudal. 4–5 Wiederholungen. Nach Abschluss der Behandlung Re-Test durchführen (▸ Abb. 4.76).

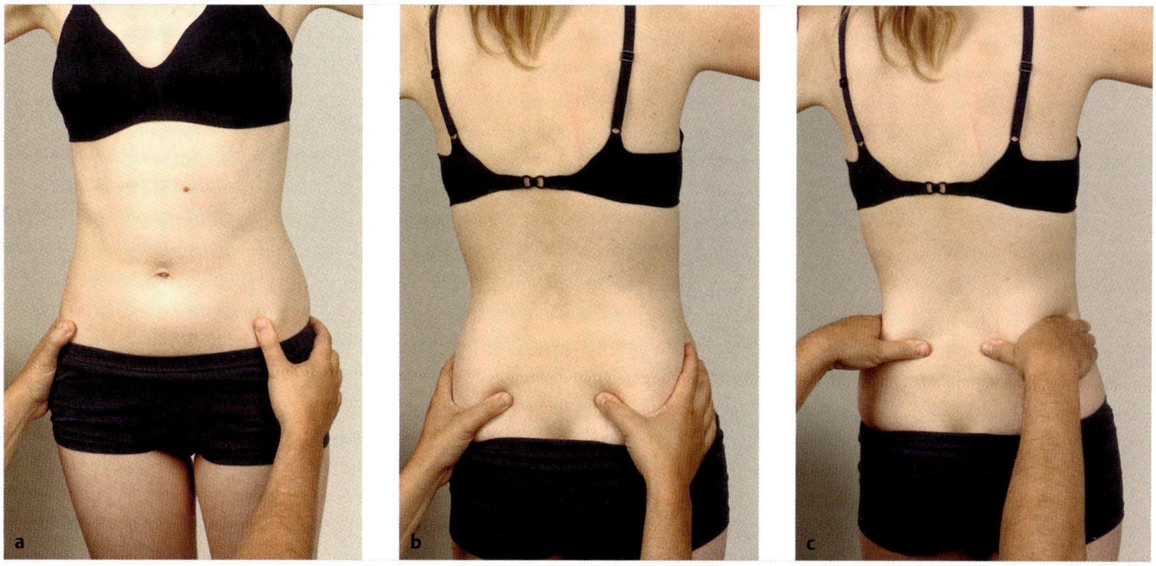

Abb. 4.75 Die Beurteilung von SIAS, SIPS und Beckenkamm zur Differenzierung eines Up- oder Downslip.

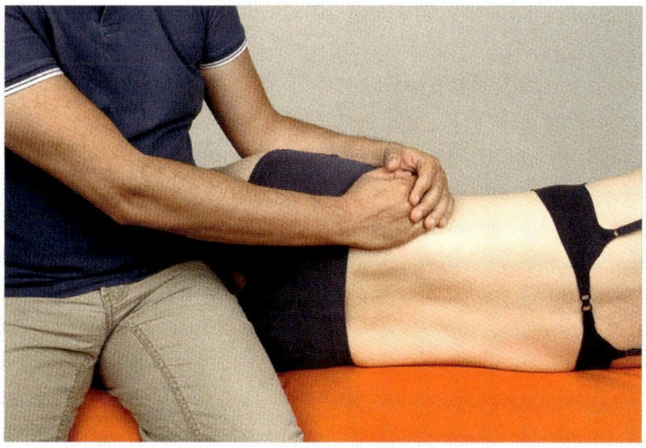

Abb. 4.76 Die Muskel-Energie-Technik für eine Upslip-Dysfunktion.

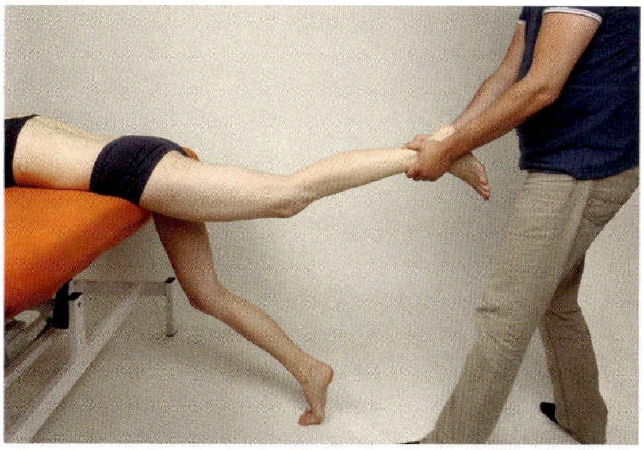

Abb. 4.77 Die Impuls-Mobilisation eines Upslip mittels Hustenreiz.

Impuls-Variante über Hustenreiz

► **ASTE Patient.** Seitlich neben der Behandlungsliege. Oberkörper auf der Behandlungsliege abgelegt, Beine entlastet.

► **ASTE Therapeut.** Stand hinter dem Patienten.

► **Ausführung.** Das Bein der betroffenen Seite wird in Extension unter leichtem Zug gehalten.. Der Therapeut hält das Bein auf leichtem Zug ohne selber einen Impuls zu setzen (► Abb. 4.77). Der Patient wird aufgefordert, laut zu husten

Mobilisation des Os ilium nach posterior

Siehe auch ► Abb. 4.73.

► **ASTE Patient.** Seitenlage. Unteres Bein gestreckt, oberes Bein im Hüft- und Kniegelenk gebeugt.

► **ASTE Therapeut.** Stand seitlich neben der Behandlungsliege.

► **Ausführung.** Das obere Bein des Patienten ist um das Becken des Therapeuten gelegt. Eine Hand greift flächig am Tuber ossis ischii des Patienten, die andere an der SIAS.

Der Patient drückt mit dem oberen Bein so stark gegen den Therapeuten, dass dieser die Spannung gerade noch halten kann. In der Entspannungsphase mobilisiert der Therapeut das Becken nach posterior und führt das Bein des Patienten passiv nach. Mobilisation mehrfach wiederholen. Anschließend Re-Test durchführen (► Abb. 4.78).

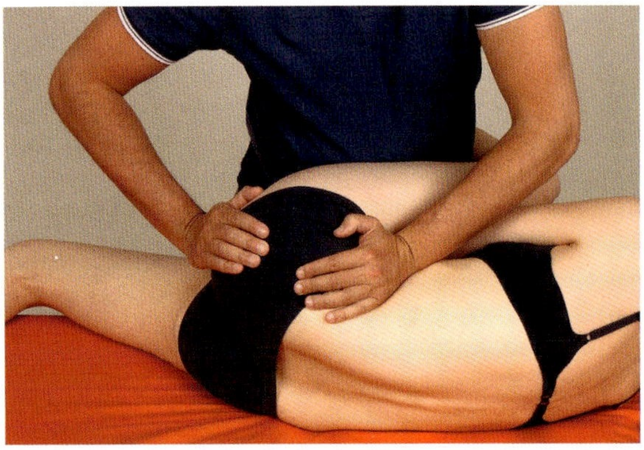

Abb. 4.78 MET zur Mobilisation des Iliums aus einer Anterior-Dysfunktion nach posterior.

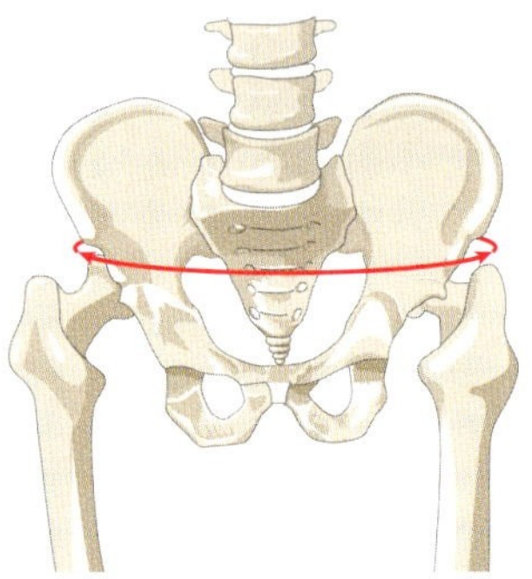

Abb. 4.80 Schematische Darstellung einer Dysfunktion des Iliums in Outflare.

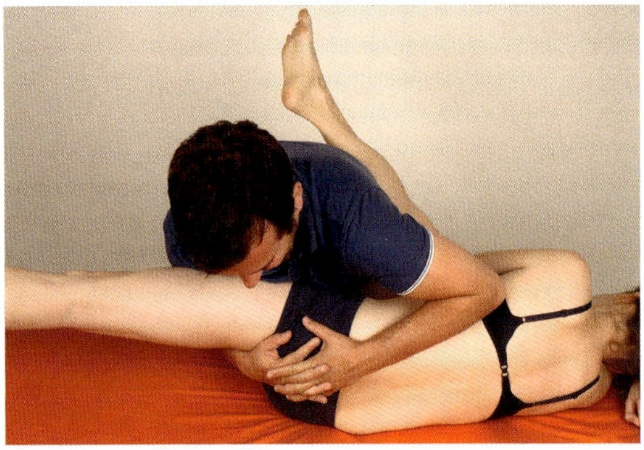

Abb. 4.79 MET zur Mobilisation des Iliums aus einer Posterior-Dysfunktion nach anterior.

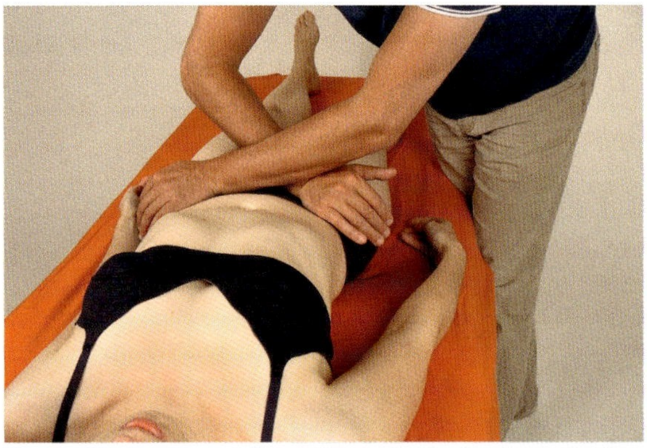

Abb. 4.81 Test der Beweglichket des Iliums in Outflare.

Mobilisation des Os ilium nach anterior

Siehe auch ▶ Abb. 4.74.

▶ **ASTE Patient.** Seitenlage, oberes Bein gestreckt, unteres Bein im Hüft- und Kniegelenk gebeugt.

▶ **ASTE Therapeut.** Stand seitlich neben der Behandlungsliege.

▶ **Ausführung.** Das untere Bein des Patienten ist um das Becken des Therapeuten gelegt. Eine Hand greift von innen um das obere Bein herum flächig auf das Gesäß, die andere Hand greift um das Becken und liegt auf der Hand am Gesäß. Der Patient drückt mit dem unteren Bein so stark gegen den Therapeuten, dass dieser die Spannung gerade noch halten kann. In der Entspannungsphase mobilisiert der Therapeut das Becken nach anterior über das Bein als Hebel. Die Durchführung mehrfach wiederholen. Anschließend Re-Test durchführen (▶ Abb. 4.79).

Weitere Untersuchungen bei Hypomobilität

Outflare bzw. Inflare

Test der Beweglichkeit in Outflare

Siehe ▶ Abb. 4.80.

▶ **ASTE Patient.** Rückenlage.

▶ **ASTE Therapeut.** Stand neben der Bank.

▶ **Ausführung.** Der Therapeut legt seine Hände ventromedial an der SIAS an.

Einen Beckenseite wird fixiert, die zu testende Seite mit leichtem Schub in Richtung Outflare bewegt. Anschließend wechselt die Fixierung am Beckenkamm und das zuvor fixierte Ilium wird ebenfalls in Richtung Outflare getestet (▶ Abb. 4.81).

▶ **Beurteilung.** Es wird das Bewegungsausmaß und die Gewebespannung getestet. Bei einer Inflare-Dysfunktion lässt die betroffene Seite nicht nach Outflare bewegen. Die Bewegung in Richtung Inflare ist frei beweglich.

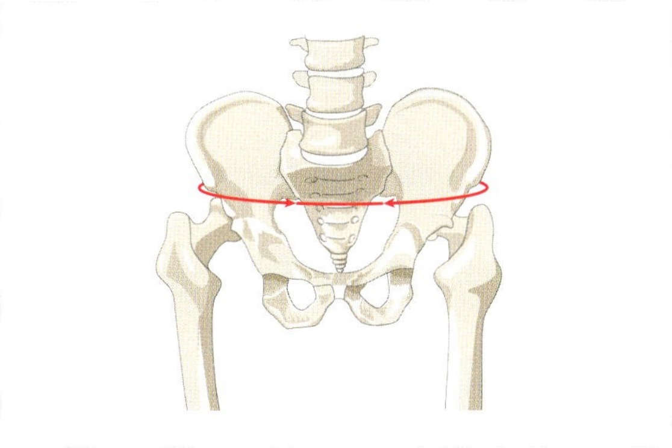

Abb. 4.82 Schematische Darstellung einer Dysfunktion des Iliums in Inflare.

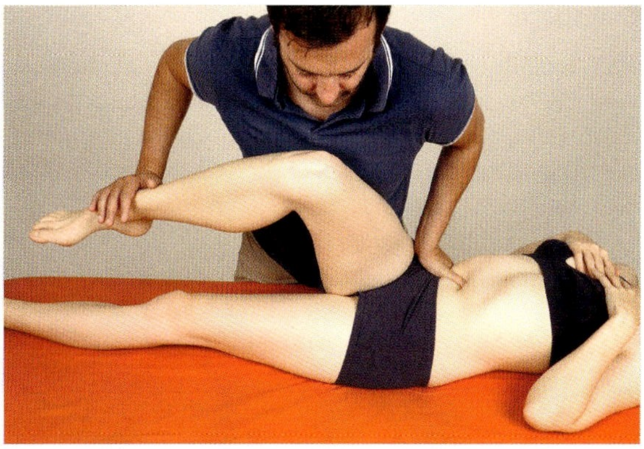

Abb. 4.84 MET zur Mobilisation eines Ilium-Outflare.

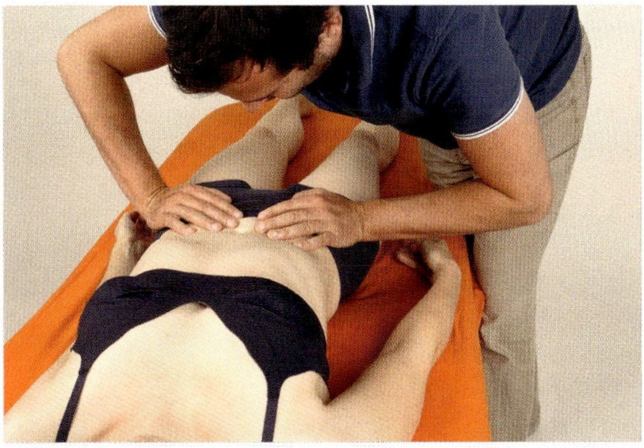

Abb. 4.83 Test der Beweglichkeit des Iliums in Inflare.

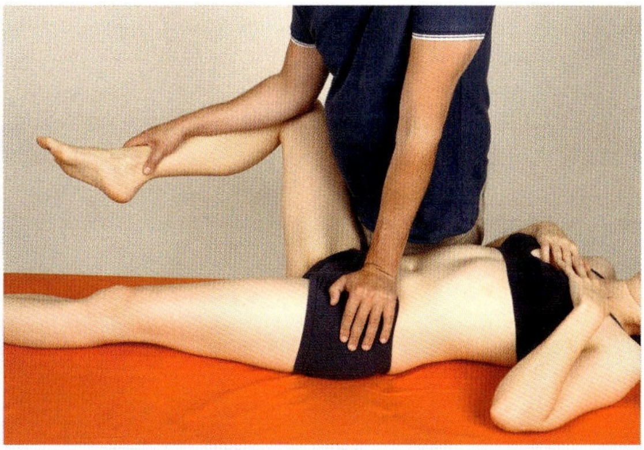

Abb. 4.85 MET zur Mobilisation eines Ilium-Inflare.

Test der Beweglichkeit in Inflare

Siehe ▸ Abb. 4.82.

▸ **ASTE Patient.** Rückenlage.

▸ **ASTE Therapeut.** Stand neben der Bank.

▸ **Ausführung.** Beide Hände des Therapeuten liegen auf Höhe der Crista iliaca von lateral dem Becken an. Eine Beckenseite wird fixiert und die zu testende Seite mit leichtem Schub in Richtung Inflare bewegt. Anschließend wechselt die Fixierung am Beckenkamm und das zuvor fixierte Ilium wird ebenfalls in Richtung Inflare getestet (▸ Abb. 4.83).

▸ **Beurteilung.** Es wird das Bewegungsausmaß und die Gewebespannung getestet. Bei einer Outflare-Dysfunktion lässt dich die betroffene Seite nicht nach Inflare bewegen. Die Bewegung in Richtung Outflare ist frei beweglich.

Behandlung des Outflare in Richtung Inflare

▸ **ASTE Patient.** Rückenlage, Bein auf der betroffenen Seite angestellt.

▸ **ASTE Therapeut.** Stand seitlich neben der Behandlungsliege.

▸ **Ausführung.** Der Therapeut führt das Bein in ca. 80° Hüftflexion und Adduktion und nimmt mit dem Sternum Kontakt zum lateralen Kniegelenk des Patienten auf. Der Patient baut maximalen Druck in Richtung Abduktion gegen das Sternum des Therapeuten auf und hält diesen Druck über mehrere Sekunden. Die Durchführung wird mehrfach wiederholt (▸ Abb. 4.84).

Behandlung des Inflare in Richtung Outflare

▸ **ASTE Patient.** Rückenlage, Bein auf der betroffenen Seite angestellt.

▸ **ASTE Therapeut.** Stand seitlich neben der Behandlungsliege.

▸ **Ausführung.** Der Therapeut führt das Bein in ca. 80° Hüftflexion und Abduktion und gibt Druck mit dem Ellenbogen und Unterarm auf das Knie und den Unterschenkel. Der Patient baut maximalen Druck in Richtung Adduktion gegen Ellenbogen und Unterarm des Therapeuten auf und hält diesen Druck über mehrere Sekunden. Die Durchführung wird mehrfach wiederholt (▸ Abb. 4.85).

Symphyse

Die Symphyse (▶ Abb. 4.86) spielt wie die iliosakralen Gelenke (ISG) eine wichtige Rolle bei Dysfunktionen des Beckenrings. Ursachen einer Symphysen-Dysfunktion sind eine Dysfunktion des ISG, der faszialen Züge oder viszerale Dysfunktionen der Organe des kleinen Beckens.

ISG und Symphyse können sich gegenseitig beeinflussen: Eine Dysfunktion des ISG führt immer auch zu einer „Verschiebung" in der Symphyse und umgekehrt verursacht eine Dysfunktion der Symphyse immer auch eine Dysfunktion des ISG.

Bei Behandlungen der Symphyse sollten stets die Einflüsse der anderen Ebenen mit einbezogen werden.

Palpatorische Untersuchung der Symphyse

1. Tuberculum pubicum re/li auf Druckschmerz palpieren
2. kranial auf der Symphyse auf Druckschmerz palpieren
3. ventral auf der Symphyse auf Druckschmerz palpieren

Je mehr Punkte während der Palpation schmerzhaft sind, desto wahrscheinlicher ist eine Dysfunktion der Symphyse. Um den Befund abzusichern, kann man noch eine Bewegungsprüfung der Symphyse vornehmen.

Bewegungstest nach kranial

▶ **ASTE Patient.** Rückenlage, linkes Bein ausgestreckt, rechtes Bein maximal im Hüftgelenk flektiert.

▶ **ASTE Therapeut.** Stand neben der Bank auf der zu testenden Seite.

▶ **Ausführung.** Therapeut palpiert den Gelenkspalt auf der in Flexion gebrachten Seite.

▶ **Beurteilung.** Bei einer physiologischen Beweglichkeit der Symphyse hebt sich das Os pubis im Vergleich zur Gegenseite an, sodass eine Stufenbildung im Gelenk palpierbar ist.

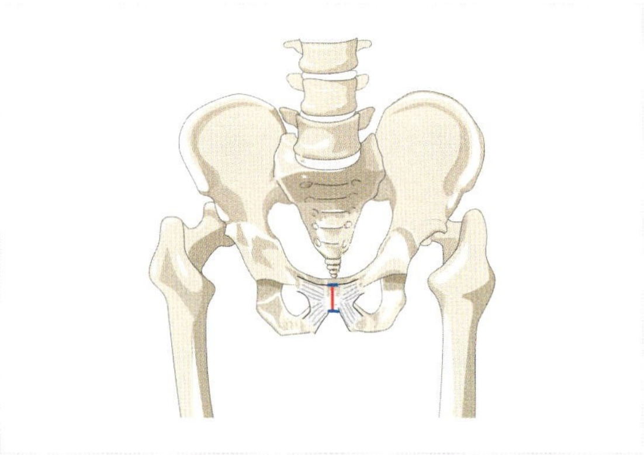

Abb. 4.86 Die Symphyse.

Bewegungstest nach kaudal

▶ **ASTE Patient.** Rückenlage, rechtes Bein ausgestreckt, linkes Bein maximal im Hüftgelenk flektiert.

▶ **ASTE Therapeut.** Stand neben der Bank auf der zu testenden Seite.

▶ **Ausführung.** Therapeut palpiert den Gelenkspalt auf der in Extension gebrachten Seite.

▶ **Beurteilung.** Bei einer physiologischen Beweglichkeit der Symphyse sinkt das Os pubis im Vergleich zur Gegenseite ab, sodass eine Stufenbildung im Gelenk palpierbar ist.

Behandlung: Unspezifische Kompressions-Traktions-Technik

▶ **ASTE Patient.** Rückenlage, beide Beine angestellt.

▶ **ASTE Therapeut.** Sitz auf der Bank, vor den angestellten Beinen des Patienten.

▶ **Ausführung.** Der Patient baut maximalen Druck in Richtung Abduktion gegen den Druck des Therapeuten auf. Der Therapeut löst den Druck plötzlich, sodass sich die Beine schnell in Richtung Abduktion bewegen und der Patient die Bewegung selber abbremsen muss.

In der 2. Phase gibt der Therapeut Widerstand gegen die maximale Anspannung in Richtung Adduktion des Patienten. Zum Ende der Anspannung gibt der Therapeut einen Überdruck in Richtung Abduktion. Bei ungleichen Kräfteverhältnissen zwischen Therapeut und Patient kann mehrfach wiederholt werden, ohne dass ein Überdruck ausgeübt wird (▶ Abb. 4.87 bis ▶ Abb. 4.89).

Spezifische Mobilisation des Os pubis nach kaudal

▶ **ASTE Patient.** Rückenlage am Rand der Behandlungsliege, das Bein im Überhang gelagert. Das kontralaterale Bein ist angewinkelt.

▶ **ASTE Therapeut.** Stand neben der Behandlungsliege.

▶ **Ausführung.** Die ulnare Handkante der einen Hand nimmt Kontakt zum Schambeinast des Patienten auf, die andere Hand gibt Druck über das Knie. Der Patient drückt das Knie mit leichter Anspannung nach oben gegen die Hand. In der Entspannungsphase wird das Bein und der gleichseitige Schambeinast mit Druck nach unten mobilisiert. Die Durchführung kann mehrfach wiederholt werden (▶ Abb. 4.90).

Für die *Mobilisation des Os pubis nach kranial* wird der Schambeinast auf der Gegenseite wie oben beschrieben nach kaudal mobilisiert.

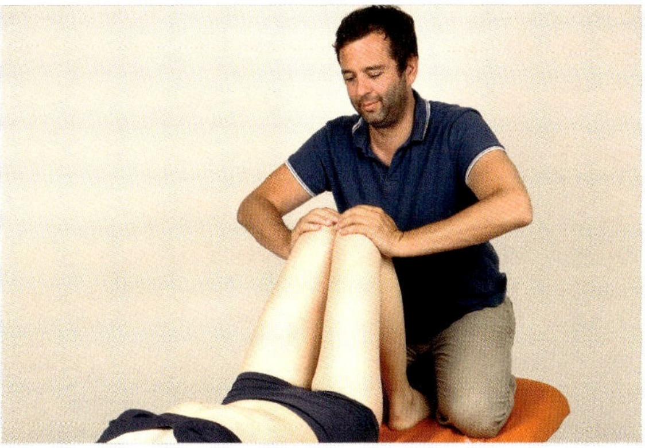

Abb. 4.87 Unspezifische Kompressions-Traktions-Technik der Symphyse: Ausgangsstellung.

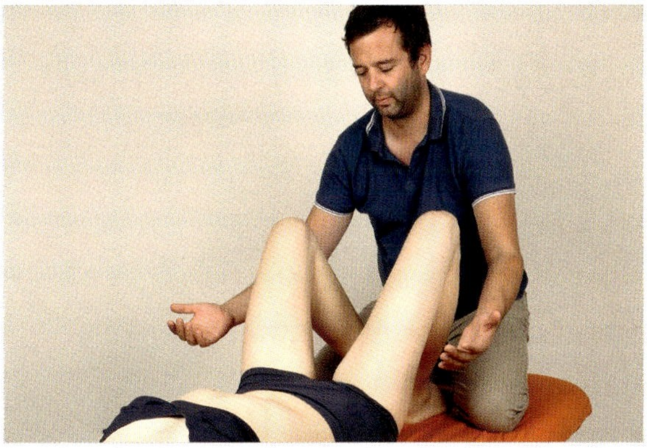

Abb. 4.88 Unspezifische Kompressions-Traktions-Technik der Symphyse: Durchführung Teil 1.

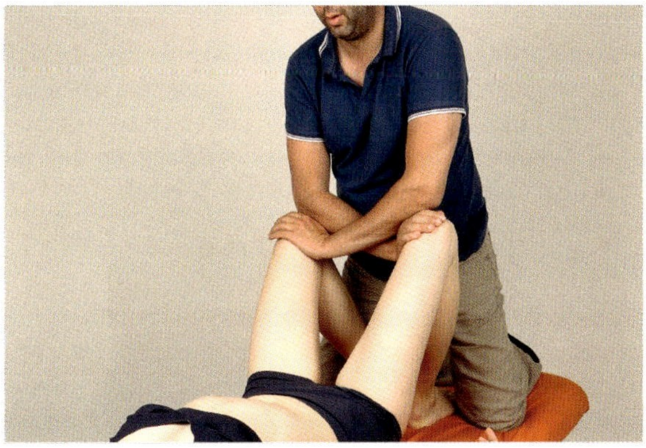

Abb. 4.89 Unspezifische Kompressions-Traktions-Technik der Symphyse: Durchführung Teil 2.

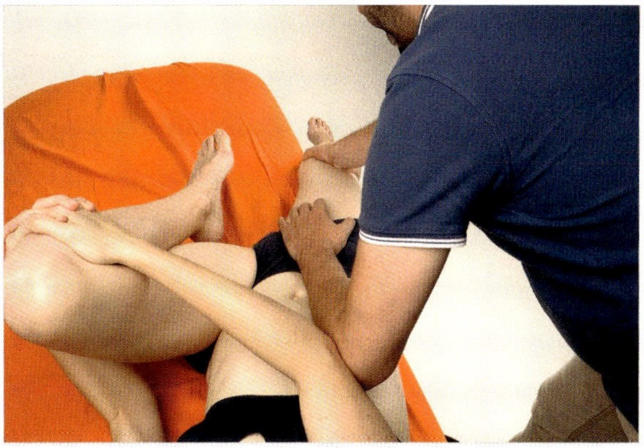

Abb. 4.90 MET zur Mobilisation des Os pubis nach kaudal.

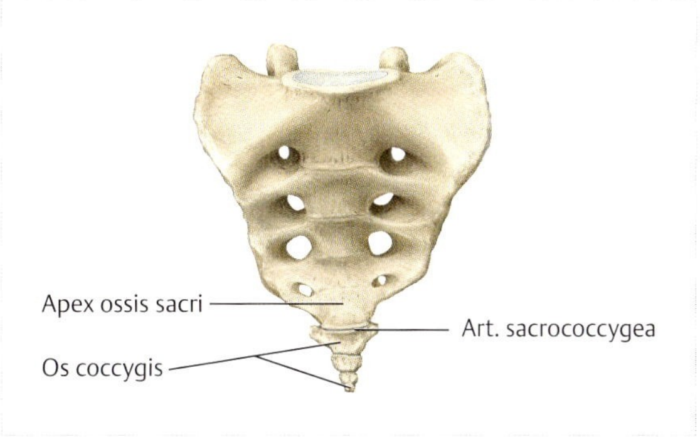

Abb. 4.91 Das Os coccygis. (Schünke, 2014)

Beckenboden

Der Beckenboden kann durch einen erhöhten Muskeltonus die Beweglichkeit des Beckens einschränken und somit zu einer Hypomobilität des Beckenrings führen (Anatomie: Diaphragma pelvis und Diaphragma urogenitale (S. 188); Untersuchung und Behandlung: Untersuchung der horizontalen Sehnenplatten (S. 216), Diaphragma pelvis und Diaphragma urogenitale (S. 223)).

Art. sacrococcygea

Untersuchung

In ▸ Abb. 4.91 ist das Art. sacrococcygea dargestellt.

Dysfunktionen des Steißbeins führen zu Dysfunktionen und Tonuserhöhung des Beckenbodens. Bei einer diagnostizierten Tonuserhöhung des Beckenbodens ist auch immer das Steißbein zu untersuchen.

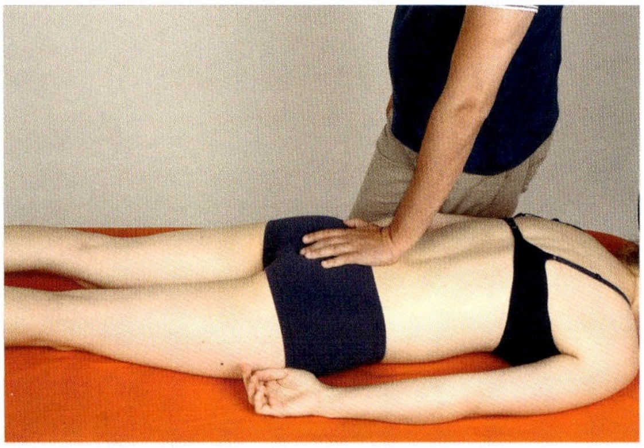

Abb. 4.92 Alternative Untersuchung in Bauchlage.

► **ASTE Patient.** Sitz auf der Bank, Hände liegen auf den Schultern der Gegenseite.

► **ASTE Therapeut.** Steht neben dem Patienten und umgreift mit einer Hand den Oberkörper des Patienten, die andere Hand liegt auf dem Os sacrum. Mit Mittel-/Zeigefinger palpiert er den Gelenkspalt zwischen Os sacrum und Os coccygis.

► **Ausführung.** Der Patient wird passiv/assistiv in Flexion, Extension und zu beiden Seiten in Lateralflexion der Wirbelsäule gebracht (► Abb. 4.92).

► **Beurteilung.** Der Therapeut beurteilt Bewegungsausmaß (bei aktiver Flexion bewegt sich das Os coccygis in Flexion, bei aktiver Lateralflexion jedoch zur kontralateralen Seite), Stellung und Schmerzhaftigkeit.

Behandlung

Eine Behandlung der Art. sacrococcygea bedarf einer gezielten Ausbildung des Therapeuten im urogenitalen Bereich. Daher empfehlen die Autoren, die Patienten für die Behandlung an einen spezialisierten Physiotherapeuten, Osteopathen oder einen Arzt zu verweisen.

Muskuläre Einflüsse als Ursache für eine Hypomobilität

Aufgrund ihrer stabilisierenden Komponente spielen die muskulären Tonusverhältnisse eine große Rolle in Bezug auf die Beckenstatik. Sehr häufig ist hierbei der M. piriformis betroffen, der durch seinen Verlauf auch die Kräfte einer Körperhälfte auf die kontralaterale übertragen kann.

Dementsprechend sollten auch die muskulären Tonusverhältnisse bei Beckendysfunktionen berücksichtigt werden.

4.2.5 Schulter

Die Schulter ist sehr häufig von Schmerzsyndromen unterschiedlicher Art betroffen. Viele lokal wirksame Behandlungstechniken haben sich in der Physiotherapie etabliert. In einigen Fällen tritt trotz dieser Techniken keine messbare Veränderung der Schmerzsymptomatik ein. Dies liegt häufig darin begründet, dass weitere Ebenen mitbetroffen sind. Gerade die fasziale, segmentale und vegetative Ebene haben einen sehr großen Einfluss bei chronifizierten Schmerzsyndromen der Schulter.

Aufgrund der fehlenden statischen Auswirkungen im Bereich der oberen Extremität spielen die mikromechanischen Dysfunktionen eine untergeordnete Rolle. In vielen Fällen ist im vorherigen Therapieverlauf die mikromechanische Funktion durch manualtherapeutische Techniken schon wiederhergestellt worden.

Die Untersuchungen der oberen Extremität haben in der Schmerzphysiotherapie den Sinn, noch einmal die Sehnenansätze, die Schleimbeutel und die Kapsel zu untersuchen, um keine lokalen Auslöser zu übersehen.

Untersuchung der Schultergelenke

Aktive Untersuchung

- endgradige Abduktion/Elevation
- endgradige Anteversion/Elevation
- endgradige Innenrotation/Außenrotation

► **ASTE Patient.** Sitz auf der Behandlungsbank.

► **Ausführung.** Der Patient erhält den Bewegungsauftrag, sein Schultergelenk in die oben aufgeführten Bewegungsrichtungen zu bewegen. Es werden Bewegungsausmaß, Schmerzhaftigkeit, Qualität der Bewegung und gegebenenfalls ein schmerzhafter Bogen beurteilt.

Passive Untersuchung

Sind die passiven Tests am Ende der geführten Bewegung schmerzfrei, erfolgt ein sogenannter Überdruck. Dabei erreicht der Therapeut mit einer weiterlaufenden Bewegung eine zusätzliche Provokation der zu testenden Strukturen.

Passive glenohumerale Abduktion

▶ **ASTE Patient.** Sitz auf der Behandlungsbank.

▶ **ASTE Therapeut.** Stand hinter dem Patienten.

▶ **Ausführung.** Der Therapeut fixiert mit einer Hand die weiterlaufende Bewegung der Skapula auf dem Akromion (▶ Abb. 4.93).

Passive Innenrotation

▶ **ASTE Patient.** Sitz auf der Bank.

▶ **ASTE Therapeut.** Stand neben dem Patienten.

▶ **Ausführung.** Der Therapeut greift von ventral um den Patienten und fixiert weiterlaufende Bewegungen des Oberkörpers. Der Arm des Patienten wird in Innenrotation hinter den Körper gebracht. Der Oberarm des Patienten liegt am Rumpf an, wobei der Therapeut über seinen Oberkörper Ausweichbewegungen verhindert.

Die andere Hand des Therapeuten umgreift den distalen Unterarm und führt das Schultergelenk bis zur motorischen Grenze in Innenrotation (▶ Abb. 4.94).

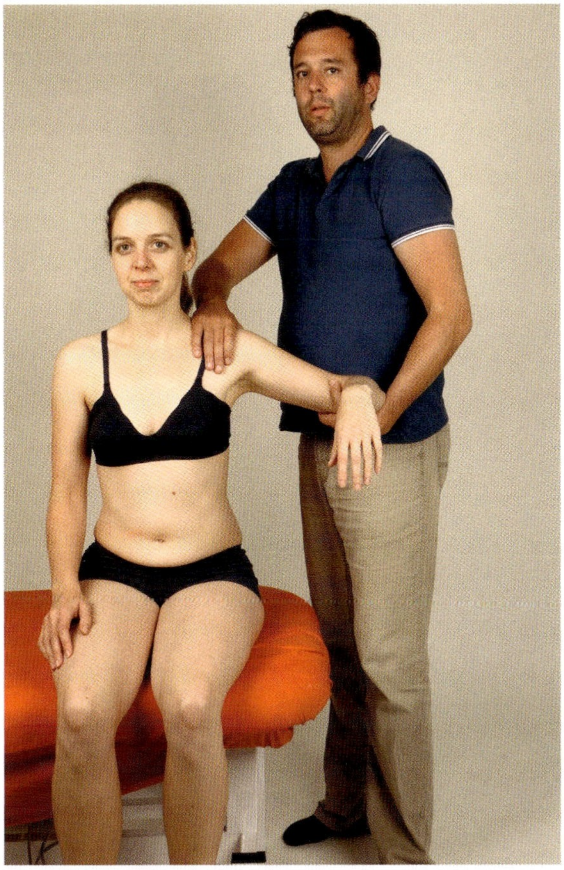

Abb. 4.93 Untersuchung der passiven glenohumeralen Abduktion.

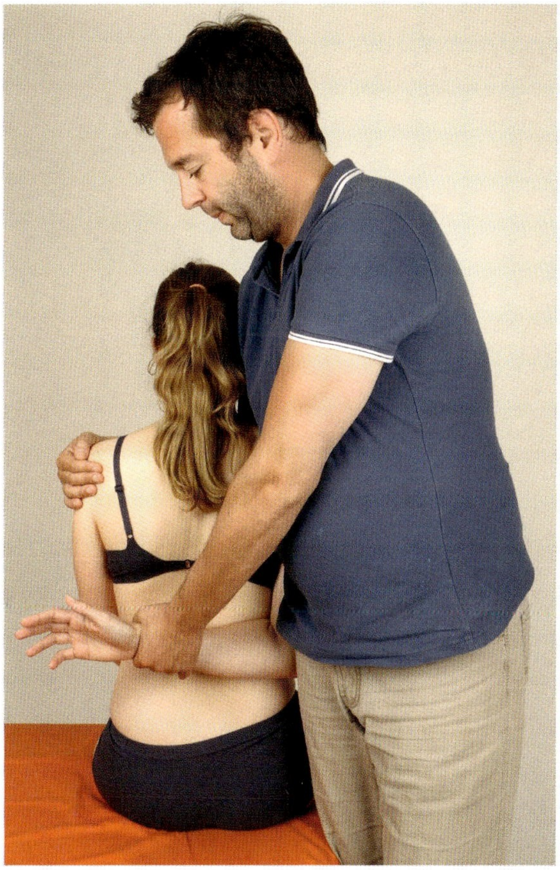

Abb. 4.94 Untersuchung der passiven Innenrotation.

Passive Außenrotation

► **ASTE Patient.** Sitz auf der Behandlungsbank, 90° Ellenbogenflexion.

► **ASTE Therapeut.** Stand neben dem Patienten.

► **Ausführung.** Der Therapeut fixiert mit seinem Arm den Schultergürtel auf der kontralateralen Seite. Mit seiner anderen Hand nimmt er Kontakt zum ventralen Unterarm des Patienten auf.

Der Oberarm des Patienten liegt dem Rumpf an. Der Therapeut führt das Schultergelenk über den Unterarm des Patienten in Richtung Außenrotation (► Abb. 4.95).

Passive horizontale Adduktion

► **ASTE Patient.** Sitz auf der Behandlungsbank.

► **ASTE Therapeut.** Sitz/Stand hinter dem Patienten.

► **Ausführung.** Das Schultergelenk wird in 90° Abduktion/Anteversion eingestellt. Der Oberkörper des Therapeuten verhindert weiterlaufende Bewegungen des Schultergürtels und des Rumpfes des Patienten. Das Schultergelenk wird über Druck in Richtung gleichseitiger Schulter am Ellenbogen in horizontale Adduktion geführt (► Abb. 4.96).

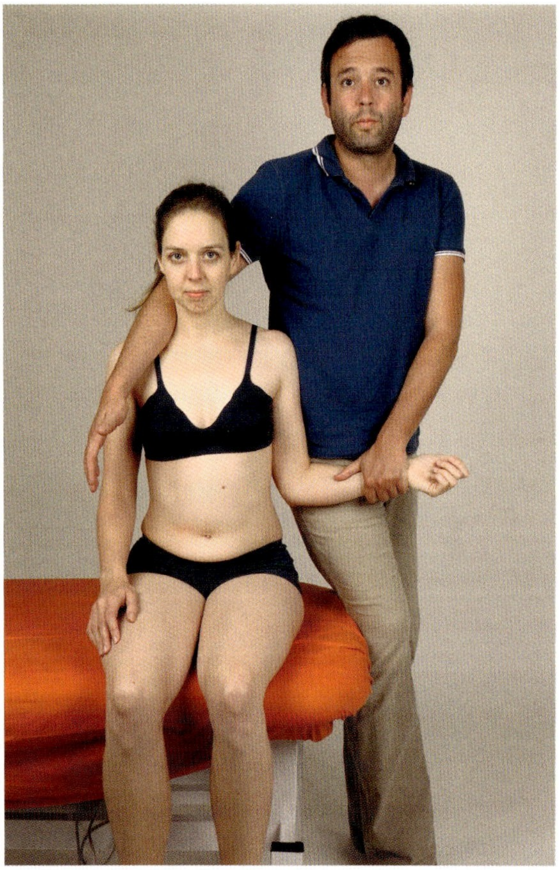

Abb. 4.95 Untersuchung der passiven Außenrotation.

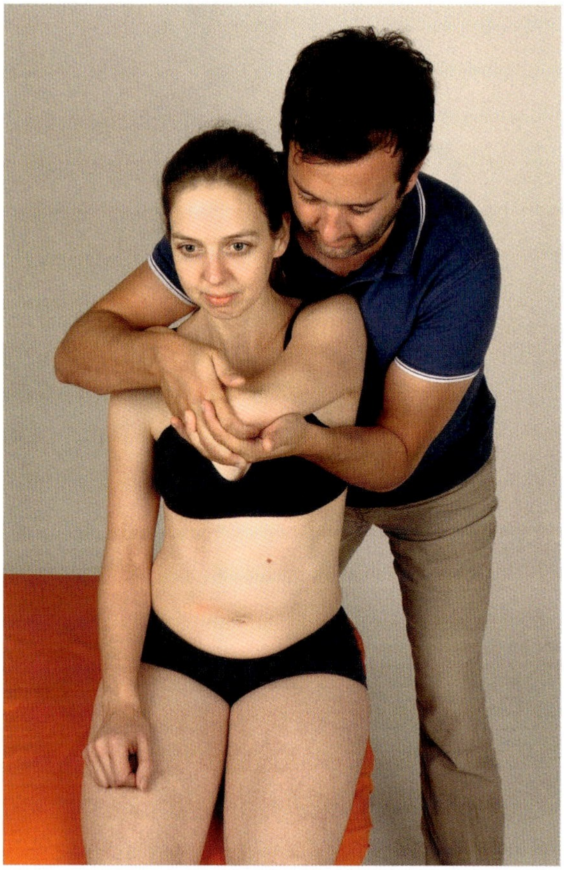

Abb. 4.96 Untersuchung der passiven horizontalen Adduktion.

Isometrische Untersuchung

Isometrische Außenrotation

▶ **ASTE Patient.** Sitz auf der Behandlungsbank, 90° Ellenbogenflexion.

▶ **ASTE Therapeut.** Stand neben dem Patienten.

▶ **Ausführung.** Der Patient erhält den Bewegungsauftrag, den Oberarm am Rumpf zu halten (ggf. Handtuch/ Zeitschrift etc. festklemmen lassen).

Der Therapeut gibt an dem Unterarm des Patienten Widerstand in Richtung Außenrotation und lässt den Patienten isometrisch in die Außenrotation anspannen. Am Ende der Anspannung gibt der Therapeut einen leichten Überdruck in Richtung Innenrotation (▶ Abb. 4.97).

Isometrische Innenrotation

▶ **ASTE Patient.** Sitz auf der Behandlungsbank, 90° Ellenbogenflexion.

▶ **ASTE Therapeut.** Stand neben dem Patienten.

▶ **Ausführung.** Der Patient erhält den Bewegungsauftrag, den Oberarm am Rumpf zu halten (ggf. Handtuch/ Zeitschrift etc. festklemmen lassen).

Der Therapeut gibt an dem Unterarm des Patienten Widerstand in Richtung Innenrotation und lässt den Patienten isometrisch in die Innenrotation anspannen. Am Ende der Anspannung gibt der Therapeut einen leichten Überdruck in Richtung Außenrotation (▶ Abb. 4.98).

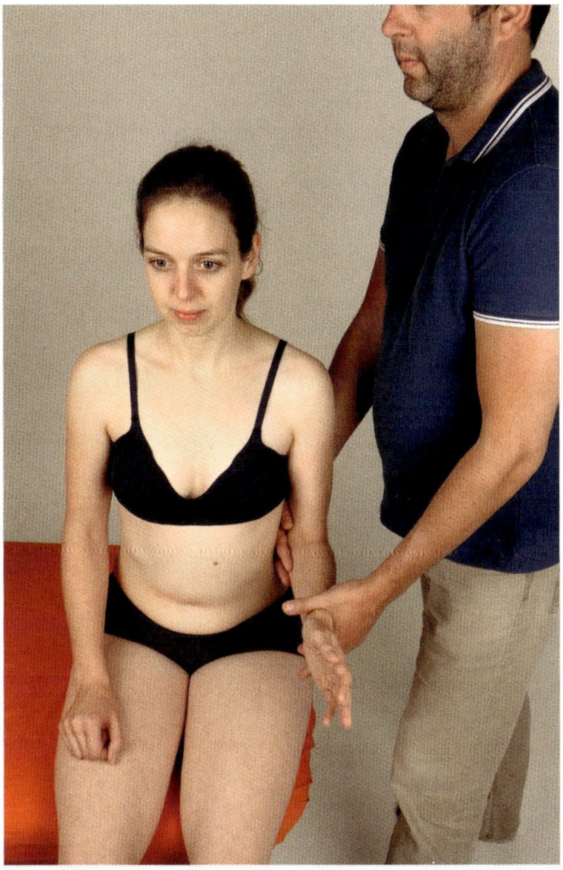

Abb. 4.97 Untersuchung der isometrischen Außenrotation.

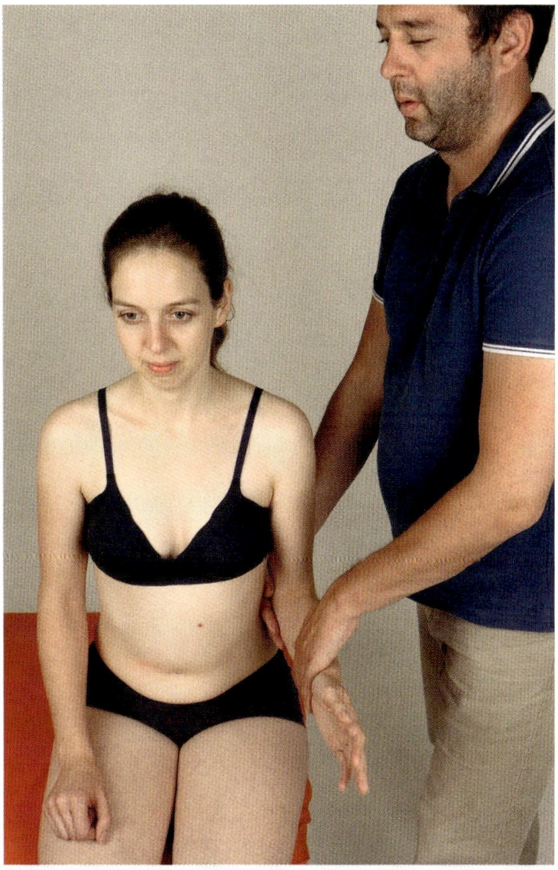

Abb. 4.98 Untersuchung der isometrischen Innenrotation.

Isometrische Abduktion

▶ **ASTE Patient.** Sitz auf der Behandlungsliege.

▶ **ASTE Therapeut.** Stand neben dem Patienten.

▶ **Ausführung.** Der Arm des Patienten befindet sich in leichter Abduktionsstellung. Nun erhält er den Bewegungsauftrag, den Oberarm gegen den Widerstand des Therapeuten in dieser Position zu halten. Der Therapeut gibt mit beiden Händen am Oberarm Widerstand und lässt den Patienten isometrisch in die Abduktion anspannen. Am Ende der Anspannung gibt der Therapeut einen leichten Überdruck in Richtung Adduktion (▶ Abb. 4.99).

Isometrische Adduktion

▶ **ASTE Patient.** Sitz auf der Behandlungsliege.

▶ **ASTE Therapeut.** Steht neben dem Patienten, eine Hand medial an dem leicht abduzierten Oberarm, die andere stabilisiert am Beckenkamm und verhindert eine Ausweichbewegung.

▶ **Ausführung.** Der Arm des Patienten befindet sich in leichter Abduktionsstellung. Nun erhält er den Bewegungsauftrag, den Oberarm gegen den Widerstand des Therapeuten in dieser Position zu halten. Der Therapeut gibt mit beiden Händen medial am Oberarm Widerstand und lässt den Patienten isometrisch in die Adduktion anspannen. Am Ende der Anspannung gibt der Therapeut einen leichten Überdruck in Richtung Abduktion (▶ Abb. 4.100).

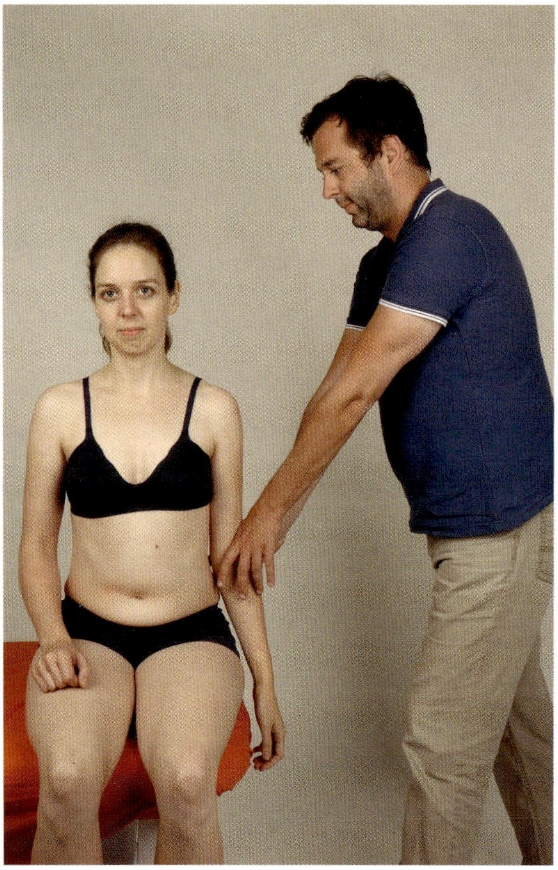

Abb. 4.99 Untersuchung der isometrischen Abduktion.

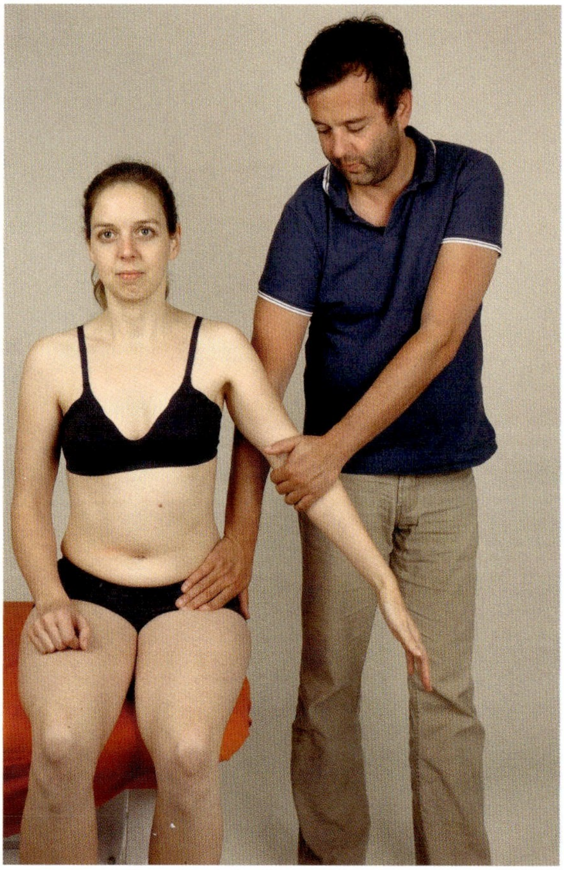

Abb. 4.100 Untersuchung der isometrischen Adduktion.

Isometrische Ellenbogenflexion

▶ **ASTE Patient.** Sitz auf der Behandlungsbank.

▶ **ASTE Therapeut.** Stand neben den Patienten.

▶ **Ausführung.** Der Therapeut gibt Widerstand am ventralen Unterarm des Patienten in Richtung Ellenbogenflexion und lässt den Patienten in Flexion anspannen. Am Ende der Anspannung erfolgt ein leichter Überdruck in Extension (▶ Abb. 4.101).

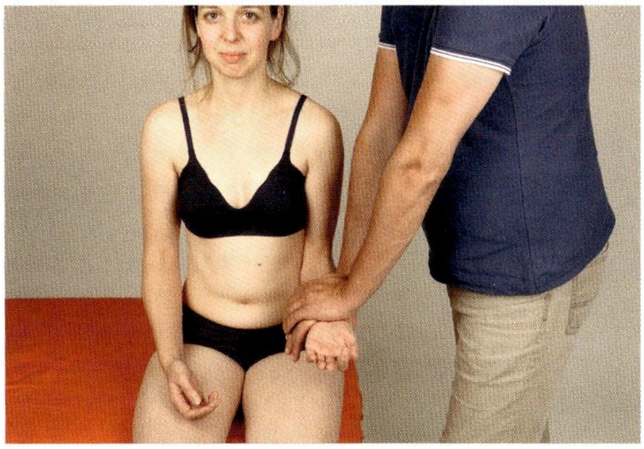

Abb. 4.101 Untersuchung der isometrischen Ellenbogenflexion.

Isometrische Ellenbogenextension

▶ **ASTE Patient.** Sitz auf der Behandlungsbank.

▶ **ASTE Therapeut.** Stand neben dem Patienten.

▶ **Ausführung.** Der Therapeut gibt Widerstand am dorsalen Unterarm des Patienten in Richtung Ellenbogenextension und lässt den Patienten in Extension anspannen. Am Ende der Anspannung erfolgt ein leichter Überdruck in Flexion (▶ Abb. 4.102).

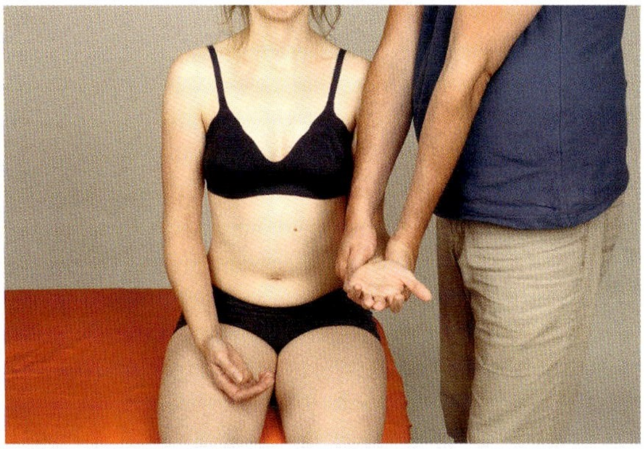

Abb. 4.102 Untersuchung der isometrischen Ellenbogenextension.

Auswertungsschema

- Kapsel = passive AR/IR/ABD
- M. supraspinatus = iso. ABD + /AR; pass. IR + schmerzhafter Bogen
- M. infraspinatus = iso. ABD/AR + ; pass. IR + schmerzhafter Bogen
- M. teres minor = iso. ABD/AR + ; pass. IR/horizont ADD
- M. teres major = iso. ADD/AR; pass. IR
- M. subscapularis = iso. ADD/IR, pass. ABD/AR
- M. biceps brachii = iso. Ellebogenflexion
- M. triceps brachii = iso. Ellenbogenextension

Die Bursa subacromialis ist sehr häufig mitbetroffen. Dies zeigt sich durch eine unspezifische Symptomatik und variierende Testergebnisse. Wenn man die Tests unter geringfügiger Traktion ausführt, erhält man häufig ein deutlicheres Ergebnis.

Liefern die Testergebnisse keinen Rückschluss auf eine bestimmte Struktur, deutet dies auf eine Schmerzweiterleitung aus einer anderen Ebene hin.

Behandlung der Schultergelenke

Zur Behandlung der Schultergelenke kommen vor allem die sehr sanften Techniken der mikromechanischen Mobilisation zum Einsatz. Da diese Techniken absolut schmerzfrei sind und keine weiteren Gewebeschäden auslösen, sind diese Techniken Mittel der Wahl.

Mikromechanische Mobilisation

Schultergelenk

▶ **ASTE Patient.** Rückenlage.

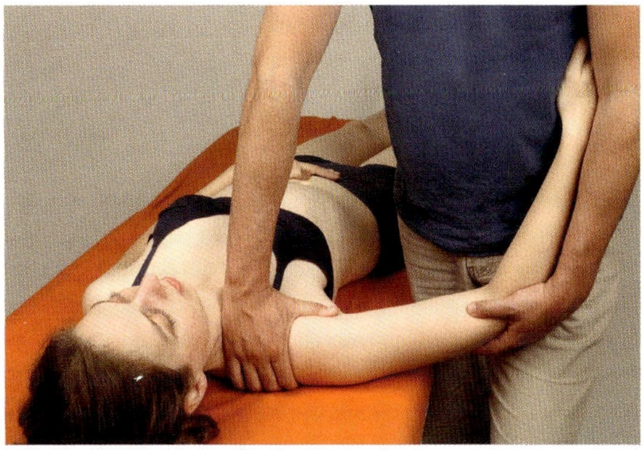

Abb. 4.103 Mikromechanische Mobilisation im Glenohumeralgelenk.

▶ **ASTE Therapeut.** Stand auf der homolateralen Seite.

▶ **Ausführung.** Der Therapeut fixiert mit einer Hand das Akromion. Das Schultergelenk wird mit der anderen Hand bis zur motorischen Grenze innerhalb des schmerzfreien Bereichs dreidimensional eingestellt. Anschließend folgt die Mobilisation über Kreisbewegungen (▶ Abb. 4.103).

Akromioklavikulargelenk (ACG)

▶ **ASTE Patient.** Rückenlage.

▶ **ASTE Therapeut.** Stand auf der homolateralen Seite.

▶ **Ausführung.** Der Therapeut palpiert mit einer Hand den Gelenkspalt des ACG. Das Gelenk wird über eine Abduktion im Schultergelenk bis zur motorischen Grenze innerhalb des schmerzfreien Bereichs eingestellt. Anschließend folgt die Mobilisation über Kreisbewegungen unter sehr leichter Traktion. Die Dysfunktion wird mit den Fingern am ACG palpiert (▶ Abb. 4.104).

Sternoklavikulargelenk (SCG)

▶ **ASTE Patient.** Rückenlage.

▶ **ASTE Therapeut.** Stand auf der homolateralen Seite.

▶ **Ausführung.** Der Therapeut palpiert mit einer Hand den Gelenkspalt des SCG. Das Gelenk wird über eine Abduktion im Schultergelenk bis zur motorischen Grenze innerhalb des schmerzfreien Bereichs eingestellt. Anschließend folgt die Mobilisation über Kreisbewegungen unter sehr leichter Traktion. Die Dysfunktion wird mit den Fingern am ACG palpiert (▶ Abb. 4.105).

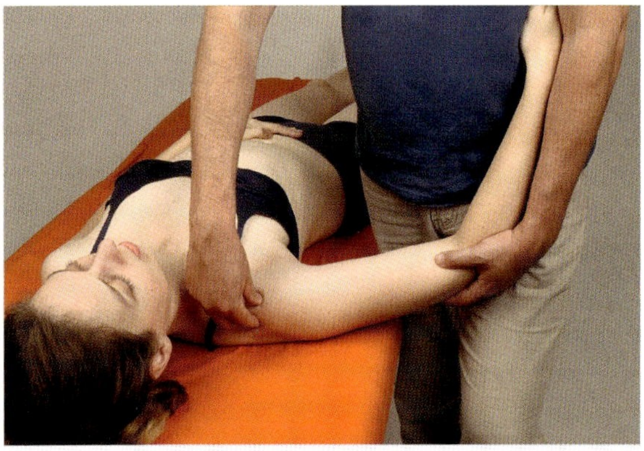

Abb. 4.104 Mikromechanische Mobilisation im Akromioklavikulargelenk (ACG).

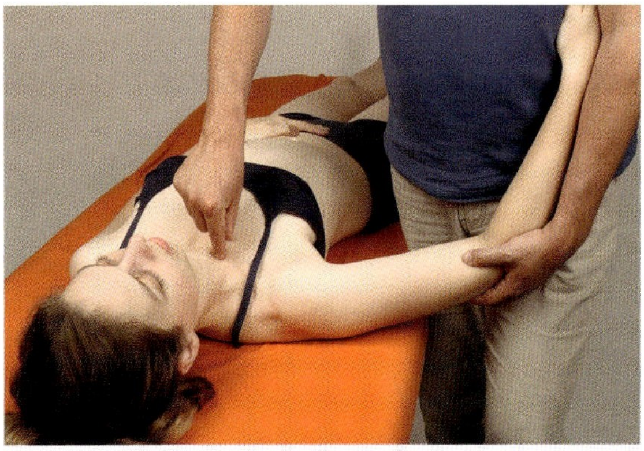

Abb. 4.105 Mikromechanische Mobilisation im Sternoklavikulargelenk (SCG).

4.2.6 Ellenbogen

Das Ellenbogengelenk spielt in der Schmerzphysiotherapie eher eine untergeordnete Rolle. Das häufigste Krankheitsbild mit Chronifizierung ist hierbei die Epikondylitis. Ähnlich wie die Schulter zeigen sich am Ellenbogengelenk bei längerem Verlauf viele Dysfunktionen in den weiteren Ebenen. Dies ist am einfachsten zu erkennen, wenn sich bei der lokalen Untersuchung keine klar zu differenzierende Struktur ergibt. Zuerst werden bei einer chronifizierten Epikondylitis die weiteren Ebenen behandelt, anschließend kann mit lokal wirksamen Techniken (Querfriktionen, McKenzie) die lokale Struktur behandelt werden.

Untersuchung des Ellenbogens

Aktive Untersuchung

- aktive Flexion/Extension
- aktive Supination/Pronation
- aktive Flexion/Extension in den Fingern und im Handgelenk

Passive Untersuchung

Sind die passiven Tests am Ende der geführten Bewegung schmerzfrei, erfolgt ein sogenannter Überdruck. Dabei erreicht der Therapeut mit einer weiterlaufenden Bewegung eine zusätzliche Provokation der zu testenden Strukturen.

Passive Flexion

▶ **ASTE Patient.** Rückenlage.

▶ **ASTE Therapeut.** Stand auf der homolateralen Seite.

▶ **Ausführung.** Der Therapeut steht in Schrittstellung und umgreift mit seiner kranialen Hand den Ellenbogen von dorsal, mit der kaudalen Hand nimmt er Kontakt mit dem Unterarm auf und bewegt das Ellenbogengelenk passiv in maximale Flexion bis zur motorischen Grenze (▶ Abb. 4.106).

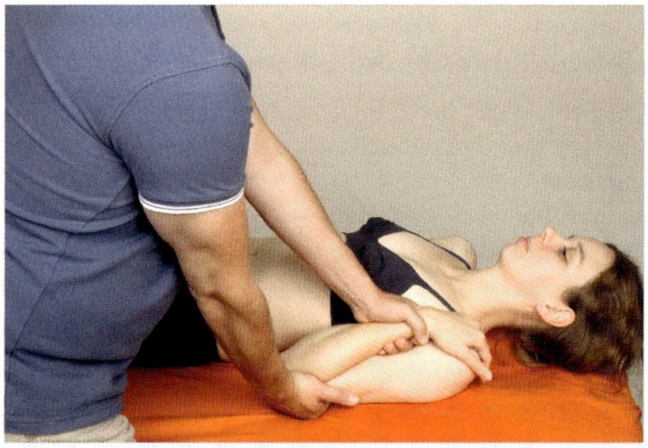

Abb. 4.106 Untersuchung der passiven Flexion.

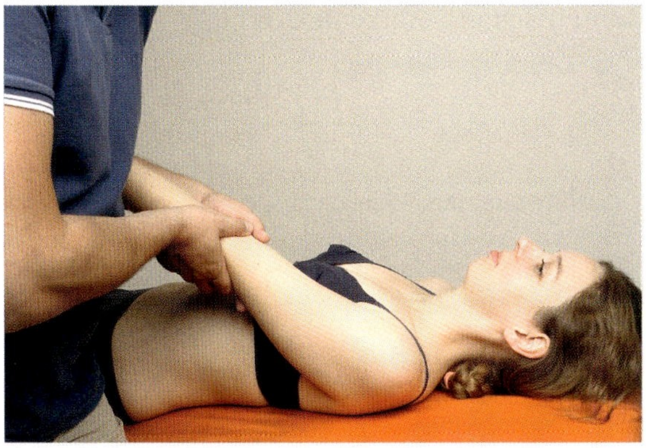

Abb. 4.107 Untersuchung der passiven Extension.

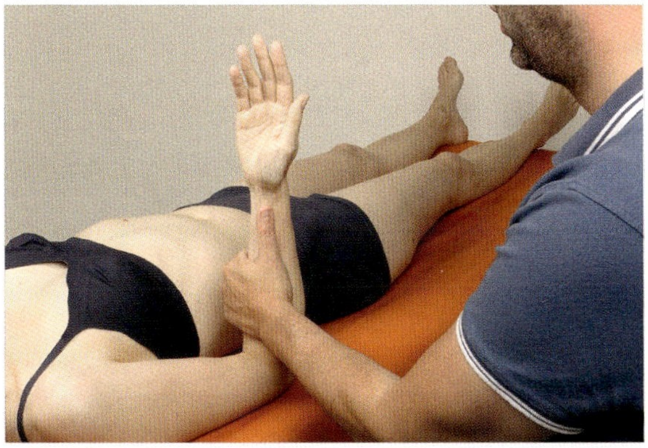

Abb. 4.108 Die Handhaltung für die Untersuchung der passiven Supination.

Passive Extension

▶ **ASTE Patient.** Rückenlage.

▶ **ASTE Therapeut.** Stand auf der homolateralen Seite.

▶ **Ausführung.** Der Therapeut steht in Schrittstellung und umgreift mit beiden Händen den Ellenbogen. Er bewegt das Gelenk passiv in maximale Extension bis zur motorischen Grenze (▶ Abb. 4.107).

Passive Supination

▶ **ASTE Patient.** Rückenlage.

▶ **ASTE Therapeut.** Stand auf der homolateralen Seite.

▶ **Ausführung.** Beide Hände umgreifen den Unterarm. Das Ellenbogengelenk ist in 90° Flexion eingestellt. Nun wird der Unterarm passiv bis zur motorischen Grenze in Supination gebracht (▶ Abb. 4.108 und ▶ Abb. 4.109).

Passive Pronation

▶ **ASTE Patient.** Rückenlage.

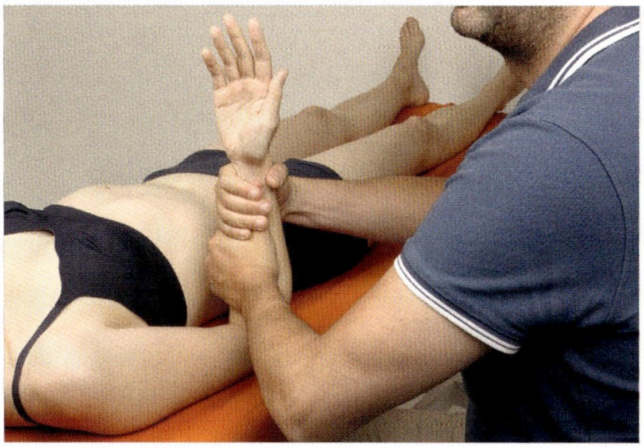

Abb. 4.109 Untersuchung der passiven Supination.

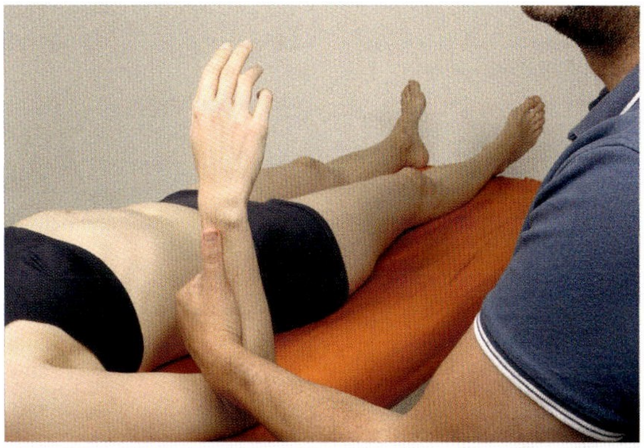

Abb. 4.110 Die Handhaltung für die Untersuchung der passiven Pronation.

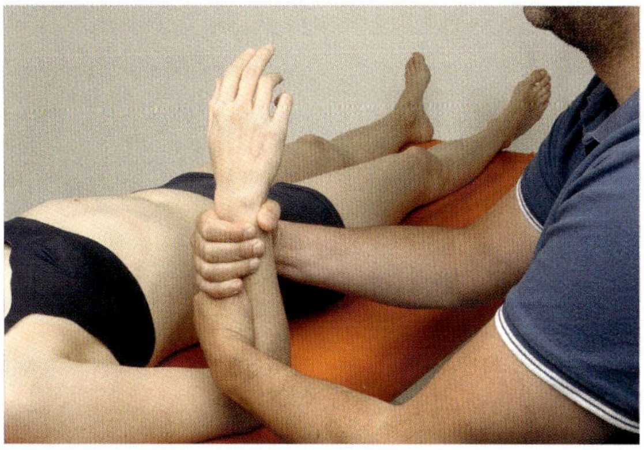

Abb. 4.111 Untersuchung der passiven Pronation.

▶ **ASTE Therapeut.** Stand auf der homolateralen Seite.

▶ **Ausführung.** Beide Hände umgreifen den Unterarm, das Ellenbogengelenk ist in 90° Flexion eingestellt. Nun wird der Unterarm passiv bis zur motorischen Grenze in Pronation gebracht (▶ Abb. 4.110 und ▶ Abb. 4.111).

Isometrische Untersuchung

Isometrische Ellenbogenflexion

▶ **ASTE Patient.** Rückenlage.

▶ **ASTE Therapeut.** Stand auf der homolateralen Seite.

▶ **Ausführung.** Das Ellenbogengelenk ist in 90° Flexion eingestellt. Die Hände des Therapeuten liegen an der jeweils kranialen Unterarmseite. Der Patient spannt in Richtung Flexion; der Therapeut gibt einen angemessenen Widerstand. Am Ende der Anspannungsphase gibt der Therapeut einen Überdruck in Richtung Extension.

Da bei der Anspannung in Richtung Flexion je nach Ausgangsstellung unterschiedliche Muskeln die primäre Funktion übernehmen, wird zu deren Differenzierung die isometrische Ellenbogenflexion in Supination (▶ Abb. 4.112), in Neutralstellung (▶ Abb. 4.113) sowie in Pronation (▶ Abb. 4.114) ausgeführt.

Isometrische Ellenbogenextension

▶ **ASTE Patient.** Rückenlage.

▶ **ASTE Therapeut.** Stand auf der homolateralen Seite.

▶ **Ausführung.** Das Ellenbogengelenk ist in 90° Flexion und Neutralposition eingestellt. Die Hände des Therapeuten liegen ulnar am Unterarm. Der Patient spannt in Richtung Extension; der Therapeut gibt einen angemessenen Widerstand (▶ Abb. 4.115). Am Ende der Anspannungsphase gibt der Therapeut einen Überdruck in Richtung Flexion.

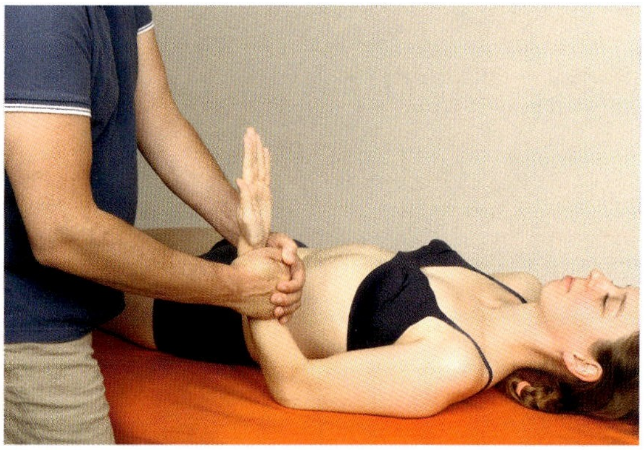

Abb. 4.112 Untersuchung der isometrischen Flexion in Supination.

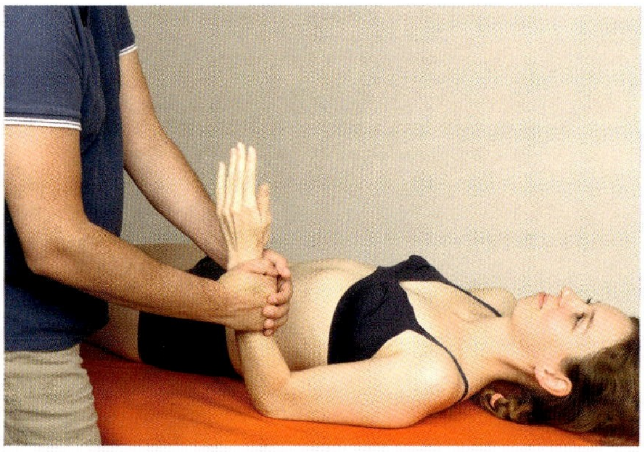

Abb. 4.113 Untersuchung der isometrischen Flexion in Neutralstellung.

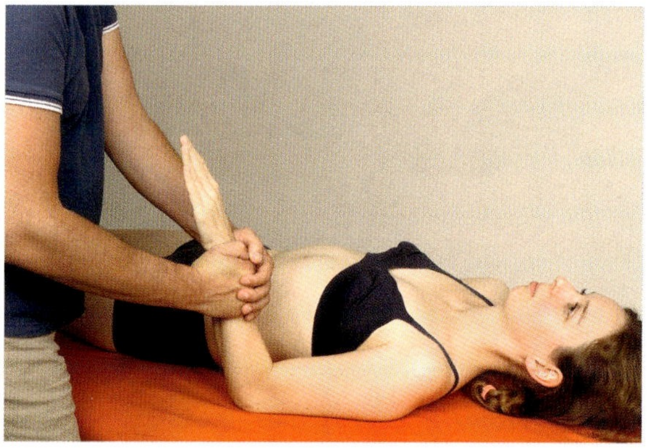

Abb. 4.114 Untersuchung der isometrischen Flexion in Pronation.

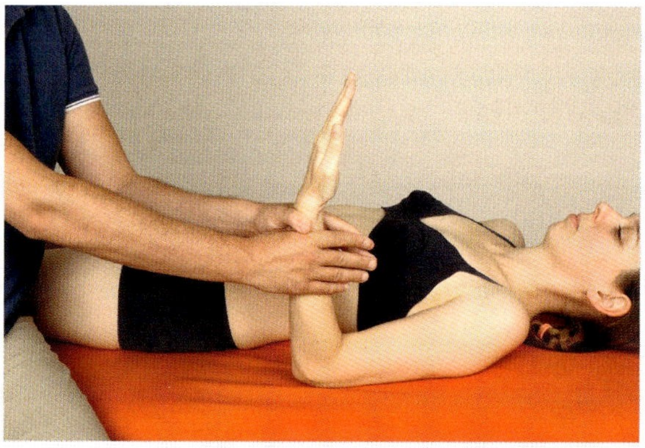

Abb. 4.115 Untersuchung der isometrischen Extension.

Isometrische Pronation

▶ **ASTE Patient.** Rückenlage.

▶ **ASTE Therapeut.** Stand auf der homolateralen Seite.

▶ **Ausführung.** Das Ellenbogengelenk ist in 90° Flexion und Neutralposition eingestellt. Beide Hände umgreifen den Unterarm, Schwerpunkt am Radius (▶ Abb. 4.116). Der Patient spannt in Richtung Pronation; der Therapeut gibt einen angemessenen Widerstand (▶ Abb. 4.117). Am Ende der Anspannungsphase gibt der Therapeut einen Überdruck in Richtung Supination.

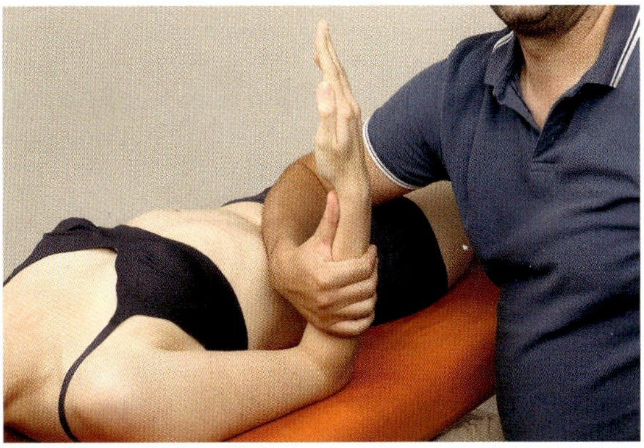

Abb. 4.116 Handanlage für die Untersuchung der isometrischen Pronation.

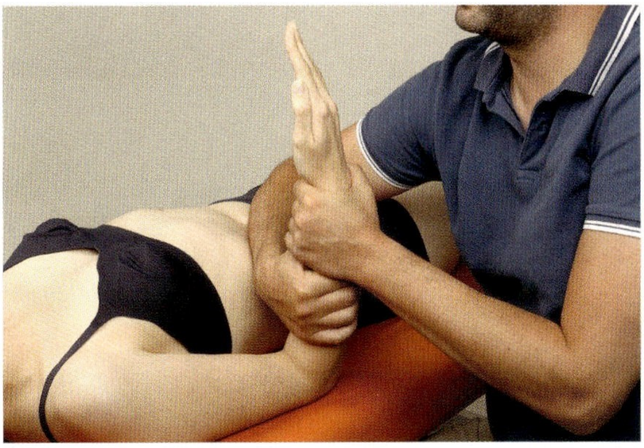

Abb. 4.117 Untersuchung der isometrischen Pronation.

Isometrische Supination

▶ **ASTE Patient.** Rückenlage.

▶ **ASTE Therapeut.** Stand auf der homolateralen Seite.

▶ **Ausführung.** Das Ellenbogengelenk ist in 90° Flexion und Neutralposition eingestellt. Beide Hände umgreifen den Unterarm, Schwerpunkt am Radius (▶ Abb. 4.118). Der Patient spannt in Richtung Supination; der Therapeut gibt einen angemessenen Widerstand (▶ Abb. 4.119). Am Ende der Anspannungsphase gibt der Therapeut einen Überdruck in Richtung Pronation.

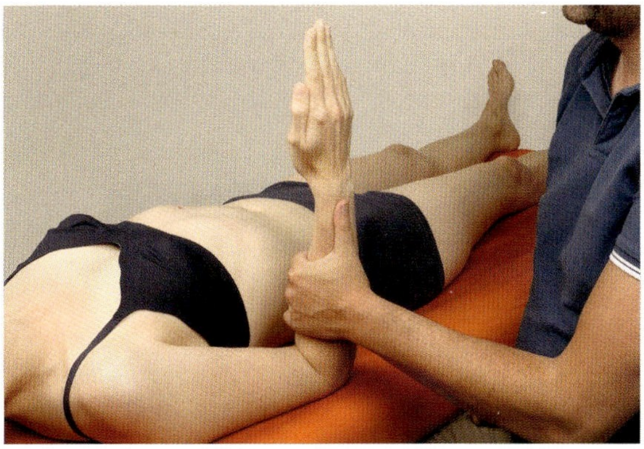

Abb. 4.118 Handanlage für die Untersuchung der isometrischen Supination.

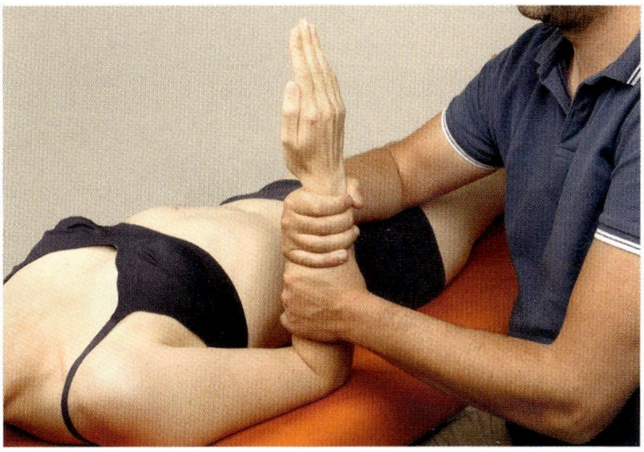

Abb. 4.119 Untersuchung der isometrischen Supination.

Isometrische Extension im Handgelenk

► **ASTE Patient.** Rückenlage.

► **ASTE Therapeut.** Stand auf der homolateralen Seite.

► **Ausführung.** Die proximale Hand des Therapeuten fixiert distal den Unterarm, die distale Hand umgreift die Hand des Patienten von dorsal. Der Therapeut gibt einen angemessenen Widerstand in Dorsalextension über die distale Hand. Am Ende der Anspannungsphase gibt der Therapeut einen Überdruck in Richtung Palmarflexion (► Abb. 4.120).

Isometrische Flexion im Handgelenk

► **ASTE Patient.** Rückenlage.

► **ASTE Therapeut.** Stand auf der homolateralen Seite.

► **Ausführung.** Die proximale Hand des Therapeuten fixiert distal den Unterarm, die distale Hand greift in die Hand des Patienten (von palmar). Der Therapeut gibt einen angemessenen Widerstand in Palmarflexion über die distale Hand. Am Ende der Anspannungsphase gibt der Therapeut einen Überdruck in Richtung Dorsalextension (► Abb. 4.121).

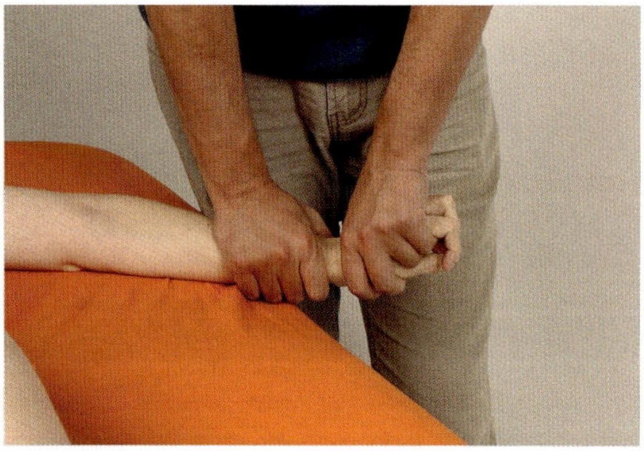

Abb. 4.120 Untersuchung der isometrischen Handgelenksextension.

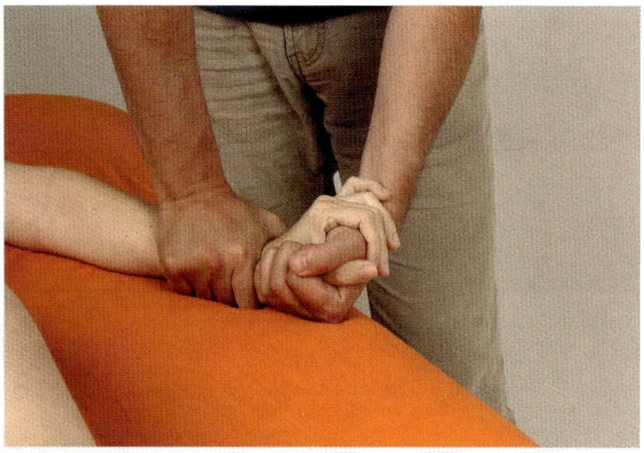

Abb. 4.121 Untersuchung der isometrischen Handgelenksflexion.

Zusatztests

Passive Valgisierung

► **ASTE Patient.** Rückenlage.

► **ASTE Therapeut.** Stand auf der homolateralen Seite.

► **Ausführung.** Der Ellenbogen des Patienten befindet sich in gestreckter Stellung mit supiniertem Unterarm. Der Therapeut legt beide Hände an den Unterarm des Patienten und führt einen Schub nach medial aus. Es entsteht ein Klaffen des Gelenkspalts („gapping") auf der medialen Seite, wodurch es zu einer Provokation der Kollateralbänder auf der medialen Seite kommt (► Abb. 4.122).

Passive Varisierung

► **ASTE Patient.** Rückenlage.

► **ASTE Therapeut.** Stand auf der homolateralen Seite.

► **Ausführung.** Der Ellenbogen des Patienten befindet sich in gestreckter Stellung mit supiniertem Unterarm. Beide Hände des Therapeuten werden an den Unterarm des Patienten gelegt und es wird ein Schub nach lateral ausgeführt (► Abb. 4.123). Es entsteht ein Klaffen des Gelenkspalts („gapping") auf der lateralen Seite, wodurch es zu einer Provokation der Kollateralbänder auf der lateralen Seite kommt.

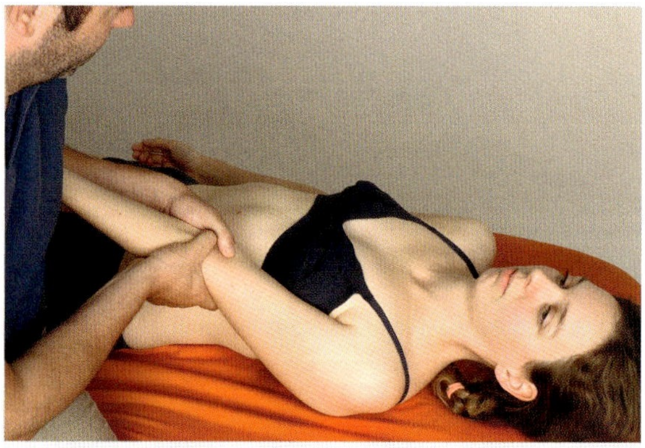

Abb. 4.122 Valgisierung.

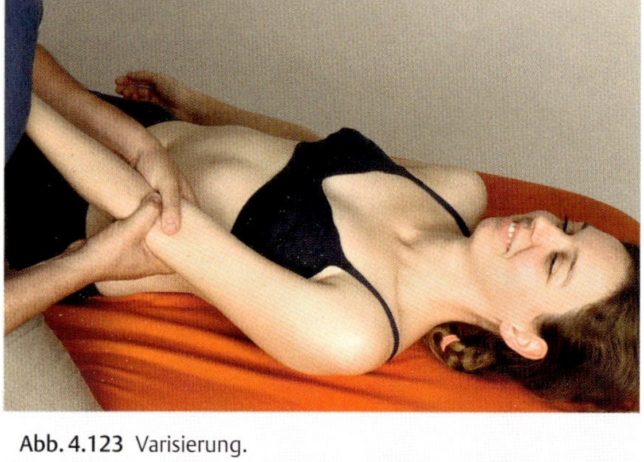

Abb. 4.123 Varisierung.

Auswertungsschema

- passive Flexion: passive Extension = 3 : 1 = Kapselmuster
- passive Extension = Lig. collaterale ulnare
- isometrische Ellenbogenflexion = je nach Ausgangsposition wirken am stärksten der M. biceps brachii (in Supination), M. brachioradialis (in Neutralstellung) und der M. brachialis (in Pronation). Zudem sind der M. extensor carpi radialis longus und der M. pronator teres beteiligt.
- isometrische Ellenbogenextension = M. triceps brachii
- isometrische Supination = Supinatoren: M. supinator, M. biceps brachii, M. abductor pollicis longus, M. extensor pollicis longus, M. brachioradialis, (M. extensor carpi radialis longus bei extendiertem Arm)
- isometrische Pronation = Pronatoren: M. pronator quadratus, M. pronator teres, M. flexor carpi radialis, M. extensor carpi radialis longus (bei flektiertem Arm), M. brachioradialis, M. palmaris longus
- isometrische Dorsalextension = Dorsalextensoren: M. extensor digitorum, M. extensor carpi radialis longus, M. extensor carpi radialis brevis, M. indicis, M. pollicis longus, M. extensor digiti minimi
- isometrische Palmarflexion = Palmarflexoren: M. flexor digitorum superficialis, M. flexor digitorum profundus, M. flexor carpi ulnaris, M. flexor pollici longus, M. flexor carpi radialis, M. abductor pollicis longus
- Valgisierung/Varisierung = Kollateralligamente
- wechselnde Symptomatik mit schmerzfreien und schmerzhaften Einschränkungen in Flexion und Extension = Corpus liberum

4.2.7 Hand

In der Schmerzphysiotherapie spielt die Hand eine untergeordnete Rolle. Neben dem Karpaltunnelsyndrom ist das komplexe regionale Schmerzsyndrom (CRPS) das häufigste chronifizierte Krankheitsbild.

Aufgrund der langen Krankheitsdauer ist das Karpaltunnelsyndrom meistens schon ausreichend auf lokaler Ebene untersucht und behandelt worden. Tritt trotz therapeutischer Intervention keine Besserung der Schmerzsymptomatik ein, sollten die weiteren Ebenen untersucht werden (Kap. 13.11).

Sehnenerkrankungen spielen in der Schmerzphysiotherapie ebenfalls eine untergeordnete Rolle. Meistens wurden die Patienten bereits erfolgreich therapiert. Ist dies nicht der Fall, sollten die weiteren Ebenen untersucht und über diese therapiert werden.

Bei einem CRPS ist die Untersuchung der lokalen Strukturen in der schmerzhaften Phase nicht indiziert. Auch hier ist es wichtig, zunächst die weiteren Ebenen, vor allem die vegetative Ebene, zu untersuchen (Kap. 7.4, Kap. 13.11).

Aus genannten Gründen gehen die Autoren oder Autorinnen an diesen Stellen nicht auf die vertiefenden Untersuchungen der lokalen Strukturen ein.

5 Fasziale Ebene

5.1 Einführung

Mit dem *Ebenenmodell* der Schmerztherapie soll eine ganzheitliche Betrachtung und Behandlung des Menschen unterstützt werden. Die komplexen Zusammenhänge und Mechanismen des menschlichen Organismus können auf den einzelnen Ebenen betrachtet werden, um im Anschluss eine ganzheitliche und individuelle Therapie zu ermöglichen. Auch bei der Betrachtung des *faszialen Systems* werden die komplexen Zusammenhänge einzelner Körperabschnitte und die Bedeutung dieses Systems für eine Vielzahl verschiedener Bereiche im Organismus erkennbar.

Der Begriff „Faszie" hat seinen Ursprung im lateinischen „fascia" und kann mit „Band" und „Bündel" übersetzt werden. In den ersten Jahren der Osteopathie spielten die Faszien bereits eine wesentliche Rolle. Einer der Begründer, A. T. Still, erkannte die Besonderheit des Bindegewebes und der Faszien. Faszien werden als „Grundgewebe" des Körpers betrachtet, ihre Untersuchung und Therapie als Grundlage der Therapie und des Heilungsprozesses des Körpers (Tozzi, 2013). Faszien gehen ineinander über und überlagern sich, sie werden als „strukturgebende Organe" bezeichnet.

Die Haltung und die Bewegungen eines Menschen spiegeln auch den Zustand der Faszien wider, die sich im Laufe des Lebens den Bedingungen des Organismus anpassen. An der Haltung können Regionen erhöhter Spannung, Schmerzareale und entlastende Bereiche erkannt werden. Erste Informationen über den Zustand der Faszien gewinnt man über eine Inspektion.

Bindegewebe kommt in fast allen Bereichen des Körpers vor.

Definition

Faszie

Faszien sind dünne Bindegewebshüllen. Diese Hüllen umgeben Muskeln, Sehnen, Organe und sogar ganze Körperabschnitte und stehen als sogenannte Faszienbahnen miteinander in Verbindung: von den Füßen über den Rumpf bis zum Kopf und den Armen.

Auch in der Tiefe des Körpers umgeben Faszien Organe und verbinden diese untereinander, aber auch mit der Rumpfwand und mit kranialen und kaudalen Strukturen. Alle Körperstrukturen stehen letztendlich über Faszien miteinander in Kontakt und können folglich auch miteinander kommunizieren. Schon hier erkennt man, dass die Faszien eine besondere Rolle einnehmen. Bereits A. T. Still beschrieb in seinen Arbeiten, dass es kein System gibt, das unabhängig von Faszien arbeitet.

Diese Tatsache kann therapeutisch genutzt werden. Der Therapeut kann das fasziale System über Körperkontakt, also die Haut des Patienten, und das Erfühlen der Bewegungen der darunterliegenden Strukturen differenzieren (Kap. 5.2.7) und beeinflussen.

In den folgenden Abschnitten werden Faszien aus verschiedenen Perspektiven betrachtet und in das Ebenenmodell der Schmerztherapie eingefügt. Folgende Aspekte werden dabei berücksichtigt:

- Histologie
- Anatomie
- Aufgaben
- Pathologie
- Diagnose und Therapie

Kenntnisse der Histologie und Gewebearten sind wichtig, um eine Grundlage für die Beschreibung und Erläuterung von Pathologien des Bindegewebes zu haben. Auch die Anatomie baut auf Aspekten der Histologie auf.

In dem Kapitel über die „Anatomie" werden die Verläufe der Faszienbahnen beschrieben. Dabei wird genauer auf Verbindungen zu Knochen und Organen und typischen pathologischen Erscheinungen eingegangen. Darüber hinaus werden tiefer liegende fasziale Verbindungen beschrieben und auf die Lage der horizontalen Sehnenplatten sowie den Verlauf der Zentralsehne eingegangen. Dazu werden jeweils mögliche Dysfunktionen beschrieben. Häufig vorkommende Krankheitsbilder werden bei den Pathologien des Bindegewebes (Kap. 5.2.4) besprochen. Dort sind auch therapeutische Handlungsansätze beschrieben.

Im abschließenden Teil dieses Kapitels sollen diagnostische und therapeutische Interventionsmöglichkeiten beschrieben werden.

Um der Bedeutung der Faszien Rechnung zu tragen, soll hier ein kurzer historischer Überblick über die Geschichte dieser Struktur gegeben werden. Ursprünglich und bis heute spielen die Faszien eine wesentliche Rolle in der Osteopathie. Daher sollen die Grundprinzipien der osteopathischen Therapie, die Bezüge zu den Faszien und zur Schmerztherapie ebenfalls beschrieben werden. Den Abschluss der Einführung bildet dann ein Abschnitt über die wesentlichen Grundlagen der embryologischen Entwicklung.

5.1.1 Geschichte

Die Bedeutung der Faszien ging mit der Entwicklung der Osteopathie einher. Die Osteopathie wurde vor rund 140 Jahren von dem US-amerikanischen Arzt Dr. Andrew Taylor Still (1828–1917) begründet. Mit diesem ganzheitlichen Behandlungskonzept bekamen der Zusammenhang der einzelnen Systeme untereinander und die Wirkung der Natur auf den Organismus eine neue Bedeutung. Still gründete 1892 die „American School of Osteopathy" (ASO) und legte damit einen ersten Grundstein entgegen einer vorherrschenden orthodox und wissenschaftlich fundierten medizinischen Sichtweise (Liem u. Dobler, 2010). In der medizinischen und therapeutischen Fachliteratur wird Still noch heute häufig zitiert. Dies verdeutlicht die Bedeutung, die das Konzept des Körpers als Einheit darstellt.

Die Rolle der Faszien beschrieb A.T. Still folgendermaßen: „Ich kenne keinen Körperteil, der den Faszien als Aufgabengebiet gleichkäme. Mehr als jeder andere Teil des Körpers werden die Faszien, wenn sie einmal genau erforscht sind, reiche und goldene Gedanken hervorbringen. Von welchem Blickwinkel wir die Faszien auch betrachten, überall tun sich Wunder auf" (Hartmann, 2005).

Verschiedene Schüler von Still brachten das osteopathische Konzept zunächst nach England, von wo aus es sich später auch im restlichen Europa verbreitete. So etablierte sich die „European School of Osteopathy" (EOS) (Liem u. Dobler, 2010). Im Laufe der Zeit entwickelten sich unterschiedliche Strömungen dieser medizinischen Lehre: die strukturelle, die funktionelle sowie die kraniosakrale Osteopathie (Liem u. Dobler, 2010). Die Diskussion um die Frage der Wirkungsweisen, der gegenseitigen Beeinflussung und des Zusammenspiels von Struktur und Funktion beschäftigte verschiedene osteopathische Therapeuten. Es etablierten sich gegenüberstehende Theorien, die sich von den gemeinsamen Ursprüngen Stills weiterentwickelten. In dieser Zeit entstand ein Pool an unterschiedlichen Behandlungstechniken, die auch im Konzept der Schmerztherapie einen Platz gefunden haben und ihre Anwendung finden (Liem u. Dobler, 2010).

Gegenwärtig Aufmerksamkeit und Bedeutung erlangt die fasziale Thematik unter anderem durch den ersten „International Fascia Research Congress". Im Jahr 2007 wurde in Boston der erste Kongress dieser Art – mit Wissenschaftlern, Ärzten, Chiropraktikern, Akupunkteuren, Therapeuten und Sportlern aus 28 Nationen – veranstaltet und fand seitdem in verschiedenen Ländern statt. Schwerpunkt dieses Kongresses sind neue Studien und der Austausch therapeutischer Erfahrungen, um weitere Erkenntnisse und Informationen zum Thema Faszien zu erhalten. Besonders die interdisziplinäre Zusammenarbeit der verschiedensten Berufsgruppen spiegelt eine globale und allumfassende Betrachtungsweise der Thematik wider (http://www.fasciacongress.org/2007/index.htm).

5.1.2 Grundlagen der embryologischen Entwicklung

1. Phase: Vorembryonalperiode

Die Vorembryonalperiode beginnt mit der zellulären Phase: der Befruchtung der Eizelle bis zur Einnistung in die Gebärmutterschleimhaut in den ersten Tagen.

In der 1. Woche entwickelt sich die *Blastozyste*, eine flüssigkeitsgefüllte Höhle, die aus verschiedenen Zelltypen besteht.

Aus der äußeren Zellschicht (Trophoblast) entwickelt sich später die Plazenta, aus der inneren (Embryoblast) der Fötus.

In der 2. Woche bildet sich aus dem Embryoblast eine zweischichtige Keimscheibe. Aus den Zellen des Embryoblasten, die zur Blastozystenhöhle hin liegen, entwickelt sich eine flache Zellschicht, der Hypoblast (primitives Entoderm). Die Zellen, die an den Trophoblasten grenzen, ordnen sich zu einem hochprismatischen Epithel an, dem Epiblast (primitives Ektoderm).

Der *Trophoblast* teilt sich auf in den Synzytiotrophoblasten und den Zytotrophoblasten. Anfangs bleiben die Zellen des Ektoderms mit dem Zytotrophoblasten noch in Verbindung. Kurz darauf entstehen kleine Spalträume zwischen den beiden Schichten, die sich zur primären Amnionhöhle vereinen.

Die *Amnionhöhle* befindet sich nun zwischen Epiblast und Zytotrophoblast. Von den Rändern des Epiblasten wandern Zellen aus (Amnioblasten), die sich als einschichtiges Amnionepithel auf den Zytotrophoblasten legen. Die nun entstandene sekundäre Amnionhöhle ist von Epiblast und Amnionepithel ausgekleidet.

Zellen, die vom Rand des Hypoblasten auswandern, lagern sich an die Innenfläche der Blastozystenhöhle an. Von ihnen wird eine flache Epithelzellschicht gebildet, die als *Heuser-Membran* bezeichnet wird. Dadurch ist aus der Blastozystenhöhle der primäre Dottersack entstanden.

Der *Dottersack* (Exozölhöhle) ist eine geschlossene Höhle, die als primäres Darmrohr für die Ernährung und den Stoffwechsel zuständig ist. Im Gegensatz zu Amnionhöhle und primärem Dottersack entwickelt sich der Trophoblast sehr schnell, wodurch zwischen den äußeren Trophoblasten, der Amnionhöhle und dem inneren Dottersack Spalträume entstehen, die als *endodermales Retikulum* bezeichnet werden. Das extraembryonale Mesoderm breitet sich aus, indem seine Zellen in die Spalträume zwischen Trophoblast und Amnionhöhle wandern. In diesen Gewebeschichten zeigen sich alsbald größere Hohlräume, die schließlich eine neue Höhle bilden, einen einheitlichen Hohlraum, das *extraembryonale Zölom*. Es umgibt den primären Dottersack und die Amnionhöhle, mit Ausnahme des Anteils, in dem das Amnion durch den Haftstiel mit dem Trophoblasten verbunden ist (▸ Abb. 5.1).

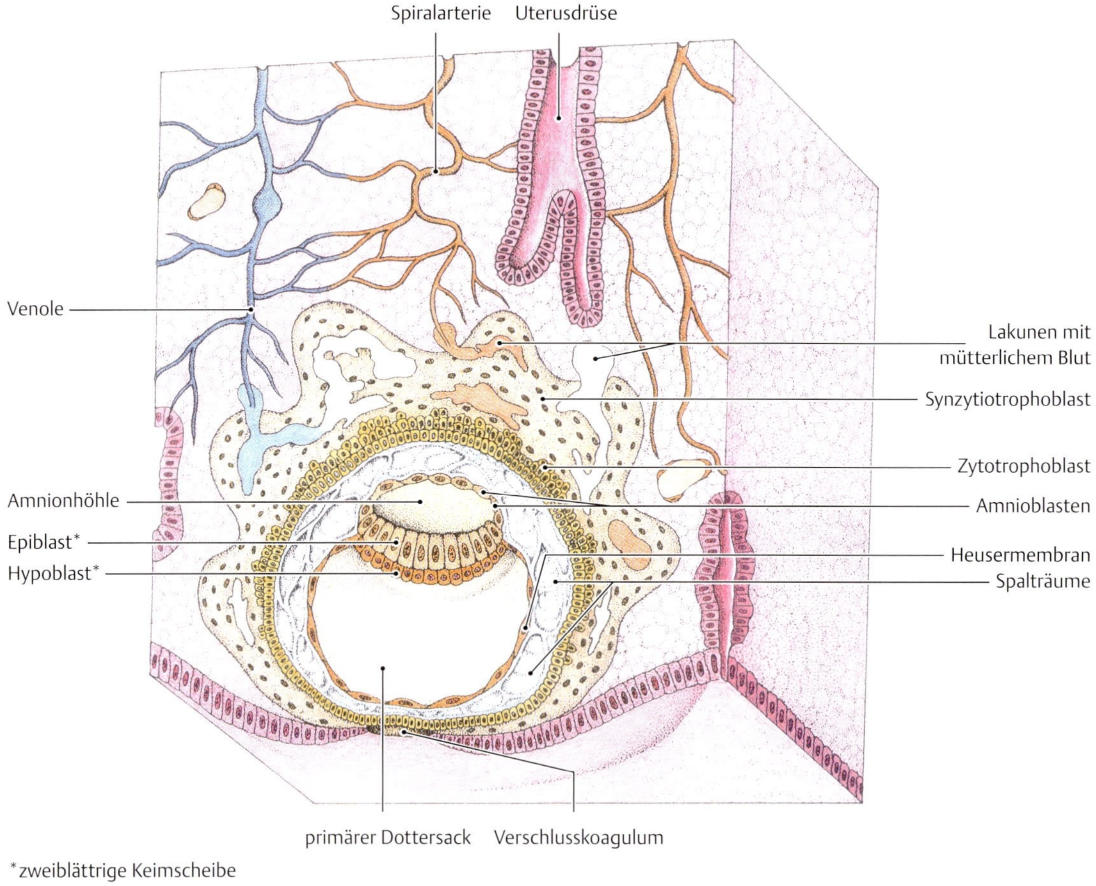

Abb. 5.1 Implantierte Blastozyste. (Ulfig, 2009)

Das *extraembryonale Mesoderm* besteht aus einem parietalen Blatt (äußere Schicht) und einem viszeralen Blatt (innere Schicht). Das parietale Blatt kleidet die Höhle (Zölom) aus, das viszerale Blatt umhüllt die Amnionhöhle und den nun sekundären Dottersack. Der primäre Dottersack schnürt ab oder reißt, wobei sich Teile von der Wand ablösen und als *Exozölzysten* in der Chorionhöhle verbleiben können.

Die freien Wandränder schließen sich dann zum kleineren sekundären Dottersack zusammen (▶ Abb. 5.2).

Das parietale Blatt des extraembryonalen Mesoderms und der anliegende Trophoblast (Synzytiotrophoblast und Zytotrophoblast) bilden zusammen das Chorion. Deshalb heißt das extraembryonale Zölom ab diesem Zeitpunkt *Chorionhöhle* (▶ Abb. 5.3).

In der 3. Woche entwickelt sich die *dreiblättrige Keimscheibe* (Gastrulation) und es beginnt die Neurulation. Unter *Neurulation* versteht man die Entstehung eines Neuralrohrs als Anlage für das spätere Zentralnervensystem.

Median auf der Oberfläche des Epiblasten bildet sich der Primitivstreifen, von kaudal nach kranial wachsend. Am kranialen Ende des Primitivstreifens befindet sich eine Verdickung, der Primitivknoten (Hansen-Knoten). Die sich im Primitivstreifen entwickelnde längliche Vertiefung nennt man Primitivgrube.

Die Epiblasten wandern auf der Oberfläche der Keimscheibe auf den Primitivstreifen zu und in die Primitivgrube hinein. Dann bewegen sie sich erneut in laterale Richtung zwischen Epiblast (primitives Ektoderm) und Hypoblast (primitives Entoderm). Sie wandern zwischen Epi- und Hypoblast aus (Invagination) und bilden dort eine neue Zelllage, das *Mesoderm*.

Auch vom Primitivknoten wandern Epiblastenzellen aus und bilden 2 Strukturen, das Entoderm und die Chorda dorsalis. Das *Entoderm* (inneres Keimblatt) wird aus Zellen gebildet, die vom Primitivknoten ausgehen und den Hypoblasten ersetzen. Am kranialen Ende des Primitivstreifens wächst aus dem Epiblast der Chordafortsatz nach kranial. Auf der Ventralseite des Chordafortsat-

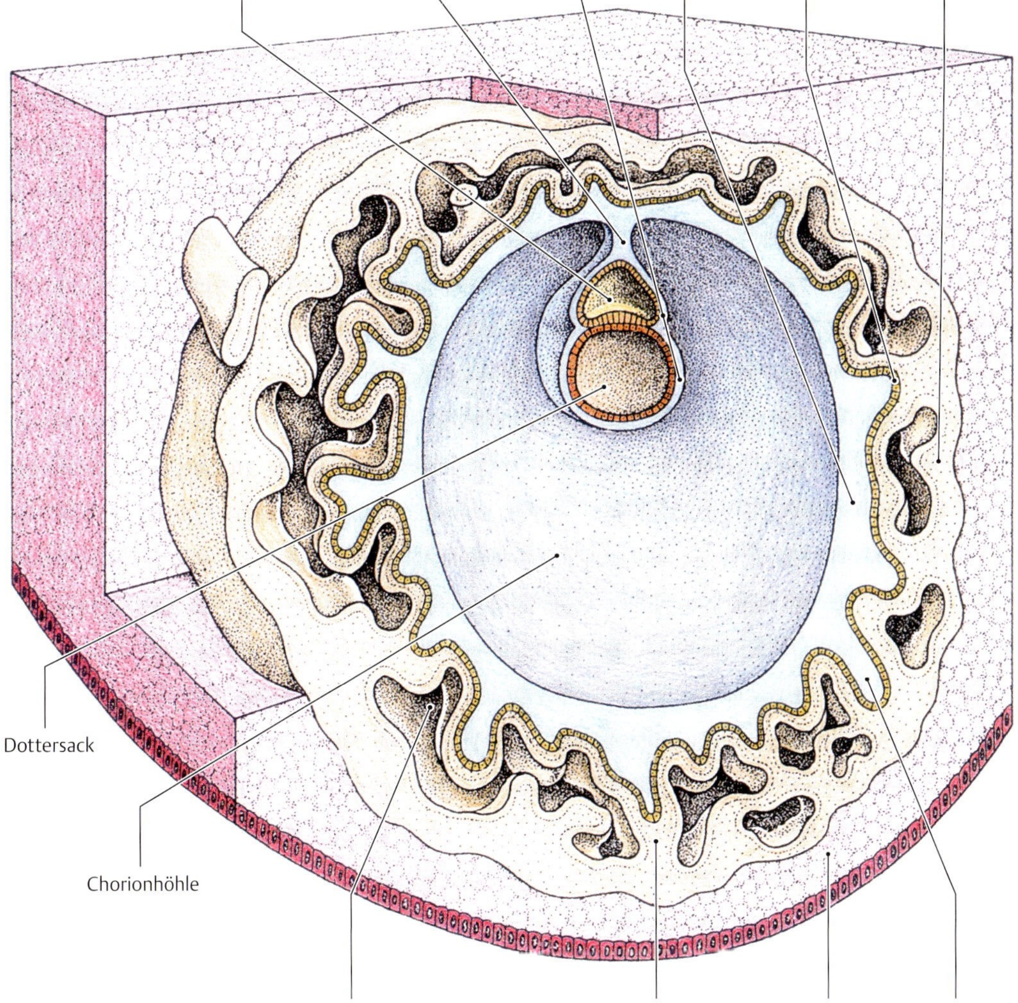

Abb. 5.2 Die Chorionhöhle. (Ulfig, 2009)

zes entsteht eine Rinne, die sich immer weiter vertieft und deren Ränder verschmelzen. Mit diesem Prozess entsteht ein Rohr, die *Chorda dorsalis*, aus der das spätere Rückenmark entsteht.

Ento- und Ektoderm sind zu diesem Zeitpunkt vollständig durch das Mesoderm getrennt. Nur im Bereich der Prächordalplatte und der Kloakenmembran (Kloake: „Abzugskanal", Körperausgang) sind sie weiterhin miteinander verbunden.

Um das Ende der 3. Woche herum ist der Embryo nur noch durch den Haftstiel, aus dem sich später die Nabelschnur entwickelt, mit dem Trophoblasten in Verbindung.

In der 3. Woche entsteht außerdem das Nervensystem aus dem mittleren Abschnitt des Ektoderms. Während der Bildung des Nervensystems löst sich das Neuroektoderm durch induktive Einflüsse der Chorda dorsalis vom Oberflächenektoderm ab. Die Neuroektodermzellen bil-

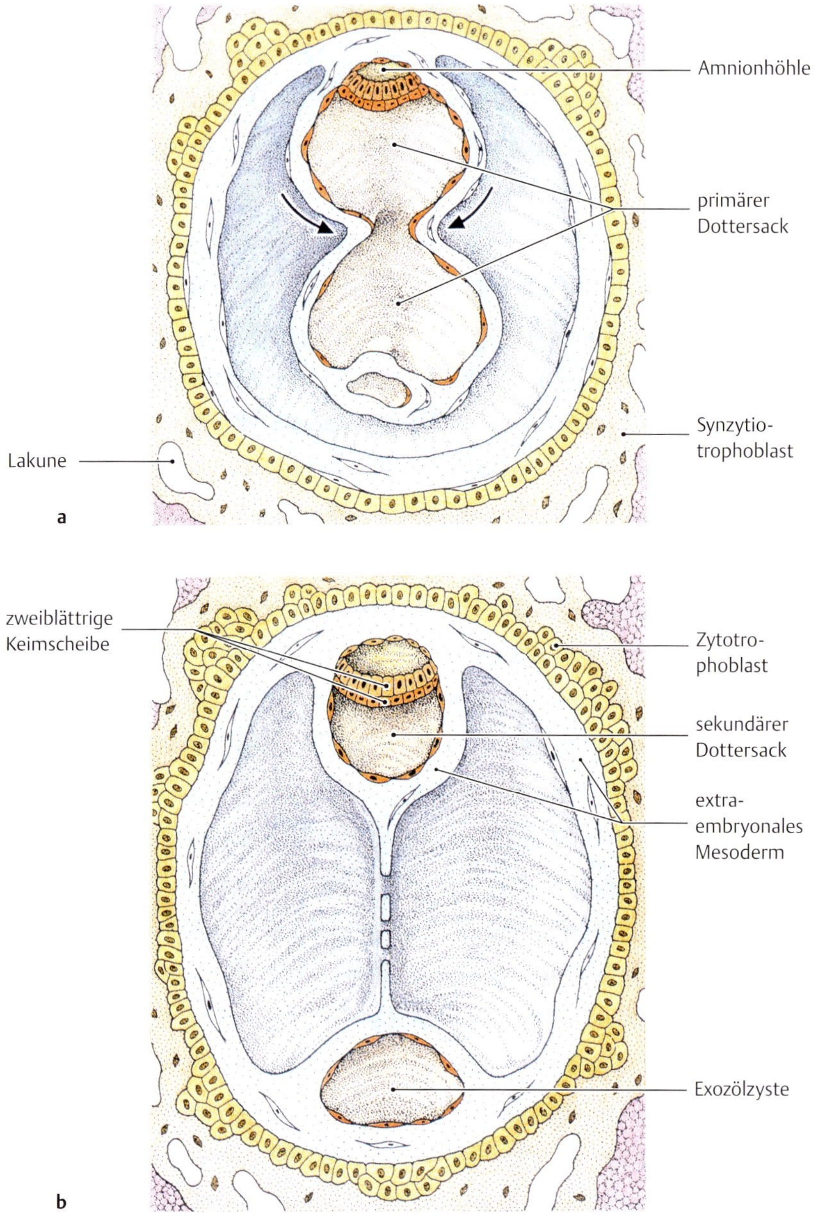

Abb. 5.3 Sekundärer Dottersack. Entstehung des sekundären Dottersackes durch Abschnürung eines Teils des primären Dotersacks. Sekundärer (definitiver) Dottersack und Exozölzyste. (Ulfig, 2009)

den die Neuralplatte. Während sich der mittlere Teil der Neuralplatte senkt, entstehen seitlich Erhebungen, die Neuralwülste oder Neuralfalten, die später die Neuralrinne bilden. Die *Neuralrinne* verläuft parallel zur Chorda dorsalis und verschließt sich zum Neuralrohr, in welchem die Neuralwülste aufeinander zuwachsen. In dieser Zeit haben sich auch die ersten Somiten (Ursegmente) gebildet. Der Verschluss zum Neuralrohr beginnt auf der Höhe des 4. Somiten und verläuft von dort nach kranial und kaudal.

Etwa in der 4. Woche bildet sich der Primitivstreifen zurück (▶ Abb. 5.4).

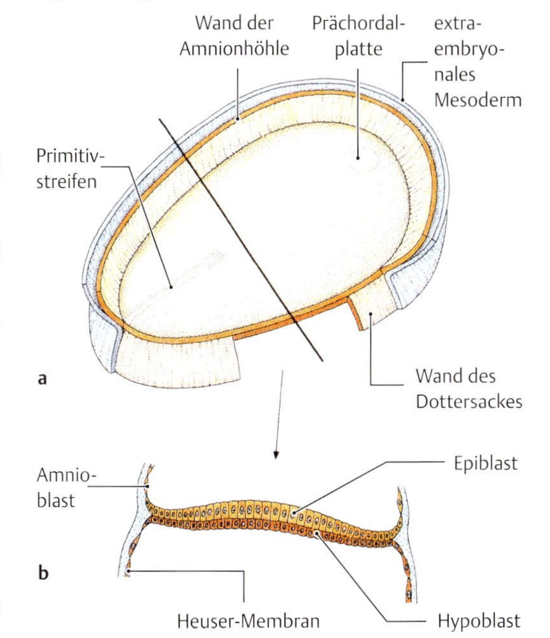

Abb. 5.4 Die dreiblättrige Keimscheibe. a Dorsalansicht der Keimscheibe nach Entfernung des Amnions (Anfang 3. Woche): Bildung des Primitivstreifens. b Querschnitt durch die Keimscheibe (oben = dorsal, unten = ventral). (Ulfig, 2009)

Somiten

Neben der Chorda dorsalis befindet sich eine strangförmige Ansammlung von Mesodermzellen, die sich am Ende der 3. Woche in rundliche Gebilde, die Somiten, umwandeln. Es entstehen schließlich immer neue Somitenpaare in kraniokaudaler Richtung, welche die segmentale Gliederung des Körpers bedingen.

Als *Neurulation* werden sämtliche Vorgänge des Verschlusses zum Neuralrohr zusammengefasst.

Der *Canalis neuralis* (Hohlraum des Neuralrohrs) besitzt oben und unten eine Öffnung, den Neuroporus cranialis und den Neuroporus caudalis, welche mit der Amnionhöhle in Verbindung stehen. In der 4. Woche werden diese Öffnungen verschlossen (▸ Abb. 5.5 a–b).

2. Phase: Embryonalperiode

In der Embryonalperiode kommt es zur Differenzierung von Organen und Geweben. Diese Emryogenese findet ab der 4. Woche bis zum Ende der 8. Woche statt.

In der 4. Woche wird die Neurulation beendet. Das Neuralrohr liegt nun unter dem Oberflächenektoderm (spätere Epidermis). Aus dem kaudalen Bereich des Neuralrohrs entwickelt sich das *Rückenmark*, aus dem kranialen Bereich entsteht die Anlage des *Gehirns*.

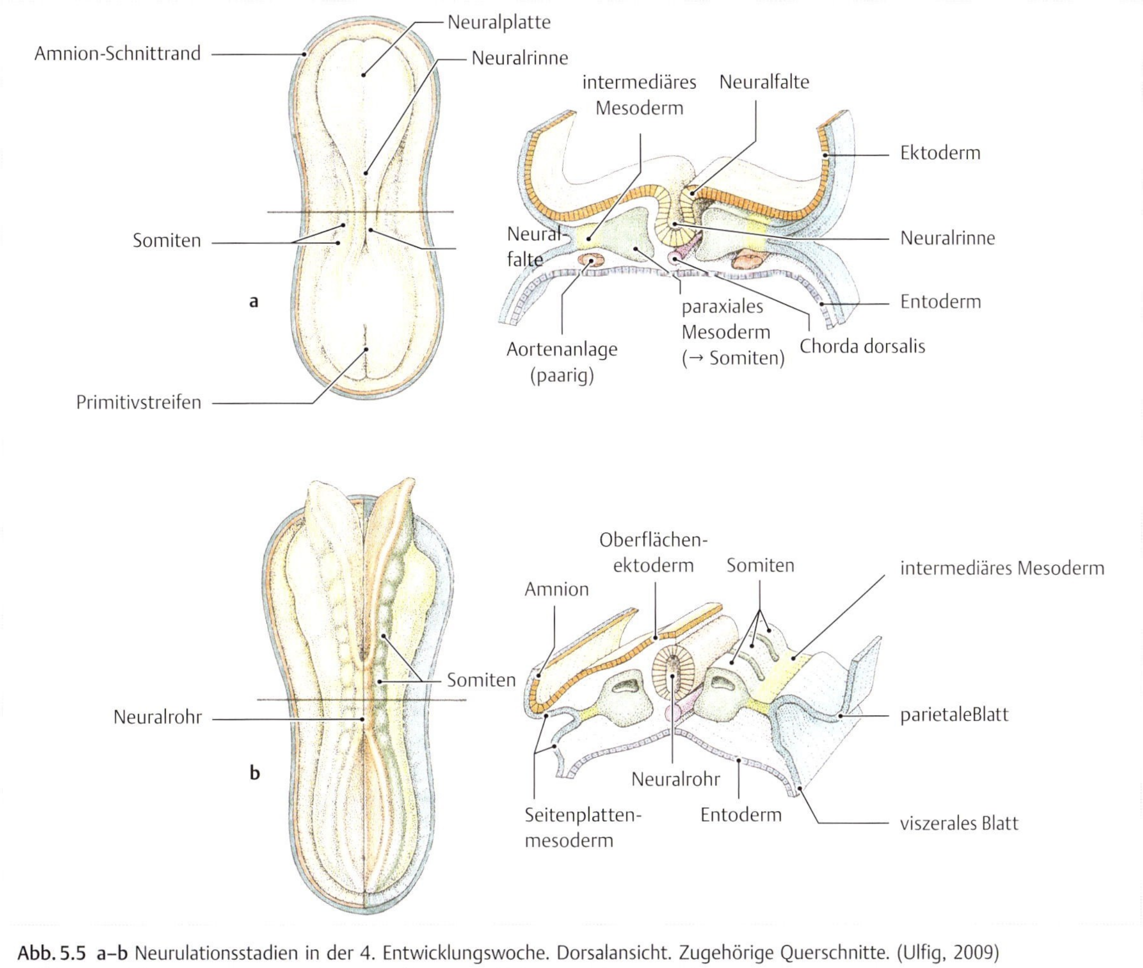

Abb. 5.5 a–b Neurulationsstadien in der 4. Entwicklungswoche. Dorsalansicht. Zugehörige Querschnitte. (Ulfig, 2009)

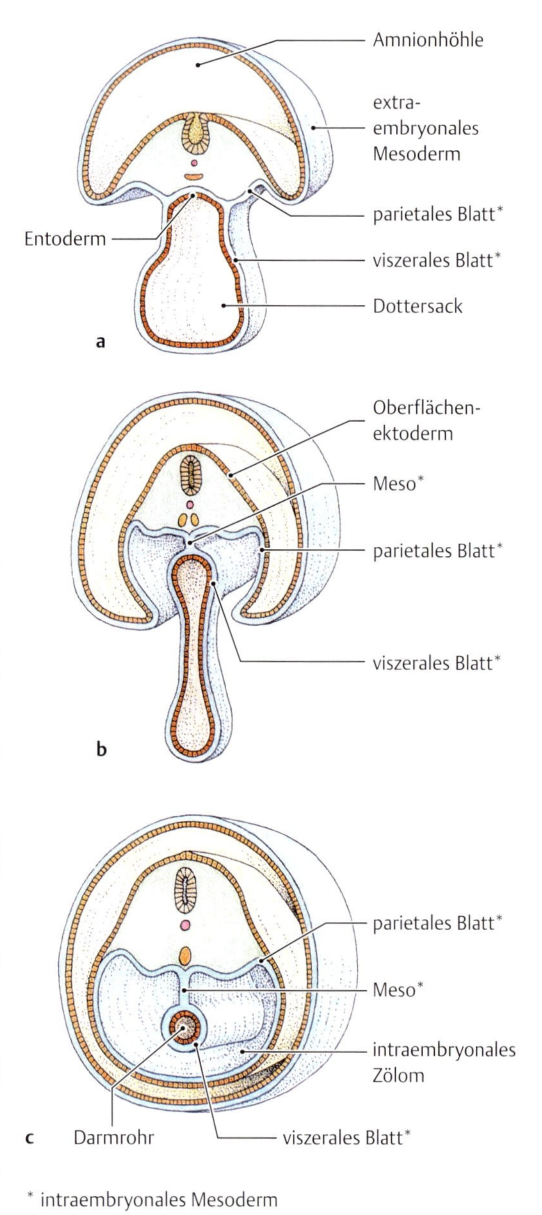

Abb. 5.6 Laterale Abfaltung des Embryos. Beachte die Ausformung des Embryonalkörpers. Querschnitte: **a** 21. Tag. **b** 25. Tag. **c** 28. Tag. (Ulfig, 2009)

Es kommt in dieser Phase außerdem zur Abfaltung des Keims. Dabei werden die Keimscheibenränder abgerollt, wodurch sich das Darmrohr und die Leibeswand bilden.

Die kraniokaudale Abfaltung entsteht durch Krümmungen (Einrollungen) der Keimscheibe in der Longitudinalebene. Durch diese kraniokaudale Abfaltung beginnt die Trennung der intraembryonalen Darmanlage vom Dottersack (▸ Abb. 5.6).

Fast zeitgleich findet die laterale Abfaltung der Keimscheibe in der Transversalebene statt, wodurch sich die Leibeswand bildet (▸ Abb. 5.7). Mit der Abfaltung beginnt auch der Descensus (Absinken) des Herzens, wobei sich das Herz aus dem Halsbereich in den Thorax verlagert und auf diesem Weg auch Nerven mit nach kaudal zieht.

Mit den Prozessen der Abfaltung ist auch die Entwicklung der Nabelschnur eng verbunden.

In der 5.–8. Woche werden fast alle inneren und äußeren Organe und Gewebe aus dem jeweiligen Keimblatt in Grundzügen angelegt. Die Extremitätenproportionen sind ausgebildet.

3. Phase: Fetogenese

Die 9.–38. Woche ist die Phase der Fetogenese, auch Fetalperiode genannt. In dieser Zeit werden die Organe ausdifferenziert. Auch die geschlechtsspezifische Differenzierung des äußeren Genitales findet jetzt statt.

Einteilung der 3 Keimblätter

Ektoderm

Das Ektoderm ist das äußere der 3 Keimblätter.

Das Ektoderm beginnt sich aufzuteilen, während sich der Embryo einrollt. Ein Teil des Ektoderms, das Neuroektoderm, wird von Mesoderm umhüllt und bildet das Nervensystem. Der andere Teil, das Oberflächenektoderm, bedeckt das Mesoderm und bildet die Epidermis.

Aus dem Ektoderm entwickeln sich folgende Organe und Strukturen:

- Haut (Dermis) und Hautanhangsdrüsen wie Haare und Nägel
- Zentralnervensystem
- peripheres Nervensystem
- Sinnesorgane
- Hypophyse
- epitheliales Schmelzorgan der Zähne

Entoderm

Das Entoderm ist das innere der 3 Keimblätter.

Aus dem Entoderm entstehen folgende Organe und Strukturen:

- Darmtrakt
- Respirationstrakt
- Magen
- Leber
- Gallenblase
- Speiseröhre
- Bauchspeicheldrüse
- Schilddrüse
- Thymus

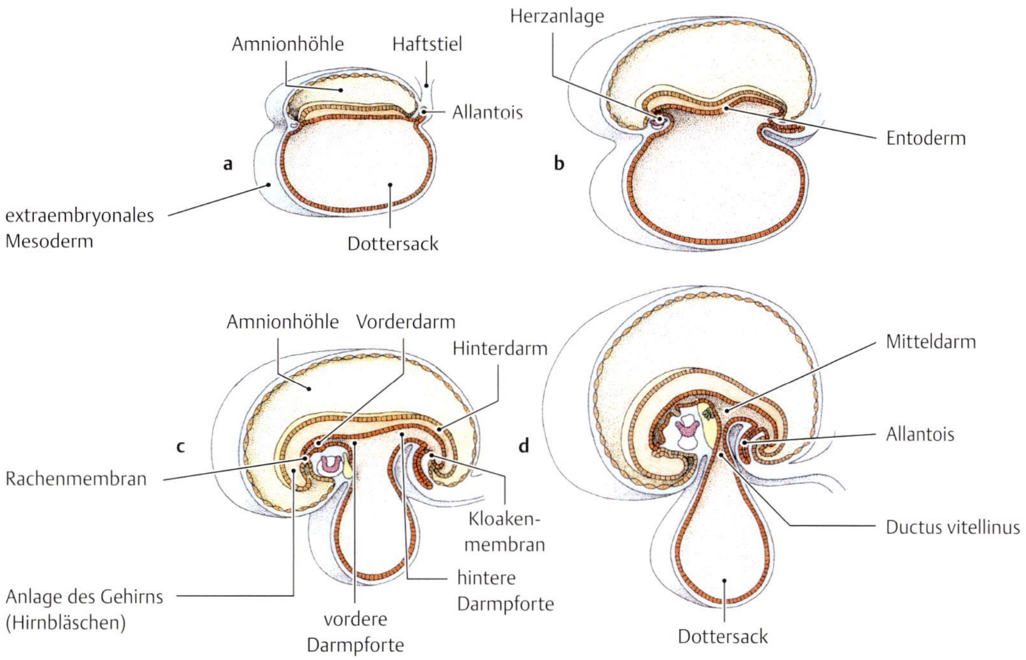

Abb. 5.7 Kraniokaudale Abfaltung (Krümmung) des Embryos. Beachte die Auswirkung der Abfaltung auf die Ausbildung des Darmrohres und die Lage des Herzens. Medianschnitte: **a** 21. Tag. **b** 23. Tag. **c** 26. Tag. **d** Ende des 1. Monats. (Ulfig, 2009)

Mesoderm

Das Mesoderm ist das mittlere der 3 Keimblätter.

Das Mesoderm gliedert sich in:

- ein paraxiales Mesoderm, beidseits der Chorda dorsalis
- ein intermediäres Mesoderm, lateral des paraxialen Mesoderms
- ein Seitenplattenmesoderm, lateral des intermediären Mesoderms

Aus dem paraxialen Mesoderm entstehen die Somiten, welche die segmentale Gliederung des Körpers bedingen.

Das intermediäre Mesoderm befindet sich zwischen dem paraxialen Mesoderm und dem Seitenplattenmesoderm. Es wird auch Somitenstiel genannt.

Das Seitenplattenmesoderm ist nicht segmentiert und weist alsbald (in der 4. Entwicklungswoche) Spalten auf, die sich zu einem größeren Hohlraum zusammenschließen, dem *intraembryonalen Zölom (Leibeshöhle)*. Durch die Bildung der Leibeshöhle wird das Seitenplattenmesoderm in 2 Blätter aufgeteilt: das parietale und das viszerale Blatt.

Aus dem Mesoderm entstehen folgende Organe und Strukturen:

- Knochen
- Knorpel
- Skelettmuskulatur
- glatte Muskulatur
- Bindegewebe
- Nieren
- Nebennierenrinde und -mark
- Keimdrüsen
- Perikard, Pleura, Peritoneum
- Blutgefäße und Blutkörperchen
- Lymphzellen, Lymphgefäße
- Milz
- Muskeln und Bindegewebe des Verdauungstraktes
- Herz
- renale und genitale Ausführungsgänge

Aufgrund der gemeinsamen Entwicklung stehen viele Strukturen des Körpers in engem Zusammenhang miteinander. Pathologische und symptomatische Komplexe lassen diese Verbindungen im späteren Lebensalter erkennen. Bei der therapeutischen Beeinflussung einer Struktur sollten verwandte Strukturen immer berücksichtigt und genutzt werden. Alle aus dem Mesoderm entstandenen Strukturen finden sich in den verschiedenen Bindegewebsarten wieder, die im Folgenden näher beschrieben werden. Vor der Einteilung der einzelnen Bindegewebsarten werden zunächst die Bestandteile des Bindegewebes erläutert.

Keimblatt			
Ektoderm	Neuralrohr		Gehirn, Retina, Rückenmark
Ektoderm	Neuralleiste	Kopfneuralleiste	sensible und parasympathische Ganglien, intramurales Nervensystem des Darmes, parafollikuläre Zellen, glatte Muskulatur, Pigmentzellen, Glomus caroticum, Knochen, Knorpel, Bindegewebe, Dentin und Zement der Zähne, Dermis und Unterhaut im Kopfbereich
Ektoderm	Neuralleiste	Rumpfneuralleiste	sensible und autonome Ganglien, periphere Glia, Nebennierenmark, Pigmentzellen, intramurale Plexus
Ektoderm	Oberflächenektoderm	ektodermale Plakoden	Adenohypophyse, kraniale sensorische Ganglien, Riechepithel, Innenohr, Linse
Ektoderm	Oberflächenektoderm		Schmelzorgan der Zähne, Epithel von Mundhöhle, Speicheldrüsen, Nasenhöhlen, Nasennebenhöhlen, Tränenwege, äußerer Gehörgang, Epidermis, Haare, Nägel, Hautdrüsen
Mesoderm	axial	Chorda dorsalis, prächordales Mesoderm	äußere Augenmuskeln
Mesoderm	paraxial		Wirbelsäule, Rippen, Skelettmuskulatur, Bindegewebe, Dermis und Subkutis des Rückens und eines Teils des Kopfes, glatte Muskulatur, Blutgefäße
Mesoderm	intermediär		Nieren, Keimdrüsen, renale und genitale Ausführungsgänge
Mesoderm	Seitenplattenmesoderm	viszeral (Splanchnopleura)	Herz, Blutgefäße, glatte Muskulatur, Darmwand, Blut, Nebennierenrinde, viszerale Serosa
Mesoderm	Seitenplattenmesoderm	parietal (Somatopleura)	Brustbein, Extremitäten ohne Muskulatur, Dermis und Unterhaut der ventrolateralen Körperwand, glatte Muskulatur, Bindegewebe, parietale Serosa
Endoderm			Epithel von Darmrohr, Respirationstrakt, Verdauungsdrüsen, Pharynxdrüsen, Ohrtrompeten, Paukenhöhle, Harnblase, Thymus, Nebenschilddrüsen, Schilddrüse

Abb. 5.8 Differenzierung der Keimblätter. (Schünke, 2014)

5.1.3 Grundgewebe

Im Körper des Menschen werden über 200 verschiedene Arten von Zellen unterschieden. Diese Vielfalt sorgt für die differenzierten Funktionen der Zellen, die zum Schutz eines Organs, zur Sekretion, zur Absorption oder anderen Aufgaben dienen. Zellen mit gleicher und ähnlicher Funktion bilden zusammen ein Grundgewebe.

Diese Grundgewebe werden folgendermaßen eingeteilt ((Junquiera et al., 2005), S. 38):

- Epithelgewebe
- Bindegewebe
- Muskelgewebe
- Nervengewebe

▸ **Epithelgewebe.** Es bildet die inneren und äußeren Grenzen des Körpers und ist durch eine Basalmembran vom Bindegewebe getrennt. Seine Funktion ist es, Organe abzugrenzen, Substanzen aus der Umgebung aufzunehmen (Absorption) oder freizusetzen (Sekretion). Die Hauptaufgaben bestehen zum einen in der Schutzfunktion als Deckgewebe und zum anderen in der Resorption und Sekretion als Drüsengewebe. Epithelgewebe sezerniert z. B. Enzyme und Hormone (▸ Abb. 5.9).

▸ **Nervengewebe.** Nervengewebe ist auf die Weiterleitung von elektrischen Signalen innerhalb von Nervenzellen spezialisiert und dient der Steuerung und Kontrolle vieler Systeme im menschlichen Körper. Auch andere Zel-

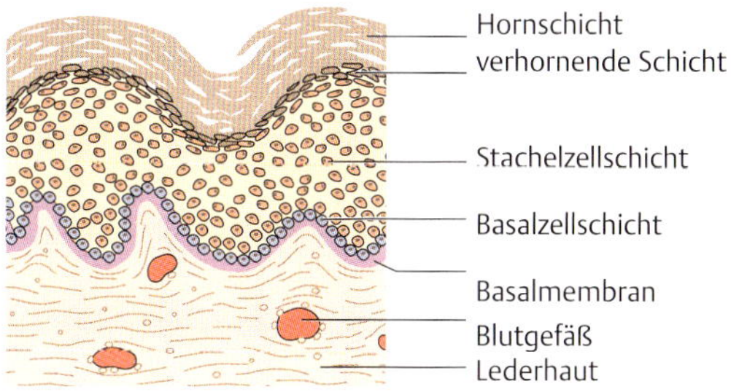

Abb. 5.9 Epithelgewebe. (Faller, 2008)

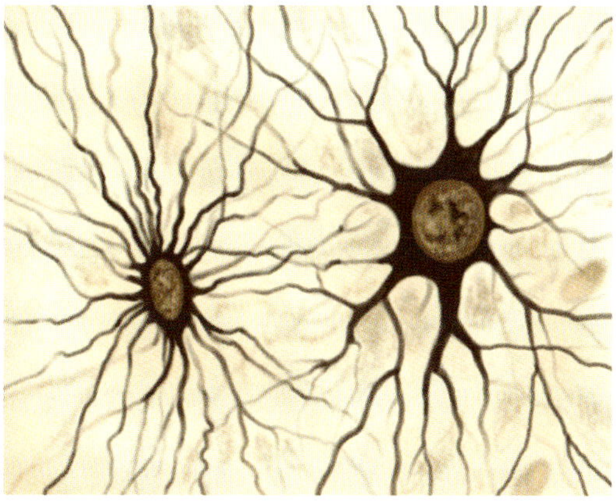

Abb. 5.10 Nervengewebe. (Schünke, 2014)

len sind zur Weiterleitung von Impulsen fähig, aber nur in geringem Maße (▶ Abb. 5.10).

▶ **Muskelgewebe.** Es bildet die Grundlage zur Entwicklung von Kraft und für Bewegungsabläufe. Auch das Muskelgewebe wird nach seiner Funktion differenziert: in die quergestreifte Skelett- und Herzmuskulatur und die glatte Muskulatur an Gefäßwänden. Heutzutage weiß man, dass alle Zellen wie die Muskelzellen etwas Aktin und Myosin enthalten und somit zumindest zu geringer Kontraktion fähig sind (▶ Abb. 5.11).

▶ **Bindegewebe.** Dieses Gewebe soll im Folgenden genauer betrachtet werden. Es gibt dem menschlichen Körper seinen strukturellen Aufbau und bildet Sehnen, Knochen und Knorpel, kommt aber auch im Fettgewebe vor. Es umhüllt alle Muskeln und Organe und erfüllt verschiedenste mechanische und biochemische Aufgaben. Auch bei der Immunabwehr und hormonellen Regulation spielt es eine wesentliche Rolle. Bindegewebszellen können

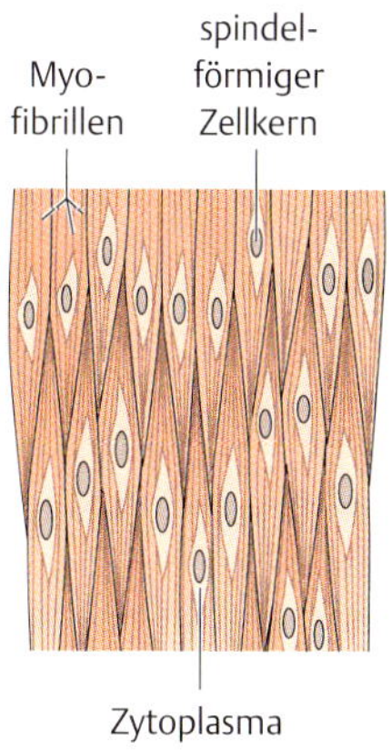

Abb. 5.11 Muskelgewebe. (Faller, 2008)

sich, zumindest etwas, kontrahieren und auch Impulse weiterleiten. Ihre Hauptaufgabe besteht darin, Produkte in den Zwischenzellraum abzugeben, die dann verschiedene Strukturen bilden. Bindegewebe besteht aus Zellen und der extrazellulären Matrix. Die Forschung liefert viele neue Erkenntnisse, welche den Aufgabenbereich der Faszien erweitern. Der Einfluss des Bindegewebes findet sich auf vielen verschiedenen Ebenen des Organismus (Kap. 5.2.7).

Das umfassende Vorkommen von Bindegewebe im Organismus lässt zahlreiche Funktionen erkennen. Das Zusammenspiel der einzelnen Strukturen kann in einem komplexen Zusammenhang erkannt und verdeutlicht werden. Die makroskopische Betrachtung des Bindegewebes geht mit der mikroskopischen Betrachtung einher und wurde in der Literatur umfangreich beschrieben. Die neue Herausforderung liegt in der zusammenhängenden Betrachtung dieser einzelnen Komponenten und der Verknüpfung der Informationen, die wir von unseren Patienten erhalten. Hierzu ist es wichtig, das Individuum ganzheitlich zu betrachten, um eine allumfassende und sich aus den Zusammenhängen erschließende Therapie entwickeln zu können.

5.2 Bindegewebe

Das Bindegewebe als Grundlage der Faszien ist somit ein wesentlicher Bestandteil der 2. Ebene des Ebenenmodells der Schmerzphysiotherapie und soll hier genauer betrachtet werden.

Neben den Bestandteilen des Bindegewebes werden in diesem Kapitel die Entwicklung und die Bindegewebsarten beschrieben. In den folgenden Kapiteln werden dann darauf aufbauend die pathologischen Veränderungen des Bindegewebes und die therapeutischen Einflussmöglichkeiten erläutert.

Bindegewebe bildet das in allen Geweben verschiedener Organe liegende Stroma, in welchem Gefäße, Nerven und Lymphgefäße verlaufen. Das *Stroma* umfasst das stützende, lockere Bindegewebe eines Organs, auch *Interstitium* (extrazellulärer Raum) genannt. Es handelt sich dabei um den Zwischenraum zwischen Organen, Geweben oder Zellen. Das Interstitium dient als grundlegendes Stützgerüst und gliedert Organe in Lappen (Lobi) und Läppchen (Lobuli).

Das *Parenchym* eines Organs wird von Bindegewebe durchzogen und untergliedert. Dieses Parenchymgewebe bestimmt die spezifische Funktion eines Organs. Das Interstitium ist nicht für die organspezifische Funktion verantwortlich, erfüllt jedoch andere wichtige Schlüsselaufgaben in Bezug auf Zellen und Fasern. So bestimmt die Zusammensetzung des extrazellulären Raums die Funktion und Eigenschaften eines Bindegewebes. Daraus lassen sich verschiedene Arten von Bindegewebe klassifizieren.

Es werden folgende Bestandteile des Bindegewebes betrachtet: die Matrix und die gewebespezifischen Zellen. In den 90er Jahren des letzten Jahrhunderts wurde die Matrix genauer beschrieben. Unter der *Matrix* werden alle extrazellulären Bestandteile zusammengefasst: alle Fasern (elastische und kollagene), die Grundsubstanz, Wasser und nichtkollagene Proteine ((van den Berg, 2011), S. 16).

Diese Bestandteile werden, bis auf das Wasser, von den Zellen produziert.

5.2.1 Bestandteile des Bindegewebes

Charakteristisch für das Bindegewebe ist die extrazelluläre Matrix, in der sich die verschiedenen Zellen und Fasern befinden. Die Matrix ist der extrazelluläre Raum oder auch die interzelluläre Substanz eines Gewebes. Sie umhüllt epitheliale Organstrukturen und gibt ihrer Umgebung eine formgebende Struktur. In ihr verlaufen Blutgefäße, Lymphgefäße und Nerven. Die Grundlage der Matrix ist ein hoher Anteil an Wasser. Der entstehende Diffusionsraum erlaubt die Bewegung von Sauerstoff, Nährstoffen, Kohlenstoff und Endprodukten des Stoffwechsels. In diesem extrazellulären Raum laufen viele verschiedene biochemische Prozesse ab, wie z. B. Entzündungsreaktionen (S. 144) (Welsch, 2006).

Diese Prozesse beeinflussen die Zellen und Fasern in der Matrix. Unterschieden wird bei den Zellen des Bindegewebes zwischen ortsständigen (fixen) Zellen und mobilen (freien) Zellen. Die freien oder auch *mobilen Zellen* spielen bei der Immunabwehr und bei Entzündungsvorgängen eine tragende Rolle. Dazu gehören Makrophagen, Mastzellen, Lymphozyten, Melanozyten, Granulozyten und Plasmazellen. Die Verteilung dieser Zellen variiert mit der Funktion des Gewebes und mit den jeweilig gerade ablaufenden Prozessen.

Fasern sind die Basis für die Struktur eines jeden Gewebes. Bindegewebe besteht aus 2 wesentlichen Fasertypen: den Kollagenfasern und den elastischen Fasern.

Merke

Bindegewebe enthält folgende Bestandteile:
- Zellen
- Matrix
- Fasern
- Grundsubstanz
- nichtkollagene Proteine
- Wasser

Die einzelnen Bestandteile werden nachfolgend erläutert.

Zellen

Während der gesamten Lebenszeit erneuern sich die Zellen unseres Organismus, Gewebe wird folglich immer wieder neu gebildet. Dieser Vorgang der Zellbildung findet täglich milliardenfach statt. Die Proliferation (Vervielfältigung) der Zellen ist durch den *Zellzyklus* vorgegeben. Hier finden *Mitose* und *Meiose* statt. Zellneubildung und -abbau stehen im Gleichgewicht. Die Mitose sorgt für das Zellwachstum und der sogenannte programmierte Zelltod (Apoptose) für den Zellabbau.

Die Zellerneuerung findet in den unterschiedlichen Geweben und Organen in verschiedenen Zeitfenstern statt. Unterschieden werden nach ihrer Teilungsrate labile, stabile und permanente Gewebe. *Labile Gewebe* erneuern sich ständig aus Stammzellen heraus, besonders Epithelien der Haut und der Schleimhäute und das Knochenmark. *Stabile Gewebe* bestehen aus differenzierten Zellen. Das *permanente Gewebe* kommt in Nerven- und Herzmuskelfaserzellen vor. Die Zellen dieses Gewebes kommen nur beim Erwachsenen vor. Sie teilen sich fast nicht mehr ((Junqueira et al., 2005), S. 31, 34).

Über *Stammzellen* können sich einige Gewebe zeitlebens erneuern und regenerieren. Stammzellen finden sich in Organen, im Knochenmark und in der Nabelschnur. Sie verfügen über die Besonderheit, sich in eine Vielzahl von Zelltypen verwandeln zu können und besitzen eine hohe Teilungsfähigkeit. So können spezialisierte Gewebetypen entstehen, um insbesondere zugrunde gegangenes Gewebe zu ersetzen. Unterschieden werden adulte Stammzellen von embryonalen Stammzellen.

Embryonale Stammzellen behalten die Eigenschaft, sich in jede beliebige Zelle verwandeln zu können und kommen besonders beim Embryo vor.

Adulte Stammzellen kommen in schwer beanspruchten Organen wie dem Darm, der Haut und dem Blut vor, um dort fortwährend Zellen zu reproduzieren. Sie werden daher auch als *pluripotent* bezeichnet. Die adulte Stammzelle verliert die Fähigkeit, sich wie die embryonale

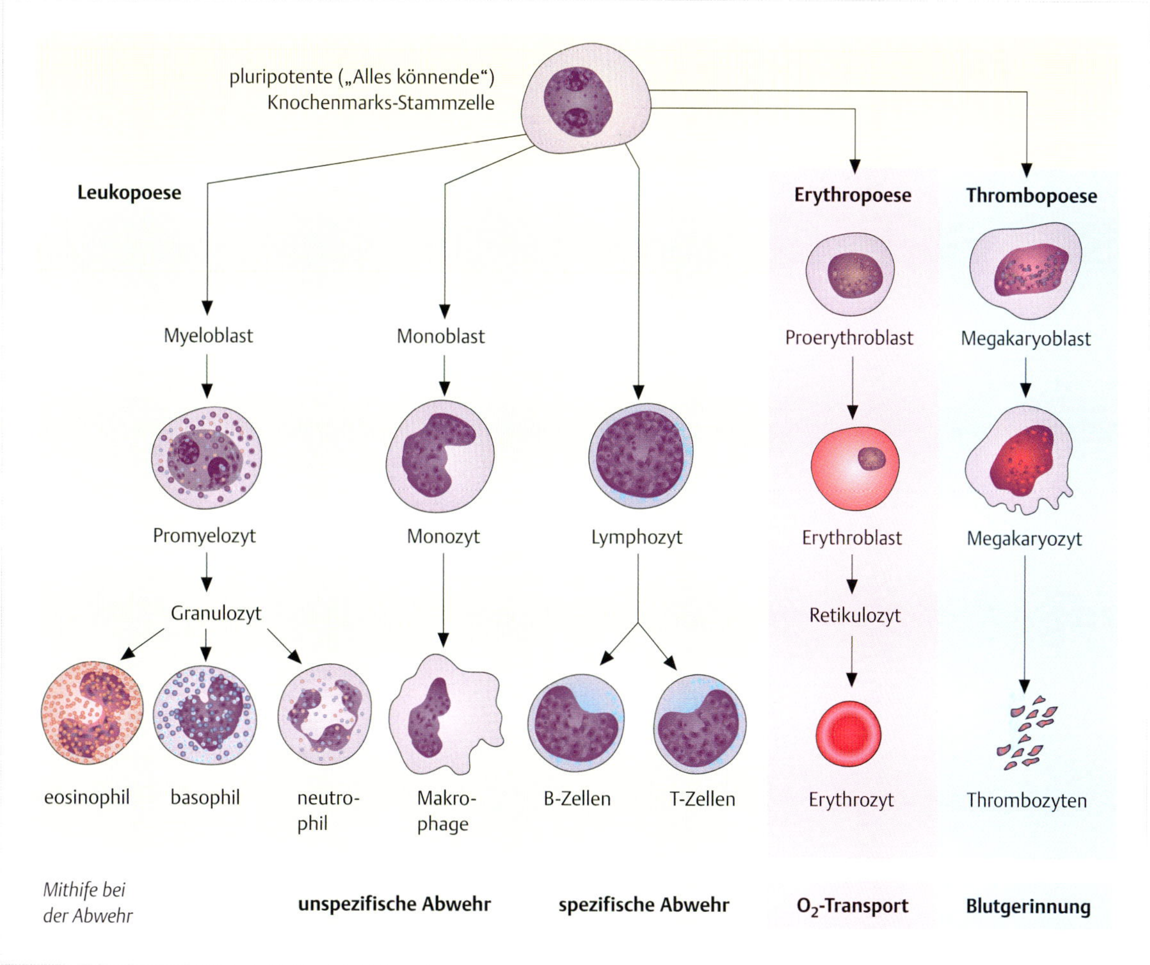

Abb. 5.12 Die Ausdifferenzierung der spezifischen Blutzelltypen aus pluripotenten Knochenmarks-Stammzellen. (van den Berg, 2005)

Stammzelle in beliebige Gewebe zu differenzieren, erfüllt jedoch gewebespezifische Aufgaben.

Die Zellen im Knochenmark zur Blutbildung werden als *hämatopoetische Stammzellen* bezeichnet. Durch die Teilung und Differenzierung hämatopoetischer Stammzellen entstehen verschiedene Blutzellen:

- Makrophagen – Immunabwehr
- Erythrozyten – Blutbildung, O_2-Transport
- Granulozyten – zelluläre Immunabwehr
- Osteoklasten – Kalzium-Phosphat-Haushalt
- Plasmazellen

Durch diesen gemeinsamen Ursprung der Zellen ist ein Bezug zwischen den folgenden Systemen vorhanden: dem Immunsystem, dem Hormonsystem, dem limbischen System, dem Kalzium-Phosphat-System und der Blutbildung. Diese Zusammenhänge sollen in den folgenden Kapiteln genauer betrachtet und beschrieben werden, um den Bezug zu Pathologien und dem Ebenenmodell der Schmerzphysiotherapie herzustellen.

Bei den Zellen des Bindegewebes werden ortsständige (fixe) Zellen von freien (mobilen) Zellen unterschieden. Die mobilen Zellen entwickeln sich aus den hämatopoetischen Stammzellen im Knochenmark und die fixen Zellen aus ihren jeweiligen gewebespezifischen Stammzellen.

Aus den pluripotenten Stammzellen im Rückenmark differenzieren sich verschiedene Vorläuferzellen, welche sich dann zu mobilen Zellen entwickeln. Dazu zählen: Makrophagen, Lymphozyten, Plasmazellen, Granulozyten, Mastzellen und Melanozyten (▶ Abb. 5.12). Die fixen Zellen des Bindegewebes entwickeln sich auf 3 verschiedenen Wegen aus ihren jeweiligen gewebespezifischen Stammzellen zu Fibroblasten/Fibrozyten, Chondroblasten/Chondrozyten, Osteoblasten/Osteozyten und Fettzellen (▶ Abb. 5.13).

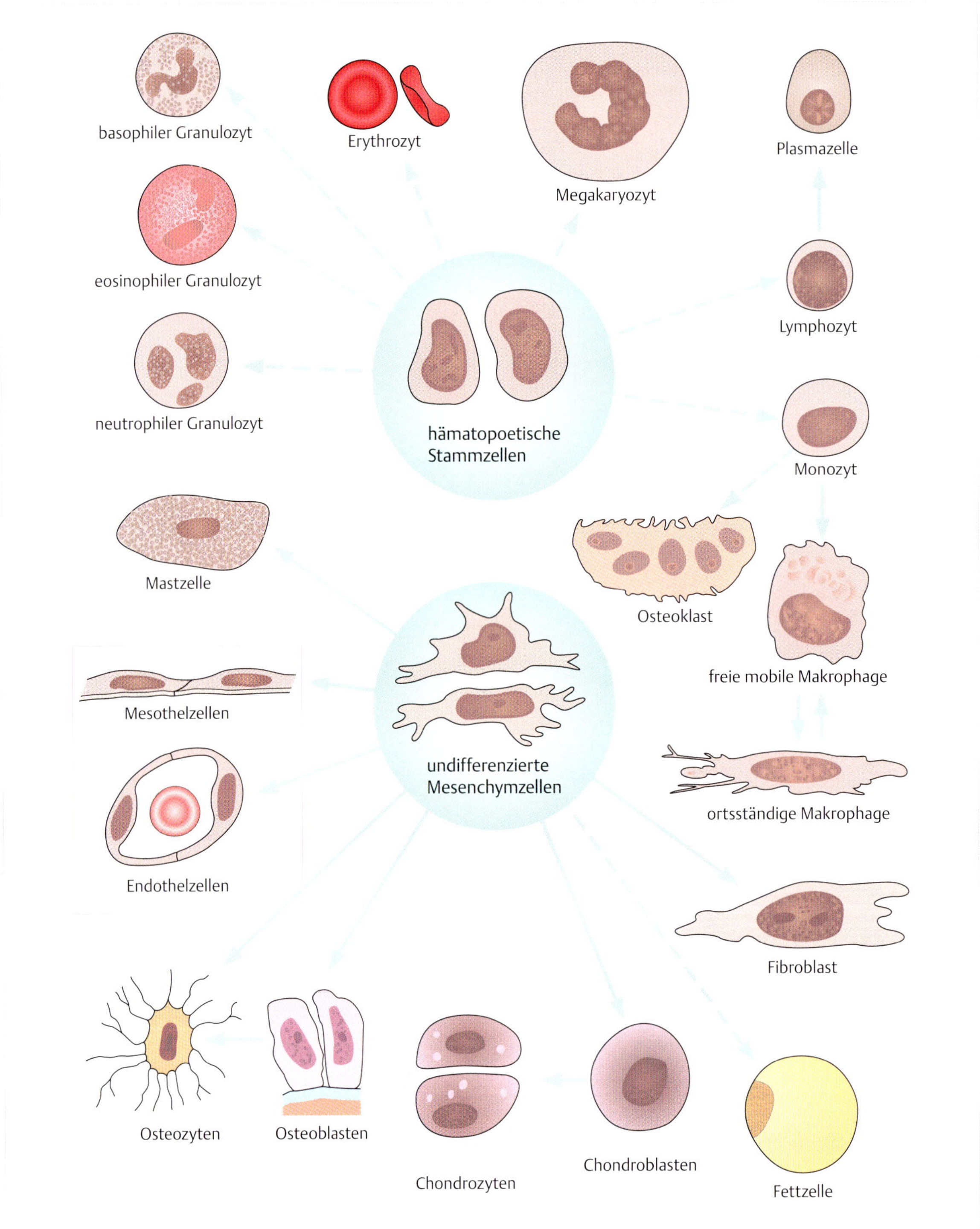

Abb. 5.13 Übersicht über Zellen, die sich aus hämatopoetischen Stammzellen entwickeln, und Zellen, die aus undifferenzierten Mesenchymzellen abstammen. (van den Berg, 2011)

Fixe Zellen

Die fixen oder auch ortsständigen (immobilen) Zellen bilden die verschiedenen Gewebe unseres Körpers, sind also spezifisch für ein bestimmtes Gewebe. Sie entstehen aus den adulten Stammzellen des jeweiligen Gewebes und besitzen besondere Aufgaben wie die Produktion gewebespezifischer Bestandteile. So sorgen die Zellen dafür, dass das Gewebe einer gewissen Dynamik unterliegt und permanent auf- und abgebaut wird.

Zu den fixen Zellen gehören:

- Fibroblasten und Fibrozyten
- Chondroblasten und Chondrozyten
- Osteoblasten und Osteozyten
- Fettzellen

Fibroblasten und Fibrozyten

► **Herkunft.** Die Fibroblasten entstehen aus den ortsständigen Stammzellen.

► **Histologie.** Die Gestalt dieser Zellen variiert – je nachdem in welchem Organ sie vorkommen. Fibroblasten besitzen einen eher hellen und rundlichen Zellkern. Das Zytoplasma zeichnet sich durch gut ausgebildete Zellorganellen aus. Vor allem das endoplasmatische Retikulum und der Golgi-Apparat sind gut entwickelt, da in den Fibroblasten zahlreiche Vesikel mit Zellprodukten und Proteinen zur Zelloberfläche transportiert werden, die später in der extrazellulären Matrix ihre Funktion entfalten.

Der Zellkern eines Fibrozyten ist länglich und relativ dunkel. Die Anzahl der Zellorganellen variiert und passt sich an den Aktivitätszustand der Zelle an (Welsch, 2006).

► **Aufgaben.** Der Begriff „Fibroblast" geht auf das griechische Wort „blastós" („Keim", „Trieb") zurück sowie auf das lateinische Wort „fibra" („Faserstoff"). Die Funktion dieser Zellen lässt sich bereits aus ihrem Namen ableiten. Fibroblasten produzieren extrazelluläre Bestandteile: kollagene und elastische Fasern, Grundsubstanz der extrazellulären Matrix sowie verschiedene Proteine, welche der Stabilität des Bindegewebes dienen ((van den Berg, 2011), S. 15). Sie sind demnach maßgeblich an der Kollagensynthese und damit auch an der Wundheilung (S. 144) beteiligt. Neben allgemeinen Funktionen scheinen sie auch gewebespezifische Funktionen zu besitzen.

Fibroblasten sind die am häufigsten vorkommenden Zellen in Organismen und vergleichsweise langlebig.

Die Unterschiede zwischen Fibrozyten und Fibroblasten werden in der Literatur nicht einheitlich beschrieben ((Welsch, 2006), S. 60).

Fibrozyten und Fibroblasten gehören dem gleichen Zelltyp an, besitzen aber einen unterschiedlichen Aktivitätszustand: Ein Fibroblast besitzt eine höhere synthetische Aktivität als ein Fibrozyt. So sind in Geweben mit höherem Sauerstoffgehalt relativ viele Fibroblasten vorhanden (vgl. (van den Berg, 2011)).

In der grafischen Betrachtung der Zelle lässt sich eine strukturelle Veränderung zwischen dem aktiven Fibroblasten und dem inaktiven Fibrozyten erkennen (► Abb. 5.14).

Myofibroblasten sind eine Sonderform der Fibroblasten, sie spielen bei der Wundheilung (S. 144) eine wesentliche Rolle.

Chondroblasten und Chondrozyten

► **Herkunft.** Knorpelzellen entwickeln sich aus mesenchymalem Gewebe, zunächst zu Chondroblasten, später in ihrer aktiven Form zu Chondrozyten. Sie finden sich besonders in sauerstoffarmen Geweben wie dem Knorpel, der nicht einer direkten Durchblutung unterliegt, sondern sich eher über Diffusions- und Osmose-Prozesse ernährt (van den Berg, 2011).

► **Histologie.** Chondroblasten sind rundliche Zellen, welche nicht direkt mit anderen Zellen in Verbindung stehen. Sie bilden dafür interzelluläre Kanäle.

Sie besitzen einen großen Golgi-Apparat und reichlich endoplasmatisches Retikulum. Sie enthalten mehr Mitochondrien als die Chondrozyten und sind synthetisch aktiver als diese.

Chondrozyten sind weniger aktiv und haben eine eher längliche Form. Ihr endoplasmatisches Retikulum ist weniger ausgeprägt als das der Chondroblasten und sie besitzen weniger Mitochondrien. Die Zellteilung endet mit Abschluss der Wachstumsphase und ist daher beim Erwachsenen nur noch sehr gering bis gar nicht mehr vorhanden.

► **Aufgaben.** Diese Zellen kommen in verschiedenen Knorpelgeweben vor und sind hier für den Auf- und Abbau von Knorpel verantwortlich. Abhängig von ihrer Verteilung und Anordnung mit anderen Strukturen besitzen sie in den Geweben unterschiedliche Eigenschaften und Funktionen. Je nach Zusammensetzung der Bestandteile unterscheidet man zwischen Faserknorpel, elastischem Knorpel und hyalinem Knorpel. Die Zellen des Knorpelgewebes synthetisieren die Bestandteile der extrazellulären Knorpelmatrix mit Kollagenfasern vom Typ II, einem hohen Wasseranteil, Proteoglykanen und Vernetzungsproteinen. Durch den hohen Wasseranteil der Matrix ist das Knorpelgewebe in der Lage, große Kompressionskräfte aufzunehmen.

Osteoblasten, Osteozyten, Osteoklasten

Osteoblasten

► **Herkunft.** Osteoblasten entstehen aus ihren „Vorläufern", den mesenchymalen Stammzellen, auch Osteoprogenitorzellen genannt. Diese Osteoprogenitorzellen werden auch bei Frakturen aktiviert und teilen sich.

Osteoblasten sind durch sogenannte Nexus verbunden und sitzen an der Oberfläche der Geflechtknochen.

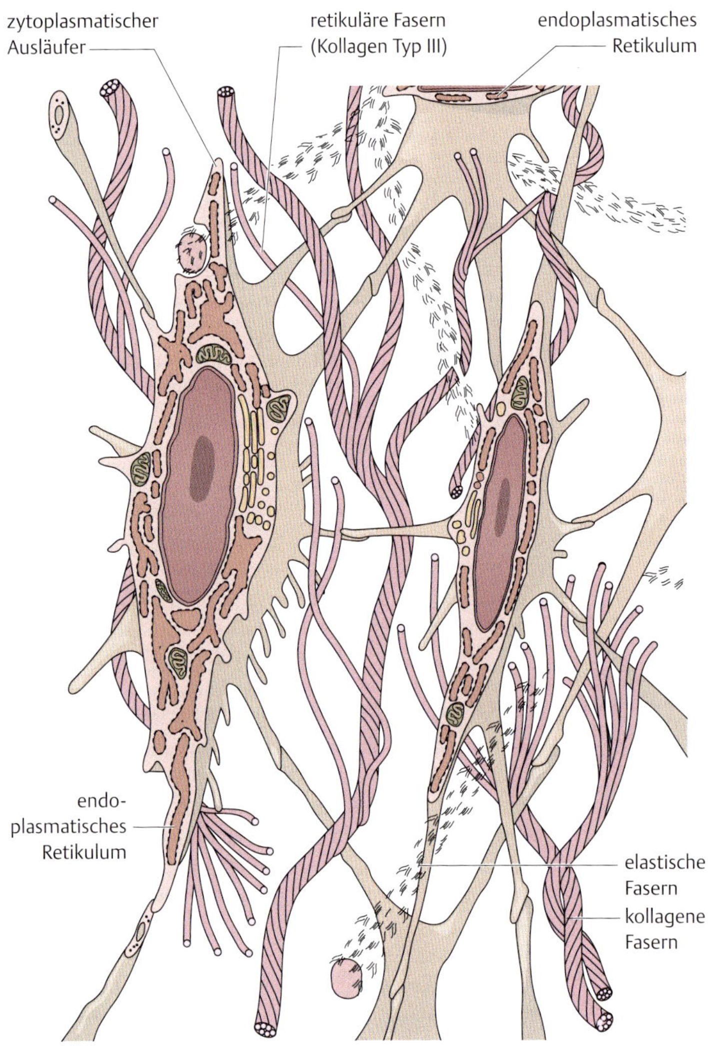

Abb. 5.14 Unterschiede zwischen Fibroblast (links) und Fibrozyt (rechts): Der aktive Blast ist größer als der gering aktive Zyt. Das größere endoplasmatische Retikulum weist auf stärkere Syntheseaktivitäten hin. (van den Berg, 2011)

▸ **Histologie.** Sie besitzen einen großen Kern, ein endoplasmatisches Retikulum, viele freie Ribosomen und einen großen Golgi-Apparat.

Der Osteoblast nistet sich in die schon kalzifizierte Matrix ein und entwickelt sich dann mit nachlassender Aktivität zum Osteozyten. Durch die Einnistung in die kalzifizierte Substanz entstehen kleine Kanäle im Knochen, welche den Kontakt zu anderen Kanälen und zu Oberflächen halten (▸ Abb. 5.15 und ▸ Abb. 5.16).

▸ **Aufgaben.** Osteoblasten synthetisieren Kollagen vom Typ I, Proteoglykane und Glykoproteine, also die extrazelluläre Matrix der Knochen sowie Produkte, die eine Rolle bei der Kalziumeinlagerung spielen. Anfangs ist die Matrix noch nicht kalzifiziert und nennt sich Osteoid.

Osteoblasten sind für die Knochenbildung, also den Aufbau und den Erhalt des Knochens zuständig.

Osteozyten

▸ **Herkunft.** Osteozyten bilden sich aus Osteoblasten und liegen im Inneren des Knochens. Sie machen den größten Teil eines Knochens aus.

▸ **Histologie.** Osteozyten sind flacher als Osteoblasten. Sie sind durch Zellausläufer miteinander verbunden und haben über die Havers-Kanäle Kontakt zum Gefäßsystem, wodurch Stoffaustausch ermöglicht wird.

Über Zell-Zell-Verbindungen sind sie mit dem Knochenmark und Osteoblasten verbunden.

Ihr endoplasmatisches Retikulum ist gegenüber den Osteoblasten verringert und ihr Golgi-Apparat ist kleiner.

Im Gegensatz zu den Osteoblasten sind Osteozyten nicht zur Zellteilung fähig (▸ Abb. 5.15 und ▸ Abb. 5.16).

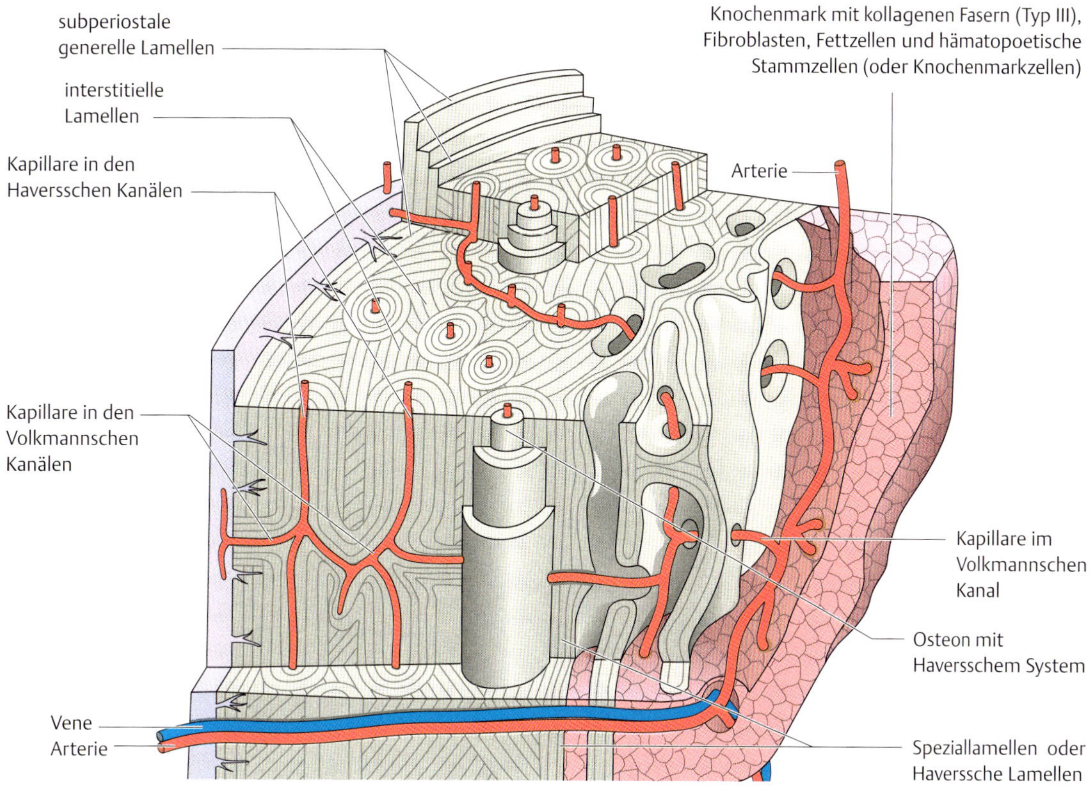

Abb. 5.15 Das komplexe Lamellensystem der Kortikalis eines Röhrenknochens. (van den Berg, 2011)

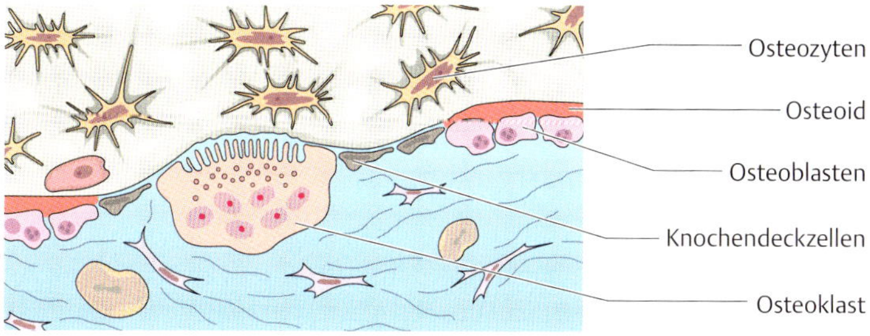

Abb. 5.16 Knochenzellen: Im Bereich des neu entstehenden Knochengewebes (Osteoid) liegen Osteoblasten, die knochenproduzierenden Zellen. Sie werden zu Osteozyten, wenn sie sich vollständig in das Knochengewebe eingebaut haben und dort ruhen. Osteozyten können wieder aktiv werden, wenn sie von Osteoklasten wieder aus dem Knochen befreit werden. Osteoklasten bauen auf der Innenseite der Kortikalis bei Bedarf Knochen ab. Knochendeckzellen sind ruhende Knochenzellen. (van den Berg, 2011)

▶ **Aufgaben.** Osteozyten regulieren den Erhalt der Knochenmatrix und stimulieren je nach Bedarf die Osteoklasten zum Abbau bzw. die Osteoblasten zum Aufbau des Knochens. So kann sich der Knochen an veränderte mechanische Beanspruchung anpassen.

Osteoklasten

▶ **Herkunft.** Sie gehören zum MPS (mononukleäres Phagozytensystem). Ihre Vorläuferzellen sind Monozyten aus dem Knochenmark.

Osteoklasten machen nur einen sehr geringen Anteil des Knochens aus und werden nur wenige Tage alt. Sie sind sehr beweglich, für den Knochenabbau zuständig und liegen an der Oberfläche des Knochengewebes.

▶ **Histologie.** Osteoklasten sind große Zellen mit bis zu 50 Zellkernen, einem großen Golgi-Apparat, einem endoplasmatischen Retikulum und Mitochondrien (▶ Abb. 5.16).

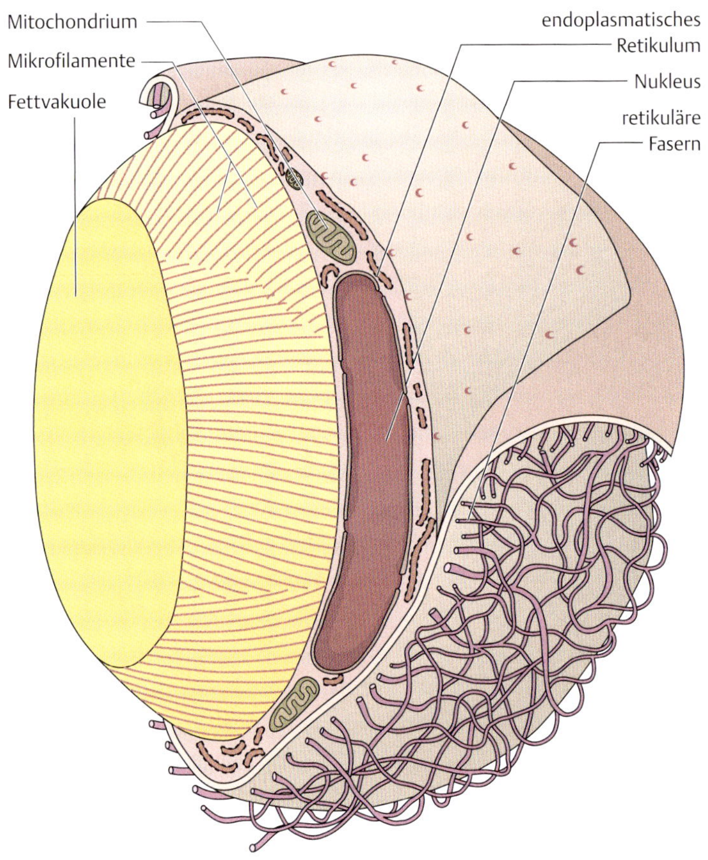

Abb. 5.17 Fettzelle mit Fettvakuole. (van den Berg, 2011)

▸ **Aufgaben.** Sie sind zuständig für den Knochenabbau. Dieser ist notwendig, um die Dicke des Knochens zu definieren, Knochenheilung nach Frakturen zu ermöglichen und den Kalzium- und Phosphatspiegel (S. 140) im Blut zu regulieren.

Fettzellen

▸ **Herkunft.** Fettzellen, auch Adipozyten genannt, sind fettspeichernde Zellen des weißen und braunen Fettgewebes. Sie kommen überall im Körper vor und entwickeln sich aus mesenchymalen Stammzellen.

▸ **Histologie.** Adipozyten sind runde, mit Fett gefüllte Zellen. Das den Kern umgebende Zytoplasma enthält einen Golgi-Apparat, Mitochondrien, endoplasmatisches Retikulum und freie Polyribosomen. Es wird durch lockeres Bindegewebe, welches reichlich Blutgefäße und Nerven enthält, unvollständig in Läppchen unterteilt. Die Fettzellen werden von einem Netz aus retikulären Fasern umgeben. Fettzellen liegen immer nah an Blutgefäßen, damit der Organismus bei Bedarf relativ schnell über den Blutweg Fett transportieren kann (▸ Abb. 5.17).

▸ **Aufgaben.** Fettzellen fungieren als Energiespeicher, als Schutzschicht für Organe und Nerven sowie als Stoßdämpfer, z. B. an Fußsohlen, Händen und Gesäß. Außerdem sind sie auch an der Kollagensynthese beteiligt.

Mobile (freie) Zellen

Die Anzahl der freien Zellen variiert zwischen verschiedenen Organen und innerhalb eines Organs. Sie entstehen aus den hämatopoetischen, pluripotenten Stammzellen. In der Leukopoese entwickeln sich die Granulozyten, die Makrophagen und Lymphozyten.

Zu den freien Zellen des Bindegewebes gehören:

- Mastzellen
- Makrophagen
- Lymphozyten
- Plasmazellen
- Granulozyten
- Melanozyten

Mastzellen

▸ **Herkunft.** Auch diese Zellen werden im Knochenmark von den pluripotenten Stammzellen gebildet und ins Blut abgegeben. Sie werden dann in alle Bereiche des Körpers

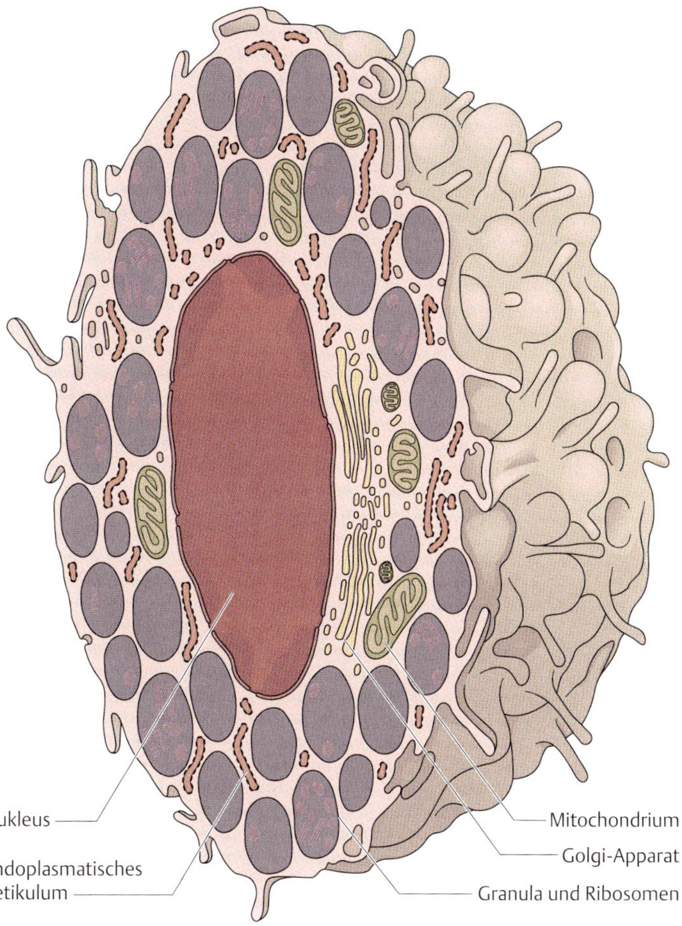

Abb. 5.18 Mastzelle. (van den Berg, 2011)

transportiert, vor allem in Gewebe unter der Körperoberfläche (Haut, submukosales Gewebe des Respirations- und Verdauungstraktes). Mastzellen finden sich bevorzugt in unmittelbarer Nähe kleiner Gefäße ((Junquiera et al., 2005), S. 69).

▸ **Histologie.** Histologisch zeichnen sich Mastzellen durch ihre deutlichen Granula aus, in denen neben Histamin z. B. auch Heparin gespeichert ist. Die Zellen sind groß, oft oval oder abgerundet (Welsch, 2006). Neben einem gut entwickelten Golgi-Apparat ist das endoplasmatische Retikulum eher klein (▸ Abb. 5.18).

▸ **Aufgaben.** Mastzellen enthalten hauptsächlich Histamin, neutrale Proteasen und Heparin. Durch die frei werdenden Mediatoren wird eine lokale Entzündungsreaktion ausgelöst, bei der es zu einer Anreicherung des Gewebes mit Flüssigkeit, Plasmaproteinen und Abwehrzellen (Lymphozyten, Leukozyten) kommt. Diese Reaktion kann innerhalb von Sekunden ablaufen. Ein bekanntes Beispiel ist die Reaktion auf den Kontakt mit Brennnesseln. Bei ablaufenden Entzündungsreaktionen vermitteln Mastzellen eine erhöhte Blutgefäßpermeabilität (Hof u. Dörries, 2014). Zusätzlich werden weitere Zellen angelockt, die bei der Entzündungsreaktion (S. 144) eine Rolle spielen. Auch Histamin führt zur Erweiterung der kleinen Gefäße und erhöht deren Permeabilität, dadurch kommt es zu den typischen beobachtbaren Entzündungszeichen ((Junquiera et al., 2005), S. 69–70). Bei überschießenden Reaktionen der Mastzellen, z. B. bei Asthma oder allergischen Hautreaktionen, treten Symptome auf, die sich aus der Wirkung der von Mastzellen freigesetzten Substanzen ableiten lassen.

Makrophagen

▸ **Herkunft.** Die Makrophagen (Junquiera et al., 2005) entstehen im Knochenmark aus hämatopoetischen Stammzellen und gelangen dann in den Blutkreislauf. Im Blut können diese Zellen bis zu 40 Tage verweilen und werden dort als Monozyt bezeichnet. Über das Blut können diese Zellen in verschiedene Gewebe wandern. In einem Gewebe angekommen, können sie mehrere Wochen bis Monate verbleiben und werden dort zu spezifischen Gewebsmakrophagen. Die Makrophagen in einem Gewebe erhalten spezifische Namen (▸ Tab. 5.1).

Die Verteilung der Makrophagen in den verschiedenen Organen ist unterschiedlich. Sind die Makrophagen in einem Gewebe verortet, machen sie den größten Teil der Makrophagenpopulation aus.

Besonders häufig finden sich diese Zellen in den lymphatischen Organen und in der Darmschleimhaut (Welsch, 2006).

Tab. 5.1 Die Zuordnung der parenchymspezifischen Makrophagen

Gewebe	Spezifischer Name
Gewebe (Haut)	Histiozyt
Nervensystem	Mikrogliazelle
Lunge	Alveolarmakrophagen
Leber	Kupfer-Zellen
Zotten der Plazenta	Hofbauer-Zelle
Knochen	Osteoklast
Knorpel	Chondroklast
Pankreas	Langerhans'sche Zelle

▸ **Histologie.** Besonderes Kennzeichen der Makrophagen ist ihr großer Kern und die vielen Granula. In den Granula finden sich Enzyme (z. B. Lysozym), die aufgenommene Antigene zerstören. Makrophagen besitzen zudem verschiedene Rezeptoren, mit denen sie Bakterien erkennen und nachfolgend verschiedene Prozesse der Immunabwehr initiieren (▸ Abb. 5.19).

▸ **Aufgaben.** Makrophagen und Monozyten sind wesentliche Akteure des Immunsystems und werden dem mononukleären-phagozytären System (MPS) zugeordnet. Dieses System umfasst die Gesamtheit aller Körperzellen, die zur Phagozytose und Speicherung von Stoffen bzw. Partikeln befähigt sind. Somit haben die Makrophagen vielfältige Funktionen im Rahmen der Erregerabwehr.

Zu ihren wesentlichen Aufgaben gehören:

- Phagozytose
- Antigenpräsentation
- wichtige Rolle bei Entzündungsreaktionen
- Produktion von Zytokinen
- Muskelregeneration
- Rolle bei der Virusvermehrung

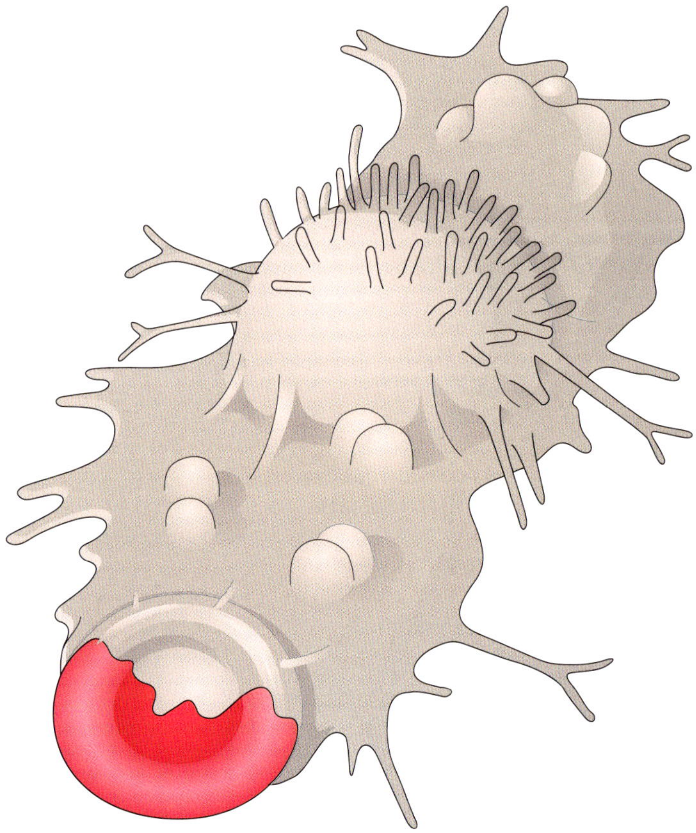

Abb. 5.19 Makrophage. (van den Berg, 2011)

Auch diese komplexen Zusammenhänge werden zunächst im Einzelnen beschrieben und in einem späteren Kapitel zusammengefasst.

- **Phagozytose:**
  - Mit der Phagozytose werden Fremdkörper von Zellen umschlossen, um dann über Einstülpung und Abschnürung der Zellmembran in die Zelle gegeben zu werden. Bei diesem Vorgang entstehen große Vesikel (Phagosomen), die sich mit den im Golgi-Apparat gebildeten Lysosomen verbinden. In diesen kugelförmigen Bläschen befinden sich Enzyme, die zuvor im endoplasmatischen Retikulum synthetisiert wurden und dann zum Abbau des aufgenommenen Fremdkörpers dienen. Diese wichtigste Aufgabe des Makrophagen führt zu seiner eigenen Aktivierung. Infolge dieser Aktivierung werden weitere Prozesse der Immunantwort und der Entzündungsreaktion in Gang gesetzt. Phagozytieren Makrophagen einen Fremdkörper, wird dieser Vorgang der Umgebung signalisiert. Dazu werden Peptidfragmente gebildet und mithilfe von MHC-II-Molekülen (Haupthistokompatibilitätskomplex) auf der Zelloberfläche präsentiert. Befinden sich diese Komplexe an der Außenmembran des Makrophagen werden sie von T-Helferzellen identifiziert, woraufhin spezifische Antikörper gebildet werden. Phagozytiert werden besonders Reste abgestorbener Zellen, gealterte Matrix, Fremdkörper, antikörperbedeckte Bakterien, Tumorzellen und viele weitere Bestandteile (Welsch, 2006).
- **Entzündungsreaktion:**
  - siehe Wundheilung (S. 144)
- **Produktion von Zytokinen:**
  - Bei der Aktivierung eines Makrophagen durch den Kontakt mit einem Pathogen werden Zytokine synthetisiert. Zytokine sind regulatorische Eiweiße, die zur Steuerung der Immunantwort dienen. Sie unterstützen autokrine, parakrine und endokrine Wirkungen im Körper. Gebildet werden sie von Makrophagen, B-Lymphozyten, T-Lymphozyten, natürlichen Killerzellen (NKs) und Fibroblasten.
- **Muskelregeneration:**
  - Eine wichtige Rolle spielen Makrophagen bei der Reparatur geschädigter Muskelfasern. „Es wird vermutet, dass Makrophagen den Heilungsprozess durch die Sekretion noch nicht identifizierter Proteine beeinflussen, welche die Proliferation und Differenzierung der Muskelzellen steuern." (http://flexikon.doccheck.com/de/makrophagen)
- **Virusvermehrung:**
  - In der Milz tragen spezialisierte „Makrophagen bei Virusinfektionen entscheidend dazu bei, dass genug Viruspartikel entstehen, um eine Immunantwort zu induzieren. In ihnen werden die Viren quasi „inkubiert." (http://flexikon.doccheck.com/de/makrophagen) Eine Differenzierung und Vermehrung der Lymphozyten wird somit angeregt. Diese spezialisierten (CD169-positiven) „Makrophagen sind dabei vollständig von anderen Makrophagen umgeben, die eventuell nach außen entweichende Viren abfangen und zerstören." (http://flexikon.doccheck.com/de/makrophagen)

Lymphozyten

▶ **Herkunft.** Histologisch werden Lymphozyten den Agranulozyten zugeordnet. Agranulozyten und Granulozyten sind die beiden Unterformen der Leukozyten (van den Berg, 2011).

Lymphozyten stammen von den hämatopoetischen Stammzellen aus dem Knochenmark ab. Sie entstehen in der Reihe der Leukopoese und gehören zu der Gruppe der Leukozyten. Sie entwickeln und spezifizieren sich später in unterschiedlichen Bereichen des Körpers. Es werden B-Lymphozyten von T-Lymphozyten unterschieden, deren Namen sich von ihrem Reifungsort ableiten lassen: B-Lymphozyten reifen im Knochenmark, T-Lymphozyten hingegen reifen erst im Thymus.

Lymphozyten finden sich regelmäßig im Bindegewebe der Atemwege, in der Schleimhaut des Darmtraktes sowie in den lymphatischen Organen ((Welsch, 2006), S. 59).

▶ **Histologie.** Lymphozyten stellen mit 15–50% hinter den Granulozyten die zweitgrößte Fraktion der Leukozyten im Blut. Der große Referenzbereich resultiert daraus, dass das Immunsystem die Zusammensetzung des Blutes entsprechend der Abwehrlage unterschiedlich organisiert (▶ Abb. 5.20).

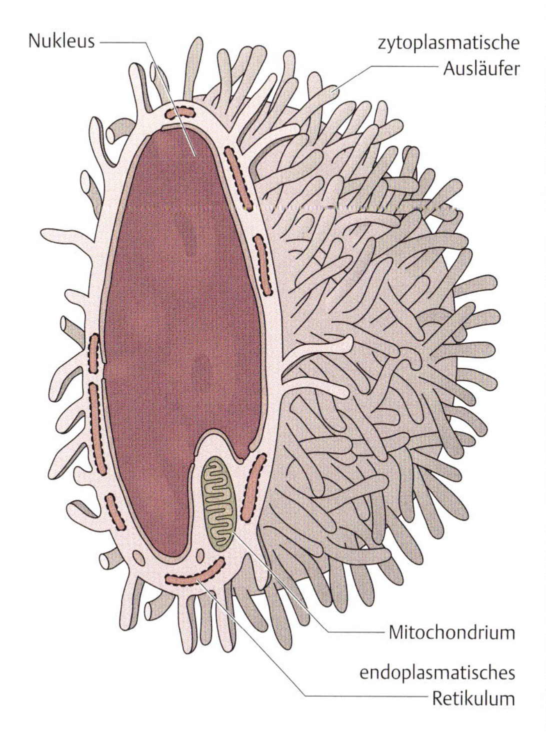

Abb. 5.20 Lymphozyten. (van den Berg, 2011)

Die Lymphozyten weisen eine kugelähnliche Form auf. Wie ihr Vorkommen kann auch die Größe der Lymphozyten variieren: von einem Durchmesser von bis zu 7 µm (80–90 %), über 11 µm (5–15 %) bis hin zu 15 µm. Letztere sind primär im Lymphsystem zu lokalisieren.

Alle Lymphozyten des Körpers summieren sich auf durchschnittlich 1500 g. Die Verteilung ergibt ca. 3 g im Blut, 100 g im Lymphsystem und 100 g im Knochenmark. Die restlichen knapp 1300 g verteilen sich auf das Gewebe, insbesondere auf die Darmschleimhaut (van den Berg, 2005).

Wie es der Name „Agranulozyten" beschreibt, verfügen Lymphozyten über ein klares basophiles und ribosomhaltiges Zytoplasma (van den Berg, 2005), da sie im Gegensatz zu den Granulozyten kein Granulat, also keine zytoplasmatischen Körner im Zellinneren besitzen (van den Berg, 2011).

▶ **Aufgaben.** Lymphozyten spielen bei der spezifischen Immunabwehr eine wesentliche Rolle, wobei sie sich auf die Bekämpfung spezieller Pathogene spezialisieren. Zum einen gehen sie selbst gegen den schädigenden Prozess vor, zum anderen lenken sie andere unspezifische Abwehrkomponenten. Sie entscheiden, was mit Mitteln der adaptiven Immunität bekämpft wird und was nicht.

Grundsätzlich lässt sich die zelluläre Immunabwehr von der humoralen differenzieren. Die Aufgaben der zellulären Immunität übernehmen die Lymphozyten, die der humoralen die B-Lymphozyten.

B-Lymphozyten

Diese Zellen arbeiten primär „in den peripher lymphatischen Organen" ((van den Berg, 2005), S. 105), zu denen unter anderem Mandeln, Lymphknoten und Thymus zählen. Wird ein Antigen erkannt, reagiert der B-Lymphozyt: Er bildet Antikörper, welche nun zu dem benötigten Ort im Körper transportiert werden und dort aktiv werden. Es folgt eine „klonale Vermehrung" ((van den Berg, 2005), S.105), die bei erneutem Auftreten dieses Antigens eine deutlich schnellere und aggressivere Abwehr ermöglichen. Aus diesem Grund werden die B-Lymphozyten auch Gedächtniszellen genannt.

T-Lymphozyten

T-Lymphozyten sorgen für die zelluläre Immunität. Durch Kontakt mit Antigenen steigern sie die Aktivität und Mobilität der Makrophagen. T-Lymphozyten können (nach (van den Berg, 2011)):

- nach Entdeckung eines Antigens B-Lymphozyten aktivieren (= Helferzellen)
- Makrophagen und Lymphozyten in ihrer Aktivität hemmen (= Suppressorzellen)
- Antigene wiedererkennen (= Gedächtniszellen)
- Viren und Tumorzellen zerstören (= Killerzellen)

Plasmazellen

▶ **Herkunft.** Wie die Lymphozyten stammen die Plasmazellen von den hämatopoetischen Stammzellen aus dem Knochenmark ab. Sie sind das reifeste Differenzierungsstadium der B-Lymphozyten.

Diese Zellen finden sich in der Darmschleimhaut, in den lymphatischen Organen, in der Schleimhaut der Atemwege, den Speicheldrüsen und den Tränendrüsen ((Welsch, 2006), S. 59).

▶ **Histologie.** Plasmazellen haben eine rundliche bis ovale Zellform. Charakteristisch ist die Form ihres Zellkerns: der „Radspeichenkern".

▶ **Aufgaben.** Als ausdifferenzierte Form der B-Lymphozyten produzieren sie Immunglobuline. Ihre Funktion ist die Sekretion von Antikörpern.

Granulozyten

▶ **Herkunft.** Der Begriff des Granulozyten kommt vom lateinischen „granulum" und wird mit „Körnchen" übersetzt. Auch diese Zellen werden im Knochenmark von den polypotenten Stammzellen gebildet und ins Blut abgegeben. Wie die Makrophagen können sie die Blutbahn verlassen und ins Gewebe einwandern. Die Granulozyten werden der heterogenen Zellpopulation der Leukozyten im Blut zugeordnet. Im Vergleich zu den Erythrozyten sind die Leukozyten im Blut deutlich seltener. Ihre Lebensdauer variiert von 1–4 Tagen bis zu 1 Woche ((Junquiera et al., 2005), 2005, S. 193).

Granulozyten werden differenziert in:

- neutrophile Granulozyten
- basophile Granulozyten
- eosinophile Granulozyten

▶ **Histologie.** Granulozyten haben einen irregulär geformten, segmentierten Kern. Elektronenlichtmikroskopisch ist eine Granula-Schicht am Zytoplasma charakteristisch ((Junquiera et al., 2005), S. 193) (▶ Abb. 5.21).

▶ **Aufgaben.** Granulozyten spielen eine wichtige Rolle bei der Abwehr von Infektionen. Auch andere Leukozyten sind daran beteiligt, jedoch nehmen die Granulozyten einen höheren Stellenwert ein. Besonders bei der unspezifischen Abwehr (angeborenen Immunantwort) von Bakterien, Parasiten und Pilzen spielen sie eine wesentliche Rolle. Einige Granulozyten sind dabei in der Lage, Krankheitserreger zu erkennen und zu phagozytieren. Diese werden daher zu den „Fresszellen" gezählt.

Neutrophile Granulozyten

Mit ungefähr zwei Dritteln nimmt diese Gruppe den größten Anteil der Leukozyten im Blut ein. Mit einer Überlebensdauer von wenigen Stunden sind diese Zellen sehr kurzlebig. Bei Entzündungsreaktionen werden sie

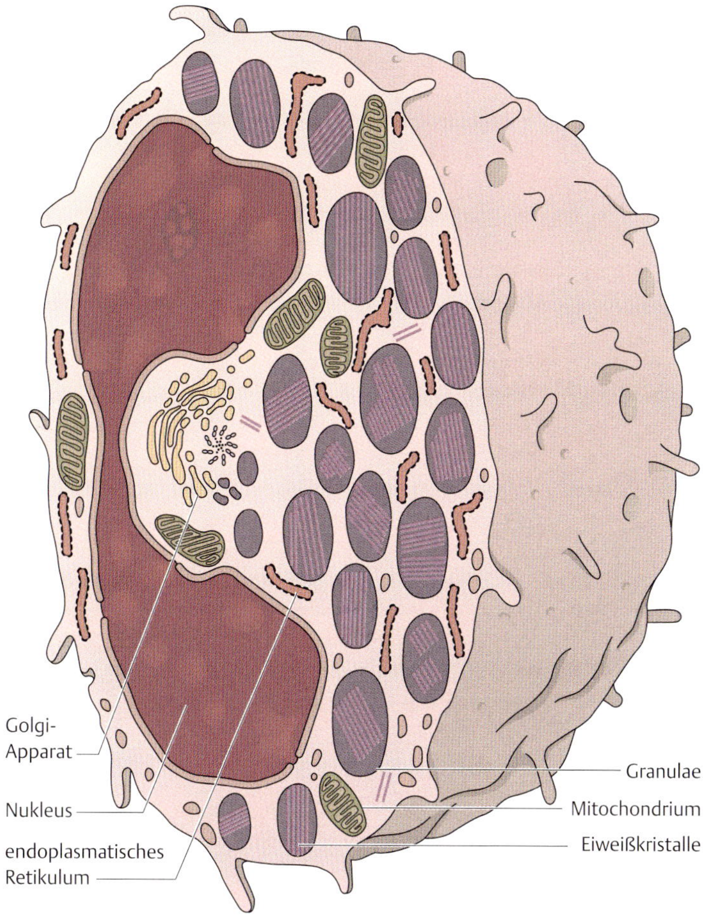

Abb. 5.21 Granulozyt. (van den Berg, 2011)

vermehrt aus dem Knochenmark abgegeben. Sie gehören dann zu den ersten eintreffenden Zellen an einem Infektionsort. Dort bekämpfen sie besonders Bakterien oder Fremdkörper.

Basophile Granulozyten

Basophile machen den kleinsten Teil (< 1 %) der Leukozyten aus. Abgesehen von der Anfärbbarkeit der Granula gibt es zwischen den Eosinophilen und den Basophilen keine wesentlichen Unterschiede. Da man auf Basophilen ebenfalls den sensiblen IgE-Rezeptor findet, vermutet man auch bei ihnen eine Abwehrtätigkeit gegen Parasiten.

Eosinophile Granulozyten

Diese Gruppe kommt mit 2,4 % der Leukozyten nur im geringen Maße vor. Ihr Aufenthaltsort ist subepithelial in den Atemwegen, im Darm und im Urogenitaltrakt, wo sie Parasiten bekämpfen. Dabei werden hochtoxische Proteine und freie Radikale eingesetzt. Des Weiteren werden bei der Aktivierung dieser Zellen Interleukine und andere Stoffe freigesetzt, damit weitere Abwehrzellen einwandern können.

Extrazelluläre Matrix

Bindegewebszellen sezernieren eine Vielzahl an Produkten in den Interzellularraum. Sie bilden gemeinsam Knochen, Knorpel, Ligamente, Sehnen und Faszien.

Außerdem bilden sie die formbare Matrix, die den Strukturen Form gibt, den Körper zusammenhält und schützt sowie einwirkende Kräfte wie Schwerkraft und Bewegungen durch Verteilung reduziert. In ihr verlaufen auch Nerven und Gefäße.

Fast jedes Gewebe wird durch die extrazelluläre Matrix zusammengehalten.

Die Bestandteile des Interstitiums des Bindegewebes, welche die Matrix bilden, sind die Grundsubstanz, kollagene und elastische Fasern sowie Proteine, welche die extrazellulären Bestandteile miteinander verbinden. Wasser ist ebenso ein Bestandteil der extrazellulären Matrix, wird aber nicht von den Bindegewebszellen abgegeben.

Die Zellen des Bindegewebes sind in die extrazelluläre Matrix (EZM) eingebettet. Die Zusammensetzung hängt von der Funktion des Bindegewebes ab.

Die EZM hat verschiedene Funktionen in Organen und Geweben:

- Sie gibt Strukturen ihre Form.
- Sie dämpft als Puffer einwirkende Kräfte.
- Sie gibt Sehnen, Bändern, Knochen, Faszien und anderen Geweben Zugfestigkeit und Stabilität.
- Sie übermittelt Informationen, welche z. B. durch äußere Reize entstehen.
- Sie ist an Wundheilungsprozessen beteiligt.
- Sie ist an der Verankerung der Zellen beteiligt.

Auf diese Funktionen der extrazellulären Matrix wird in Kap. 5.2.7 noch näher eingegangen.

Fasern

Kollagene Fasern

Kollagen (übersetzt = leimbildend) ist ein Glykoprotein von weißlicher Farbe (eine klebrige weiße Substanz) und wird je nach Art der Belastung in verschiedene Typen unterteilt. Es ist ein Strukturprotein, welches je nach Struktur Stabilität gibt sowie Zug- und Kompressionskräfte absorbiert.

Die Synthese des Kollagens findet hauptsächlich in den Fibroblasten des Bindegewebes, den Chondroblasten und den Osteoblasten statt, jeweils im endoplasmatischen Retikulum. Daneben sind auch Endothelzellen, glatte Muskelzellen und Fettzellen an der Produktion des Kollagens beteiligt.

Kollagen gibt vor allem Stabilität und ist nur sehr gering dehnbar. Je nachdem, ob das Gewebe immer

- in der gleichen Richtung belastet wird oder
- aus wechselnden Richtungen

entsteht

- geformtes Bindegewebe mit parallelen Kollagenfasern oder
- ungeformtes Bindegewebe mit wahllos angelegten Kollagenfasern in einer Art Netz.

Derzeit sind 28 Kollagentypen bekannt. Nachfolgend werden hier die 4 wichtigsten Typen besprochen, die ca. 90 % des Gesamtkollagens ausmachen.

▶ **Kollagen Typ I.** Dieser Kollagentyp ist die am häufigsten vorkommende Form und ist in zugbelasteten Strukturen aufzufinden: vor allem in Sehnen, Bändern, Kapseln, Knochen, Faszien. Da die Zellen der Bandscheiben und Menisken auf Zug- und Druckbelastung ausgerichtet sein müssen, kommt auch hier der Kollagentyp I zum Teil vor. Dieser Fasertyp verdickt sich im Alter.

▶ **Kollagen Typ II.** Dieser Kollagentyp ist mit Proteoglykanen verbunden und befindet sich in Strukturen, die hauptsächlich Druckbelastungen ausgesetzt sind wie Knorpelgewebe, Knochen, Menisken und Bandscheiben.

▶ **Kollagen Typ III.** Dieser Kollagentyp kommt hauptsächlich in Gefäßwänden, inneren Organen und der Haut vor. Er ist auch an der Wundheilung beteiligt (Verschluss der Wunde).

Bei den retikulären Fasern, welche ehemals als weiterer Fasertyp der extrazellulären Matrix aufgelistet wurden, handelt es sich um Kollagen vom Typ III.

▶ **Kollagen Typ IV.** Dieser Kollagentyp ist Bestandteil der Basallamina.

Aufbau der kollagenen Faser

Kollagen ist aus 20 verschiedenen Aminosäuren aufgebaut. Die einzelnen Kollagentypen ergeben sich durch die unterschiedlichen Aminosäuren.

Die kollagenen Fasern bestehen aus langen Kollagenmolekülen, welche aus Polypeptidketten bestehen und sich zu Mikrofibrillen zusammenschließen. Mehrere Mikrofibrillen vernetzen sich zu einer Fibrille. Mehrere Fibrillen bilden eine Kollagenfaser (▶ Abb. 5.22).

Elastische Fasern

Elastin ist ein Strukturprotein von gelblicher Farbe, aus dem die ungeformte Komponente der elastischen Fasern besteht. Es wird von Fibroblasten und glatten Muskelzellen im endoplasmatischen Retikulum synthetisiert. Auch Elastin ist wie Kollagen aus verschiedenen Aminosäuren aufgebaut.

Elastische Fasern sind vor allem Bestandteil des lockeren Bindegewebes und bilden dort, indem sie sich untereinander vernetzen, ein elastisches Netz aus. Im Gegensatz zu den kollagenen Fasern sind die elastischen Fasern stark dehnbar, was für eine gewisse Flexibilität der Struktur sorgt.

Elastische Fasern befinden sich überall im Körper, vor allem dort, wo elastische Eigenschaften von Bedeutung sind: in Blutgefäßen, in der Haut und in der Lunge, aber auch in Sehnen und Bändern (▶ Abb. 5.23).

Grundsubstanz

Die Grundsubstanz ist eine Flüssigkeit, die ihre Viskosität verändern kann. Sie kann flüssig bis zäh sein, aber auch einen gelartigen Zustand annehmen. Sie ist eine visköse Flüssigkeit, die sich zwischen den festen Bestandteilen des Bindegewebes befindet und im weitesten Sinne die leeren Räume zwischen den Fasern ausfüllt.

Die Grundsubstanz besteht aus Glykosaminoglykanen (Mukopolysacchariden), die an eine Proteinkette binden und so die Proteoglykane bilden.

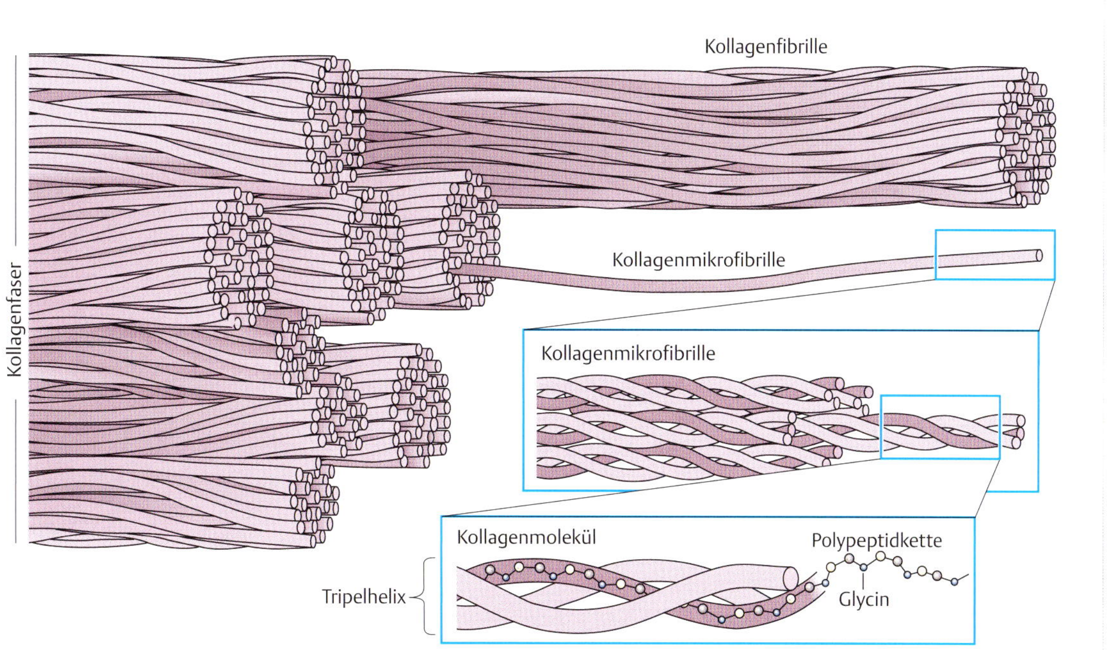

Abb. 5.22 Aufbau einer kollagenen Faser aus spiralig umeinander gedrehten Kollagenfibrillen und Mikrofibrillen, mikroskopisch aus dem eigentlichen Kollagenmolekül. (van den Berg, 2011)

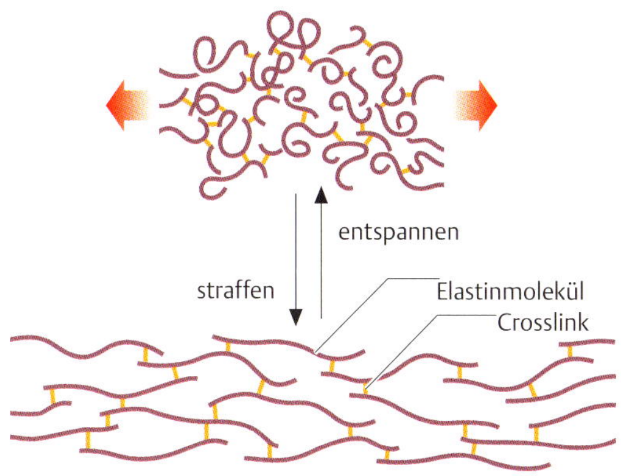

Abb. 5.23 Durch die vorhandenen Querbrücken ist eine hohe Elastizität des Gewebes gewährleistet. (van den Berg, 2011)

Die *Proteoglykane* wiederum binden Wasser und Kationen und bilden so die Grundsubstanz. Sie binden außerdem an kollagene und elastische Fasern.

Glykosaminoglykane des Bindegewebes sind:

- Hyaluronsäure: befindet sich überall im Körper und kann im Verhältnis sehr große Mengen Wasser binden. Sie besitzt vor allem eine „Schmiereigenschaft" (Gelenkschmiere) und Pufferfunktion.
- Keratansulfat: kommt meist in Verbindung mit Chondroitsulfat vor und befindet sich vor allem in Knorpel- und Knochengewebe und in Bandscheiben.
- Chondroitinsulfat: ist das am häufigsten vorkommende Glykosaminoglykan in der Grundsubstanz. Es wird von Chondroblasten gebildet und befindet sich hauptsächlich im Knorpelgewebe, aber auch in der Haut und im Knochengewebe.
- Heparansulfat: ist vor allem in der Zellmembran anzutreffen.
- Dermatansulfat: kommt vor allem in der Haut, in Sehnen und Gefäßwänden vor, aber auch in Muskeln, Knorpeln, Knochen und anderen Bindegewebsarten.

Alle Zellen des Bindegewebes produzieren Glykosaminoglykane. Diese binden in der Regel direkt an Proteine – mit Ausnahme von Hyaluronsäure, die nicht direkt bindet, sondern ein Bindungsprotein benötigt (▶ Abb. 5.24).

Aufgaben der Grundsubstanz

- Durch die Bindung an kollagene und elastische Fasern verleiht die Grundsubstanz den Zellen Stabilität.
- Sie nimmt in Bandscheiben, Menisken und Knorpel einwirkende Kräfte auf und dämpft diese.
- Sie dient dem Stoffaustausch zwischen Zellen und Blut.
- Bei der Wanderung von Stoffwechselprodukten zwischen Kapillaren und Zellen filtert sie Bakterien aus.

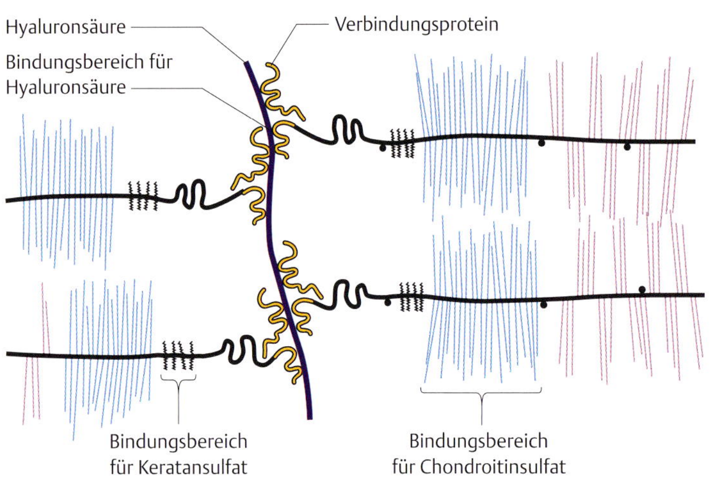

Abb. 5.24 Verbindungsproteine binden die Proteoglykane an die zentrale Hyaluronsäurekette. (van den Berg, 2011)

- Sie ist für die Weiterleitung von Informationen zuständig und ermöglicht den Transport von Stoffwechselprodukten.
- Durch Bindung an Wasser können Nährstoffe durch die Grundsubstanz hindurchtransportiert werden.

Wird ein Gewebe belastet, kann die Grundsubstanz Wasser, das an Proteoglykane gebunden ist, abgeben. Bei Entlastung des Gewebes kann das Wasser wieder aufgenommen werden. Durch diesen mechanischen Druck entstehen Spannungsschwankungen in der elektrischen Ladung der Proteoglykane, wodurch die Kollagensynthese aktiviert und in der Faserausrichtung unterstützt wird. Dies ist ein wichtiger Aspekt bei der Behandlung von Faszien in der Schmerzphysiotherapie.

Nichtkollagene Proteine

Glykoproteine sind sogenannte Verbindungs- oder Vernetzungseiweiße. Oft werden sie mit einem Klebstoff verglichen, der in der extrazellulären Matrix alle Bestandteile zusammenhält.

Sie bestehen aus 2 langen Eiweißketten, die miteinander verbunden und in Abschnitte unterteilt sind, die sich an unterschiedliche Strukturen koppeln können.

Die wichtigsten nichtkollagenen Proteine sind ((van den Berg 2011), S. 57/58) (▸ Abb. 5.25):

- Fibronektin: vor allem in Gelenkkapseln, Ligamenten, Nerven, Menisken und Disken, Insertionsbereichen, Sehnen, Haut, Bindegewebe des Muskelbauchs
- Laminin: befindet sich in der Basalmembran von Haut, Nerven, Muskeln und Gefäßen
- Chondronektin: in Knorpeln, Bandscheiben, Insertionsbereichen und Knorpelbereichen von Sehnen
- Osteonektin, Osteopontin, Osteokalzin, Dekorin: im Knochen und in Insertionsbereichen
- Tenascin R und C: in Sehnen, Muskel-Sehnen-Übergängen und im Bindegewebe des Muskelbauchs

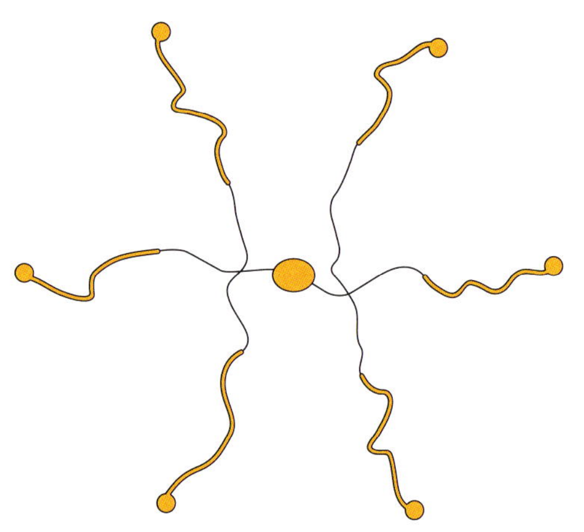

Abb. 5.25 Vernetzung über das Vernetzungsprotein Tenascin in Sehnen, Insertionsbereichen, am Muskel-Sehnen-Übergang und im Bindegewebe des Muskelbauchs. (van den Berg, 2011)

- Anchorin DII: im Knorpel
- Thrombospindin: im Meniskus
- Integrin: im Discus interarticularis, am Muskel-Sehnen-Übergang, im Bindegewebe des Muskelbauchs
- Vinkulin, Talin: Muskel-Sehnen-Übergang und im Bindegewebe des Muskelbauchs
- Vibronektin: Muskel-Sehnen-Übergang, im Bindegewebe des Muskelbauchs und zwischen Zell- und Basalmembran

Alle Verbindungsproteine sind sehr ähnlich aufgebaut mit Ausnahme des Laminin, welches sich in der Basalmembran befindet. Durch diese Verbindungen kann das Bindegewebe seine verschiedenen Aufgaben wahrnehmen.

Glykoproteine, welche Hyaluronsäure mit Proteoglykanen verbinden, nennt man *Linkproteine*.

Wasser

Wasser (H_2O) ist eine Verbindung aus Sauerstoff und Wasserstoff. Wasserstoffmoleküle bestehen aus je 2 Wasserstoffatomen und 1 Sauerstoffatom.

Wasser ist die Grundlage unseres Lebens. Es dient in unserem Körper als Informationsträger, Transportmittel und Energielieferant und ist an fast allen Stoffwechselprozessen des menschlichen Körpers beteiligt.

Wasser bildet zusammen mit Fasern, Proteoglykanen und nichtkollagenen Proteinen die extrazelluläre Matrix.

Der menschliche Körper besteht zu 60–70 % aus Wasser, wovon ca. 30 % extrazelluläre Flüssigkeit sind. Ebenso befindet sich Wasser in den Zellen, in Gefäßen und transzellulär (z. B. in Augen und Liquor).

Das Wasser im menschlichen Körper erfüllt folgende wichtige Aufgaben:

- Wasser speichert Informationen und leitet sie weiter.
- Es dient als Transportmittel, z. B. für Enzyme, Stoffwechselprodukte, Proteine.
- Es ist an unzähligen chemischen Verbindungen beteiligt.
- Es reguliert den Wärmehaushalt durch Schweißbildung.

Wasser bestimmt zudem das Volumen der extrazellulären Matrix.

Da Wasser bei Stoffwechselprozessen verlorengeht, ist es sehr wichtig, es regelmäßig wieder zuzuführen.

Aufgrund der großen Bedeutung von Wasser für den menschlichen Körper ist es auch in der Schmerzphysiotherapie wichtig, die Patienten immer wieder darauf hinzuweisen, genügend Wasser zu sich zu nehmen und es ihnen nach Möglichkeit auch vor und nach der Behandlung anzubieten.

5.2.2 Bindegewebsarten

Die verschiedenen Bindegewebsarten des Körpers sind geprägt durch die Zellen und Fasern, aus denen sie aufgebaut sind. Diese bestimmen auch die Funktion des Bindegewebes. In der Literatur werden verschiedene Einteilungen vorgenommen, jedoch fehlt eine einheitliche Zuordnung einzelner Gewebe zum Bindegewebe oder zu anderen Gewebearten.

Es werden hier folgende Bindegewebsarten unterschieden:

- lockeres (kollagenfaseriges) Bindegewebe
- straffes Bindegewebe
- retikuläres Bindegewebe
- gallertiges Bindegewebe
- Fettgewebe
- Knorpelgewebe
- Knochengewebe

Lockeres (kollagenfaseriges) Bindegewebe

▸ **Merkmale.** Die extrazelluläre Matrix des lockeren Bindegewebes besteht vorwiegend aus Grundsubstanz, in welche kollagene Fasern und einzelne elastische Fasern eingebettet sind (▸ Abb. 5.26).

Es dient als Aufenthaltsraum für Fibroblasten, die Fasern bilden, und für zahlreiche freie Zellen, wie z. B. eingewanderte Zellen des Immunsystems (Histiozyten und Mastzellen) und Fettzellen.

Außerdem verlaufen durch das lockerere Bindegewebe hindurch Nerven und Gefäße zu ihren Zielstrukturen.

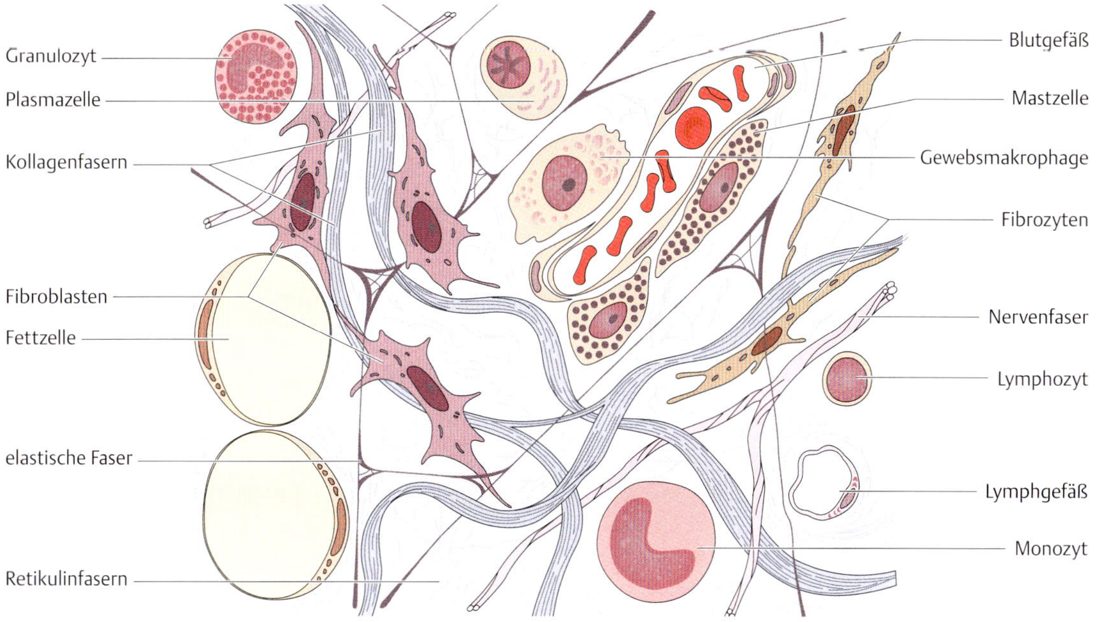

Abb. 5.26 Lockeres Bindegewebe. (Schünke, 2014)

▸ **Vorkommen.** Es ist im Körper weit verbreitet in „Freiräumen" als „Füllmaterial" und bildet das Stroma vieler Organe. Es füllt z. B. die Lücken zwischen Muskeln und Muskelfasern und befindet sich unter dem Epithelgewebe von Haut, Schleimhäuten und serösen Häuten.

▸ **Aufgaben.** Das lockere Bindegewebe spielt eine große Rolle in der Aufhängung der Organe. Es dient dazu, Räume zu füllen und Wasser zu speichern sowie als Verschiebeschicht zu agieren. Es spielt ferner eine Rolle im allgemeinen Stoffwechsel und bei der Regeneration während der Wundheilung. In diesem Zusammenhang finden die für den Organismus wichtigen Regenerationsprozesse statt.

Straffes Bindegewebe

▸ **Merkmale.** Betrachtet man die anteiligen Strukturen, überwiegen die Kollagenfasern im Vergleich zur amorphen Grundsubstanz. Die Fasern liegen hier eng beieinander und sind in der Richtung der vorherrschenden Zugspannung angelegt. Zellen kommen ebenfalls eher selten vor. Beim straffen Bindegewebe wird je nach Anordnung der Fasern zwischen dem *geflechtartigen* und dem *parallelfaserigen Typ* unterschieden (▸ Abb. 5.27).

Die Anordnung der eher dicken Kollagenfaserbündel beim geflechtartigen Typ ist eher ungeordnet und verläuft in verschiedenen Richtungen, wobei sich die Fasern überkreuzen. Die Fasern des Gewebes werden von Fibrozyten mit flachen Fortsätzen getrennt ((Welsch, 2006), S. 124).

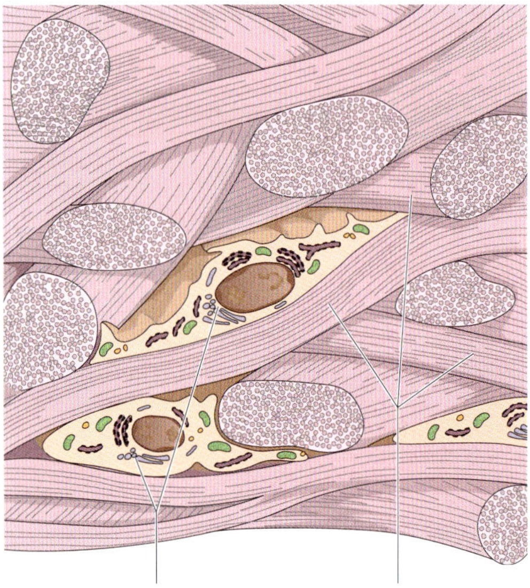

Abb. 5.27 Straffes Bindegewebe am Beispiel einer Muskelfaszie. (Schünke, 2014)

Die zweite Form des straffen Bindegewebes findet sich besonders an Sehnen und Bändern. Im straffen, parallelfaserigen Bindegewebe sind die Bündel der Kollagenfasern parallel angeordnet und verlaufen in einer Zugrichtung. Sie erscheinen leicht gewellt im ungedehnten Zustand. Hier sind die Fibrozyten langgestreckt in den Reihen zwischen den Fasern angeordnet und werden *Sehnenzellen* oder *Tendozyten* genannt ((Ulfig, 2005), S. 41). Diese Zellen haben wenig Zytoplasma und passen sich ihrer Umgebung an ((Junquiera et al., 2005), S. 74).

Im Querschnitt einer Sehne sind zwischen den Kollagenfaserbündeln dreieckige Sehnenzellen mit ihren Zytoplasmafortsätzen zu erkennen. Die flügelartige Erscheinung entsteht durch die Einwölbung der Zellen von den Kollagenfaserbündeln, deshalb werden sie auch *Flügelzellen* genannt. Das Bindegewebe findet sich nicht nur in der Mikrostruktur der Sehnen, sondern umgibt sie auch komplett von außen (Epitendineum). Von diesem äußeren *Epitendineum* strahlen in das Innere der Sehne Bindegewebssepten ein. So bilden sich größere Kollagenfaserbündel, die *Sekundärbündel*. Als *Primärbündel* werden feinere Bindegewebssepten bezeichnet, die von den Ausläufern der Flügelzellen gebildet werden ((Ulfig, 2005a), S. 41–42).

▸ **Vorkommen.** Geflechtartiges straffes Bindegewebe kommt in folgenden Strukturen vor:

- Kapseln vieler Organe (Niere, Leber, Milz)
- Stratum fibrosum der Gelenkkapseln
- Stratum fibrosum der Knochenhaut (Periost)
- Knorpelhaut (Perichondrium)
- Faszien der Muskeln
- Lederhaut (Sklera) und Hornhaut (Kornea) des Auges
- Herzklappen
- harte Hirnhaut (Dura mater) ((Uhlig, 2005a), S. 41)

Das straffe Bindegewebe ist das am häufigsten behandelte Bindegewebe in der Physiotherapie und besitzt somit einen Bezug zum Ebenenmodell.

An Sehnen und Bändern findet sich parallelfaseriges Bindegewebe.

▸ **Aufgaben.** Das straffe geflechtartige Bindegewebe gewährleistet durch die sich kreuzenden Fasern eine Zugfestigkeit in verschiedene Richtungen, es besitzt demnach hauptsächlich mechanische Aufgaben.

Retikuläres Bindegewebe

Das retikuläre Bindegewebe kommt hauptsächlich in den lymphatischen Organen (Lymphknoten, Milz) und im roten Knochenmark vor. Der Begriff „Reticularis" kommt aus dem Lateinischen und wird mit „netzartig" übersetzt. Die retikulären Fasern werden von den Fibroblasten und den Retikulumzellen gebildet und ordnen sich netzartig in einem feinen Gitter an. Sie bestehen überwiegend aus dem Kollagen Typ III und sind leicht bieg- und dehnbar, das Gewebe wird somit elastisch und fest zugleich.

Gallertiges Bindegewebe

Gallertiges (kollagenes) Bindegewebe und mesenchymales Bindegewebe bilden, wie in den Grundlagen der embryonalen Entwicklung beschrieben, das embryonale Bindegewebe:

- *Mesenchym* heißt übersetzt „das Mithineingegossene". Es bildet lockeres und straffes Bindegwebe sowie Knorpel, Knochen, glatte Muskulatur und Gefäße.
  Das Mesenchym kann folglich als Grundgewebe verstanden werden, aus dem sich die folgenden Zellen und Gewebe entwickeln: Chondroblasten, Chondrozyten, Fettzellen, Fibroblasten, Osteoblasten, Osteozyten, Endothelzellen, Mesothelzellen.
- Das *gallertige Bindegewebe* ist ein aus Fibrozyten gebildetes Netzwerk. Durch die Fasern und die Hyaluronsäure der extrazellulären Substanz ist eine hohe Wasserbindungsmöglichkeit gegeben, wodurch diese schleimig-gallertartige Substanz entsteht.
  Es kommt vor allem in der Nabelschnur, in der es die Gefäße schützt und trotzdem für Sensibilität sorgt, vor.

Fettgewebe

▶ **Merkmale.** Das Fettgewebe geht aus dem retikulären Bindegewebe hervor und wird in weißes und braunes Fettgewebe unterteilt.

Die Zellen des Fettgewebes heißen Adipozyten und befinden sich überall im Bindegewebe.

▶ **Vorkommen.** Weißes Fettgewebe ist im Körper weit verbreitet. Je nach Geschlecht hat es seine bevorzugten Lokalisationsstellen mehr an Brust, Bauch, Gesäß oder Hüften.

Als Schutz vor Kompressionskräften befindet es sich an Wangen, Hüften, am Gesäß, unter den Fußsohlen und an Gelenken.

▶ **Aufgaben.** Die Hauptaufgabe des weißen Fettgewebes besteht darin, Organe und auch Nerven zu schützen und als Energielieferant zu dienen.

Die Fettzellen nehmen die Fettsäuren aus dem Blut auf, wandeln sie um und speichern sie in Zellen. Je nach Bedarf können diese Speicherfette wieder aufgespalten, an das Blut abgegeben und über den Blutweg zum Gewebe transportiert werden, um Energie zu liefern.

Fette werden mit der Nahrung aufgenommen oder in der Leber gebildet. Je nach Ernährungszustand kann Fett, welches zum Schutz von Organen dient, massiv abgebaut werden und seine Schutzfunktion für Organe verlieren. Bei *Anorexia nervosa* (Magersucht) z. B. wird das Schutzfett um die Organe herum als Energielieferant benötigt und abgebaut (hier sind die Nieren besonders betroffen). Dieses abgebaute Fettgewebe kann leider nicht mehr aufgebaut werden, auch wenn sich der Ernährungszustand des Menschen wieder verbessert.

Außerdem wirkt das weiße Fett als Schutz vor Kompressionskräften bzw. Druckbelastung. Dieses Fett, welches sich an Wangen, Fußsohlen, Gesäß, Hüften und Gelenken befindet, ist unabhängig vom Ernährungszustand des Menschen.

Das braune Fettgewebe ist vor allem bei Neugeborenen zu finden, es produziert Wärme durch Fettabbau.

Knorpelgewebe

Knorpel- und Knochengewebe sind besondere Formen des Bindegewebes und werden zu den Stützgeweben gezählt. Knorpelgewebe entsteht aus dem mesenchymalen Bindegewebe, wenn dieses wechselnden Druckbelastungen ausgesetzt wird (Rohen u. Lütjen-Drecoll, 2000a) (Rohen u. Lütjen-Drecoll, 2000b).

Die *Chondroblasten* sind die kennzeichnenden Zellen des Knorpelgewebes und machen 1–10 % aus. Sie synthetisieren die Proteoglykane und die kollagenen Fasern des Knorpels. Aus diesen Bestandteilen ergeben sich die spezifischen Eigenschaften des Knorpels.

Ein Chondroblast zeichnet sich durch ein ribosomenreiches, basophiles Zytoplasma aus. Durch die Synthese der Knorpelbestandteile entfernen sich die Chondroblasten im Laufe ihrer Entwicklung voneinander. „Da die Differenzierung des Knorpelgewebes von innen nach außen fortschreitet, finden sich im Zentrum Zellen mit den Eigenschaften von Chondrozyten, während die peripheren Zellen typische Chondroblasten darstellen. Das oberflächliche Mesenchym differenziert sich zu den Chondroblasten und Fibroblasten des Perichondriums" ((Junquiera et al., 2005), S. 85). Die Ernährung des Knorpels erfolgt über Diffusion von Nährstoffen über die Synovialflüssigkeit von der Synovialmembran sowie teilweise über die Gefäße des subchondralen Knochens.

Eine Übersicht über die verschiedenen Knorpelgewebe gibt ▶ Tab. 5.2.

Merkmale

Die Eigenschaften der verschiedenen Knorpelgewebe werden von den Komponenten der Matrix bestimmt. Im Knorpelgewebe findet sich viel extrazelluläre Matrix aus Fasern und Grundsubstanz (▶ Abb. 5.28).

Die Zusammensetzung und die Menge der Fasern, der Zellen und deren Größe und Anzahl bestimmt die Art des Knorpelgewebes.

Die Zellen des Knorpelgewebes werden als *Chondrozyten* (in aktiver Form) oder *Chondroblasten* (in ruhender Form) bezeichnet und sind in der extrazellulären Matrix in kleinen *Lakunen* (Höhlen) eingebettet. In diesen Lakunen befinden sich mehrere Zellen und werden von einem

Tab. 5.2 Übersicht über die spezifischen Knorpelzellen

Fachbegriff	Definition
Chondrozyt	Knorpelzelle – aktiv
Chondroblast	Knorpelzelle – inaktiv
Chondron	Knorpelzelle(n) mit gemeinsamer perizellulärer Matrix

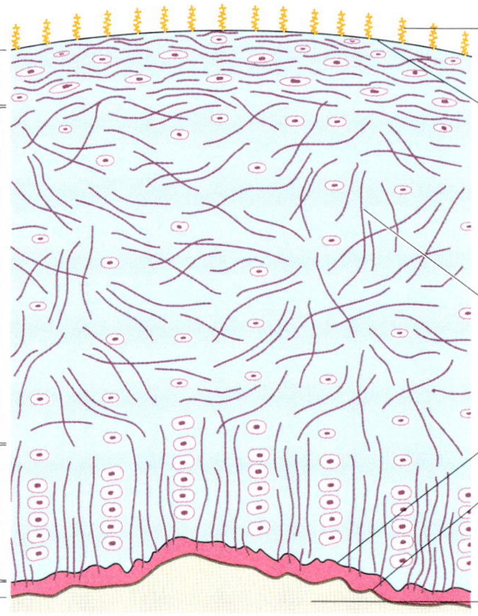

Abb. 5.28 Aufbau des Gelenkknorpels: Zone I: Oberflächliche Knorpelzone, Zone II: Mittlere Knorpelzone oder Übergangszone, Zone III: Tiefe oder radiale Knorpelzone, Zone IV: Kalzifizierte Knorpelzone. (van den Berg, 2011)

Knorpelhof umgeben, diese Funktionseinheit nennt sich dann *Chondron*. Die Knorpelzellen produzieren diese kapselartige Hülle selbst, die dann von Kollagenfasern in einer konzentrischen Wickelung verstärkt wird.

Zusätzlich lagern sich Proteoglykane in dieses Netz, um mehr Festigkeit herzustellen ((Rohen u. Lütjen-Drecoll, 2000a), S. 113).

„Die Funktion der Chondrozyten wird hormonell reguliert. Dabei wird die Synthese von Proteoglykanen durch Wachstumshormone (Thyroxin und Testosteron) beschleunigt und durch Cortison, Hydrocortison und Östradiol gebremst. Das Wachstum des Knorpels wird hauptsächlich durch Wachstumshormone aus der Adenohypophyse kontrolliert, welches über eine gesteigerte Produktion von IGF-1 in der Leber das Knorpelwachstum fördert“ ((Junquiera et al., 2005), S. 84).

Die *Ernährung* aller 3 Knorpelgewebe verläuft über Diffusion von Kapillaren des umliegenden Bindegewebes (Perichondrium) oder über die Synovialflüssigkeit der angrenzenden Gelenkhöhlen. Knorpelgewebe enthält keine Blutgefäße, keine Lymphgefäße und wird nicht innerviert ((Junquiera et al., 2005), S. 82).

Der hyaline Knorpel zeichnet sich durch eine erhöhte Osmolarität aus. Diese Eigenschaft basiert auf dem hohen Anteil an Proteoglykanen.

Durch die erhöhte Osmolarität hat das Wasser stets das Bestreben, in den Knorpel einzudringen. Dies ist besonders wichtig für die biomechanischen Eigenschaften des Gelenkknorpels. Der Wasseranteil im hyalinen Knorpel wirkt dem nicht dehnbaren Kollagennetz entgegen. Beide Komponenten verleihen der Struktur Stabilität. Der hyaline Knorpel wird nicht durchblutet, seine Ernährung erfolgt über die Nährstoffdiffusion aus der synovialen Flüssigkeit ((Pfander, 2005), S. 344 ff.).

Das Perichondrium (Knorpelhaut) umgibt das Knorpelgewebe an seinen Grenzen. Hier biegen sich kollagene Faserbündel arkadenförmig gegen die Oberfläche des Knorpels und gehen in einem tangentialen Verlauf über. Im Perichondrium finden sich gehäuft Chondrozyten in einer tangentialen Anordnung. Die trajektorielle Faserarchitektur kann einseitig einwirkende Druckbelastungen auf den Knorpel verteilen. Die im Knorpel liegenden Zellen werden dadurch allseitig belastet, da dann eher ein hydrostatischer Druck auf das Gewebe einwirkt, sodass dieses nicht geschädigt wird. Die Knorpelzellen mit ihrer Faserumwickelung sind somit sehr wichtige Funktionsstrukturen ((Rohen u. Lütjen-Drecoll, 2000a), S. 113).

Auf die angepasste Be- und Entlastung wird in Kap. 5.2.4 näher eingegangen.

Durch verschiedene funktionelle Anforderungen werden 3 Formen von Knorpel unterschieden, die untenstehend aufgeführt und in ihrer Matrixzusammensetzung beschrieben sind:

Hyaliner Knorpel

Matrixzusammensetzung:

- Kollagen Typ II
- Proteoglykane (aus Chondroitinsulfat und Keratansulfat)
- Aggrecan, ein Proteoglykan, bindet an Hyaluronsäure und Kollagen-II-Fasern und besitzt eine hohe Wasserbindungskapazität.
- hoher Wasseranteil (das Wasser ist an die negativen Ladungen der Seitenketten der Proteoglykane gebunden), wirkt als Stoßdämpfer oder biomechanische Feder.
- Die extrazelluläre Matrix, die die Chondrozyten unmittelbar umgibt, ist reich an Proteoglykanen und enthält nur wenig Kollagen.

- Glykoproteine
- Das Knorpelgewebe direkt unter dem Perichondrium zeigt abgeplattete längliche Zellen, deren Längsachse parallel zur Oberfläche orientiert ist.

Elastischer Knorpel

Matrixzusammensetzung:

- erscheint aufgrund des hohen Gehalts an elastischem Material gelblich
- ist im Wesentlichen mit dem hyalinen Knorpel identisch
- Kollagen Typ II
- elastische Fasern
- ähnliche Chondrozyten wie im hyalinen Knorpel
- häufig schrittweiser Übergang dieser beiden Knorpelarten
- besitzt ebenfalls Perichondrium

Faserknorpel

Matrixzusammensetzung:

- Kollagen Typ I, lagert sich zu Faserbündeln zusammen
- wenig Grundsubstanz

Kollagene Fasern sind verantwortlich für die Zugfestigkeit gegenüber Scherkräften. Die wasserbindenden Proteoglykane erzeugen den osmotischen Schwellungsdruck, welcher als biomechanische Feder eine Stoßdämpferfunktion erfüllt. Beide Komponenten ergeben zusammen die elastischen (durch kollagene Fasern) und die viskoelastischen Eigenschaften (durch Proteoglykane) des Knorpelgewebes. Das Kollagennetzwerk kann die einwirkenden Kräfte gleichmäßig verteilen. Der Metabolismus der Knorpelzellen ist von unterschiedlichen Faktoren abhängig, wie z. B. der Belastung, Hormonen, Wachstumsfaktoren, Ernährung, Alter und von Verletzungsprozessen.

Vorkommen

Hyaliner Knorpel

Hyaliner Knorpel kommt am häufigsten in verschiedenen Bereichen des Bewegungsapparates und altersabhängig vor:

- in den Gelenkenden (Gelenkknorpel)
- im Thorax (Rippenknorpel)
- im Respirationstrakt (Trachea, Nasenseptum)
- bei Jugendlichen (Epiphysenfugen)
- beim Embryo (dort dient er als temporärer Baustoff des Skeletts)
- in den Wänden von Nase, Larynx, Trachea und Bronchien

Elastischer Knorpel

Dieser kommt in folgenden Strukturen vor:

- am Ohr (Ohrmuschel, im äußeren Gehörgang, in der Ohrtrompete [Tuba auditiva])
- im Kehldeckel (Epiglottis) des Kehlkopfs und in Teilen des Stellknorpels des Kehlkopfs
- in den kleinen Bronchien

Faserknorpel

Diese Form des Knorpelgewebes ist unter anderem in den Bandscheiben und in der Schambeinfuge zu finden. Der Faserknorpel steht in enger Verbindung zu dem straffen Bindegewebe, in das er übergeht.

Aufgaben

Bevor sich Knochen bildet, besteht das Skelett aus Knorpel. Es spielt somit eine wichtige Rolle bei der Entwicklung und dem Wachstum des Skeletts. In der Embryonalentwicklung werden die meisten Skelettanteile knorpelig angelegt ((Welsch, 2006), S. 85). Abhängig von der Belastung entstehen verschiedene Arten von Knorpelgewebe mit unterschiedlichen Aufgaben. Knorpel ist sehr gut druckbelastbar, kommen Scherkräfte hinzu, verändern sich die Anteile der elastischen und Kollagenfasern.

Hyaliner Knorpel

Hyaliner Knorpel ist besonders durch seine Stoßdämpferfunktion gekennzeichnet, diese Eigenschaft wird durch einen hohen Wasseranteil und durch die trajektoriale Faserarchitektur gewährleistet.

Elastischer Knorpel

Elastischer Knorpel ist sehr gut verformbar und nimmt im Wesentlichen eine Stützfunktion ein. Durch den hohen Anteil elastischer Fasern enthält dieses Gewebe Rückstellkräfte, die z. B. in den Bronchien bei der Atmung eine Rolle spielen.

Faserknorpel

Faserknorpel besitzt sowohl Eigenschaften des straffen Bindegewebes als auch des hyalinen Knorpels.

Knochengewebe

Merkmale

Das Knochengewebe ist eine besonders harte Variante des Bindegewebes, welches ebenfalls aus dem mesenchymalen Bindegewebe entsteht. Die Substanz der Knochen besteht aus Knochenzellen, den sogenannten *Osteozyten*.

Die Matrix des Knochengewebes bindet nicht wie die bisher beschriebenen Bindegewebearten an Wasser, sondern an Mineralien, vor allem an Kalzium. Knochen besteht zu ca. 60 % aus anorganischen Salzen (hauptsächlich aus Kalziumsalzen), wodurch die besonders harte Struktur dieses Bindegewebes entsteht. In der extrazellulären Matrix des Knochengewebes befinden sich ca. 30 % kollagene und elastische Fasern, Proteoglykane und Verbindungsproteine. Davon besteht der größte Teil aus kollagenen Fasern Typ I, die dem Knochen die erforderliche Elastizität geben.

Der Anteil des Wassers beträgt ca. 10 %.

Die Knochenzellen werden durch ihr eigenes Blutgefäßsystem mit Nährstoffen und Sauerstoff versorgt. Eine gute Durchblutung ist im Knochengewebe äußerst wichtig, da die Zellen sonst „sterben" und der Knochen zerfällt.

Knochen ist sensorisch und sympathisch innerviert.

Zu den Knochenzellen gehören:

- **Osteoblasten:**
  - (ca. 5 % Zellanteil im Knochen). Osteoblasten sind für die Knochenproduktion verantwortlich. Sie produzieren die organische Grundsubstanz des Knochens.
- **Osteozyten:**
  - (ca. 90–95 % Zellanteil im Knochen). Osteozyten synthetisieren die Matrix, und zwar immer so viel, wie es für den Erhalt der Knochen notwendig ist. Außerdem werden sie durch mechanische Belastungsänderungen stimuliert und geben daraufhin Informationen an die Osteoblasten und die Osteoklasten weiter, welche dann entsprechend je nach Bedarf Knochen aufbauen oder abbauen. Sie entwickeln sich aus den Osteoblasten.
- **Osteoklasten:**
  - (höchstens 1 % Zellanteil im Knochen). Osteoklasten sind für den Knochenabbau zuständig. Dies ist wichtig für den ständigen „Erneuerungsprozess" und die Regulation des Kalzium-Phosphat-Haushaltes (S. 140).

Das Knochengewebe besteht aus Osteozyten, welche in die kalzifizierte extrazelluläre Matrix eingebettet sind und über Zellfortsätze in den Knochenkanälchen miteinander in Verbindung stehen sowie mit den *Havers-Kanälen*. Gefäße aus den Havers-Kanälen können sich verzweigen, den Kanal verlassen und längs oder quer zum Havers-Kanal verlaufen. Diese Kanäle nennen sich *Volkmann-Kanäle*. Diese Verbindungen dienen zum einen der Kommunikation der Osteozyten miteinander, um nach Bedarf Matrix zu produzieren, und zum anderen der Ernährung der Knochen.

Die funktionelle Grundeinheit des Knochens nennt sich *Osteon*. Im Zentrum der längs ausgerichteten Osteone befinden sich die Havers-Kanäle, durch die Blutgefäße laufen sowie Nerven für die Reizübertragung. Sie sind untereinander durch Kanäle verbunden, mit der Markhöhle und mit dem Periost (▸ Abb. 5.29).

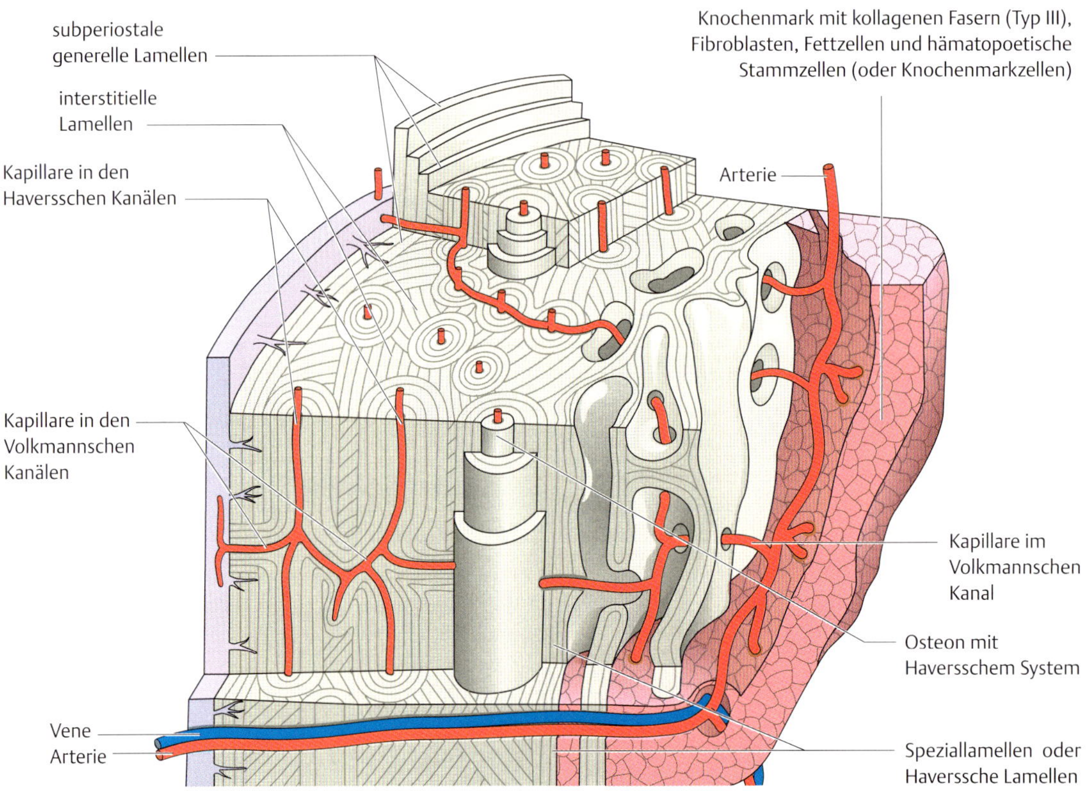

Abb. 5.29 Frontal-, Transversal- und Sagittalschnitt durch die Kortikalis und das angrenzende innenliegende Knochenmark eines Röhrenknochens. Die Kortikalis ist aus einem Lamellensystem aufgebaut (subperiostale generelle Lamellen, interstitielle Lamellen, Speziallamellen oder Haverssche Lamellen). Die Blutversorgung erfolgt über Kanalsysteme (Haverssche und Volkmannsche Kanäle). (van den Berg, 2011)

Entstehung

Die Knochenbildung ist die sogenannte Ossifikation, die in eine chondrale und in eine desmale Ossifikation unterteilt wird.

Unter der *chondralen, indirekten Ossifikation* (Osteogenesis cartilaginea) versteht man die Bildung von Knochengewebe aus Knorpel und nicht direkt aus dem Bindegewebe. Hierbei handelt es sich um eine Verknöcherung von Knorpelgewebe. Der aus dem Mesenchym gebildete hyaline Knorpel ist hier sozusagen eine Zwischenstufe, die dann den Lamellenknochen bildet. *Chondroklasten* bauen Knorpelsubstanz ab und ermöglichen so den Osteoblasten Knochen aufzubauen. Man unterscheidet ferner die *enchondrale Ossifikation*, die im Inneren des Knorpels im Bereich der Epiphysen beginnt, und die *perichondrale Ossifikation*, welche im äußeren Teil, im Perichondrium der Diaphyse, beginnt.

Die meisten Knochen des menschlichen Körpers werden durch diese *„Ersatzknochen"* gebildet (▸ Abb. 5.30).

Die *desmale (direkte) Verknöcherung* ist die Bildung des Knochengewebes direkt aus dem embryonalen Bindegewebe. Dieser Verknöcherungsprozess beginnt in der Mitte der Diaphyse. Durch direkte Verknöcherung entstehen die Knochen der Schädeldecke, der Klavikula und die Gesichtsknochen.

Nicht nur während des Knochenwachstums findet ein ständiger Knochenumbau statt, bei dem das Geflechtknochengewebe durch Lamellenknochengewebe ersetzt wird, sondern auch das ausgewachsene Skelett unterliegt einem ständigen Umbau. Dieser Prozess dient dazu, kleine Schäden durch tägliche Beanspruchung zu reparieren, Verschleißerscheinungen entgegenzuwirken und das Gewebe den entsprechenden Beanspruchungen anzupassen. Dieser Umbauprozess erfolgt über Knochenabbau durch die Osteoklasten und Knochenaufbau durch Osteoblasten und findet hauptsächlich in der Spongiosa statt.

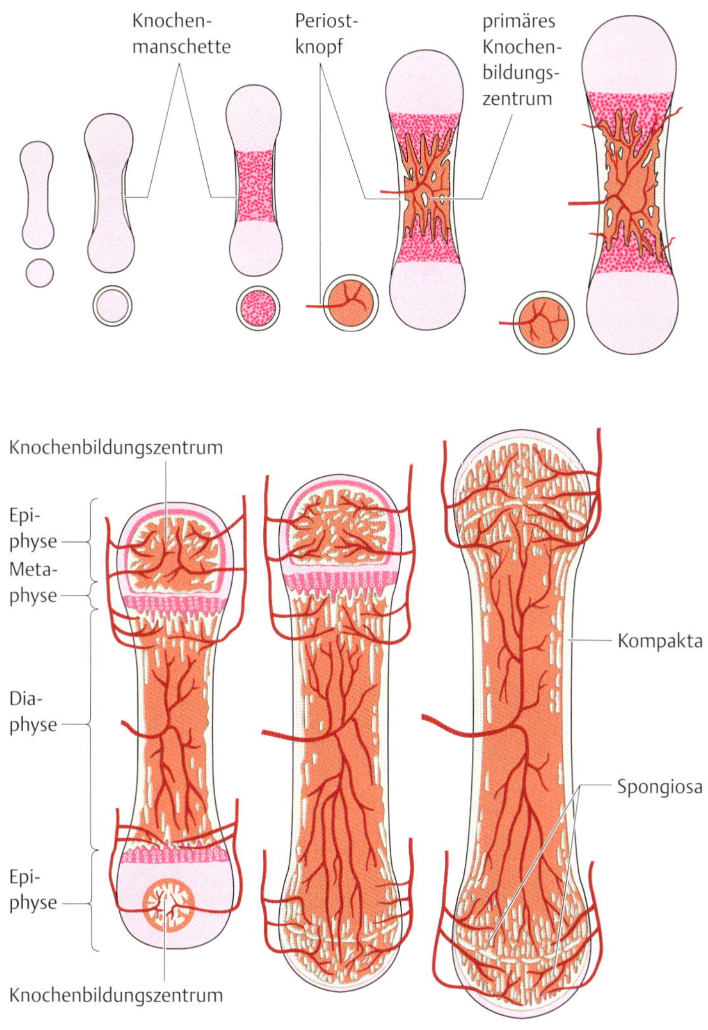

Abb. 5.30 Enchondrale Verknöcherung über Umwandlung von Knorpelgewebe in Knochengewebe (mod. nach Netter). (van den Berg, 2011)

Merke

Nach etwa 10 Jahren hat sich das Skelett eines Erwachsenen einmal erneuert.

Es ist wichtig, die Knochen des Bewegungsapparats physiologisch zu beanspruchen, da sonst Atrophien entstehen.

Anatomie

Der Schaft des Knochens nennt sich *Diaphyse*, die Enden nennen sich *Epiphyse*.

Knochenbildung findet im Bereich der Epiphysen und der Diaphyse statt. Der Knochenabschnitt zwischen Diaphyse und Epiphyse heißt *Metaphyse*, welche die für das Knochenwachstum zuständige *Epiphysenfuge* enthält.

Die Diaphyse besteht aus der *Kortikalis*, welche aus Lamellen mineralisierter kollagener Fasern aufgebaut ist. Die Lamellenkonstruktion ist für die hohe Belastbarkeit des Schaftes verantwortlich.

Der Knochen enthält außen das *Periost*, die Knochenhaut. Es ist reich an Gefäßen und Nerven und dadurch auch schmerzempfindlich. Es ist in der Lage, neues Knochengewebe zu bilden und befindet sich dort, wo keine Gelenkflächen vorhanden sind.

Das Periost umkleidet die darunter liegende Kortikalis, die sogenannte Rinde, die aus der Substantia compacta besteht, welche wiederum aus Lamellen mineralisierter Kollagenfasern aufgebaut ist. Darunter befindet sich die Substantia spongiosa („Spongiosa“ wird übersetzt mit „Schwamm“), deren mineralisierte Kollagenfasern eine schwammähnliche Struktur aufweisen. Zwischen den in der Spongiosa vorhandenen Bälkchen (Trabekel) liegt das Knochenmark.

Die Substantia compacta ist hauptsächlich in der Diaphyse anzutreffen. Die Epiphysen bestehen vorwiegend aus Substantia spongiosa.

Die innere bindegewebige Auskleidung nennt sich *Endost*, welches ohne direkte Abgrenzung in das Knochenmark übergeht. Auch die Havers-Kanäle sind von Endost ausgekleidet.

Knochenarten

- *Geflechtknochen* ist nur bei der Knochenneubildung vorhanden. Beim Erwachsenen findet man ihn nur noch in der Nähe der Schädelnähte, im Knöchelchen des Ohres und im Rahmen von Heilungsprozessen wie der Heilung nach einer Fraktur. Er ist bei Kindern in den ersten Lebensjahren vorzufinden, danach wird er in die festen Lamellenknochen umgebaut. Die Kollagenfasern sind miteinander verbunden und verlaufen ungeordnet.
- *Lamellenknochen* bildet sich sekundär aus Geflechtknochen. Die Kollagenfasern sind parallel angeordnet. Der Lamellenknochen ist belastbarer als der Geflechtknochen und kann sich durch Umbauprozesse den Belastungen entsprechend anpassen.

Knochenformen

- Röhrenknochen, z. B. Femur und Humerus
- kurze Knochen, z. B. Hand- und Fußwurzelknochen
- flache Knochen, z. B. Skapula
- lufthaltige Knochen, z. B. Os frontale des Schädels
- unregelmäßige Knochen, z. B. Schädelbasisknochen, Wirbel
- in Sehnen eingelagerte Knochen (Sesambeine), z. B. Patella

Aufgaben

- Knochen geben Strukturen Schutz, wie z. B. der Schädel dem Gehirn, die Wirbelsäule dem Rückenmark, der Thorax dem Herzen und der Lunge.
- Über gelenkige Verbindungen geben die Knochen dem Körper die Möglichkeit, Bewegungen auszuführen und Kräfte zu übertragen.
- Da Knochen als Kalzium- und Phosphatspeicher dienen, sind sie an der Regulation des Kalzium-Phosphat-Spiegels im Blut beteiligt. Eine „Messstelle“ im Gehirn überwacht die Konzentration von Kalzium und Phosphat im Blut. Je nach Bedarf kann das Hormon *Kalzitonin* aus der Schilddrüse die Kalzium- und Phosphatfreisetzung aus dem Knochen hemmen, wodurch die Kalziumkonzentration im Blut gesenkt wird. Oder das *Parathormon* aus der Nebenschilddrüse, welches als Gegenspieler zum Kalzitonin wirkt, kann die Osteoklasten anregen, Kalzium und Phosphat aus dem Knochen freizusetzen und somit den Kalziumspiegel im Blut zu erhöhen.
- Die Gesamtheit der Knochen ist das größte blutbildende Organ des menschlichen Körpers. In der Spongiosa befindet sich das *Knochenmark*, in dem fast alle Blutzellen des Menschen gebildet werden. Erythrozyten, Leukozyten und Thrombozyten werden beim Erwachsenen im roten Knochenmark der platten Knochen, der kurzen Knochen und der Epiphysen der Röhrenknochen aus einer gemeinsamen Stammzelle gebildet. Lymphozyten, deren Vorläuferzellen ebenfalls aus dem Knochenmark stammen, reifen und vermehren sich in den lymphatischen Organen wie Lymphknoten, Milz und Thymus.
- Durch ständigen Umbau sind Knochen in der Lage, die Statik des Körpers an die gerade erforderlichen Belastungen anzupassen.
- Knochen bieten Insertionsflächen für Muskeln.

5.2.3 Organisation und Prozesse im Bindegewebe

Kommunikation im Gewebe

Zell-Zell-Kommunikation

Die Kommunikation und Koordination aller im Organismus ablaufenden Stoffwechselvorgänge beruht auf der Kommunikation zwischen einzelnen Zellen und Zellverbänden. Verschiedene Zelltypen haben spezialisierte Aufgaben und stehen miteinander in einer funktionellen Verbindung. Das komplexe Zusammenspiel vieler Vorgänge im Körper wird über die Kommunikation von Organsystemen und somit mit der Kommunikation von Zellen organisiert. Dazu ist ein Informationsaustausch zwischen Zellen und Bindegewebe sehr wichtig. Um sich internen und externen Veränderungen anzupassen, sind Zellen auf einen gegenseitigen Informationsaustausch angewiesen. So bleiben sie funktionsfähig und stimmen ihre Aktivitäten sinnvoll auf die jeweiligen Anforderungen ab. Durch eine gegenseitige Kontrolle stabilisieren Zellen gegenseitig ihre Funktionen. Diese Kontrolle erfolgt über Signalstoffe wie Zytokine, Wachstumsfaktoren und Hormone. Letztere wirken über weite Distanzen, andere Signalstoffe in der unmittelbaren Nähe (Transmitter, Mediatoren). Durch den Austausch zwischen der extrazellulären Matrix und dem Intrazellularraum werden Informationen ausgetauscht, so kann sich das Zytoskelett entsprechend der extrazellulären Signale ausrichten und Strukturen anpassen.

Es finden sich viele verschiedene Verbindungen zwischen den Zellen, die eine Grundlage der Kommunikation zwischen den Zellen und somit auch zwischen den Geweben darstellen. Dabei können diese Zellkontakte verschiedene Funktionen erfüllen:

Mechanische Verbindung

▸ **Adhärenz-Zone.** Mit *Adhärenz* und *Adhäsion* wird der Bereich der direkten interzellulären Verbindung beschrieben. Diese Verbindungen besitzen vorrangig eine mechanische Verbindungs- und Verankerungsfunktion (▸ Abb. 5.31).

Die Zellen werden durch diese Strukturen miteinander oder an einer Unterlage verbunden. Auch hier stellen wieder Proteine die Kopplung zwischen denselben Zellen, zu anderen Zellen oder zur Umgebung her, indem sie in den Interzellularraum ragen und sich miteinander verbinden. Ein Teil dieser Proteine, der in das Zytoplasma der Zelle ragt, wird über ein sogenanntes *Plaque* an der Innenseite der Zelle verankert. Diese Plaque ist eine plattenartige Verdichtung des Zytoplasmas der Zelle. Zusätzlich strahlen vom Zytoskelett der Zelle Filamente in die Plaque hinein und unterstützen diese Verankerung.

▸ **Desmosomen.** Diese verbinden einzelne Zellen mit der extrazellulären Matrix. Die Verankerung verhält sich hier wie bei der Adhärenz-Zone.

Kommunikation zwischen Zellen

▸ **Nexus (Gap Junction).** Diese Komplexe kommen besonders häufig als Zellkontakte vor. Dabei bilden mehrere Membranproteine (Connexine) eine Pore, die dann zwei Zellen miteinander verbindet (▸ Abb. 5.32).

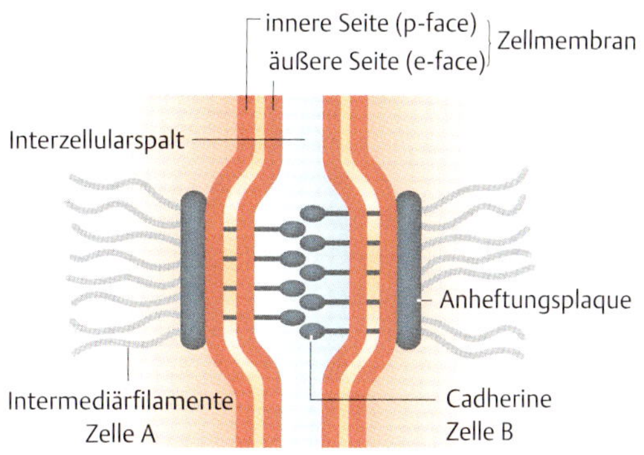

Abb. 5.31 Adhärenz-Zone. Die direkte (mechanische) Interzellularverbindung. (Aumüller, 2014)

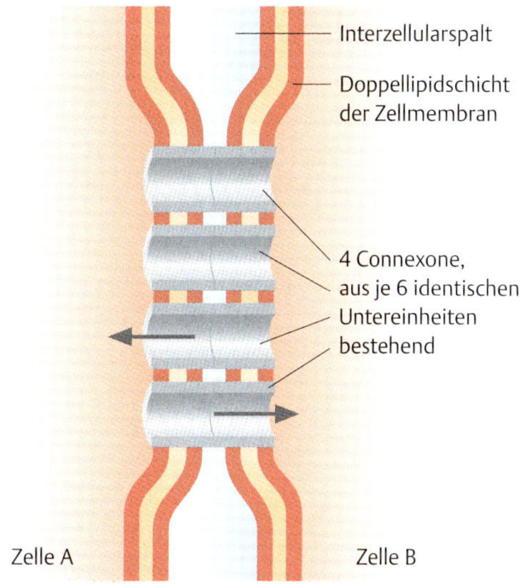

Abb. 5.32 Gap Junction. Zellkontakte mittels Membranproteinen, sog. Connexine. (Aumüller, 2014)

Die Membranen der Zellen liegen sehr eng zusammen und bilden einen Spalt von nur 2–3,5 nm. Der so gebildete Kanal ermöglicht einen schnellen Austausch von Ionen und kleinen Molekülen zwischen benachbarten Zellen. In einigen Geweben bilden mehrere Connexine Poren, die z. B. für die elektrische Kopplung benachbarter Herzmuskelzellen oder auch glatter Muskulatur wichtig sind ((Junquiera et al., 2005), S. 42).

Darüber hinaus synchronisieren Nexus während der Embryonalentwicklung die Gewebedifferenzierung.

Auch benachbarte Dünndarmepithelzellen stehen über Nexus miteinander in Kontakt.

Barriere zwischen Zellen

► **Zonula occludens.** „Es handelt sich um eine gürtelförmige Struktur, die den parazellulären Transport verhindern soll (= Diffusionsbarriere). An den Stellen, wo eine Zonula occludens vorliegt, rücken die Zellmembranen der benachbarten Zellen so nah zusammen, dass praktisch kein Interzellularspalt vorhanden ist. Tight Junctions findet man überall dort, wo Körperinneres gegen Körperäußeres abgedichtet werden muss (z. B. im Darmepithel) oder wo besonders empfindliche Organe geschützt werden müssen (Endothelien der Hirnkapillaren). Außerdem sorgen Tight Junctions dafür, dass eine laterale Diffusion von Proteinen in der Membran verhindert wird, da Proteine diese ‚Nähte' nicht überwinden können. So bildet die Zonula occludens die Grenze zwischen apikaler und basolateraler Membrandomäne und sorgt für eine polare Differenzierung der Zellen." ((Endspurt Vorklinik, 2013), S. 7–8) (► Abb. 5.33)

► **Zonula adhaerens (Haftzone).** „Die Zonula adhaerens läuft ebenfalls gürtelförmig um Epithelzellen herum. An diesen Stellen erscheint die Zytoplasmamembran optisch verdickt. Dicke Aktinfaserbündel, die Anschluss zum Zytoskelett haben, sind auf der zytoplasmatischen Seite aufgelagert und über Anheftungsproteine (z. B. α-Aktinin, β-Catenin) mit transmembranösen Proteinen (Cadherinen) verbunden. Im Interzellularspalt überlappen die herausragenden Cadherine benachbarter Zellen und interagieren miteinander. Auf diese Weise sorgt die Zonula adhaerens für die mechanische Stabilisierung benachbarter Zellen im Zellverband." ((Endspurt Vorklinik, 2013), S. 7–8)

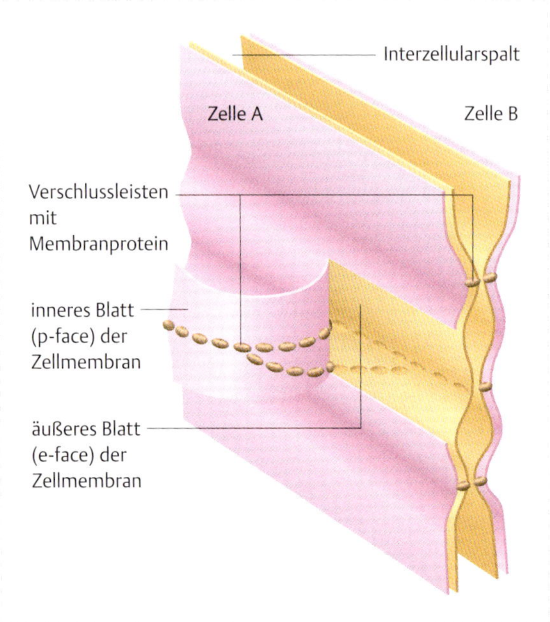

Abb. 5.33 Zonula occludens (Tight junction). (Aumüller, 2014)

Zell-Matrix-Interaktion

Die Kommunikation zwischen Zellen und Matrix kann auf verschiedenen Ebenen betrachtet werden:

- Interaktion zwischen einzelnen Zellen mit der Matrix und die damit einhergehenden chemischen und mechanischen Prozesse
- Kommunikation eines Zellverbandes mit seiner Umgebung und die gegenseitige Beeinflussung angrenzender Systeme

Es kann davon ausgegangen werden, dass alle Prozesse und Informationen ubiquitär im Austausch miteinander stehen, denn keine Struktur ist komplett isoliert von ihrer Umgebung. Auch Organe kommunizieren komplex und umfassend mit anderen Strukturen und Zellen. Dieser komplexe Zusammenhang äußert sich bereits am Patienten und seinen Symptomen. Die sich anschließende therapeutische Maßnahme sollte diesen komplexen Zusammenhang berücksichtigen und mit spezifischen Techniken an einzelnen Strukturen den gesamten Körper oder bestimmte Strukturen an einer anderen Stelle beeinflussen. Die direkte statische Beeinflussung der Halswirbelsäule über eine Behandlung der Fußwurzelknochen ist ein einfaches Beispiel dafür. Mechanische Reize über die Haut und Faszien gelangen zu jeder einzelnen Zelle und wirken somit auf alle Strukturen des Körpers.

Die für Lebensfunktionen unerlässlichen Glykosaminoglykane stellen eine mechanisch-funktionelle Verbindung zwischen extrazellulären Vorgängen und der Funktion eingebetteter Zellen her: z. B. Beeinflussung durch Wachstumsfaktoren, Verankerung im interstitiellen Maschenwerk, Zell-Zell-Adhäsion oder Gefäßwachstum.

Hier soll ein kurzer Überblick über die Prozesse in der Matrix gegeben werden, um zu zeigen, welchen Einfluss manuelle therapeutische Reize auf diese Strukturen haben können.

Transport von Nährstoffen und Abfallprodukten

Das Leben steht in einem fortlaufenden Wechselprozess, in dem auf der stofflichen Ebene Produkte in den Körper gelangen und ihn wieder verlassen. Im Übergang von Arteriolen zu den Venolen wird die Gefäßwand im Kapillargebiet zunehmend für Stoffe durchlässiger. Sauerstoff, Nährstoffe und Abfallprodukte finden den Weg von den Kapillaren über die Matrix zu den Zellen zurück. Auch der Rückweg erfolgt über die Matrix zu dem venösen und lymphatischen System. Die Matrix ist somit das Kommunikationsmedium zwischen Blutkapillaren und Zellen, welches alle Stoffe durchlaufen müssen. Beim Transportweg durch die Blutkapillare in den Interzellularraum spielen verschiedene Faktoren eine Rolle: der Blutdruck, die Proteinkonzentration und die Durchlässigkeit der semipermeablen Membran. Mediatoren, die z. B. bei Entzündungsreaktionen (S. 144) ausgeschüttet werden, können diese Durchlässigkeit beeinflussen.

Fazit und Zusammenhang mit der Schmerztherapie

Durch unterschiedliche therapeutische Mittel kann durch Mehrdurchblutung des Gewebes gezielt in einem Bereich eine Art Entzündungsreaktion initiiert werden. In der Schmerztherapie wird unter Berücksichtigung des individuellen Ebenenmodells eines Patienten entschieden, mit welchen Möglichkeiten Einfluss auf den Körper genommen wird.

Auf die einzelnen physiologischen Prozesse soll hier nicht näher eingegangen werden, jedoch die wesentliche Bedeutung der Matrix erkannt werden. An dieser Stelle rückt der therapeutische Einfluss auf den Körper und die Matrix in den Vordergrund. Die mechanischen Reize kommen in der Matrix an und werden stets zu einer Reaktion des Gewebes führen. Mit der faszialen Schmerztherapie kann das Bindegewebe über die in der Matrix stattfindende Kommunikation gezielt beeinflusst werden.

Die mechanische Weiterleitung von Kräften, die innerhalb und außerhalb des Körpers wirken, wird im Wesentlichen von den Fasern in der Matrix aufgenommen und im Gewebe verbreitet. Über die Matrix werden außerdem verschiedene Signalstoffe wie Hormone, Adrenalin, Noradrenalin und Insulin übermittelt, um z. B. Prozesse des humoralen, vegetativen, neuronalen Systems oder des Fettstoffwechsels zu regulieren. Die Regulation von Stoffwechselprozessen kann innerhalb von Minuten über die Matrix umgestellt werden; hier spielen Insulin, Glukagon sowie Adrenalin und Noradrenalin eine wichtige Rolle.

Bindegewebe und Bewegung

Bewegungseinschränkungen sind ein Problem, mit dem Therapeuten täglich konfrontiert werden.

Besonders im Zusammenhang mit chronifiziertem Schmerz spielen Bewegung – ob mit oder ohne Schmerz – und Bewegungseinschränkung eine wichtige Rolle.

Durch die lange Zeit, die Patienten oft mit dem Schmerz leben, kommt es zu Kontrakturen, an denen das Bindegewebe ursächlich beteiligt ist. Das Hauptproblem ist das reduzierte Bewegungsausmaß, aber auch die abnehmende Häufigkeit der Bewegung mit zunehmendem Schmerz.

Das Bindegewebe, vor allem die Matrix, benötigt Bewegungsreize für die Regeneration. Sind zu wenig Bewegungsreize vorhanden, kann sich das Matrixgewebe nicht oder nur sehr langsam regenerieren, sodass es längerfristig zu einem relativen Verlust an Matrixgewebe kommt. Aufgrund des Matrixverlustes entstehen sogenannte *Crosslinks*, bindegewebige Verklebungen. Dadurch verliert das Bindegewebe seine Elastizität und Beweglichkeit (▶ Abb. 5.34).

In ▶ Abb. 5.34 sieht man sehr gut, wie die Verklebungen die Beweglichkeit des Gewebes einschränken. Ist ein Crosslink erst einmal voll ausgeprägt, kann er nicht mehr

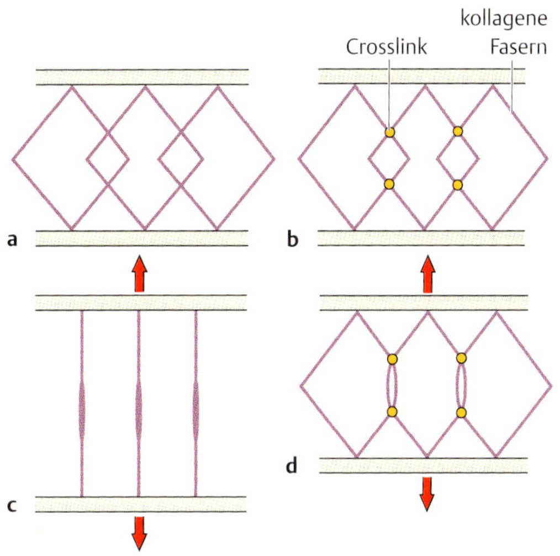

Abb. 5.34 Schematische Darstellung eines Gitternetzes. **a** im entspannten Normalzustand. **b** entspannt mit pathologischen Crosslinks. **c** im belasteten Normalzustand. **d** belastet mit pathologischen Crosslinks. (van den Berg, 2011)

gelöst werden. Ein gewaltsames Zerreißen des Crosslinks führt zu Schmerzen und somit wieder zu einer erneuten Ruhigstellung des Gewebes. In diesem Fall würden sich wieder neue Crosslinks bilden.

Langfristig kann man die Crosslinks nur lösen, indem man das Bindegewebe, vor allem das Matrixgewebe, mit Bewegungsreizen physiologisch belastet.

Das Bindegewebe regeneriert sich je nach Alter ca. alle 200–500 Tage. Über diesen Zeitraum muss der Bewegungsreiz mehrfach täglich aufrechterhalten werden. Erst dann lösen sich die Crosslinks im Rahmen der physiologischen Bindegeweberegeneration.

Hier liegt die wichtige Aufgabe aller medizinischen Berufsgruppen. Der Patient muss sich im Alltag möglichst schmerzfrei bewegen können, um Crosslinks abbauen zu können bzw. die Bildung neuer Crosslinks zu verhindern.

Die Hauptaufgabe in der Therapie sollte also in der effektiven Behandlung der Schmerzen sein. Die anschließende Mobilisation kann der Patient dann durch schmerzfreies Bewegen im vollen Bewegungsausmaß selber erreichen. Würde der Schwerpunkt der Therapie auf der Mobilisation liegen, so müsste diese über einen Mindestzeitraum von 200–500 Tagen durchgeführt werden.

Ein weiterer wichtiger Faktor für eine erfolgreiche Therapie ist, die Patienten zur aktiven Bewegung zu motivieren. Konnte die Therapie den Schmerz verbessern, Gelenkdysfunktionen beheben, Faszienspannungen regulieren oder die Mobilität von Narbengewebe verbessern, sollte der Patient diese neu gewonnene Mobilität direkt aktiv umsetzen, um weiterhin Umbauprozesse im Bindegewebe zu unterstützen, sei es durch Gesundheitssport oder Alltagsbewegungen wie ein Spaziergang.

Wundheilung

Die Wundheilung kann in 3 Phasen eingeteilt werden, wobei alle Phasen ineinander übergehen.

1. Phase: Exsudations- oder Entzündungsphase

Direkt nach einer Verletzung wird das zerstörte Blutgefäß durch *Thrombozyten* (Blutplättchen) verschlossen, welche außerdem gerinnungsfördernde Stoffe freisetzen, um die Blutung zu stoppen.

Diese vaskuläre Phase dauert etwa 0–2 Tage.

Die zerstörten Zellen setzen sogenannte Entzündungsmediatoren, z. B. Histamin, Prostaglandine oder Leukotriene frei, die nun zu einer Entzündungsreaktion im Gewebe führen.

Merke

Die 5 Kardinalsymptome der Entzündung wurden schon 30 v. Chr. von Cornelius Celsus beschrieben:

- Rötung (rubor)
- Erwärmung (calor)
- Schwellung (tumor)
- Schmerz (dolor)
- Funktionseinschränkung (functio laesa)

▶ **Verlauf der Entzündungsphase.** Die ersten beiden Entzündungszeichen bei einer Zellschädigung sind Rötung und Erwärmung. Dazu kommt es durch folgende Vorgänge: Zunächst werden Mastzellen aktiviert, wodurch wiederum Gewebshormone vermehrt freigesetzt werden. Diese Hormone wirken als Entzündungsmediatoren. Sie gelangen direkt (ohne den Weg über die Blutbahn) aus dem Interstitium an die Rezeptoren. Dies ist das Signal für die glatten Muskelzellen, ihren Tonus zu vermindern, was wiederum die Arteriolen erweitert. Die Folge ist eine vermehrte Durchblutung (Hyperämie), die mit einer Rötung und Erwärmung (calor) einhergeht.

Das 3. Entzündungszeichen, die Schwellung, wird ebenfalls durch die Entzündungsmediatoren ausgelöst. Diese bewirken, dass Blutgefäße permeabler werden, sodass Blutbestandteile in das Gewebe austreten (Exsudation). Dies führt zu einem entzündlichen Ödem mit Schwellung. Durch die Schwellung entsteht Druck auf die Nervenenden im Wundbereich, wodurch das 4. Entzündungszeichen, der Schmerz, entsteht. Dieser bewirkt, dass der betroffene Bereich geschont wird.

Achtung

Wichtig zu wissen ist an dieser Stelle, dass bestimmte physiotherapeutische Maßnahmen wie Bindegewebsmassage, Querfriktionen und andere intensive Techniken zu diesem Zeitpunkt der Entzündungsheilung *nicht* indiziert sind, da solche Techniken das Gewebe mechanisch reizen, wodurch ebenfalls Entzündungsmediatoren freigesetzt werden. Werden duch die Behandlung zusätzlich zu den bereits durch die Verletzung freigesetzten Entzündungsmediatoren noch mehr dieser Mediatoren ausgeschüttet, kann es zu einer überschießenden Entzündungsreaktion kommen, die das Gewebe noch weiter schädigt.

An der 1. Phase der Wundheilung sind verschiedene Zellen wie Monozyten, Leukozyten, Lymphozyten und Makrophagen beteiligt.

Makrophagen befreien die Wunde von Zelltrümmern. Außerdem produzieren sie Wachstumshormone, welche die Einwanderung von Fibroblasten bzw. Myofibroblasten, Keratinozyten (hornbildende Zellen) und Endothelzellen in das Verletzungsgebiet fördern.

Fibroblasten produzieren Fasern, Proteoglykane (welche die Grundsubstanz bilden) und Verbindungsproteine.

Für die Wundheilung spielen außerdem *Myofibroblasten* eine große Rolle. Sie sind eine Sonderform der Fibroblasten und enthalten Aktinfilamente, weshalb sie kontrahieren können. Da Myofibroblasten aneinander und an Wundränder binden, können sie diese durch ihre Kontraktionsfähigkeit zusammenziehen. Durch diese sogenannte Wundkontraktion wird die Wunde kleiner und stabilisiert.

Vorerst entsteht ein Gewebe, das nur dazu dient, die Wunde auf schnellstem Wege mit Bindegewebe zu verschließen. Dazu wird Kollagen Typ III (retikuläre Fasern) synthetisiert. Dieses ist eine Vorstufe zur Bildung des Kollagens Typ I, welches folgend ein funktionsfähiges Gewebe hervorbringt.

Diese zelluläre Phase findet vom 2.–5. Tag statt. Am 2. und 3. Tag werden hauptsächlich Fibroblasten bzw. Myofibroblasten gebildet, Kollagen Typ III vorwiegend am 3. und 4. Tag.

In der 1. Phase der Wundheilung sollte die Entlastung des Gewebes die Therapie der Wahl sein, da das Gewebe noch nicht für Belastung ausgerichtet ist. Physiotherapie ist noch nicht indiziert.

Merke

Sollte dennoch Physiotherapie angewendet werden, hat die Schmerzgrenze des Patienten höchste Priorität!

2. Phase: Proliferations- oder Kollagenphase

Diese Phase beginnt ungefähr ab dem 6. Tag und dauert bis ca. zum 21. Tag. In dieser Zeit steht die Kollagensynthese im Vordergrund.

Die Zahl der Monozyten, Leukozyten, Lymphozyten und Makrophagen nimmt langsam ab, dafür nimmt die Zahl der Fibroblasten und Myofibroblasten im neu gebildeten Gewebe zu.

Die Keratinozyten (hornbildende Zellen) beginnen mit der Überhäutung vom Wundrand ausgehend und produzieren Wachstumsfaktoren.

Durch die Myofibroblasten findet weiterhin Wundkontraktion statt, wodurch die Wunde stetig kleiner wird. Fibroblasten synthetisieren immer noch Fasern, Grundsubstanz und nichtkollagene Proteine (Verbindungseiweiße), wobei vordergründig kollagene Fasern gebildet werden. Besondere Bedeutung hat in dieser Phase die physiologische Belastung des Gewebes. Findet keine Belastung statt, können die kollagenen Fasern nicht funktionsspezifisch ausgerichtet werden, weil der entsprechende Reiz fehlt. Allerdings sind auch Überbelastungen des Gewebes zu vermeiden, da diese zu einer nichtlinearen Ausrichtung der kollagenen Fasern führen oder es erneut traumatisieren können, sodass wieder eine Entzündungsreaktion hervorgerufen wird.

3. Phase: Konsolidierungs- oder Regenerationsphase

Diese Phase beginnt ca. ab dem 21. Tag und kann Wochen bis Jahre dauern.

Das gefäßreiche Narbengewebe wird durch faserreiches Gewebe ersetzt. Fibroblasten bilden nun mehr Grundsubstanz, wodurch das Gewebe stabiler wird. Es findet weiterhin eine funktionelle Anpassung des Gewebes an die örtlich verschiedenen Anforderungen statt.

In dieser Phase kann die physiologische Belastung des Gewebes stetig gesteigert werden.

Bedeutung des Bindegewebes für den Organismus

Das Bindegewebe kann als zusammenfassendes, tragendes und alles miteinander verbindendes netzartiges Gewebe betrachtet werden.

Bindegewebe umhüllt die Muskulatur, Organe und Gefäße und versorgt den Körper; der Körper „schwimmt" geradezu in Bindegewebe. Obwohl Bindegewebe einen sehr großen Anteil unseres Körpers ausmacht, werden erst langsam die weitreichenden Bedeutungen für den Körper und für die Entstehung von Erkrankungen deutlich. Lange bevor strukturelle oder funktionelle Veränderungen und Symptome sowie Erkrankungen auftreten, finden bereits erste Veränderungen und Dysbalancen im Bindegewebe statt. Neben dem Blut-Kreislauf-System ist das Lymphsystem ein weiteres „Rohrsystem" im Körper. Auch hier spielt der extrazelluläre Raum eine wichtige Rolle, denn dort beginnt das Lymphgefäßsystem mit seinen feinsten Gefäßen. Die Interzellularsubstanz enthält Zellabfälle und Stoffwechselendprodukte. Diese gelangen über das Bindegewebe in die Lymphbahnen und von dort zu den Venen oder zum Dickdarm, wo sie ausgeschieden werden.

Weitere wichtige Aufgaben erfüllen die Faszien. Sie können auf Makro- und Mikroebene betrachtet werden (Kap. 5.2.7).

5.2.4 Pathologien des Bindegewebes

Einführung

Das Bindegewebe ist aufgrund seines universellen Vorkommens und seiner diversen Funktionen an vielen Prozessen im Organismus beteiligt. Die internalen Einflüsse (psycho-emotional, Stress) und externalen Einflüsse (Bewegungsverhalten und Ernährung) beeinflussen kurz- oder langfristig diese Strukturen. Pathologische Veränderungen des Bindegewebes können sich aus akuten Verletzungen oder langfristigen Belastungen ergeben und zu Krankheit und Schmerzen führen (Zelger u. Drach, 2015).

Manifestieren sich diese pathologischen Veränderungen im Körper und im Bindegewebe, kann es langfristig zu chronifizierten Schmerzen kommen. Die Ursache des Schmerzes kann auf den verschiedenen Ebenen des Schmerzmodells gefunden werden. Das fasziale System und das Bindegewebe sind jedoch direkt oder indirekt immer an Schmerzprozessen beteiligt. Im folgenden Abschnitt werden die wichtigsten pathologischen Veränderungen des Bindegewebes erläutert. Die Einflussmöglichkeiten und Grenzen der Schmerztherapie sollen dabei besprochen werden (Zelger u. Drach, 2015).

Die Gewebepathologien basieren auf den verschiedenen Zell- und Gewebereaktionen, welche internen und externen Einflüssen unterliegen. Zum Einstieg in das Thema der Pathologien sollen folgende Inhalte kurz beschrieben werden:

- Apoptose (programmierter Zelltod)
- Nekrose
- Hyperplasie/Hypertrophie/Atrophie
- Metaplasie

▶ **Apoptose und Nekrose.** Apoptose und Nekrose führen zum Zelltod. Anpassungsprozesse von Zellen und Gewebe münden entweder in Hyperplasie, Hypertrophie, Atrophie oder Metaplasie.

Es gibt eine Vielzahl verschiedener Ursachen, die zu Apoptose oder Nekrose führen können:

- Hypoxie (Sauerstoffmangel im Gewebe)
- physikalische Faktoren
- chemische Substanzen
- genetische Faktoren
- Erreger
- immunologische Faktoren
- Ernährungsverhalten
- Bewegungsverhalten

Tab. 5.3 Zell- und Gewebereaktion auf pathologische Ereignisse

	Adaption			
	Hyperplasie	**Hypertrophie**	**Atrophie**	**Metaplasie**
Definition	Vergrößerung des Gewebes durch Zellvermehrung	Vergrößerung des Gewebes durch Zunahme Zellgröße	reversible Verkleinerung der Zellen	Umwandlung/Differenzierung eines ausdifferenzierten Gewebes in ein anderes spezifisches Gewebe
Merkmale	Vergrößerung eines Gewebes/Organs oder Organteiles	reversible Vergrößerung der Zelle durch pathologische und physiologische Veränderungen		
Ursache	• Zellproliferation durch Wachstumshormone und/oder Hormone • erhöhte hormonelle Stimulation: Vermehrung der Zellkerne und -organellen als Folge einer erhöhten RNA-und Proteinbiosynthese	• funktionelle Belastung • Hypertrophie der Herz- oder Skelettmuskulatur	• verminderte Belastung (Unterfunktion/Inaktivitätsatrophie) • Störung der Innervation (neurogene Muskelatrophie) • verminderte endokrine Stimulation: hormonelle Atrophie durch Wegfall des Stimulus der Adenohypophyse	mechanische oder toxische Belastungen
Beispiel	• hormonelle Stimulation: Hyperplasie der Schilddrüse durch TSH-Einfluss • kompensatorisch: Wundheilung und Regeneration	Linksherzhypertrophie	• Osteoporose • Atrophie der Schilddrüse, Gonaden, Nebennierenrinde	• Plattenepithelmetaplasie: Ersatz des Zylinderepithels durch geschichtetes Plattenepithel • Barrett-Metaplasie: im Übergang des Magens zum Ösophagus finden sich Becherzellen aus dem Magen durch wiederkehrenden Reflux • Bindegewebsmetaplasie: Umwandlung von Bindegewebe

▶ **Hyperplasie, Hypertrophie, Atrophie, Metaplasie.** Die nachfolgende Tabelle stellt die einzelnen Zell- und Gewebereaktion auf pathologische Ereignisse mit ihren spezifischen Merkmalen, Ursachen und exemplarischen Nennungen dar (▶ Tab. 5.3).

Im Weiteren wird auf die gewebespezifischen Pathologien eingegangen.

Erkrankungen des straffen Bindegewebes

(nach (Geyer, 2005) (Senninger, 2005))

▶ **Am Beispiel der Achillodynie.** Exemplarisch wird für die Erkrankungen des straffen Bindegewebes die Veränderung an der Achillessehne betrachtet. Unter dem Begriff Achillodynie werden verschiedene Erkrankungen der Achillessehne im Bereich der umgebenden Weichteile zusammengefasst: Tendinitis, Tendinose, Insertionstendopathie, Fersensporn und weitere Veränderungen. Häufig erkranken übergewichtige, über 30-jährige Freizeitsportler, meist Männer. Durch biomechanische Veränderungen aufgrund von Übergewicht oder Fehlstellungen des Fußachsenskeletts werden einzelne Strukturen im Bereich der Achillessehne überlastet. Nimmt dann die Belastung abrupt zu, können diese Strukturen geschädigt werden, was sich in entzündlichen Prozessen zeigt oder zu Teilrupturen führen kann. Verändert sich die Statik des Fußes, so kann dies die Stoßdämpferfunktion und den Abrollvorgang beeinträchtigen und damit das gesamte Gangbild. Die Ursachen können eine Insuffizienz der Fuß- und Unterschenkelmuskulatur, eine Insuffizienz des Bandapparates des Sprunggelenks oder Fehlstellungen der knöchernen Strukturen sein.

Zusätzlich wird das Gewebe durch Übergewicht (Adipositas) und Stoffwechselstörungen wie Hypercholesterinämie und Hyperurikämie belastet, der strukturelle Schaden des Sehnengewebes wird somit verstärkt.

Zusätzlich können immunsuppressive Medikamente den bindegeweblichen Stoffwechsel beeinflussen. Die Nebenwirkungen dieser Medikamente können sich auf verschiedenen Ebenen des Körpers manifestieren. Häufig sind Infektionen zu beobachten, wie Harnwegs- und bronchopulmonale Infektionen. Auch der Lipidstoffwechsel wird beeinflusst, so steigt unter anderem der Serumcholesterinspiegel an. Wundheilungsstörungen treten ebenfalls auf.

Die Therapie stützt sich im Wesentlichen auf eine konservative Behandlung. Dabei können alle therapeutischen Möglichkeiten aus dem Bereich der Faszientherapie und der Trainingstherapie angewandt, aber auch die Lebensgewohnheiten, wie z. B. Ernährung und Sportverhalten, thematisiert werden.

Sklerosen und Fibrosen

Die pathologischen Veränderungen des Bindegewebes können sich auf unterschiedliche Art manifestieren. Es werden im Wesentlichen Sklerosen und Fibrosen unterschieden.

> **Definition**
>
> **Fibrose**
>
> Unter einer Fibrose versteht man eine pathologische Vermehrung und Verhärtung von Bindegewebszellen. Es können einzelne Organe (Lungenfibrose, Leberfibrose) oder ganze Organsysteme betroffen sein.
>
> **Sklerose**
>
> Bei einer Sklerose, auch als Sklerodermie bezeichnet, werden besonders die kollagenen Fasern übermäßig gebildet, was zu einem festen, verhärteten und wenig elastischen Bindegewebe führt.

Diese Spannungen finden sich im faszialen System wieder und führen zu einer verminderten Beweglichkeit und einer Einschränkung der Organfunktionen. Diese Tatsache lässt sich therapeutisch nutzen: Durch die Behandlung des faszialen Systems können diese Spannungen reduziert und damit die Beschwerden gelindert werden.

Die spezifischen Ursachen einer vermehrten Kollagenbildung konnten bisher nicht nachgewiesen werden und lassen sich daher nur vermuten: So könnten Entzündungen, Verletzungen, Durchblutungsstörungen und Alterungsprozesse für die Pathologien des Bindegewebes mitverantwortlich sein.

Sklerodermie bedeutet übersetzt „harte Haut" und erfasst eine Gruppe verschiedener Erkrankungen, die den *Kollagenosen* zugehörig sind. Diesen liegt eine Autoimmunerkrankung zugrunde, die dadurch gekennzeichnet ist, dass körpereigenes Gewebe angegriffen wird. Daneben findet eine vermehrte Bildung von Kollagenen und retikulären Fasern statt. Verschiedene Gewebe und Organe können von einer Kollagenose betroffen sein (▸ Tab. 5.4).

Auch hier sind die spezifischen Ursachen unbekannt, man weiß aber, dass hormonelle Veränderungen und psychischer Stress eine Rolle spielen.

Tab. 5.4 Übersicht über die verschiedenen Parenchyme, die sich sklerotisch verändern können.

Art der Sklerose	Betroffene Struktur
Arteriosklerose	Gefäßsystem (Arterien)
Nephrosklerose	Nieren
Phlebosklerose	Gefäßsystem (Venen)
Pulmonalsklerose	Lungen
Zerebralsklerose	Hirnhäute
Sklerodermie	Haut

Die therapeutische Bedeutung erschließt sich bei diesen systemischen Erkrankungen aus den individuellen Beschwerden des Patienten und dem Zustand des geschädigten Gewebes. Fasziale Strukturen, die an das betroffene Organ angrenzen, können sich ebenfalls sklerotisch verändern. Eine myofasziale Therapie (Kap. 5.3.3) ist auch hier hilfreich.

Erkrankungen des Knorpelgewebes

Jedes Gelenk ist als *Funktionseinheit* zu betrachten, welche sich aus mehreren Strukturen zusammensetzt. Die knöchernen Gelenkanteile (Kopf und Pfanne) variieren in vielen Formen, angepasst an die biomechanische Beanspruchung. Ligamente sichern die Gelenke in unterschiedlicher Art und Weise.

Ein zentrales Element eines Gelenks ist *hyaliner Knorpel*, der die artikulierenden Knochen als wenige Millimeter dicke Schicht überzieht. Der Hauptbestandteil des hyalinen Knorpels ist mit 70–80 % Wasser, welches an Proteoglykane gebunden ist. Mit 1–10 % nehmen die Chondrozyten nur einen geringen Anteil ein, diese synthetisieren andere in der Matrix liegenden Bestandteile. In der extrazellulären Matrix befinden sich kollagene Fasern (12 %), welche die elastischen Eigenschaften des Knorpels ausmachen. Glykoaminoglykane sind weitere wichtige Bestandteile. Der hyaline Knorpel nimmt Belastungen des täglichen Lebens auf und ermöglicht die Beweglichkeit eines Gelenks. Dieses Gewebe kann aufgrund des Kollagenfasernetzes sehr gut punktuelle Belastungen verteilen.

Die *Synovialhaut* eines Gelenks versorgt das Gewebe des Knorpels mit Nährstoffen und unterstützt die biomechanischen Bewegungsabläufe.

Die tiefen Knorpelschichten werden durch den direkt angrenzenden Knochen versorgt.

Arthrose

Definition und Stadien

Physiologischerweise ist die Oberfläche des Gelenkknorpels glatt.

> **Definition**
>
> **Arthrose**
>
> Unter einer Arthrose versteht man eine degenerative, irreversible Zerstörung des Gelenkknorpels mit Schädigung angrenzender Strukturen wie Knochen, Muskeln, Kapseln und Bänder.

Sind erste Unregelmäßigkeiten zu beobachten, spricht man von einer Knorpelaufrauung.

Diese Veränderungen sind pathologisch und äußern sich in fortgeschrittenen Stadien durch schmerzhafte Bewegungseinschränkungen und Ruheschmerzen in Gelenken. Aufgrund dieser Beschwerden benötigen die Patienten eine physiotherapeutische Behandlung. Die Arthrose zählt zu einer der am häufigsten vorkommenden Gelenkerkrankungen weltweit und hat eine weitreichende sozioökonomische Bedeutung (Rabenberg, 2013).

Die großen gewichtstragenden Knie- und Hüftgelenke sowie die Finger- und Handgelenke sind am häufigsten von Arthrose betroffen.

Arthrose wird anhand ihrer Ätiologie in eine primäre und sekundäre Arthrose unterteilt. Die *primäre Arthrose* ist idiopathisch, es kann ihr keine Ursache zugeordnet werden. Die *sekundäre Arthrose* entsteht aufgrund einer Vorerkrankung. Sie kann verschiedene Ursachen haben, wie z. B. Überanspruchung, Fehlstellungen oder die Aktivierung destruktiver Prozesse (▸ Tab. 5.5) (Söder u. Aigner, 2011).

Radiologische Kennzeichen der Arthrose sind:
- Verschmälerung des Gelenkspalts
- Sklerosierung der subchondralen Knochenplatte
- Bildung von Knochentrabekeln und Osteophyten

Besonders häufig kommt die primäre Form vor, wobei insbesondere das Alter, die Postmenopause der Frau und das männliche Geschlecht, Übergewicht, spezifische Hobbys und der Beruf Risikofaktoren darstellen.

Der pathophysiologische Prozess zeichnet sich durch einen beschwerdefreien Beginn aus. In diesem latenten Stadium kann sich die Arthrose zunächst unbemerkt über Jahre entwickeln, obwohl bereits degenerative Prozesse am Knorpel ablaufen. Grund dafür ist, dass Knorpel keine Schmerzrezeptoren besitzt, der Patient also keinen Schmerz verspürt. Erst im fortschreitenden Verlauf können erste Ermüdungs- und Steifigkeitssymptome, Ruheschmerzen in der Nacht, Anlauf- und belastungsabhängige Schmerzen auftreten. Die Schmerzen können in dieser Phase jedoch immer wieder verschwinden. In der aktivierten Phase einer Arthrose kommt es durch eine fortgeschrittene Zerstörung des Gelenkknorpels zu akutschmerzhaften Episoden, die auf eine Entzündung der Gelenkinnenhaut zurückzuführen sind. In diesem akuten Stadium ist oft ein geschwollenes und erwärmtes Gelenk zu erkennen.

Am Gelenk können sich Überwärmung, Rötung, Schwellung, Spannungsgefühle und Bewegungseinschränkungen zeigen. In dieser Phase können sich symptomarme mit symptomreichen Phasen abwechseln. Tritt ein Dauerschmerz auf, wird die Arthrose dem *dekompensierten Stadium* zugeordnet.

Die Veränderungen des Gelenkknorpels und die damit einhergehende Arthrose können verschiedene Ursachen haben, so z. B. Knorpelschäden infolge eines Traumas, eine Dysbalance zwischen Belastung und Entlastung und eine zunehmende Verknöcherung des Knorpelgewebes. Weitere negative Einflüsse können chronische Entzündungen der Gelenkkapsel, Blutungen innerhalb des Gelenks oder bestimmte Medikamente (Kortikoide) ausüben. Die therapeutischen Maßnahmen sollten neben den Beschwerden des Patienten die vermeintlichen Ursachen und das Ausmaß der Schädigung berücksichtigen ((van den Berg, 1999), S. 81–93).

Die Veränderungen des Knorpelgewebes gehen mit verschiedenen pathophysiologischen Vorgängen einher. Besonders wichtig für die Funktion und den Strukturerhalt des Knorpelgewebes sind eine adäquate Belastung und Entlastung. Im Wechsel dieser beiden Komponenten werden Wasser und Nährstoffe im Knorpel transportiert und ihm zugeführt oder Abfallprodukte zur Synovialflüssigkeit abtransportiert.

Alters- und berufsbedingte Mangelbewegung und Immobilisation scheint die Ernährung des Knorpels und somit seine Funktion zu beeinträchtigen ((van den Berg, 1999), S. 81–93).

Durch einseitige Belastung oder Überbelastung wird der Transport im Knorpel ebenfalls gestört, zusätzlich werden dabei kollagene Netzstrukturen beschädigt ((van den Berg, 1999), S. 81–93).

Ursachen

Unterschieden werden primäre und sekundäre Gelenkdegenerationen. Bei den *primären Degenerationen* ist oft keine Ursache erkennbar, oder es liegt eine genetische Disposition vor durch eine Mutation in definierten Genen (z. B. Stickler-Syndrom).

Den *sekundären Gelenkdegenerationen* können verschiedene Entstehungsmechanismen zugrunde liegen: mechanische Destruktion des Knorpels, chronische Entzündungsprozesse, Autoimmunprozesse, Freisetzung von Proteasen und einzelne spezifische Erkrankungsprozesse (▸ Tab. 5.5).

Tab. 5.5 Ursachen und Mechanismen der sekundären Gelenkdegeneration (Söder u. Aigner, 2011)

Ursachen	Mechanismus
• Überbelastung (Sport, Arbeit, Adipositas) • Fehlbelastung (Varus-/Valgusstellung) • Gelenkinstabilität (z. B. Meniskusläsion) • traumatische Schädigung	mechanische Destruktion des Knorpels
• Autoimmunerkrankungen (z. B. Psoriasisarthritis) • rheumatische Erkrankungen	chronische Entzündungsprozesse
• intraartikuläre Infektionen	Freisetzung von Proteasen
• Infektionskrankeiten (z. B. Lyme-Borreliose)	vermutlich Autoimmunreaktion
• Gicht/Pseudogicht	Bildung von kristallinen Ablagerungen mit Ausbildung einer Fremdkörperreaktion
• Morbus Paget	Alteration der Gelenkfläche durch Umbau des subchondralen Knochens

Pathophysiologie

Im folgenden Abschnitt soll etwas spezifischer auf die pathophysiologischen Prozesse aus verschiedenen Perspektiven eingegangen werden.

Der degenerative Alterungsprozess ist unter anderem dadurch gekennzeichnet, dass die Chondrozyten nicht mehr so gut auf Reize reagieren.

Es werden folgende Aspekte betrachtet:

- Bedeutung der pathologischen Belastung
- entzündliche Prozesse im degenerativen Prozess
- Hypoxie – Bedeutung der synovialen Ernährung
- histologische Veränderungen des Knorpels

▶ **Bedeutung der pathologischen Belastung (nach Hüter-Becker).** Unter *Belastung* versteht man alle von außen auf den Körper einwirkenden Kräfte, wie Druck-, Zug- oder Scherkräfte. Die *Belastbarkeit* hingegen zeichnet sich als individuelle Eigenschaft des Gewebes einer Person aus.

Merke

Übersteigt die Belastung die Belastbarkeitsgrenze eines Gewebes, kann es zu Gewebedysfunktionen und Gewebeläsionen kommen.

▶ **Reaktion des Gelenkknorpels auf Überbelastung.** Eine dauerhafte Mehrbelastung führt zunächst zu einem Dickenwachstum des Knorpels.

Ist die Belastung höher als die Belastbarkeitsgrenze, kommt es zur Degeneration. Oft wird die Belastbarkeitsgrenze bei mechanischer Überbelastung und/oder durch Krankheitsprozesse überschritten. Sie ist jedoch immer individuell verschieden und vom vorangegangenen Bewegungsverhalten abhängig. Zwischen den Gelenkpartnern kommt es an einzelnen Kontaktstellen zu einer punktuellen erhöhten Kompression und zur vermehrten Reibung bei Bewegung. Die spezifischen Abbauprozesse sind im Abschnitt „Histologische Veränderungen“ (S. 149) beschrieben.

▶ **Reaktion des Gelenkknorpels auf Unterbelastung.** Jedes Gewebe passt sich in seinen Auf- und Abbauprozessen den biochemischen und biomechanischen Bedingungen und Reizen an. Auch bei einer Immobilisation verändern sich Anpassungsprozesse im Knorpelgewebe und es kommt zu degenerativen Prozessen. Bei einer übermäßigen Ruhigstellung verändern sich die Konzentration und Anordnung der Proteoglykane, was wiederum die mechanischen Eigenschaften des Gewebes beeinflusst. Besonders eine fehlende Bewegung eines Gelenks oder nicht endgradige Bewegungen bedingen an bestimmten Stellen des Gelenkknorpels eine mangelhafte Druckausübung. An diesen Stellen beginnen dann die ersten degenerativen Prozesse. Bei der Immobilisation fehlen die wechselnden Druckbelastungen und -entlastungen, welche für die Ernährung des Knorpels sehr wichtig sind. Durch den Bewegungsmangel nimmt die Aktivität der Knorpelzellen ab, der fehlende Flüssigkeitstransport trägt dann zusätzlich zu einer mangelhaften Nährstoffversorgung bei. Die dauerhaft unzureichende Syntheseleistung der Knorpelzellen führt dann zum Verlust von Matrixsubstanz, besonders von Grundsubstanz. Dadurch kann die Matrix weniger Wasser binden, sodass die kollagenen Netzwerke weniger gut gespannt sind. Der Knorpel wird verformbarer und das Gewebe ist stärker größeren Belastungen ausgesetzt (van den Berg, 2011).

Merke

Eine individuell angepasste, langsame Belastungssteigerung ist wichtig für den Knorpelaufbau. Dies sollte bei den therapeutischen Maßnahmen berücksichtigt werden.

▶ **Histologische Veränderungen am Knorpel.** Im *1. Stadium* zeigen sich in der histologischen Betrachtung des Knorpels oberflächliche Chondrozytennekrosen. Zusätzlich können Fibrillationen der Kollagenfasern beobachtet werden. Dabei bricht die Oberflächenschicht des Gelenkknorpels auf, die Arkadenstruktur der Kollagenfasern reißt ein und „fasert“ auf.

In der Matrix werden Querverbindungen zwischen den Kollagennetzwerken beschädigt und das Matrixnetzwerk beginnt zu zerbrechen. Durch diese Prozesse verliert der Knorpel Wasser und somit an Festigkeit. Wesentliche Ursachen dafür können mechanische Belastungen und/oder entzündliche Prozesse sein. Das Kollagenfasernetz verliert zunehmend an Proteoglykanen, man spricht dann von einer „Asbestfaserung“.

Im *2. und 3. Stadium* können die Einrisse des Gelenkknorpels (Fissuren) bis in die tieferen Zonen reichen. Dabei reagieren die Chondrozyten des geschädigten Gelenkknorpels sehr vielfältig im Verlauf des arthrotischen Prozesses. Zu Beginn reagieren die Chondrozyten mit einer diffusen Hyperzellularität, und einzelne in Gruppen liegende Zellen können hypertrophieren. Die anfängliche Osmolaritätssteigerung scheint den Schaden begrenzen zu wollen. In der Folge beginnen sich die Chondrozyten zunehmend unkontrolliert zu vermehren, die metabolische Aktivität steigt und es bilden sich Chondrozytennester. Ein *Chondrozytennest* besteht aus 4 oder mehr Chondrozyten. In späteren Stadien der Athrose bilden sich immer größere Chondrozytennester von mehr als 20 Zellen. Die mechanische Belastung des subchondralen Knochens verändert sich und es kommt zu reaktiven Umbau- und Abbauprozessen. Der subchondrale Knochen verdichtet sich und es bilden sich Osteophyten an den Rändern der Gelenkpartner. Aus dem subchondralen Raum wachsen dann Gefäße in den sonst avaskulären

Knorpel ein. Die Stadien 2 und 3 unterscheiden sich u. a. im Ausmaß des Knorpelschadens und der begleitenden Schmerzsymptomatik.

Das *4. Stadium* ist durch einen signifikanten Untergang des Knorpelgewebes gekennzeichnet, es kommt zu einem kompletten Verlust der Knorpelschicht. In dieser Phase reagiert der subchondrale Knochen zunächst mit Sklerosierung, später mit Zystenbildung. Es entsteht eine Knorpelglatze, bei der sich ein verdickter sklerosierter subchondraler Knochen und ein teilweiser verkalkter Knorpel histologisch erkennen lassen (▸ Tab. 5.6 und ▸ Abb. 5.35).

Tab. 5.6 Stadieneinteilung der Arthrose (Söder u. Aigner, 2011)

Grad	Histologische Kennzeichen	Symtpome
0	normal	–
I	• kein erheblicher Knorpelschaden, Knorpel erscheint noch glatt • gelblich, braune Verfärbung des Knorpels • Auflockerung der obersten Faserschicht (Lamina splendens) • Verlust an Elastizität und Erholungsfähigkeit des Knorpels • oberflächige Fibrillierung	• erste Schmerzen können auftreten, weil das Gelenk nicht mehr jede Belastung schützen kann • latente Phase
II	• Knorpeldefekt, der nicht die gesamte Dicke des Knorpels umfasst • erste sichtbare Schäden am Knorpel • Auflockerung der tangentialen Faserschicht, erscheint im flüssigen Medium bei der Arthroskopie milchig • Substanzdefekt, feine Rissbildung am Knorpel • Fibrillierungen erreichen den subchondralen Knochen • deutlicher Verlust an Elastizität • Knorpel erholt sich nicht mehr so schnell nach einer Belastung	• belastungsabhängige Schmerzen • Anlaufschmerzen
III	• erheblicher Knorpeldefekt, der die gesamte Dicke des Knorpels umfasst • Auflockerungen deutlicher, Fasern flottieren im Gelenk (krabbenfleischartiges Aussehen in der Arthroskopie) • Substanzdefekt mit Kraterbildung • Rissbildung und Fibrillierungen erreichen den subchondralen Knochen	• dauerhafte und starke Schmerzen • Schmerzen können sich in Ruhephasen und bei geringer Belastung noch reduzieren
IV	• vollständiger Knorpelverlust (zumindest fokal) • subchondraler Knochen liegt frei • Eburnisation (Knochenglatze), besonders an biomechanisch belasteten Arealen • Knorpel ulzeriert, es entstehen verkalkte Knorpelbereiche • Knochensubstanz wird massiv durch Reibung belastet • es kann zu Schliffspuren und Deformierungen des Knochens kommen • Verschmälerung des Gelenkspaltes	• maximale und dauerhafte Schmerzsituation ist erreicht

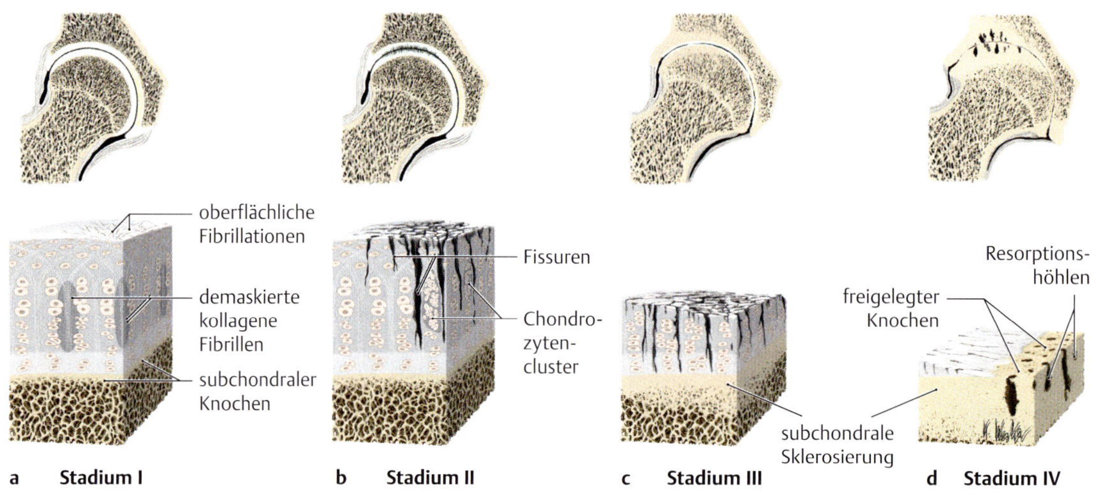

Abb. 5.35 Verschmälerung des Gelenkspaltes im Verlauf der Arthrose (Frontalschnitt durch ein Hüftgelenk). Der Gelenkknorpel wird von **a** nach **d** im Verlauf mehrerer Jahre vollständig abgebaut. (Schünke, 2014)

Therapie aus schmerztherapeutischer Perspektive

Die therapeutischen Möglichkeiten erstrecken sich über verschiedene Ansätze und berücksichtigen den ätiologischen Hintergrund:

- richtiges oder orthopädisches Schuhwerk
- konservative Therapie (Physiotherapie)
- Belastungsanpassung
- medikamentöse Schmerztherapie
- operative Therapie

In Studien wurde gezeigt, dass eine dynamische Belastung die Chondrozytensynthese anregt, eine statische Belastung jedoch das Gegenteil bewirkt (Solursh et al., 1979) (Uchida et al., 2009) (Palmoski u. Brandt, 1984) (Sah et al., 1989) (Gray et al., 1988).

Der gesunde Knorpel zeigt eine hohe Zellaktivität bis hin zum jugendlichen Alter. Nach Abschluss der Geschlechtsreife nimmt die Zellteilungsrate ab, bis sich die Chondrozyten nach Abschluss des Skelettwachstums scheinbar nicht mehr teilen.

Besonderheiten in der physikalischen Schmerztherapie in den einzelnen Stadien der Arthrose

► **Stadium I und II**

- angepasste Belastung und Entlastung
- passende Sportart
- Bewegung statt Immobilisation
- Behandlung angrenzender Strukturen
- Faszien lösen
- lokale Behandlung des betroffenen Gelenks (mikromechanische Mobilisation)
- Ausschluss der Schmerzentstehung auf anderen Ebenen
- ggf. andere Ebenen in die Therapie einbeziehen (Stadium III)
- Schmerzreduktion tritt in den Vordergrund
- den Umgang des Patienten mit seinem Schmerz analysieren und darauf in der Therapie Rücksicht nehmen (Kap. 1.5)

► **Stadium III**

- an die Bedürfnisse und Möglichkeiten des Patienten adaptierte Belastung und Bewegung
- schmerzreduzierende Maßnahmen
- individuell angepasste Bewegungsübung

► **Stadium IV**

- Schmerzreduktion tritt in den Vordergrund
- evtl. postoperative Betreuung

Bandscheibenvorfall

Aufbau der Bandscheibe und allgemeine Grundlagen

Das Funktionssystem der Wirbelsäule setzt sich aus knöchernen, ligamentären und myofaszialen Strukturen zusammen, die gemeinsam Bewegungen über Flexibilität und Stabilität ermöglichen. Die 23 Bandscheiben (Disci intervertebrales) liegen ab dem 2. Halswirbel bis zum Os sacrum zwischen den Grund- und Deckplatten der Wirbelkörper. Eine Bandscheibe ist untergliedert in den äußeren Faserring (Anulus fibrosus) und den inneren Gallertkern (Nucleus pulposus).

Über eine knorpelige Deckplatte ist jede Bandscheibe nach kranial und kaudal mit den Deck- bzw. Grundplatten der Wirbelkörper verbunden, diese besteht aus hyalinem Knorpel (► Abb. 5.36).

Der Anulus fibrosus enthält kollagene Fasern, welche parallel verlaufend in Lamellen angeordnet sind. Am Randbereich des Anulus fibrosus ziehen derbe Fasern (Sharpey-Fasern) in eine knöcherne Randleiste ein und verankern sich dort fest. Letztere umgibt den gesamten Knorpel.

Diese angrenzenden Lamellen verlaufen zu den benachbarten Fasern immer entgegengesetzt. Einige kollagene Fasern strahlen an den Randgebieten in die Deckplatten und in den Bandscheibenkern ein. Der Nucleus pulposus enthält vorrangig Glykosaminoglykane, welche Wasser binden. Die gesamte Bandscheibe weist einen sehr hohen Wassergehalt auf, mit bis zu 70–80 %, die Grundlage für die Elastizitätseigenschaften der Bandscheiben.

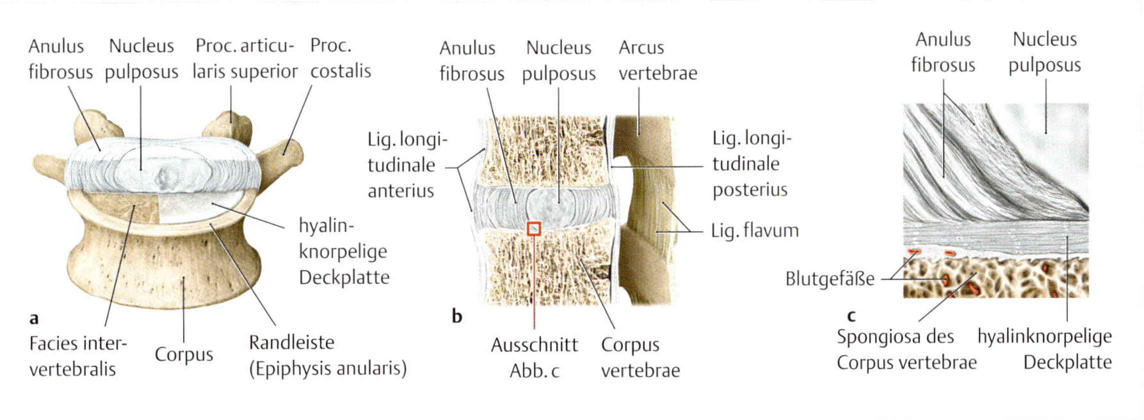

Abb. 5.36 a-c Lage der Bandscheibe im Bewegungssegment. (Schünke, 2011)

Die Ernährung des Bandscheibengewebes erfolgt vorrangig durch Diffusion von Nährstoffen über die Synovialflüssigkeit. In den Randbezirken ist die Bandscheibe minimal durchblutet, diese Gefäße kommen überwiegend aus den Gefäßen der Wirbelkörper. Unterstützt werden die Diffusionsvorgänge der Nährstoffe durch abwechselnden Druckaufbau und -abbau.

Die Innervation der Bandscheiben erfolgt nur im äußersten Millimeter des Randbereichs, über die Rr. meningei der Spinalnerven.

Mikrobiologie und Stoffwechsel der Bandscheibe

Den größten Anteil der Bandscheibe bildet die extrazelluläre Matrix, die aus verschiedenen Zellen und kollagenen Fasern aufgebaut ist. Der größte Anteil an kollagenen Fasern befindet sich im Anulus fibrosus, vor allem am äußeren Rand und zur Mitte hin abnehmend.

Kollagenfasern werden alle 30–60 Tage auf- und abgebaut. Im Alter nimmt der Kollagensyntheseumsatz ab. Die Kollagenfasern werden über Verbindungsmoleküle miteinander verknüpft und bilden so ein Kollagenfasernetz, welches Zugbelastungen und axiale Belastungen auf den Faserring verteilt und den Gallertkern fixiert. Ein wesentlicher Bestandteil der Grundsubstanz sind die Proteoglykane, die Wasser besonders gut binden können und dadurch die Quellbarkeit, Elastizität und Viskosität des Bandscheibengewebes bestimmen. Die Nährstoffe müssen vom äußeren Kapillarnetz der Endplatten erst eine Permeabilitätsbarriere des äußeren Anulus fibrosus überwinden.

Funktion und Physiologie der Bandscheiben

Die Bandscheiben nehmen axiale und tangentiale Druckbelastungen auf. Einwirkende Kräfte werden im Gewebe der Bandscheibe und auf die angrenzenden Deck- und Grundplatten verteilt. Es entsteht ein Puffereffekt, welcher sich über die gesamte Wirbelsäule erstreckt und besonders beim Gehen, Laufen und Springen wirkt. Die Bandscheiben tragen somit zur Beweglichkeit, zur Stabilität und zum Schutz auftretender Kräfte der Wirbelsäule bei.

Sind die Bandscheiben physiologisch mit Wasser „gefüllt", machen sie bis zu 25 % der Gesamtlänge der Wirbelsäule aus. Dadurch werden die zwischen den Wirbelkörpern verlaufenden ligamentären Strukturen in eine optimale Vorspannung gebracht, was zur Stabilität der Wirbelsäule beiträgt.

Beim Gehen und Stehen wirkt eine symmetrische axiale Druckbelastung; dieser Druck wird von den Endplatten aufgenommen und auf die Fasern der Bandscheibe verteilt; diese werden dadurch unter Spannung gebracht.

Der Flüssigkeitsgehalt der Bandscheibe ändert sich im Laufe eines Tages und im Laufe des Lebens. Der hohe Wasseranteil ist eine wesentliche Voraussetzung für die oben beschriebenen Funktionen der Bandscheibe.

Drei wesentliche Komponenten beeinflussen den Anteil an Wasser in der Bandscheibe und den ständigen Flüssigkeitsaustausch:

- hydrostatischer Druck
- onkotischer Druck
- mechanischer Belastungsdruck

Der *hydrostatische Druck* in der Bandscheibe beschreibt den bestehenden Druck, welcher sich durch den Anteil an Wasser verändert. Der *onkotische Druck* wird durch eine unterschiedliche Anzahl an Kolloiden (Proteinen), welche durch eine Membran voneinander getrennt sind, bestimmt. Zusätzlich wirkt der *mechanische Belastungsdruck* auf den Flüssigkeitstransport, besonders in Ruhe oder bei Entlastung füllen sich die Bandscheibe wieder mit Wasser auf.

Durch den axialen Druck wird der Flüssigkeitsgehalt der Bandscheibe beeinflusst.

Die Lage des Gallertkerns ist abhängig von der Belastungssituation. In Ruhelage liegt der Nucleus pulposus mittig bis leicht nach dorsal. Entsteht eine asymmetrische Belastungssituation, verschiebt sich der Kern zur weniger belasteten Seite. Der Faserring wird an der höher belasteten Seite komprimiert und auf der weniger belasteten Seite gedehnt. Kommt es dann erneut zu einer Ruhephase, wandert der Kern wieder langsam in die ursprüngliche Lage zurück.

Mit zunehmendem Alter verlieren die Bandscheiben an Höhe, die Funktionen des Wirbelsäulensystems gehen verloren. Dem hohen Wasseranteil verdankt die Bandscheibe ihre viskoelastische Eigenschaft, dabei bewegt sich das Bandscheibengewebe vom Ort mit hohem Druck zum Ort mit niedrigem Druck. Während der Belastung wird Wasser in der Bandscheibe an die angrenzenden Wirbelkörperstrukturen abgegeben, mit denen sie verbunden ist. Fällt die Kompressionsbelastung im Liegen weg, kann sich die Bandscheibe wieder mit Wasser füllen. Diese beiden Vorgänge werden als *Hydration* und *Dehydration* bezeichnet, wobei es zur Bewegung und zum Austausch von Nährstoffen und Sauerstoff kommt, welche die Bandscheibe zur Regeneration benötigt ((van den Berg, 1999), S. 118).

Durch mechanische Belastung und Entlastung kommt es zu 2 Phänomenen:

- zum „Stress-Entlastungs-Phänomen", bei dem sich Wasser während der Belastung und der Entlastung bewegt, bis überall der gleiche Druck herrscht und
- zum „Kriech-Phänomen", das die Verformung der kollagenen Fasern und des kollagenen Netzwerkes beschreibt ((van den Berg, 1999), S. 120).

Durch den andauernden Wechsel von Belastung und Entlastung verändert sich die elektrische Spannung im Bandscheibengewebe, was wiederum die Zellaktivität anregt. Dies wird auch als piezoelektrischer Effekt bezeichnet ((van den Berg, 1999), S. 120).

Wird die Wirbelsäule in Flexion, Extension, Lateralflexion oder Rotation bewegt, passt sich die Bandscheibe zum Teil diesen Bewegungen an: Wie ein Wasserkissen bewegt sich das Gewebe in die Richtung mit dem geringsten Druck. Diese Bewegung wird jedoch durch die begrenzte Elastizität der kollagenen Fasern, den Nucleus pulposus und die Befestigung der Bandscheibe an die Grund- und Deckplatten begrenzt.

Pathologische Veränderungen der Bandscheiben

Neben den altersbedingten degenerativen Veränderungen sind Fehlbelastungen häufig ursächlich für pathologische Bandscheibenveränderungen. Erste degenerative Veränderungen zeigen sich bereits ab dem 20. Lebensjahr. Deshalb ist es schwierig, altersbedingte Veränderungen von pathologisch degenerativen Prozessen zu unterscheiden.

Erfolgt eine dauerhafte einseitige Druckbelastung oder eine mangelnde Komprimierung auf das Bandscheibengewebe, verschlechtert sich das Diffusionsverhalten der Nährstoffe, das Gewebe wird nicht mehr optimal versorgt. Besonders eine mangelhafte Bewegung durch vermehrtes Sitzen und Immobilisation trägt zur Degeneration bei.

Bei einer Protrusion wird eine untrainierte und schlecht ernährte Bandscheibe einer so hohen Belastung ausgesetzt, dass die Belastbarkeitsgrenze der Strukturen überschritten wird. Dadurch wird das kollagene Netzwerk der Bandscheibe geschädigt. Die Folge ist, dass das Wasser in der Bandscheibe nicht mehr so gut an die Proteoglykane gebunden werden kann, außerdem kann es sich mehr im Raum bewegen. Dadurch und durch den einwirkenden Druck wandert das Wasser eher an den Außenbereich der Bandscheibe, sodass sich die Bandscheibe nach außen wölbt (Protrusion). Beim Prolaps befindet sich das Wasser noch weiter außen, wodurch Gewebe zerstört wird und sogar Bandscheibenmaterial austreten kann.

▶ Ablauf der degenerativer Prozesse der Bandscheibe

- Der Prozess wird mit einer verminderten Syntheserate der Zellen eingeleitet.
- Der Abbau von Kollagenfasern und Proteoglykanen überwiegt gegenüber dem Aufbau.
- Wasserverlust tritt ein.
- Im Bereich der Endplatten entstehen longitudinale Risse, die ein vermehrtes Einsprossen von Gefäßen bedingen.
- Der Wasserverlust belastet die kollagenen Fasern.
- Die kollagenen Fasern sind dem Ausdehnungsdruck des Anulus fibrosus nicht mehr gewachsen.
- Es bilden sich Fissuren im Anulus fibrosus.
- Der Nucleus pulposus bewegt sich in die Richtung des geringsten Widerstandes.
- Können die Fasern diesem Druck nicht mehr standhalten, entsteht möglicherweise eine Protrusion.
- Fissuren nehmen mit steigendem Alter zu.
- Die Kollagenfasern verändern ihre Ausrichtung.
- Es entstehen Zysten und Kalzifikationen im Anulus fibrosus.
- Der Nucleus pulposus weist ebenfalls zunehmend strukturelle Veränderungen auf.
- Anulus und Nucleus pulposus lassen sich immer schlechter voneinander unterscheiden.

An den Rändern der Einrisse bildet sich Granulationsgewebe, Nervenfasern und Gefäße sprossen ein (Dudek, 2013).

Therapeutische Ansätze

Siehe Behandlung (S. 295) von Protrusion und Prolaps.

Erkrankungen des Knochengewebes

Osteoporose

Definition

Osteoporose
Die Osteoporose ist eine systemische Skeletterkrankung, die zu einem pathologischen Verlust von Knochenmasse führt, der den organischen (Matrix) und den Mineralanteil (Salze) des Knochens gleichermaßen betrifft und zu erhöhter Frakturneigung führt.

Das Knochengewebe befindet sich im ständigen Umbau durch Osteoblasten- und Osteoklastenaktivität. Dies dient der Kalziummobilisation für den Erhalt des Kalziumspiegels im Blut, der ständigen funktionellen Anpassung der vorherrschenden Belastung des Skelettsystems sowie der Reparatur von Mikrofrakturen.

Der gesunde Knochen weist ein Gleichgewicht des Knochenaufbaus durch Osteoblasten und des Knochenabbaus durch Osteoblasten auf.

Bei einer Osteoporose wird entweder durch erhöhte Osteoklastenaktivität oder verminderte Osteoblastenaktivität mehr Knochen abgebaut als aufgebaut. Es kommt zur Demineralisierung mit der Folge einer Ausdünnung der Knochenbälkchen bis hin zur Zerstörung durch eine Störung im Knochenstoffwechsel.

▶ Primäre Osteoporose

- postmenopausale Osteoporose: bei Frauen nach der Menopause
- senile Osteoporose: physiologischer Knochenabbau im Alter

▶ Sekundäre Osteoporose

- Hormonstörungen, z. B. aufgrund von Erkrankungen der Schilddrüse und/oder Nebenschilddrüse oder Nierenfunktionsstörungen
- Magen- und Darmerkrankungen, die zur Störung der Kalziumaufnahme im Darm führen
- Immobilisation
- Autoimmunerkrankungen
- Medikamente
- Drogen, Rauchen, Alkoholabusus
- Ernährung
- Vitamin-D-Mangel
- Nierenfunktionsstörungen
- selten auch erblich bedingt

Fehlt mechanische Belastung, bauen die Osteoklasten Knochen ab, erfolgt wieder Belastung, wird der Knochen durch die Aktivität der Osteoblasten wieder aufgebaut.

Schon nach sehr kurzer Zeit der Immobilisation kommt es zu Verlust der Knochenmasse. Es wird vermehrt Kalzium aus dem Knochen abgebaut und mit dem Urin ausgeschieden. Untersuchungen von Astronauten haben gezeigt, dass sie nach einem längeren Aufenthalt im All bis zu 30 % ihrer Knochendichte verlieren. Werden die Knochen nach Rückkehr aus dem All wieder belastet, wird der Verlust wieder aufgeholt.

Physiologische Belastung des Knochens ist also eine wichtige Maßnahme, der Osteoporose entgegenzuwirken.

Bei der altersbedingten Osteoporose nehmen die Knochendichte und die Knochenmasse durch Resorptionsvorgänge ab, da im Alter die Aktivität der Osteoklasten zunimmt und die der Osteoblasten abnimmt.

Therapie

Bewegung bzw. physiologische Belastung des Knochens, vor allem in Form des Gehens, können die Mineralisierung fördern.

Je stärker Knochen physiologisch belastet werden, desto besser die Mineralisierung, die Knochendichte und damit die Stabilität des Knochens. Dagegen nimmt die Dicke des Knochens ab, je weniger man belastet (Sabo et al., 1997).

Auch eine ausgewogene, vitaminreiche Ernährung ist zu empfehlen.

Ferner sollte die ursächliche Erkrankung behandelt werden.

Osteomalazie

Die Osteomalazie ist eine andere Störung der Knochenbildung durch Mineralisationsstörung. Es kommt zu mangelhaftem Kalziumeinbau in den Knochen. Auch hier verringert sich die Knochendichte, jedoch ist nur der Mineralanteil der Knochenmatrix betroffen, die Knochensubstanz bleibt unverändert erhalten. Das kollagene Netzwerk des Knochens wird also nicht mehr ausreichend stabilisiert, wodurch der Knochen biegsamer, jedoch nicht brüchiger wird. Ursächlich für die Knochenmalazie ist eine Störung im Vitamin-D-Stoffwechsel, wodurch es zur Hypokalzämie kommt.

Therapie

Die therapeutische Intervention ist der der Osteoporose gleichzusetzen.

Fraktur

Heilung des Knochengewebes

Die Heilung des Knochengewebes nach Frakturen kann konservativ erfolgen oder durch einen operativen Eingriff.

Am Heilungsablauf sind desmale und chondrale Ossifikation ebenso beteiligt, wie bei der normalen Entwicklung des knöchernen Skeletts und der regelmäßigen Umbauprozesse zur funktionellen Anpassung des Knochengewebes.

Phasen der Knochenheilung sind:

- Bildung eines Frakturhämatoms – Entzündungsphase – Bildung von bindegewebigem Kallus:
  - Das Frakturhämatom entsteht durch Verletzung von Gefäßen und breitet sich bis in den Frakturspalt aus.
  - Die Entzündungsphase wird eingeleitet und das Hämatom wird durch Granulationsgewebe aus lockerem, gefäßreichem Bindegewebe ersetzt.
- Proliferationsphase – Bildung des Fixationskallus:
  - In der Proliferationsphase steht die Kollagensynthese im Vordergrund. In dieser Phase wird knorpelähnliches Gewebe synthetisiert, welches den bindegewebigen Kallus ersetzt. Dieser Kallus nennt sich fibrokartilaginärer Kallus oder Fixationskallus. Dieser Prozess kann ungefähr einen Monat dauern.
- Mineralisation – Umbauphase:
  - Hier kommt es langsam zum Umbau des knorpelähnlichen Gewebes in normales Knochengewebe.

Durch das Einwandern von Gefäßen kommt es zum Übergang von Chondroblasten zu Osteoblasten und zur Umwandlung von Fixationskallus in harten Kallus. Dieser Prozess wird durch Mineralisierungsprozesse unterstützt und dauert etwa 2 Monate. Es entsteht ein mineralisierter Knorpel, der über den Prozess der enchondralen Ossifikation in Knochengewebe umgebaut wird. Mit der Zeit bildet sich das System der Havers-Kanäle aus, welches für die Kommunikation und die Ernährung innerhalb des Knochens zuständig ist.

Der Kallus ist anfangs noch sehr dick. Durch Aktivität der Osteoklasten wird überflüssige Knochensubstanz abgebaut. Periost und Endost wachsen jeweils zusammen, und innerhalb einiger Monate hat sich der Knochen mit sehr geringer Narbenbildung zu einem stabilen Knochen entwickelt (▸ Abb. 5.37).

Physiologische Belastungsreize in den Phasen der Frakturheilung sind von großer Bedeutung für die Heilung des Knochengewebes. Fehlt eine aktive Bewegungstherapie, kann es zu Durchblutungsstörungen, Kontrakturen, Muskelatrophie und auch zu einer Inaktivitätsosteoporose durch Immobilisierung kommen. Die Phasen der Frakturheilung werden in ihrem natürlichen Verlauf beeinträchtigt. Auch Überbelastung kann Störungen der Knochenheilung zur Folge haben.

Entscheidend für eine gute Frakturheilung ist eine gute Zusammenwirkung der Knochen und der Weichteile. Eine Schädigung der Funktionseinheit Weichteil/Knochen führt zu einer Verschlechterung der Qualität und der Quantität der Gefäßverbindungen und damit der Gefäßversorgung im verletzten Gebiet. Ist die Blutversorgung im Heilungsgebiet nicht gewährleistet, folgen Störungen im Knochenaufbau.

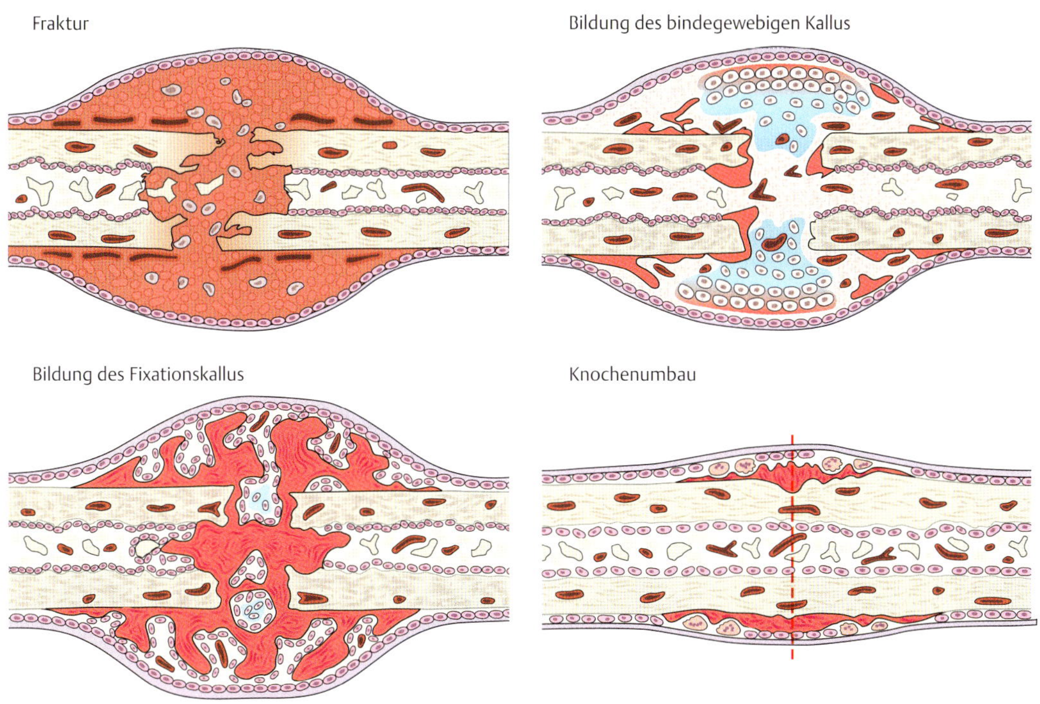

Abb. 5.37 Bildung von neuem Knochen nach einer Fraktur. (van den Berg, 2011)

Therapieaufbau zur positiven Beeinflussung des Heilungsprozesses angepasst an die Phasen der Frakturheilung

▸ **Entzündungsphase.** Vorrangig ist in dieser Phase die Entlastung des Gewebes. Schmerzfreies, assistives oder passives Bewegen und Spannungsübungen im Bereich der Matrixbelastung zur Kontraktions- und Thromboseprophylaxe sowie zur Durchblutungsförderung kommen zur Anwendung. Auch manuelle Lymphdrainage und sanfte Faszienbehandlungstechniken bei konservativer Frakturversorgung sind in dieser Phase anzuwenden.

▸ **Proliferationsphase.** Durchblutungs- und stoffwechselfördernde Maßnahmen aus der Physiotherapie sind in dieser Phase wichtig. Schmerzfreies Bewegen, jetzt auch aktiv im Bereich der Matrixbelastung, ist hier erlaubt und gefordert. Techniken aus der Manuellen Therapie, wie intermittierende Traktion und Kompression im Matrixbelastungsbereich, niedrig dosiert, können jetzt im Wechsel mit sympathikustonussenkenden, natürlichen dynamischen Bewegungen angewendet werden.

Achtung

Schmerzsenkende Behandlungstechniken im schmerzfreien Bereich haben in diesen Phasen Priorität. Intensive Mobilisationstechniken in den ersten 4 Wochen sind kontraindiziert.

▸ **Umbauphase.** Stetige Steigerung der Belastung ist der Weg der Therapie in dieser Phase.

Ziel ist hier die Verbesserung der Beweglichkeit, der Koordination, der Propriozeption, der Ausdauer und der Kraft. Der Patient sollte all seinen gewohnten Aktivitäten wieder nachgehen können.

Eine ausgewogene, gesunde Ernährung mit ausreichend Vitaminen und Mineralstoffen sowie eine ausreichende Zufuhr von Flüssigkeit können den positiven Verlauf der Frakturheilung unterstützen.

5.2.5 Stress – Wirkung auf den Organismus

Viele Menschen sind täglich einer gewissen Anzahl von Stressoren unterlegen. Es können physikalische von emotionalen Stressoren unterschieden werden. Physikalische Stressoren (Schmerz, Kälte, Hitze, Hunger/Nahrungsmangel, schwere körperliche Arbeit, Blutverlust) werden grundlegend als objektive Stressoren betrachtet, die über das ZNS und sensorische Systeme (S. 19) vermittelt werden. Emotionale Stressoren (Leistungsdruck, Angst, familiäre Spannungen) werden über das limbische System bewertet und verarbeitet. Das limbische System spielt jedoch in allen Situationen eine wichtige Rolle, indem alle Situationen, die ein Individuum erlebt, bewertet werden (Wippert u. Beckmann, 2009).

Stressoren können beruflich oder privat auftreten, oft gehen sie mit Zeitdruck, der gleichzeitigen Erfüllung vieler verschiedener Aufgaben einher. Besonders gefürchtete und unangenehme Situationen werden zum Stressfaktor, dabei spielt die emotionale Bewertung einer Situation eine besondere Rolle. Stresssituationen bestehen schon, solange es den Menschen gibt. Der Organismus kennt somit seit jeher Anpassungsmechanismen, um sich an diese Situationen anzupassen.

Diese Mechanismen sollen den Organismus optimal an die jeweilige Situation anpassen, um in der Umwelt bestehen zu können. Diese ursprünglichen Stresssituationen können sehr gut im Tierreich beobachtet werden: In Flucht- und Kampfsituationen setzt der Körper Mechanismen in Gang, um schnelle Reaktionen zu ermöglichen.

Folgende physiologische Veränderungen können beschrieben werden, in der Literatur wird diese Anpassung des Körpers an Stress „*Allostase*" genannt:

- Mobilisation von Energiereserven zur Abdeckung gesteigerter physiologischer Prozesse
- erhöhte Puls- und Atemfrequenz
- Blutdrucksteigerung
- erhöhtes Herzzeitvolumen
- erhöhte Gefäßkontraktilität
- Umverteilung des Blutvolumens Richtung quergestreifte Muskulatur und Gehirn
- erhöhte Sensitivität der Blutdruckrezeptoren
- verbesserte Verfügbarkeit von Glukose, Aminosäuren, freien Fettsäuren im Blut
- vermehrte Ausschüttung von Katecholaminen, Adrenalin, Noradrenalin aus dem Nebennierenmark
- vermehrte Ausschüttung von Glukokortikoiden, Kortisol aus der Nebennierenrinde
- Veränderungen des Immunsystems (langfristig Hemmung)
- Veränderung des vegetativen Nervensystems (Hemmung von Sexualtrieb und Hunger)

5.2.6 Anatomie der Faszien

Die Anatomie der Faszien kann aus verschiedenen Perspektiven betrachtet werden. Da Faszien im gesamten Körper vorkommen und alles miteinander verbinden, ist die Beschreibung der Faszienanatomie sehr umfangreich. Deshalb und aufgrund funktioneller Unterschiede in verschiedenen Bereichen des Körpers ist es einfacher, eine gewisse Systematik in der Darstellung zu entwickeln. In der Literatur und auch in den folgenden Abschnitten werden deshalb einzelne Bereiche beschrieben und kategorisiert:

- Faszien können in oberflächliche, tiefe und mittlere Züge eingeteilt werden, welche miteinander in Verbindung stehen. Diese werden hier in Bezug auf die einzelnen Körperabschnitte dargestellt.
- Der Verlauf der Faszienketten erfolgt longitudinal über den gesamten Körper. Dabei werden auch horizontale Sehnenplatten eingeschlossen. Es werden hier 7 typische Faszienketten beschrieben. Jede Kette schließt in sich besonders häufig auftretende Dysfunktionen und Schmerzmuster ein, diese werden im gleichen Abschnitt beschrieben.
- Es werden 5 wesentliche horizontale Sehnenplatten, ihre Lage und mögliche Dysfunktionen beschrieben:
  1. Diaphragma suboccipitalis/Tentorium cerebelli/intrakraniales horizontales Kleinhirnzelt
  2. Diaphragma cervicothoracicum/obere Thoraxapertur
  3. Diaphragma thoracolumbalis/Zwerchfell
  4. Diaphragma pelvis-urogenitale/Beckenboden
  5. Plantaraponeurose
- Verlauf der Zentralsehne, deren Verbindungen und Dysfunktionen

Tiefe, mittlere und oberflächliche Faszienzüge

Oberflächliche Faszien im Kopf- und Halsbereich

Galea aponeurotica

Die oberflächliche Faszie im Kopfbereich ist die Galea aponeurotica. Diese Sehnenplatte befindet sich zwischen dem frontalen und dem occipitalen Anteil des M. occipitofrontalis. Sie ist mit der Kopfhaut fest verbunden und mit dem Periost durch lockeres Bindegwebe. Sie geht am Hinterkopf in die Fascia nuchae superficialis über und im seitlichen Bereich in die Faszien des M. temporalis und des M. masseter.

Fascia temporalis

Sie nimmt ihren Ursprung an der Linea temporalis superior und erstreckt sich bis zum Arcus zygomaticus. Sie umhüllt den M. temporalis und geht in die Fascia masseterica über.

Fascia masseterica

Die Fascia temporalis geht am Arcus zygomaticus in die Fascia masseterica über. Sie umhüllt den M. masseter und geht am Unterrand der mandibula in die Fascia cervicalis superficialis über. Lateral geht sie in die Fascia parotidea über.

Gesichtsfaszien

Die mimischen Muskeln von Mund, Nase und Augen besitzen keine Faszie und werden als sogenannte Hautmuskeln bezeichnet.

Halsfaszien (Fascia cervicalis, Fascia colli)

Oberflächliche Halsfaszie (Lamina superficialis)

Die Lamina superficialis der Fascia cervicalis umhüllt den M. sternocleidomastoideus und den M. trapezius, seitlich umhüllt sie den M. digastricus.

Sie bildet oben die Verlängerung der Kopffaszien durch den Übergang aus der Fascia masseterica und Fascia parotidea. Sie setzt an der Linea nuchae superior an, am Proc. mastoideus, am Knorpel des äußeren Gehörgangs und an der Mandibula.

Sie besitzt Ähnlichkeit mit einer Halskrause und hat Kontakt zum Plexus cervicalis C 2–C 4 und zur V. jugularis externa.

Nach unten hin geht die Lamina superficialis zur Incisura jugularis des Sternums, zum Manubrium sterni und zur Oberkante der Klavikula. Dorsal geht sie in das Lig. nuchae über. Sie setzt sich außerdem über die Faszie des M. deltoideus in den Arm fort.

Über das Lig. nuchae besteht eine Verbindung zur Fascia thoracolumbalis.

Mittlere Halsfaszie (Lamina praetrachealis oder Fascia cervicalis media)

Die Lamina praetrachealis der Fascia cervicalis befindet sich im vorderen Halsbereich unterhalb der Lamina superficialis der Fascia cervicalis. Sie überzieht Trachea, Ösophagus und Schilddrüse von ventral, wo sie den vorderen Anteil der Fascia thyroidea bildet. Sie bedeckt außerdem die infrahyoidale Muskulatur.

Sie ist kranial am Hyoid befestigt und nach unten hin ist sie rückseitig am Manubrium sterni und an der Klavikula befestigt. Lateral ist sie durch den M. omohyoideus und den M. trapezius begrenzt und geht in die oberflächliche Halsfaszie und in die Gefäßlogenfaszie über.

Sie geht fließend über in die Fascia thoracica interna des Thorax.

Tiefe Halsfaszie (Lamina praevertebralis oder Fascia cervicalis profunda)

Die Lamina praevertebralis der Fascia cervicalis kommt oben vom Os occipitale, organisiert sich um die Wirbelsäule herum und umhüllt die Muskeln, welche die Wirbelsäule stabilisieren und ausrichten. Sie reicht dann nach kaudal bis zum I. Brustwirbel und ist an den Querfortsätzen befestigt.

Diese Faszie bedeckt den M. levator scapulae, den M. longus colli, die Mm. scaleni und das Lig. longitudinale anterius sowie die Rr. ventrales der Spinalnerven. Außerdem stützt sie mit einer Umschlagfalte die sympathischen Halsganglien mit den Verbindungsästen (Rr. communicantes).

Sie hat seitlich Kontakt zur A. carotis communis, zur V. jugularis und zum N. vagus.

Kaudal geht die Lamina praevertebralis der Fascia cervicalis in die Fascia endothoracica über (▸ Abb. 5.38).

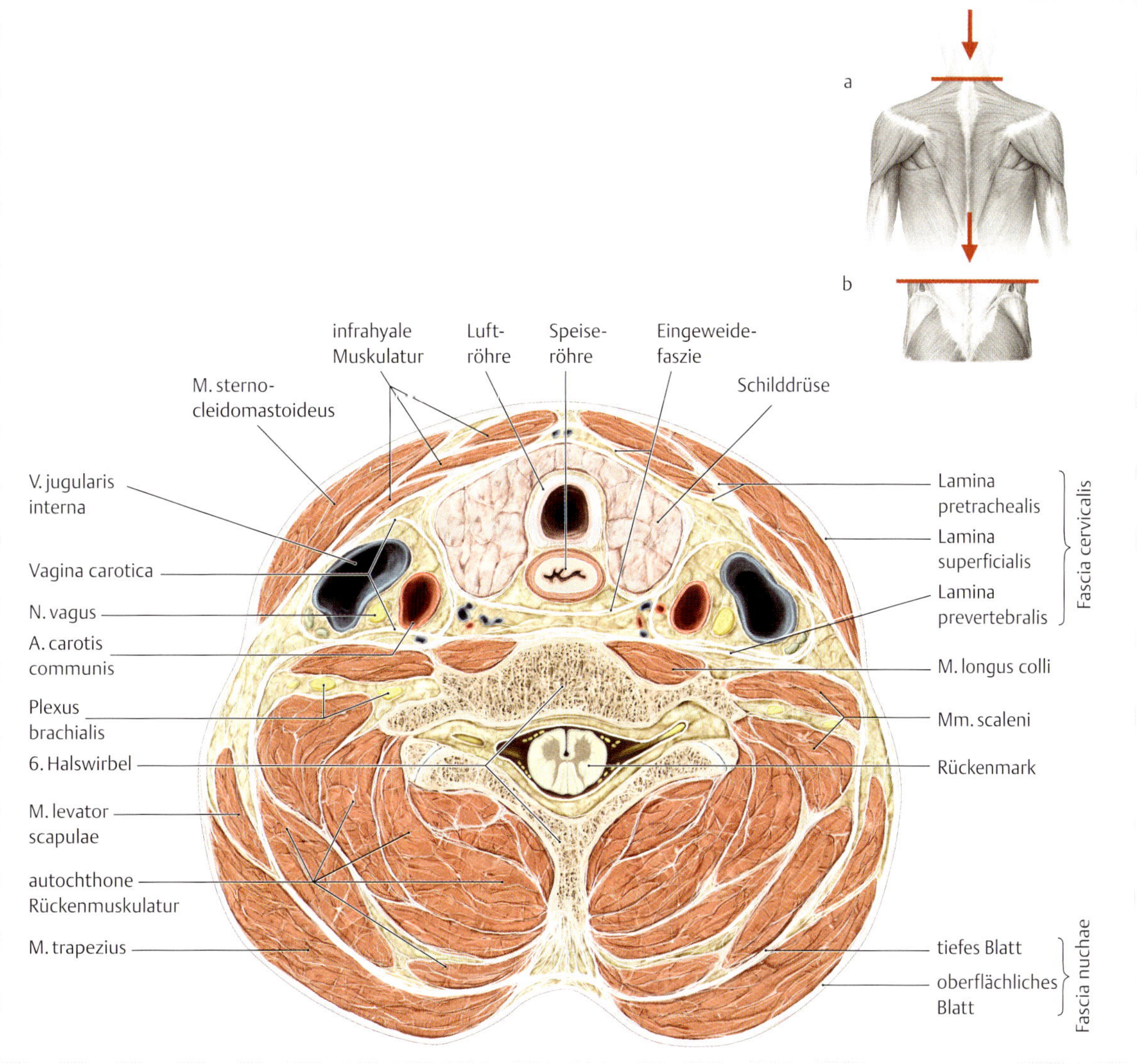

Abb. 5.38 Fascia thoracolumbalis. Querschnitt durch den Hals in Höhe des 6. Halswirbels, Ansicht von kranial. (Schünke, 2011)

Oberflächliche Faszien im Rumpfbereich

Dorsale Rumpffaszie

Fascia nuchae superficialis

Die Fascia nuchae superficialis geht kranial in die Galea aponeurotica über, nach lateral in die Lamina superficialis der Fascia cervicalis und nach kaudal in die Fascia thoracolumbalis.

Fascia thoracolumbalis

Im kranialen Bereich besteht eine Verbindung über die Fascia nuchae zur Lamina superficialis der Fascia cervicalis und zur Faszie des M. serratus posterior superior.

Im lumbalen Bereich ist diese Faszie sehr dick und besteht aus einem tiefen und einem oberflächlichen Blatt.

Das tiefe Blatt hat Verbindung zu den Querfortsätzen der Wirbelsäule. Es stabilisiert die Lendenwirbelsäule bindegewebig, umschließt den M. erector spinae von ventral und den M. quadratus lumborum von dorsal. Hier besteht ein Verlauf in den Bauchraum hinein in die tiefe Faszie des M. transversus abdominis.

Das oberflächliche Blatt setzt an den Dornfortsätzen der Wirbelsäule an und bedeckt den M. erector spinae von dorsal. Der M. latissimus dorsi sowie der M. serratus posterior inferior nutzen dieses Blatt als Ursprung. Kaudalwärts geht das oberflächliche Blatt über in die Glutealfaszie und hat außerdem Verbindung zum Lig. sacrotuberale und Lig. sacrospinale.

Ventrale Rumpffaszie

Fascia pectoralis

Im Brustbereich wird die oberflächliche Faszie von der Faszie des M. pectoralis major gebildet. Nach kranial hin hat sie Kontakt zur Klavikula und nach medial mit dem Sternum. Sie ist verbunden mit der Fascia deltoidea, der Fascia axillaris und Fascia clavipectoralis. Nach kaudal geht sie in die Fascia abdominalis superficialis über.

Fascia clavicopectoralis

Hinter dem M. pectoralis major spaltet sich die Fascia clavipectoralis ab. Sie umhüllt den M. subclavius und den M. pectoralis minor und verbindet diese beiden Muskeln miteinander.

Kranial steht sie in Verbindung mit der Klavikula, lateral mit dem Proc. coracoideus. Lateral strahlt sie in die Fascia axillaris ein.

Fascia thoracica externa

Die Fascia thoracica externa umhüllt die Rippen und die Interkostalmuskulatur von ventral. Sie liegt dem Periost der Rippen auf.

Fascia abdominalis superficialis

Die Fascia abdominalis superficialis bedeckt die gesamte vordere Bauchwand. Kranial geht sie über in die Fascia pectoralis. Mittig geht sie über in die Linea alba und die Symphyse, wo sie Kontakt zum Diaphragma urogenitale hat. Nach kaudal läuft sie in die Hülle des Penis beim Mann und in das Gewebe der Schamlippen bei der Frau. Außerdem geht sie kaudal in die Fascia lata des Oberschenkels weiter.

Ventral befindet sich zudem die Rektusscheide, eine Sehnenhülle für den M. rectus abdominis beidseitig. Diese sehnige Platte wird aus den Aponeurosen des M. transversus abdominis, des M. obliquus internus abdominis und des M. obliquus externus abdominis gebildet.

Sie besteht aus dem vorderen und dem hinteren Blatt, welche unterhalb der Linea arcuata (eine bogenförmige Struktur 3–5 cm unterhalb des Bauchnabels) zu einem einzigen Blatt verschmelzen, das dann vor dem M. rectus abdominis entlangzieht. Das hintere Blatt wird dann für den M. rectus abdominis nur aus der Fascia transversalis und dem Peritoneum gebildet.

Diese Veränderung kaudal der Linea arcuata wird benötigt, um dem Druck der Eingeweide auf die Bauchwand standzuhalten.

Die Linea alba nimmt ihren Ursprung am Sternum und reicht kaudal bis an die Symphyse. Sie verbindet als sehniger Mittelstreifen die beiden Anteile der Rektusscheide.

Fascia iliaca

Die Fascia iliaca ist die gemeinsame Faszie des M. iliacus und M. psoas major und minor.

Sie ist verbunden mit dem Lig. inguinale und setzt sich kranial als Fascia transversalis fort. Nach kaudal geht sie über in die Oberschenkelfaszie (Fascia femoris).

Sie hat mit den Faszien des Beckens Kontakt und umschließt den Plexus lumbalis. Sie hat außerdem Verbindungen zur Crista iliaca, den Lendenwirbeln und über die Psoasarkade und die Quadratusarkade zum Zwerchfell.

Tiefe Faszien im Rumpfbereich

Fascia endothoracica

Die Fascia endothoracica kleidet den Brustkorb von innen aus. Sie befindet sich zwischen der inneren Brustwandmuskulatur und dem Rippenfell (Pleura parietalis). Mit dem Rippenfell ist sie fest verwachsen. Sie setzt sich nach kranial in die Fascia cervicalis fort, nach kaudal hat sie Kontakt zum Zwerchfell. Sie entspricht der Fascia transversalis des Bauchraums.

Im Bereich der Pleurakuppel ist die Fascia endothoracica verstärkt und wird hier als *Sibson-Faszie* bezeichnet. Diese Verstärkung hängt die Lunge an der ersten Rippe, der Klavikula, den Querfortsätzen des ersten Brustwirbels und der unteren Halswirbelsäule auf.

Der Teil, welcher die Pleura parietalis mit dem Zwerchfell verbindet, nennt sich *Fascia phrenicopleuralis*.

Nach ventral und dorsal bildet die Fascia endothoracica die Begrenzung für das Mediastinum.

Pleura

Die Pleura befindet sich auf der rechten und der linken Seite um die jeweilige Lunge herum.

Sie besteht aus 2 Blättern, der Pleura visceralis (Lungenfell) und der Pleura parietalis (Brustfell). Im Pleuraspalt zwischen den Blättern befindet sich ein Flüssigkeitsfilm.

Die Pleura hat Verbindung zum Perikard, zur Fascia endothoracica und zum Zwerchfell.

Pleura parietalis

Die Pleura parietalis kleidet den Brustkorb von innen aus. Sie liegt direkt der Fascia endothoracica an.

Im Bereich der Rippen heißt sie *Pleura costalis* und kleidet die Rippen und Interkostalräume von innen aus.

Im Bereich des Mediastinums wird sie *Pleura mediastinalis* genannt. Dieser Teil der Pleura parietalis schlägt im Bereich des Lungenhilus um und wird so zur Pleura visceralis.

Im Bereich des Zwerchfells wird sie *Pleura diaphragmatica* genannt. Rechts ist sie zusammen mit der Fascia endothoracica mit der gesamten Zwerchfellkuppel verbunden, links ist sie nicht mit der gesamten Zwerchfellkuppel verbunden, da ein Teil der Zwerchfellkuppel mit dem Pericard verbunden ist.

Von der Pleura parietalis werden tiefe Falten gebildet, sogenannte *Recessus*, welche bei tiefer Inspiration einen Reserveraum bieten.

Die dünne Faszienschicht zwischen der Fascia diaphragmatica und dem Zwerchfell heißt *Fascia phrenicopleuralis*.

Pleura visceralis

Die gesamte Lungenoberfläche ist von der Pleura visceralis überzogen, außer die Stelle am Lungenhilus, an der das viszerale Blatt in das parietale Blatt umschlägt.

Sie dringt in die Lunge ein, um dort die Lungenlappen zu umhüllen.

Die Pleura visceralis ist über Zellgewebe mit dem Lungenparenchym verbunden.

Perikard

Der Herzbeutel wird in 2 Schichten unterteilt.

Das *Pericardium fibrosum* ist der äußere kollagene Anteil, der zum Teil mit dem Zwerchfell verwachsen ist. Das *Pericardium serosum* ist die innere Schicht des Herzbeutels mit einem viszeralen Blatt, das dem Herzen anliegt und einem parietalen Blatt, welches Verbindung zum Pericardium fibrosum hat. Zwischen beiden Blättern befindet sich seröse Flüssigkeit, die eine freie Bewegung des Herzens ermöglicht.

Fascia transversalis

Nach kaudal geht die Fascia endothoracica in die Fascia transversalis im Bauchraum über. Sie wird im Bereich des Nabels als *Fascia umbilicalis* bezeichnet.

Einige Autoren bezeichnen die Fascia transversalis als Fascia abdominalis interna.

Die Fascia transversalis kleidet die Innenseite des Abdomens aus. Durch die Fascia subperitonealis ist sie mit dem Peritoneum parietale eng verbunden. Sie umhüllt die intra-, retro- und extraperitonealen Organe. Im hinteren Teil bildet diese Faszie auf jeder Seite einen Sack, der jeweils die Niere aufnimmt.

Sie hat kranial Kontakt zum Zwerchfell. Kaudal geht sie beim Mann in die Fascia spermatica interna über, bei der Frau umkleidet sie das Lig. teres uteri.

Außerdem ist sie nach kaudal mit dem Lig. inguinale verbunden, wo sie auch einen engen Kontakt mit der Fascia iliaca hat und den M. quadratus lumborum von ventral bedeckt. Ventral ist sie mit der Linea alba verwachsen.

Peritoneum

Das Peritoneum ist die eigentliche Umkleidung der Bauchorgane.

Es werden 2 Blätter unterschieden. Das *Peritoneum parietale* liegt der Fascia transversalis nach außen an und nach innen dem Peritoneum viscerale. Das *Peritoneum viscerale* liegt der Innenfläche des Peritoneum parietale an und umhüllt die Bauchorgane.

Peritoneum parietale

▸ **Pars diaphragmatica.** Liegt der Kaudalseite des Diaphragma thoracolumbalis (Zwerchfell) eng an.

▸ **Pars posterior.** Überzieht die Fascia transversalis und damit die hintere Abdominalwand – dort gibt es eine Trennung des Peritoneums zur Wand, den Retroperitonealraum, welcher die Aorta und die V. cava umfasst.

▸ **Pars anterior.** Überzieht die vordere und seitliche Bauchwand von innen, wird aber durch den Subperitonealraum von ihr getrennt – unterhalb des Bauchnabels entfernt sich das Peritoneum immer weiter von der Wand, da es von der Fascia vesicoumbilicalis nach dorsal abgedrängt wird – in diesem Bereich entstehen infolge von Abhebung des Peritoneums durch den Urachus und die Ligg. umbilicovesicalia folgende Vertiefungen, welche Schwachstellen der Bauchwand darstellen:

- Fossa supravesicalis
- Fossa inguinalis medialis
- Fossa inguinalis lateralis

▸ **Pars inferior.** Bedeckt den Subperitonealraum, welcher das Rektum, die inneren Geschlechtsorgane und die Blase enthält, und kleidet den Beckenraum aus – in diesem Bereich wird der *Douglasraum* gebildet.

Peritoneum viscerale

Umhüllt die Bauchorgane und liegt der Innenfläche des Peritoneum parietale an, wo es zahlreiche Falten bildet:

► **1. Mesos.** Durch Umfaltungen des Peritoneum parietale auf dem Peritoneum viscerale entstehen die *Mesos*, welche die Baucheingeweide an der Rumpfwand befestigen und sie mit Gefäßen und Nerven versorgen.

- Mesos des Magens:
  - Plica gastropancreaticum mit der A. gastrica sinistra und dem Lig. duodenopancreaticum (mit der A. hepatica communis)
- Mesenterium im Bereich des Dünndarms:
  - Es ist ungefähr 12–15 cm lang und 18 mm breit.
  - Es überquert die Wirbelkörper II. bis V. der Lendenwirbelsäule.
  - Ungefähr auf Höhe des III./IV. Lendenwirbels dringen die Vasa mesenterica superiora in das Mesenterium ein.
  - Es befestigt die Dünndarmschlinge an der hinteren Rumpfwand und stellt die Versorgung mit Gefäßen und Nerven her.
  - Im Bereich des IV./V. Lendenwirbels überquert es den rechten Ureter.
  - Aus dem Mesenterium entspringt der Mesoappendix, welcher sich in das Lig. appendicovaricum fortsetzt.
- Mesocolon transversum:
  - Es verläuft quer zwischen der rechten und linken Leibeswand und teilt den Peritonealraum in Oberbauch und Unterbauch.
  - Es befestigt das Colon transversum an der dorsalen Rumpfwand.
- Mesocolon sigmoideum:
  - Die 1. Wurzel zieht von der A. mesenterica inferior nach kaudal zum III. Sakralwirbel.
  - Die 2. Wurzel verläuft von der A. mesenterica inferior zum Innenrand des M. psoas sinistra (linker Psoas).
  - Außerdem bestehen Verbindungen zur A. iliaca sinistra als Lig. colicoiliacum, zur Tuba uterina sinistra (linker Eileiter) als Lig. colicotubare und zum Mesenterium des Dünndarms als Lig. colicomesentericum.

► **2. Faszien.** Die Faszien des Peritoneums stellen die Anheftungsstrukturen der Mesenterien dar.

- Treitz-Faszie:
  - Diese stellt die Verbindung von Duodenum und Pankreas an der hinteren Rumpfwand dar.
  - Der *Treitz-Muskel* verläuft vom Crus sinistrum des Zwerchfells, dem rechten Rand des Osöphagus und dem Hiatus aorticus zur Flexura duodenojejunalis.
- Toldt-Faszie:
  - Sie verbindet das Colon ascendens und Colon descendens mit der hinteren Abdominalwand.

► **3. Peritoneale Ligamente.** Ligamente verbinden hier 2 Organe untereinander oder ein Organ mit der Leibeswand. Einige Ligamente entstehen durch peritoneale Umschlagfalten, andere bilden Verlängerungen der Mesos oder des Omentum majus und Omentum minus.

- Lig. teres hepatis: ist ein Überbleibsel der Nabelvene und bildet das Lig. falciforme (das Aufhängeband der Leber)
- Lig. coronarium hepatis: verbindet die Rückseite der Leber mit dem Zwerchfell und besteht aus 2 Blättern, die zusammentreffen und die Ligamente triangulare sinister und dexter bilden
- Lig. gastrophrenicum: entsteht aus der Umschlagfalte der beiden Peritonealblätter, die den Magen umgeben und setzt sich fort durch das Omentum minus und das Lig. gastrosplenicum
- Lig. gastrocolicum: verläuft von der großen Kurvatur des Magens zum Colon transversum
- Lig. latum uteri: befestigt das Peritoneum an Uterus und Adnexen
- Ligg. phrenicolica: stellen laterale Ausläufer des Omentum majus dar

► **4. Omenta.** Omenta sind Netze, die durch Peritonealapplikaturen entstehen und teilweise Gefäße führen. Sie verlaufen innerhalb des Peritoneums von einem Organ zum anderen.

- Omentum majus (großes Netz):
  - ist ventral auf den Darmorganen ausgespannt wie ein Vorhang, beginnend an der großen Magenkurvatur sowie dem Colon transversum und endet frei in der kaudalen Bauchhöhle – es hat eine wichtige Funktion bei der Immunabwehr
- Omentum minus:
  - auch Lig. hepatogastricum genannt, spannt sich von der kleinen Magenkurvatur zur Unterfläche der Leber aus und läuft dann zur Rückseite der Leber, um am Zwerchfell anzusetzen
- Lig. gastrosplenicum:
  - verläuft zwischen der großen Magenkurvatur und der Vorderseite des Milzhilus
- Lig. pancreaticosplenicum: verläuft vom Bereich des Pankreasschwanzes zum Milzhilus

► **5. Bursa omentalis.** Die 4 Omenta bilden dorsal des Magens einen Hohlraum, die Bursa omentalis.

- Begrenzungen der Bursa:
  - dorsal: posteriores Peritoneum parietale
  - ventral: Omentum minus, Dorsalseite des Magens und des Colon transversum
  - kaudal: Mesocolon transversum
  - links: Lig. gastrosplenicum und Lig. pancreaticosplenicum

Faszien des Beckens und des Perineums (Dammbereich)

Fascia pelvis

Die Fascia pelvis setzt die Fascia transversalis in das kleine Becken fort. Mit der Fascia pelvis werden alle Faszien zusammengefasst, welche die Beckenmuskulatur vom Spatium subperitoneale trennt.

Oberflächliche Perinealfaszie (Fascia perinei superficialis)

Die Fascia perinei superficialis hat nach kranial Verbindung zur Fascia abdominalis superficialis. Sie befindet sich ausschließlich im ventralen Dammbereich. Nach lateral hat diese Faszie jeweils Verbindung mit den Os ischii. Sie setzt sich in die Hülle des Penis bzw. in die Schamlippen und die Fascia clitoridis fort.

Sie hat nach kaudal Verbindung zu Faszien der unteren Extremität.

Mittlere Perinealfaszie (Fascia perinei media, Fascia diaphragmatica urogenitalis)

Die Fascia diaphragmatica urogenitalis besteht aus 2 Blättern: einem inferioren, welches die kaudale Faszie für den M. transversus perinei profundus darstellt, und einem superioren, welches die kraniale Begrenzung des M. transversus perinei profundus ausmacht (diese Faszie umhüllt also die mittlere Schicht der Beckenbodenmuskulatur). Auch diese Faszie hat lateral jeweils Kontakt zum Os ischii und befindet sich ausschließlich ventral. Sie hat Verbindung zur Fascia perinei superficialis, zur Fascia diaphragmatica pelvis und zur Fascia transversalis.

Tiefe Perinealfaszie (Fascia perinei profunda, Fascia pelvis)

Die Fascia pelvis bedeckt die Dammfläche nicht nur ventral, sondern auch dorsal. Sie bedeckt großflächig den gesamten Bereich des Damms.

Der M. levator ani mit seinen verschiedenen Anteilen und der M. ischicoccygeus werden von den beiden Blättern (Fascia diaphragmatica inferior und superior) dieser Faszie beidseitig umhüllt.

Sie hat Verbindung zur Fascia diaphragmatica urogenitalis, zur Fascia transversalis, zur Fascia praesacralis und zu den Faszien des M. piriformis und M. obturatorius internus (▸ Abb. 5.39 und ▸ Abb. 5.40).

Weitere Faszien des Beckens

- Fascia praesacralis, die eine Stützfunktion für den Plexus sacralis besitzt
- Septum rectovesicale, das eine Bindegwebshülle auf der Rückseite des Rektums bildet
- Septum vesicovaginale, welches den Blasengrund von der Vagina trennt
- Fascia vesicoumbilicalis, welche den Übergang der Bauchfaszien zur Fascia vesicalis bildet (die Ligg. umbili-

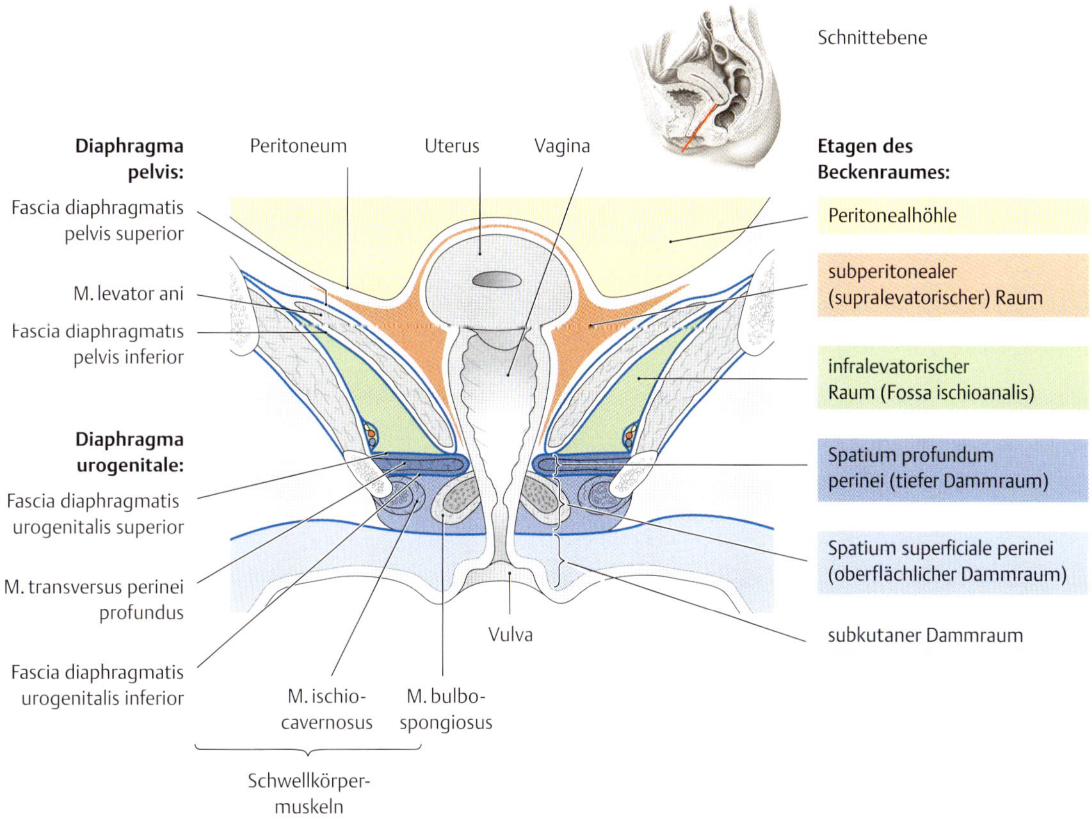

Abb. 5.39 Beckenräume, Faszien und Anordnung der Beckenbodenmuskulatur in einem weiblichen Becken. (Schünke, 2011)

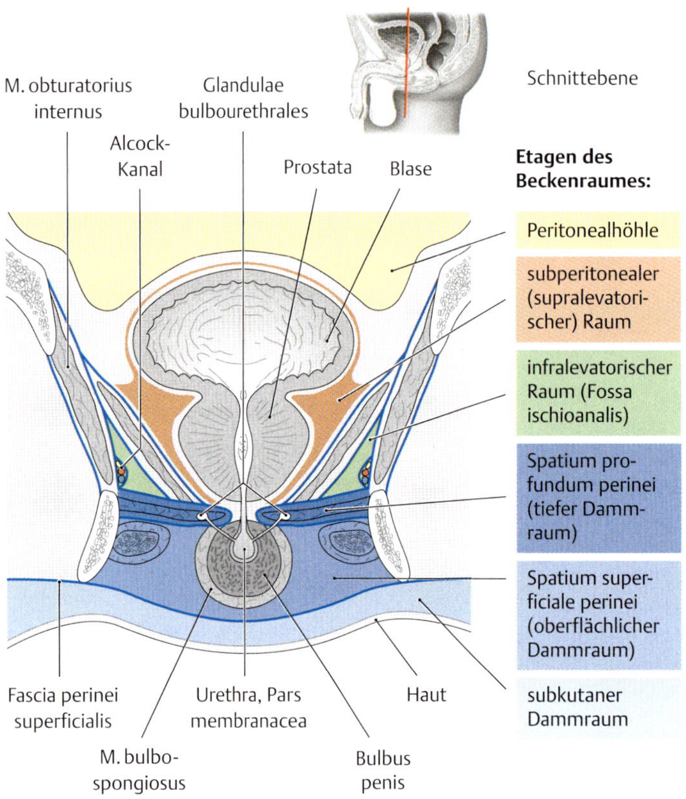

Abb. 5.40 Beckenräume, Faszien und Anordnung der Beckenbodenmuskulatur in einem männlichen Becken. (Schünke, 2011)

calia setzen sich gemeinsam mit der Fascia transversalis ins Becken fort und werden dort als Fascia vesicoumbilicalis bezeichnet)

- Lamina sacro-recto-genito-pubicalis
- Fascia rectovaginalis, die die Rektumvorderwand von der Scheidenrückwand trennt
- Fascia rectoprostatica, die die Adventia recti (Rektumvorderwand) von der Prostata trennt

Leistenkanal (Canalis inguinalis)

Der Leistenkanal durchzieht die vordere Bauchwand oberhalb des Lig. inguinale von dorsal, lateral und kranial schräg nach ventral, medial und kaudal.

In ihm verlaufen der Samenstrang (Funiculus spermaticus) beim Mann und das Mutterband (Lig. teres uteri) bei der Frau.

Er besitzt eine innere Öffnung, die als innerer Leistenring (Anulus inguinalis profundus) bezeichnet wird, und eine äußere Öffnung, die als äußerer Leistenring (Anulus inguinalis superficialis) bezeichnet wird.

Der Canalis inguinalis wird ventral von der Aponeurose des M. obliquus externus abdominis, der Fascia abdominalis superficialis und der Subkutis begrenzt. Dorsal begrenzen die Fascia transversalis und Teile des Peritoneum parietale den Leistenkanal. Der kaudale Teil des Canalis inguinalis wird durch das an dieser Stelle von der Aponeurose des M. externus abdominis gebildeten Lig. inguinale gebildet. Die kraniale Bedeckung des Leistenkanals wird vom M. obliquus internus abdominis und vom M. transversus abdominis gebildet (▸ Abb. 5.41).

Faszien der oberen Extremität

Die Faszie des Oberarms schließt an die Lamina superficialis der Fascia cervicalis an, an die Fascia clavipectoralis sowie an die Faszie des M. pectoralis und die Faszie des M. latissimus dorsi.

Zu den Faszien der Schulter-Arm-Region zählen:

- die Faszien des Schulter-Oberarm-Bereichs:
  - Fascia axillaris, Fascia deltoidea, Fascia infraspinata, Fascia supraspinata, Fascia subscapularis, Fascia brachii
- die Faszien des Unterarms und der Hand:
  - Fascia cubiti, Fascia olecrani, Fascia antebrachii, Fascia dorsalis manus, Fascia palmaris, Dorsalaponeurose, Palmaraponeurose

Fascia axillaris

Die Fascia axillaris bildet die Fortsetzung der Fascia pectoralis und reicht bis zur Faszie des M. latissimus dorsi. Sie beinhaltet Gefäße, Lymphknoten und Nerven im Bereich der Achsel.

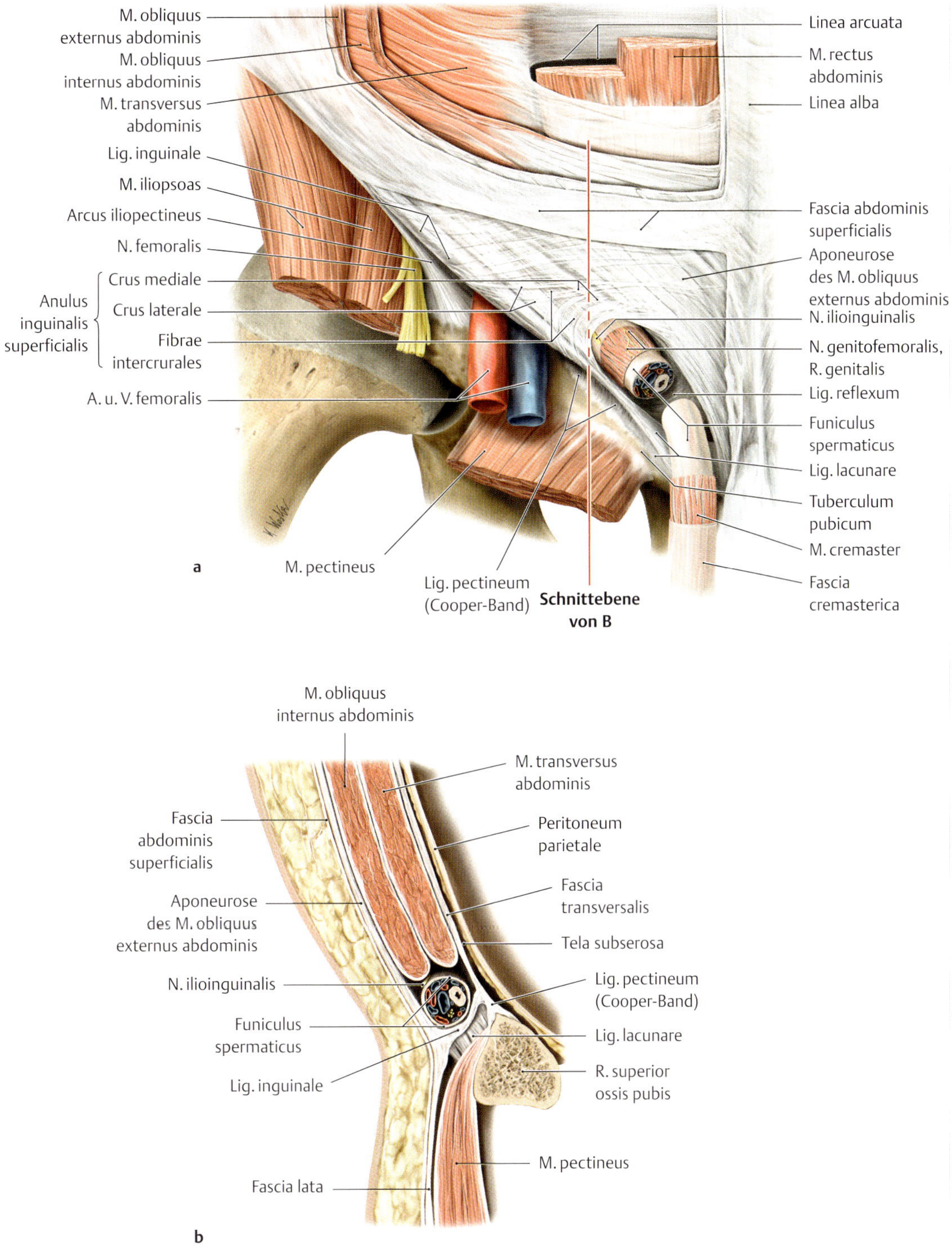

Abb. 5.41 Leistenkanal (Canalis inguinalis).
a Lage des Leistenkanals beim Mann. (Schünke, 2011)
b Sagittalschnitt auf Höhe des Leistenkanals. (Schünke, 2011)

Fascia deltoidea

Die Fascia deltoidea umhüllt den M. deltoideus und bildet Septen in die Tiefe der Muskulatur hinein.

Ventral hat sie Verbindung zur Faszie des M. pectoralis, dorsal zur Faszie des M. infraspinatus. Nach distal geht sie in die Fascia brachii über.

Fascia infraspinata

Die Fascia infraspinata umhüllt den M. infraspinatus.

Fascia supraspinata

Die Fascia supraspinata umhüllt den M. supraspinatus.

Fascia subscapularis

Die Fascia subscapularis umhüllt den M. subscapularis.

Fascia brachii

Die Fascia brachii ist die Oberarmfaszie. Sie ist die Fortsetzung der Schultergürtelfaszie. Sie umhüllt am Oberarm den M. triceps brachii, M. biceps brachii, M. brachialis, M. coracobrachialis sowie Nerven und Gefäße des Oberarms.

Kranial geht sie in die Fascia axillaris weiter, kaudal geht sie am Ellenbogen in die Fascia antebrachii über.

Sie bildet das sogenannte *Septum intermusculare brachii mediale und laterale* zwischen der Beuge- und Streckmuskulatur. Durch das Septum intermusculare steht diese Faszie mit dem Humerus in Verbindung (▸ Abb. 5.42).

Fascia cubiti und Fascia olecrani

Die Fascia cubiti und Fascia olecrani dienen als Übergang zwischen den Faszien des Ober- und des Unterarms. Sie befinden sich im Bereich des Ellenbogens.

Fascia antebrachii

Die Fascia antebrachii ist die Faszie des Unterarms. Sie bildet Septen in die Tiefe des Unterarms hinein zwischen die einzelnen Muskelgruppen. Sie steht proximal in Verbindung mit der Dorsalseite der Ulna. Nach distal hin verdickt sich diese Faszie und verstärkt die dorsalen und palmaren Sehnenscheiden durch das Retinaculum extensorum und das Retinaculum flexorum.

Das Retinaculum flexorum (Lig. carpi transversum) verläuft vom Os pisiforme und Os hamatum zum Os scaphoideum und Os trapezoideum, wodurch der *Karpaltunnel* gebildet wird.

Die Aponeurose des M. biceps brachii strahlt in die Fascia antebrachii ein.

Handfaszien

Die Fortsetzung der Unterarmfaszie ist die Handfaszie, die in eine Dorsalaponeurose und in eine Palmaraponeurose unterteilt wird.

Dorsalaponeurose, Fascia dorsalis manus

Die Dorsalaponeurose bedeckt den Handrücken und ist eine Fortsetzung des Retinaculum extensorum. Distal geht sie in die Dorsalaponeurose der Finger über.

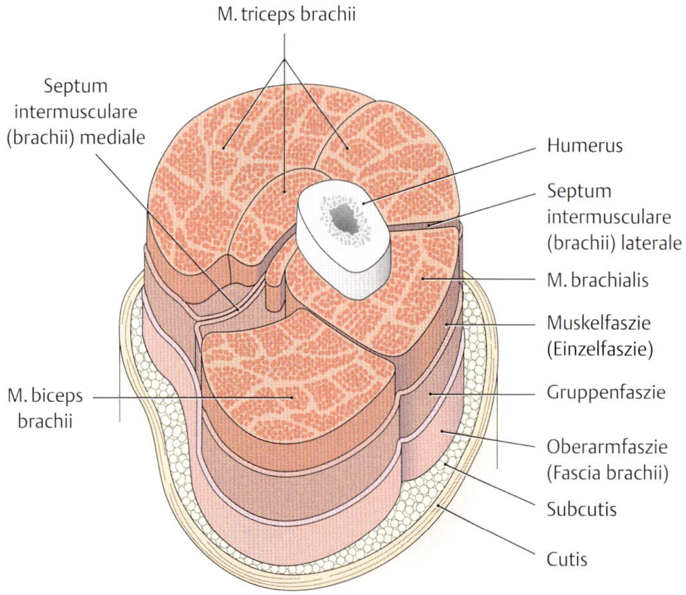

Abb. 5.42 Muskelfaszien. Querschnitt durch das mittlere Drittel des rechten Oberarms, Ansicht von proximal. (Schünke, 2011)

Die Fascia dorsalis manus wird in eine oberflächliche und eine tiefe Schicht eingeteilt, wobei die oberflächliche Schicht die Sehnen der Extensoren und die tiefe Schicht die Mm. interossei dorsales bedeckt.

Palmaraponeurose, Fascia palmaris

Die Palmaraponeurose ist eine Fortsetzung des Retinaculum flexorum und steht über Septen mit der tiefen Faszie der Hohlhand in Verbindung.

Sie bildet verschiedene Logen: eine Loge um den Thenar mit den Muskeln des Daumens, eine Loge um den Hypothenar mit den Muskeln des Handballens und die mittlere Loge mit den Sehnen der langen Fingerbeuger, Nerven, Gefäßen und den Mm. lumbricales. Der *Karpaltunnel* wird durch die Mittelloge gebildet.

Faszien der unteren Extremität

Die Faszien der unteren Extremität setzen sich aus der Fascia thoracolumbalis und der Fascia abdominalis superficialis fort.

Die Beinfaszien bilden abgegrenzte Räume für Muskeln durch Septen.

Fascia glutea

Diese mehrblättrige Gesäßfaszie beginnt an der Crista iliaca und am Sakrum und setzt sich nach distal in die Oberschenkelfaszie fort. Sie ist die Fortsetzung der Fascia thoracolumbalis.

Sie bedeckt den M. gluteus medius und lateral den M. tensor fasciae latae. Im Bereich des M. gluteus maximus ist diese Faszie verhältnismäßig dünn, unterteilt den Muskel aber durch Septen in Logen.

Tiefe Anteile dieser Faszie bedecken den M. quadratus femoris, die Mm. gemelli und den M. piriformis. Im Bereich des Foramen suprapiriforme und des Foramen infrapiriforme besteht Kontakt zu den Faszien des kleinen Beckens. Nach distal geht die Fascia glutea in die Fascia lata über.

Sie führt wichtige Gefäß- und Nervenstränge.

Fascia lata

Die Fascia lata ist dorsal und lateral die Fortsetzung der Fascia glutea. Ventral kommt sie vom Lig. inguinale als Fortsetzung der abdominalen Faszie. Distal geht sie in die Fascia cruris (Unterschenkelfaszie) über.

Die Fascia lata bildet Septen, die an das Femur ansetzen und die Muskulatur des Oberschenkels in Logen aufteilt. Das *Septum intermusculare femoris laterale* trennt den M. vastus laterale vom kurzen Kopf des M. biceps femoris. Das *Septum femoris intermusculare femoris mediale* trennt den M. vastus medialis vom M. adductor magnus. Durch diese Septen entsteht eine Loge für die Streckmuskulatur, eine Loge für die Beugemuskulatur und eine Loge für die Adduktoren.

Zwischen den Muskeln der ischiokruralen Gruppe und den Adduktoren liegt das *Septum intermusculare posterior*, in welcher der N. ischiadicus verläuft.

Ausläufer der Fascia lata umhüllen jeden Oberschenkelmuskel mit einer eigenen Hülle. Die Fascia lata bildet außerdem eine Schutzhülle für die Gefäße des Oberschenkels.

Sie besitzt eine Öffnung, die von einer Faszie (Fascia cribrosa) bedeckt ist und als Durchtritt für die V. saphena magna in die V. femoralis dient und ebenso Durchtrittsstelle für andere arterielle und venöse Gefäße ist. Diese Öffnung nennt sich *Hiatus saphenus* (▸ Abb. 5.43).

Tractus iliotibialis

Lateral besitzt die Fascia lata eine Verstärkung, den Tractus iliotibialis. Er verläuft von der Crista iliaca der Spina iliaca anterior superior und dem Trochanter major zum Tuberculum tractus iliotibialis des Condylus lateralis tibiae. Der M. gluteus maximus und der M. tensor fasciae latae strahlen in diesen Faserzug ein.

Der Tractus iliotibialis gleicht Druck- und Zugspannungen im Bereich des Oberschenkels aus. Er funktioniert nach einem Prinzip der Zuggurtung gegen die Biegungsneigung des Femurs nach lateral.

Fascia poplitea

Die Fascia poplitea stellt den faszialen Übergang von der Fascia lata in die Fascia cruris im Bereich der Kniekehle dar. Sie bedeckt die Kniekehle und leitet Gefäße und Nerven.

Fascia cruris

Die Fascia cruris ist die Unterschenkelfaszie, die sich aus der Fascia lata nach distal fortsetzt.

Dorsal schließt sie sich der Fascia poplitea direkt an, ventral kommt sie von der Patella, der Tuberositas tibiae und dem Caput fibulae. Distal geht sie in die Fußfaszie über.

Tiefe Ausläufer der Fascia cruris umhüllen Muskeln des Unterschenkels und bilden Septen, aus denen Muskellogen hervorgehen. Diese sind das *Septum intermusculare cruris anterius*, welches am Margo anterior der Fibula fixiert ist, und das *Septum intermusculare cruris posterius*, welches am Margo posterior der Fibula befestigt ist.

Aus diesen Septen gehen die folgenden Strukturen hervor (▸ Abb. 5.44):

- Extensorenloge mit M. tibialis anterior, M. extensor digitorum longus, M. extensor hallucis longus
- Peroneusloge mit M. peroneus longus, M. peroneus brevis
- oberflächliche Flexorenloge mit M. triceps surae
- tiefe Flexorenloge mit M. tibialis posterior, M. flexor hallucis longus, M. flexor digitorum longus, Vasa tibiala posterior

Distal bildet die Fascia cruris durch Querfasern das Retinaculum musculorum extensorum superius und noch etwas weiter Richtung Fußrücken das Retinaculum musculorum extensorum inferius.

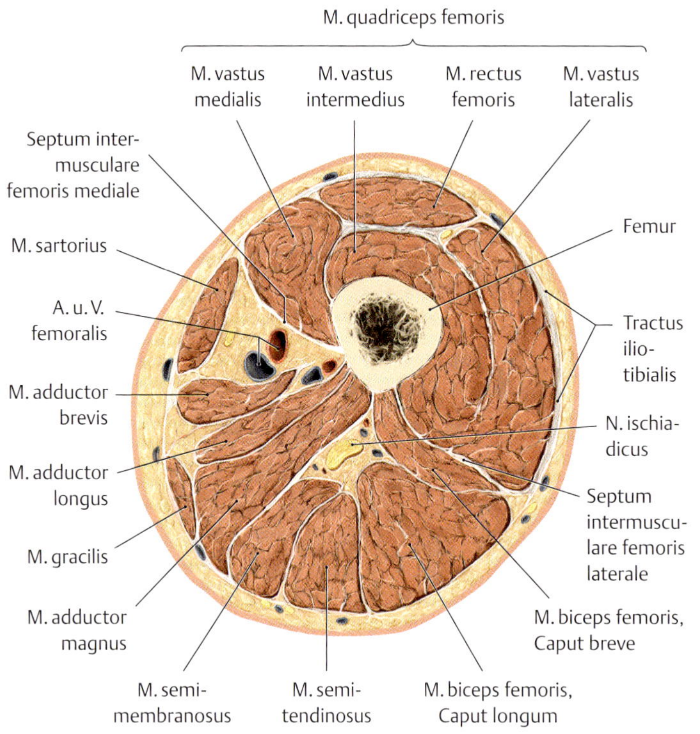

Abb. 5.43 Querschnitt durch einen rechten Oberschenkel, Ansicht von proximal. (Schünke, 2011)

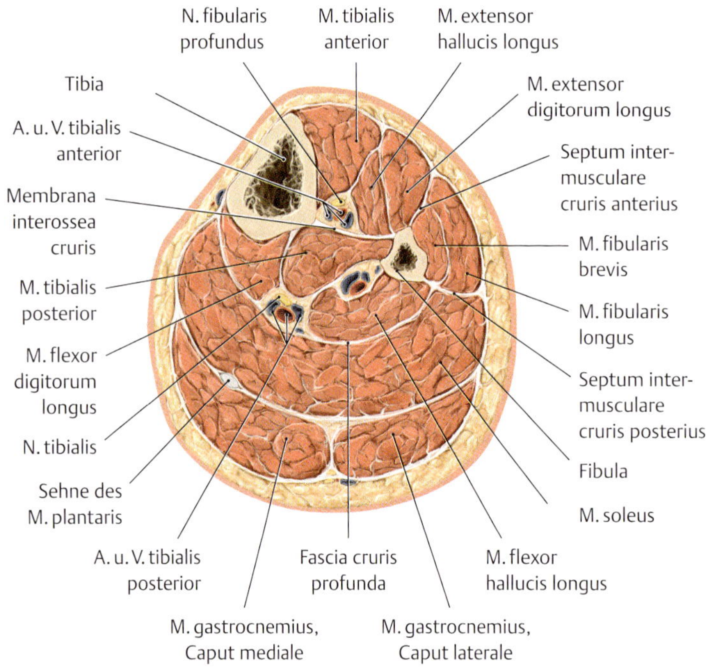

Abb. 5.44 Querschnitt durch einen rechten Unterschenkel, Ansicht von proximal. (Schünke, 2011)

Für die Flexoren entstehen folgende Führungsschienen: im Bereich des Malleolus medialis das Retinaculum musculorum flexorum und im Bereich des Malleolus lateralis das Retinaculum musculorum peroneum. Außerdem verlaufen dort Gefäße und der N. tibialis im sogenannten Malleolenkanal.

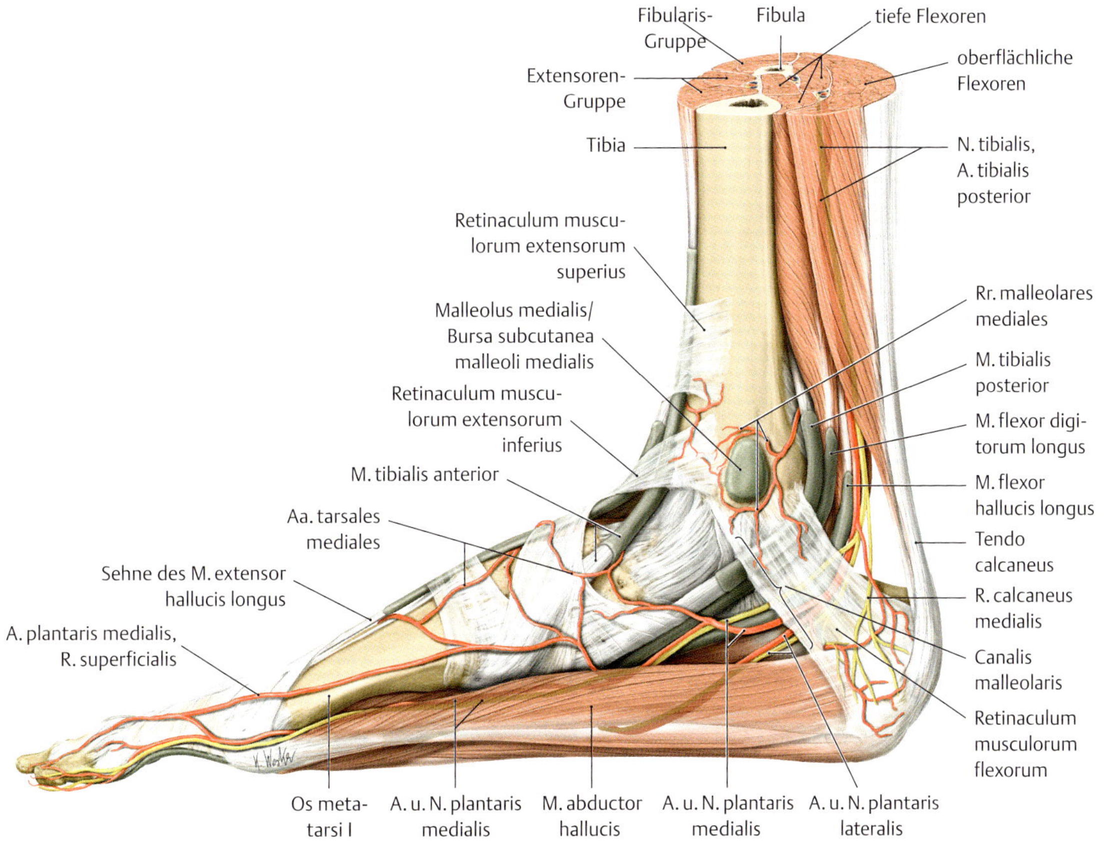

Abb. 5.45 Leitungsbahnen der medialen Knöchelregion. (Schünke, 2011)

Fußfaszien

Dorsalaponeurose (Fascia dorsalis pedis)

Distal des Retinaculum musculorum extensorum und flexorum wird die Fortsetzung der Fascia cruris durch die Fußfaszien gebildet, welche als Sehnenscheiden an den Zehen enden.

Auf dem Fußrücken bildet sich die *Fascia dorsalis pedis* mit einem tiefen und einem oberflächlichen Blatt. Das oberflächliche Blatt, Fascia dorsalis pedis superficialis, bildet das Retinaculum musculorum extensorum inferius. Es führt die Extensorenmuskulatur und bildet die Sehnenscheiden des Fußrückens.

Die Fascia dorsalis pedis superficialis findet ihre Befestigung am Innen- und Außenband des Fußes und vereinigt sich dort mit der Plantaraponeurose.

Das tiefe Blatt, Fascia dorsalis pedis profunda, bedeckt die Dorsalseite der Metatarsalknochen.

Zwischen beiden Blättern befinden sich die Gefäße des Fußrückens und der N. fibularis profundus (▸ Abb. 5.45).

Plantaraponeurose

Die Aponeurosis plantaris ist in eine oberflächliche und eine tiefe Schicht zu gliedern. Die oberflächliche Schicht besteht aus 3 Anteilen, dem inneren, äußeren und mittleren Anteil, wobei der mittlere Anteil der kräftigste ist. Der innere Anteil verläuft vom Tuber calcanei bis zum Hallux. Der mittlere Anteil verstärkt das Fußgewölbe. Er verläuft vom Tuber calcanei zu den Metatarsophalangealgelenken und wird in Richtung Zehen hin breiter (▸ Abb. 5.46).

Im Bereich der Metatarsophalangealgelenke bilden Fasern des mittleren Anteils der Plantaraponeurose das Lig. metatarsale transversum superficiale. Dieses Ligament unterstützt das vordere Fußgewölbe.

Zu den Außenseiten verbindet sich der mittlere Anteil mit dem inneren und äußeren Anteil der Plantaraponeurose.

Der äußere Anteil verläuft vom hinteren äußeren Teil des Tuber calcanei zur Basis des Os metatarsale V.

Die tiefe Schicht bedeckt die Mm. interossei und bildet vorn das Lig. metatarsale transversum profundum. Hinten verschmilzt es mit dem Bindegewebe der Ferse.

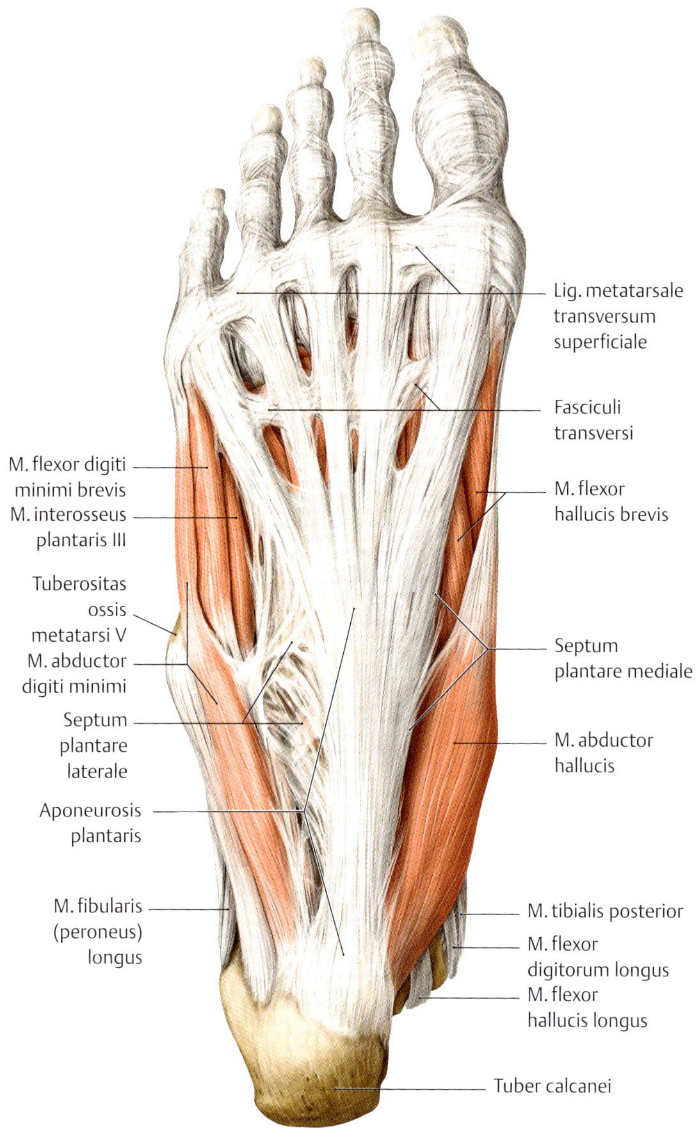

Abb. 5.46 Plantaraponeurose eines rechten Fußes in der Ansicht von plantar. (Schünke, 2011)

Die Plantaraponeurose verzweigt sich im Bereich des Vorfußes in mehrere Verstärkungsbänder.

Sie bildet Septen, durch die eine Großzehenloge, eine Kleinzehenloge, eine Mittelloge mit 3 Etagen und eine Zwischenknochenloge entstehen (▶ Abb. 5.47).

Faszienketten

Der menschliche Körper ist in seiner Gesamtheit durch Faszien miteinander verbunden. Diese Verbindungen bestehen aus oberflächlichen sowie tiefen Verknüpfungen. Ebenso sind tiefe Faszien mit oberflächlichen Faszien verbunden (▶ Abb. 5.48).

Einige Verbindungen sind besonders häufig an den täglichen Bewegungsabläufen beteiligt und sollen nachfolgend beschrieben werden.

Die Kräfte innerhalb einer Faszienkette können von kaudal nach kranial und ebenso von kranial nach kaudal übertragen werden. Die Beschreibung erfolgt hier von kaudal ausgehend.

AM-Kette

Die anterior-mediale (AM) Faszienkette beginnt medial am Fuß an der proximalen Phalanx I und verläuft dann über:

- den M. abductor hallucis entlang des Metatarsale I
- den medialen-ventralen Unterschenkel
- den medialen Kopf des M. gastrocnemius von ventral
- die mediale Knieseite
- den M. gracilis und M. adductor magnus zur Symphyse
- den M. pyramidalis, welcher Verbindung zum Beckenboden hat

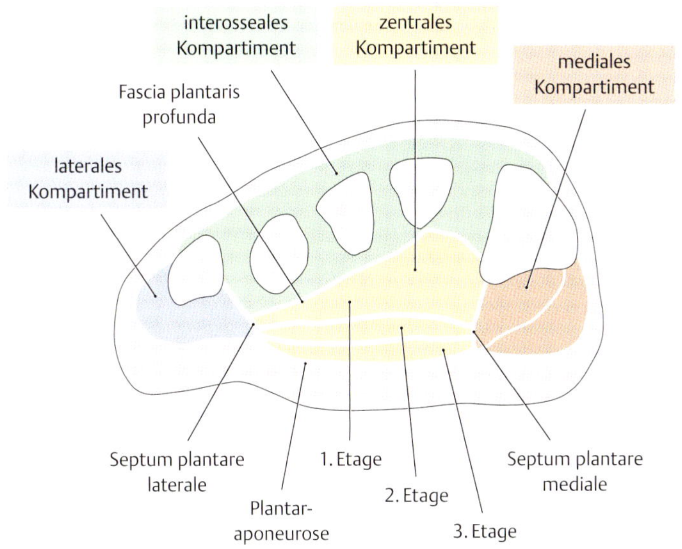

Abb. 5.47 Lage der Fußkompartimente bzw. Muskellogen. (Schünke, 2011)

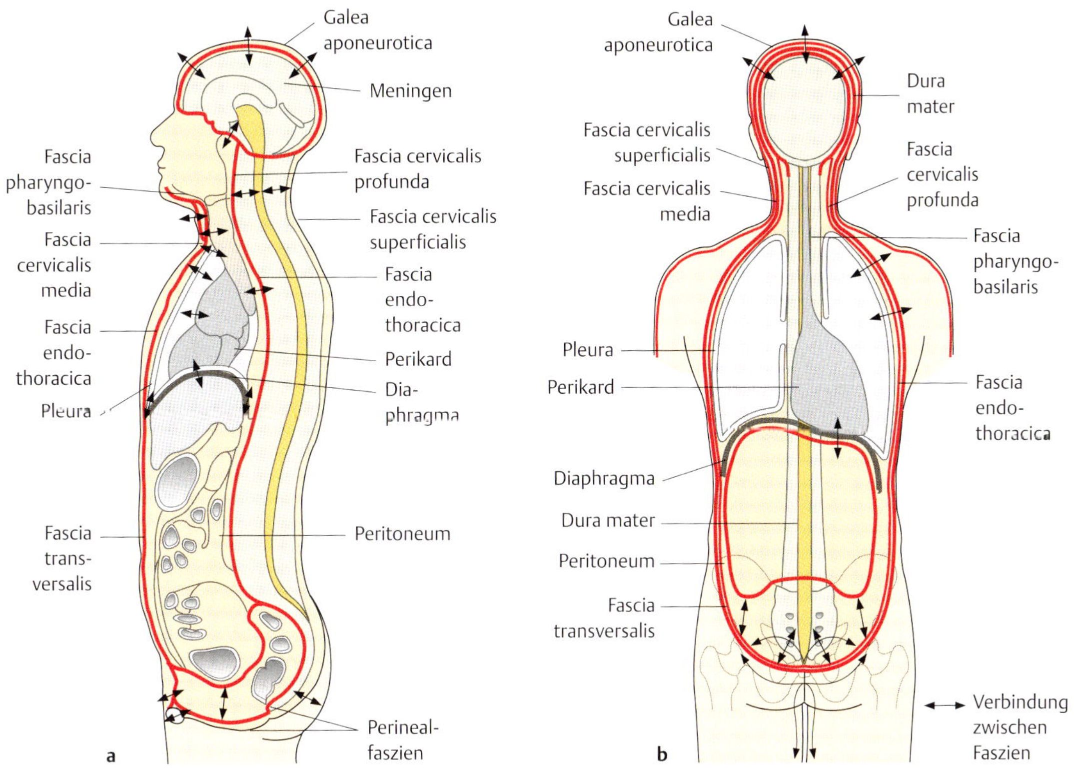

Abb. 5.48 Fasziensysteme. Anordnung der Faszien und ihre Verbindungen. Mechanik der Faszien. (van den Berg, 2011)

- den M. rectus abdominis
- den M. pectoralis major
- den sternalen Anteil des M. sternocleidomastoideus zum Proc. mastoideus
- den M. scalenus anterior
- den M. mentalis, M. depressor labii, M. depressor anguli oris, M. masseter superficialis, M. orbicularis oris (Kaumuskulatur)

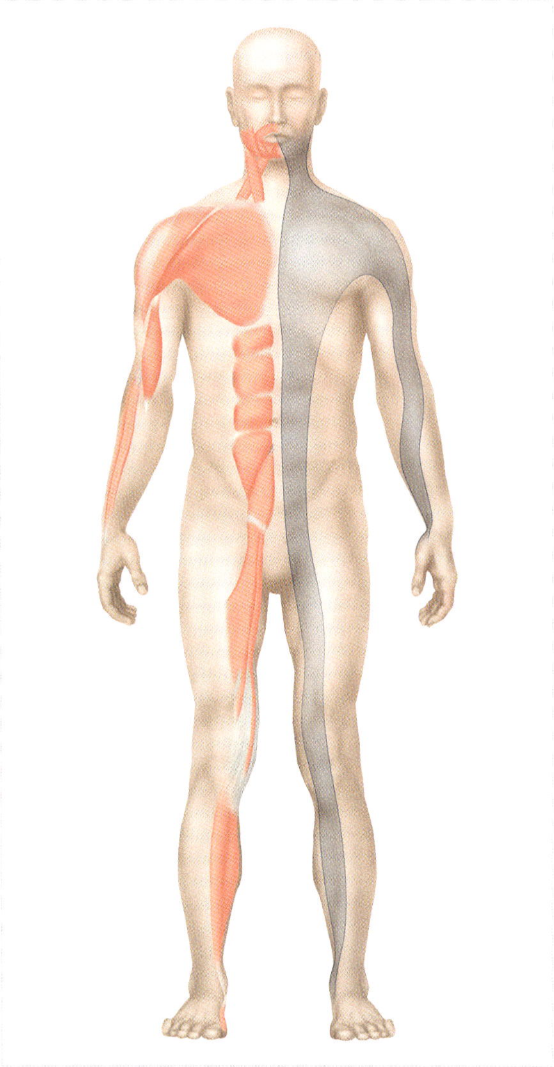

Abb. 5.49 Die AM-Kette.

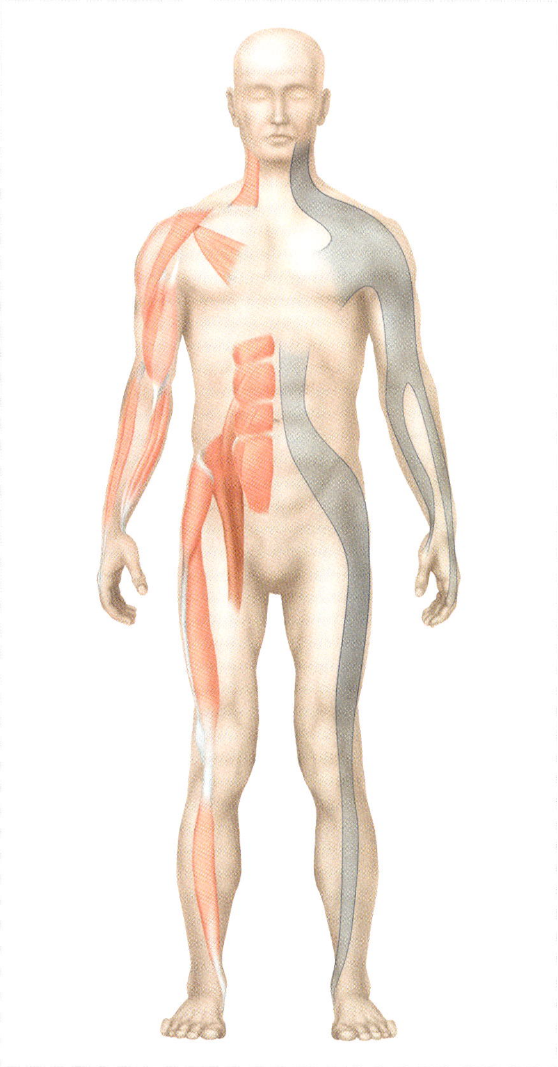

Abb. 5.50 Die AL-Kette.

- den M. deltoideus pars clavicularis in den Arm hinein
- den M. brachialis
- eine Schleife entlang dem dorsalen Unterarm und dann wieder nach ventral entlang dem Daumenballen (▶ Abb. 5.49)

AL-Kette

Die anterior-laterale (AL) Faszienkette beginnt unter der Fußsohle lateral im Bereich des Os metatarsale V, läuft unter der Fußsohle nach medial und verläuft dann über:

- die Ventralseite des Unterschenkels im Verlauf des M. tibialis anterior
- den Tractus iliotibialis
- den M. tensor fasciae latae, M. vastus lateralis, M. gluteus minimus
- die Verbindungsstelle Os ilium
- den M. iliopsoas
- den M. rectus abdominis
- die Verbindungsstelle 4., 5., 6. Rippe
- den M. pectoralis minor
- die Fascia clavipectoralis
- den klavikulären Anteil des M. sternocleidomastoideus
- den M. deltoideus pars clavicularis
- den M. biceps brachii caput longum
- die Ventralseite und die Dorsalseite des Unterarms zur Hand (▶ Abb. 5.50)

Tiefe AL-Kette

Diese Faszienkette beginnt unter der Fußsohle lateral im Bereich des Os metatarsale V, läuft unter der Fußsohle nach medial und verläuft dann über:

- den M. tibialis anterior
- lateral am Knie entlang
- den M. tensor fasciae latae

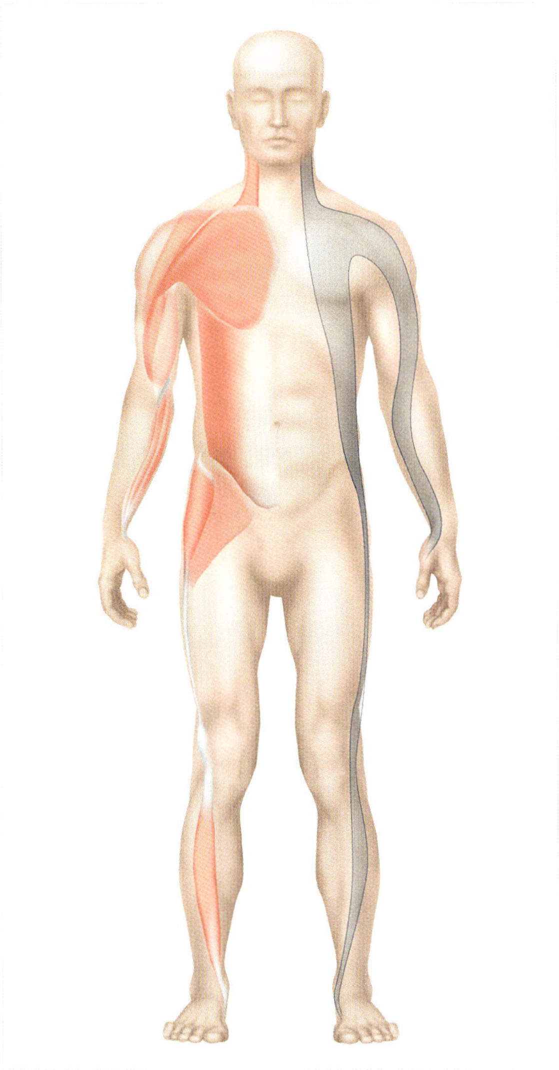

Abb. 5.51 Die tiefe AL-Kette.

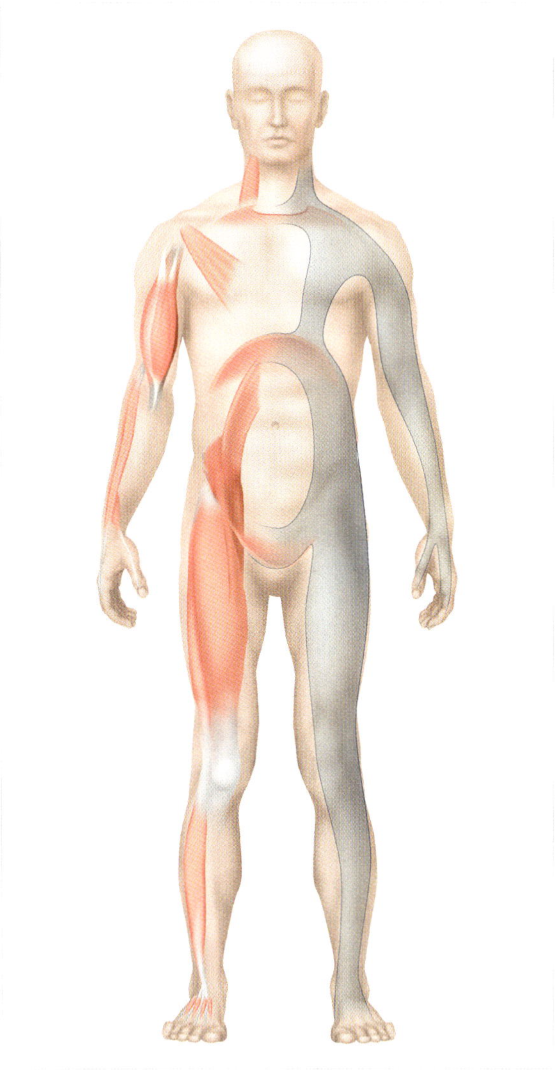

Abb. 5.52 Die AP-Kette.

- den M. gluteus minimus
- den M. transversus abdominis
- den M. pectoralis major
- den M. sternocleidomastoideus pars clavicularis
- den M. deltoideus pars clavicularis
- den M biceps brachii caput longum
- die Ventralseite des Unterarms in die Handfläche hinein (▶ Abb. 5.51)

AP-Kette

Die anterior-posteriore (AP) Faszienkette verbindet 3 wichtige horizontale Sehnenplatten miteinander:

- das Diaphragma cervicothoracicum (die obere Thoraxöffnung)
- das Diaphragma thoracolumbalis (das Zwerchfell)
- das Diaphragma pelvis/urogenitale (die beiden oberen Schichten der Beckenbodenmuskulatur)

Diese Kette beginnt auf der Dorsalseite der Zehen und verläuft dann über:

- den M. extensor digitorum brevis und
- den M. extensor digitorum longus lateral am Unterschenkel entlang
- eine Verbindung zur Patella
- den M. rectus femoris, M. vastus lateralis
- den M. iliacus – mit Verbindung zum Diaphragma pelvis/urogenitale
- den M. psoas major – mit Verbindung zum Diaphragma thoracolumbalis
- den M. pectoralis minor, M. scalenus medius – mit Verbindung zum Diaphragma cervicothoracicum
- den M. coracobrachialis
- den M. biceps brachii caput breve
- den M. triceps brachii caput mediale
- die Dorsalseite des Unterarms entlang dem M. extensor digitorum, M. extensor pollicis longus (▶ Abb. 5.52)

PM-Kette

Die posterior-mediale (PM) Faszienkette beginnt an der Fußsohle und verläuft über:

- die Plantaraponeurose
- den Kalkaneus
- die Achillessehne
- den M. soleus und die Zehenflexoren
- den M. gastrocnemius mit beiden Köpfen
- die Femurkondylen
- den M. semitendinosus, M. semimembranosus
- die Verbindung durch das Lig. sacrotuberale
- den M. erector spinae, die Mm. suboccipitales
- den M. occipitofrontalis (Galea aponeurotica) über den Kopf nach ventral bis medial an die Augenbrauen (Rand der Orbita)
- den M. latissimus dorsi
- den M. supraspinatus, M. infraspinatus, M. teres minor
- den M. deltoideus pars spinalis
- den M. triceps brachii caput longum
- die Dorsalseite des Unterarms auf den Handrücken, entlang dem M. extensor digitorum und M. extensor pollicis (▸ Abb. 5.53)

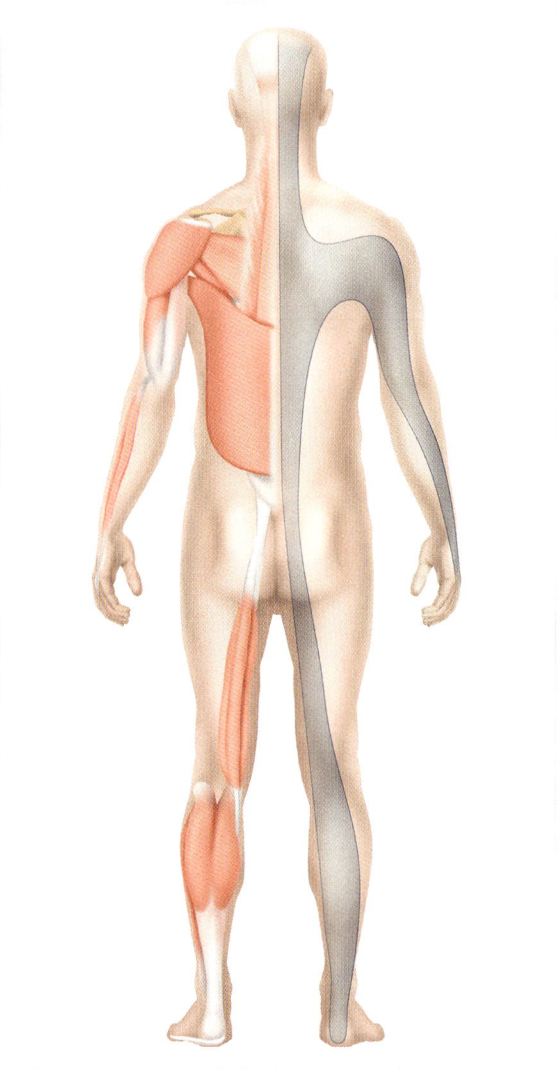

Abb. 5.53 Die PM-Kette.

PL-Kette

Die posterior-laterale (PL) Faszienkette beginnt an der lateralen Fußkante und verläuft über:

- den M. abductor digiti minimi lateral an den Kalkaneus
- den lateralen Kopf des M. gastrocnemius
- den M. biceps femoris, M. vastus lateralis entlang der Außenseite des dorsalen Oberschenkels
- den M. gluteus medius, M. gluteus minimus
- den M. latissimus dorsi
- den M. trapezius
- seitlich am Kopf entlang
- den M. supraspinatus
- den M. deltoideus pars acromialis
- den M. triceps brachii caput laterale
- den M. anconeus
- den Epicondylus medialis
- die Ventralseite des Unterarms in die Handfläche hinein (▸ Abb. 5.54)

Tiefe PL-Kette

Diese Faszienkette beginnt an der Fußaußenkante und verläuft dann über:

- den M. abductor digiti minimi lateral an den Kalkaneus
- den M. fibularis (peroneus) longus lateral am Knie entlang
- den M. biceps femoris
- den M. gluteus medius
- den M. obliquus internus abdominis
- die Verbindung über die Rippen
- den M. serratus anterior
- das Schulterblatt
- den M. levator scapulae
- den seitlichen Kopf (▸ Abb. 5.55)

Dysfunktionen der Faszienketten

Die fasziale Ebene in der Schmerzphysiotherapie beschreibt eine unterschiedliche Lage von Schmerzpunkt und der Schmerz auslösenden Struktur.

Es kann also sein, dass eine Symptomatik im Bereich der Schulter ihren Ursprung an einer anderen Stelle innerhalb der Faszienkette aufweist. So kann z. B. ein Inversionstrauma durch die Kraftweiterleitung innerhalb der Faszienkette Auslöser für eine Symptomatik in der Schulter sein. Hier kann nun der Hauptschmerz im Bereich der Schulter zu finden sein, obwohl das Sprunggelenk zu diesem Zeitpunkt keine Probleme mehr aufweist.

Auf jeder der beschriebenen Faszienketten finden sich einige spezifische Dysfunktionen, von denen hier die prägnantesten genannt seien. Dabei kann es sich sowohl um primäre als auch um sekundäre Dysfunktionen handeln.

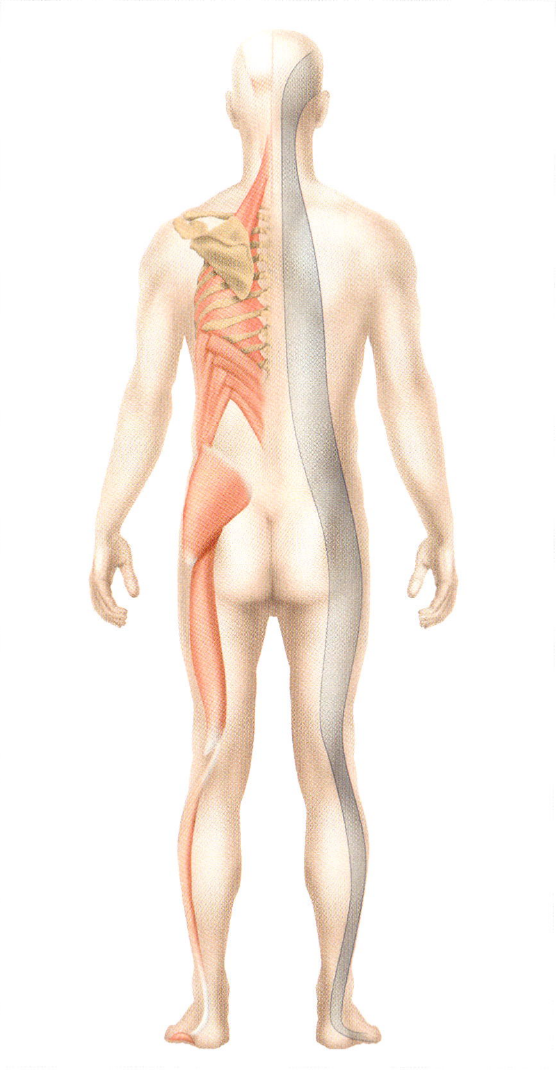

Abb. 5.55 Die tiefe PL-Kette.

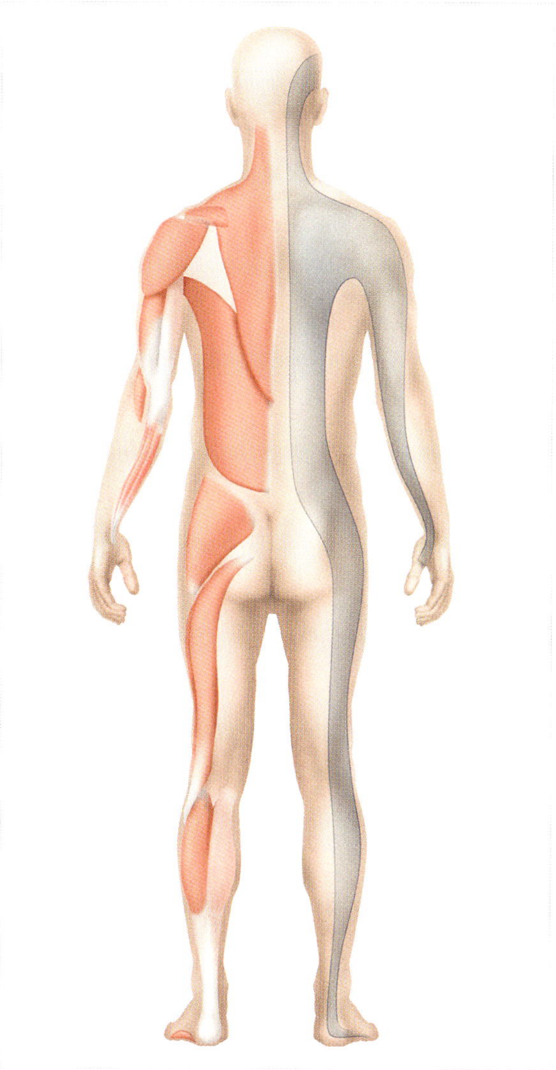

Abb. 5.54 Die PL-Kette.

AM-Kette

- Hallux valgus
- Knie-TEP, Beschwerden im Bereich des medialen Meniskus und des Lig. collaterale tibiale
- Symphysendysfunktionen
- Narben im Verlauf der Faszienkette, z. B. eine Kaiserschnittnarbe, Narbe nach Brustoperationen
- Klavikuladysfunktionen, Dysfunktionen im Bereich des Kiefergelenks
- Dysfunktionen im Bereich des Schultergelenks
- Schmerzen im Bereich des Daumenballens

AL-Kette

- Fehlstellungen im Bereich der Fußwurzelknochen
- Dysfunktionen der Fibula
- iliotibiales Bandsyndrom („Läuferknie“)
- Beckendysfunktionen, z. B. Ilium anterior
- Bauchnarben
- Klavikuladysfunktionen
- Epicondylitis medialis, Epicondylitis lateralis

AP-Kette

- Dysfunktionen im Bereich des Fußes
- Patellafehlstellungen
- Symptomatiken im Bereich der 3 horizontalen Sehnenplatten: Diaphragma pelvis/urogenitalis, Diaphragma thoracolumbalis, Diaphragma vervicothoracicum
- Epicondylitis lateralis

PM-Kette

- Entzündungen der Plantarfaszie, Achillodynien, Fersensporn
- Bakerzysten
- Reizsymptomatik im Bereich des Lig. sacrotuberale
- Symptomatiken im Bereich der gesamten Wirbelsäule – LWS, BWS, HWS (z. B. Blockierungen, Protrusionen, Prolaps)
- Tattoos oder Narben im Verlauf der Faszienkette
- Kopfschmerzen, Migräne
- Schulterschmerzen

PL-Kette

- Inversionstrauma
- lateraler Knieschmerz, Beschwerden im Bereich des lateralen Meniskus und des Lig. collaterale fibulare
- iliotibiales Bandsyndrom („Läuferknie“)
- Beckendysfunktionen, z. B. Ilium posterior
- Dysfunktionen im Bereich der Skapula
- Schulter-Nacken-Symptome
- seitlicher Kopfschmerz
- Epicondylitis medialis

Horizontale Sehnenplatten (Diaphragmen)

Die horizontal ausgerichteten Faszien-Muskel-Verbindungen werden *Diaphragmen* genannt.

Diese Diaphragmen geben dem Körper einerseits Stabilität, andererseits müssen sie für Strukturen wie Arterien, Venen, Lymphgefäße und Nerven durchlässig sein. Auch Organe treten durch Diaphragmen hindurch.

Es ist also wichtig, Sehnenplatten elastisch und geschmeidig zu halten, damit die durch sie hindurchtretenden Strukturen nicht komprimiert werden.

Entwicklung des Zwerchfells und die Entstehung der Körperhöhlen

Das Zwerchfell (Diaphragma thoracolumbalis) entsteht aus dem mittleren der 3 Keimblätter, dem Mesoderm.

Die Entstehung des Septum transversum des Zwerchfells beginnt bereits zwischen dem 24. und 28. Tag, nachdem der Dottersack als primäres Darmrohr und eine erste Körperhöhle (intraembryonales Zölom) entstanden sind.

Während der Abfaltungsprozesse kommt es durch Faltenbildung im Bereich des Brustkorbs zur Teilung der Zölomhöhle. Von ventral wächst das Septum transversum als dicke Mesodermplatte nach dorsal und bildet eine Trennwand. So entsteht im Brustkorb die Trennung der Perikardhöhle von der peritonealen Höhle. Diese Trennwand ist noch unvollständig, da sich zu beiden Seiten des Darmrohrs die Zölomkanäle (Perikardioperitonealkanäle) befinden, die für die Kommunikation der beiden Körperhöhlen zuständig sind.

Etwa in der 5. Entwicklungswoche wachsen in die Zölomkanäle 2 Mesodermfalten (Pleuroperikardialfalten) ein, die aufeinanderzuwachsen. Innerhalb dieser Falten befindet sich der N. phrenicus sowie der Stamm der Vv. cardinales communes.

Am unteren Ende des Laryngotrachealschlauches entsteht die Lungenknospe, die sich folgend in 2 Lungenknospen teilt und sich zu den Hauptbronchien entwickelt. Mit dem Einwachsen der Lungenknospen in die Zölomkanäle entstehen die beiden Pleurahöhlen, die sich ausdehnen und sich von der Perikardhöhle trennen. Die vollständige Abtrennung der Pleurahöhle von der Perikardhöhle entsteht durch Verschmelzung der Pleuroperikardfalten mit dem Lungenwurzelmesenchym.

Durch Vereinigung der beiden kranialen Vv. cardinales entsteht die V. cava superior.

Ungefähr in der 8. Entwicklungswoche kommt es zur Verschmelzung des Septum transversum mit dem mesodermalen Gewebe des Darmrohrs (späterer Ösophagus) und verschließt die Zölomkanäle, über welche die Pleuroperikardhöhle bis dahin mit der kaudal gelegenen Peritonealhöhle kommuniziert hat.

Entwicklung des Zwerchfells aus verschiedenen Anlagen

Das Septum transversum wächst als dicke Mesodermplatte von ventral nach dorsal und entsteht im Bereich der vorderen Darmpforte zwischen Perikardhöhle und Dottergang.

Ungefähr in der 6. Entwicklungswoche kommt es zur Verlagerung des Septum transversum nach kaudal. Die Leberknospe ist strangförmig in das Septum transversum gewachsen. Teile der Pleuroperitonealmembranen auf beiden Seiten verschmelzen mit dem Septum transversum und bilden das spätere Centrum tendineum.

Der muskuläre Anteil entsteht durch die Einbeziehung des dorsalen Bindegewebslagers des Ösophagus sowie der angrenzenden Muskulatur der Leibeswand.

Die quergestreifte Muskulatur des Zwerchfells entsteht aus den zervikalen Somiten. Damit lässt sich die Innervation durch den N. phrenicus aus den Segmenten C 3–C 5 erklären. Der N. phrenicus verläuft in der Pleuroperikardialfalte zusammen mit der V. cardinalis (▸ Abb. 5.56).

In der weiteren Entwicklung verlagert sich das Zwerchfell mit der Streckung des Halses und der Verlagerung des Herzens nach kaudal. Der viszerale Descensus (Absinken) steht in enger Korrelation mit der Entwicklung des Zwerchfells. Dieses hat kranial über das Perikard Kontakt zum Herzen und kaudal zur Leber. Hinter dem Herzen ist es hoch in den Brustraum gewölbt und reicht kaudal bis an das Ende der Wirbelsäule. Zwischen dem wachsenden Herzen und der sich vergrößernden Leber wird das Zwerchfell komprimiert und gestrafft, wodurch das Centrum tendineum dünn und sehnig wird. Durch das Wachstum der Leber flacht sich das Zwerchfell ab, kippt nach ventral und entfernt sich von der Wirbelsäule. Im

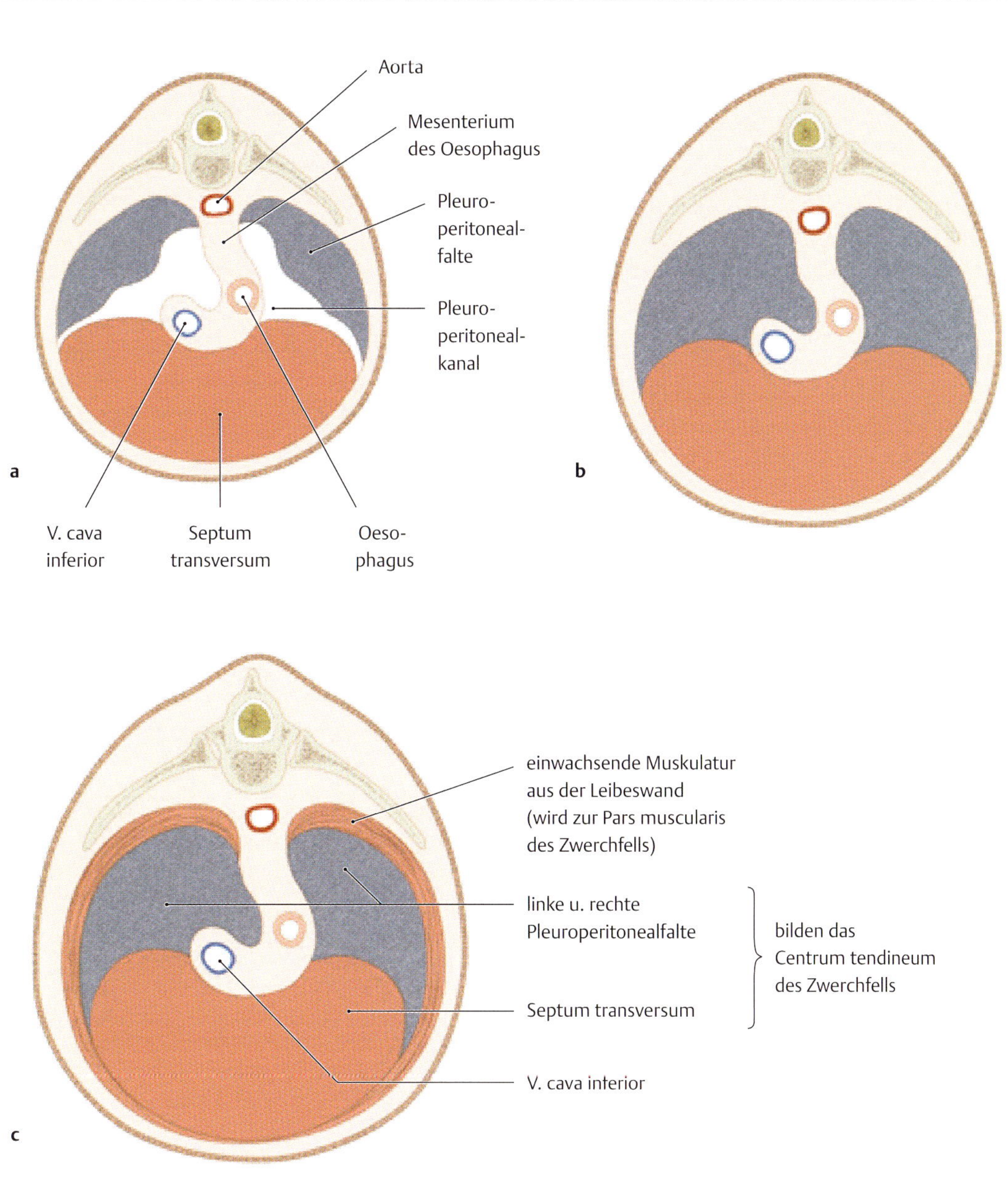

Abb. 5.56 Entwicklung des Zwerchfells (Diaphragma) (nach Sadler). (Schünke, 2012b)

Bereich der Lendenwirbelsäule bleibt die feste Verbindung bestehen (Pars lumbale).

Die erste Anlage des Herzens entsteht in der Nähe der Prächordalplatte. In der weiteren Entwicklung verlagert sich das Herz aus der Halsregion in den Thoraxraum (Descensus cordis).

Durch das Absinken des Herzens in den Brustbereich verändert sich auch die Form des Halses von einer dicken Wulst zu einer schmalen, länglichen Form.

Durch das Absinken der Organe aus dem 3.–5. Zervikalsegment werden auch Nerven mitgezogen, wodurch sich deren beachtliche Länge erklären lässt. Dies sind z. B. der N. laryngeus recurrens des N. vagus, der N. phrenicus sowie die Herznerven des Sympathikus und des Parasympathikus.

Diaphragma suboccipitalis oder Tentorium cerebelli (intrakraniales horizontales Kleinhirnzelt)

Diese horizontale Sehnenplatte wird nur in der kraniosakralen Osteopathie beschrieben, da sie dem primär respiratorischen Mechanismus (PRM) unterliegt. Sutherland fasste sein kraniales Konzept in 5 Punkten zusammen, welche die Grundlage für den PRM darstellt. Darin beschreibt er die rhythmische Bewegung des Gehirns (kranialer rhythmischer Impuls), die Bewegung der zerebrospinalen Flüssigkeit in einem semi-geschlossenen System, die Beweglichkeit der reziproken Spannungsmembran (beinhaltet das durale Spannungssystem, insbesondere die Dura meningeale), die Art und Weise, in dem sich die Schädelknochen rhythmisch bewegen und die Bewegung des Sakrums (Langer u. Hebgen, 2013).

Anatomie

Das Tentorium cerebelli befindet sich zwischen dem Okzipitallappen des Großhirns und dem Kleinhirn. Es ist eine bindegewebige Struktur der Lamina interna der Dura mater (innere Schicht der Hirnhaut). Dieses Septum nennt sich Kleinhirnzelt, da es wie ein Dach die Oberfläche des Kleinhirns bedeckt, indem es sich horizontal zwischen dem Kleinhirn und der Unterseite der Okzipitallappens ausspannt.

In der Mittellinie der Oberseite des Tentoriums setzt die Falx cerebri an, die als Septum die beiden Großhirnhemisphären voneinander trennt und ebenfalls von der Lamina interna der Dura mater ausgeht. An dieser mittigen Stelle ist die Oberseite des Tentoriums cerebelli erhöht.

Die Unterseite liegt dem Kleinhirn auf und dient der Falx cerebelli (Kleinhirnsichel, die als Septum die beiden Kleinhirnhälften voneinander trennt) mittig als Ansatz (▸ Abb. 5.57).

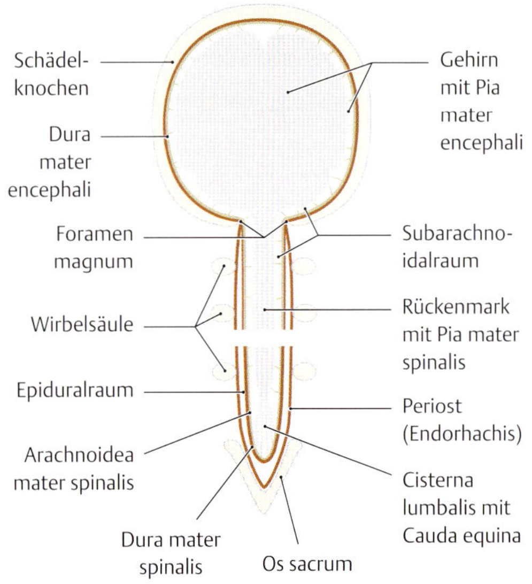

Abb. 5.57 Diaphragma suboccipitalis (Tentorium cerebelli). (Schünke, 2012a)

Durchtretende Strukturen

Durch das horizontale Kleinhirnzelt treten der Hirnstamm (Medulla oblongata, Pons, Mesencephalon), der N. oculomotorius (III. Hirnnerv), der N. trochlearis (IV. Hirnnerv) und Gefäße hindurch. Außerdem gibt es nahe der Spitze der Felsenbeinpyramide am Hinterrand des Tentoriums eine Durchtrittsstelle für den N. trigeminus (V. Hirnnerv).

Funktion

Das Tentorium cerebelli gehört zu einem System von Septen, die von der Innenfläche der Dura mater ausgehen. Diese Septen unterteilen das Gehirn in verschiedene Bereiche und stabilisieren den kranialen Innenraum mechanisch.

Insgesamt gehören 5 Septen zu diesem System (Tentorium cerebelli, Falx cerebri, Falx cerebelli, Diaphragma sellae, Tentorium bulbi olfactorii), die dafür sorgen, dass das Gehirn in seiner Position bleibt, auch wenn sich die Lage des Kopfes verändert, und Schutz vor Verletzungen bietet.

Auf das Diaphragma suboccipitalis kann mit faszialen und kraniosakralen Techniken eingewirkt werden.

Diaphragma cervicothoracicum (obere Thoraxapertur)

Das Diaphragma cervicothoracicum wird von der *Sibson-Faszie* gebildet. Diese Faszie entsteht durch den Übergang der tiefen Halsfaszie (Lamina praevertebralis der Fascia cervicalis) in die Fascia endothoracica des Brustkorbs. An dieser Stelle, im Bereich der Pleurakuppel, ist die Faszie verstärkt und nennt sich Sibson-Faszie oder Faszie von Bourgerey. Die Pleurakuppel ist über den Sibson-Muskel (M. scalenus minimus) mit den Querfortsätzen des VII. Halswirbels, manchmal mit denen des V. oder VI. Halswirbels verbunden. In einigen Fällen ist dieser Muskel nicht vorhanden und wird dann durch einen Bindegewebsstrang ersetzt. Die Verbindung des Querfortsatzes des VII. Halswirbels mit der Pleurakuppel wird als *Lig. transversopleurale* bezeichnet. Zwischen dem Wirbelkörper des VII. Halswirbels mit der Pleurakuppel nennt sich die Verbindung *Lig. vertebropleurale*. Die Pleurakuppel ist außerdem über das *Lig. costopleurale* mit der 1. Rippe verbunden. Diese Verbindungen zwischen der Pleurakuppel und der Halswirbelsäule werden in der Literatur auch häufig unter der Bezeichnung *Lig. suspensorium pleurale* gefunden.

Folgende Muskeln sind mit ihren Faszien im Zusammenhang mit der oberen Thoraxapertur zu benennen:

- M. sternocleidomastoideus
- Mm. scaleni
- M. pectoralis minor
- M. subclavius

Folgende Knochen des Schultergürtels, die gelenkig miteinander in Verbindung stehen, sind involviert:

- Klavikula
- 1. Rippe
- Sternum
- Akromion
- Proc. coracoideus
- VII. Halswirbel
- I. Brustwirbel
- Gefäße, welche dieses Diaphragma passieren:
  - A. subclavia
  - A. carotis communis
  - V. jugularis
  - V. subclavia
  - Truncus subclavius des Lymphsystems
- Nerven, welche dieses Diaphragma passieren:
  - Plexus brachialis
  - N. vagus
  - N. phrenicus aus dem Plexus cervicalis
  - Truncus sympathicus (vegetativer Grenzstrang)
- Organe, welche sich in diesem Bereich befinden:
  - Trachea (Luftröhre)
  - Ösophagus (Speiseröhre)
  - Apex pulmonaris (Lungenspitze) mit Pleurakuppel (▶ Abb. 5.58)

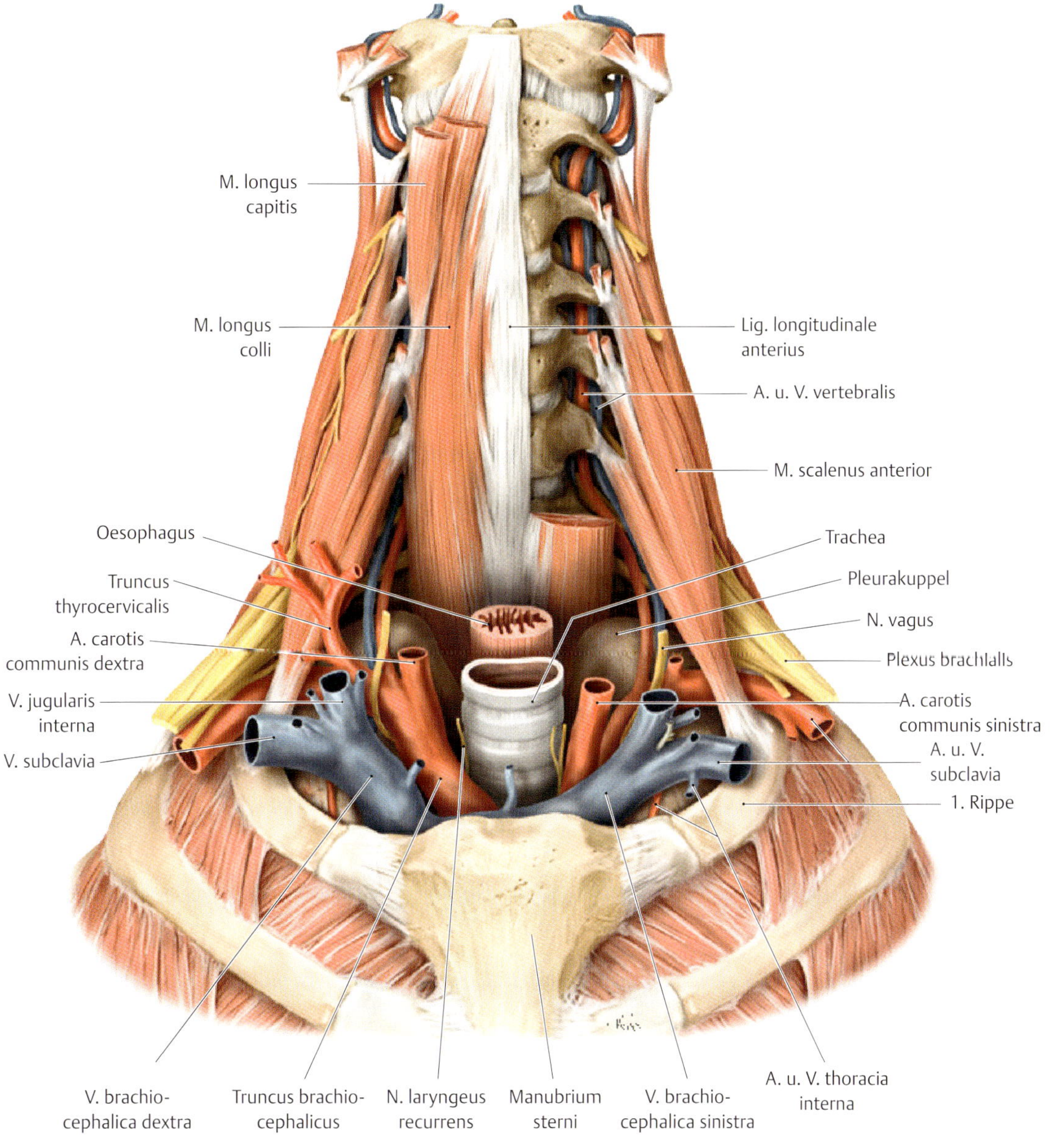

Abb. 5.58 Topografie der Abgänge des Aortenbogens in der oberen Thoraxapertur. Ansicht von ventral nach Entfernung der Halseingeweide. (Schünke, 2012b)

Thoracic-outlet-Syndrom

Sind die faszialen und muskulären Strukturen des Diaphragma cervicothoracicum nicht geschmeidig, sondern verkürzt und hyperton, können Symptome des Thoracic-outlet-Syndroms (TOS, Engpasssyndrom der oberen Thoraxapertur) entstehen.

Auch Fehlstellungen oder Dysfunktionen der gelenkigen Verbindungen der genannten Knochen, z. B. Klavikuladysfunktionen oder Fehlstellungen im Bereich der 1. Rippe, können im Bereich des zervikothorakalen Diaphragmas Engpässe verursachen.

Durch die Kompression auf Nerven und Gefäße, welche das Diaphragma innerhalb der oberen Thoraxapertur durchqueren, können Symptome wie Parästhesien (Empfindungsstörungen), arterielle Durchblutungsstörungen, venöse Stauungen, Schmerzen und Paresen im Bereich von Fingern, Händen und Armen auftreten (S. 275).

Zwerchfell (Diaphragma thoracolumbalis)

Das Zwerchfell ist der wichtigste Atemmuskel. Es ist kuppelförmig und trennt als untere Thoraxapertur den Brustraum vom Bauchraum und somit Körperregionen mit physiologisch unterschiedlichen Aufgaben voneinander. Im Brustraum befindet sich das Zentrum für den Körperkreislauf und den Gasaustausch. Im Bauchraum befindet sich das Zentrum für die Verdauung, die Ausscheidung und den Stoffwechsel.

Unter anderem wird das Zwerchfell als „Motor der Faszienbewegung" bezeichnet. Durch seine Bewegung wird Dynamik auf die Organe und Faszien in Thorax und Abdomen übertragen, was zur Unterstützung der Organfunktion führt, zu arterieller Durchblutungsförderung sowie zur Anregung des venösen und lymphatischen Flusses in Bauch- und Rumpfbereich.

Durch seine Dynamik werden außerdem Faszienbewegungen und damit auch Dysfunktionen nach kranial in die obere Extremität, die Halswirbelsäule und den Kopf weitergeleitet sowie nach kaudal in das Becken und die untere Extremität.

Faszien

Das Zwerchfell ist faszial nach kranial von der Fascia endothoracica, der darüber liegenden Pleura und dem Perikard bedeckt sowie nach kaudal von der Fascia transversalis und dem darunter liegenden Peritoneum.

Über das Peritoneum sind Magen und Leber (die Leber über die Area nuda) am Zwerchfell aufgehängt. Außerdem gehen vom Peritoneum die Fasciae renales, die Nierenfaszien, ab, welche somit ebenfalls eine Verbindung zum Zwerchfell besitzen.

Dem parietalen Blatt des Perikards liegt das Pericardium fibrosum auf, welche das Zwerchfell über die Fascia pharyngobasilaris, die Fascia interpterygoidea und die Fascia palatina mit der Schädelbasis verbindet.

Als Schaltstelle für die Fascia endothoracica und die beiden Pleurablätter sorgt das Zwerchfell dafür, dass diese sich nach kaudal in die Fascia transversalis und das Peritoneum und weiter über die Fascia praesacralis bis in die Perinealfaszien (Faszien des Becken-Damm-Bereichs) fortsetzen.

Recessus pleurales

Die Recessus pleurales sind taschenförmige Aussackungen der Pleura, in welche sich die Lunge bei tiefer Einatmung ausdehnen kann. In Atemmittellage reicht die Lunge nicht ganz in den Pleuraspalt hinein.

Der Recessus costodiaphragmaticus ist der größte und bedeutendste Recessus. Er befindet sich zwischen den Rippen und dem Zwerchfell in dem Bereich, in dem die Pleura costalis in die Pleura diaphragmatica übergeht.

Bei ständiger oberflächlicher Atmung und fehlender regelmäßiger tiefer Einatmung kann es in diesem Bereich zu Adhäsionen kommen (▸ Abb. 5.59 und ▸ Abb. 5.60).

Diaphragma thoracolumbalis als zentrale Spannungseinheit

Das Zwerchfell ist als zentrale Spannungseinheit wichtig, da es Verbindungen nach kaudal zu Organen des Bauchraums, zum Becken und zur unteren Extremität sowie nach kranial zur Halswirbelsäule, zum Schultergürtel und zur Schädelbasis besitzt. Es übt somit einen entscheidenden Einfluss auf den gesamten Körper aus.

Nach kaudal hat es Verbindung zum M. psoas major und somit zur unteren Extremität, nach kranial zum Herzbeutel und zur Pleura. Am Herzbeutel ist das Diaphragma fest fixiert, der Herzbeutel wiederum ist nach kranial hin ligamentär am zervikothorakalen Übergang befestigt. Außerdem hat das Zwerchfell nach kranial eine Verbindung zur Fascia endothoracica und der direkt darüber liegenden Pleura. Die Pleura ist wiederum nach kranial ligamentär mit der Halswirbelsäule verbunden und adhäsiv an der 1. Rippe befestigt. Die ligamentäre Verbindung der Pleura zur Halswirbelsäule besteht über das Lig. suspensorium pleurale.

Durch diese Verbindungen können faszial und muskulär Kräfte von der unteren Extremität auf das Zwerchfell und sogar weiter nach kranial zum zervikothorakalen Übergang, zur Schädelbasis und dem Schultergürtel weitergeleitet werden. Auch umgekehrt können Kräfte von der Halswirbelsäule oder aus dem Schultergürtelbereich nach kaudal auf das Zwerchfell übertragen werden und über das Zwerchfell dann weiter auf die untere Extremität. Folglich sollte bei Dysfunktionen der unteren Extremität, der Halswirbelsäule und der oberen Extremität das Zwerchfell in die Untersuchung einbezogen werden.

Durch das Lig. longitudinale anterius, welches mit dem Zwerchfell verbunden ist, überträgt sich mit jeder Atembewegung auch Bewegung auf die Lendenwirbelsäule. Deshalb ist es sinnvoll, bei Symptomatiken im Bereich der

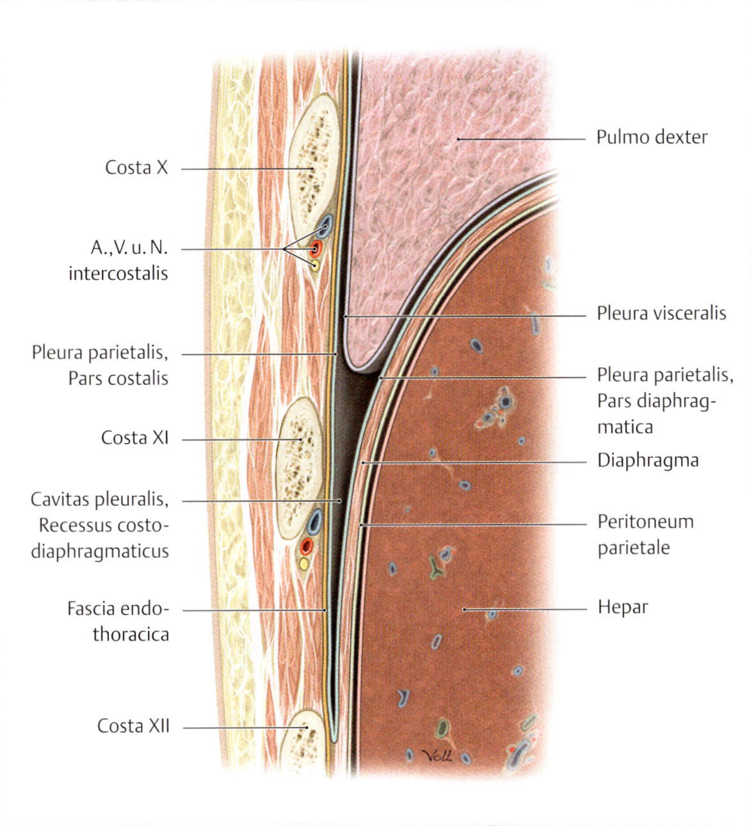

Abb. 5.59 Recessus der Pleura (Recessus plaurales). Ausschnitt aus einem Paramediansagittalschnitt rechts durch Thorax und Abdomen, Ansicht von lateral. (Schünke, 2012b)

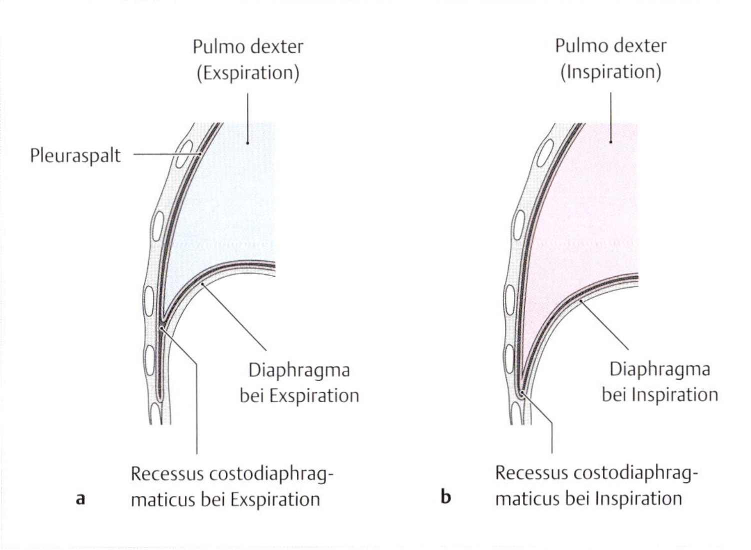

Abb. 5.60 Respiratorische Änderung des Lungenvolumens. (Schünke, 2012b)

Lendenwirbelsäule auch das Zwerchfell zu untersuchen und gegebenenfalls zu behandeln.

Auch für die Beweglichkeit der Brustwirbelsäule und der Rippen sind die Spannungszustände des Zwerchfells entscheidend. Ist der Tonus des Diaphragmas erhöht, ist die Beweglichkeit der Brustwirbelsäule und der Rippen, vor allem in Rotation, eingeschränkt.

Anatomie

Das Zwerchfell ist 3–5 mm dick und besteht aus 3 muskulären Anteilen, welche sich in einer gemeinsamen Sehnenplatte, dem Centrum tendineum, vereinen (▸ Abb. 5.61).

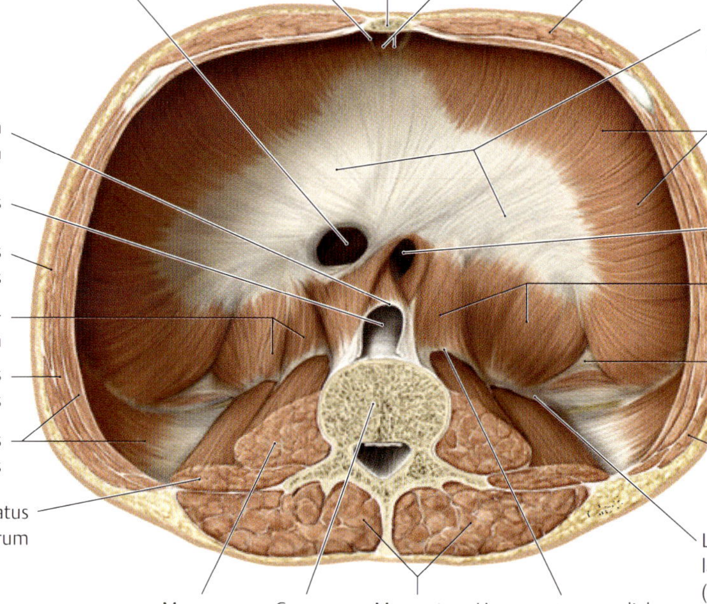

Abb. 5.61 Zwerchfell in der Ansicht von kaudal. (Schünke, 2012b)

Pars lumbalis

Der Lendenteil, Pars lumbalis, besteht aus dem Crus dextrum, dem rechten „Zwerchfellpfeiler", und dem Crus sinistrum, dem linken „Zwerchfellpfeiler". Der rechte Pfeiler ist größer als der linke und kann in ein Crus mediale und ein Crus laterale unterteilt werden.

Die Muskelstränge der Pars lumbalis haben ihren Ursprung an der Lendenwirbelsäule und verlaufen nach kranial in das Centrum tendineum.

Die medialen Anteile des Pars lumbalis haben ihren Ursprung an den Wirbelkörpern der ersten 3 Lendenwirbel sowie der II. und III. Zwischenwirbelscheibe und dem Lig. longitudinale anterius in diesem Bereich.

Die lateralen Anteile entspringen aus 2 Sehnenbögen:

- dem *Lig. arcuatum mediale* (Psoasarkade, Sehnenbogen für den M. psoas major) im Bereich des II. Lendenwirbelkörpers und dem dazugehörigen Proc. costalis sowie
- dem *Lig. arcuatum laterale* (Quadratusarkade, Sehnenbogen für den M. quadratus lumborum) im Bereich des Proc. costalis des II. Lendenwirbels und der 12. Rippe
- In der Pars lumbalis befindet sich noch ein 3. Sehnenbogen, der den Hiatus aorticus umgreift: Lig. arcuatum medianum (Aortenarkade, Sehnenbogen für den Aortenschlitz). Die Pars lumbalis grenzt seitlich an die Pars costalis.

Pars costalis

Der Rippenteil, Pars costalis, entspringt der Innenfläche der 7.–12. Rippe. Er verläuft schräg von der 12. Rippe dorsal zur 7. Rippe ventral und zieht ins Centrum tendineum. Er hat Verbindung zum M. transversus abdominis.

Die Pars costalis grenzt ventral an die Pars sternalis und wird auch als „Zwerchfellteller" bezeichnet.

Pars sternalis

Der Brustbeinteil, Pars sternalis, ist der kleinste Teil und entspringt von der Dorsalseite des Proc. xiphoideus des Sternums. Er setzt gemeinsam mit der Pars lumbalis und der Pars costalis im Centrum tendineum an (▶ Abb. 5.62).

Innervation

Die Innervation des Zwerchfells erfolgt durch den N. phrenicus aus dem Plexus cervicalis (Rückenmarkssegmente C3–C5). Des Weiteren werden kleine Teile des Zwerchfells durch die Nn. phrenici accessorii aus den Rückenmarkssegmenten C5–C7 innerviert und noch kleinere Teile der Pars costalis durch Äste der thorakalen Spinalnerven (Nn. intercostales).

Wie alle Blutgefäße werden auch die Blutgefäße des Zwerchfells vegetativ innerviert.

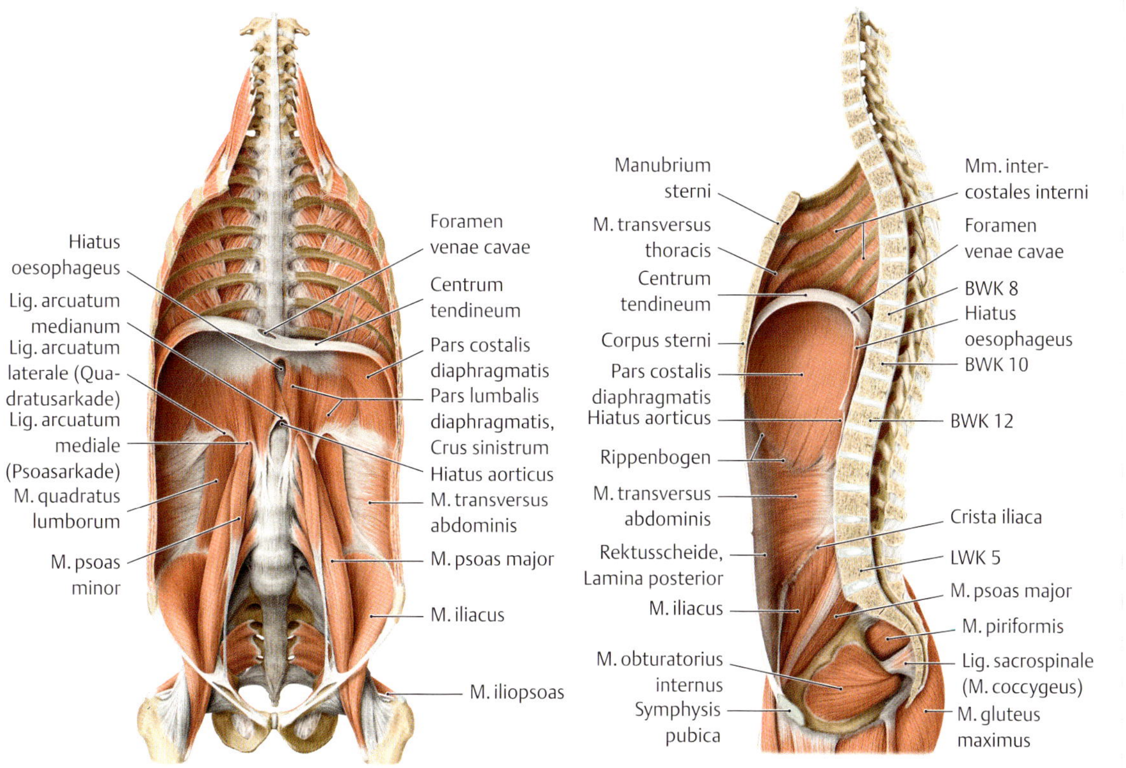

Abb. 5.62 Form und Aufbau des Zwerchfells. Die Schnitte zeigen das Zwerchfell „in situ" zwischen den beiden Körperhöhlen und verdeutlichen den ausgeprägten Kuppelaufbau. An den beiden Seiten sowie ventral und dorsal des Zwerchfells zeigen sich unterschiedlich tiefe Zwerchfellbuchten (Recessus). (Schünke, 2012b)

Zentral wird das Zwerchfell über das Atemzentrum in der Medulla oblongata und dem Pons gesteuert. Von hier aus werden die α-Motoneurone des N. phrenicus im Halsmark unwillkürlich rhythmisch angeregt. Das Diaphragma thoracolumbalis ist aber wie die übrige Skelettmuskulatur auch willentlich über Nervenbahnen aus der Großhirnrinde beeinflussbar. Dies ermöglicht z. B. das bewusste Anhalten der Atmung.

Gefäßversorgung

Arterielle Versorgung

Die Oberseite des Zwerchfells wird von folgenden Arterien versorgt:

- A. pericardiophrenica dexter und sinister, welche der A. thoracica interna dexter und sinister entspringt. Diese Arterie verläuft nah am Perikard und gibt Äste zum Zwerchfell ab.
- A. phrenica superior dexter und sinister, welche der A. thoracica (Brustaorta) entspringt.
- A. thoracica interna dexter und sinister, welche durch die A. musculophrenica dexter und sinister fortgeführt wird.

Die Zwerchfellunterseite wird von folgenden Arterien versorgt:

- A. phrenica inferior dexter und sinister, welche einen Ast der Bauchaorta darstellen.

Venöse Versorgung

Das venöse Blut des Zwerchfells wird über Venen Richtung Herz transportiert, deren Verlauf nahezu dem Verlauf der Arterien entspricht:

- V. phrenica inferior dexter und sinister, welche in die V. cava inferior mündet.
- V. phrenica superior dexter und sinister. Die V. phrenica superior dexter mündet in die V. azygos, die V. phrenica superior sinister mündet in die V. hemiazygos.

Topografische Anatomie

Die genaue Lage des Zwerchfells ist abhängig von der Atmung. Während der Ausatmung steht das Zwerchfell ventral rechts etwa in Höhe der 4. und links etwa in Höhe der 5. Rippe. Es kann bei maximaler Einatmung bis auf Höhe der 7. Rippe absinken.

Dorsal befindet es sich rechts in Höhe des VIII. und links in Höhe des IX. Brustwirbels.

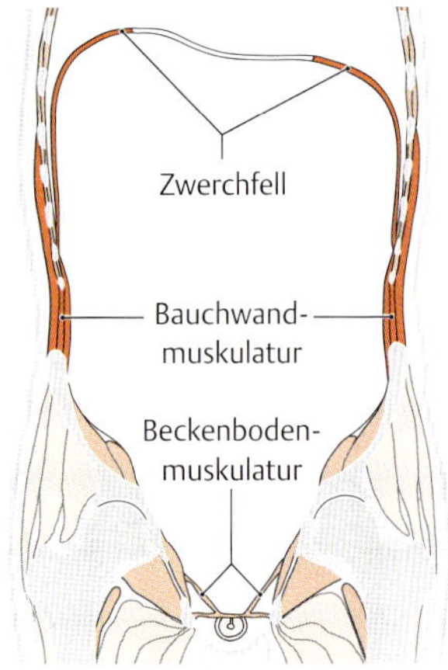

Abb. 5.63 Bauprinzip und Wandstrukturen von Bauch- und Beckenhöhle. (Schünke, 2012b)

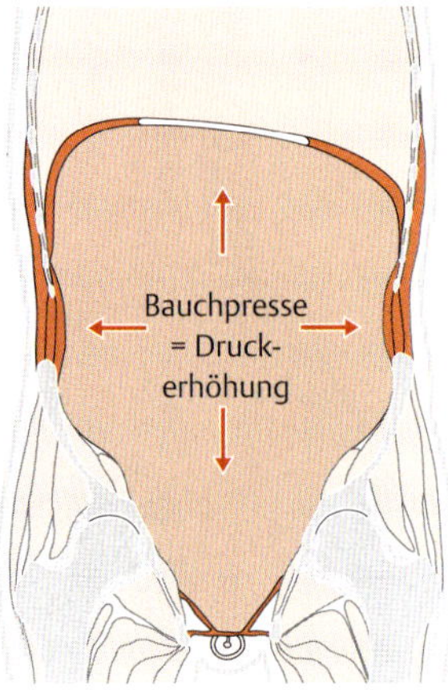

Abb. 5.64 Funktionelle Aspekte der Wandstrukturen: Bauchpresse. (Schünke, 2012b)

Durch die asymmetrische Lage des Herzens steht es links tiefer als rechts. Die Lage des Zwerchfells ist ferner abhängig von Alter, Konstitution, Geschlecht sowie den abdominalen Spannungszuständen. Des Weiteren beeinflusst die Körperlage auch die Lage des Diaphragmas. Sitzend hat das Zwerchfell eine tiefere Position als liegend, stehend befindet es sich noch etwas tiefer.

Während der Einatmung senkt sich das Zwerchfell und die Kuppeln flachen ab.

Funktion

Das Diaphragma thoracolumbalis hat vor allem eine respiratorische Funktion. Es ist der wichtigste Einatemmuskel in Zusammenspiel mit weiteren sogenannten Inspirationsmuskeln, den Mm. intercostales externi und den Mm. scaleni. Durch Kontraktion des Zwerchfells senken sich die Zwerchfellkuppeln, das Zwerchfell sinkt nach unten und die Bauchorgane werden nach kaudal in den Bauchraum gedrückt. Die Kontraktion der Interkostalmuskeln und der Mm. scaleni führt zur Anhebung der Rippen.

Somit entsteht eine Vergrößerung des Brustkorbvolumens, wodurch sich die Lunge aufgrund ihrer Elastizität ausdehnen kann. Durch die Vergrößerung des Lungenvolumens entsteht ein Unterdruck in der Lunge, der dazu führt, dass die Luft aus den Atemwegen angesaugt wird.

Bei stärkerer Einatmung, wie z. B. beim Sport oder einigen Lungenerkrankungen, kommen auch noch verschiedene „Atemhilfsmuskeln" zum Einsatz, zu welchen der M. sternocleidomastoideus, die Mm. pectoralis major et minor, die Mm. serratus posterior superior et inferior und der M. serratus anterior gehören.

Das Zwerchfell leistet ungefähr zwei Drittel der benötigten Muskelarbeit zur Inspiration.

Die Exspiration erfolgt ohne aktive Muskelbeteiligung. Das Zwerchfell entspannt und nimmt wieder seine Kuppelform an. Der Brustraum verkleinert sich, wodurch in der Lunge ein Überdruck entsteht und die Atemluft über die Atemwege ausgepresst wird.

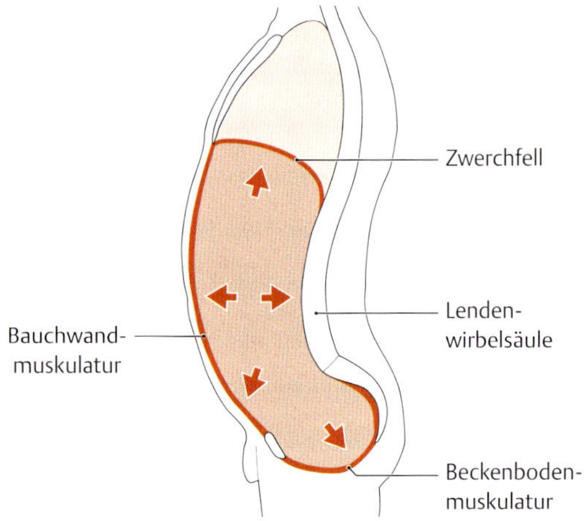

Abb. 5.65 Funktionelle Aspekte der Wandstrukturen: Bauchpresse. (Schünke, 2012b)

Die Pars lumbalis des Diaphragma thoracolumbalis erfüllt durch seine Verbindung zur Lendenwirbelsäule, den Bandscheiben und dem Lig. longitudinale anterius auch stabilisierende Funktionen für die Lendenwirbelsäule. Mit jedem Atemzug überträgt sich außerdem Bewegung auf die Wirbelsäule mit Fortleitung zum Os occipitale sowie zum Becken.

▸ **Bauchpresse.** Ferner spielt das Diaphragma thoracolumbalis eine Rolle beim Stuhlgang und beim Geburtsvorgang, da es in Kombination mit Aktivität der Bauchmuskeln Druck im abdominellen Raum aufbauen kann, ohne dass sich der Bauch nach vorne wölbt („Bauchpresse") (▸ Abb. 5.63 bis ▸ Abb. 5.65).

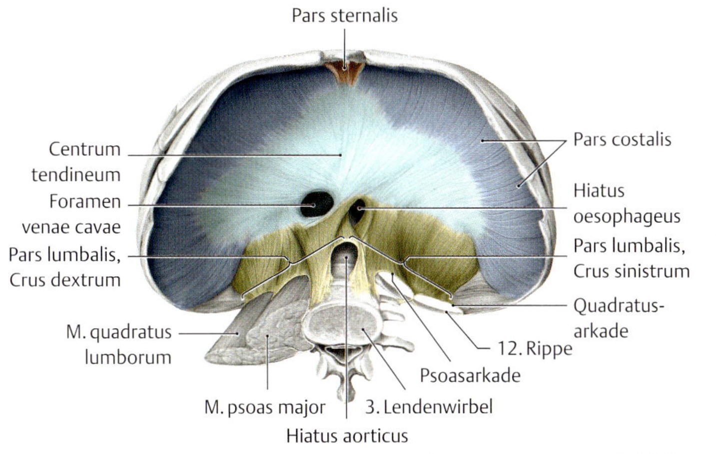

Abb. 5.66 Form und Aufbau des Zwerchfells, Ansicht von kaudal. (Schünke, 2012b)

Durchtrittsstellen für verschiedene Strukturen sowie die damit in Zusammenhang stehenden Funktionsstörungen

Das Zwerchfell wird von verschiedenen Organen, Gefäßen und Nerven durchlaufen, die bei einer Kompression durch einen erhöhten Zwerchfelltonus verschiedene Symptome in unterschiedlichen Bereichen des Körpers hervorrufen können. Diese Durchtrittsstellen sind zudem Schwachstellen, an denen Bauchorgane in den Thorax verlagert werden können (▶ Abb. 5.66).

Hiatus aorticus

Der *„Aortenschlitz"* befindet sich in Höhe des I. Lendenwirbels zwischen den medialen Anteilen des Crus dextrum und des Crus sinistrum der Pars lumbalis und ist die Durchtrittsstelle für den Pars descendens der Aorta sowie den Ductus thoracicus (Milchbrustgang oder Lymphsammelstamm). Der Hiatus aorticus wird von einem Sehnenbogen in der Pars lumbalis umgriffen, der sogenannten Aortenarkade (Lig. arcuatum medianum).

Ein Hypertonus des Zwerchfells kann auf die Aorta keinen Einfluss ausüben, da der arterielle Druck in der Aorta so hoch ist, dass sie nicht komprimiert werden kann.

Der Ductus thoracicus leitet die Lymphe aus der unteren Extremität, dem Bauch- und Beckenbereich, der linken Thoraxhälfte, der linken oberen Extremität sowie der linken Kopf- und Halshälfte in den linken Venenwinkel.

Ein Hypertonus des Zwerchfells kann Einfluss auf den Ductus thoracicus nehmen. Dies kann zu lymphatischen Stauungen im abdominalen Bereich, im Beckenbereich und in der unteren Extremität führen (▶ Abb. 5.67).

Hiatus oesophageus

Der *„Speiseröhrenschlitz"* befindet sich in der Pars lumbalis in Höhe des X. Brustwirbels. Er dient dem Durchtritt des Ösophagus (Speiseröhre), der Trunci vagales anterior und posterior (Nervenäste des N. vagus) und der Rr. phrenicoabdominales des N. phrenicus sinister.

Die Speiseröhre wird an ihrer Durchtrittsstelle durch das Zwerchfell mittels der *Membrana phrenicooesophagealis* (häufig Laimer-Membran oder Laimer-Band genannt) verschieblich fixiert. Das Lig. phrenicooesophageale ist eine Bandstruktur, welche aus Fasern der Fascia phrenicopleuralis und der Fascia diaphragmatica inferior zusammengesetzt wird.

Kompressionen im Bereich des Hiatus oesophageus durch einen Zwerchfellhypertonus können verschiedene Symptome hervorrufen: Wird die Speiseröhre komprimiert, kann dies zu Sodbrennen und zu Verschlussstörungen im Bereich des Magens führen, da die Speiseröhre direkt nach dem Durchtritt durch das Zwerchfell in den Magen übergeht. In diesem Bereich befindet sich der untere Ösophagussphinkter (Verschlussmechanismus zwischen Speiseröhre und Magen). Kommt es zu Störungen im Bereich des Zwerchfells, kann dieser Verschlussmechanismus durch die spezifische Anordnung der Muskelfasern in seiner Funktion eingeschränkt werden, wodurch ein Rückfluss von saurem Mageninhalt in die Speiseröhre stattfinden kann.

Die Fasern des rechten und linken N. vagus vereinen sich zum Plexus oesophagus und lagern sich dem Ösophagus an, um mit ihm gemeinsam als Trunci vagales anterior und posterior durch das Zwerchfell hindurchzutreten.

Die Trunci vagales anterior und posterior ziehen in den Bauchraum hinein und versorgen parasympathisch den größten Teil der Bauchorgane wie Magen, Dünndarm, Leber, Nieren und einen großen Teil des Dickdarms bis zum *Cannon-Böhm-Punkt*. Der Cannon-Böhm-Punkt befindet sich links in der Pars transversus colon. Ab diesem Punkt werden die Organe parasympathisch vom Plexus hypogastricus inferior versorgt.

Bei Kompression auf die Trunci vagales kann es folglich zu parasymphatischen Störungen im Bereich der Bauchorgane kommen. Im Bereich des Verdauungstraktes sind die Trunci vagales für die Förderung der Verdauung durch Erhöhung der Peristaltik, für die Aktivierung der Sekretion im Magen-Darm-Bereich sowie für Durchblutungssteigerung durch Vasodilatation zuständig. In der Leber fördern die Trunci vagales die Glykogenproduktion. Folglich können Verdauungsstörungen sowie Störungen im Kohlenhydratstoffwechsel auftreten.

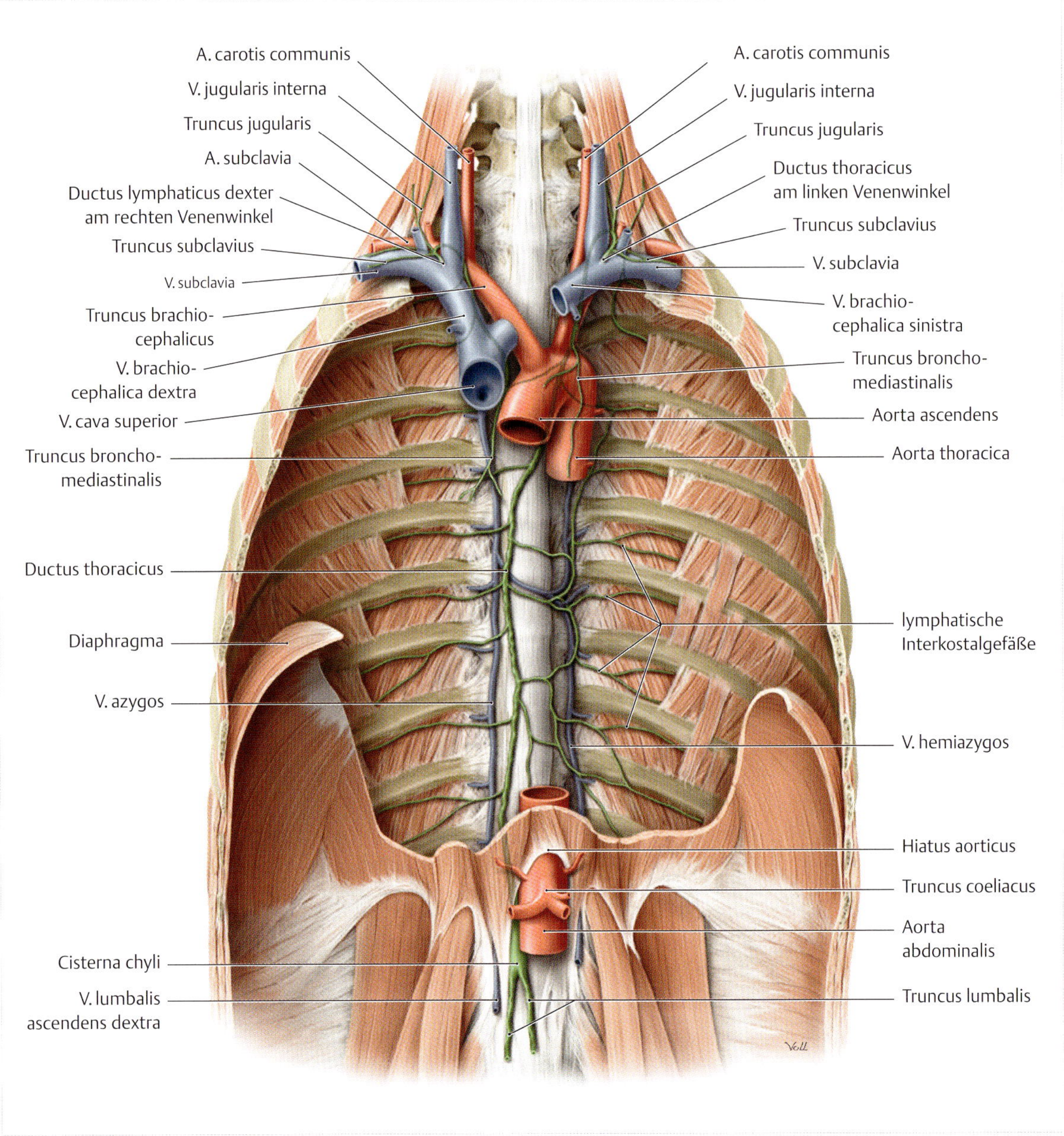

Abb. 5.67 Lymphstämme (Trunci lymphatici) im Thorax. (Schünke, 2012b)

Der R. phrenicoabdominalis des N. phrenicus sinister tritt ebenfalls durch den Hiatus oesophageus. Gemeinsam mit dem R. phrenicoabdominalis des N. phrenicus dexter, der durch das Foramen venae cavae das Zwerchfell durchdringt, innerviert er das Peritoneum parietale somatosensibel. Somit können somatosensible Störungen im Bereich des Peritoneums unterhalb des Zwerchfells entstehen.

Hiatushernien

Die Membrana phrenicooesophagealis im Hiatus oesophageus bedeutet eine Schwachstelle, an der es im Zwerchfellbereich am häufigsten zu Hernien kommen kann.

Definition

Eine Hiatushernie (Zwerchfellhernie) stellt eine Verlagerung von Magenanteilen in den Brustkorb dar.

Es werden Gleithernien von paraösophagealen Hiatushernien unterschieden. Die *Gleithernie* ist die häufigste Hiatushernie, bei der sich die Kardia (Mageneingang) und der Magenfundus (Magengrund) durch den Hiatus oesophageus unter Mitnahme des Peritoneums in den Thorax verlagern. Die Gleithernie geht oftmals symptomlos einher. In 10 % der Fälle kommt es zur Refluxkrankheit mit Rückfluss von Mageninhalt in die Speiseröhre. Bei *der paraösophagealen Hiatushernie* verändert sich die Lage der Kardia und des unteren Ösophagussphinkters nicht, sondern ein Teil des Magens verlagert sich unter Mitnahme des vom Peritoneum überzogenen Bruchsacks neben den Ösophagus in den Thorax. Eine Extremvariante der Paraösophagealhernie ist der *„Upside-down-Stomach"* mit Verlagerung des gesamten Magens in den Brustkorb.

Foramen venae cavae

Das Foramen venae cavae ist eine in das Centrum tendineum fest in einem bindegewebigen Ring eingespannte Öffnung für den Durchtritt der V. cava inferior sowie des R. phrenicoabdominalis des N. phrenicus dexter. Es befindet sich in Höhe des VIII. Brustwirbels. Aufgrund des mit dem Centrum tendineum fest verwachsenen Bindegewebsrings, der sich mit der Einatmung verformt, wird über die wechselnden Druckverhältnisse auf die V. cava inferior mit jedem Atemzug der venöse Rückstrom zum Herzen gefördert.

Ein Hypertonus des Zwerchfells kann venöse Stauungserscheinungen im Bauch- und Beckenbereich sowie der unteren Extremität zur Folge haben.

Der R. phrenicoabdominalis des N. phrenicus dexter tritt ebenfalls durch das Foramen venae cavae. Gemeinsam mit dem R. phrenicoabdominalis des N. phrenicus sinister, der durch den Hiatus oesophageus das Zwerchfell durchdringt, innerviert er das Peritoneum parietale somatosensibel. Somit können somatosensible Störungen im Bereich des Peritoneums unterhalb des Zwerchfells entstehen.

Kleinere Zwerchfellöffnungen

▸ **Öffnung 1.** Im Crus mediale des Lendenschenkels tritt rechts die V. azygos mit dem N. splanchnicus major der rechten Seite durch das Zwerchfell, links tritt die V. hemiazygos mit dem N. splanchnicus major der linken Seite durch den Spalt:

Die V. azygos und die V. hemiazygos entstehen unterhalb des Zwerchfells aus den Vv. lumbales ascendentes. Die *V. azygos* verläuft rechts der Wirbelsäule und mündet in Höhe des IV./V. Brustwirbels in die V. cava superior (obere Hohlvene). Die *V. hemiazygos* verläuft links der Wirbelsäule und mündet in Höhe des VII. Brustwirbels in die V. azygos. Diese Venen nehmen venöses Blut aus dem Thoraxbereich aus den Vv. tracheales, den Vv. bronchiales und den Vv. oesophageales zur Drainage von Trachea, Bronchien und Ösophagus auf sowie die Vv. intercostales posteriores, Vv. phrenicae superiores und die V. intercostalis superior dextra für die Drainage der inneren Thoraxwand und des Zwerchfells. Aus beiden Stromgebieten gelangt das Blut in die V. azygos und mündet dann in die V. cava superior.

Da die Vv. lumbales ascendentes mit der V. cava inferior als auch mit der V. azygos bzw. mit der V. hemiazygos in Verbindung stehen und die V. azygos in die V. cava superior mündet, ergibt sich dorsal an der Rumpfwand ein venöser Kollateralkreislauf (kavokavale Anastosmose) zwischen der V. cava superior und der V. cava inferior. Im Falle von Abflussstörungen in einer Hohlvene kann dieser physiologische Umgehungskreislauf für den venösen Rückstrom genutzt werden.

Kompressionen auf die V. azygos und die V. hemiazygos können zu venösen Rückflussstörungen im Bereich des Thorax, der Trachea, des Ösophagus, der Bronchien und des Zwerchfells führen (▸ Abb. 5.68 und ▸ Abb. 5.69).

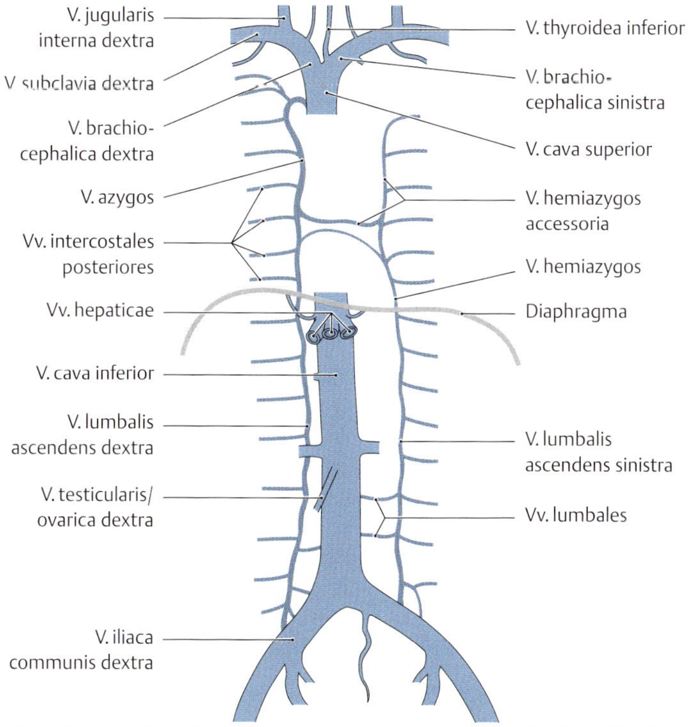

Abb. 5.68 Das Azygos-System, Ansicht von ventral. (Schünke, 2012b)

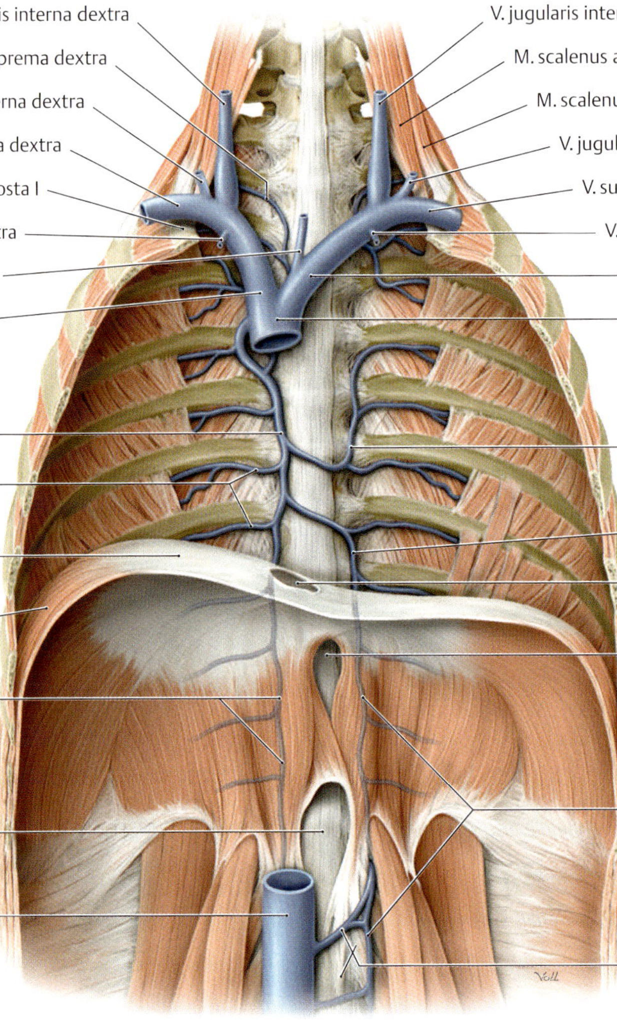

Abb. 5.69 V. cava superior und das Azygos-System im Thorax, Ansicht von ventral. (Schünke, 2012b)

Die Ursprungszellen des *N. splanchnicus major* (großer Eingeweidenerv) entspringen der Seitensäule des V. bis IX. thorakalen Rückenmarkssegmentes. Der N. splanchnicus major dient der sympathischen Versorgung der Oberbauchorgane. Seine Umschaltung auf die postganglionären Neurone erfolgt im Solarplexus im Oberbauch.

Wird der N. splanchnicus major beim Durchtritt durch das Zwerchfell komprimiert, kann dies vegetativ sympathische Störungen für die Leber, die Gallenblase, den Magen, die Milz, das Pankreas (Bauchspeicheldrüse) sowie das Duodenum (Zwölffingerdarm) zur Folge haben (▸ Abb. 5.70).

▸ **Öffnung 2.** Zwischen dem Crus mediale und dem Crus laterale der Pars lumbalis verläuft auf beiden Seiten der Truncus sympathicus sowie der N. splanchnicus minor durch das Zwerchfell:

Der Truncus sympathicus ist der vegetative Grenzstrang rechts und links der Wirbelsäule, der aus einer Kette von 22–23 Ganglien besteht. Er verläuft von der Schädelbasis bis zum Steißbein. Seine Informationen bekommt er aus den Rückenmarkssegmenten C8–L3. Der Grenzstrang besteht aus zervikalen, thorakalen, lumbalen und sakralen Ganglien, welche die Kopforgane, die Schilddrüse, das Herz, die Lunge, die Trachea (Luftröhre), die Oberbauchorgane, die Keimdrüsen, die Nieren, das Kolon und die Beckenorgane sympathisch innervieren (vgl. 7.3.1, „Sympathikus").

Wird der Truncus sympathicus beim Durchtritt durch das Zwerchfell komprimiert, kann dies zu vegetativ sympathi-

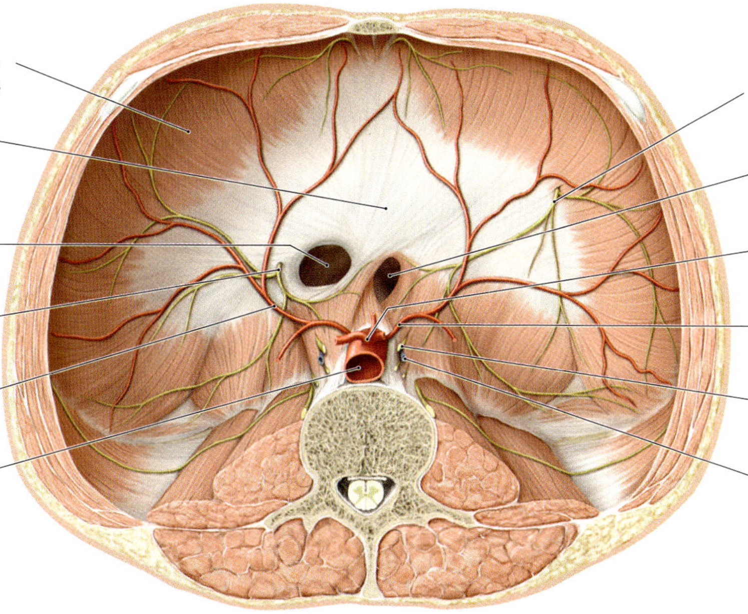

Abb. 5.70 Sicht von kaudal auf die Unterseite des Zwerchfells. (Schünke, 2012b)

schen Störungen jener Organe führen, deren Neurone in Ganglien kaudal der Durchtrittsstelle verschaltet werden.

Der N. splanchnicus minor hat seine Ursprungszellen in der Seitensäule des IX. bis XII. thorakalen Rückenmarkssegmentes und dient der sympathischen Versorgung der Leber, Galle, Nieren, des Dünndarms und des Dickdarms sowie einem Teil der Beckenorgane (vgl. ▶ Tab. 7.1, (S. 319)).
Seine Umschaltung auf die postganglionären Neurone erfolgt im Solar plexus im Oberbauch.
Kompression des N. splanchnicus minor kann vegetativ sympathische Störungen für die von ihm versorgten Organe zur Folge haben (▶ Abb. 5.71).

Schwachstellen

Loci minoris resistentiae diaphragma thoracolumbalis (Schwachstellen des Zwerchfells) sind nur durch lockeres Bindegewebe verschlossene muskelfreie Spalten, durch die ebenfalls Strukturen hindurchtreten. An diesen Schwachstellen kommt es häufiger zu Zwerchfellhernien, bei denen Bauchorgane in den Brustkorb treten können. Hernien können angeboren oder erworben sein.

Das *Morgagni-Loch* (Trigonum sternocostale dextrum) befindet sich rechtsseitig zwischen der Pars costalis und der Pars sternalis des Diaphragma thoracolumbalis. Durchtretende Strukturen sind die A. und V. thoracica interna dextra sowie die A. und V. epigastrica superior dextra.

Die *Larrey-Spalte* (Trigonum sternocostale sinistrum) befindet sich linksseitig zwischen der Pars costalis und der Pars sternalis des Diaphragma thoracolumbalis. Durchtretende Strukturen sind die A. und V. thoracica interna sinistra sowie die A. und V. epigastrica superior sinistra.

Da linksseitig Perikard und Herz die Schwachstelle im Trigonum sternocostale sinistrum besser schützen, kommt eine Morgagni-Hernie erheblich häufiger vor als eine Larrey-Hernie.

Die *Bochdalek-Lücke* (Trigonum lumbocostale) befindet sich zwischen der Pars lumbalis und der Pars costalis des Diaphragma thoracolumbalis. An dieser Stelle ist das Zwerchfell am schwächsten, wodurch sich hier häufig Abszesse und Hernien bilden.

Bochdalek-Hernien kommen links häufiger vor als rechts, da rechts die Leber das Trigonum lumbocostale schützt (▶ Abb. 5.72).

Ursachen für Funktionsstörungen

Funktionsstörungen des Zwerchfells, die Engpässe oder Schwachstellen für durchtretende Strukturen zur Folge haben können, entstehen durch verschiedene Ursachen:

- Wird das Zwerchfell z. B. durch unbewusstes und flaches Atmen nicht ausreichend beansprucht, können im Gewebe *Crosslinks* (bindegewebige Verklebungen) entstehen, wodurch die Elastizität nachlässt.

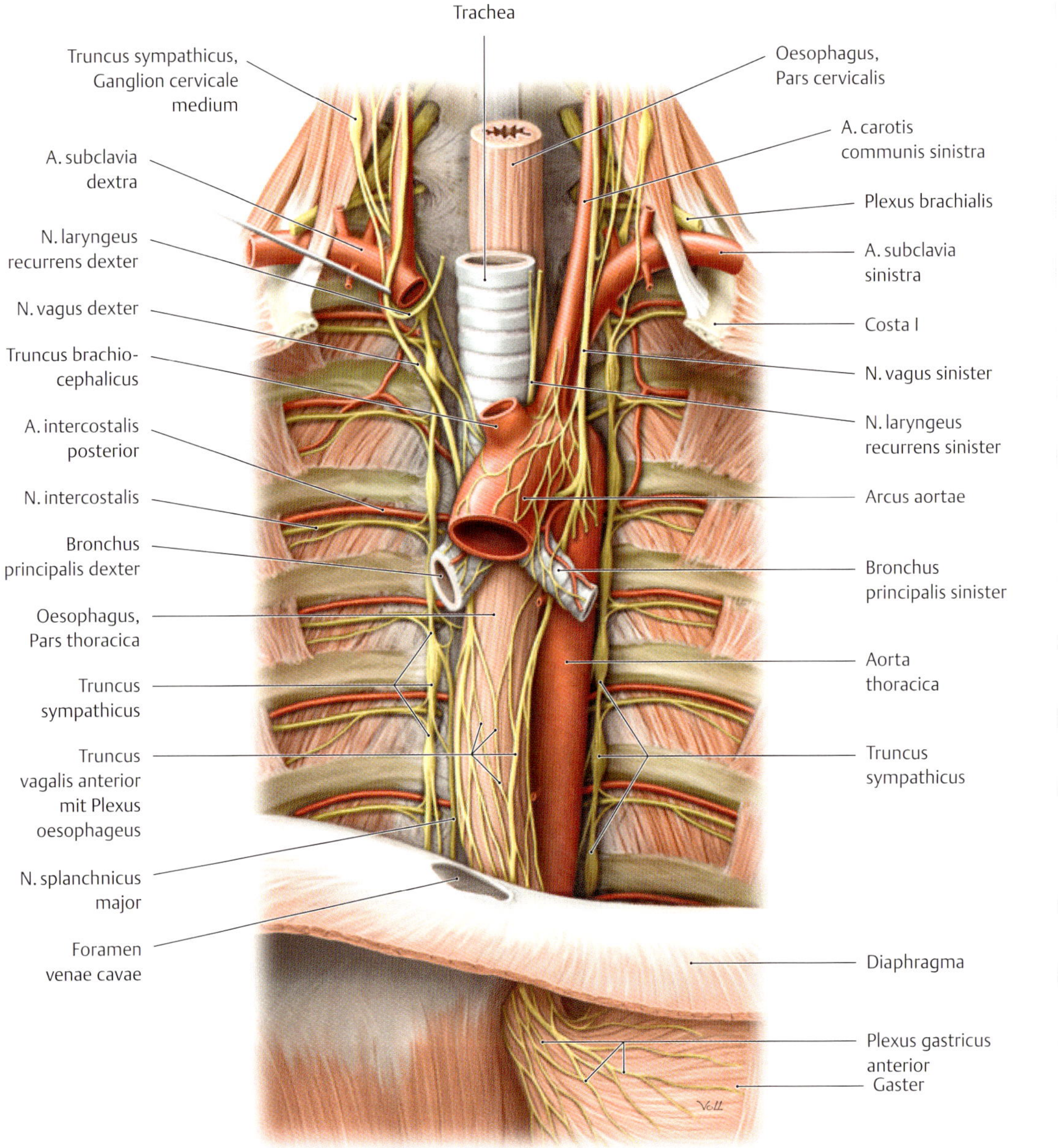

Abb. 5.71 Übersicht über die Nerven im Thorax, Ansicht von ventral. (Schünke, 2012b)

- Ebenso können ungenügende Flüssigkeitszufuhr sowie nährstoffarme Ernährung zu Elastizitätsverlust des Gewebes führen.
- Auch Haltungsfehler, wie z. B. eine starke Kyphosierung in der Brustwirbelsäule, nehmen Einfluss auf den Tonus des Diaphragma thoracolumbalis.
- Des Weiteren können Dysfunktionen in anderen Bereichen des Körpers auf muskulärem oder auf faszialem Weg zum Diaphragma thoracolumbalis geleitet werden.

Diaphragma pelvis und Diaphragma urogenitale

Der Beckenboden wird von Muskel-Sehnen-Platten gebildet, welche in Schichten angeordnet sind: dem Diaphragma pelvis und dem Diaphragma urogenitale.

Kaudal dieser beiden Diaphragmen schließt sich noch eine Schließ- bzw. Schwellkörpermuskelschicht an.

Die Muskulatur des Beckenbodens bildet gemeinsam mit den Faszien des Beckens den kaudalen Abschluss des

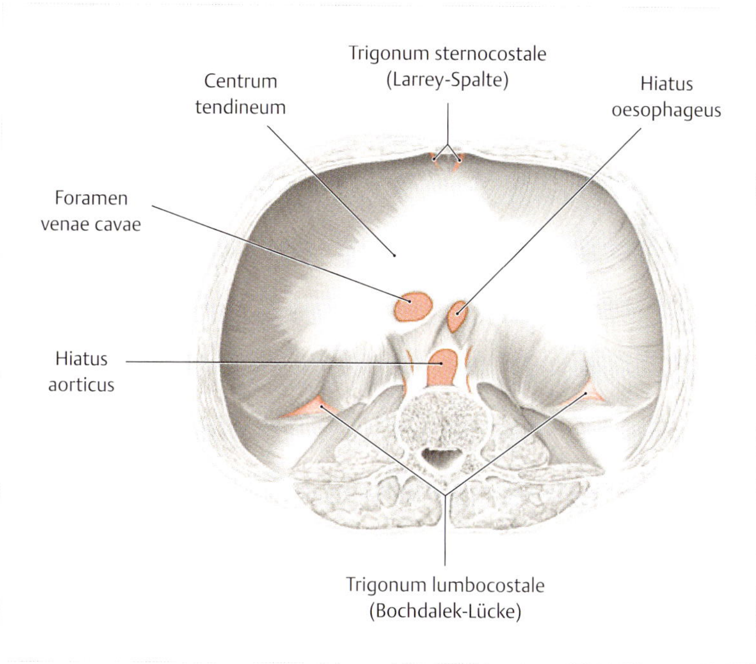

Abb. 5.72 Zwerchfellöffnungen und Lücken, Ansicht von kaudal. (Schünke, 2012b)

Bauchraums. Wie die anderen horizontalen Sehnenplatten wird auch diese von Strukturen durchquert.

Aufbau des Beckenbodens

Diaphragma pelvis

Das Diaphragma pelvis ist die kraniale Schicht des Beckenbodens und setzt sich aus dem M. levator ani und dem M. ischiococcygeus (in der Literatur auch oft als M. coccygeus bezeichnet) zusammen. Beide Muskeln werden kranial von der Fascia diaphragmatica pelvis superior und kaudal von der Fascia diaphragmatica pelvis inferior bedeckt. Das Diaphragma pelvis zieht ventral von der Symphyse nach dorsal zum IV. Kreuzbeinwirbel.

Der M. levator ani setzt sich aus 3 Anteilen zusammen:

1. Der M. pubococcygeus entspringt an der Innenfläche des oberen Schambeinastes und setzt am Steißbein, an den unteren Sakralwirbeln und dem Corpus anococcygeum (ehemals Lig. anococcygeum) an. Die medialen Faserzüge bilden die „Levatorschenkel", die eine willkürliche Verengung der Vagina ermöglichen.
2. Der M. puborectalis setzt unterhalb des M. pubococcygeus am oberen Schambeinast und der Symphyse an. Sein Ansatz ist nicht knöchern. Die Muskeln beider Seiten bilden gemeinsam, dorsal vom Rektum, auf Höhe der Flexura anorectalis eine Schlinge. Diese Muskelschlinge zieht das Rektum im Ruhezustand nach ventral, was eine wichtige Bedeutung für die Kontinenz hat. Er spielt also neben dem M. sphincter ani externus eine wichtige Rolle als Analschließmuskel. Die nach ventral geöffnete Muskelschlinge lässt dort den Hiatus urogenitalis und den Hiatus ani frei. Der M. pubococcygeus bildet gemeinsam mit dem M. puborectalis den medialen Anteil des M. levator ani. Sie sorgen für die saggitale Verspannung des Beckenbodens.
3. Der M. iliococcygeus schließt sich dorsal dem M. pubococcygeus an. Er entspringt einem Sehnenbogen, dem Arcus tendineus musculi levatoris und verläuft teils schräg, teils senkrecht, bis er an den unteren Sakralwirbeln und dem Os coccygeus inseriert.

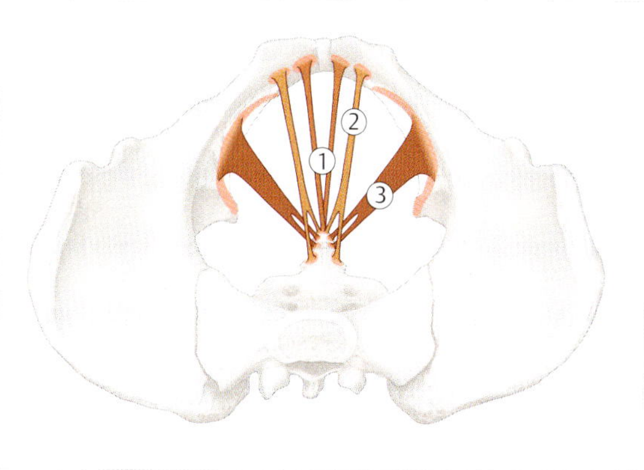

Abb. 5.73 Diaphragma pelvis im Überblick: M. levator ani. (1: M. puborectalis, 2: M. pubococcygeus, 3: M. iliococcygeus). Ansicht von kranial. (Schünke, 2011)

Der M. ischiococcygeus hat seinen Ursprung an der Spina ischiadica sowie am Lig. sacrospinale und inseriert seitlich an den Steißbeinwirbeln. Dieser Muskel ist häufig nur rudimentär vorhanden.

Das Diaphragma pelvis ist vor allem für die Sicherung der Lage der Organe im Becken zuständig (▶ Abb. 5.73).

Diaphragma urogenitale (Membrana perinei)

Das Diaphragma urogenitale ist die untere Schicht der Beckenbodenmuskulatur, die sich als Muskel-Bindegewebs-Schicht in Form eines Dreiecks zwischen dem R. inferior ossis pubis und dem R. ossis ischii beider Seiten ausbreitet. Das Diaphragma urogenitale befindet sich nur im ventralen Teil und wird beim Mann durch die Harnröhre und bei der Frau durch die Harnröhre und die Scheide durchquert (im Hiatus urogenitalis).

Der M. transversus perinei profundus hat seinen Ursprung am R. inferior ossis pubis und inseriert an der Wand der Vagina und der Urethra sowie im Centrum perinei (Bindegewebsplatte des Damms). An seiner Kranial- und Kaudalseite wird dieser Muskel von der Fascia diaphragmatica urogenitale superius et inferius bedeckt, die sich zum Lig. transversum perinei vereinigen.

Im weiblichen Becken ist die Existenz des M. transversus perinei profundus umstritten, da vor allem mit zunehmendem Alter und nach vaginalen Entbindungen dieser Muskel mit sehr viel Bindegewebe durchsetzt wird. Nachgewiesen ist aber, dass der Hiatus urogenitalis von Bindegewebe ausgefüllt ist, welches als *Membrana perinei* bezeichnet wird. Im weiblichen Beckenboden ist die Beckenbodenmuskulatur häufig von Bindegewebe durchsetzt, was bereits in pränatalen Entwicklungsstadien beobachtet werden kann (Fritsch u. Fröhlich, 1994).

Der M. transversus perinei superficialis verstärkt den hinteren Abschnitt des Diaphragma urogenitale.

Der oberflächliche Dammraum schließt sich außen an die Fascia diaphragmatica urogenitale inferius an und enthält am hinteren freien Rand des M. transversus perinei profundus den M. transversus perinei superficialis. Dieser verläuft vom R. ossis ischii zum Centrum perinei.

Das Diaphragma urogenitale sichert die Lage der Beckenorgane und ist für den Verschlussmechanismus der Urethra zuständig (▶ Abb. 5.74).

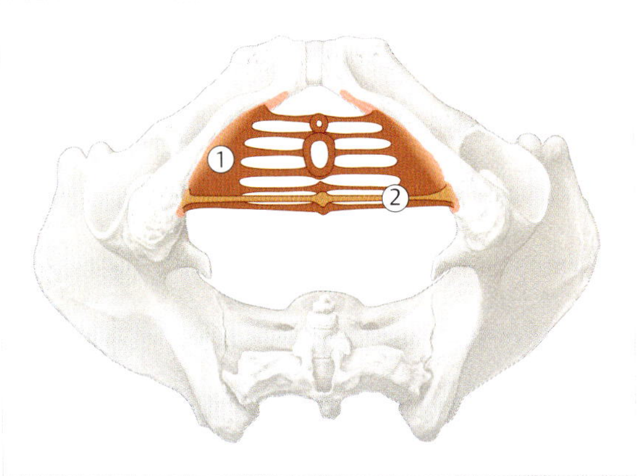

Abb. 5.74 Diaphragma urogenitale im Überblick: Mm. tranversi perinei profundus (1) und superficialis (2), Ansicht von kaudal. (Schünke, 2011)

Muskeln kaudal des Beckenbodens

Die Schließ- bzw. Schwellkörpermuskeln befinden sich unterhalb bzw. außerhalb des Beckenbodens.

Die Fasern des M. puborectalis des Diaphragma pelvis verbinden sich im Bereich der Schlinge dorsal am Rektum mit den tiefen Fasern des M. sphincter ani externus.

Der M. sphincter ani externus wird in 3 Anteile gegliedert:

1. Die Pars subcutanea liegt direkt unter der Haut des Anus, kaudal des M. sphincter ani internus.
2. Die Pars superficialis liegt beidseitig des Analkanals, strahlt ventral in das Centrum perinei ein und setzt dorsal am Os coccygis und am Corpus anococcygeum an.
3. Die Pars profunda ist mit den Fasern des M. puborectalis verwoben und verläuft zirkulär um den Analkanal.

Der M. sphincter ani externus ist zuständig für den Verschluss des Anus.

Der M. sphincter urethrae externus ist eine Abspaltung des M. transversus perinei profundus und umschließt die Urethra. Er ist zuständig für den Verschluss der Urethra.

Der M. bulbospongiosus hat seinen Ursprung im Centrum perinei. Er umhüllt beim Mann das verdickte Ende des Corpus spongiosum (Schwellkörper am Penis, der die Harnröhre umgibt) und verläuft auf dem Rücken des Penis weiter in die Fascia penis. Bei der Frau umhüllt dieser Muskel den Bulbus vestibuli (einen Schwellkörper), der beiderseits den Scheidenvorhof umgibt. Der Muskel verengt den Scheideneingang bei der Frau und umhüllt das Corpus spongiosum des Penis beim Mann (Schwellkörpermuskel).

Der M. ischiocavernosus verläuft beidseitig vom R. ossis ischii (Sitzbeinäste) zum Crus clitoris bei der Frau und zum Crus penis beim Mann. Als Schwellkörpermuskel presst er Blut in das Corpus cavernosum clitoris/penis (▶ Abb. 5.75).

Bindegewebe des Beckens (Spatium subperitoneale)

Der Raum zwischen den Beckenorganen und der knöchernen Beckenwand wird von lockerem Binde- und Fettgewebe ausgekleidet. Dieses Gewebe dient als Gleit- und Verschiebeschicht für die Beckenorgane.

Da dieses Gewebe außerhalb der Peritonealhöhle liegt, wird es insgesamt als *Spatium extraperitoneale pelvis* bezeichnet. Der Teil, der direkt kaudal des Bauchfells liegt, wird *subperitoneales Bindegewebe* genannt.

Merke

Allgemein bezeichnet man das gesamte Beckenbindegewebe als „subperitoneales Bindegewebe“ oder „subperitonealen Raum“.

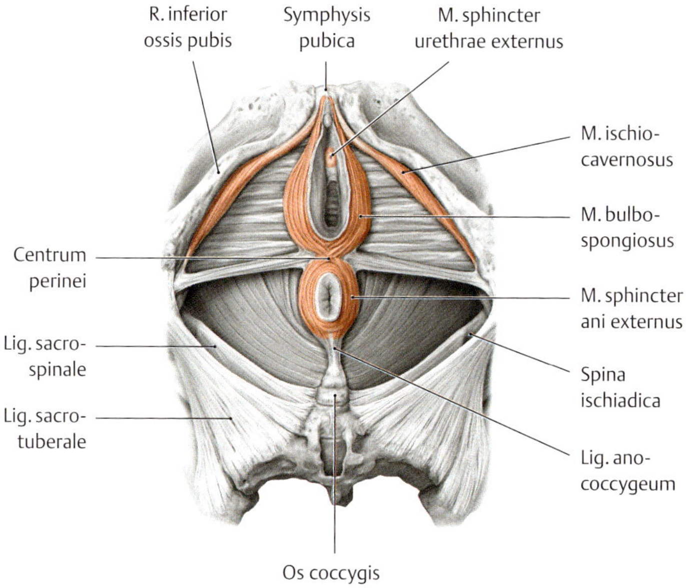

Abb. 5.75 Beckenbodenmuskulatur bei der Frau, Schließ- bzw. Schwellkörpermuskeln, Ansicht von kaudal. (Schünke, 2011)

Die Fascia transversalis (Faszie des Bauchraums) setzt sich subperitoneal als Fascia pelvis (Beckenfaszie) fort. Die Fascia pelvis parietalis kleidet die Wände der Beckenhöhle aus, die Fascia pelvis visceralis umhüllt die Organe des Beckens und wird jeweils regional benannt.

Die Faszien der Organe und Muskeln des Beckens sind im Kapitel Faszien des Beckens und des Perineums (S. 160) beschrieben.

Spatium extraperitoneale oder subperitonealer Raum

Das Spatium extraperitoneale wird nach kaudal zum Beckenboden durch das Diaphragma pelvis, nach kranial zur Bauchhöhle durch das Peritoneum parietale begrenzt. Ventral begrenzt die Symphyse diesen Raum und dorsal das Sakrum. Die Harnblase, ein Teil der Urethra, das Rektum sowie bei der Frau der Uterus und die Vagina und beim Mann die Prostata und die Samenbläschen befinden sich im Spatium extraperitoneale.

Durch den subperitonealen Raum verlaufen die A. und V. iliaca interna, die A. und V. obturatoria, der N. pudendus, der Plexus sacralis sowie der Plexus hypogastricus inferior.

Spatium perinei superficialis (oberflächlicher Dammraum)

Das Spatium perinei superficialis ist der Raum zwischen der Fascia perinei superficialis (oberflächliche Perinealfaszie) und der Fascia diaphragmatica urogenitale inferior (mittlere Perinealfaszie). Der M. bulbospongiosus und der M. ischiocavernosus liegen in diesem Raum sowie die Wurzel des Penis beim Mann bzw. die Klitoris bei der Frau.

Spatium perinei profundum (tiefer Dammraum)

Das Spatium perinei profundum ist der Raum zwischen der Fascia diaphragmatis urogenitalis inferior und superior. Das Bindegewebe in diesem Raum verschließt hauptsächlich den Hiatus urogenitale.

In diesem Raum befinden sich der M. transversus perinei profundus, bzw. die Membrana perinei bei der Frau, und der M. transversus perinei superficialis. Im vorderen Teil dieses Spatiums vereinigen sich die Fascia diaphragmatica urogenitalis superior und inferior und bilden das Lig. transversum perinei.

Durch das Spatium perinei profundum ziehen die Nerven fur die Versorgung der äußeren Geschlechtsorgane.

Fossa ischioanalis oder Fossa ischiorectalis

Die Fossa ischioanalis ist ein Teil des subfaszialen Raums. Der Raum wird in diesem Bereich von einem Fettkörper ausgefüllt, dem Corpus adiposum fossae ischioanalis. Dieser pyramidenförmige Raum wird ventral vom Diaphragma urogenitale begrenzt, lateral vom Tuber ischiadicum und der Fascia obturatoria, medial von der Faszie des M. levator ani und dem M. sphincter ani externus, kaudal von der Fascia diaphragmatis urogenitalis superior und dem M. transversus perinei profundus und dorsal vom Lig. sacrotuberale und dem M. gluteus maximus. Durch die Fossa ischioanalis laufen der N. pudendus und die Äste der Vasa pudenda interna, die im Alcock-Kanal (Canalis pudentalis) liegen. Der Alcock-Kanal verläuft lateral in der Fossa ischioanalis, wird durch eine Duplikatur der Fascia obturatoria gebildet und bietet dem N. pudendus und der Vasa pudenda interna Schutz (▸ Abb. 5.76).

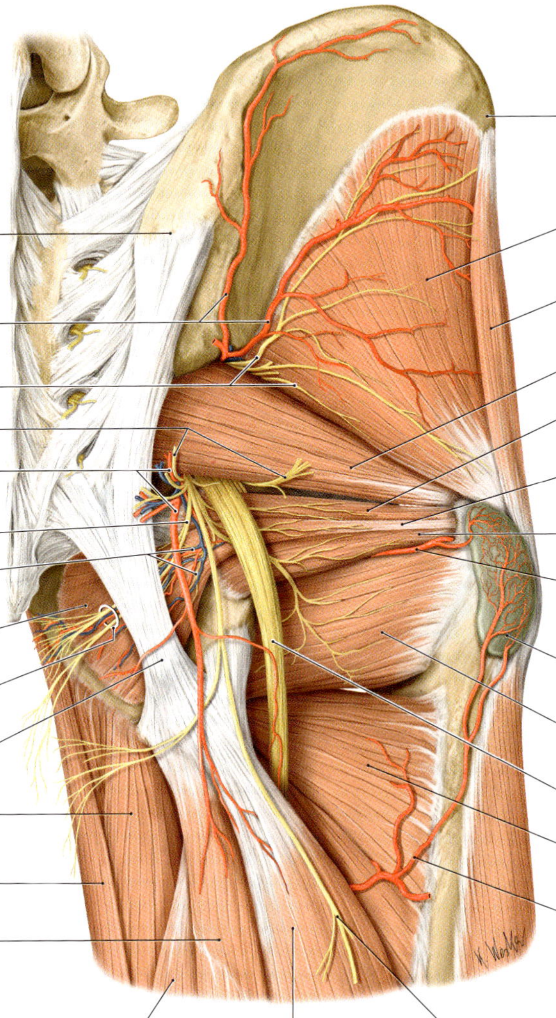

Abb. 5.76 Gefäße und Nerven der Regio glutealis und der Fossa ischioanalis. (Schünke, 2011)

Innervation

Die Innervation erfolgt durch das somatische Nervensystem und das vegetative Nervensystem.

Somatische Innervation

Die quergestreiften Skelettmuskeln des Beckenbodens (alle 3 Anteile des M. levator ani, M. ischiococcygeus, M. sphincter urethrae externus, M. transversus perinei profundus, M. sphincter ani externus, M. ischiocavernosus, M. bulbospongiosus) werden motorisch efferent von Fasern aus den Segmenten S 2–S 4 innerviert. Diese Fasern ziehen erst zum Plexus sacralis und gelangen dann durch kurze, direkte Äste aus S 3 und S 4 zum M. levator ani und dem M. ischiococcygeus oder aus S 2–S 4 zum N. pudendus und über dessen Äste an die übrigen Muskeln (Juenemann et al.,1988).

Die sensible Innervation erfolgt über Afferenzen des somatischen Nervensystems durch den N. pudendus. Die äußere Dammregion wird von Ästen des N. pudendus aus S 2–S 4 sensibel innerviert.

Angrenzend an das sensible Versorgungsgebiet des N. pudendus befinden sich folgende sensible Innervationen: Der Bereich oberhalb des Leistenbandes wird sensibel vom N. iliohypogastricus (Th 12–L 1) innerviert, der oberste Teil der Labia majora (große Schamlippen) bzw.

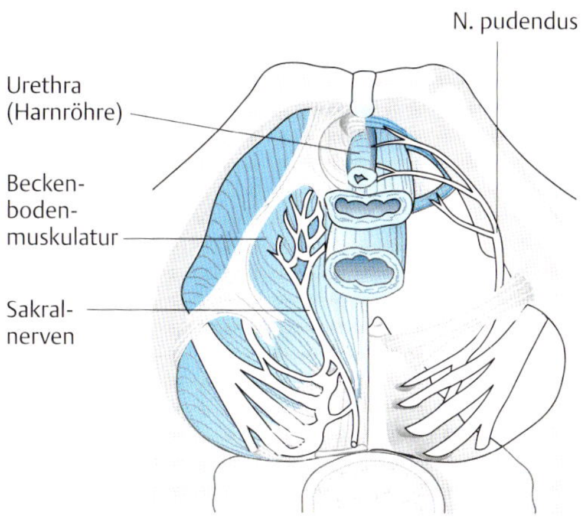

Abb. 5.77 Lage der somatischen Nerven innerhalb der Beckenhöhle. (Carrière, 2012)

des Skrotums (Hodensack) vom N. ilioinguinalis (Th 12–L 1), die Haut der Labia majora bzw. des Skrotums vom R. genitalis des N. genitofemoralis (L 1–L 2), der laterale Bereich des Oberschenkels vom N. cutaneus femoris lateralis. Medial, im Bereich des Dermatoms L 3, grenzt das sensible Versorgungsgebiet des N. obturatorius an die vom N. pudendus innervierte Dammregion. Dorsal des Anus wird die Haut zwischen der Steißbeinspitze und dem Anus sowie die Haut über dem Steißbein über die Nn. anococcygei aus S 4–Co1 aus dem Plexus coccygeus innerviert (▶ Abb. 5.77 und ▶ Abb. 5.78).

Vegetative Innervation

Die glatte Muskulatur der Gefäß- und Organwände, die glatte Muskulatur der Sphinktermuskeln (M. sphincter ani internus, glattmuskuläre Längsmuskeln des Analkanals) sowie die sekretorischen Drüsen in der Beckenbodenregion werden vegetativ innerviert.

Der Beckenbodenbereich enthält seine sympathischen Informationen aus den Segmenten Th 10–L 3 (sympathische Ursprungsneurone). Die Weiterleitung erfolgt durch präganglionäre Fasern über die Rr. communicantes zu den Ganglien des sympathischen Grenzstrangs. Von dort ziehen Nerven zu Ganglien, die in einem Nervenplexus liegen. Zuständig für die Beckenregion sind der Plexus mesentericus inferior, der Plexus hypogastricus superior und der Plexus hypogastricus inferior. In diesen präganglionären Ganglien erfolgt die Umschaltung auf die postganglionären Neurone, um dann am Erfolgsorgan im Becken sympathisch zu wirken.

Die parasympathischen Ursprungsneurone für den Beckenbereich liegen in den Segmenten S 2–S 4. Als Nn. splanchnici pelvici gelangen sie ebenfalls zum Plexus mesentericus inferior, zum Plexus hypogastricus superior und zum Plexus hypogastricus inferior, wo die Umschaltung auf die postganglionären Neurone erfolgt, um am Erfolgsorgan parasympathisch zu wirken. Die Umschaltung kann auch direkt im Erfolgsorgan geschehen.

Im Plexus mesentericus inferior, Plexus hypogastricus superior und vor allem im Plexus hypogastricus inferior vermischen sich sympathische und parasympathische Anteile.

Arterielle und venöse Versorgung

Die A. iliaca interna ist ein Ast der A. iliaca communis, welche die Aorta direkt fortsetzt. Die A. iliaca interna gibt Äste zur arteriellen Versorgung des Beckens ab.

Für die arterielle Versorgung des Beckenbodens ist die A. pudenda interna von Bedeutung. Sie führt Blut zu den äußeren Geschlechtsorganen, den Schwellkörpermuskeln, dem Analkanal sowie den Dammmuskeln und der Haut des Dammes. Weitere Äste der A. iliaca interna versorgen die Blase, die Gebärmutter, das Rektum und Muskeln des Beckenbodens.

Der venöse Abfluss des Beckenbodens erfolgt hauptsächlich über die V. pudenda inferior, die in die V. iliaca interna mündet, um folgend in die V. cava inferior einzuziehen.

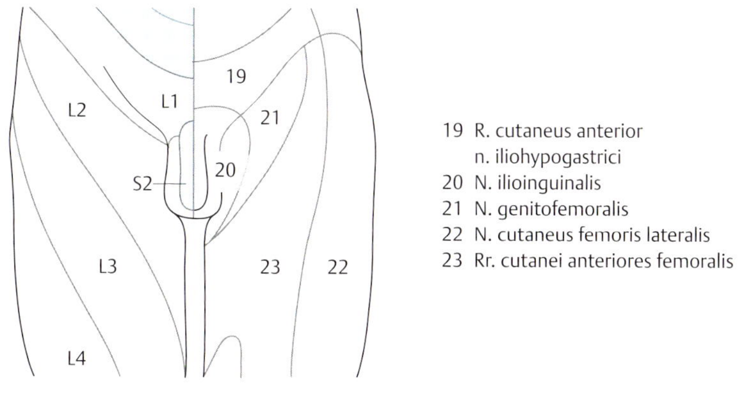

Abb. 5.78 Segmentale und periphere Innervation innerhalb der Dammregion. (Carrière, 2012)

Knöchernes Becken

Das Becken wird durch die Linea terminalis (Beckeneingangslinie) in das große und in das kleine Becken unterteilt. Es wird aus dem Beckeneingang, der Beckenhöhle (Cavitas pelvis) und dem Beckenausgang gebildet.

Der Beckeneingang wird durch die gedachte Linea terminalis (Verlauf vom Promontorium entlang der Linea arcuatae über die Schambeinkämme bis zum oberen Symphysenrand) dargestellt (▶ Abb. 5.79).

Die Cavitas pelvis wird in die Peritonealhöhle des Beckens (*Cavitas peritonealis pelvis*) und in den Subperitonealraum (*Spatium extraperitoneale pelvis*) unterteilt. Sie setzt die Cavitas peritonealis abdominalis fort.

Der Beckenausgang wird durch den Arcus pubicus (Schambeinbogen), die Tuber ischiadica (Sitzbeinhöcker), die Spitze des Os coccygis und die Ligamenta sacrotuberalia abgegrenzt und durch den Beckenboden abgeschlossen.

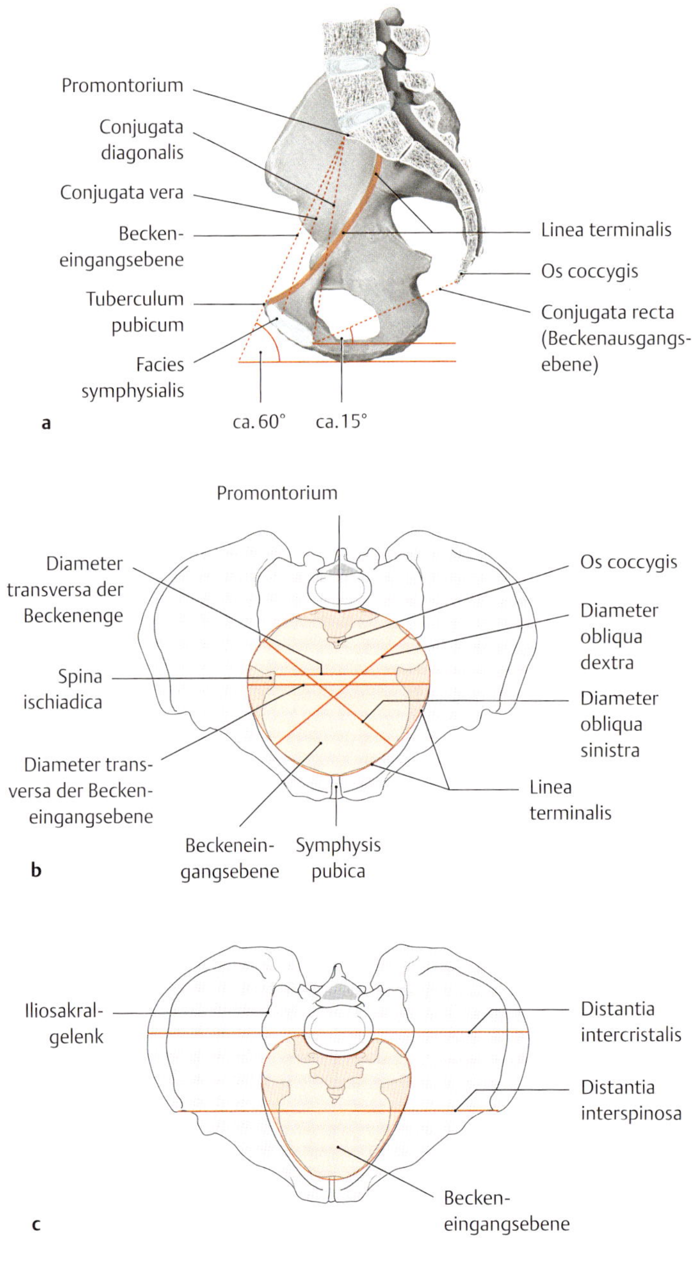

Abb. 5.79 Innere und äußere Beckenmaße. **a** Rechte Seite eines weiblichen Beckens, Ansicht von medial. **b** Weibliches Becken, Ansicht von kranial. **c** Männliches Becken, Ansicht von kranial. (Schünke, 2011)

Wichtige Bezugspunkte am Becken sind beidseitig die Crista iliaca (Darmbeinkamm), die Spina iliaca anterior superior (vorderer oberer Darmbeinstachel), die Spina iliaca anterior inferior (vorderer unterer Darmbeinstachel), das Tuberculum pubicum (Höckerchen direkt neben der Symphyse), der Tuber ischiadicum (Sitzbeinhöcker), die Spina ischiadica (Sitzbeinstachel), die Spina iliaca posterior superior (hinterer oberer Darmbeinstachel) sowie die Spina iliaca posterior inferior (hinterer unterer Darmbeinstachel).

Die weibliche Beckenhöhle ist weiter als die männliche, zudem stehen die Sitzbeinhöcker weiter auseinander als am männlichen Becken, woraus sich auch geschlechtsspezifische Unterschiede im Bereich der Beckenbodenmuskulatur ergeben (► Abb. 5.80 und ► Abb. 5.81).

Organe des Beckens

Innere Beckenorgane

► **Bei Mann und Frau**

- Harnblase (Vesica urinaria)
- Pars pelvica der Harnleiter (Ureter)
- Urethra (Harnröhre)
- Rektum
- Analkanal

► **Beim Mann:**

- Glandula vesiculosa (Bläschendrüse, Samenblase)
- Ductus deferens (Samenleiter)
- Prostata (Vorsteherdrüse)

► **Bei der Frau:**

- Ovar (Eierstock)
- Tuba uterina (Eileiter)
- Uterus (Gebärmutter)
- Vagina

Äußere Beckenorgane

► **Beim Mann:**

- Penis
- Skrotum (Hodensack), in dem sich die beiden Testes (Hoden) befinden
- Hodenhüllen

Die Hoden gehören als männliche Keimdrüsen eigentlich zu den inneren Genitalien, sind aber funktionell zu den äußeren Genitalien zu zählen.

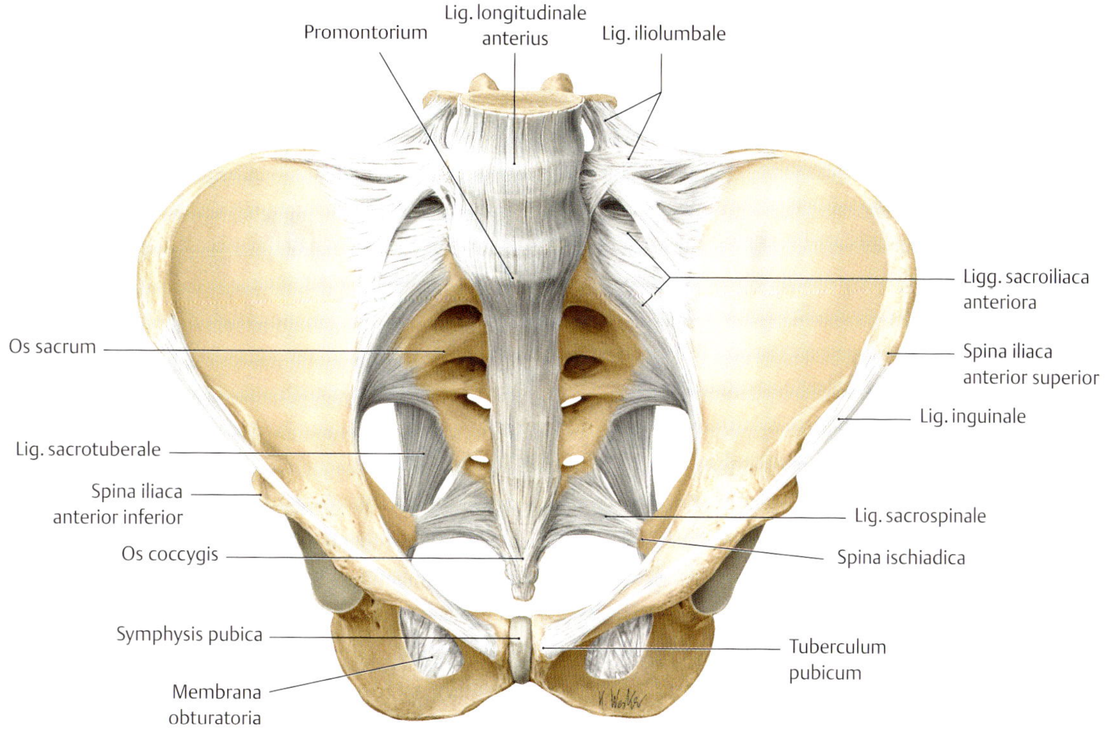

Abb. 5.80 Bandapparat eines männlichen Beckens, Ansicht von ventral-kranial. (Schünke, 2011)

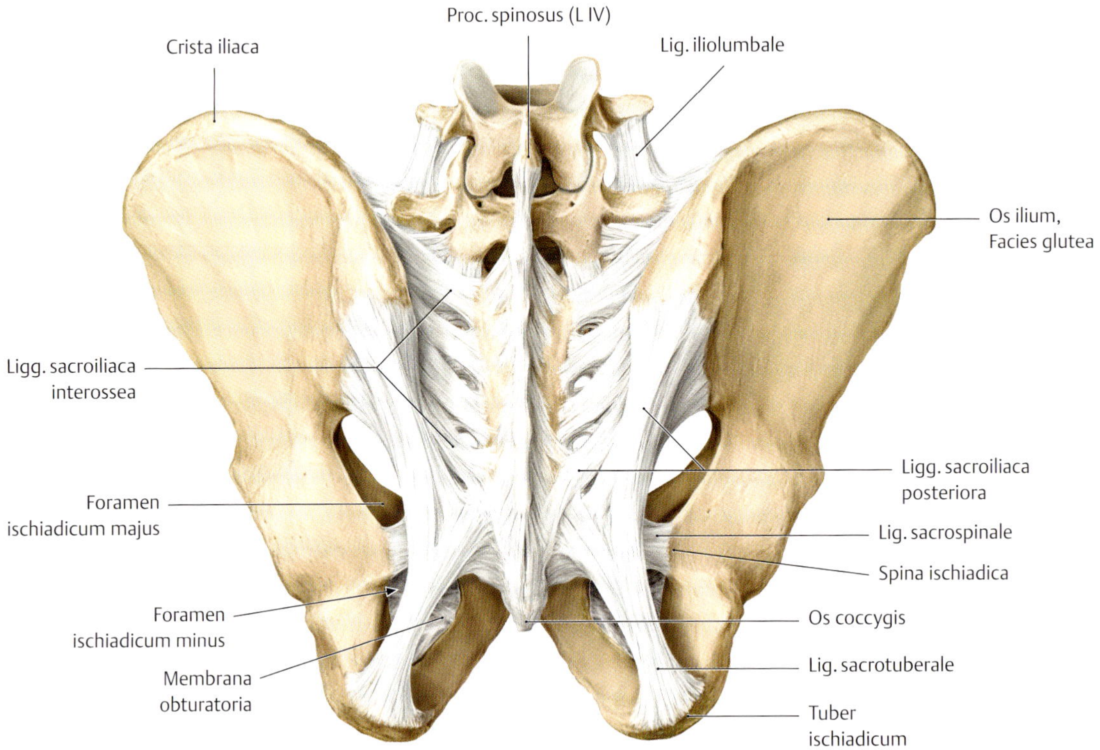

Abb. 5.81 Bandapparat eines männlichen Beckens, Ansicht von dorsal. (Schünke, 2011)

▸ **Bei der Frau:**

- Labia majora pudendi und Labia minora pudendi (große und kleine Schamlippen)
- Vestibulum vaginae (Scheidenvorhof)
- Klitoris

Der Scheidenvorhof stellt die Verbindung zu den inneren Genitalien dar.

Öffnung im Beckenboden für den Durchtritt der Beckenorgane

Levatortor (Hiatus levatorius)

Im Beckenboden befindet sich eine Öffnung (*Levatortor*) für den Durchtritt der Organe des Beckens. Diese Öffnung wird in 2 Bereiche unterteilt und durch Muskulatur und Bindegewebe unterstützt und verschlossen:

- Hiatus urogenitalis
  - Der Hiatus urogenitalis ist die ventrale Öffnung im Beckenboden. Bei der Frau treten hier die Urethra und die Vagina hindurch, die anschließend in das Vestibulum vaginae münden. Beim Mann tritt die Harn-Samen-Röhre durch den Hiatus urogenitalis. Die Membrana perinei bedeckt diese Öffnung.
- Hiatus ani
  - Der Hiatus ani ist der hintere Teil des Levatortors. Hier tritt der vom M. sphincter ani externus umgebene Analkanal hindurch, der dann in seine äußere Öffnung übergeht (▸ Abb. 5.82).

Funktion des Beckenbodens

Die Schichten des Beckenbodens sind für die Kontrolle der Öffnungen von Rektum, Harn- und Genitalwegen (Sphinkterfunktion) zuständig, deren Durchtritt die mechanische Widerstandsfähigkeit des Beckenbodens vermindert. Der Beckenboden muss also zur Sicherung der Kontinenz die Harnröhre, die Harnblase und den Anus verschließen, aber auch öffnen können, um Wasser zu lassen und Stuhlgang zu gewähren. Beim Husten, Niesen, Lachen, Tragen von schweren Gegenständen (z. B. im Sport) und Ähnlichem muss der Beckenboden in der Lage sein, reflektorische Gegenspannung aufzubauen. Zudem sichert der Beckenboden die Lage der Bauch- und Beckenorgane durch den Verschluss nach kaudal, wodurch er auch die Last dieser Organe trägt.

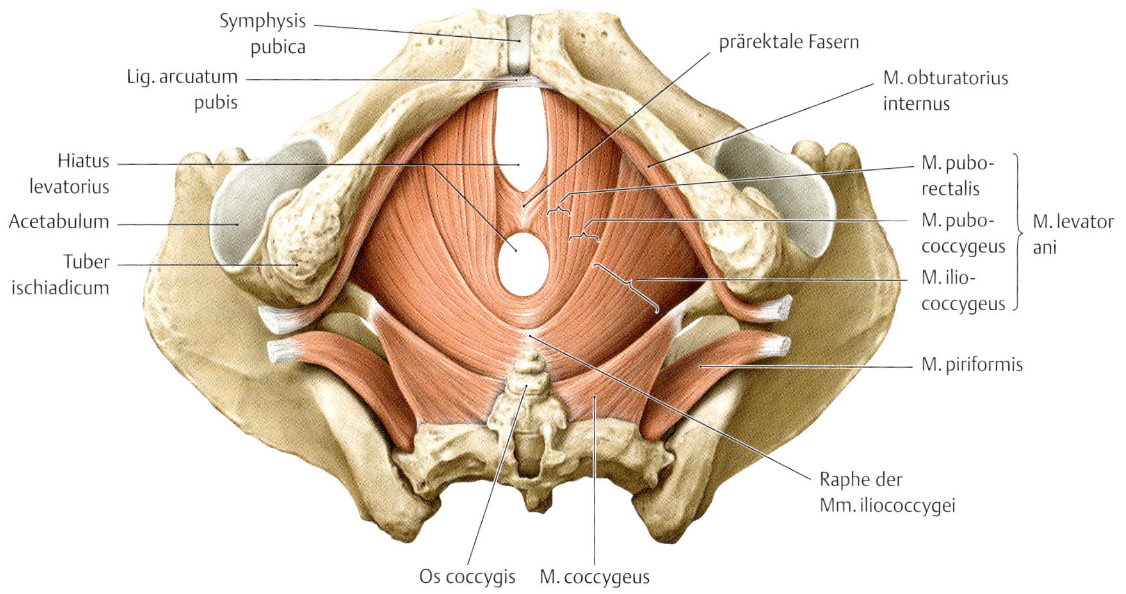

Abb. 5.82 Muskulatur des Beckenbodens nach Entfernung der Muskeln des Diaphragma urogenitale. Weibliches Becken, Ansicht von kaudal. (Schünke, 2011)

Funktionsstörungen des Beckenbodens

Eine Funktionsstörung des Beckenbodens äußert sich vor allem in Inkontinenz.

Ursachen für Inkontinenz können zentralnervöse Störungen des Gehirns als Reaktion auf Störungen im Bewegungssystem sein. Der Beckenboden reagiert in Form eines „Schutzmechanismus" sekundär mit Tonusveränderungen, wodurch sowohl Elastizität als auch Kraftentfaltung dieser horizontalen Sehnenplatte beeinträchtigt werden können. So kann die primäre Ursache für eine Inkontinenz in einer Störung des Bewegungssystems liegen.

Auch über fasziale Züge können Dysfunktionen einer anderen Stelle des Körpers auf den Beckenboden weitergeleitet werden (z. B. AP-Kette (S. 171)). Da alle Organe und Gewebe des Körpers über bindegewebige Strukturen miteinander verbunden sind, können beispielsweise auch Dysfunktionen der Beckenorgane durch Faszienverbindungen zu Tonusveränderungen des Beckenbodens führen.

Die Körperhaltung nimmt ebenso Einfluss auf die Spannungszustände im Diaphragma pelvis/Diaphragma urogenitale.

Flaches Atmen kann ebenso zu Tonusveränderungen im Bereich des Beckenbodens führen, da das Diaphragma thoracolumbalis (Zwerchfell) über den M. transversus abdominis mit dem Beckenboden in Verbindung steht.

Auch durch psycho-emotionale Störungen und Stress kann es zu Inkontinenzproblemen infolge von Spannungsveränderungen im Beckenboden kommen.

Weitere Ursachen für eine Inkontinenz können Schädigungen oder Kompressionen des Plexus hypogastricus oder des N. pudendus sein.

Häufig wiederkehrende intraabdominelle Drucksteigerungen (Bauchpresse) können zu Schwächung des Bindegewebsapparates und zu Schädigungen der Beckenbodenmuskulatur führen. Wird die Druckbelastung zu hoch, kommt es zu Senkungen im Bereich des Diaphragma pelvis/urogenitale und folglich zu Harn- und Stuhlinkontinenz.

Altersbedingte Veränderungen des Bindegewebes führen ebenso zu Veränderungen der Spannungszustände im Bindegewebe des Diaphragma pelvis/urogenitale, da die Anzahl der elastischen Fasern im Bindegewebe abnimmt und sich im Laufe des Alterungsprozesses mehr Crosslinks innerhalb der elastischen Fasern bilden. Auch zu wenig Flüssigkeitszufuhr und mangelhafte Aufnahme von Mineralien, Spurenelementen und Vitaminen führen zu Elastizitätsverlust und Degenerationen des Bindegewebes.

Primäre Dysfunktionen des Diaphragma pelvis/urogenitale können wiederum über muskuläre Verbindungen und/oder über Faszienzüge zu sekundären Dysfunktionen in anderen Bereichen des Körpers führen.

Plantaraponeurose (Aponeurosis plantaris)

Anatomie

Die Plantaraponeurose ist die kaudalste horizontale Sehnenplatte des menschlichen Körpers. Sie besteht aus einem oberflächlichen und einem tiefen Anteil.

Der oberflächliche Anteil kann in einen kräftigen mittleren Teil, sowie 2 schwächere Teile medial und lateral eingeteilt werden. Zwischen dem oberflächlichen Anteil und der Haut befindet sich eine dicke Fettschicht.

Der kräftige mittlere Teil kommt vom Proc. medialis und lateralis des Tuber calcanei (Fersenbeinhöcker) und zieht mit seinen kräftigen Längsfasern (Fasciculi longitudinalis) bis zu den Zehen. Die Fasciculi longitudinales verstärken das Längsgewölbe. Im Bereich der Metatarsophalangealgelenke werden die Fasciculi longitudinales durch quer verlaufende Fasern (Fasciculi transversales) verbunden. Von der Ferse zu den Zehen breiter werdend, hat diese Faszie eine dreieckige Form. Die Fasern dieser Faszie bilden im Bereich der Metatarsophalangealgelenke das Lig. metatarsale transversum superficiale zur Unterstützung des vorderen Fußgewölbes. An den Außenseiten verschmilzt der mittlere Teil jeweils mit dem medialen und dem lateralen Anteil der Plantaraponeurose. Der mediale Teil zieht von der Innenseite des Tuber calcanei zur Basis der Großzehe und verschmilzt an seiner Außenseite mit dem mittleren Teil der Plantaraponeurose. Der laterale Teil zieht von der Außenseite des Tuber calcanei zur Basis des Os metatarsale V. Er verschmilzt an seiner Innenseite mit dem mittleren Anteil der Aponeurosis plantaris. An den Stellen, an denen sich der mittlere Teil mit dem medialen und dem lateralen Teil vereint, ziehen Ausläufer in die Tiefe, die sogenannten Septen. Das Septum plantare laterale und das Septum plantare mediale teilen den Fuß auf seiner Plantarseite in 3 Muskellogen: das *mediale Kompartment* (Großzehenloge), das *laterale Kompartment* (Kleinzehenloge) und das *zentrale Kompartment* (Mittelloge). Durch den tiefen Anteil der Plantaraponeurose (Fascia plantaris profunda), welcher die Mm. interossei bedeckt, entsteht das interosseale Kompartment (Zwischenknochenloge), siehe ▶ Abb. 5.83.

Das Septum plantare mediale ist am Os metatarsale I, am Os cuneiforme mediale und am Os naviculare befestigt, das Septum plantare laterale am Os metatarsale V und am Lig. plantare longum. Das Lig. plantare longum zieht von der Plantarseite des Kalkaneus nach distal und reicht über die Sehne des M. fibularis longus zu den Basen der Mittelfußknochen. Kurze Fasern dieses Ligaments laufen als Lig. calcaneocuboideum plantare zur Tuberositas ossis cuboidei. Es verspannt die laterale Reihe der Fußwurzelknochen.

Druckkammersystem der Fußsohle

Faserbündel zwischen der Plantaraponeurose und der Lederhaut der Fußsohle bilden Kammern, die mit fettreichem Bindegewebe ausgefüllt sind. Diese Druckkammern dienen der Stoßdämpfung und tragen zur mechanischen Stabilität der Fußsohle bei, indem sie die Fußsohle unverschieblich befestigen. Ein ausgedehntes Blutgefäßnetz versorgt diese Kammersepten und bietet zusätzlich Stabilität.

Knochen im Bereich der Plantaraponeurose

Artikulierende Knochen und Gelenke des Fußes können Einfluss auf die Plantaraponeurose nehmen. Umgekehrt können die Tonusverhältnisse der Plantaraponeurose auch Einfluss auf gelenkige Verbindungen des Fußes nehmen.

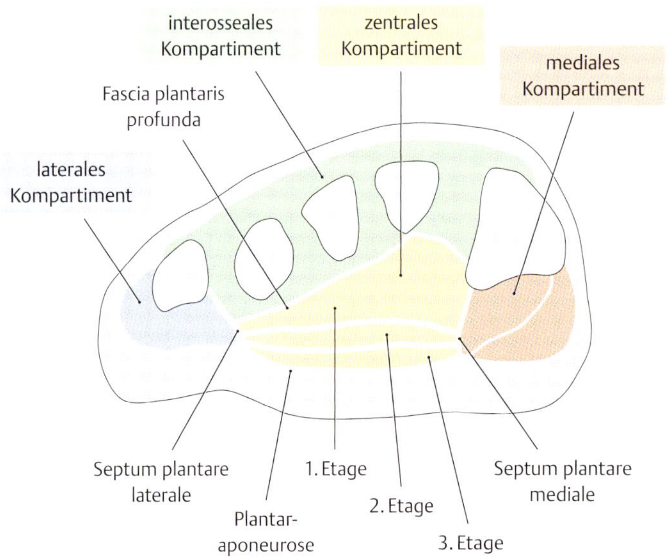

Abb. 5.83 Lage der Fußkompartimente bzw. Muskellogen. Querschnitt durch einen rechten Fuß, Ansicht von distal. (Schünke, 2011)

Folgende Strukturen sind involviert:

▶ **Knochen**
- Malleolengabel mit Malleolus medialis und lateralis (Fußinnen- und -außenknöchel)
- Talus (Sprungbein)
- Kalkaneus (Fersenbein)
- Os naviculare (Kahnbein)
- Os cuboideum (Würfelbein)
- Os cuneiforme laterale, Os cuneiforme intermedium und Os cuneiforme mediale (Keilbeine)
- Ossa metatarsi (Mittelfußknochen)
- Ossa digitorum pedis (Zehenknochen)

▶ **Gelenke**
- Art. talocruralis (oberes Sprunggelenk)
- Art. subtalaris und Art. talocalcaneonavicularis (unteres Sprunggelenk)
- Art. calcaneocuboidea (Verbindung zwischen Fersenbein und Würfelbein)
- Art. talonavicularis (Verbindung zwischen Sprungbein und Kahnbein)
- Art. tarsitransversa (Verbindung zwischen Kalkaneus und Os cuboideum sowie zwischen Talus und Os naviculare) auch *„Chopartgelenk"* genannt
- Art. cuneonavicularis (Verbindung zwischen Keilbein und Kahnbein)
- Artt. intercuneiformes (Verbindung zwischen den Keilbeinen)
- Art. cuneocuboidea (Verbindung zwischen Keilbein und Würfelbein)
- Artt. tarsometatarsales (Verbindung zwischen Fußwurzeln und Mittelfuß)
- Artt. intermetatarsales (Verbindung der Basis der Mittelfußknochen)
- Artt. metatarsophalangeae (Zehengrundgelenke)
- Artt. interphalangeae proximales und distales (Zehenmittelgelenke und Zehenendgelenke)

▶ **Bänder**
- Außenbänder (Ligg. collateralia laterale):
  - Lig. talofibulare anterius
  - Lig. talofibulare posterius
  - Lig. calcaneofibulare
- Innenbänder (Ligg. collateralia mediale):
  - Lig. deltoideum:
    - Pars tibiotalaris anterior
    - Pars tibiotalaris posterior
    - Pars tibionavicularis
    - Pars tibiocalcanea
- Syndesmosebänder:
  - Lig. tibiofibulare anterius
  - Lig. tibiofibularis posterius

Muskeln der Planta pedis

▶ **Muskeln des medialen Kompartments (Großzehenloge)**
- M. abductor hallucis
- M. flexor hallucis brevis
- Ansatzsehne des M. flexor hallucis longus

▶ **Muskeln des lateralen Kompartments (Kleinzehenloge)**
- M. abductor digiti minimi
- M. flexor digiti minimi brevis
- M. opponens digiti minimi

▶ **Muskeln des zentralen Kompartments (Mittelloge)**
- 1. Etage:
  - M. adductor hallucis
- 2. Etage:
  - Mm. lumbricales
  - M. quadratus plantae
  - Ansatzsehne des M. flexor digitorum longus
- 3. Etage:
  - M. flexor digitorum brevis

Topografische Anatomie der Gefäße und Nerven

An den Übergängen der verschiedenen Muskellogen durch die Septen entstehen leichte Einsenkungen, der Sulcus plantaris medialis und der Sulcus plantaris lateralis.

Im *Sulcus plantaris medialis* ziehen der R. superficialis der A. plantaris medialis und Hautäste des N. plantaris medialis durch die Plantaraponeurose. Im *Sulcus plantaris lateralis* ziehen die Rr. superficiales der A. plantaris lateralis und des N. plantaris lateralis in die Subkutis (Unterhaut).

Auf der medialen Fußsohlenseite zwischen dem M. abductor hallucis und dem M. flexor digitorum brevis befindet sich die A. plantaris medialis und der N. plantaris medialis. Lateral befinden sich zwischen dem M. flexor digitorum brevis und dem M. abductor digiti minimi die A. plantaris lateralis.

Am lateralen Rand des M. flexor digitorum brevis zieht der R. superficialis des N. plantaris lateralis an die Oberfläche.

Zwischen den Fettlogen in den Zwischenknochenräumen befinden sich die Nn. digitales plantares communes des N. plantaris medialis und die Rr. superficiales des N. plantaris lateralis und der Rr. communicantes.

Zwischen dem N. plantaris medialis und dem N. plantaris lateralis verläuft die A. tibialis posterior.

Der R. medialis des N. plantaris medialis und die Endäste der A. plantaris medialis verlaufen durch das Septum plantare mediale in das mediale Kompartment. Der N. plantaris lateralis und die A. plantaris lateralis überqueren den M. quadratus plantae nach lateral und verlaufen mit den Rr. profundi in die Tiefe.

Endäste der Rr. superficiales des N. plantaris lateralis treten mit den oberflächlichen Ästen der A. plantaris late-

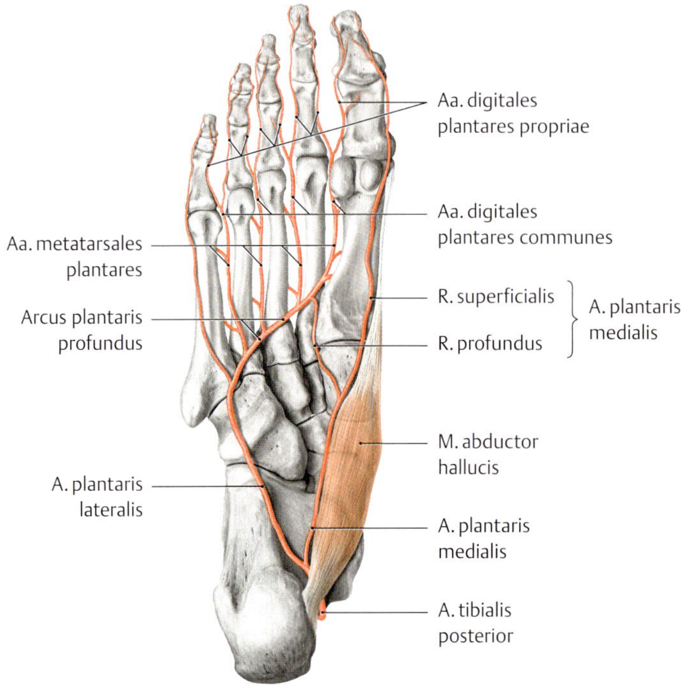

Abb. 5.84 Arterien der Fußsohle, Rechter Fuß, Ansicht von plantar. (Schünke, 2011)

ralis durch das Septum plantare laterale in das laterale Kompartment.

In Höhe der Basis des Os metatarsale V verläuft der Arcus plantaris profundus der A. plantaris lateralis. Er hat Verbindungen zur A. plantaris profunda und zum R. profundus der A. plantaris medialis.

Zum Teil begleitet der R. profundus des N. plantaris lateralis den Arcus plantaris profundus und seine begleitenden Venen.

Aus dem Arcus plantaris profundus ziehen die Aa. digitales plantares communes in die Zwischenräume der Zehen.

Der Arcus plantaris profundus und der R. profundus des N. plantaris lateralis sind in das lockere Bindegewebe des tiefen Anteils der Plantaraponeurose (Fascia plantaris profunda) eingebettet.

Über das interosseale Kompartment stehen die Arterien, Venen und Lymphbahnen der Fußsohle (Planta pedis) mit Gefäßen des Fußrückens (Dorsum pedis) in Verbindung.

Die V. plantaris lateralis, die V. plantaris medialis, der Arcus venosus plantaris und die Vv. digitales plantares nehmen den gleichen oder einen ähnlichen Verlauf wie die gleichnamigen Arterien (▸ Abb. 5.84 und ▸ Abb. 5.85).

Funktion der Aponeurosis plantaris

- Die Plantaraponeurose unterstützt die Verspannung der Fußgewölbe.
- Sie bildet Septen, die Logen zur Trennung der Fußmuskeln darstellen.
- Sie bildet Fettpolster als Schutz für die Strukturen der Planta pedis.
- Sie bietet Schutz für Muskeln, Gefäße und Nerven.

Funktionsstörungen der Aponeurosis plantaris

Wie die anderen erwähnten horizontalen Sehnenplatten hat ebenso die Plantaraponeurose die Aufgabe, zu stabilisieren aber auch elastisch genug zu sein, um Gefäße, Nerven und Muskeln nicht zu komprimieren. Es ist also wichtig, die Plantarfaszie zu mobilisieren, die Füße physiologisch zu belasten, zu kräftigen und zu dehnen. Übergewicht, Überbelastung und Immobilität sollten vermieden werden.

Durch Fehlstellungen im Bereich der Fußwurzel- und Mittelfußknochen (z. B. durch statische Fehlbelastung, Immobilität, Übergewicht o. Ä.) kann sich der Tonus der Plantaraponeurose verändern. Dies kann wiederum Einfluss auf die Fußgewölbe, die Muskulatur sowie Nerven und Gefäße nehmen.

Über absteigende Faszienketten können Dysfunktionen anderer Stellen des Körpers entlang der entsprechenden Faszienbahn zu Tonusveränderungen der Plantarfaszie mit entsprechenden Folgen führen.

Ebenso können Funktionsstörungen der Plantaraponeurose über aufsteigende Faszienbahnen zu Dysfunktionen kranial liegender Strukturen führen. Der Fuß ist Ursprung vieler langer Faszienketten.

Durch Überbelastungen, dauerhafte statische Fehlbelastungen, Verkürzungen im Bereich der dorsalen Fas-

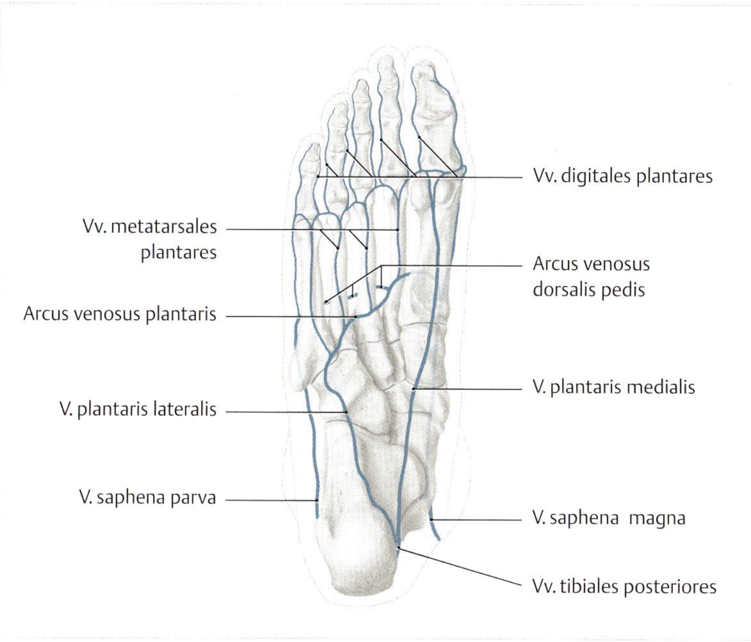

Abb. 5.85 Tiefe und oberflächliche Venen der rechten unteren Extremität. Fußsohle, Ansicht von plantar. (Schünke, 2011)

zienketten bzw. der Wadenmuskulatur, Sport oder Übergewicht kann sich die Sehnenplatte entzünden. Eine Entzündung der Plantaraponeurose nennt sich *Fasziitis plantaris.*

Auch ein „unterer Fersensporn" („plantarer Kalkaneussporn") steht in engem Zusammenhang mit einer Entzündung der Plantaraponeurose im Ansatzbereich am Kalkaneus.

Der *Morbus Ledderhose* ist eine Fibromatose (gutartige Wucherung des Bindegewebes) der Plantaraponeurose. Es bilden sich meist über einen längeren Zeitraum gutartige Knötchen oder Stränge in der Plantarfaszie. Die Faszie zieht sich aufgrund einer gesteigerten Myofibroblastenaktivität zusammen und es kommt zu einer Kontraktur der Faszie.

Zentralsehne

Die Zentralsehne bildet im menschlichen Körper eine innere fasziale Verbindungskette von der Schädelbasis bis in den Beckenboden und weiterlaufend bis zum Lig. deltoideum des Fußes.

Diese fasziale Verbindung in der Tiefe hat große Bedeutung für die Stabilität des Rumpfes.

Spannungen in der Zentralsehne können die Beckenorgane beeinflussen, die Bauchorgane, die Organe im Thoraxbereich sowie die Organe der Halsloge. So können z. B. Zugkräfte auf die Schilddrüse entstehen und zu Funktionsstörungen dieser führen. Hohe Spannungszustände der Zentralsehne können eine breit gefächerte Symptomatik zeigen.

Spannungsveränderungen in den Faszien der Zentralsehne führen auch zu Spannungsveränderungen in den äußeren Faszien. Ebenso wirken sich sämtliche Dysfunktionen in unserem Körper auf die Spannungszustände der Zentralsehne aus (▸ Abb. 5.86).

Verlauf

Falx cerebri, Falx cerebelli und Tentorium cerebelli

Die *Falx cerebri (Großhirnsichel)* ist eines der 5 Septen, welche die unterschiedlichen Gehirnbereiche unterteilen und diese in ihrer Position halten.

Sie verläuft senkrecht und trennt die beiden Großhirnhemisphären voneinander. Sie wird von der harten Hirnhaut (Dura mater encephali) produziert und bildet eine anterior-posteriore Verstärkung für diese.

Die Falx cerebri besteht aus 2 Seiten, 2 Rändern, 1 Basis und 1 Spitze:

- Die Seiten bedecken die Innenseiten der Großhirnhälften.
- Der Oberrand befindet sich zwischen der Protuberantia occipitalis interna und dem Foramen caecum. Die Falx cerebri nimmt hier den Sinus sagittalis superior (intraduraler venöser Blutleiter) auf.
- Der Unterrand folgt der Oberseite des Corpus collosum (Balken), hat aber nur im posterioren Bereich direkten Kontakt. Die Falx cerebri nimmt hier den Sinus sagittalis inferior auf.
- Die Basis setzt mittig am Tentorium cerebelli (horizontales Kleinhirnzelt) an.
- Die Spitze kommt von der Crista galli (Hahnenkamm/Knochenvorsprung des Os ethmoidale) und leitet Fortsätze ins Foramen caecum.

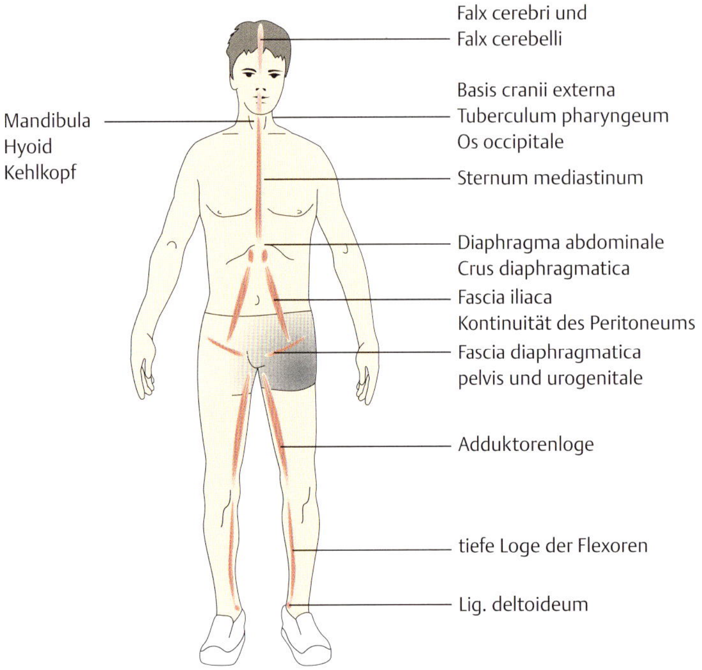

Abb. 5.86 Die Zentralsehne. (Langer, 2013)

Die *Falx cerebelli (Kleinhirnsichel)* ist ebenfalls ein senkrecht verlaufendes Septum, welches die Kleinhirnhälften voneinander trennt.

Auch die Falx cerebelli besteht aus 2 Seitenflächen, 2 Rändern, 1 Basis und 1 Spitze:

- Die Seiten bedecken die Innenseiten der Kleinhirnhälften.
- Der Hinterrand setzt an der Crista occipitalis interna an und nimmt den Sinus occipitalis posterior auf.
- Der Unterrand hat Kontakt zum Vermis inferior (Kleinhirnwurm/unpaariger Mittelteil des Kleinhirns).
- Die Spitze bildet einen Abzweig, der das Foramen magnum umrundet und anschließend weiter zum Foramen jugulare zieht. Innerhalb dieser 2 Durafalten befindet sich der untere Teil des Sinus occipitalis posterior.

Für das Tentorium cerebelli siehe Abschnitt Diaphragma suboccipitalis oder Tentorium cerebelli (intrakraniales horizontales Kleinhirnzelt).

Der Verlauf der Zentralsehne reicht kranial bis in diesen Bereich.

Basis cranii externa/Tuberculum pharyngeum des Occipitale, Pars petrosa des Os temporale, Proc. pterygoideus des Os sphenoidale

Die Basis cranii externa ist die äußere Seite der Schädelbasis.

Das Tuberculum pharyngeum ist ein Höcker an der Unterseite der Schädelbasis.

Die Pars petrosa des Os temporale ist die Felsenbeinpyramide, die das Innenohr beinhaltet und die mediale Wand der Paukenhöhle bildet.

Der Proc. pterygoideus ist ein Knochenvorsprung des Os sphenoidale (Keilbein).

Die Zentralsehne verläuft über die Raphe pharyngis (eine Verwachsungsnaht im Rachen, kraniale Aufhängung des Pharynx) an der Basis cranii externa und somit unten an der SSB (Synchondrosis sphenobasilaris) entlang.

Die Raphe pharyngis verläuft von der Pars basilaris des Os occipitale über die Pars petrosa des Os temporale, wo sie den knorpeligen Teil der Tuba auditiva kreuzt, um dann zu den Procc. pterygoidei des Os sphenoidale zu gelangen.

Verbindung nach kaudal besteht über die *Fascia pharyngobasilaris.*

Mandibula, Os hyoidale, Larynx

Der Pharynx ist weiterhin folgendermaßen verbunden:

- vom Proc. pterygoideus ossis sphenoidalis über das Lig. sphenomandibulare zur Innenseite der Mandibula
- über das Lig. stylohyoideum zum Cornu minus des Os hyoidale. Von dort entsteht eine ringförmige Umrandung des Cornu majus
- vom Tuberculum thyroideum superior des Larynx zur Linea obliqua und weiter nach kaudal zur Cartilago cricoidea (knorpeliger Teil des Kehlkopfes) (▶ Abb. 5.87)

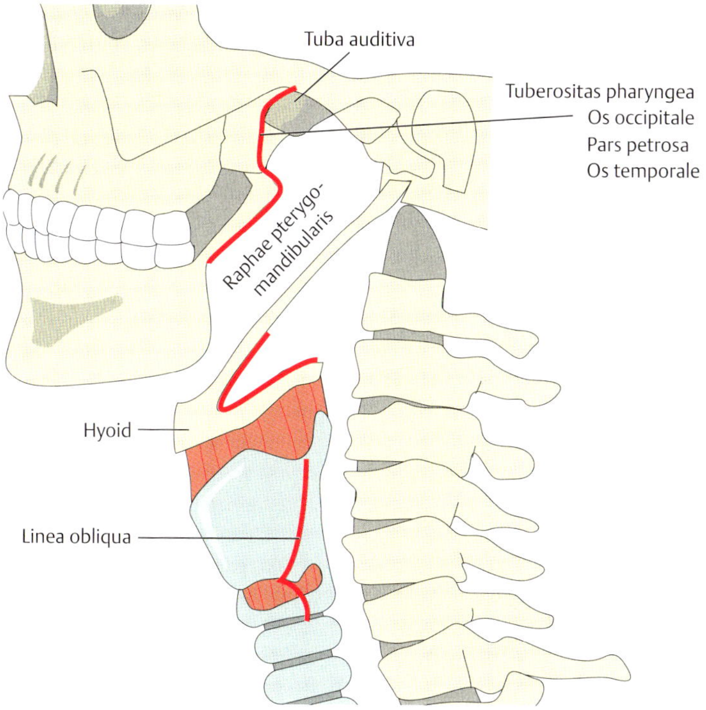

Abb. 5.87 Ansätze der Raphe pharyngeae. (Langer, 2013)

Fasziale Verbindungen des Pharynx:

- Fascia buccopharyngea:
  - Sie umkleidet die Rachenmuskulatur und setzt sich über den M. buccinator nach ventral fort bis zum Gaumensegel und zum Pharynx. Über lockeres Bindegewebe ist diese Faszie mit der Lamina praevertebralis der Fascia cervicalis verbunden.
- Fascia pharyngobasilaris:
  - Diese Faszie umhüllt den Ösophagus und die Trachea. Sie bedeckt die Innenseite der Pharynxmuskulatur und setzt sich nach kranial im Rachenraum auf den Gaumenwänden fort. Die Fascia pharyngobasilaris setzt nach Vereinigung mit der Fascia intrapharyngea an der Schädelbasis, an der Pars basilaris des Os occipitale, an der Pars petrosa des Os temporale, an der Basis des Proc. pterygoideus, an der Wand der Tuba auditiva und an der Raphe pterygomandibularis an. Nach kaudal setzt sie sich als viszerale Hülle bis ins Mediastinum fort.
- Fascia praetrachealis und Fascia thyreoidea:
  - Beide Faszien sind Bestandteil der Lamina praevertebralis der Fascia cervicalis

Diaphragma cervicothoracicum

Die Zentralsehne hat ihren weiteren Verlauf im Bereich des Diaphragma cervicothoracicum. Am VI. und VII. Halswirbel sowie an der 1. Rippe ist die Pleurakuppel über das Lig. suspensorium pleurale mit seinen 3 Anteilen (Lig. transversopleurale, Lig. vertebropleurale, Lig. costopleurale) verbunden. Die Sibson-Faszie ist eine Verstärkung der Fascia endothoracica im Bereich Pleurakuppel, mit der sie fest verwachsen ist.

Über die Fascia endothoracica besteht hier Verbindung nach kranial zu den Halsfaszien und nach kaudal zum Zwerchfell.

Das Diaphragma cervicothoracicum (S. 176) mit seinen faszialen Verbindungen wurde bereits genau beschrieben.

Mediastinum, Mittelfellraum

Das Mediastinum ist Teil der Zentralsehne. Dieser Gewebsraum im Brustkorb wird durch folgende Strukturen begrenzt:

- kranial durch das Diaphragma cervicothoracicum
- kaudal durch das Diaphragma thoracolumbalis
- ventral vom Sternum
- dorsal von der Wirbelsäule
- lateral zu beiden Seiten von der Pleura parietalis der beiden Lungenhälften, die hier Pleura mediastinalis heißt

Pleurahöhle, Perikardhöhle und Peritonealraum haben ihren gemeinsamen embryologischen Ursprung in der intraembryonalen Zölomhöhle und sind somit funtionell Teil der Zentralsehne. Das Mediastinum bildet dafür den Raum.

Anatomische Strukturen des Mediastinums:

- Sternum:
  - artikuläre Verbindungen: Rippen, Klavikula
  - fasziale Verbindungen: ventrale Faszienketten, Diaphragmen
- Herzbeutel:
  - ist ligamentär mit dem Sternum in Verbindung
- Thymus (Thymusfettkörper beim Erwachsenen):
  - im oberen Drittel des Sternums
  - wichtige immunologische Aufgabe im Kindesalter
- Nn. phrenici
  - liegen lateral dem Herzbeutel an
- Aorta ascendens, Arcus aortae (Aortenbogen)
- V. cava superior:
  - liegt hinter dem Perikard und dem Thymus, im oberen Drittel des Mediastinums
- Trachea:
  - teilt sich in Höhe des IV. Brustwirbels an der Bifurcatio trachea in den linken und rechten Hauptbronchus
- Ösophagus:
  - befindet sich im oberen Drittel des Mediastinums hinter der Trachea kaudal der Bifurcatio tracheae und liegt dem Perikard an
- N. vagus:
  - der rechte N. vagus zieht direkt mit dem Ösophagus nach kaudal
  - der linke N. vagus überquert den Arcus aortae, um dann nach kaudal zu ziehen
- V. azygos/V. hemiazygos
- Ductus thoracicus:
  - befindet sich am weitesten dorsal direkt vor der Wirbelsäule
- Truncus sympathicus:
  - liegt vor den Rippenköpfchen

Durch das Mediastinum ziehen somit bedeutsame arterielle, venöse, lymphatische, sympathische und parasympathische Leitungsbahnen zu den abdominellen Organen.

Die Strukturen des Mediastinums benötigen ständige physiologische Bewegungen, um optimal funktionieren zu können. Hier spielt z. B. die Atmung eine wichtige Rolle, denn mit jedem Atemzug wird beispielsweise der Truncus sympathicus in besonderer Art bewegt und damit in seiner Funktion gefördert. Ebenso spielen aber auch die Bewegung der Wirbelsäule sowie die Durchblutung eine wichtige Rolle, um Einfluss auf die Funktion der Organe und Strukturen im Mediastinum nehmen zu können.

Intrathorakale Bewegungen erzeugen im Mediastinum Vibrationen, Druck und Zug in kraniokaudale Richtung. In keiner anderen Region des Körpers findet so viel Bewegung statt wie im Mediastinum und an keiner anderen Stelle liegen so viele bedeutungsvolle zirkulatorische Strukturen zusammen.

Intrathorakale Bewegungen entstehen durch die Atmung und den Herzschlag:

- 20 000 Atemzüge pro Tag
- 100 000 Herzschläge pro Tag

Diaphragma thoracolumbalis (Zwerchfell)

Das Zwerchfell ist eine horizontal verlaufende Muskel-Sehnen-Platte, die den Brustraum vom Bauchraum trennt, und Teil der Zentralsehne. Es ist der wichtigste Atemmuskel für die Einatmung.

Es ist am Sternum, an den Rippen und an der Wirbelsäule (Th 12–L 3) befestigt, hat kaudal Verbindung zu M. psoas und M. quadratus lumborum und kranial zu Pleura und Perikard.

Die faszialen Verbindungen zur Fascia endothoracica, den Nierenfaszien, den Faszien der Leber des Magens und der Bauchmuskulatur sowie zu den unteren Extremitäten sind genau nachzulesen im Kapitel „Horizontale Sehnenplatten“ (S. 174).

Die Kontinuität der Faszien zwischen Schädelbasis, Hals, Thorax, Abdomen, Becken und weiterlaufend in die untere Extremität wird vom Zwerchfell initiiert. Das Zwerchfell funktioniert als Schnittstelle im Verlauf der Zentralsehne.

Peritoneum, Bauchfell

Die Zentralsehne nimmt ihren weiteren Verlauf im Peritoneum durch die Umschlagfalten (Mesenterien), Faszien, Ligamente und Omenta. Eine genaue Darstellung des Peritoneums ist nachzulesen in Kap. 5.2.6.

Fascia iliaca

Im Bereich seines Ursprungs wird der M. psoas major von einer eigenen Faszie umhüllt. Diese Faszie ist ein Teil der Fascia thoracolumbalis und geht kranial in die Faszie des Zwerchfells über. Die Faszie des M. psoas major vereinigt sich mit der Faszie des M. iliacus und geht in die Fascia iliaca über. Die Fascia iliaca umhüllt alle drei Anteile des M. iliopsoas (M. iliacus, M. psoas major, M. psoas minor).

Die Fascia iliaca hat Kontakt zur Fascia transversalis und mit den Faszien des Beckens. Sie ist verbunden mit dem Lig. inguinale und setzt sich kaudal in der Oberschenkelfaszie fort.

Die Zentralsehne verläuft also in diesem Bereich vom Zwerchfell bis zum Trochanter minor des Oberschenkels. Im Bereich des Durchtritts der Faszie durch die Lacuna musculorum des Leistenbandes bis zur Ansatzstelle am Trochanter minor nennt sich diese Faszie auch *Fascia iliopsoica.*

Faszien des Beckenbodens

Das Diaphragma pelvis sowie das Diaphragma urogenitale (S. 223) sowie die weiteren Faszien (S. 160) des Beckens wurden bereits ausführlich beschrieben. Über diese Faszien setzt sich die Zentralsehne nach kaudal fort.

Canalis adductorius

Der weitere Verlauf der Zentralsehne erfolgt über die Faszien der Adduktoren und des Adduktorenkanals.

Der Adduktorenkanal ist eine Rinne, die zwischen dem M. vastus medialis, dem M. adductor magnus und dem M. adductor longus gebildet wird.

In ihm verlaufen die A. femoralis, die V. femoralis und der rein sensible N. saphenus, der sich vom N. femoralis ableitet. Im Bereich der Fascia poplitea geht der Adduktorenkanal in die Flexorenloge des Fußes über.

Tiefe Flexorenloge des Fußes

Die tiefe Flexorenloge des Fußes wird aus folgenden Muskeln der Fascia cruris profunda gebildet:

- M. tibialis posterior
- M. flexor hallucis longus
- M. flexor digitorum longus

Die Faszie des M. flexor digitorum longus schließt sich direkt an die Faszie des Adduktorenkanals an.

Der M. flexor digitorum longus verläuft über das Lig. deltoideum, wo die Faszien miteinander verschmelzen.

Lig. deltoideum

Das Lig. deltoideum (Lig. von Farabeuf) ist der mediale Bandapparat des Sprunggelenkes (Innenband). Es dient der Stabilisation des Sprunggelenks und fortlaufend nach kranial der Stabilisation der Beinachsen.

Es bildet sich aus folgenden Bändern:

- Pars tibiotalaris anterior
- Pars tibiotalaris posterior
- Pars tibionavicularis
- Pars tibiocalcanea

Die Zentralsehne endet hier in ihrem Verlauf.

Dysfunktionen der Zentralsehne

Wie im Kapitel Faszienketten (S. 168) erwähnt, können sich Funktionsstörungen im Verlauf einer faszialen Verbindungskette ausbreiten. So ist es auch möglich, dass Dysfunktions- oder Läsionsketten der Zentralsehne entstehen, welche zu Störungen der physiologischen Funktion im Verlauf der Verkettung führen können. Statt Bewegungen zu übertragen und physiologisch zu verteilen, können Fixationsstellen entstehen, von denen Dysfunktionen, Läsionen und Bewegungsstörungen ausgehen können.

Auslöser für Funktionsstörungen innerhalb der Zentralsehne können z. B. Traumata, Operationen, Narben, Entzündungen oder auch Spannungsveränderungen durch Stress sein. Der Auslöser kann sehr akut sein, aber auch nach Monaten oder sogar Jahren können noch Funktionsstörungen innerhalb der Faszienkette entstehen. Wenn die ursächliche Gewebeveränderung nicht aufgelöst wird, können längerfristig aus den Funktionsstörungen Dysfunktionen oder sogar Läsionen entstehen.

Da sämtliche Funktionsstörungen des Körpers Einfluss auf die Spannungsverhältnisse der Faszien der Zentralsehne nehmen können, kann es auch die Funktion der mit der Zentralsehne in Verbindung stehenden Organe beeinflussen.

So können Belastungen im Verlauf der Zentralsehne bis auf die Schädelbasis übertragen werden und weiterlaufend sogar bis ins Innere des Schädels.

Das Os hyoidale kann durch die faszialen Verbindungen zur Fascia pharyngobasilaris, dem Unterkiefer, dem Proc. mastoideus, dem Proc. styloideus sowie dem Sternum und dem Schulterblatt in seinem Halt sowie seiner Positionierung beeinflusst werden. Auch der Kehlkopf wird durch Zugspannungen dieser Faszien in seiner Position beeinflusst. Organe in diesem Bereich, wie z. B. die Schilddrüse, können hier Spannungen und Kräfte aufnehmen und in ihrer Funktion gestört werden.

Auch im Mediastinum kann es zu gestörten Faszienspannungen der dort enthaltenen Strukturen und Organe kommen.

Im Bereich des Sternums können Rippen und Klavikula beeinträchtigt werden. Durch die Verbindung zu den ventralen Faszienketten kann hier eine Weiterleitung von Funktionsstörungen auf diese Ketten erfolgen. Auch das Diaphragma cervicothoracicum (obere Thoraxapertur) sowie das Diaphragma thoracolumbalis (Zwerchfell) nehmen hier Spannungsveränderungen und Funktionsstörungen auf und können diese nach kranial bis in den Schädel sowie in die oberen Extremitäten weiterleiten. Das Sternum hat außerdem zum Perikard fasziale Verbindungen, die hier beeinflusst werden können.

Auch Trachea und Ösophagus können im Bereich des Mediastinums Belastungen aufnehmen und in ihrer Funktion gestört werden.

Der N. vagus zieht durch das Mediastinum und kann vegetativ parasympathische Erscheinungen hervorrufen.

Auch auf das Vena-azygos-System können veränderte Spannungsszustände der Faszien des Mediastinums und des Zwerchfells mit Folgen venöser Störungen einwirken.

Der Ductus thoracicus und der Truncus sympathicus können ebenfalls im Verlauf des Mediastinums sowie des Zwerchfells beeinflusst werden, wodurch Störungen des Lymphabflusses und des vegetativ sympathischen Nervensystems ausgelöst werden können.

Da das Zwerchfell einen zentralen Teil der Zentralsehne darstellt, kann es durch Funktionsstörungen und Tonusveränderungen Störungen nach kranial und nach kaudal weiterleiten. Ebenso kann es Funktionsstörungen von kranial und von kaudal aufnehmen und dadurch seinen Spannungszustand verändern und in seiner Funktion eingeschränkt werden. Im Kapitel „Horizontale Sehnenplatten" (S. 174) wird auf die vom Zwerchfell ausgehenden Funktionsstörungen detailliert eingegangen.

Im Verlauf der Mesos und Faszien des Peritoneums können Funktionsstörungen der Baucheingeweide durch Zugspannungen entstehen. Gefäße und Nerven im Verlauf des Peritoneums können ebenso durch Spannungskräfte gestört werden. Auch der Plexus solaris, der durch den Plexus coeliacus und den Plexus mesentericus superior gebildet wird, kann durch Funktionsstörungen zu Veränderungen vegetativ sympathischer und parasympathischer Reaktionen führen.

Auf die Mesos und die Faszien des Peritoneums wird in Kap. 5.2.6 explizit eingegangen.

Die Faszien des Beckens und des Beckenbodens können ebenso Dysfunktionen im Verlauf der Zentralsehne aufnehmen und diese beispielsweise über die Fascia iliaca in die unteren Extremitäten weiterleiten.

Durch die Verbindung des Kreuzbeins über die Dura mater bis zum Kranium können auch über diesen Weg Dysfunktionen in beide Richtungen weitergeleitet werden.

Fasziale Zugkräfte und hohe Spannungen können folglich zu Schmerzen und Einschränkungen in der Wirbelsäule und den Extremitäten führen sowie zu Organfehlfunktionen in den Körperhöhlen.

Ziel kann es hier sein, die Zentralsehne zu entspannen sowie den Auslöser für die Funktionsstörungen ausfindig zu machen und diesen nach Möglichkeit zu behandeln.

5.2.7 Aufgaben und Funktion der Faszien

Einleitung – funktionelle Verortung der Faszien

Durch die Verortung der Faszien in allen bindegeweblichen Strukturen des Körpers ergibt sich ein breites Spektrum an Aufgaben und Funktionen. Das Vorkommen von Bindegewebe und somit auch von Faszien in einem Großteil unseres Körpers lässt die Relevanz erkennen, die sich für den Erhalt und die Aufrechterhaltung von Körperfunktionen ergibt. Mit der Funktion des Bindegewebes im Körper ist die Balance verschiedener Systeme im Organismus verbunden und somit die Basis für Funktionsfähigkeit. Die ganzheitliche Beeinflussung und Wirkung dieses Gefüges kann auf einer Makroebene und auf einer Mikroebene betrachtet werden. In der *Makroebene* werden biomechanische und funktionell anatomische Aspekte berücksichtigt und in Beziehung gesetzt. Faszien erfüllen unter diesem Aspekt eine Stützfunktion, Trägerfunktion, Schutzfunktion, Stoßdämpferfunktion und eine Aufgabe bei hämodynamischen Prozessen. Die Betrachtung auf der *Mikroebene* hingegen basiert auf biochemischen und humoralen Prozessen. Dabei werden die Bedeutung der Immunabwehr des Körpers, die Kommunikation innerhalb der einzelnen Organsysteme und verschiedene biochemische Funktionen beschrieben. Insgesamt kann somit den Faszien eine umfangreiche Bedeutung in vielen physiologischen Ebenen zugeteilt werden.

Diese Struktur umgibt und durchdringt alles im Körper: Zum einen werden alle lebenswichtigen Organe von ihr umhüllt, sie verbindet Knochen und Muskulatur und umhüllt den Bewegungsapparat in spezifischen Bahnen, ebenso werden Gefäße und Nervenfasern durch Bindegewebe gestützt und verbunden. Alles im Körper steht über die faszialen Strukturen miteinander in Verbindung und somit auch in Kommunikation und im Austausch. Durch Faszien erhalten alle anderen Bestandteile des Organismus einen Raum im Körper und somit eine definierte und abgegrenzte Umgebung. Das Fasziensystem unterstützt laufende physiologische und metabolische Prozesse zu jedem Zeitpunkt.

Aufgaben der Faszien auf Makroebene

Faszien durchziehen den gesamten Körper, verbinden Strukturen miteinander, trennen sie aber auch voneinander. Faszien können als dynamische Verbindungen zwischen Muskeln und Knochen betrachtet werden. Besonders Van der Wal erkannte in seinen Studien mithilfe von dreidimensionalen Rekonstruktionen die Kontinuität der Faszien und des Bindegewebes im gesamten Körper und somit die Bedeutung als dynamische Verbindung zwischen Faszien und Muskulatur. Erstmals wurden Faszien nicht nur als integrierte Struktur betrachtet, sondern als Struktur mit weiterführenden Funktionen und Aufgaben. Zudem wurde der spezifische Verlauf verschiedener Faszien erkannt und unter Faszienbahnen beschrieben; diese Bahnen haben einen bestimmten Zusammenhang mit ihren angrenzenden Muskeln und Knochen (van der Wal, 2009).

Der gesamte Organismus ist von Fasziengewebe durchdrungen, es findet sich kein Bereich, in dem sich diese Struktur nicht verortet. Alles ist über die Faszien miteinander verbunden, miteinander im Austausch und in Kommunikation und miteinander werden Reize und Dysfunktionen reguliert.

Es zeigte sich außerdem eine wesentliche Bedeutung in der Übertragung mechanischer Kräfte über das Bindegewebe, die zuvor besonders den sehnig-muskulären-Übergängen zugeschrieben wurde. Mit der Übertragung externer und interner mechanischer Kräfte wird den Faszien eine wichtige aktive mechanische Aufgabe zugeschrieben (nachfolgend beschriebene Funktionen aus (Paoletti, 2012)):

Formgebende Funktion

Aus den vorangegangenen Kapiteln zeigt sich, dass Bindegewebe und somit auch Faszien überall im Körper verortet sind. Für die formgebende Funktion müssen Faszien sowohl eine Stützfunktion als auch eine Trägerfunktion erfüllen.

Die stützende Funktion zeigt sich an vielseitigen Bereichen im Körper. Faszien umhüllen Organe und verbinden sie miteinander. Faszien halten die Organe an ihrem Platz im Bauch- oder Thoraxraum. Sie umhüllen die organischen Strukturen nicht nur, sondern dringen auch in diese ein. Dadurch stützen die Faszien die Organe und sind für deren spezifische Form verantwortlich, vor allem für die der eher weichen Organe.

Neben den Organen werden auch Muskeln, Nerven und Gefäße von Faszien getragen. Die Bewegungen, die von den Muskeln ausgehen, werden über das Fasziensystem koordiniert und so über funktionelle Ketten miteinander verbunden.

Wie ein Netz durchdringen Faszien den Körper und sind mit anderen Strukturen eng verflochten.

Nerven-, Gefäß- und Lymphsystem sind besonders von Faszien durchzogen, d. h. die Faszien umhüllen diese Bahnen nicht nur, sondern durchdringen diese und verbinden sie mit anderen angrenzenden anatomischen Strukturen.

Weiterleitung von Kräften

Aus der formgebenden Funktion lässt sich die Funktion der Weiterleitung von Kräften direkt ableiten. Dadurch, dass die Faszien den gesamten Körper umspannen und durchdringen, können Kräfte sehr gut auf eine große Fläche verteilt werden. Im Verlauf der muskelumgebenden Faszienketten können Kräfte von kleinen Sehnen und Muskelansätzen auf die Faszien übertragen werden. Auch im Bereich der inneren Organe gilt dieses Prinzip der Kräfteweiterleitung. Auf Mikroebene lässt sich dieses Prinzip an der Struktur der Proteoglykane erkennen, die wie ein Stoßdämpfer wirken.

Stoßabsorbierende Funktion

Die stoßabsorbierende Funktion der Faszien wird durch verschiedene Komponenten erreicht:

- Durch Einlagerung von Fettgewebe in Bereichen, in denen Organe Schutz benötigen, z. B. die Einbettung der Nieren in Fettgewebe (Capsula adiposa) (▶ Abb. 5.88).
- Das Omentum majus ist ebenfalls von Bauchfett umgeben und schützt so angrenzende Organe.
- Eigenschaft der Proteoglykane, sich Belastungen anzupassen und zähflüssig zu sein. Bei Belastungen kommt es zu biochemischen Anpassungsreaktionen, wobei mechanisch belastete Bereiche zähflüssiger werden. Dies ermöglicht es, mechanische Belastungen besser abzufangen, weiterzuleiten und somit zu kompensieren. Strukturen werden somit geschützt.

Stabilitätsgebende Funktion

Aus der formgebenden Funktion ergibt sich auch, dass Faszien für Stabilität sorgen, indem sie den gesamten Körperumspannen.

Schutzfunktion für Strukturen

Die Schutzfunktion der Faszien zeigt sich auf allen Ebenen des Organismus, sowohl auf mechanischer als auch auf biochemischer Ebene.

▶ **Auf mechanischer Ebene.** Anatomische Strukturen werden vor Spannungskräften, Stress und Gewalteinwirkungen geschützt. In Abhängigkeit von der Lage der Strukturen im Körper bilden sich Faszien unterschiedlich aus. In Bereichen hoher mechanischer Beanspruchung können sich sehr feste Strukturen ausbilden. Ein Beispiel dafür ist der Tractus iliotibialis oder die Fascia lumbosacralis. Im Bereich des Oberschenkels sind Faszien im Gegensatz zu den Bändern des Kniegelenks eher weich.

Wirken auf eine Struktur von außen sehr starke und plötzlich auftretende Kräfte ein, verteilen die Faszien diese Kräfte und verringern so eine Schädigung von Muskulatur oder Organen. In Bereichen, in denen es zu Druckschwankungen kommt, wie dem Darm, der Harnleiter oder der Blase, muss sich das Bindegewebe anpassen, um Form- und Druckschwankungen ausgleichen zu können. Das heißt, dass sich der Spannungszustand des Bindegewebes andauernd verändert und es trotzdem seine unterschiedlichen Funktionen erfüllen muss. Das Gewebe zeichnet sich in diesen Bereichen durch Retikulin- und elastische Fasern aus.

Gefäße und Nerven werden von Faszien nicht nur gestützt, sondern zum Teil auch vor Kompressionen, Zerrungen und Zugkräften bewahrt (Canalis adductorius).

Eine besonders wichtige Puffer- und Schutzfunktion muss im Bereich des Rückenmarks und des Gehirns vorhanden sein, da es sich hier um besonders sensible Strukturen handelt. Diese Aufgabe übernehmen die verschiedenen Meningen und die Liquorflüssigkeit.

▶ **Auf biochemischer Ebene.** Faszien unterteilen Organe in Segmente (Leber, Lunge), dadurch schützen sie einzelne Strukturen vor Entzündungen in anderen Bereichen. Müssen lebenswichtige Organe geschützt werden, bilden sich 2 Hüllen um ein Organ, in denen sich seröse Flüssigkeiten, Fette oder lockeres Bindegewebe befinden können. An der Außenseite produziert eine Faszie eine seröse Flüssigkeit, um ein reibungsfreies Aneinandervorbeigleiten an anderen Faszien zu ermöglichen. Auf Mikroebene (S. 209) wird auf die Funktionen der Faszien später noch eingegangen.

Im Laufe des Lebens verändern sich Strukturen und ihre Funktionalität. Diesen Prozess kann man zwar nicht aufhalten, jedoch wird er durch endogene und exogene Faktoren beeinflusst. Die *endogenen Faktoren* (genetische Komponenten) sind festgelegt. *Exogene Faktoren* hingegen wie Ernährung, Stress, Traumata und Infektionen können von außen verändert werden. So ist das Gewebe z. B. bei Bewegungsmangel aufgrund von strukturellen Veränderungen nicht mehr vollständig belastbar. Die Folgen sind Dysfunktionen, Ausweichbewegungen, Schon-

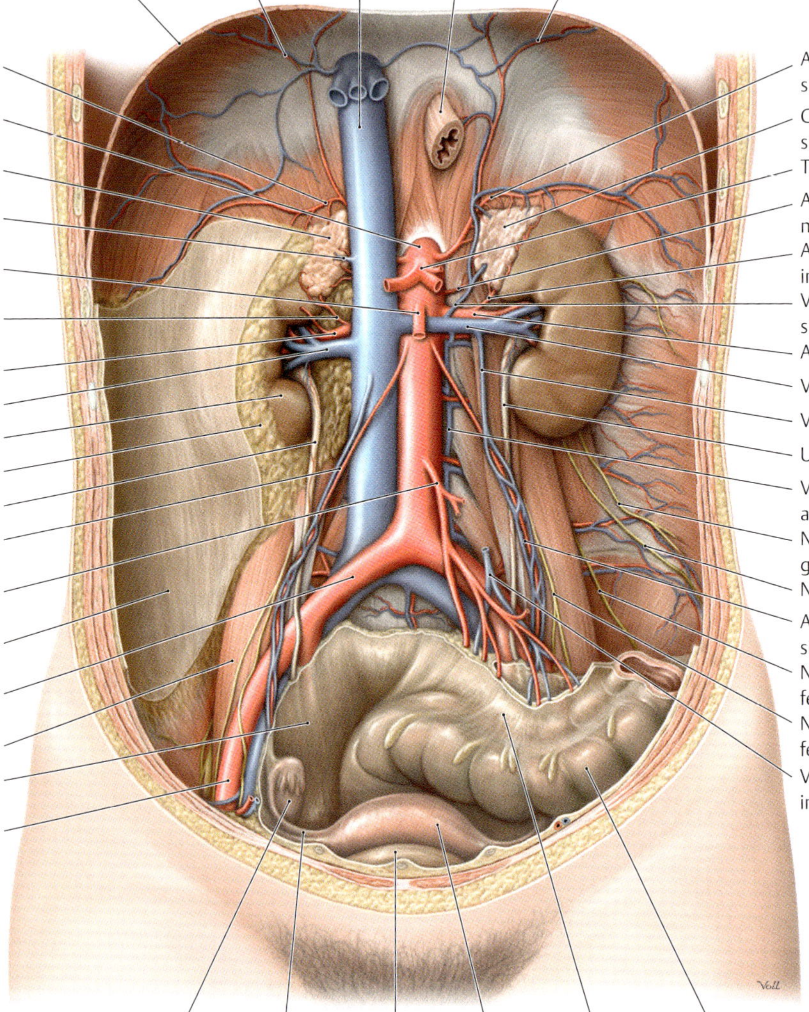

Abb. 5.88 Die Capsula adiposa dient der Niere als Schutz. (Schünke, 2012b)

haltungen und Schmerzen. Die Faszien können dann ihre eigentlichen Funktionen nicht mehr vollständig wahrnehmen.

Hämodynamische Funktion

Das Gefäß- und Lymphsystem wird von Faszien umschlossen und somit direkt von den Bewegungen der Faszien beeinflusst. Insbesondere die eher dünnen und schlaffen Wände der Venen und Lymphgefäße werden von den Bewegungen der Faszien unterstützt. Arterien sind mit ihrer muskulären Wandschicht deutlich stabiler, die Kräfte der Faszien spielen hier eine eher untergeordnete Rolle. Faszien unterstützen die Wandspannung der zum Herzen führenden Gefäße (Venen) und damit den venösen Rückstrom und die Funktion des Herzens. Der Zyklus einer Faszienbewegung beträgt 8–12 Zyklen pro Minute. Die aus Bindegewebe bestehenden Lymphgefäße arbeiten in einem ähnlichen Rhythmus mit 10–12 Bewegungen pro Minute. Der Lymphrücktransport wird zusätzlich durch die Kräfteübertragung der Faszien von der Muskelkontraktion unterstützt. Eine Faszie besteht aus mehreren dünnen bindegewebigen Schichten, die jeweils in unterschiedliche Richtungen gefasert sind. Zwischen diesen Faserschichten ist jeweils eine sehr dünne Fettschicht eingelagert. Bei Kontraktionen entsteht durch diese verschiedenen Schichten auf die Gefäße eine Art „Wringmechanismus“, so wird das venöse und lymphatische System unterstützt. Treten in den Faszienketten Dysfunktionen auf, werden diese Funktionen häufig beeinträchtigt. In diesen Fällen ist es wichtig, die Spannungen in diesem System möglichst zu normalisieren (Kap. 5.3.3).

Bedeutung der Faszien auf Mikroebene

Versorgungssystem für die Zellen

Bindegewebe umhüllt und umgibt alle Strukturen und kommt daher überall im Körper vor. Die Vorstellung der Matrix/EZM als ein „Meer“, in dem die Strukturen „schwimmen“, hilft, sich die Bedeutung bzw. Funktion des Bindegewebes besser vorstellen zu können. Bindegewebe ist die Basis, die alle Strukturen und Organe nutzen, um sich mit Nährstoffen zu versorgen oder um verbrauchte Stoffe abzutransportieren. Die Zellen als Grundlage verschiedener Organ- und Funktionssysteme sind von den Bedingungen des sie umgebenden Bindegewebes abhängig. Der Weg der Nährstoffe aus der Blutbahn führt nicht direkt zur Zelle, sondern geht immer zunächst über das Bindegewebe oder den extrazellulären Raum. Die Nährstoffe müssen durch das Bindegewebe „durchschwimmen“, um zu den Zellen zu gelangen. Diese Betrachtungsweise zeigt, wie groß und allumfassend die Bedeutung des Bindegewebes ist.

Somit kann Bindegewebe als ein System der Grundregulation des Körpers betrachtet werden, in dem wichtige Aufgaben erfüllt werden, die nötig sind, damit der Organismus überhaupt funktioniert. Die Zusammensetzung des Bindegewebes (Wasseranteil, Mineralien und andere wichtige Stoffe) ist demnach die Grundlage für alle folgenden Stoffwechselvorgänge.

Faszien als Wahrnehmungsorgan

Durch Wahrnehmung ist eine Orientierung in der Umwelt möglich. Informationen, die aufgenommen und verarbeitet werden, dienen als Grundlage zur Kommunikation mit der Umwelt. In der Auseinandersetzung mit der Umwelt laufen komplexe Prozesse ab, die aufgrund individueller Erfahrungen und Erlebnisse von Person zu Person verschieden ablaufen. Dadurch nimmt jedes Individuum seine Umwelt unterschiedlich wahr und interpretiert sie auch unterschiedlich. Die Wahrnehmung ist Untersuchungsgegenstand verschiedener Wissenschaften wie der Psychologie, der Physiologie und der Medizin. Aus medizinischer Perspektive wird die Wahrnehmung durch Reize und Informationen gesteuert, die über Sinnesorgane aufgenommen und verarbeitet werden. Dabei unterscheidet die Medizin folgende Sinneswahrnehmungen:

- visuelle Wahrnehmung
- auditive Wahrnehmung
- olfaktorische Wahrnehmung
- gustatorische Wahrnehmung
- haptische Wahrnehmung
- vestibuläre Wahrnehmung.

Zusätzlich wird die *Sensibilität* als weitere Sinneswahrnehmung beschrieben. Diese kann nicht wie die anderen einem konkreten Sinnesorgan zugeordnet werden, sondern wird durch Rezeptoren und einem komplexen netzartigen Nervensystem ausgelöst und gesteuert.

Die anatomische Verortung der Faszien zeigte einen globalen und kontinuierlichen Verlauf im Körper (Kap. 5.2.6). Dieses Fasziennetzwerk kann in viele Fasern und Bündel differenziert werden, die alle zusammenarbeiten. Es ist eines der sinnesreichsten Organe in unserem Körper, mit 6-mal mehr sensorischen Nerven als im Muskelgewebe. Die freien Nervenendigungen in den Faszien finden sich überall, jedoch besonders im Endomysium, Periostium und im viszeral kommunikativen Gewebe ((Schleip, 2012), S. 77). Daraus lässt sich erkennen, dass das Bindegewebe und somit auch die Faszien als größtes Sinnesorgan betrachtet werden können. Die Sensibilität, als Grundlage der Wahrnehmung der Faszien, soll hier kurz genauer beschrieben werden.

Bei der Betrachtung der Sensibilität können verschiedene anatomische oder physiologische Perspektiven eingenommen werden (▸ Tab. 5.7).

Im Zusammenhang mit dem Bindegewebe wird der Begriff der Sensibilität nach dem Ort der Reizentstehung betrachtet. Folgende Begriffe sollen hier erklärt werden:

- Exterozeption
- Interozeption
- Viszerozeption
- Propriozeption

Die *Exterozeption* beschreibt die Wahrnehmung von äußeren Reizen außerhalb des Körpers. Diese Informationen können über die Sinnesorgane wahrgenommen werden, über die Haut oder über die Schleimhäute.

Tab. 5.7 Sensibilität: Einteilung und Rezeption

Einteilung nach ...	Art der Rezeption
→ Ort der Reizentstehung	• Exterozeption • Interozeption • Viszerozeption • Propriozeption
→ Ort der Reizaufnahme	• Oberflächensensibilität • Tiefensensibilität
→ Art der Rezeptoren	• Mechanorezeption • Thermorezeption • Nozizeption • Chemorezeption

Die *Interozeption* dagegen beschreibt die Wahrnehmung aller im Körper ablaufenden Vorgänge. Dabei werden unter diesem Begriff 2 Formen der Wahrnehmung zusammengefasst. Zum einen die *Propriozeption* und zum anderen die *Viszerozeption*. Die bewusste und die unbewusste Wahrnehmung aller im Körper ablaufenden Prozesse unterliegen diesem komplexen und mehrdimensionalen Konstrukt der Interozeption, welches individuell an die physiologischen und emotionalen Einflüsse einer Person angepasst ist. Im folgenden Abschnitt werden die bisherigen medizinischen Betrachtungsweisen der Sinneswahrnehmung beschrieben und durch die neuen Fakten der Faszienforschung ergänzt.

Über die Propriozeption wird die Position der Körperteile, die Körperhaltung, das Gleichgewicht und die Bewegung des Körpers erspürt. Das Empfinden über die aktuelle Stellung des Körpers im Raum, den Bewegungen des Körpers und dem vorherrschenden Kraft- und Widerstandssinn wird dem Organismus über die Propriozeption vermittelt. Dazu nehmen unterschiedliche Rezeptoren Reize auf. Die Verortung dieser Rezeptoren wurde bisher an den Gelenkkapseln, den Bändern, den Sehnen, den Muskelspindeln, dem Periost und der Haut vermutet.

Neue Erkenntnisse aus der Faszienforschung zeigen eine hohe Anzahl von propriozeptiven Nervenenden in dem Bereich zwischen der Fascia profunda und der Fascia superficialis. Veränderungen im Muskelgewebe werden ebenfalls auf das Gewebe einer angrenzenden Faszie übertragen. Dieser anatomisch und physiologisch enge Zusammenhang lässt eine Beeinflussung der Faszien auf den Bewegungsapparat vermuten. Die oben beschriebenen makroskopischen Aufgaben (Tragefunktion, Stützfunktion usw.) lassen dies bereits erkennen. Die Beeinflussung der Faszien auf den Bewegungsapparat über die mikroskopische Ebene wird anhand der Forschung in diesem Gebiet immer deutlicher. Die Annahme, Propriozeption würde vorrangig über gelenk- und muskelnahe Rezeptoren übermittelt werden, sollte jetzt auf die Ebene der Faszien erweitert werden (Langevin, 2006).

In der physiotherapeutischen Behandlungspraxis sollte dieses Prinzip eine wesentliche Aufmerksamkeit erfahren. Denn alle therapeutischen Techniken nimmt der Patient über seine Haut auf, die Faszien vermitteln und verarbeiten diese Informationen. Über das *Taping* in der Sportmedizin wird dieser Stimulus bereits genutzt, um Muskulatur in ihrer Funktion zu entlasten, zu unterstützen und Schmerzen zu reduzieren.

Die Forschung in diesem Bereich ist notwendig, um zu klären, wie die Stimulation dieser oberflächlichen Faszienschicht über propriozeptive Einflüsse wirkt, im gesunden Gewebe und auch im pathologischen Gewebe. Die Interozeption erlangt in der Faszienforschung eine neue Wertigkeit, es zeigt sich ein neu zu entdeckendes Feld, zu dem es noch wenig Literatur gibt. Der deutsche Faszienforscher Robert Schleip forscht und arbeitetet in der „Fascia research group" an der Universität Ulm und beschreibt in dem Buch „The tensional network of the human body" einige Aspekte zu diesem Thema.

Ein neuer Definitionsansatz zur Interozeption wurde von Schleip und Jäger (Schleip u. Jäger, 2014) verfasst.

Die in den Faszien liegenden freien Nervenenden im Körper übertragen Signale aus den verschiedenen Geweben und informieren das Gehirn über den bestehenden physiologischen Zustand der einzelnen Systeme und des gesamten Körpers, um die Homöostase des Organismus aufrechtzuerhalten.

Bei der Erforschung des faszialen Systems zeigte sich eine deutlich höhere Anzahl von freien Nervenendigungen in den Faszien als im Muskelgewebe. Die um das 6-fache höhere Anzahl an Nervenendigungen in der Faszie zeigen, dass diese Struktur ein besonders sinnesreiches Organ und somit das wichtigste Sinnesorgan des Körpers ist.

Bei der *Viszerozeption* spricht man von der Wahrnehmung innerer Körpersignale, die ihren Ursprung in den inneren Organen haben (lateinisch: viscera = Eingeweide). Die Viszerozeption wird im Organsystem unterschieden und bezieht sich dann auf einen bestimmten Körperbereich. Die Viszerozeption wurde bisher vor allem am kardiovaskulären, aber auch am respiratorischen sowie am gastrointestinalen Organsystem näher untersucht. Die Wahrnehmung der Herzfrequenz, der Atemfrequenz oder des Blutzuckers kann jedoch unterschiedlich ausgeprägt sein. Somit kann einer Person keine allgemeine gute oder schlechte Wahrnehmung der Organe zugeschrieben werden, sondern die Zuschreibung kann sich stets nur auf einzelne Organsysteme beziehen. Es sollte immer eine Zustandsänderung beschrieben werden, kein genereller physiologischer Zustand. Zusätzlich sollte beachtet werden, dass die Wahrnehmung innerer körperlicher Balancen und Dysbalancen auch unter dem Einfluss der emotionalen Verfassung stehen.

Faszienkommunikation und Schmerzwahrnehmung

Die Wahrnehmung innerer und äußerer Einflüsse kann positiv oder auch negativ besetzt sein. Der Schmerz ist eine Form der Wahrnehmung, er kann auf unterschiedlichste Art durch äußere Prozesse oder innere Vorgänge entstehen. Bei der Erforschung propriozeptiver Rezeptoren der Faszien wurde erkannt, dass ein Großteil der Rezeptoren nicht über die pyramidalen Bahnen zum Kortex führen, sondern diese in einem Teil des limbischen Systems enden, dem insulären Kortex. In diesem Abschnitt des Kortex werden insbesondere emotionale und motivationale Aspekte verarbeitet. Als Teil des limbischen Systems ist der insuläre Kortex an der Schmerzverarbeitung, an Schmerzerwartungen und der Schmerzinterpretation beteiligt. Hier werden die affektiven und die emotionalen Komponenten der Schmerzwahrnehmung verarbeitet. Der Umgang mit Schmerzen und die Schmerzantizipation werden hier abhängig von den individuellen Voraussetzungen beeinflusst. Somit ist Schmerz immer ein subjektives Empfinden, es unterliegt sensorischen, unmittelbaren emotionalen und langzeitigen Emotionen und Erfahrungen. Es zeigt sich deutlich die Verbindung somatisch emotionaler Erfahrungen, die auch im Konzept der Schmerztherapie auf der emotionalen Ebene ihre Verortung finden. Dazu wird genauer im Kapitel der psychoemotionalen Ebene (Kap. 10) eingegangen. Die genaue Betrachtung der Faszie lässt, wie oben beschrieben, eine wichtige sensorische Komponente, die das hohe Potenzial zur Nozizeption (Schmerzempfindung) hat, erkennen. In den Mittelpunkt der faszialen Schmerzforschung treten besonders die Schmerzpatienten, welche ihre Schmerzen im unteren Bereich der Wirbelsäule angeben und deren Schmerzen besonders häufig vorkommen. Deshalb untersuchten Forscher der Universität Heidelberg (Hoheisel, 2012) die lumbale Lendenfaszie. Wie zunächst häufig angenommen, werden lumbale Rückenschmerzen nicht vorrangig durch Verformungen der Bandscheiben verursacht, sondern entstehen an verschiedenen Stellen im Körper, wobei die Veränderung der Bandscheibe oft ein Zufallsbefund ist und nicht immer mit Schmerzen verbunden sein muss. Ein hypothetisches Erklärungsmodell wurde zunächst 2006 von Panjabi (Panjabi, 2006) vorgeschlagen und später von Forschern wie beispielsweise Schleip erweitert (Schleip et al., 2007). Diese Autoren sehen die lumbale Faszie als Schlüsselstelle für Schmerzen im lumbalen Bereich und für Schmerzen in angrenzenden Bereichen an. Das reich nozizeptive Gewebe kann als Schmerzquelle unspezifischer Rückenschmerzen betrachtet werden, welche sich auch auf angrenzende Köperregionen übertragen. Die globale Verkettung der Faszienbahnen lässt dabei leicht mögliche Schmerz- und/oder Beschwerdeketten erkennen. Neben der Wahrnehmungsfunktion der Faszien ist die Kommunikation innerhalb der Faszien deutlich zu erkennen, insbesondere an den pathologisch-funktionellen Veränderungen, welche am Patienten zu erkennen sind, wie z. B. die Veränderung der Struktur der Faszien durch Narben und Weiterleitung dieser Information an weiterlaufende Faszien-Strukturen und auch auf andere Strukturen. Ein besonders beeindruckendes Beispiel wäre hier die eingeschränkte Beweglichkeit der Halswirbelsäule nach einem Kaiserschnitt, wobei entlang der ventralen Thoraxfaszie die Information des Narbengewebes nach kranial weitergegeben wird.

Diese Ergebnisse haben eine besondere Bedeutung für die Diagnose und die Behandlung von Rückenschmerzen und auch anderen Beschwerden. Die ganzheitliche Betrachtung, Untersuchung und Therapie des Patienten rücken wieder in den Mittelpunkt. Der weitreichende Einfluss unseres therapeutischen Handelns sollte auf dieser Grundlage erkannt und sinngemäß genutzt werden. Die schmerztherapeutischen Möglichkeiten auf das fasziale System werden im folgenden Unterkapitel beschrieben. Das „Interozeptionsmodell“ (Craig, 2008) postuliert, dass die Verarbeitung vegetativer, vestibulärer und sensorischer Informationen im insulären Kortex Voraussetzung unserer Körperwahrnehmung ist.

Im letzten Abschnitt dieses Kapitels werden die verschiedenen therapeutischen Einflussmöglichkeiten genauer beschrieben.

Auswirkungen biomechanischer Prozesse auf Faszien

In der Physiologie werden Prozesse zum Schutz des Körpers und zum Erhalt der Homöostase auf verschiedenen Ebenen beschrieben und erklärt. Beim Schutz vor externen Einflüssen spielt die neuronale Ebene bisher die primäre Rolle. Mechanische Einflüsse wie Druck oder Zug werden über neuronale Rezeptoren aufgenommen, je nach Ausmaß des mechanischen Reizes und der folgenden Ausschüttung von Transmittern wird der Körper vor potenziellen Verletzungsgefahren geschützt. Dieser Schutz vor einer Überstreckung, Hyperkompression oder Hyperrotation wurde im Wesentlichen den neuralen Strukturen zugeordnet. Die Reaktion des Körpers auf externe Reize wird zunehmend auch auf einer weiteren strukturellen Ebene betrachtet. Das Bindegewebe nimmt hier eine neue, bisher wenig betrachtete Schlüsselrolle ein.

Insbesondere die Arbeiten von van der Wal zeigten, dass Faszien eine dynamische Verbindung zwischen Muskeln und Knochen darstellen. In seinen Studien wurde die dreidimensionale Struktur des Bindegewebes im gesamten Körper zum Vorschein gebracht. Die Bedeutung der Faszien als eigenständiges System mit seinen besonderen Funktionen rückte in den Vordergrund, sodass Faszien nicht mehr nur als integrierte Struktur betrachtet wurden. Vielmehr wurde die Faszie in ihren strukturellen Zusammenhängen zum Knochen und Muskelsystem erkannt.

Studien, die das Zusammenspiel von Muskulatur und Faszien untersuchten, zeigten, dass die Hälfte der wirkenden Kräfte eines Muskels auf das umgebende Bindegewebe übertragen wird (Maas et al., 2004). Somit hat das Bindegewebe einen direkten aktiven Einfluss auf mechanisch einwirkende Kräfte und leitet diese Kräfte in ihrem Verlauf weiter. Das Bindegewebe ist nicht nur eine passive Struktur, welches Informationen an das zentrale Nervensystem weiterleitet, sondern es wirkt auch selbst und unmittelbar auf die Eigenschaften des Gewebes. Das Bindegewebe hat einen direkten und lokalen Einfluss auf die hier verorteten Fibroblasten und Kollagenfasern. Die Anordnung von Zellen in der Matrix des Bindegewebes scheint des Weiteren nicht zufällig zu sein.

Zellen ordnen sich an die für sie spezifischen Fibrillen an. Diese scheinbar strukturierten Verbindungen lassen ein organisiertes Fasziennetzwerk erkennen.

Rezeptoren liegen in der extrazellulären Matrix und sind in dieser integriert. Sie stehen in Verbindung mit intrazellulären Aktinfilamenten. Bei einer mechanischen Reizsetzung kommt es durch diese Verbindung zu einer Auslösung von biomechanischen Signalen. Die Folge können zelluläre Adaptionsprozesse sein, die die Morphologie der Zellen und somit die Beschaffenheit des Gewebes verändern.

Darüber hinaus demonstriert Grinnell, dass sich Zellen nicht wahllos in der Matrix befinden, sondern sich an spezifische Matrixfibrillen legen (Grinnell, 2000). Diese spezifische Anordnung unterstützt die Idee eines organisierten Fasziennetzwerkes.

Bedeutung der Myofibroblasten

Myofibroblasten sind eine spezielle Form der Fibroblasten, wobei der Wortstamm „Myo-" gegeben wurde, weil sich diese Zellen ähnlich wie Muskelzellen kontrahieren können. Histologisch sind feinstrukturelle Mikrofibrillen, Mikrosehnen und Gap Junctions nachweisbar. Die ersten Erkenntnisse darüber, dass es sich bei Myofibroblasten um bewegte Zellen handelt, erlangten die Pathologen Guido Majno und Giulio Gabbiani in der Mitte des 20. Jahrhunderts. Experimentelle Studien brachten neue Ergebnisse über Prozesse bei der Wundheilung, bei Entzündungsprozessen und anderen Gewebeveränderungen. Es zeigte sich, dass es im Granulationsgewebe kontraktile Zellen geben muss; so rückte die Funktion der Myofibroblasten in den Vordergrund (Meister, 1998).

In jüngeren immunhistologischen Analysen konnten Myofibroblasten in Faszien beim Menschen nachgewiesen werden, insbesondere in der Fascia lata, der Plantarfaszie und der Lumbalfaszie. Die höchste Dichte zeigte sich in der Lumbalfaszie, eine Verbindung zu häufig vorkommenden Schmerzen in diesem Bereich wird vermutet. Die Untersuchung der wirkenden Kontraktionskräfte zeigte, dass diese Abläufe die muskuloskeletale Mechanik beeinflussen (▸ Abb. 5.89).

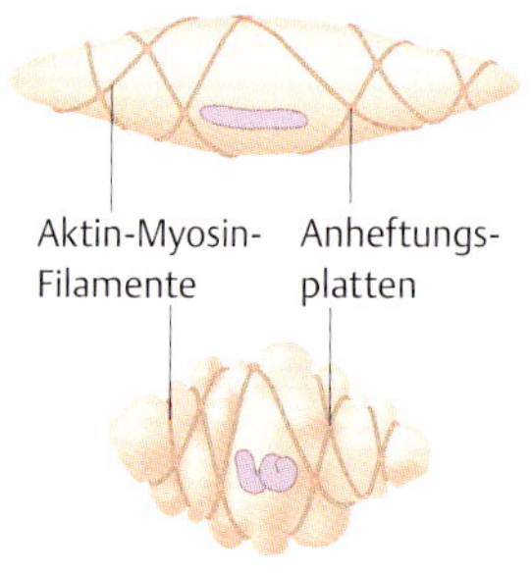

Abb. 5.89 Myofibroblasten im entspannten (I) und kontraktilen (II) Zustand: Aktin- und Myosinfilamente sind als schräg verlaufende Bündel über Anheftungsplatten organisiert. (Aumüller, 2014)

Da die Aktivität der Myofibroblasten sehr stark dem vegetativen Nervensystem unterliegt, erklärt dies, weshalb das fasziale Gewebe sehr sensibel auf das emotionale Befinden reagiert.

5.2.8 Narben aus faszialer Sicht

Der durch ein Trauma, eine Erkrankung oder eine Operation verursachten Läsion folgt im Zuge der Wundheilung eine Neubildung von Kollagen, welches die Hautfasern verbindet und alles vernetzt. Es dauert ungefähr 1 Jahr, bis sich eine Narbe gebildet hat.

In den ersten 3 Wochen der Wundheilung bilden sich gerade, feine Narben, die in der Regel nach ungefähr 2–3 Monaten hart und gerötet sind. Vom 6.–12. Monat folgt eine Regressionsphase, während der bei normalem Verlauf so viel Narbengewebe entsteht, dass die Wunde fest und lokal begrenzt durch eine weiche, weiße, unempfindliche, gerade Narbe ersetzt wird.

Physiologische Belastung während der Gewebeneubildung ist erforderlich und wichtig, um eine lineare Ausrichtung der Fasern zu fördern. Es ist wichtig, während dieser Zeit die Mobilität gegenüber anderen Strukturen, aber auch zwischen den einzelnen Schichten der Faszie zu gewährleisten.

Bei bestimmter Veranlagung können Bindegewebswucherungen (Keloide) entstehen, was aber nicht sehr häufig der Fall ist. Aber auch ganz *harmlose* Narben können Irritationen für den Körper darstellen.

In einigen Fällen können Narben der Grund für Störungen und pathologische Veränderungen sein, die zu Irritationen führen können. Narben können aber auch Einziehungen bilden, wodurch sich das Narbengewebe gegenüber dem darunterliegenden Gewebe nicht mehr bewegen kann. Dies nennt sich dann *Störfeld*, welches in der Folge zu stärkeren, chronischen Symptomatiken führen kann.

Jede Narbe hat ihren Einfluss auf Faszien, was nicht immer zu Problemen führen muss. Wird die Faszie aber durch Narbenbildung in ihrer Struktur, Plastizität und Elastizität verändert, kann folglich die Faszienmechanik gestört sein. Die Folge können Symptomatiken und Dysfunktionen im Verlauf der faszialen Verbindungen sein.

Befindet sich beispielsweise im Unterbauchbereich eine Narbe nach Appendektomie, kann es durch die fasziale Verbindung zu den benachbarten Organen zu Zugspannungen und in der Folge zu geringerer Mobilität der Faszien der Nachbarorgane kommen. Durch die Festigkeit der Faszie und den daraus resultierenden Mobilitätsverlust kann dies sogar zu Dysfunktionen der benachbarten Organe führen.

Aber auch im Verlauf der Faszienkette, in der sich die Narbe befindet, können Störungen vorhanden sein. Im Beispiel der Appendektomienarbe, die sich innerhalb der anterior-lateralen Faszienkette (AL-Kette) befindet, können sich unter anderem Symptome und Dysfunktionen nach kranial über die faszialen Verbindungen zur Klavikula und sogar zum Proc. mastoideus oder zur Schulter und zum Ellenbogen fortsetzen und dort zu Dysfunktionen führen. Nach kaudal kann es beispielsweise zu Funktionsstörungen im Bereich des Beckens, des Knies oder des Fußes kommen.

Eine Appendektomienarbe kann ebenso zu Fehlfunktionen im Bereich der Zentralsehne führen. Die Faszien im Bereich der Narbe können Zugspannungen auf die Faszie des M. psoas ausüben, welche diese Spannungen weiter nach kranial über das Zwerchfell, das Mediastinum, das Diaphragma cervicothoracale, den Rachen und die Schädelbasis bis in die Septen, welche die Abschnitte des Gehirns unterteilen (Falx cerebri und Falx cerebelli), weiterleiten. Nach kaudal kann die Weiterleitung der Spannungen innerhalb der Zentralsehne über die Fascia iliaca, die Faszien des Beckenbodens, der Adduktoren und des Adduktorenkanals sowie die Faszie des M. flexor digitorum longus bis zum Fuß über das Lig. deltoideum erfolgen.

Um Funktionsstörungen durch Narben als fasziale Störfelder entgegenzuwirken, ist es wichtig, Narbenbehandlung durchzuführen. Dadurch können die Zugspannungen über die Faszien so gering wie möglich gehalten werden. Dysfunktionen von Organen und anderen Strukturen, die durch hohe Spannungszustände im Faszienbereich der Narbe entstehen können, werden verringert oder verhindert.

Die fasziale Spannung von Narben kann gleich einer Faszienkette mit den in Kap. 5.3 beschriebenen Techniken untersucht und behandelt werden.

5.3 Untersuchung und Behandlung auf faszialer Ebene

5.3.1 Die fünf osteopathischen Prinzipien

Das Modell der Schmerztherapie lässt mit seinen 7 Ebenen eine ganzheitliche Betrachtungsweise erkennen. Informationen, die der Patient in der Anamnese, im Befund und im Verlauf der Therapie liefert, können über das Ebenenmodell zugeordnet werden. Die Zuordnung und Strukturierung dieser Informationen erleichtert es dem Therapeuten einen ganzheitlichen Therapieplan zu erstellen. Um den Heilungsprozess des Patienten optimal unterstützen zu können, sollte neben den diagnostischen und therapeutischen Fähigkeiten und Fertigkeiten des Therapeuten auch die Beziehung und Verantwortung der Patienten-Therapeuten-Beziehung berücksichtigt werden. Die Beachtung und Auseinandersetzung mit dieser wichtigen Komponente gehört zu einer ganzheitlichen therapeutischen Dienstleistung und Interaktion. Neben dem Grundlagenwissen zur Kommunikation, den Kommunikationsregeln und Kommunikationsbarrieren (Kap. 1.5 und Kap. 1.6) sollte der Therapeut die Auswirkungen chronischer Erkrankungen und Schmerzen auf psychologisch-emotionaler Ebene kennen und erkennen, um den Therapieverlauf optimal zu lenken, Therapiegrenzen zu erkennen und den Patienten auch an Fachkollegen zu übergeben.

In Anlehnung an die Ganzheitlichkeit der Osteopathie sollen hier im Folgenden die 5 osteopathischen Prinzipien beschrieben werden. Die Interaktion und die Beziehung zwischen Patient und Therapeut stehen hier ebenfalls im Mittelpunkt. Informationen werden in der Osteopathie besonders über die Wahrnehmung mit den Händen, über die Palpation des Gewebes ermittelt. Die palpatorische Diagnostik in der Osteopathie basiert hier wieder auf einer vorurteilsfreien und klaren Kommunikation zwischen Patient und Therapeut. Die Palpation und Wahrnehmung des Gewebes, die Veränderungen der Gewebespannungen vor, während und nach der Therapie sind wesentlicher Bestandteil der physiotherapeutischen Schmerztherapie.

Aufgrund dessen werden die 5 osteopathischen Prinzipien zur Wahrnehmung und Palpation beschrieben (aus „Leitfaden Osteopathie“ (Liem u. Dobler, 2010), S. 35 ff.):

- 1. Prinzip: Struktur und Funktion
- 2. Prinzip: Selbstheilungskräfte
- 3. Prinzip: Der Körper als Einheit
- 4. Prinzip: Durchblutung
- 5. Prinzip: Patient und nicht die Krankheit

1. Prinzip: Struktur und Funktion – Bindegewebe als Struktur und Faszien als Funktionseinheiten

Gesunde Strukturen erfüllen ihre zugeteilten Funktionen. Geraten Strukturen in Dysbalance oder werden sie geschädigt, können sie ihre Funktion nicht mehr adäquat erfüllen. So stehen die Funktion eines Gewebes, die Organe oder Systeme immer in Wechselwirkung mit der zugrunde liegenden Struktur. Veränderungen in den Strukturen können zu Dysfunktionen und im weiteren Verlauf zu Schmerzen und Chronifizierungen führen. Diese Prozesse können therapeutisch in den Anfängen, im Verlauf oder im fortgeschrittenen Stadium palpatorisch wahrgenommen, erkannt und behandelt werden. Besonders auf der faszialen Ebene kann dieses 1. Prinzip angewandt werden.

Bindegewebe als Struktur von Faszien und Organen kann sich auf der Mikroebene infolge endokriner und humoraler Einflüsse verändern. Diese Veränderungen beginnen oft in der Struktur auf der zellulären Ebene und zeigen sich in veränderten Funktionen auf der Makroebene. Weitere Ausführungen dazu in den folgenden Kapiteln.

Durch Veränderungen auf einer strukturellen Ebene werden auch andere Ebenen beeinflusst. In der physiotherapeutischen Schmerztherapie werden die Zusammenhänge unterschiedlicher Strukturen auf den verschiedenen Ebenen beschrieben. Die Verbindungen zwischen Struktur und Funktion können in 5 Kategorien veranschaulicht und mit dem Ebenenmodell erklärt werden.

- Hypomobilität der Gelenke
- Gewebereaktionen
- Gleichgewicht der Haltung
- neurologische Struktur
- Adaption und Kompensation

2. Prinzip: Selbstheilungskräfte des Patienten – das Zusammenspiel der Ebenen des Schmerzmodells

Die Entstehung und die Entwicklung des Organismus unterliegen den präzisen Kräften der Natur. Diese Natur beginnen wir langsam zu verstehen und zu beeinflussen. In der osteopathischen Lehre werden diese Kräfte und Regulationsmechanismen hoch eingeschätzt, die natürlichen Heilungskräfte des Organismus können demnach Dysbalancen ausgleichen und Krankheiten überwinden. Der Einfluss des Menschen bzw. des Therapeuten besteht darin, den Körper in dieser Funktion zu unterstützen. Dysfunktionen sollten daher, bevor sie symptomatisch auffällig werden, erkannt und positiv beeinflusst werden. In der Schmerztherapie werden die Informationen aus den einzelnen Ebenen zugeordnet, um ein ganzheitliches Bild vom Gesundheitszustand des Patienten zu erhalten, um dann zielgerichtet dem Organismus in seinen Selbstheilungskräften zu unterstützen.

3. Prinzip: Der Körper als Einheit – Faszien als Einheit gebendes System

Die Einordnung verschiedener Informationen in ein Ebenenmodell lässt immer wieder erkennen, dass diese Ebenen miteinander in Verbindung stehen, sich gegenseitig beeinflussen und den Organismus als Ganzes ausmachen. Der Köper ist somit eine Einheit und das einzelne System untrennbar vom Ganzen. Einzelne Systeme können isoliert betrachtet werden, diese Betrachtung lässt jedoch nur eine eingeschränkte Perspektive zu, erst im Zusammenhang erschließen sich neue Erkenntnisse. Diese Einheit des Körpers kann auf der faszialen Ebene besonders gut erkannt werden. Das Bindegewebe, welches sich im gesamten Körper befindet, unterstützt diese Einheit des Körpers. Es umgibt jede einzelne Zelle, umgibt Organe und verbindet Strukturen. Die Aufgaben des Bindegewebes können auf einer Mikroebene (S. 209) und einer Makroebene betrachtet werden.

4. Prinzip: Durchblutung – Faszien und Hämodynamik

Leben bedeutet Veränderung, Entwicklung und der Kreislauf vieler in der Natur ablaufenden Prozesse. In der Osteopathie steht besonders der Kreislauf des Blutes, der Lymphe und des Liquors im Mittelpunkt. Dieser Fluss steht in einem besonderen Rhythmus und ist selbst Bewegung und die Grundlage für Bewegung. Ist dieser Fluss gestört, werden Hämodynamik, Gewebe- und Organfunktionen aus dem Gleichgewicht geraten. Faszien stehen als Vermittler zwischen den Gefäßen, dem Fluss des Blutes, den Zellen, den Strukturen und den Organen. Dieser enge Zusammenhang der Faszien und des Bindegewebes zum Fluss und zum Leben wird in den folgenden Kapiteln aus verschiedenen Perspektiven genauer erkenntlich. Die Schmerztherapie berücksichtigt in der Betrachtung der Ebenen die einzelnen Funktionszusammenhänge des Körpers. Das Wissen und die Berücksichtigung zirkadianer Rhythmen des Körpers werden in dem Konzept ebenfalls beachtet, die Erläuterung findet sich dafür auf der biochemischen Ebene.

5. Prinzip: Patient und nicht die Krankheit – die ganzheitliche Betrachtung des Patienten über das Ebenenmodell

In der Osteopathie steht der Patient im Mittelpunkt, die Krankheit bekommt nicht die alleinige Aufmerksamkeit. Das Individuum wird mit seiner physiologischen und emotionalen Biografie betrachtet; Lebensraum, Umwelteinflüsse, Stressfaktoren und Wünsche des Patienten gehören zur Betrachtung des Individuums dazu. Auch das Modell der Schmerztherapie der Physiotherapie bringt über das Zusammenspiel der verschiedenen Ebenen die Puzzleteile zum Ganzen zusammen.

5.3.2 Untersuchung des faszialen Systems

Es gibt vielfältige Untersuchungstechniken des faszialen Systems. Zu Beginn der Untersuchung in der Schmerzphysiotherapie ist auf faszialer Ebene das Wichtigste, erst einmal die faszialen Dysfunktionen/Läsionen zu finden, die mit als Auslöser an der Schmerzsymptomatik beteiligt sind.

Systematische Untersuchung der Faszien

Der Therapeut legt eine Hand auf den schmerzhaften Hautbereich und nimmt mit leichtem Druck Kontakt zu der Faszie auf. Jetzt verschiebt der Therapeut das fasziale Gewebe dreidimensional mit kleinen Bewegungen (▸ Abb. 5.90). In Richtung der Dysfunktion lässt sich das Gewebe am besten verschieben, in Gegenrichtung zeigt sich ein deutlich zu spürender Widerstand des Gewebes.

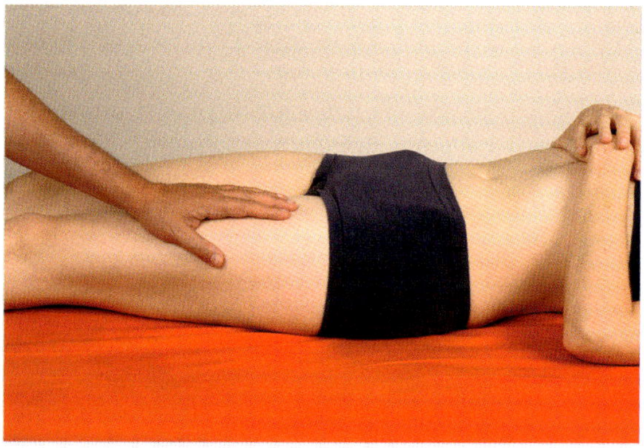

Abb. 5.90 Palpation faszialer Dysfunktionen.

Als Nächstes legt der Therapeut die Hand ein Stück weiter in die Richtung, in der er die Dysfunktion wahrgenommen hat, und wiederholt den Test.

Auf diesem Weg kann sich der Therapeut bis zur auslösenden Dysfunktion/Läsion entlang der Faszienspannung durch das Gewebe tasten.

Trifft die Hand genau die Dysfunktion, ist das Gewebe in alle Richtungen schwer zu verschieben. Legt der Therapeut die Hand ein Stück zu weit unterhalb der Dysfunktion, kehrt sich die Zugrichtung des Gewebes um.

Fallbeispiel

Eine Patientin klagt seit Längerem über Schulterschmerzen. Ein klarer Auslöser wurde bisher nicht gefunden.

Der Therapeut legt eine Hand ventral auf die Schulter und verschiebt das Gewebe dreidimensional.

Hierbei stellt der Therapeut einen starken Zug fest, der in Richtung Bauchraum zeigt (das Gewebe verschiebt sich gut zum Bauchraum und schlecht in Richtung Schulter.)

Jetzt setzt der Therapeut die Hand ein Stück tiefer auf den oberen Bauch und testet erneut. Es zeigt sich, dass der Zug noch weiter aus dem Beckenbereich kommt.

Der Therapeut setzt die Hand noch eine Stück weiter auf den Beckenbereich. Hier bestätigt sich das Ergebnis. Die Hand lässt sich in alle Dimensionen kaum noch verschieben – die Hand liegt jetzt mitten auf der Dysfunktion. Um das Ergebnis zu bestätigen, kann man die Hand noch ein Stück tiefer setzen. Hier müsste sich der Faszienzug umkehren.

Bei genauerer Nachfrage erklärt die Patientin, dass sie eine Hysterektomie vor 3 Jahren hatte, die sie bisher noch nicht erwähnt hatte.

Ziel der Behandlung ist es nun, primär das Becken und vor allem das Narbengewebe im Becken zu behandeln. Über weitere Behandlungen kann nun die Faszienbahn bis zur Schulter behandelt werden.

Nachdem der Zug durch die Faszien behandelt ist, kann die lokale Behandlung durchgeführt werden.

Lokale Untersuchung der Faszien

Bei Verdacht auf eine lokale Fasziendysfunktion kann die Faszie auch lokal getestet werden. Für das lokale Testen der Faszien ist einiges an Erfahrung notwendig. Durch einige Wochen Übung und regelmäßiges Palpieren im Praxisalltag lässt sich das nötige Feingefühl aber sehr gut trainieren.

Lokale Untersuchung mit einer Hand

Die Hand des Therapeuten wird ganz leicht auf das entsprechende Hautgebiet gelegt. Man stellt sich vor, man wolle die Faszie mit der Handfläche ansaugen. Mit der nötigen Konzentration kann man viele Parameter fühlen, die eine Bewertung der Faszienspannung zulassen. Neben der Gewebetemperatur und der Durchblutung kann auch die Spannung gut beurteilt werden. Nach einer anschließenden Behandlung lässt sich der Unterschied gut fühlen (▸ Abb. 5.91).

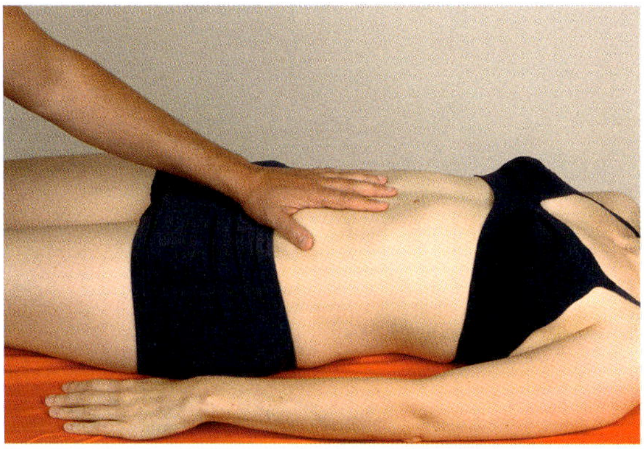

Abb. 5.91 Lokale Untersuchung der oberflächlichen Faszien.

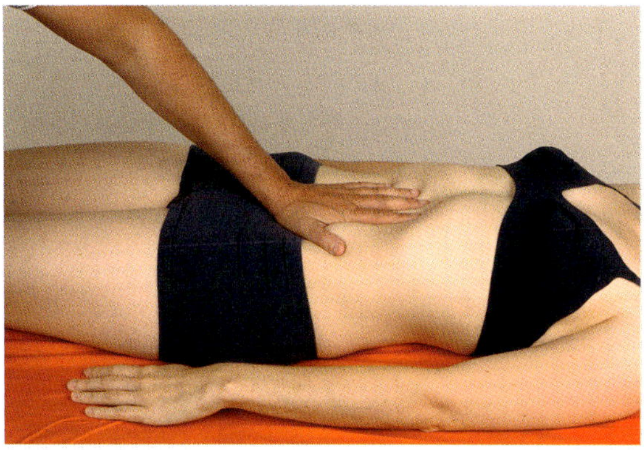

Abb. 5.92 Lokale Untersuchung der Faszien in tieferliegenden Gewebsschichten.

Lokale Untersuchung mit einer Hand (mit viel Druck)

Die Fingerspitzen des Therapeuten verschieben das Gewebe in den tiefen Gewebeschichten mit Druck. Hier lässt sich sehr einfach fühlen, wie das Gewebe reagiert. Es lassen sich unauffällige Stellen palpieren, an denen die Hand gut durch das Gewebe gleitet und die dem Schub wenig Widerstand entgegensetzen. Es lassen sich auch deutlich Stellen palpieren, an denen das Gewebe sehr schlecht zu verschieben ist. Auch hier lässt sich nach der Behandlung ein deutlicher Unterschied vorstellen (▸ Abb. 5.92).

Lokale Untersuchung mit zwei Händen

Eine Faszie wird zwischen den beiden Händen fixiert. Hierbei legt der Therapeut seine Hände leicht auf die Faszie und führt eine sehr geringe Traktion aus. Unter den Händen lässt sich die Faszienbewegung nun gut spüren. Mit ein bisschen Erfahrung kann man nun eine gute Aus-

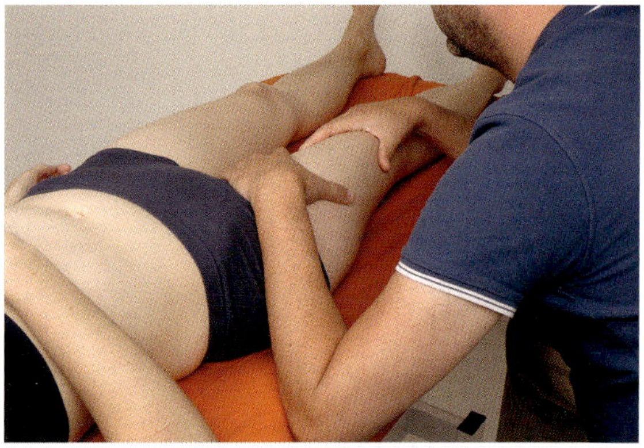

Abb. 5.93 Lokale Untersuchung der Faszie des M. rectus femoris mit zwei Händen.

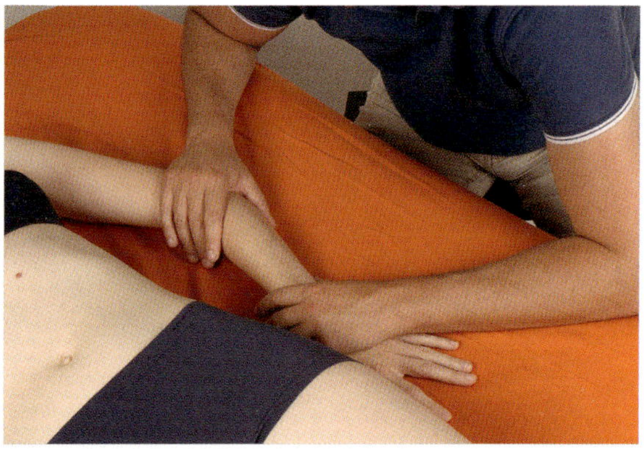

Abb. 5.94 Lokale Untersuchung der Faszien der Extensoren des Handgelenks mit zwei Händen.

sage über die Spannung und die Bewegung der Faszie machen. Auch hier ist nach einer Behandlung ein deutlicher Unterschied zu spüren (▶ Abb. 5.93).

▶ Abb. 5.94 und ▶ Abb. 5.95 zeigen weitere Beispiele für die Handanlage.

Untersuchung der horizontalen Sehnenplatten

Globale Untersuchung der Diaphragmen

Test der Mobilität, mit dem Ziel, die Region der Dysfunktion zu bestimmen.

▶ **ASTE Patient.** Stand.

▶ **ASTE Therapeut.** Stand.

▶ **Ausführung.** Der Therapeut steht seitlich vom Patienten und testet auf faszialer Ebene die Mobilität der Diaphragmen auf vertikaler Ebene nach kranial/kaudal und auf horizontaler Ebene nach lateral.

Der Therapeut legt seine Hände zum Testen wie folgt beschrieben eine Hand ventral, die andere dorsal an den Rumpf.

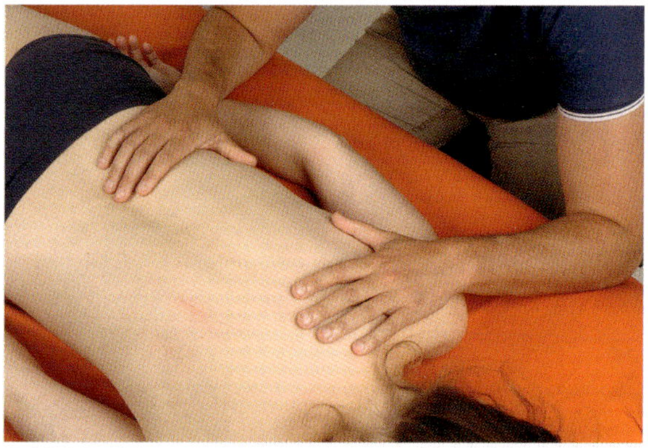

Abb. 5.95 Lokale Untersuchung der Faszien des M. latissimus dorsi mit zwei Händen.

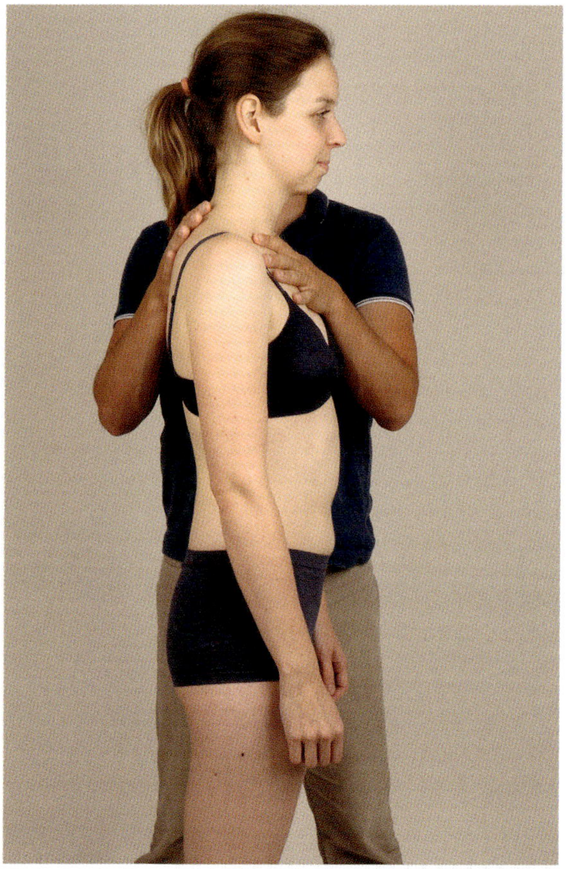

Abb. 5.96 Globaler Test der Mobilität des Diaphragma cervicothoracicum.

- **Test des Diaphragma cervicothoracicum:** Die ventrale Hand liegt auf Höhe des Manubrium sterni, der Klavikula und der 1. Rippe, die dorsale Hand im zervikothorakalen Übergang auf Höhe C 7 / Th 1 (▶ Abb. 5.96).

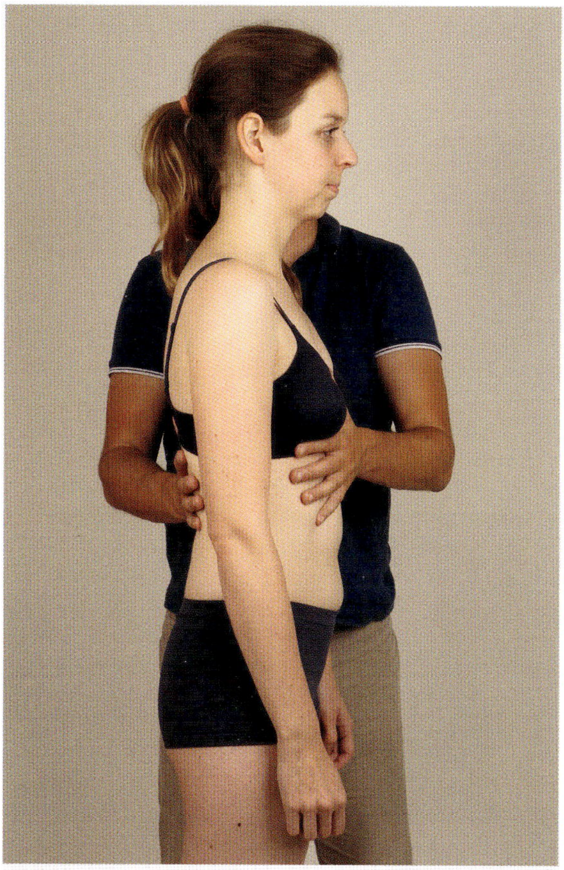

Abb. 5.97 Globaler Test der Mobilität des Diaphragma thoracolumbalis.

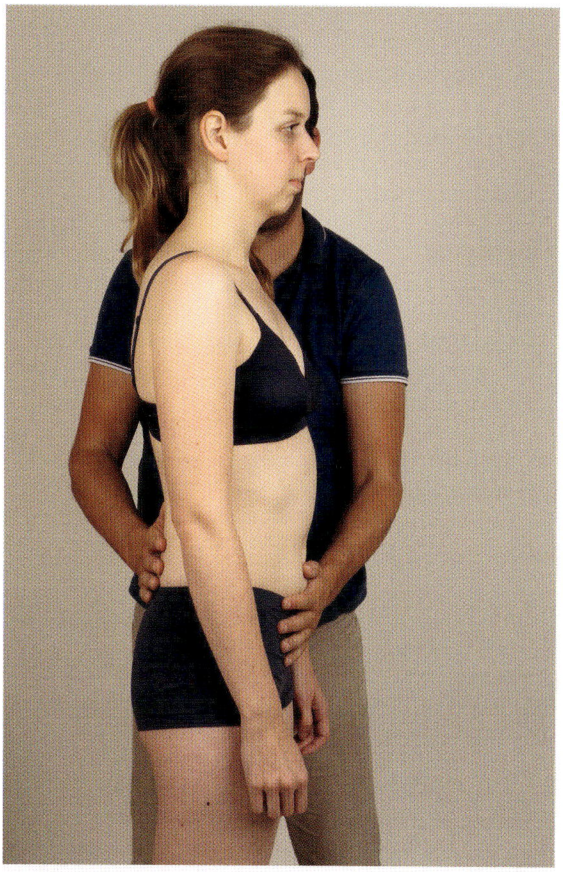

Abb. 5.98 Globaler Test der Mobilität des Diaphragma pelvis/urogenitale.

- **Test des Diaphragma thoracolumbalis:** Die ventrale Hand liegt auf Höhe des Processus xiphoideus und die dorsale Hand auf Höhe L 1–L 3 (▸ Abb. 5.97).
- **Test des Diaphragma pelvis/urogenitale:** Die ventrale Hand liegt proximal vom Os pubis (Tuberculum pubicum) und die dorsale Hand auf Höhe des Os sacrum (▸ Abb. 5.98).

▸ **Beurteilung.** Die Mobilität der 3 horizontalen Sehnenplatten wird im Vergleich beurteilt, sodass jene mit dem höchsten Tonus differenziert werden kann.

Spezifische Untersuchung des Diaphragma cervicothoracicum

▸ **ASTE Patient.** Rückenlage.

▸ **ASTE Therapeut.** Sitz neben der Bank.

▸ **Ausführung.** Die dorsale Hand des Therapeuten hat Kontakt zur Wirbelsäule im Bereich C 7 / Th 1. Die ventrale Hand kontaktiert die Faszien im Bereich des Manubrium sterni. Während die ventrale Hand das Gewebe faszial ganz weich in Richtung kranial/kaudal sowie lateral in beide Richtungen verschiebt, spürt die dorsale Hand den Reaktionen des Gewebes nach.

▸ **Beurteilung.** Beurteilt wird das Gewebeverhalten: besteht eine Restriktion? Welchen Weg möchte das Gewebe gehen? Wie wirken sich die faszialen Verschiebungen dorsal aus?

Spezifische Untersuchung des Diaphragma thoracolumbalis

Beurteilung der Oberkörperrotation

▸ **ASTE Patient.** Sitz auf der Bank, die Hände auf der kontralateralen Schulter.

▸ **ASTE Therapeut.** Stand hinter der Bank.

▸ **Ausführung.** Der Patient rotiert mit dem Oberkörper jeweils maximal nach links und rechts. Ausweichbewegungen sind zu vermeiden.

▸ **Beurteilung.** Eine Einschränkung in Rotation der BWS deutet auf einen Hypertonus des Diaphragmas hin.

Untersuchung des Diaphragma thoracolumbalis auf optische Auffälligkeiten

▶ **ASTE Patient.** Rückenlage.

▶ **ASTE Therapeut.** Sitz neben der Bank.

▶ **Ausführung.** Sichtbefund.

▶ **Beurteilung**
- Eine Einziehung der 7./8. Rippe und eine deutliche Prominenz der 9./10. Rippe deuten auf einen schon länger bestehenden Hypertonus des Diaphragmas hin (▶ Abb. 5.99).
- Eine verminderte Atembewegung der unteren Rippen deutet auf einen Hypertonus des Diaphragmas hin.

Palpation der Thoraxbewegung während der Atmung

▶ **ASTE Patient.** Rückenlage.

▶ **ASTE Therapeut.** Stand neben der Bank.

▶ **Ausführung.** Der Therapeut legt beide Hände an die unteren Rippenbögen (▶ Abb. 5.100).

▶ **Beurteilung.** Eine deutlich verminderte Beweglichkeit deutet auf einen Hypertonus des Diaphragmas hin.

Beurteilung der Tonusverhältnisse des Diaphragma thoracolumbalis über den Armzug

▶ **ASTE Patient.** Rückenlage.

▶ **ASTE Therapeut.** Stand am Kopfende der Behandlungsbank.

▶ **Ausführung.** Der Therapeut lässt den Patienten seine beiden Arme aktiv in Anteversion bewegen und umgreift die beiden Oberarme des Patienten. Der Therapeut gibt Zug am rechten und am linken Arm, bis sich der Rippenbogen mitbewegt (▶ Abb. 5.101).

▶ **Beurteilung.** Eine hohe einseitige oder auch beidseitige Spannung weist auf einen erhöhten Tonus hin.

Spezifische Untersuchung des Diaphragma pelvis/urogenitale

▶ **ASTE Patient.** Rückenlage.

▶ **ASTE Therapeut.** Sitz neben der Bank.

▶ **Ausführung.** Die ventrale Hand des Therapeuten hat leicht aufliegend Kontakt zum kleinen Becken proximal des Os pubis. Die Finger liegen parallel zum Os pubis. Die dorsale Hand befindet sich im „Schalenkontakt" am Sakrum. Während die ventrale Hand das Gewebe faszial ganz weich in Richtung kranial/kaudal sowie lateral in beide Richtungen verschiebt, spürt die dorsale Hand den Reaktionen des Gewebes nach.

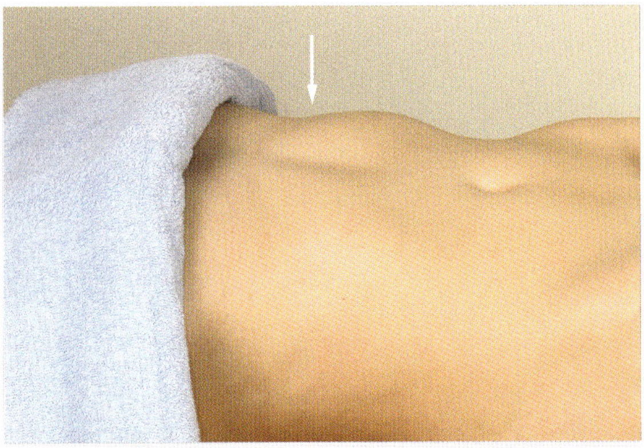

Abb. 5.99 Eine Einziehung der 7./8. Rippe (Pfeil) und eine deutliche Prominenz der 9./10. Rippe.

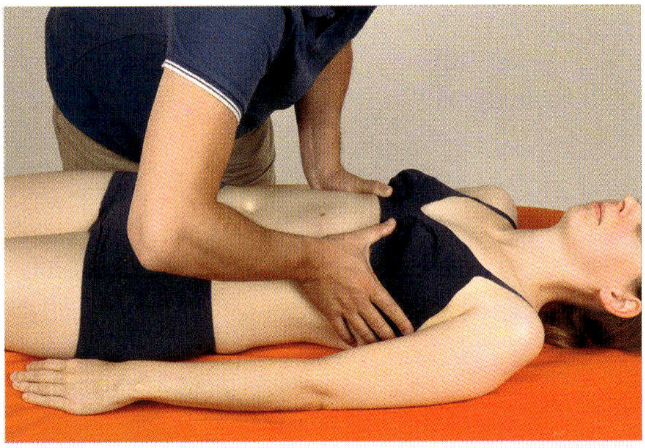

Abb. 5.100 Handanlage zur Untersuchung der Thoraxbewegung während der Atmung.

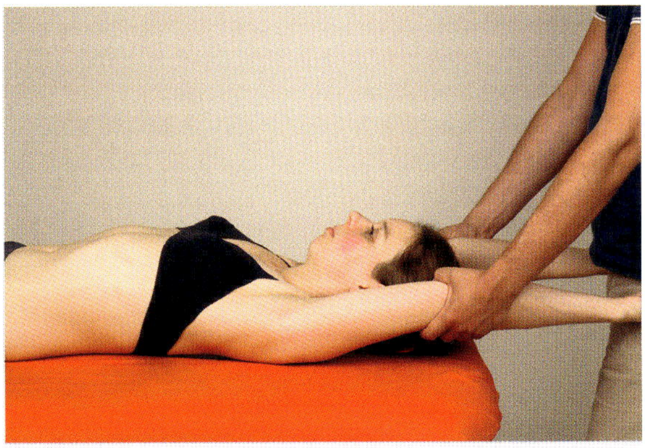

Abb. 5.101 Zug-Test an beiden Armen des Patienten.

▶ **Beurteilung.** Beurteilt wird das Gewebeverhalten: Besteht eine Restriktion? Welchen Weg möchte das Gewebe gehen? Wie wirken sich die faszialen Verschiebungen am Sakrum aus?

5.3.3 Behandlung des faszialen Systems

In der faszialen Therapie ist es das Ziel, dem Gewebe seine Spannungen zu nehmen, seine Elastizität zurückzugeben, Verklebungen zu lösen und die Versorgung wieder zu optimieren. Erlangen die Faszien ihre Freiheit zurück, werden auch andere Strukturen wie das vegetative und das sensible Nervensystem sowie das endokrine System positiv beeinflusst. Auch eine gute Hämodynamik ist die Folge der Befreiung des faszialen Gewebes, wodurch Austauschprozesse gefördert werden.

In der Schmerzphysiotherapie ist es von großer Bedeutung, dass fasziale Gewebe von Belastungen befreit werden, da diese Ausgangspunkt von Dysfunktionen sein können und dauerhaft auch zu Läsionen führen können. Durch die Behandlung der Faszien kann Einfluss auf alle Strukturen und Flüssigkeiten des Körpers genommen werden.

Die Behandlung des faszialen Systems beruht auf 3 allgemeinen Prinzipien:

▸ **Das Prinzip der direkten Befreiung.** Die Faszie wird in die Richtung mobilisiert, in die sie sich nicht mehr bewegen kann. Angewendet werden können diese Techniken z. B. als Vor- oder Nachbehandlung von Manipulationen, zur Mobilisation viszeraler Ligamente und Mesenterien, zur Mobilisation der Dura mater spinalis, zur Mobilisation der großen Körperfaszien, bei chronischen Dysfunktionen sowie venösen und lymphatischen Stauungssymptomatiken.

▸ **Das Prinzip der indirekten Befreiung.** Die Faszie wird in die Richtung bewegt, in die sich bewegen kann, also in die Leichtigkeit. Diese Behandlungstechniken können z. B. angewendet werden bei subakuten Traumata, postoperativ, bei akuten Schmerzzuständen, bei akuten Bandscheibenvorfällen, bei chronischen Schmerzpatienten, bei Narben und Adhäsionen.

▸ **Das Prinzip der kombinierten Befreiung.** Direkte und indirekte Mobilisierungstechniken können jederzeit kombiniert werden, wobei in der Regel mit einer indirekten Technik begonnen wird.

Grundlegende Techniken in der Faszientherapie

Möglichkeiten der direkten Befreiung

▸ **Einfache passive Dehnung in Längsrichtung der Faszie**

- Myofascial-Release nach Ward: Die Faszie wird unter Einbeziehung der Muskelaktivität, des Twists und der Atmung gedehnt.

▸ **Direkte Behandlungstechniken nach Serge Paoletti**

- Knet-Druck-Technik:
  - Diese Technik wird in punktförmigen oder begrenzten Bereichen angewandt, wie z. B. am Faszienansatz. Ein Druck am Verspannungspunkt in der Tiefe wird durch Rotationen oder Dehnungen in die Festigkeit gesteigert.
- Dehnungstechnik:
  - Diese Technik wird an Fasziensträngen und größeren Faszienabschnitten angewandt. Es erfolgt eine longitudinale Dehnung mit anschließend zusätzlichem Zug und Dehnung im rechten Winkel.
- Gleit-Druck-Technik:
  - Diese Technik kommt bei großflächigen Bereichen, Faszienspalträumen, gewölbten Bereichen und in der Tiefe am Periost zum Einsatz. Es erfolgt ein Zug mit gleichbleibendem Druck durch die Faszie. Rotation oder Querdehnung im Gewebe können zur Verstärkung eingesetzt werden. An Fixationsstellen kann ein punktueller Druck in die Tiefe erfolgen.
- Spezialtechniken für Ligamente:
  - Ein Druck wird quer zum Faserverlauf ausgeübt. Die andere Hand sollte flach auf dem leicht zugänglichen Bänderansatz liegen. Mit beiden Händen kann ein Dehnungsdruck ausgeübt werden. Der Körper wird nun um das Ligament herum mobilisiert.

▸ **Direkte Behandlung des Ligamentous Articular Strains (LAS) nach W. G. Sutherland**

- direkte myofasziale Entspannung:
  - Mit dieser Technik können Muskeln, Sehnen und Faszien behandelt werden. Es erfolgt ein Druck in die Tiefe des Gewebes mit zusätzlicher Dehnung in Längsrichtung des Faserverlaufs, bis das Gewebe entspannt.
- direkte ligamentäre Entspannung:
  - Über eine langsame dehnende Bewegung wird das Ligament in eine Position gebracht, in der es sich nicht bewegen kann.
- Recoil-Techniken:
  - Die Faszie wird gedehnt und mit jedem Atemzug wird die Dehnung verstärkt. Eventuell kann am Dehnungsende eine Vibration ausgeführt werden, um eine noch stärkere Vordehnung zu erreichen. Dann erfolgt ein plötzliches Loslassen zu Beginn einer tiefen Einatmung, woraufhin das Gewebe in eine neu gewonnene Ausgangsstellung zurückschnellt.

Möglichkeiten der indirekten Befreiung

▸ **Pain-Positional-Release**

- Strain-Counterstrain ohne Tenderpoint nach L. Jones:
  - Der Patient wird in die Position der geringsten Schmerzhaftigkeit gebracht.
- Strain-Counterstrain mit Tenderpoint:
  - Als diagnostischer Schmerzpunkt wird ein Tenderpoint gesucht und der Patient so positioniert, dass

der Punkt schmerzfrei wird. Diese Position wird dann ohne Druck auf den Tenderpoint ca. 90 Sekunden gehalten. Anschließend sollte der Punkt auf erneuten Druck ungefähr 75 % der Intensität verloren haben.

▶ **Positional-Release-Techniken**

- Balance-and-Hold nach H. V. Hoover:
  - Diese Technik wird auch als dynamische Neutralstellung bezeichnet. Ziel ist es, die Struktur am maximalen Punkt der Gelöstheit zu balancieren. Die Position wird so lange gehalten, bis das Gewebe weich wird und anschließend passiv zum neuen Neutralpunkt gebracht wird.
- Balanced Ligamentous Tension (BLT) nach Sutherland:
  - Diese Technik kommt vor allem bei der Behandlung von Ligamenten und Gelenken zur Anwendung. Auch hier erfolgt eine Einstellung in die Leichtigkeit. Sutherland setzt den Fokus auf den PRM (S. 175) (primär respiratorischen Mechanismus). „Erst wenn sich der PRM im Gewebe frei ausdrücken konnte, war Sutherland mit seiner Behandlung am Ende angekommen" ((Strunk, 2013), S. 129).
- Point of Balanced Membranosus Tension (PBMT) nach Sutherland:
  - Mit dieser Technik werden die Membranen sowie die verbindenden membranösen Faszien (z. B. die Membrana interossea) behandelt. Die Technik gleicht der BLT, dient aber einer genaueren membranösen oder großflächigen faszialen Entspannung.

▶ **Dynamic-Release-Techniken**

- funktionell-dynamische Technik – wiederholtes Balance-and-Hold:
  - Ein Balance-and-Hold nach dem anderen wird eingestellt. Die Einstellung erfolgt wie bei der dynamischen Neutralstellung in allen Ebenen in die Leichtigkeit, wird dann durch einen Enhancer (Verstärker für direkte und indirekte Befreiungen, um einen noch effektiveren Erfolg zu erreichen) verstärkt, um dann den neuen Neutralpunkt in allen Ebenen zu suchen und einzustellen. Diese Technik ist ebenfalls mit einer BLT anzuwenden: Eine BLT-Position nach der anderen wird eingestellt.
- funktionell-dynamische Techniken nach Frymann/Becker:
  - Bei dieser Technik wird kein Point of Balance gesucht und beibehalten. Der Therapeut lässt sich vom Gewebe zum Ursprungsort der Dysfunktion und in die für das Release optimale Position ziehen. Der Therapeut verhält sich passiv und gibt nur eine kleine Unterstützung.
- Unwinding nach J. E. Upledger:
  - Diese Technik stellt eine weiterlaufende Technik der funktionell-dynamischen Technik dar. Die Faszie wird in ihrer Gesamtheit „entwirrt". Alle beteiligten faszialen Strukturen werden in die Position zum Zeitpunkt des Auslösens (z. B. die Position zum Zeitpunkt des Traumas) zurückgeführt. Das Unwinding kann sich dann weiterlaufend über den ganzen Körper auswirken. Da diese Behandlung auch einen Effekt auf psycho-emotionaler Ebene hat, ist sie mit Respekt und großer Sensibilität anzuwenden.

In der Schmerzphysiotherapie kommen vor allem direkte Dehnungstechniken, indirekte Annäherungstechniken und Behandlungen mit dem PBMT (Point of Balanced Membranous Tension) zum Einsatz.

Zur Behandlung der langen Faszienketten können außer direkten und indirekten Befreiungstechniken auch globale Behandlungen über den Fuß angewendet werden.

Techniken an den horizontalen Sehnenplatten

Diaphragma suboccipitalis, Tentorium cerebelli

▶ **ASTE Patient.** Rückenlage.

▶ **ASTE Therapeut.** Sitz am Kopfende.

▶ **Handanlage.** Beide Hände liegen jeweils am Os occipitale des Patienten.

▶ **Ausführung.** In der Entspannungsphase des faszialen Rhythmus wird das Os occipitale von beiden Seiten her angenähert. Die Annäherung wird immer weiter forciert, bis der Nullpunkt erreicht ist. Anschließend wird diese Phase 20–30 Sekunden gehalten und dann langsam gelöst (▶ Abb. 5.102).

Diaphragma cervicothoracicum, obere Thoraxapertur

Indirekte Normalisierungstechnik, PBMT in Rückenlage:

▶ **ASTE Patient.** Rückenlage.

▶ **ASTE Therapeut.** Sitz neben der Behandlungsbank auf Thoraxhöhe.

▶ **Handanlage.** Die kaudale anteriore Hand: auf Höhe Manubrium sterni, Klavikula, 1. Rippe, die kraniale posteriore Hand: Höhe C 7 / Th 1.

▶ **Ausführung.** Das Diaphragma cervicothoracicum wird unter Einfluss der Atmung mit den Atemphasen Inspiration und Exspiration in Richtung Dysfunktion gebracht, bis die ligamentäre Spannung ausgeglichen ist (PBMT).

Im eingestellten PBMT macht der Patient eine Apnoe in tiefer Inspirationsstellung oder in tiefer Exspirationsstellung.

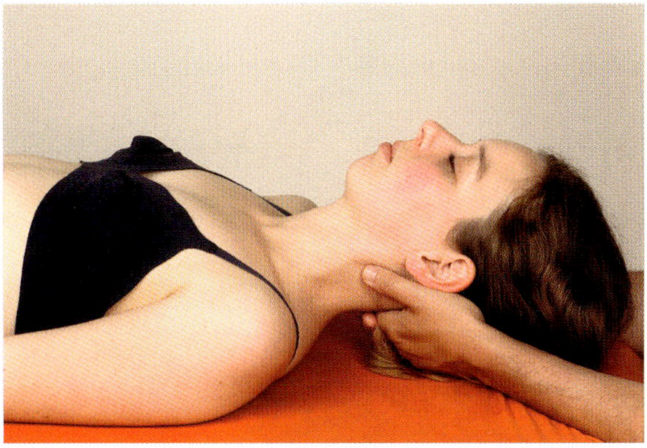

Abb. 5.102 Behandlung des Diaphragma suboccipitalis und des Tentorium cerebelli.

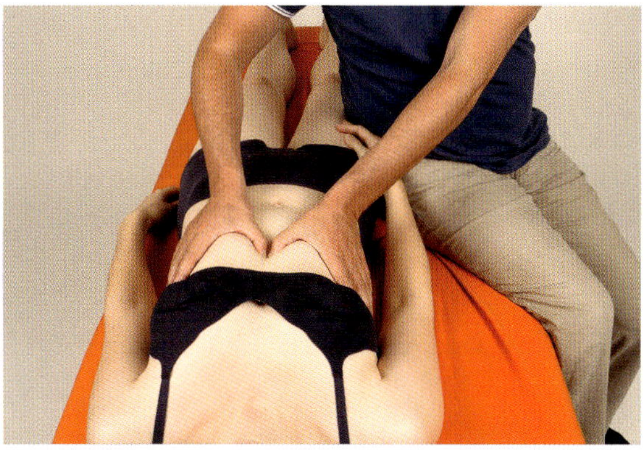

Abb. 5.104 Vorbehandlung für den Bereich des Proc. xiphoideus, zur verbesserten lokalen Durchblutung.

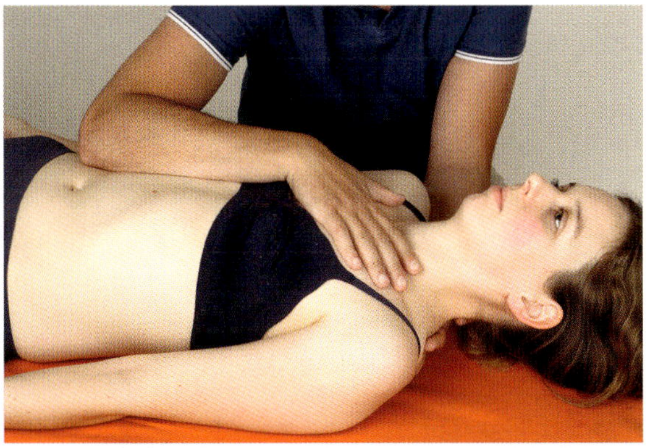

Abb. 5.103 Indirekte Normalisierungstechnik für das Diaphragma cervicothoracicum.

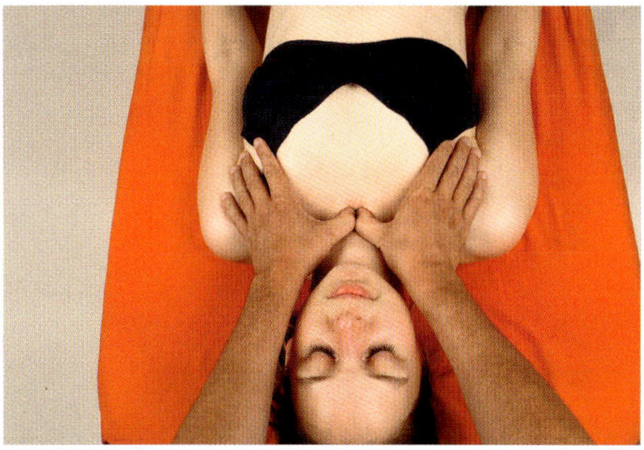

Abb. 5.105 Vorbehandlung für den Bereich der Incisura jugularis, zur verbesserten lokalen Durchblutung.

Die Normalisierung findet während der Apnoe statt (▶ Abb. 5.103).

Diaphragma thoracolumbalis (Zwerchfell)

Vorbehandlung zur Verbesserung der lokalen Durchblutung

In der praktischen Umsetzung hat es sich als hilfreich erwiesen, vor der Behandlung des Diaphragma thoracolumbalis die Durchblutungssituation der Struktur zu verbessern. Dies kann mit der unten aufgeführten Technik erfolgen.

Für den Bereich des Proc. xiphoideus:

▶ **ASTE Patient.** Rückenlage.

▶ **ASTE Therapeut.** Stand mit dem Blick zum Patienten.

▶ **Handanlage.** Beide Hände am Rippenbogen im Bereich des epigastrischen Winkels, beide Daumen mithilfe der Atmung (Weggewinn bei Exspiration) unter den Proc. xiphoideus schieben, die DIPs der Daumen berühren sich dabei.

▶ **Ausführung.** Über das Hypomochlion der DIPs für ca. 10 Sekunden einen Dehnreiz setzen (▶ Abb. 5.104).

Für den Bereich der Incisura jugularis:

▶ **ASTE Patient.** Rückenlage.

▶ **ASTE Therapeut.** Sitz am Kopfende.

▶ **Handanlage.** Beide Hände auf den Schultern seitlich am Hals liegend, beide Daumen mithilfe der Atmung (Weggewinn bei Exspiration) in der Incisura jugularis unter das Manubrium sterni schieben, die DIPs der Daumen berühren sich dabei.

▶ **Ausführung.** Über das Hypomochlion der DIPs für ca. 10 Sekunden einen Dehnreiz setzen (▶ Abb. 5.105).

Behandlungstechniken

Indirekte Normalisierungstechnik, PBMT in Rückenlage:

▶ **ASTE Patient.** Rückenlage.

▶ **ASTE Therapeut.** Sitz neben der Behandlungsbank auf Rumpfhöhe.

▶ **Handanlage.** Die anteriore Hand: auf Höhe Proc. xiphoideus, die posteriore Hand: Höhe L 1/L 2/L 3.

Die kaudale Hand ist die anteriore Hand. Die kraniale Hand ist die posteriore Hand.

▶ **Ausführung.** Das Diaphragma thoracolumbalis wird unter Einfluss der Atmung mit den Atemphasen Inspiration und Exspiration in Richtung Dysfunktion gebracht, bis die ligamentäre Spannung ausgeglichen ist (PBMT).

Im eingestellten PBMT macht der Patient eine Apnoe in tiefer Inspirationsstellung oder in tiefer Exspirationsstellung.

Die Normalisierung findet während der Apnoe statt (▶ Abb. 5.106).

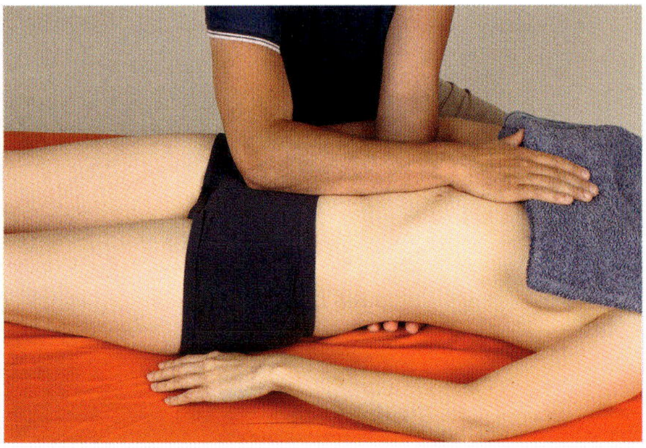

Abb. 5.106 Indirekte Normalisierungstechnik des Zwerchfells, PBMT in Rückenlage.

Direkte Dehntechnik unilateral/bilateral in Rückenlage: **unilateral**

▶ **ASTE Patient.** Rückenlage.

▶ **ASTE Therapeut.** Stand am Kopfende.

▶ **Handanlage.** Beide Hände umfassen einen Rippenbogen des Patienten über direkten Kontakt oder indirekten Kontakt, wobei der Patient mit der unilateralen Hand seinen Rippenbogen umfasst und der Therapeut auf der Hand des Patienten Kontakt zum Rippenbogen aufnimmt.

▶ **Ausführung.** Unter Einfluss der sekundären Atmung einen dreidimensionalen Dehnreiz setzen in anteriorer/lateraler/kranialer Richtung. Der Patient atmet während der Dehnung normal oder als Steigerung vertieft (▶ Abb. 5.107).

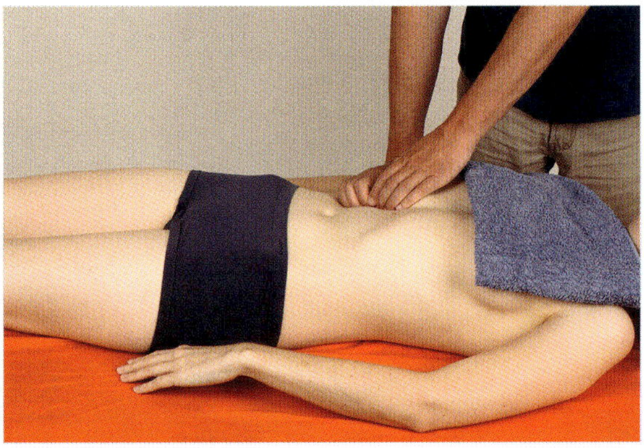

Abb. 5.107 Direkte Dehntechnik für das Diaphragma thoracolumbalis, unilateral.

Direkte Dehntechnik unilateral/bilateral in Rückenlage: **bilateral**

▶ **ASTE Patient.** Rückenlage.

▶ **ASTE Therapeut.** Stand neben der Behandlungsbank.

▶ **Handanlage.** Beide Hände umfassen beide Rippenbögen des Patienten über direkten Kontakt oder indirekten Kontakt, wobei der Patient seine Hände an die Rippenbögen legt und der Therapeut auf den Händen des Patienten Kontakt zu den Rippenbögen aufnimmt.

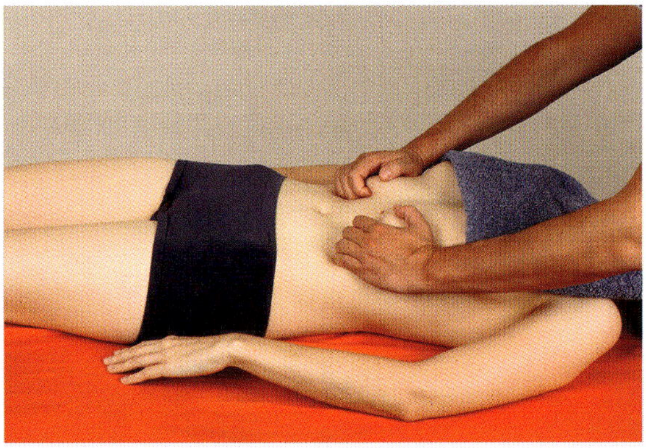

Abb. 5.108 Direkte Dehntechnik für das Diaphragma thoracolumbalis, bilateral.

▶ **Ausführung.** Unter Einfluss der sekundären Atmung einen dreidimensionalen Dehnreiz setzen. Der Patient atmet während der Dehnung normal oder als Steigerung vertieft (▶ Abb. 5.108).

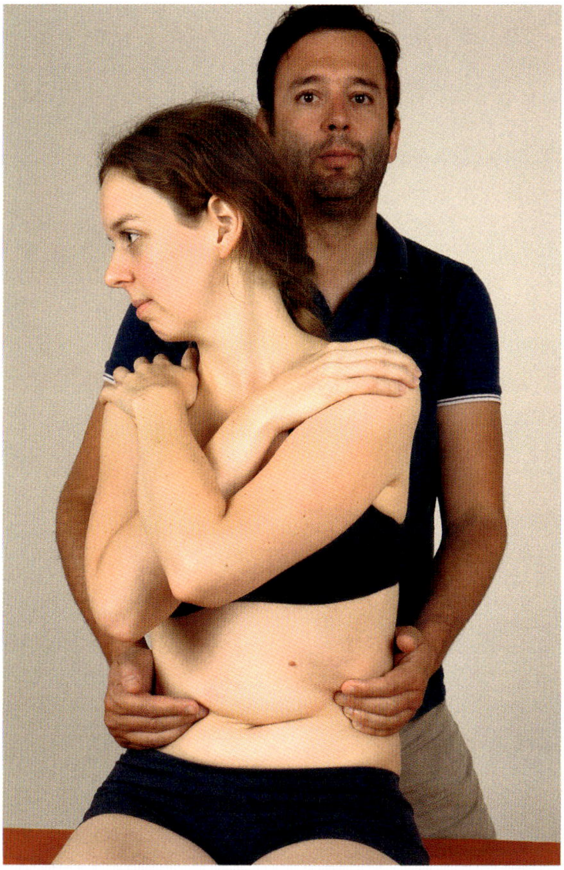

Abb. 5.109 Muskel-Energie-Technik für das Diaphragma thoracolumbalis.

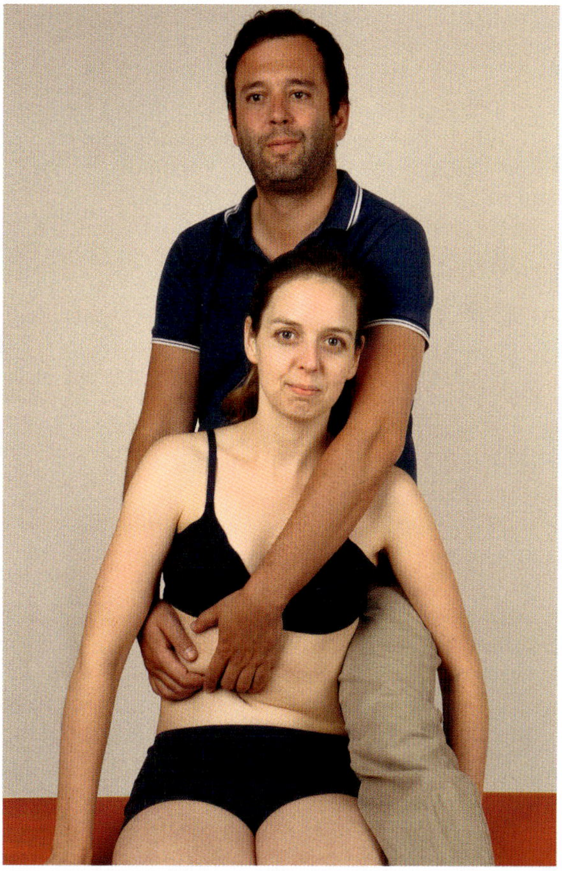

Abb. 5.110 Direkte Dehntechnik für das Diaphragma thoracolumbale unter 3-D-Vorspannung im Sitz.

Muskel-Energie-Technik im Sitz:

▸ **ASTE Patient.** Sitz auf der Bank, Arme gekreuzt mit Händen auf den Schultern.

▸ **ASTE Therapeut.** Stand hinter dem Patienten.

▸ **Handanlage.** Unter Flexion des Rumpfes umgreift der Therapeut mit beiden Händen die Rippenbögen des Patienten.

▸ **Ausführung.** Der Patient richtet sich unter Inspiration auf und macht eine axiale Rotation der BWS/HWS bis an die motorische Grenze. Der Patient hat die Aufgabe, verstärkt abdominal zu atmen und gleichzeitig den Widerstand für die Gegenrotationsrichtung, den der Therapeut über die Rippenbögen setzt, zu halten (▸ Abb. 5.109).

Direkte Dehntechnik unter 3-D-Vorspannung im Sitz (Technikbeschreibung für die linke Seite):

▸ **ASTE Patient.** Sitz auf der Bank.

▸ **ASTE Therapeut.** Stand hinter dem Patienten mit dem rechten Bein auf der Bank.

▸ **Handanlage und Ausführung.** Der Therapeut bringt den linken Arm des Patienten in Abduktionselevation im Schultergelenk und umfasst mit beiden Händen den linken Rippenbogen. So kann der Therapeut eine Vordehnung des Rumpfes über die Einstellung der Komponenten Extension/Rotation/Lateralflexion nach rechts ausüben. Unter Einfluss der Atmung einen dreidimensionalen Dehnreiz setzen in anteriorer/lateraler/kranialer Richtung. Der Patient atmet während der Dehnung normal oder als Steigerung vertieft (▸ Abb. 5.110).

Diaphragma pelvis und urogenitale (Beckenboden)

Indirekte Normalisierungstechnik, PBMT in Rückenlage:

▸ **ASTE Patient.** Rückenlage.

▸ **ASTE Therapeut.** Sitz neben der Behandlungsbank auf Beckenhöhe.

▸ **Handanlage.** Anteriore Hand: ulnare Handkante am Os pubis, posteriore Hand: Höhe Os sacrum.

Die kaudale Hand ist die anteriore Hand. Die kraniale Hand ist die posteriore Hand.

▶ **Ausführung.** Das Diaphragma pelvis wird unter Einfluss der Atmung mit den Atemphasen Inspiration und Exspiration in Richtung Dysfunktion gebracht, bis die ligamentäre Spannung ausgeglichen ist (PBMT).

Im eingestellten PBMT macht der Patient eine Apnoe in tiefer Inspirationsstellung oder in tiefer Exspirationsstellung.

Die Normalisierung findet während der Apnoe statt (▶ Abb. 5.111).

Normalisierungs-/Dehntechnik Beckenboden in Bauchlage:

▶ **ASTE Patient.** Bauchlage.

▶ **ASTE Therapeut.** Sitz seitlich auf der Bank, Blick Richtung Kopfende.

▶ **Handanlage.** Die Fingerspitzen haben medial am Tuber ischiadicum Kontakt zum Beckenboden, die Finger liegen locker auf dem M. gluteus maximus.

▶ **Ausführung.** Unter Einfluss der Atmung hat der Therapeut Weggewinn bei Exspiration mit Druckrichtung des Daumens Richtung kontralaterale Schulter des Patienten. Der Weggewinn bei der jeweiligen Atemphase wird gehalten (▶ Abb. 5.112).

Normalisierungstechnik/Dehntechnik Beckenboden in Seitlage:

▶ **ASTE Patient.** Seitlage, Beine leicht angewinkelt

▶ **ASTE Therapeut.** Sitz auf der dorsalen Seite des Patienten auf Höhe der Knie auf der Bank, Blick Richtung Kopfende.

▶ **Handanlage.** Eine Hand am Beckenkamm, die andere Hand medial am Tuber ischiadicum mit Kontakt zum Beckenboden.

▶ **Ausführung.** Unter Einfluss der Atmung nimmt der Therapeut den Spannungszustand des Beckenbodens wahr. Mit der Hand am Beckenkamm folgt eine dreidimensionale Einstellung des Beckens in jene Position, in der die geringste Gewebespannung zu palpieren ist. Mit nachlassenden Tonusverhältnissen kann der Therapeut über den Weg des geringsten Widerstands eine zunehmende Spannungsneutralisation erwirken (▶ Abb. 5.113).

Globale Behandlung der Faszienketten über den Fuß

Der gesamte Verlauf einer Faszienkette kann global über die Feineinstellung des Fußes erreicht werden.

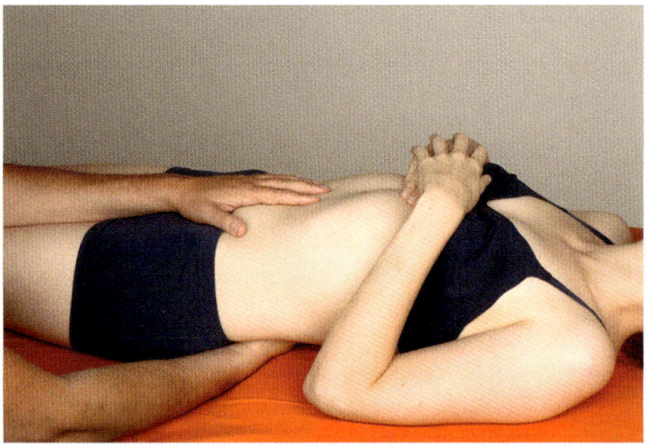

Abb. 5.111 Indirekte Normalisierungstechnik für das Diaphragma pelvis/urogenitale.

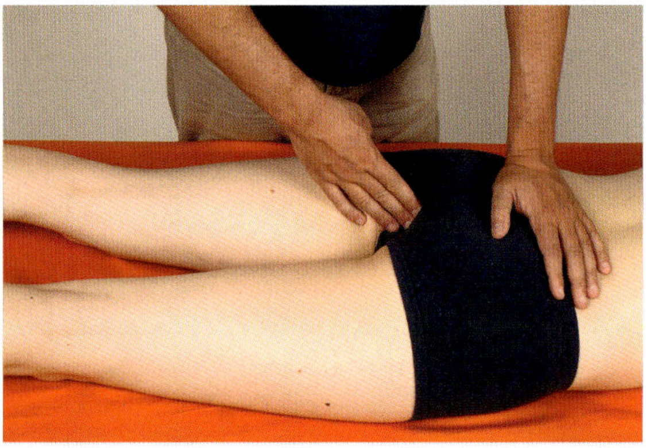

Abb. 5.112 Direkte Dehntechnik für den Beckenboden in Bauchlage.

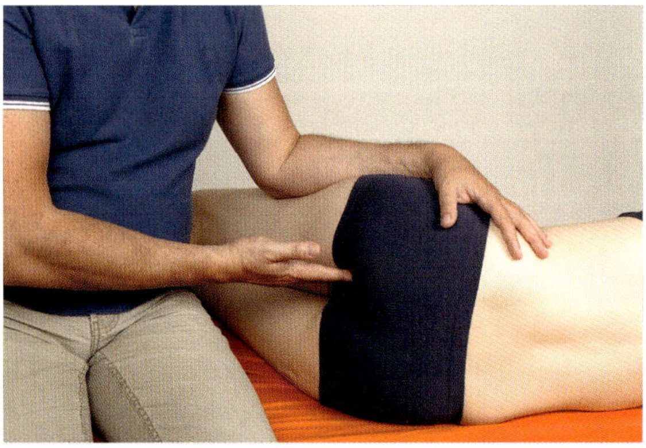

Abb. 5.113 Direkte Dehntechnik für den Beckenboden in Seitlage.

Dysfunktionen können so erfühlt und behandelt werden. Der Aufbau der Einstellung des Fußes erfolgt sehr langsam und sensibel bis zu dem Punkt, an dem eine veränderte Spannung im Verlauf der longitudinalen Faszienbahn zu spüren ist. Diese Einstellung wird dann gehalten, bis die Spannung nachgelassen hat. Anschließend kann

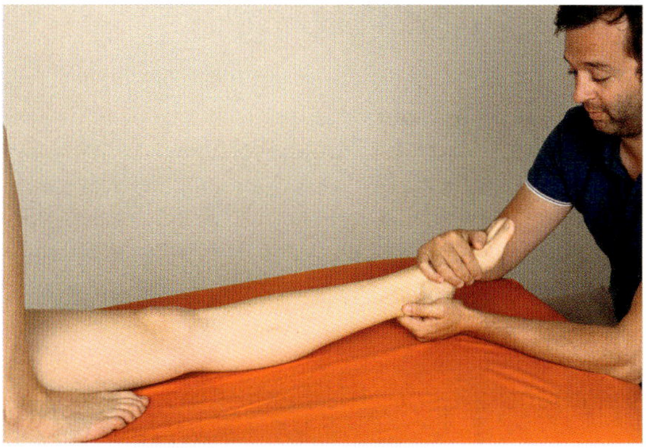

Abb. 5.114 Handanlage und Fußeinstellung zur globalen Untersuchung und Behandlung der AP-Kette.

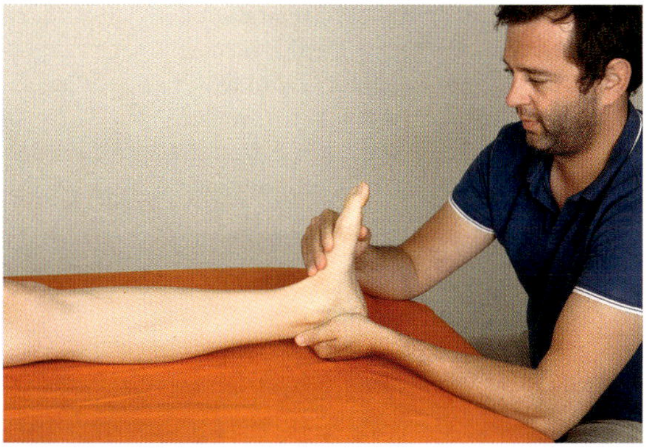

Abb. 5.115 Handanlage und Fußeinstellung zur globalen Untersuchung und Behandlung der PM-Kette.

innerhalb derselben Faszienbahn eine neue Einstellung über den Fuß erfolgen, um weitere Dysfunktionen im Verlauf aufzuspüren und zu behandeln.

Die Einstellung in Dorsalextension und Plantarflexion erfolgt primär über eine Hand am Kalkaneus, die Einstellung in Supination/Pronation sowie in Abduktion/Adduktion erfolgt mit der anderen Hand über den Vorfuß.

Jede Faszienkette wird anders eingestellt, um die Spannungszustände im gesamten Verlauf zu erspüren und zu behandeln:

- **AP-Kette.** Einstellung des Fußes in Plantarflexion (▸ Abb. 5.114).

- **PM-Kette.** Einstellung des Fußes in Dorsalextension (▸ Abb. 5.115).

- **PL-Kette.** Einstellung des Fußes in Supination, Dorsalextension, Adduktion (▸ Abb. 5.116).

- **AL-Kette.** Einstellung des Fußes in Pronation, Plantarflexion und Abduktion. Hier wird der Fokus auf die Pronation im Vorfuß gelegt (▸ Abb. 5.117).

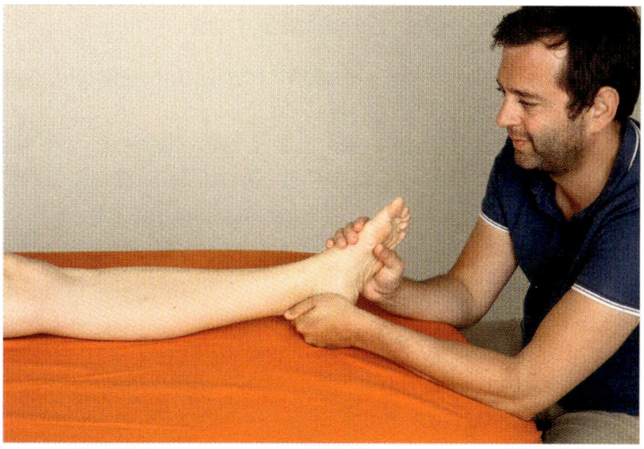

Abb. 5.116 Handanlage und Fußeinstellung zur globalen Untersuchung und Behandlung der PL-Kette.

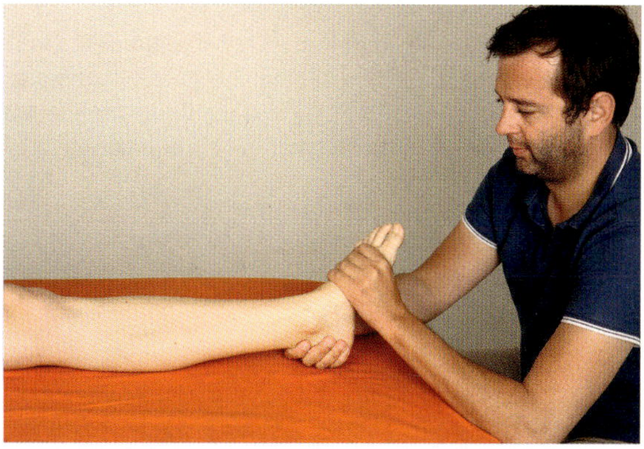

Abb. 5.117 Handanlage und Fußeinstellung zur globalen Untersuchung und Behandlung der AL-Kette.

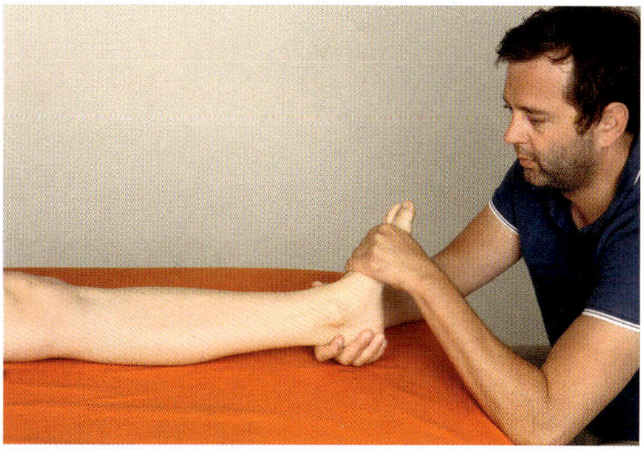

Abb. 5.118 Handanlage und Fußeinstellung zur globalen Untersuchung und Behandlung der AM-Kette.

- **AM-Kette.** Einstellung in Plantarflexion, Pronation und Abduktion. Hier wird der Fokus auf die Plantarflexion und Abduktion gelegt (▸ Abb. 5.118).

Behandlung der Zentralsehne

Wie bereits beschrieben, können hohe Spannungszustände in der Zentralsehne (S. 174) eine breit gefächerte Symptomatik zeigen. Neben Schmerzen in den Extremitäten und der Wirbelsäule zeigen sich häufig mehrere Organfehlfunktionen in allen Körperhöhlen. Durch Entspannung der Zentralsehne kann der Patient in die Lage gebracht werden, sich wieder in einem größeren Umfang bewegen zu können. Durch die größere Bewegungsmöglichkeit verändern sich im Zeitraum von 200–500 Tagen (in diesem Zeitraum erneuert sich je nach Alter das Bindegewebe) auch wieder die Gewebe und passen sich den physiologischen Bewegungen an.

Die globale fasziale Behandlung der Zentralsehne erfolgt in mehreren Schritten.

1. Behandlung des Diaphragma pelvis

Anfänglich wird eine detonisierende Behandlungstechnik für das Diaphragma pelvis in einer beliebigen Ausgangsstellung durchgeführt. In Bezug auf die Zentralsehne hat sich die Seitlage als Ausgangsstellung als einfachster Weg erwiesen (▸ Abb. 5.119).

2. Behandlung des Diaphragma thoracolumbalis

Zuerst sollte das Diaphragma thoracolumbalis in Rückenlage mit einer direkten Technik behandelt werden. Anschließend empfiehlt sich die Behandlung der *Zwerchfellpfeiler* im Sitz. Abschließend hat sich die Behandlung über Annäherung in Rückenlage (indirekte Normalisierungstechnik mit dem PBMT) als besonders effektiv gezeigt (▸ Abb. 5.120).

3. Behandlung des Mediastinums

Ausgangsstellung des Patienten ist die Seitlage. Der Therapeut steht hinter dem Patienten. Eine Therapeutenhand liegt auf dem distalen Drittel des Sternums, die andere Hand liegt auf gleicher Höhe dorsal. Die ventrale Therapeutenhand schiebt mit der Exspiration nach kaudal-posterior, die dorsale Therapeutenhand schiebt nach kranial-anterior. Mit jeder Exspiration wird der Schub mit beiden Händen verstärkt. Am Nullpunkt werden die Hände in tiefer Exspiration plötzlich gelöst. Dieser Vorgang wird 8- bis 10-mal wiederholt (▸ Abb. 5.121 und ▸ Abb. 5.122).

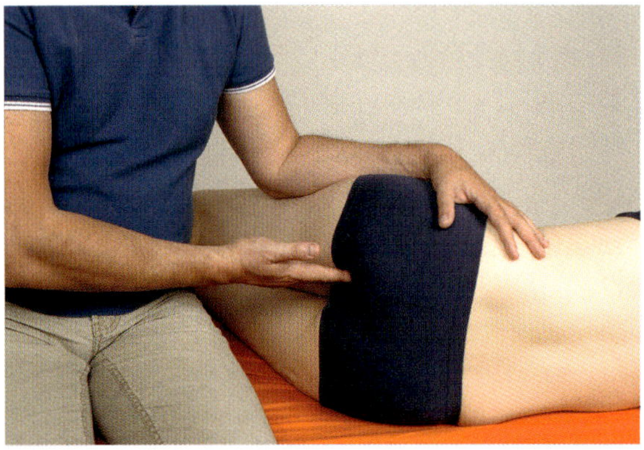

Abb. 5.119 Direkte Dehntechnik für den Beckenboden in Seitlage.

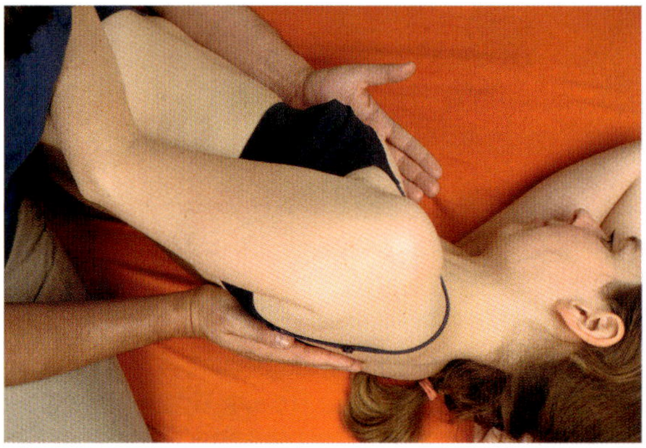

Abb. 5.121 Handanlage und Ausgangsposition für die Behandlung des Mediastinums.

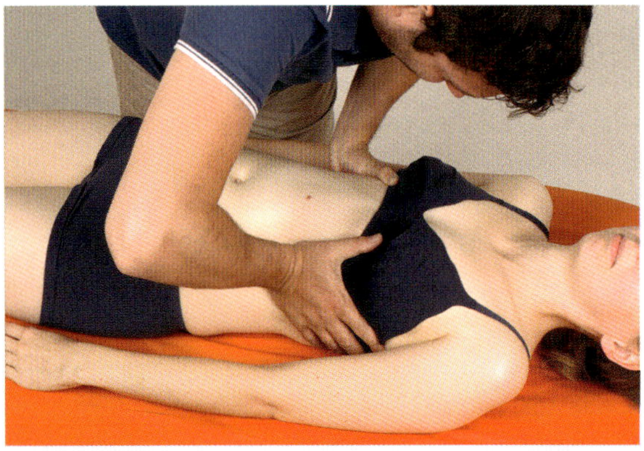

Abb. 5.120 Eine weitere Technik zur indirekten Normalisierung des Diaphragma thoracolumbalis: Bei jeder Exspiration wird das Diaphragma thoracolumbalis dreidimensional angenähert. Bei maximaler Annäherung erfolgt über mehrere Atemzüge eine verstärkte Ein- und Ausatmung, anschließend wird unter dem Einfluss der Inspiration der Griff gelöst.

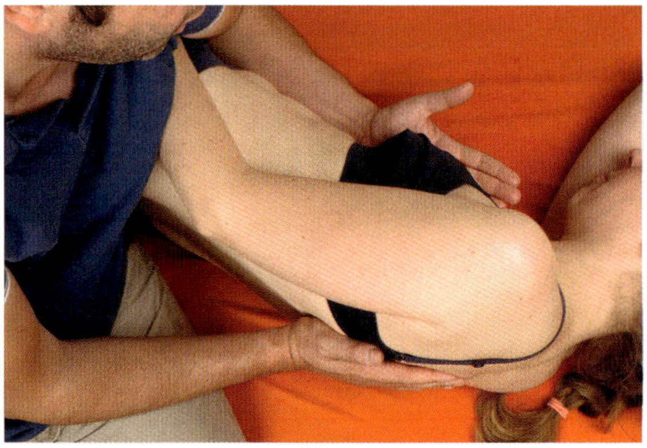

Abb. 5.122 Annäherung des Mediastinums.

4. Behandlung der Halsloge und des Kehlkopfes

Der Patient befindet sich in Rückenlage, der Therapeut sitzt auf dem Hocker daneben. Der Therapeut fasst mit einer Hand den Kehlkopf des Patienten, die andere Therapeutenhand fixiert das Sternum. Bei hohen Spannungsverhältnissen kann zuerst eine Annäherungstechnik durchgeführt werden. Anschließend wird der Kehlkopf mit der anderen Hand umfasst und der Unterkiefer mit der zweiten Hand fixiert. So können die Spannungen zwischen Kehlkopf und Unterkiefer gelöst werden (▶ Abb. 5.123 und ▶ Abb. 5.124).

5. Behandlung des Tentorium cerebelli/ Diaphragma suboccipitalis

Der Patient befindet sich in Rückenlage. Der Therapeut sitzt am Kopfende des Patienten auf dem Hocker. Beide Hände liegen jeweils am Os occipitale des Patienten. In der Entspannungsphase des faszialen Rhythmus wird das Os occipitale von beiden Seiten her angenähert.

Die Annäherung wird immer weiter forciert, bis der Nullpunkt erreicht ist. Anschließend wird diese Phase 20–30 Sekunden gehalten und dann langsam gelöst (▶ Abb. 5.125).

6. Mobilisation der Membranen

Der Patient liegt in Bauchlage. Der Therapeut gibt mit beiden Händen Druck auf die kaudale Hälfte des Sakrum, sodass sich das Sakrum aufrichtet. Diese Spannung wird 1–2 Minuten gehalten. Anschließend wird mit einem sehr schnellen oszillierenden Druck (120–150 pro Minute) über 2–3 Minuten mobilisiert (▶ Abb. 5.126).

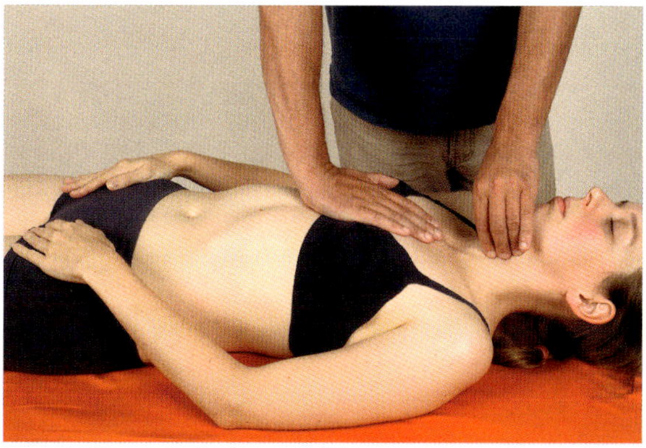

Abb. 5.123 1. Handanlage zur Behandlung der Halsloge.

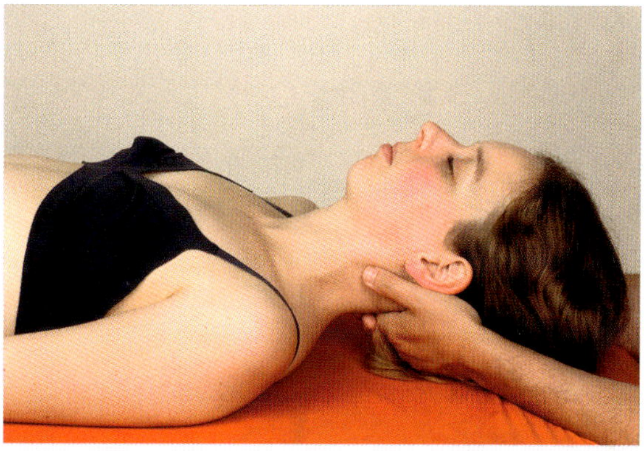

Abb. 5.125 Behandlung des Tentorium cerebelli/Diaphragma suboccipitalis.

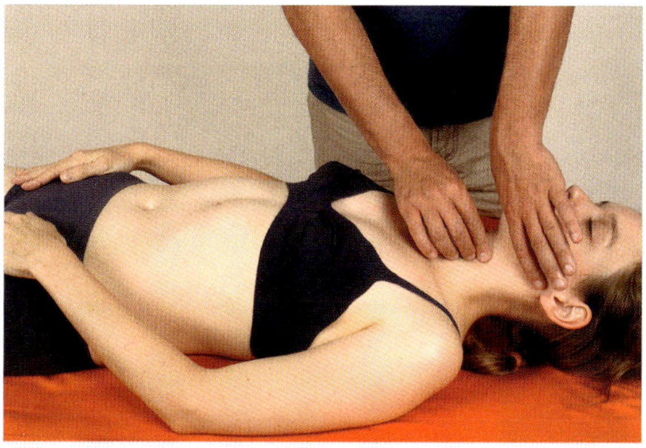

Abb. 5.124 2. Handanlage zur Behandlung der Halsloge

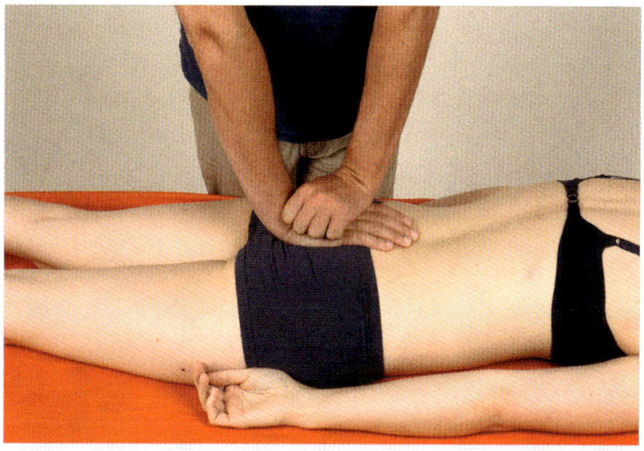

Abb. 5.126 Mobilisation der Membranen.

7. Globale Annäherung in Flexion

Der Patient liegt in Seitlage in kompletter Flexion (Embryostellung). Der Therapeut sitzt auf dem Hocker vor dem Patienten, eine Hand am Os occipitale, die andere Hand am Sakrum. Über Okziput und Sakrum verstärkt der Therapeut die Flexion bis zur ersten Barriere. Der Therapeut wartet nun, bis die Spannung sinkt und nähert die Zentralsehne weiter an.

In maximaler Flexion atmet der Patient tief ein – anschließend maximal aus – und hält dann die Luft für einige Sekunden an. Der Therapeut regelt die Flexion noch einmal kurz nach und löst dann mit der nächsten Inspiration die Spannung auf (▸ Abb. 5.127).

Anregung des Lymphflusses

Anschließend empfiehlt es sich, den Lymphfluss anzuregen: Der Patient befindet sich in Rückenlage. Der Therapeut steht am Kopfende des Patienten. Mit beiden Händen wird ein flächiger Schub auf dem Brustkorb nach kaudal-posterior ausgeübt. Dieser Schub wird mit der Ausatmung stark forciert und mit jeder Inspiration fast vollständig gelöst. Es empfehlen sich 2–4 Serien mit jeweils 5–6 Wiederholungen (▸ Abb. 5.128).

Unspezifische vegetative Regulation

Nach der globalen faszialen Behandlung und der Anregung des Lymphflusses erfolgt nun die unspezifische vegetative Regulation:

1. Mobilisation der Rippenköpfchen

Der Patient befindet sich in Bauchlage. Der Therapeut steht neben dem Patienten und mobilisiert die Rippenköpfchen rechts und links neben der Wirbelsäule (▸ Abb. 5.129).

2. Sakrum-Okziput-Schaukeltechnik

Der Patient befindet sich in Rückenlage. Der Therapeut sitzt daneben auf dem Hocker. Eine Hand befindet sich am Os occipitale des Patienten, die andere Hand unter dem Sakrum. Der Therapeut erspürt die kraniosakrale Bewegung. Findet eine verzögerte oder gegenläufige Bewegung der Flexions- und Extensionsbewegung statt, kann der Therapeut durch eine sanfte unterstützende Bewegung am Sakrum und/oder am Okziput Einfluss auf das Gewebe nehmen, bis der kraniosakrale Rhythmus wieder synchron verläuft (▸ Abb. 5.130).

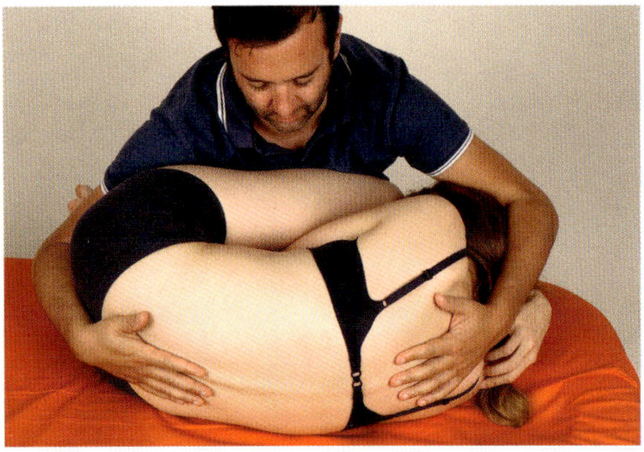

Abb. 5.127 Globale Annäherung in Flexion.

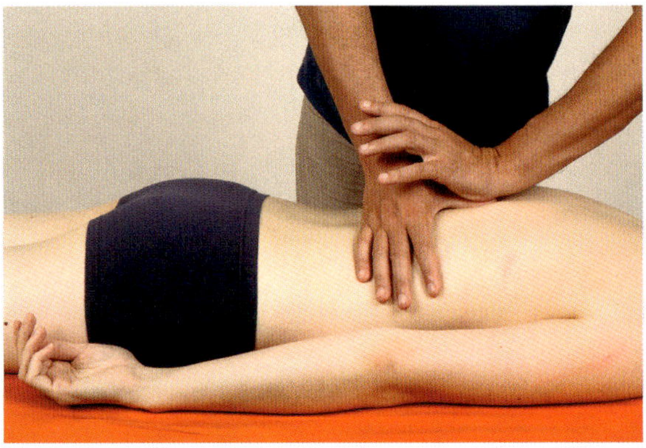

Abb. 5.129 Mobilisation der Rippenköpfchen.

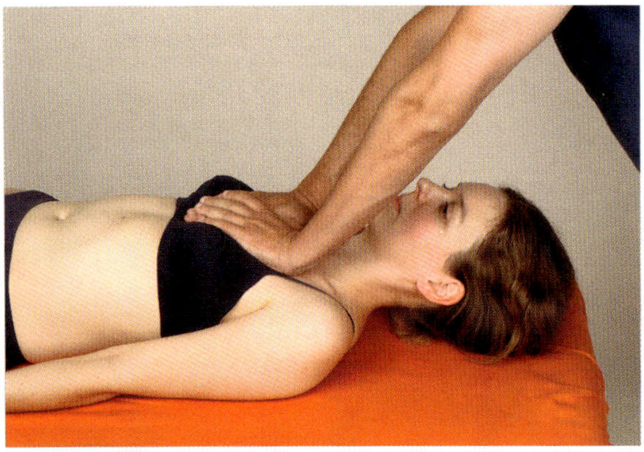

Abb. 5.128 Anregen des Lymphflusses.

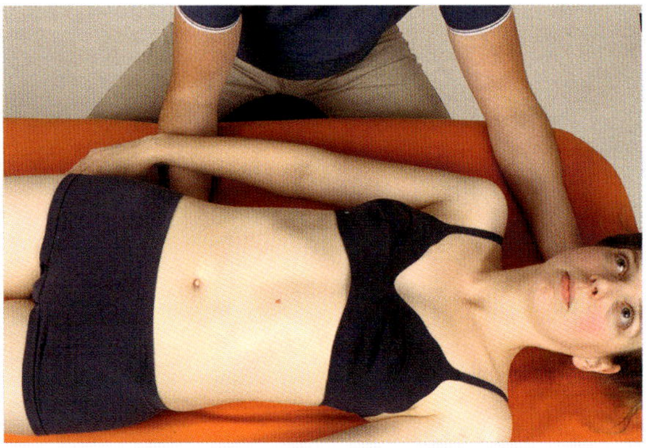

Abb. 5.130 Sakrum-Okziput-Schaukeltechnik.

3. Behandlung der präaortalen Plexus

Zwischen dem Proc. xiphoideus und dem Bauchnabel liegen in der Tiefe 3 wichtige vegetative Plexus. Diese 3 Plexus teilen sich auf der Mittellinie gleichmäßig auf.

Der Patient befindet sich in Rückenlage, der Therapeut steht neben der Behandlungsliege. Zur Behandlung dieser Plexus wird gleichmäßiger sanfter Druck mit den Fingerspitzen von anterior nach posterior ausgeübt. Die Spannungen werden durch die Annäherung gelöst (indirekte Behandlungstechnik), siehe ▶ Abb. 5.131.

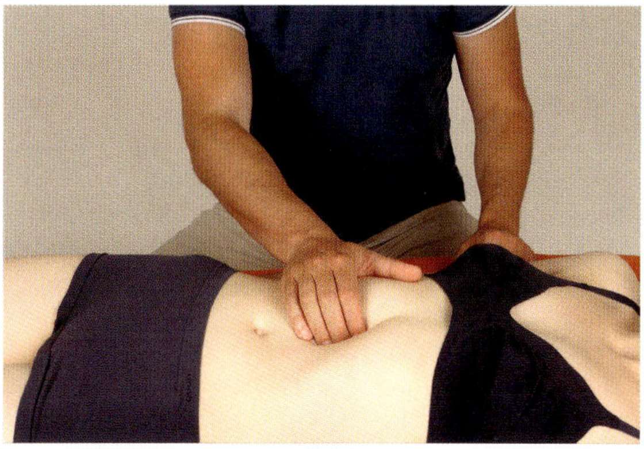

Abb. 5.131 Behandlung der präaortalen Plexus.

6 Segmentale Ebene

6.1 Einführung

Das schmerztherapeutische Konzept beinhaltet die segmentale Ebene und beschäftigt sich aus dieser Perspektive mit den verschiedenen Störungen und Irritationen des Nervensystems. Verschiedene Symptome der Patienten sollen in dieser Ebene untersucht und zugeordnet werden. Diese Symptome können sehr vielschichtig sein und sich unter anderem in den Dermatomen, Myotomen und den Versorgungsarealen der peripheren Nerven zeigen. Dementsprechend können Ausstrahlungsschmerzen beispielsweise einen Hinweis auf die radikuläre Irritation eines Spinalnervens sein. Aber auch abgeschwächte Kennmuskeln und Veränderungen im muskulären Reflexverhalten können auf eine Störung eines spezifischen Segments hindeuten. Klassische Kompressionssyndrome und deren typische Symptomatiken werden hier beschrieben.

Aufgrund der viszeralen Verschaltung in der segmentalen Ebene können sich Organdysfunktionen auch in Dermatomen und Myotomen zeigen.

Auch in dieser Ebene der Schmerztherapie fügen sich viele Informationen, Erkenntnisse und Grundlagen aus der Anatomie, Neurologie, aus den Therapiewissenschaften und weiteren Bereichen zusammen. Die wichtigsten und für das Grundverständnis und die Therapie wesentlichen Inhalte sollen hier beschrieben werden. Dabei kann jedoch nicht auf alle grundlegenden Aspekte, insbesondere die anatomischen, eingegangen werden.

Nachfolgende Kapitel zur segmentalen Ebene besitzen inhaltlich folgende Schwerpunkte:

- Grundlagen aus der Embryologie – Entwicklung des zentralen Nervensystems
- Grundlagen des zentralen Nervensystems mit den Schwerpunkten:
  - Hüllen des Gehirns und des Rückenmarks
  - Rückenmark (Aufbau, Funktion)
  - Reflexe (Eigen-/Fremdreflexe)
- Grundlagen des peripheren Nervensystems mit den Schwerpunkten:
  - Hirnnerven (Verlauf, Funktion, Pathologien)
  - Segmentnerv (Verlauf, Wurzeln, 5 Hauptäste, Qualitäten)
  - Unterschied der radikulären und peripheren Innervation
  - Plexus (Bildung, Verlauf, Engstellen)
  - periphere Nerven (Verlauf, Funktion, Pathologien/Engstellen, Tests)

6.2 Grundlagen der Embryologie

Die embryonale Entwicklung des Nervensystems lässt sich in 3 wesentlichen Schritten beschreiben:

1. Induktion
2. Neurulation
3. Bläschenformation

▸ **Induktion.** Die Induktion vollzieht sich, nachdem die 3 Keimblätter Endoderm, Mesoderm und Ektoderm entstanden sind. Dabei entwickelt sich im Ektoderm ein spezieller Bezirk, das *Neuroektoderm*. Der initiale Auslöser für diesen Schritt wird *Induktion* genannt, dieser Reiz geht von der Chorda dorsalis (primitive Längsachse) des Mesoderms aus. Dieser Vorgang vollzieht sich ca. am 17. Embryonaltag. Aus dem Neuroektoderm entwickelt sich die Neuralplatte, aus der sich dann der größte Teil des Nervensystems herausbildet (▸ Abb. 6.1).

▸ **Neurulation.** Die Neurulation vollzieht sich am 18. Embryonaltag. Bei diesem Ablauf stülpen sich die 2 äußeren Ränder der Neuralplatte nach oben, so entsteht die Neuralrinne. Schließlich bewegen sich diese Ränder der Neuralrinne immer mehr aufeinander zu. Treffen sich diese beiden Enden, entsteht aus der Neuralrinne das Neuralrohr. Dabei wird der Bereich der Neuralleiste abgeschnürt, aus dem sich später das periphere Nervensystem entwickelt.

Schließt sich das Neuralrohr nicht, kann es zum Krankheitsbild der Spina bifida kommen.

▸ **Bläschenformation.** Bei der Bläschenformation bilden sich am oberen Ende des Neuralrohrs die 3 Hirnbläschen:

- Vorderhirn (Proencephalon)
- Mittelhirn (Mesencephalon)
- Rautenhirn (Rhomencephalon)

Diese 3 Hirnbläschen werden auch als *primäre Hirnbläschen* bezeichnet. Aus jedem dieser Hirnbläschen entstehen weitere sekundäre Hirnbläschen. Diese 5 sekundären Hirnbläschen entwickeln sich am 32. Embryonaltag (▸ Tab. 6.1).

Tab. 6.1 Bläschenformation: primäre und sekundäre Hirnbläschen

Primäre Hirnbläschen	Sekundäre Hirnbläschen
Proencephalon	→ Telencephalon (Großhirn, mit rechter und linker Hemisphäre) → Diencephalon (Zwischenhirn, Augenbläschen mit der Anlage für N. opticus, Retina, Netzhaut)
Mesencephalon	→ Mittelhirn
Rhombencephalon	→ Metencephalon (Cerebellum, Kleinhirn) → Myelencephalon (Medulla oblongata)

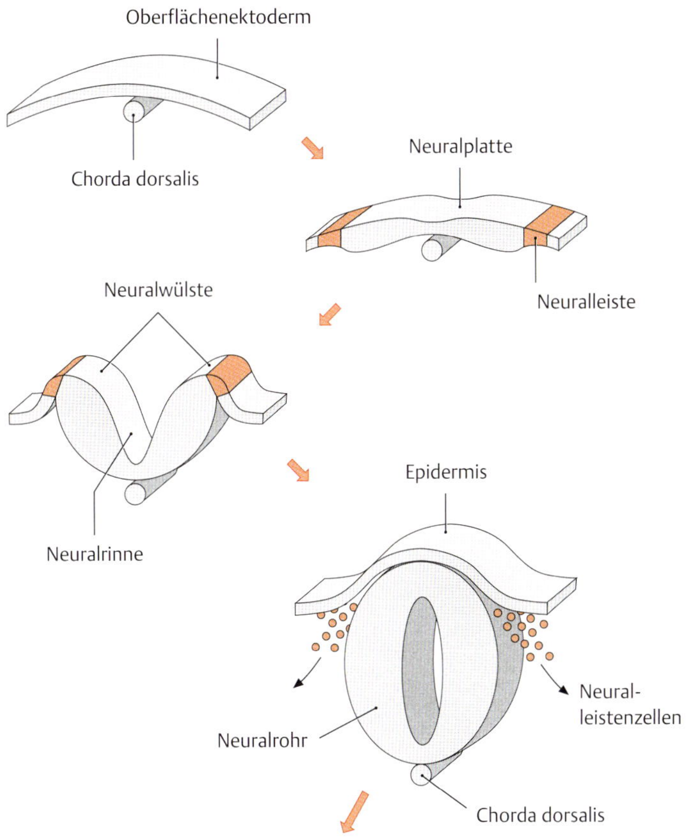

Abb. 6.1 Entstehung der Neuralleistenzellen. (Schünke, 2014)

▶ **Bildung der Cauda equina.** Während der Fetalentwicklung wächst die Wirbelsäule schneller als das Rückenmark. Deshalb liegt bei der Geburt das untere Ende des Rückenmarks auf Höhe des III. Lendenwirbels, beim Erwachsenen auf Höhe des II. Lendenwirbels.

Das unterschiedliche Wachstum von Rückenmark und Wirbelsäule bedingt, dass beim Erwachsenen die unteren Nervenwurzeln, die das Rückenmark verlassen, erst eine Strecke im Wirbelkanal nach unten verlaufen müssen (bis zu den zugehörigen Foramina intervertebralia). Dieser Strang von Nervenfasern heißt Cauda equina.

6.3 Zentrales Nervensystem

Das Nervensystem des Menschen gliedert sich zunächst in das zentrale Nervensystem und in das periphere Nervensystem.

Das zentrale Nervensystem (ZNS) besteht aus dem *Gehirn (Encephalon)* und dem *Rückenmark (Medulla spinalis)*. Das Gehirn und das Rückenmark werden von Häuten (Meningen) umgegeben. Zwischen diesen Häuten entstehen Zwischenräume. Die Meningen umschließen das gesamte zentrale Nervensystem, das Gehirn und das Rückenmark. Die innerste Schicht (Pia mater) liegt direkt dem Gehirn oder dem Rückenmark auf. Die *Pia mater* passt sich durch ihre weiche Struktur den Windungen des Gehirns an. Zahlreiche Blutgefäße verlaufen in dieser Schicht. Sie legt sich gleichermaßen um das Gehirn und das Rückenmark und endet am II. Lendenwirbelkörper. Die darauf folgende Schicht ist die mittlere von 3 Schichten. Diese Struktur wird auch *Spinnenwebhaut (Arachnoidea)* genannt. Der Raum zwischen der Pia mater und der Arachnoidea wird auch als *Subarachnoidalraum* bezeichnet, hier fließt eine wichtige Flüssigkeit: der Liquor cerebrospinalis. Die Arachnoidea ist gefäßarm und nervenfrei. Die äußerste der 3 Schichten ist die harte *Hirnhaut (Dura mater)*. Diese Schicht schützt das Gewebe des zentralen Nervensystems vor mechanischen und biochemischen Einflüssen. Der Raum zwischen der Arachnoidea und der Dura mater wird als *Subduralraum* bezeichnet. Die Dura mater kleidet die Innenfläche des Schädels aus und bildet hier zugleich das Periost. Von dieser harten äußeren Haut ziehen starke Septen in den Innenraum des Schädels (▶ Abb. 6.2).

Da das Verständnis der segmentalen Verschaltung sehr wichtig ist, wird im Weiteren auf das Rückenmark als Struktur des zentralen Nervensystems eingegangen. Das Gehirn ist bei dem Verständnis von Schmerzbewertung

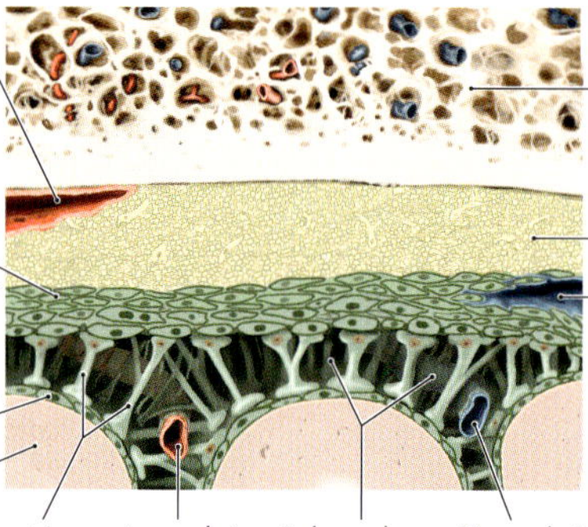

Abb. 6.2 Hirnhäute und ihre Räume. (Schünke, 2012a)

und -chronifizierung eine sehr bedeutsame Struktur. Auf die zentrale Schmerzverarbeitung wird in den Kap. 1.3, Kap. 7 sowie Kap. 10.1 eingegangen. Dort wird ebenfalls der Bezug zu den jeweiligen Strukturen hergestellt, sodass an dieser Stelle darauf verwiesen wird.

6.3.1 Anatomie des Rückenmarks

Das Rückenmark (Medulla spinalis) liegt im Kanal der Wirbelsäule (Canalis vertebralis) und ist vom Liquor cerebrospinalis umgeben (▸ Abb. 6.3).

Es besitzt 2 spindelförmige Anschwellungen: im Halsbereich, die *Intumescentia cervicalis*, und im lumbalen Bereich die *Intumescentia lumbalis*. Am unteren Ende verjüngt sich das Rückenmark zum Conus medullaris und endet dann als dünner Strang, dem *Filum terminale*. Vom Conus medullaris an enthält der Wirbelkanal nur noch eine dichte Masse von abwärtslaufenden Spinalwurzeln, die als *Cauda equina (Pferdeschwanz)* bezeichnet werden. Ursprünglich haben Rückenmark und Wirbelkanal die gleiche Länge, sodass jeder Spinalnerv durch das in seinem höher liegenden Foramen austreten kann. Mit der weiteren Entwicklung nimmt jedoch nur die Länge der Wirbelsäule zu. Infolgedessen rückt das untere Ende des Marks immer weiter nach oben. Die Spinalnerven treten dann nicht mehr in der Höhe ihres Ursprungs aus, sondern ihre Wurzeln verlaufen eine Strecke im Wirbelkanal abwärts bis zu ihrem Austrittsloch. Die Höhe der Spinalnervenaustritte deckt sich deshalb nicht mit der entsprechenden Rückenmarkshöhe.

Zu beiden Seiten des Rückenmarks treten Nervenfasern dorsolateral ein und ventrolateral aus und vereinigen sich zu *Hinterwurzeln (Radices dorsales)* und *Vorderwurzeln (Radices ventrales)* (vgl. ▸ Abb. 6.3). Gemeinsam bilden sie die *Spinalnerven*. Diese sind 1 cm kurze Nervenstämme und liegen im Sulcus nervus spinalis (Kap. 6.4.2).

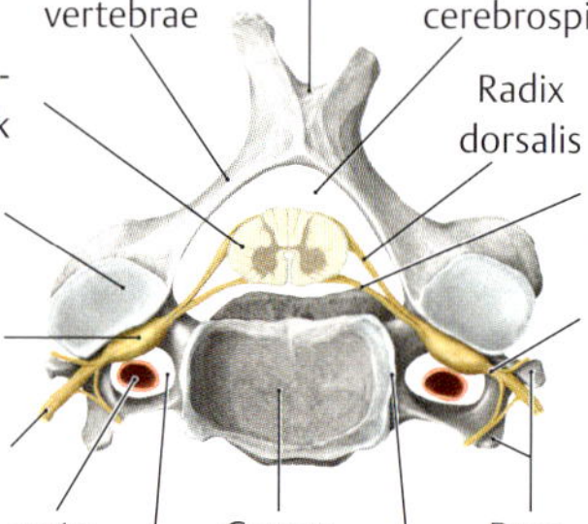

Abb. 6.3 Querschnitt durch ein Wirbelsäulensegment (Schünke, 2014).

Innerer Aufbau des Rückenmarks

Der innere Aufbau des Rückenmarks ist gekennzeichnet durch die graue *(Substantia grisea)* und die weiße Substanz *(Substantia alba)*, siehe ▸ Abb. 6.4.

Die graue Substanz erscheint im Rückenmarksquerschnitt als Schmetterlingsfigur, sie enthält die Nervenzellen. Die weiße Substanz umgibt den Schmetterling und führt die Faserbahnen. Die graue Substanz des Schmetterlings teilt sich in 3 Bereiche: Columna anterior, Columna lateralis und Columna posterior. Dabei verlaufen in der Columna posterior die sensiblen Neurone, in der Columna lateralis die sympathischen und parasympathischen (viszeromotorischen) Neurone und in der Columna anterior die motorischen Neurone. In der dreidimensionalen Betrachtung spricht man von den Columnae (Säulen). Wird

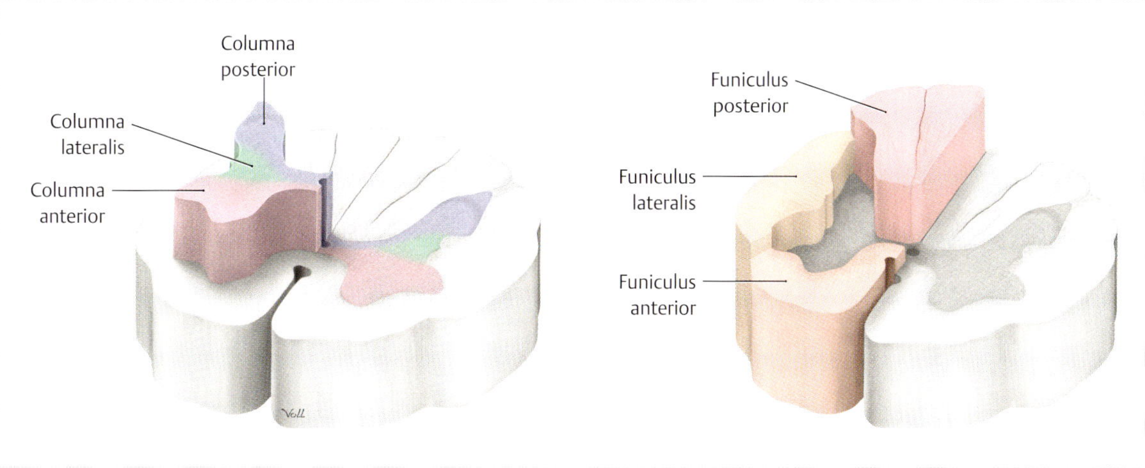

Abb. 6.4 Gliederung der Rückenmarkssegmente. Graue Substanz. Weiße Substanz: die Funiculi. (Schünke, 2012a)

das Rückenmark zweidimensional betrachtet, werden die Abschnitte der grauen Substanz auch als Hörner beschrieben: Cornu posterius, Cornu laterale und Cornu anterius. Die umgebende weiße Substanz wird in 3 Leitungsstränge (Funiculi) eingeteilt: Funiculus anterior, Funiculus lateralis und Funiculus posterior (▸ Abb. 6.4).

Innere Gliederung der grauen Substanz

Die graue Substanz wird in zwei unterschiedliche Systeme unterteilt: zum einen in Kernsäulen (▸ Abb. 6.5) und zum anderen in Zellgruppen (▸ Abb. 6.6).

Neben der Einteilung der grauen Substanz in die 3 Columnae (Säulen) werden zusätzlich verschiedene Kerngebiete beschrieben. Bei dieser Betrachtung und Einteilung in Kerngebiete wird das graue Mark in seiner gesamten Längsausrichtung betrachtet. Die Einteilung in Zellgruppen orientiert sich an der gehäuften Anordnung von Zellkernen (= Kerngebiete), siehe ▸ Abb. 6.6.

Aufgrund der segmentalen Ausbreitung der Kerngebiete werden eingehende Informationen auf mehreren Segmenten verarbeitet, sowie Strukturen, die von einem Kerngebiet angesteuert werden, ebenfalls von mehreren Segmenten innerviert.

Grundlagen zu Reflexen

Definition

Reflex

„Unter einem Reflex versteht man eine stets gleichbleibende (stereotype) Reaktion des Organismus auf einen bestimmten Reiz, der beim Überschreiten einer Reizschwelle unausweichlich wird“ ((Thews 1991), S.435).

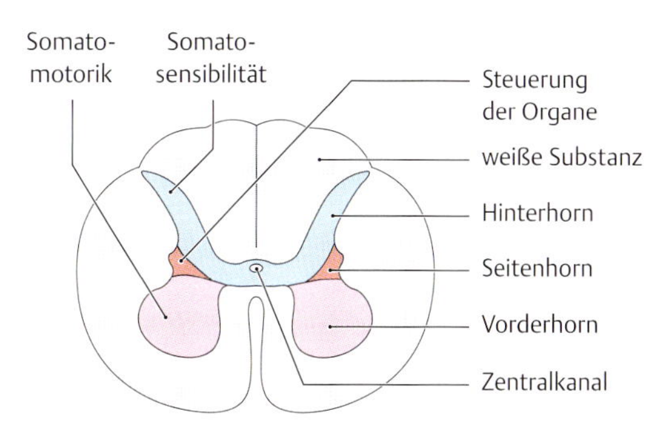

Abb. 6.5 Die 3 Kernsäulen der grauen Substanz. (Schünke, 2012a)

Reflexbogen

Der Ablauf eines Reflexes lässt sich in einem Reflexbogen darstellen. Zunächst gelangt ein Reiz (Information) an einen Rezeptor. Diese Information wird dann über sensorische (afferente) Fasern zum ZNS übertragen, über motorische efferente Fasern wird dann die Reaktion am Effektor ausgelöst.

Ein Rezeptor kann empfindlich gegenüber Druck, Zug, Temperatur und anderen Reizen sein. Der Effektor, das Zielorgan, kann ein Muskel sein.

Es werden Eigenreflexe von Fremdreflexen unterschieden.

Eigenreflex

Beim Eigenreflex sind Empfangsorgan und Erfolgsorgan identisch. Der Effektor und der Rezeptor liegen in einem Organ. Der bekannteste Eigenreflex ist der *Patellarsehnenreflex*. Dabei wird mittels kurzem Schlag auf die Sehne des M. quadriceps unterhalb der Patella eine kurzzeitige Dehnung bedingt. Als Schutzreaktion leitet der Körper

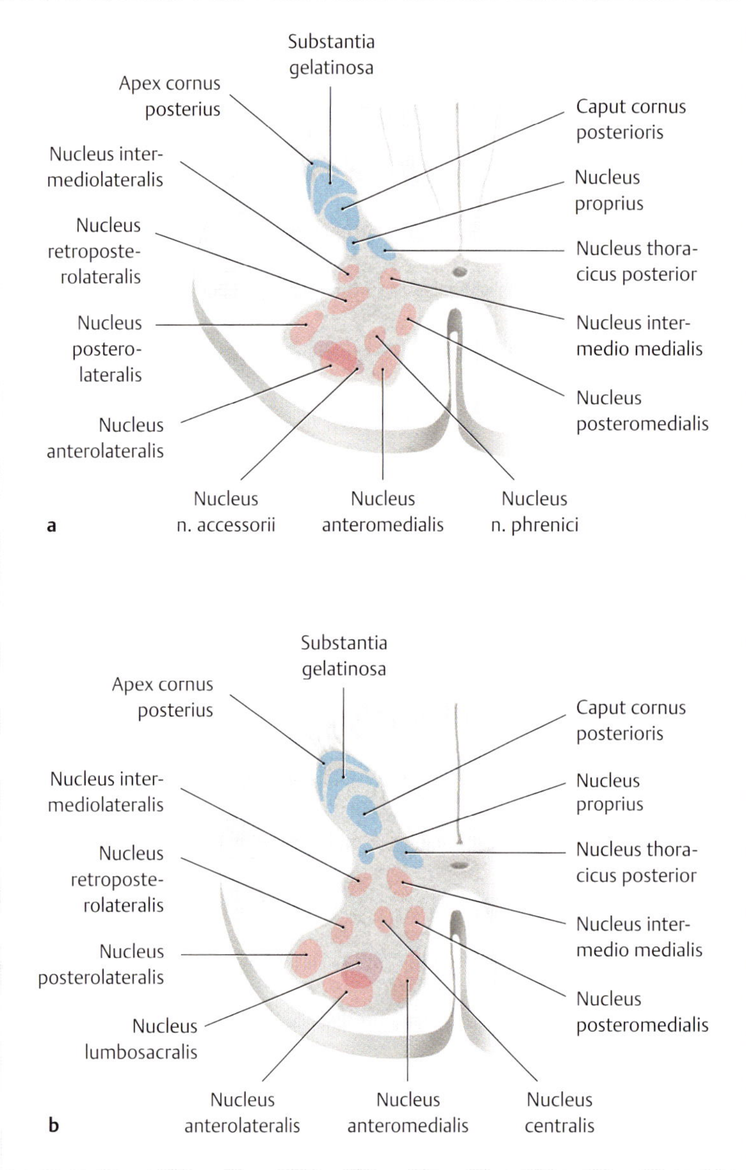

Abb. 6.6 Die Zellgruppen der grauen Substanz im Zervikalmark (**a**) und im Lumbalmark (**b**). (Schünke, 2012a)

eine Kontraktion des Muskels ein. Dieser Reflex wird auch als *monosynaptischer Reflex* beschrieben, denn die Umschaltung zur Ausführung erfolgt über nur eine Synapse auf Rückenmarksniveau.

Fremdreflex

Ein Fremdreflex beschreibt, wie der Name schon sagt, dass Rezeptor und Effektor nicht in demselben Organ liegen. Ein Beispiel hierfür ist das Zurückziehen der Hand bei der Berührung einer heißen Herdplatte, also die motorische Antwort auf einen dermalen Reiz. Aufgrund der Verarbeitung des Reizes auf verschiedenen Höhen des Rückenmarks und der Aktivierung verschiedener Interneurone werden Fremdreflexe auch als polysynaptische Reflexe bezeichnet.

6.4 Peripheres Nervensystem

Die peripheren Nerven werden zunächst in Hirnnerven und Spinalnerven unterschieden. Die Hirnnerven bilden 12 Paare und treten aus verschiedenen Gehirnbereichen über die Foramina (Löcher) aus der Schädelbasis aus. Die Spinalnerven treten aus den Rückenmarkssegmenten paarig durch die Foramina intervertebralia in die Peripherie. Im Bereich der Extremitäten bilden sie Nervengeflechte, den Plexus cervicalis, den Plexus brachialis und den Plexus lumbosacralis. Bei einer solchen Plexusbildung werden die Nervenfasern der verschiedenen Segmente vermischt, sodass die peripheren Extremitätennerven Anteile mehrerer Spinalnerven enthalten.

6.4.1 Hirnnerven

Die Hirnnerven (▶ Abb. 6.7) gehören zu den peripheren Nerven. Es werden 12 Hirnnervenpaare beschrieben und in römischen Zahlen nummeriert (▶ Tab. 6.2).

Diese Nummerierung folgt der Reihenfolge des Austritts der Nerven aus dem Hirnstamm. „Die ersten beiden Nerven, I. N. olfactorius und II. N. opticus, sind keine peripheren Nerven im engeren Sinne, sondern aus dem Ge-

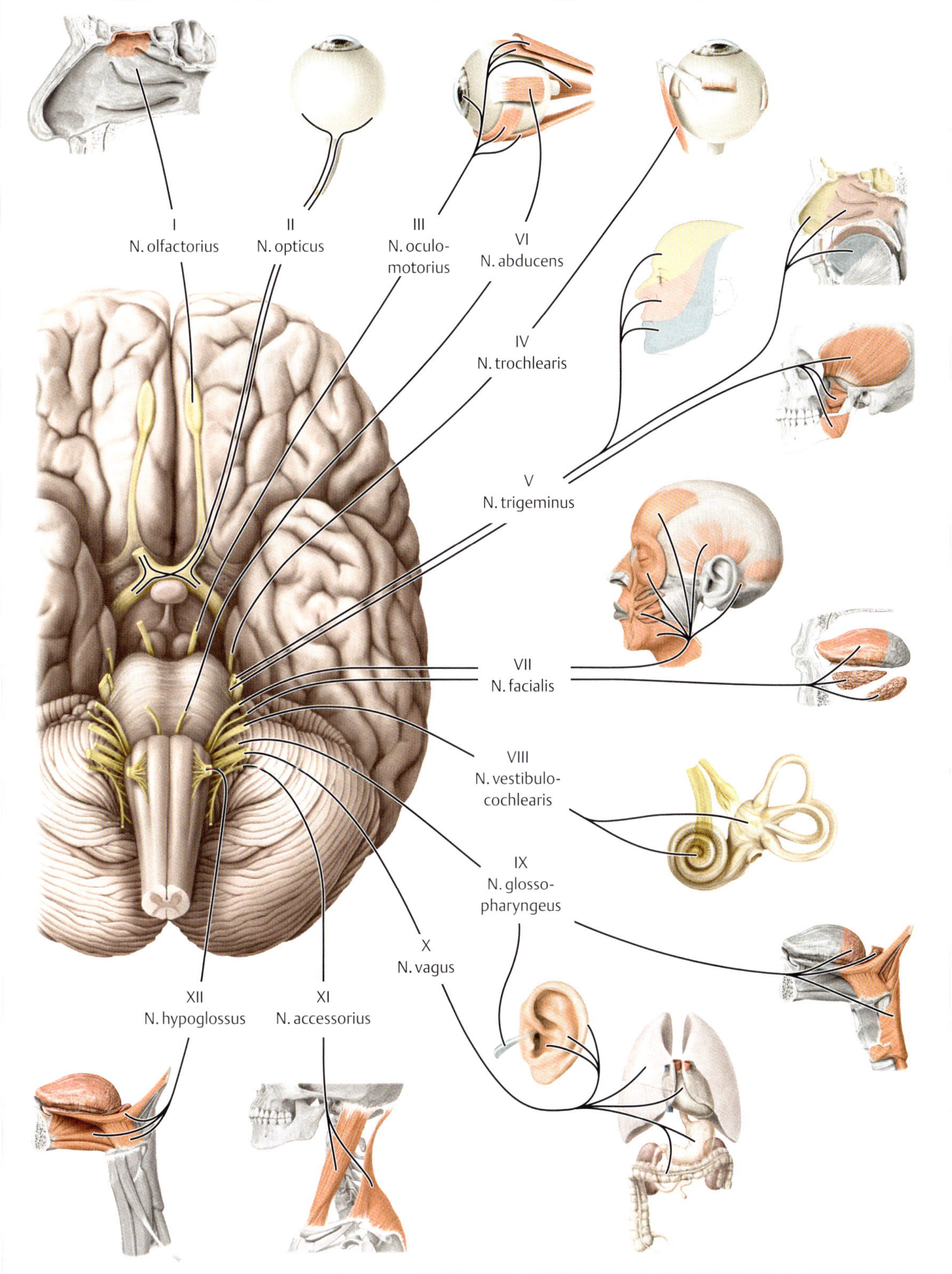

Abb. 6.7 Übersicht über die Hirnnerven. (Schünke, 2012a)

Tab. 6.2 Die 12 Hirnnerven

Römische Ziffer	Hirnnerv
I	N. olfactorius
II	N.opticus
III	N. oculomotorius
IV	N. trochlearis
V	N. trigeminus
VI	N. abducens
VII	N. facialis
VIII	N. vestibulocochlearis
IX	N. glossopharyngeus
X	N. vagus
XI	N. accesorius
XII	N. hypoglossus

hirn vorgelagerte Ausstülpungen“ (Schünke et al. 2012a, S. 106).

Die Nerven haben ihren Ursprung in verschiedenen Hirnnervenarealen/-kernen, diese liegen im Telencephalon (Großhirn), Diencephalon (Zwischenhirn), Mesencephalon (Mittelhirn), Pons (Brücke) und der Medulla oblongata (Hirnstamm). Jedem Hirnnerven sind verschiedene Hirnnervenkerne zugeschrieben.

Ähnlich wie die Spinalnerven enthalten die Hirnnerven afferente und efferente Axone, mit unterschiedlichen Qualitäten:

- „allgemein somatische Afferenzen (Somatosensibilität). Fasern vermitteln z. B. Impulse aus der Haut und den Muskelspindeln der quergestreiften Muskulatur.
- allgemeine viszerale Afferenzen (Viszerosensibilität). Fasern vermitteln z. B. Impulse aus den Eingeweiden und den Blutgefäßen.
- allgemeine viszerale Efferenzen (Viszeromotorik). Fasern (in den Hirnnerven ausschließlich parasympathische Fasern) innervieren z. B. die glatte Muskulatur der Eingeweide, die inneren Augenmuskeln, das Herz, die Speicheldrüsen.
- allgemeine somatische Efferenzen (Somatomotorik). Fasern innervieren die quergestreifte Muskulatur“ (Schünke et al. 2012a).

Im Folgenden werden die Hirnnerven genauer beschrieben:

I. N. olfactorius

Siehe ▸ Abb. 6.8.

▸ **Faserqualität.** Die Faserqualität ist rein sensorisch:
- viszeroafferent

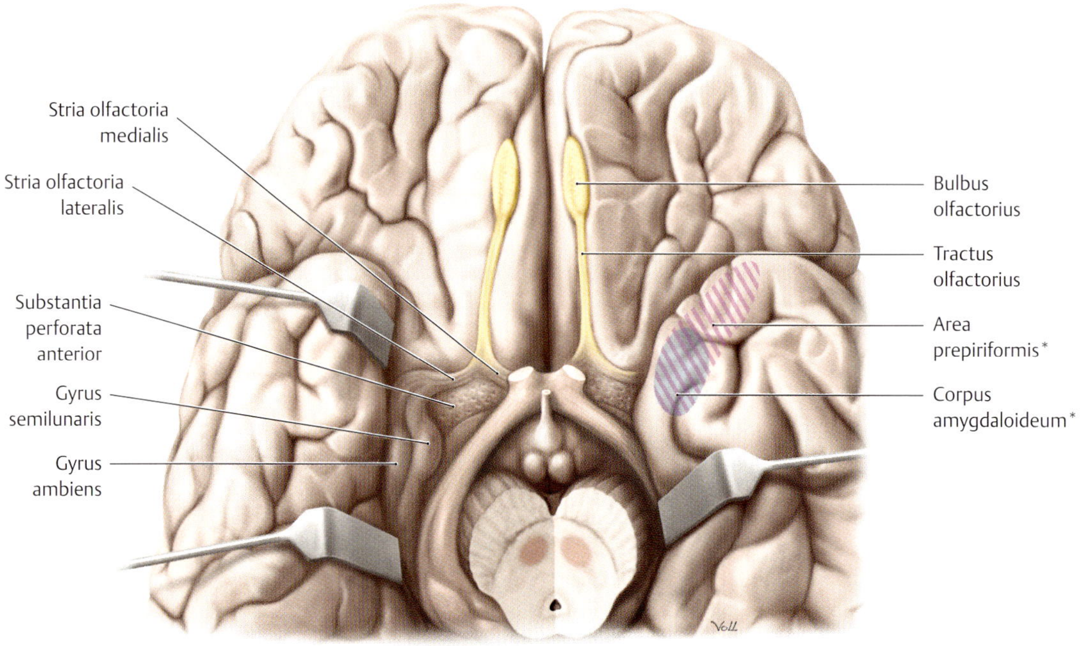

Abb. 6.8 N. olfactorius (I). (Schünke, 2012a)

▸ **Versorgung/Funktion.** Über die afferenten sensorischen Fasern werden die Riechempfindungen im Nasenbereich über den Bulbus olfactorius und den Tractus olfactorius zum Telencephalon geleitet. Dabei liegt der Bulbus olfactorius über der Lamina cribrosa.

▸ **Untersuchung und Pathologien.** „Die Untersuchung des Riechvermögens erfolgt mit einer Reihe aromatischer Stoffe wie Vanillin, Kaffee, Mandelöl, Asa foetida (intensiv übel riechend), die dem Patienten zur Differenzierung bei geschlossenen Augen beiderseits getrennt angeboten werden.

Eine Riechstörung als Folge einer Schädigung des N. olfactorius (I. Hirnnerv) bzw. des Rhinencephalons wird als *Hyposmie* und bei vollständigem Ausfall der Geruchsempfindung als *Anosmie* bezeichnet.

Die häufigsten Ursachen einer bilateralen Anosmie sind ein frontobasales Trauma oder ein Stirnhirntumor. Darüber hinaus kommen infektiöse und medikamentös-toxische Ursachen infrage“ (Masuhr, Neumann, 2007).

II. N. opticus

Siehe ▸ Abb. 6.9.

▸ **Faserqualität.** Die Faserqualität ist rein sensorisch:
- somatoafferent

▸ **Versorgung/Funktion.** Der N. opticus ist eine Ausstülpung aus dem Diencephalon. Der Hirnnerv „zieht vom Augapfel in der Orbita durch den Canalis opticus in die mittlere Schädelgrube“ ((Schünke et al., 2012a), S. 111). Im Chiasma opticum überkreuzen sich die beidseitigen Nerven und führen als Tractus opticus zum Diencephalon.

▸ **Untersuchung und Pathologien.** Hier werden die Hirnnerven II, III, IV und VI zusammengefasst, weil sich die Symptome beim Patienten oft als neuroophthalmische Syndrome zeigen.

„Bei einer Reihe neurologischer Erkrankungen kommen Seh- und Pupillenstörungen, Augenmuskel- oder Blickparesen vor. Die physiologischen Augenbewegungen werden durch 3 Hirnnerven gewährleistet: N. oculomotorius (III), N. trochlearis (IV) und N. abducens (VI). Diese okulomotorischen Hirnnerven verlaufen in ihrem peripheren Abschnitt gemeinsam mit dem N. ophthalmicus (V1) durch den Sinus cavernosus und mit dem Sehnerv, dem N. opticus (II), in der Orbita.

Augenmuskelparesen: Das Leitsymptom von Augenmuskelparesen ist Diplopie (Doppelsehen). Doppelbilder werden bei Augenbewegung in Richtung der Funktion des gelähmten Muskels wahrgenommen. In der Regel wird das aus Sicht des Patienten periphere Bild vom paretischen Auge gesehen, ist also das „falsche“. Bei vollständigem Ausfall der okulomotorischen Hirnnerven (III, IV, VI) spricht man von *Ophthalmoplegie*. Zu den häufigsten Ursachen von Augenmuskelparesen gehören der Diabetes mellitus, ein Aneurysma oder Tumor, Schädel-Hirn-Verletzungen und intrakranieller Druckanstieg“ (Masuhr, Neumann, 2007).

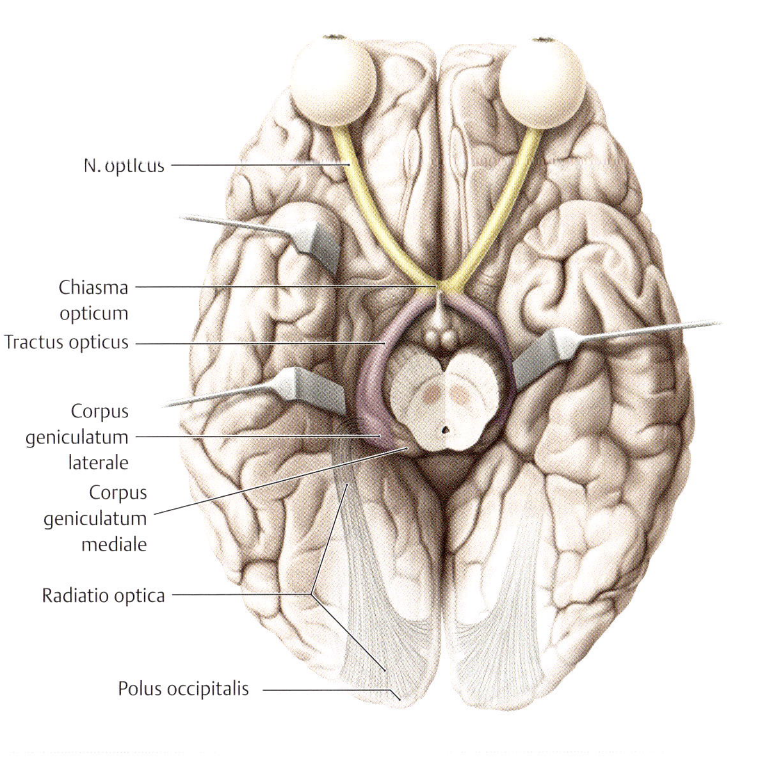

Abb. 6.9 N. opticus (II). (Schünke, 2012a)

III. N. oculomotorius

Siehe ▶ Abb. 6.10.

▶ **Faserqualität.** Die Faserqualität ist gemischt:
- somatoefferent
- viszeroefferent

▶ **Versorgung/Funktion.** Der N. oculomotorius „tritt ventral aus dem Mesencephalon aus und gelangt durch die Fissura orbitalis superior in die Orbita" (Schünke et al. 2012a, S. 112). Er ist für die Bewegung des Augapfels verantwortlich. Dazu zählen alle äußeren Augenmuskeln, die auf dem Bulbus der Augen Einfluss haben und die inneren Augenmuskeln zur Veränderung der Pupille.

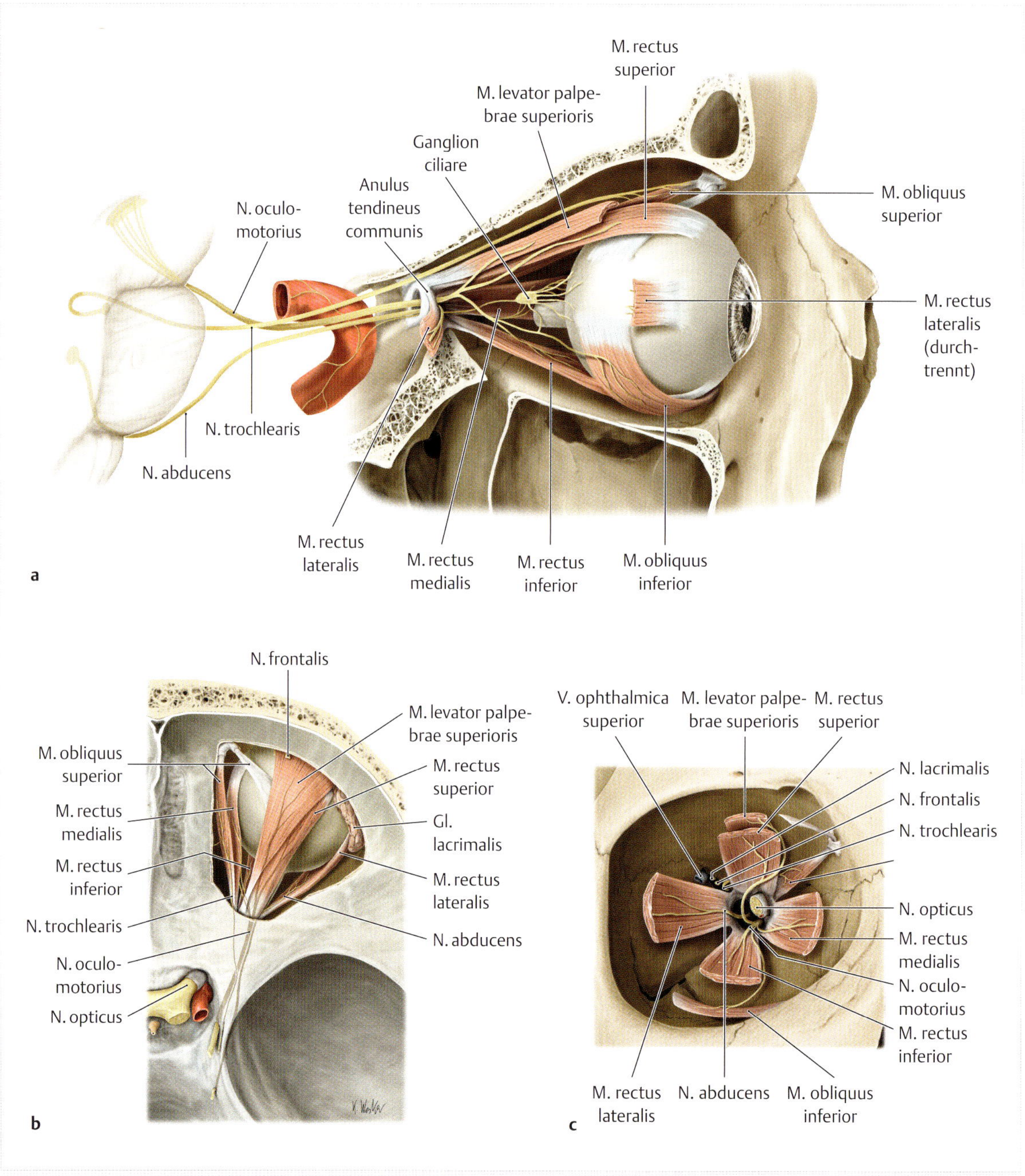

Abb. 6.10 Verlauf der Augenmuskelnerven: N. oculomotorius (III), N. trochlearis (IV), N. abducens (VI).
a Ansicht von lateral auf die rechte Orbita. (Schünke, 2012a)
b Ansicht von kranial auf die eröffnete rechte Orbita. (Schünke, 2012a)
c Ansicht von frontal auf die rechte Orbita. (Schünke, 2012a)

▶ **Untersuchung und Pathologien.** Siehe Hirnnerv II (S. 237).

Typisch beim Ausfall des N. oculomotorius sind folgende Symptome:
- „Ptosis (Lid hängt herab)
- erkranktes Auge schielt nach unten außen
- Doppelbilder […]
- Mydriasis (Pupille weit, da M. sphincter pupillae gelähmt)
- Akkommodation aufgehoben
- Bulbusbeweglichkeit eingeschränkt" (Schünke et al. 2012a, S. 112)

IV. N. trochlearis

Siehe ▶ Abb. 6.10.

▶ **Faserqualität.** Die Faserqualität ist rein motorisch:
- somatoefferent

▶ **Versorgung/Funktion.** Der N. trochlearis tritt dorsal aus dem Hirnstamm, seine Nervenkerne liegen im Mesencephalon, er zieht dann durch die Fissura orbitalis superior in die Orbita. Er ist der einzige Hirnnerv, bei dem **alle** Fasern zur Gegenseite kreuzen.

Dieser Nerv versorgt einen Muskel rein motorisch, den M. obliquus superior.

▶ **Untersuchung und Pathologien.** „Die *Trochlearisparese* ist durch Ausfall des M. obliquus superior charakterisiert, der den Bulbus oculi senkt (maximale Ausprägung in Adduktionsstellung). Daher steht der Bulbus bei einer Trochlearisparese etwas höher als auf der Gegenseite und ist leicht adduziert. Bei Blick geradeaus werden schräg nach unten versetzte Doppelbilder wahrgenommen. Sie nehmen bei Adduktion des betroffenen Auges und bei Blick nach unten in Adduktionsstellung zu. Auffällig ist eine kompensatorische Neigung und Drehung des Kopfes zur gesunden Seite (okulärer Tortikollis). Dadurch werden die schräg stehenden Doppelbilder ausgeglichen. Neigt der Patient den Kopf zur Seite der Parese, so weicht der Bulbus nach oben innen ab und die Doppelbilder erreichen ihre maximale Ausprägung (Bielschowsky-Zeichen).

Die häufigsten Ursachen sind Schädel-Hirn-Verletzungen, Diabetes mellitus und Tumoren der hinteren Schädelgrube (▶ Abb. 6.11)" (Masuhr, Neumann, 2007).

V. N. trigeminus

Siehe ▶ Abb. 6.12.

▶ **Faserqualität.** Die Faserqualität ist gemischt:
- somatoafferent
- viszeroefferent

▶ **Versorgung/Funktion.** Dieser Nerv „ist der große sensible Nerv im Bereich des Kopfes und besteht aus 3 großen Hauptästen mit den folgenden Durchtrittsstellen aus der mittleren Schädelgrube:
1. *N. ophthalmicus (V1):* durch die Fissura orbitalis superior in die Orbita
2. *N. maxillaris (V2):* durch das Foramen rotundum in die Fossa pterygopalatina
3. *N. mandibularis (V3):* durch das Foramen ovale an der Unterseite der Schädelbasis" (Schünke et al. 2012a, S. 114)

„Der N. trigeminus innerviert Gesichtshaut, Kornea, Skleren, Konjunktiven, Nasen- und Mundschleimhaut, Nebenhöhlen, Zähne, die vorderen Anteile der Ohrmuschel und des Gehörgangs, Dura mater und die Kaumuskulatur.

Einer seiner Äste, der N. lingualis, führt sensorische Fasern für die Geschmacksfunktion, die sich im weiteren Verlauf über die Chorda tympani dem N. facialis anlegen" ((Masuhr, Neumann, 2007), S. 38).

▶ **Untersuchung und Pathologien.** „Bei Läsionen des N. trigeminus sind neben heftigen Schmerzen (Trigeminusneuralgie) und Sensibilitätsstörungen des Gesichts Paresen der Kaumuskulatur zu erwarten" (Masuhr, Neumann, 2007, S. 38).

Bei der klinischen Funktionsprüfung können die 3 Nervenaustrittsstellen (V1, V2, V3) palpiert werden, es können dabei Schmerzempfindungen auftreten.

„Die Sensibilität des Gesichts (vor allem Berührungs- und Schmerzempfindung) wird mit einem Wattebausch

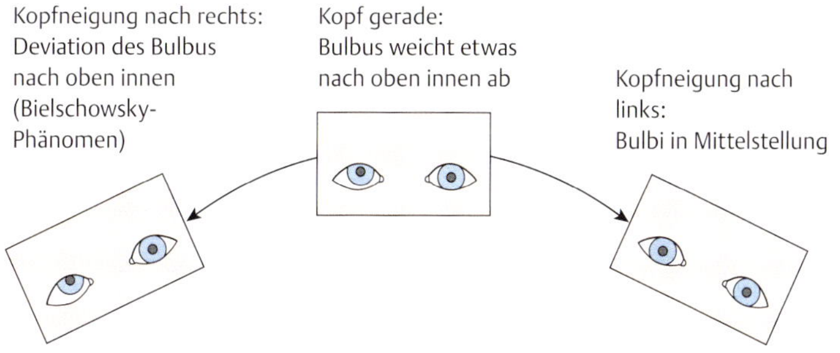

Abb. 6.11 Trochlearisparese rechts. Bei Fixation mit dem gesunden Auge weicht der Bulbus nach oben innen ab. Die schräg nach unten versetzt stehenden Doppelbilder nehmen bei Kopfneigung zur kranken Seite zu (Bielschowsky-Zeichen). (Masuhr, 2013)

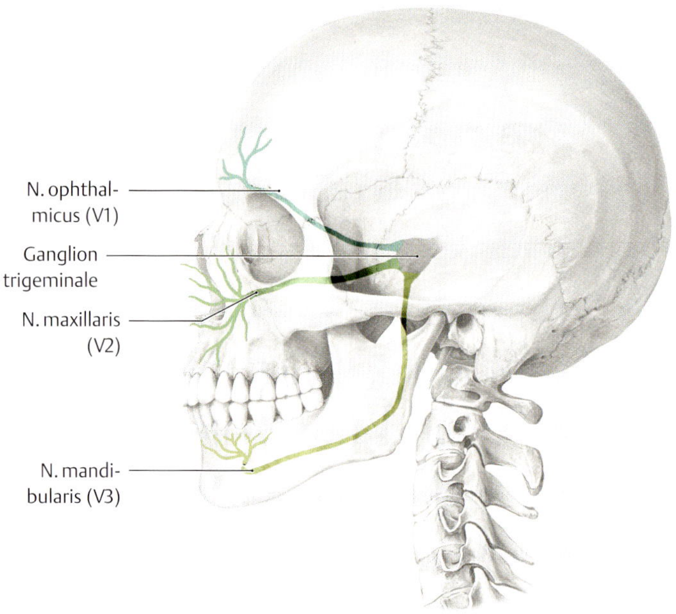

Abb. 6.12 Verlauf des N. trigeminus (V). (Schünke, 2012a)

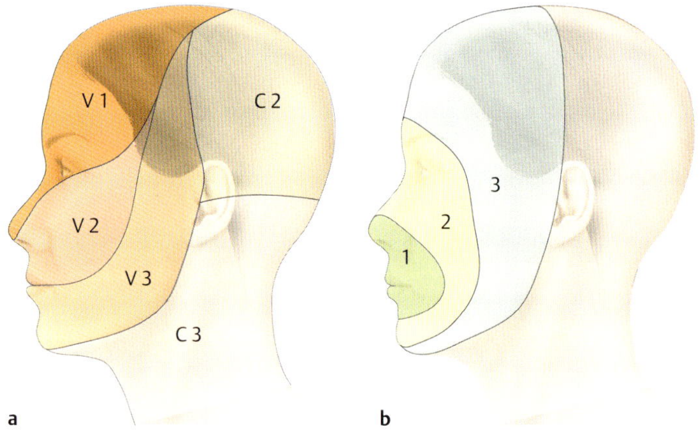

Abb. 6.13 Periphere sensible und nukleäre sensible Versorgung des Gesichts.
- **a** Periphere sensible Versorgung des Gesichts. Innervationsbereiche der 3 Trigeminusäste und der angrenzenden Gebiete (Zervikalwurzel 2 und 3). (Masuhr, 2013)
- **b** Nukleäre sensible Versorgung des Gesichts. Bei einer Läsion im Kerngebiet des V. Hirnnervs (1 kranialer, 2 mittlerer, 3 kaudaler Anteil der Kernsäule) ist die Sensibilitätsstörung „zwiebelschalenförmig" angeordnet (Söldner-Linien). (Masuhr, 2013)

bzw. einem zur Spitze geformten Papiertaschentuch geprüft. Der Kornealreflex ist ebenfalls mit einem feinen Wattebausch auszulösen: Man betupft die Kornea von lateral kommend, um ein reflektorisches Zukneifen zu verhindern, vergleicht den Lidschlusseffekt beiderseits und fragt den Patienten zugleich nach der Berührungsintensität. Ein fehlender Lidschluss kann auch auf einer Fazialisparese beruhen" ((Masuhr, Neumann, 2007), S. 38).

Die periphere sensible Versorgung des Gesichts wird über die Innervationsbereiche der 3 Trigeminusäste betrachtet und der angrenzenden Gebiete (Zervikalwurzel 2 und 3) (vgl. (Masuhr, Neumann, 2007), S. 38).

„Bei einer Läsion im Kerngebiet des V. Hirnnervs (1 kranialer, 2 mittlerer, 3 kaudaler Anteil der Kernsäule) ist die Sensibilitätsstörung „zwiebelschalenförmig" angeordnet (Sölder-Linien), siehe ▸ Abb. 6.13.

Häufigste Ursachen einer Trigeminusläsion sind Verletzungen, Tumoren und Gefäßfehlbildungen im peripheren Verlauf des Nervs bzw. seiner Äste" (▸ Abb. 6.12) ((Masuhr, Neumann, 2007), S. 39).

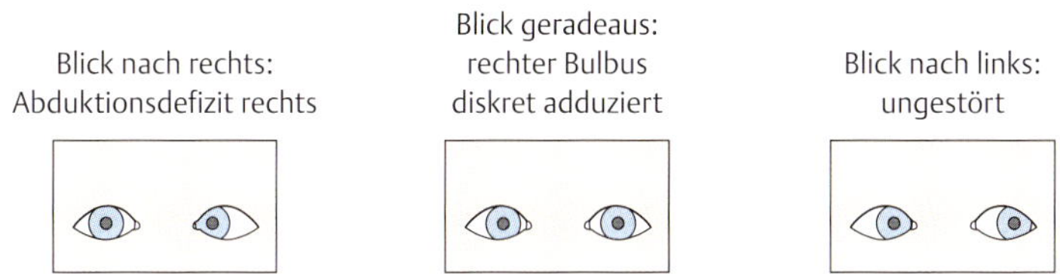

Abb. 6.14 Abduzensparese rechts. Die schon in Primärposition erscheinenden horizontal nebeneinander stehenden Doppelbilder weichen bei Blick in die Richtung des gelähmten Muskels auseinander. (Masuhr, 2013)

VI. N. abducens

Siehe ▸ Abb. 6.10.

▸ **Faserqualität.** Die Faserqualität ist rein motorisch:
- somatoefferent

▸ **Versorgung/Funktion.** Die Kerne des N. abducens liegen im Pons, seine Fasern treten am Unterrand der Brücke aus. Sie laufen dann durch die Fissura orbitalis superior in die Orbita.

Dieser Nerv versorgt wie der N. trochlearis nur einen Muskel rein motorisch: den M. rectus lateralis.

▸ **Pathologien.** Siehe Hirnnerv II (S. 237).

Bei einer Schädigung des Nervs ist das erkrankte Auge nach innen gerichtet und es erscheinen Doppelbilder (▸ Abb. 6.14).

„Die *Abduzenslähmung* ist die häufigste neurogene Augenmotilitätsstörung. Durch den Ausfall des M. rectus lateralis besteht ein Abduktionsdefizit beim Blick zur Seite der Läsion. Beim Blick geradeaus gibt das Auge dem Zug des antagonistischen M. rectus medialis (N. III) nach und weicht nach innen ab. Der Patient klagt über nebeneinanderstehende Doppelbilder. Der Kopf wird kompensatorisch zur Seite der Lähmung gehalten. Die Abduzensparese ist die häufigste isolierte Parese okulomotorischer Hirnnerven.

Häufigste Ursachen sind Hirntumoren, Diabetes mellitus, multiple Sklerose und Hirntraumata“ (▸ Abb. 6.14) (Masuhr, Neumann, 2007).

VII. N. facialis

Siehe ▸ Abb. 6.15.

▸ **Faserqualität.** Die Faserqualität ist gemischt:
- viszeroefferent
- viszeroafferent
- somatoafferent

▸ **Versorgung/Funktion.** Die Nervenkerne des N. facialis liegen im Pons. Der Nerv tritt am Kleinhirnbrückenwinkel aus, er durchläuft das Foramen stylomastoideum. Der Nerv unterteilt sich in die folgenden Äste: Rr. temporales, Rr. zygomatici, Rr. buccales, R. marginalis mandibulae, R. Colli und den N. auricularis posterior. Die Hauptaufgabe dieser Abzweigungen des Nervs ist die motorische Versorgung der mimischen Muskulatur.

Weitere Äste versorgen die Geschmacksfasern im vorderen und mittleren Bereich der Zunge. Des Weiteren werden die folgenden Drüsen versorgt: Tränendrüse, Nasendrüsen, Parotis, Glandula submandibularis und Glandula sublingualis.

▸ **Untersuchung und Pathologien.** „Man unterscheidet einen peripheren und zentralen Lähmungstyp. Die Gesichtslähmung nach peripherer Schädigung des VII. Hirnnervs bzw. seines Kerngebiets (infranukleäre und nukleäre Läsion) erstreckt sich auf die gesamte mimische Muskulatur. Die idiopathische Form wird nach C. Bell benannt, der 1827 seine eigene periphere Fazialisparese beschrieb („Bell's palsy“). Die zentrale Bewegungsstörung betrifft vorwiegend die orale mimische Gesichtsmuskulatur. Die doppelseitig innervierte Stirnmuskulatur bleibt weitgehend erhalten. [...]

Die motorischen Funktionen des N. facialis lassen sich auf einfache Weise prüfen: Stirn runzeln, Augen schließen, Nase rümpfen, Wangen aufblasen, Mund spitzen, pfeifen, Zähne zeigen“ ((Masuhr, Neumann, 2007), S. 39). Können diese Funktionen ausgeführt werden, ist die Gesichtsmuskulatur mimisch und willkürlich intakt.

„Zur Geschmacksprüfung wird die Zunge mit Lösungen der Qualitäten süß, salzig, sauer, bitter betupft. Ein Geschmacksausfall wird als *Ageusie* bezeichnet“ ((Masuhr, Neumann, 2007), S. 4).

VIII. N. vestibulocochlearis

Siehe ▸ Abb. 6.16.

▸ **Faserqualität.** Die Faserqualität ist überwiegend sensorisch:
- somatoafferent

▸ **Versorgung/Funktion.** Die Kerngebiete des N. vestibulocochlearis liegen in der Medulla oblongata.

Der Nerv besteht anatomisch und funktionell aus 2 Anteilen. „Die Radix vestibularis überträgt Informationen aus dem Gleichgewichtsorgan und die Radix cochlearis aus dem Hörorgan.

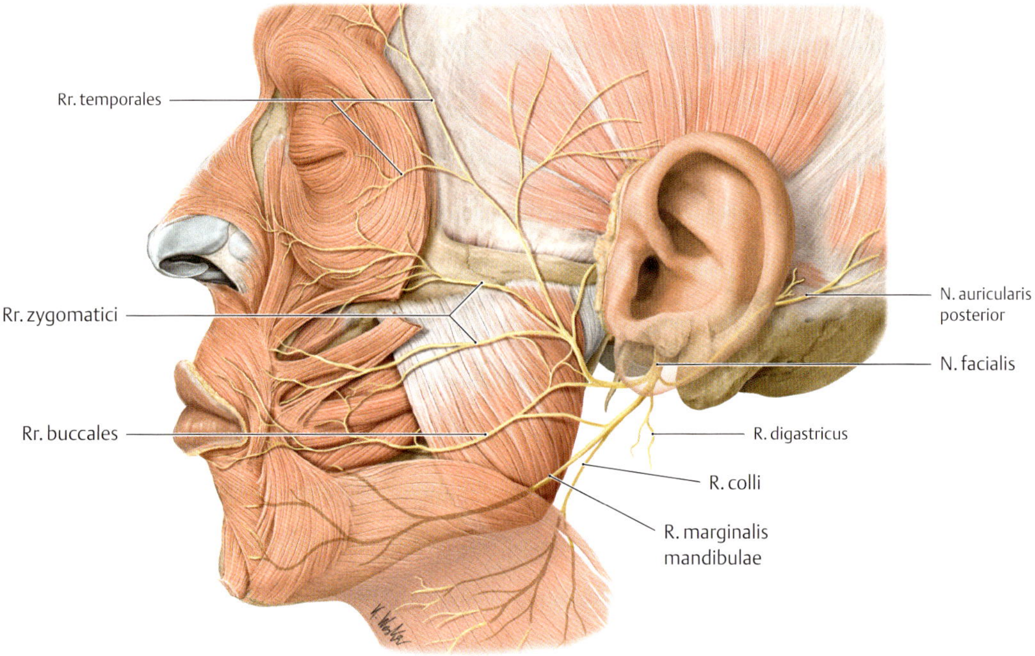

a

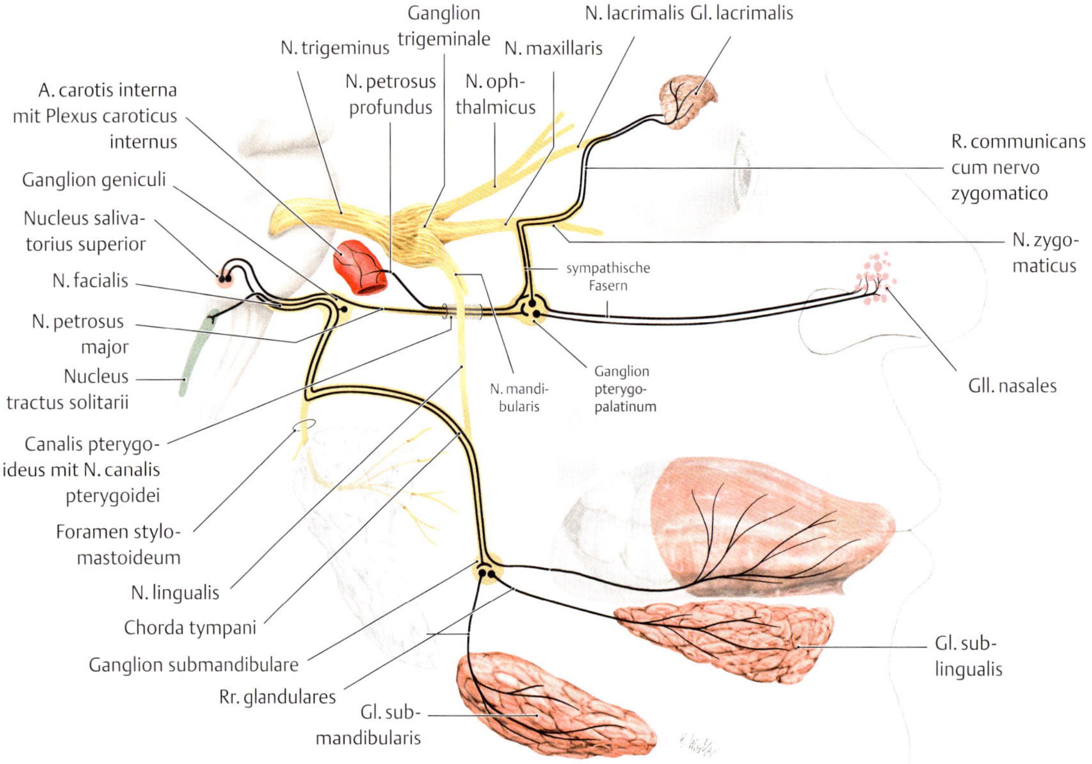

b

Abb. 6.15 N. facialis (VII).
a Verlauf. (Schünke, 2012a)
b Parasympathische Fasern. (Schünke, 2012a)

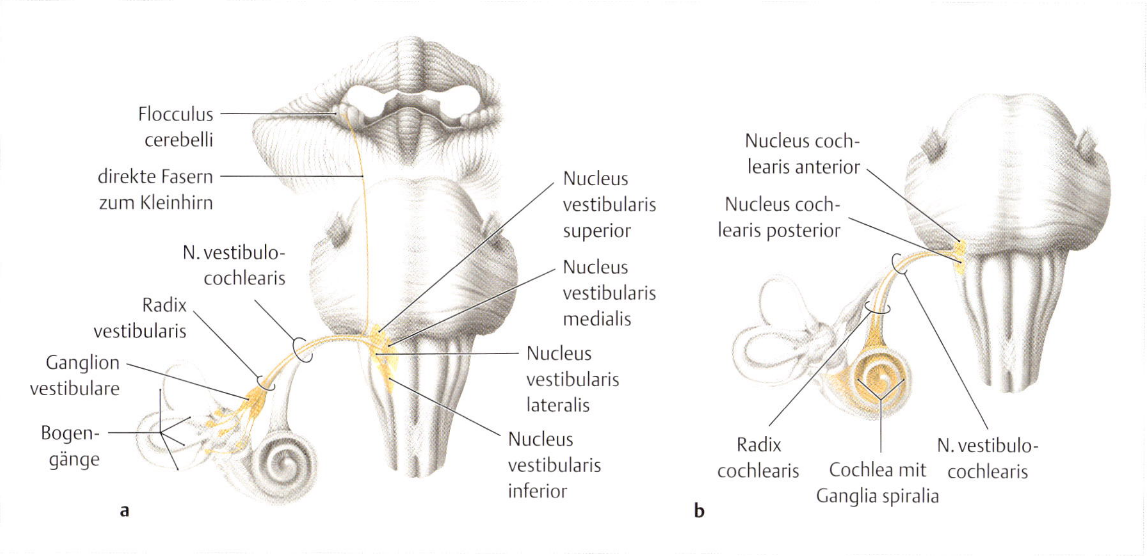

Abb. 6.16 Kerngebiete des N. vestibulocochlearis im Hirnstamm.
a Pars vestibularis. (Schünke, 2012a)
b Pars cochlearis. (Schünke, 2012a)

Beide Radices werden von einer gemeinsamen Bindegewebshülle umgeben und ziehen vom Innenohr durch den Meatus acusticus internus zum Kleinhirnbrückenwinkel, um dort in das Gehirn einzutreten" (Schünke et al. 2012a, S. 122).

▶ **Untersuchung und Pathologien.** Es werden Hypakusis, Tinnitus und Nystagmus untersucht.

Bei *Hypakusis*, „ein- oder beidseitiger Hörminderung, unterscheidet man eine Schallleitungsstörung (Mittelohrschwerhörigkeit) von einer Schallempfindungsstörung (Innenohrschwerhörigkeit) mithilfe der Stimmgabelprüfung (Weber- und Rinne Versuch).

Man prüft das Gehör für Flüster- und Umgangssprache im Seitenvergleich.

Tinnitus ist ein spontan ein- oder beidseitig wahrgenommenes Ohrgeräusch. Man unterscheidet subjektiven und objektiven Tinnitus. Ohrgeräusche werden als ein Rauschen, Pfeifen oder Summen angegeben, das an- und abschwellend oder konstant wahrgenommen wird. Gelegentlich lassen sich pulsierende oder klickende Geräusche objektivieren. Die Pathogenese des Tinnitus ist ungeklärt. Meist besteht gleichzeitig eine Hörminderung. Beim *Hörsturz* setzen Tinnitus und Hörverlust akut ein, bei Akustikusneurinom und Morbus Menière allmählich. [...] Manifestation und Intensität des Tinnitus sind von psychosomatischen Faktoren abhängig.

Nystagmus ist eine unwillkürliche rhythmische Augenbewegung, die reflektorisch über die vestibulären und okulomotorischen Systeme im Hirnstamm vermittelt wird. Pathologisch ist ein spontanes, durch Lageänderung oder Blickrichtung evoziertes Auftreten bei peripherer oder zentraler Vestibularisschädigung oder Störung des okulomotorischen Systems zur Blickstabilisierung" (Masuhr, Neumann, 2007).

Auch der Gleichgewichtssinn des Patienten sollte überprüft werden.

IX. N. glossopharyngeus

Siehe ▶ Abb. 6.17.

▶ **Faserqualität.** Die Faserqualität ist gemischt:

- viszeroefferent
- viszeroafferent
- somatoafferent

▶ **Versorgung/Funktion.** Der N. glossopharyngeus hat seine Kerngebiete in der Modulla oblongata. Er verlässt das Schädelinnere durch das Foramen jugulare.

„Er versorgt sensibel die Schleimhaut der Paukenhöhle und der Tuba auditiva" ((Kahle, Frotscher, 2009), S. 118), das Trommelfell und den weichen Gaumen und parasympathisch sekretorisch die Glandula parotis. Motorisch versorgt er den M. stylopharyngeus. Das hintere Drittel der Zunge wird sensibel und sensorisch versorgt. Parasympathisch wird der Blutdruck über das Glomus caroticum und den Sinus caroticus reguliert.

▶ **Untersuchung und Pathologien.** „Ein Ausfall des IX. Hirnnervs lässt sich durch Berührung der Rachenhinterwand mit einem Spatel feststellen. Bei einer Sensibilitätsstörung im Bereich des Gaumens und der oberen Pharynxregion ist der afferente Schenkel des Würgreflexes

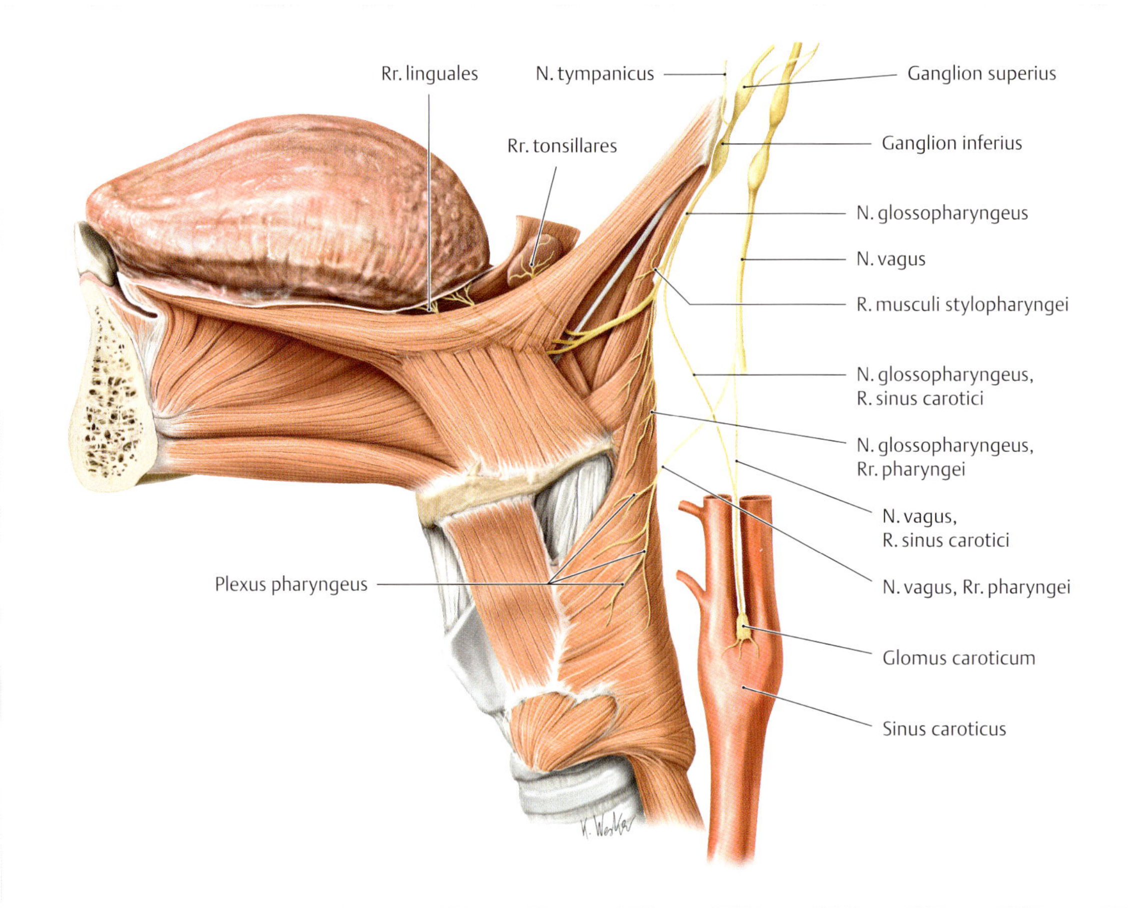

Abb. 6.17 Die Aufspaltung des N. glossopharyngeus (IX) außerhalb der Schädelbasis. (Schünke, 2012a)

unterbrochen und die physiologische Hebung des Gaumensegels bleibt aus. Fehlt der Würgreflex, kann allerdings auch der motorische Schenkel aus dem N. vagus (X) unterbrochen sein. Dann spürt der Patient die Berührung an der Rachenhinterwand. Das hintere Zungendrittel wird sensorisch vom N. glossopharyngeus innerviert. Bei seinem Ausfall wird die Geschmacksqualität „bitter“ nicht wahrgenommen“ ((Masuhr, Neumann, 2007), S. 48). Bei einem Ausfall des R. sinus caroticus kann es auch zur Tachykardie kommen.

X. N. vagus

Siehe ▶ Abb. 6.18.

▶ **Faserqualität.** Die Faserqualität ist gemischt:
- viszeroefferent
- viszeroafferent
- somatoafferent

▶ **Versorgung/Funktion.** Der N. vagus hat seine Kerngebiete in der Modulla oblongata. Er verlässt das Schädelinnere durch das Foramen jugulare. Dieser Nerv ist besonders an der Regulation der Tätigkeit der inneren Organe beteiligt. Er ist der größte Nerv des Parasympathikus.

Motorisch versorgt er die Pharynx- (Kehlkopf) und die Larynxmuskulatur (Schlund), parasympathisch die Brust- und Baucheingeweide bis zur linken Kolonflexur. Er übernimmt die sensible Versorgung des äußeren Gehörganges und eines kleinen Hautareals hinter dem Ohr.

Der Ramus meningeus versorgt die Meningen der hinteren Schädelgrube.

▶ **Untersuchung und Pathologien.** „Bei einseitiger Vagusläsion hängt das Gaumensegel auf der gelähmten Seite herab; bei Innervation beobachtet man das sogenannte *Kulissenphänomen*: Das Gaumensegel und die Uvula weichen zur gesunden Seite ab. Es besteht eine Dysarthrophonie (Sprech- und Stimmstörung) mit nasaler Stimme (Gaumensegelparese) oder Heiserkeit (Rekurrensparese).

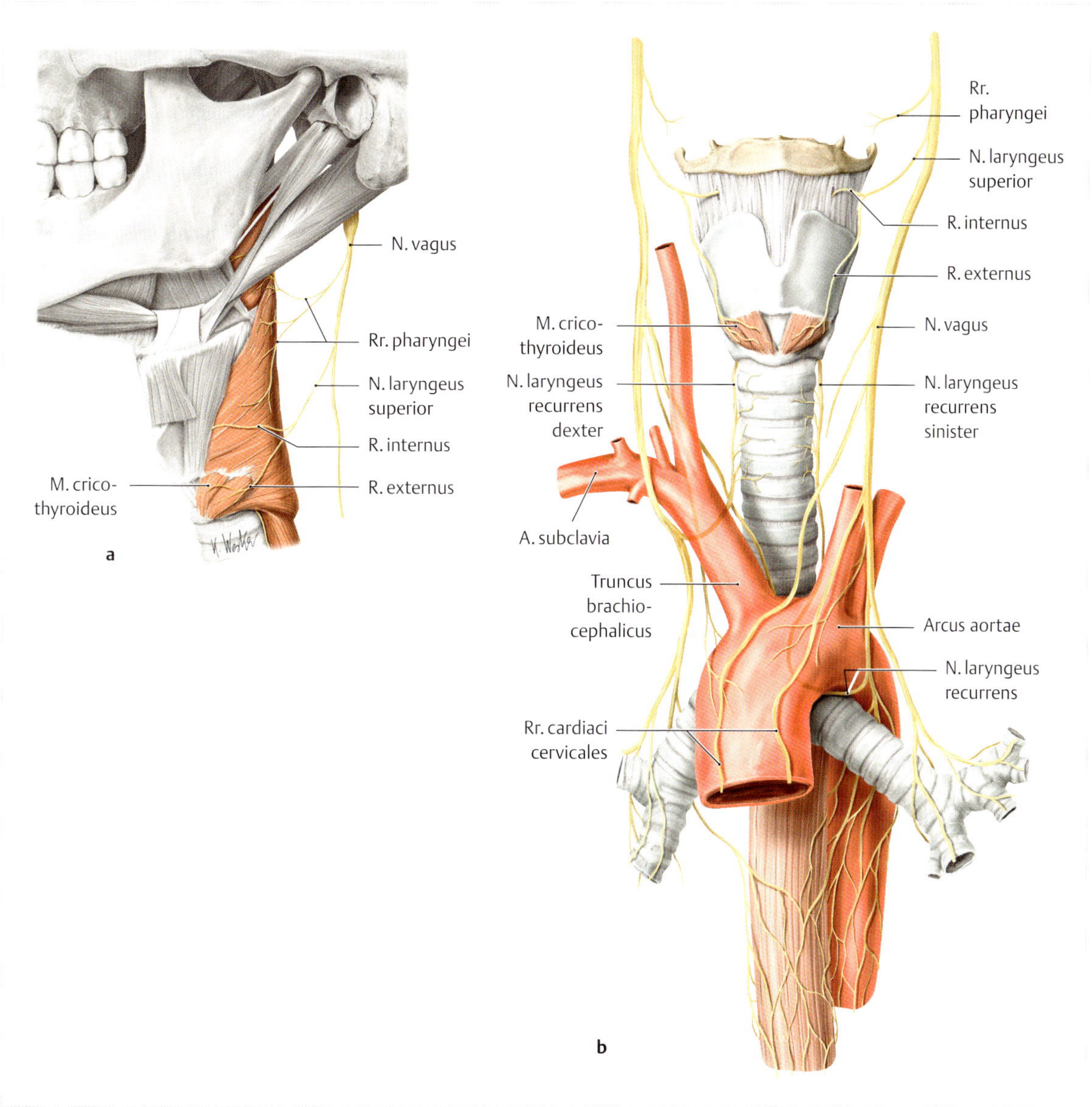

Abb. 6.18 N. vagus (X).
a Aufspaltung außerhalb der Schädelbasis. (Schünke, 2012a)
b Die vier Äste im Halsbereich. (Schünke, 2012a)

Bei doppelseitiger Vagusläsion kommt es zur Aphonie (Stimmlosigkeit) und Dysphagie (Schlucklähmung) mit Regurgitation und Aspirationsgefahr. Darüber hinaus sind vegetative Symptome, wie z. B. eine Tachykardie oder Darmatonie, zu erwarten" ((Masuhr, Neumann, 2007), S. 48).

XI. N. accessorius

Siehe ▸ Abb. 6.19.

▸ **Faserqualität.** Die Faserqualität ist rein motorisch:
- viszeroefferent
- somatoefferent

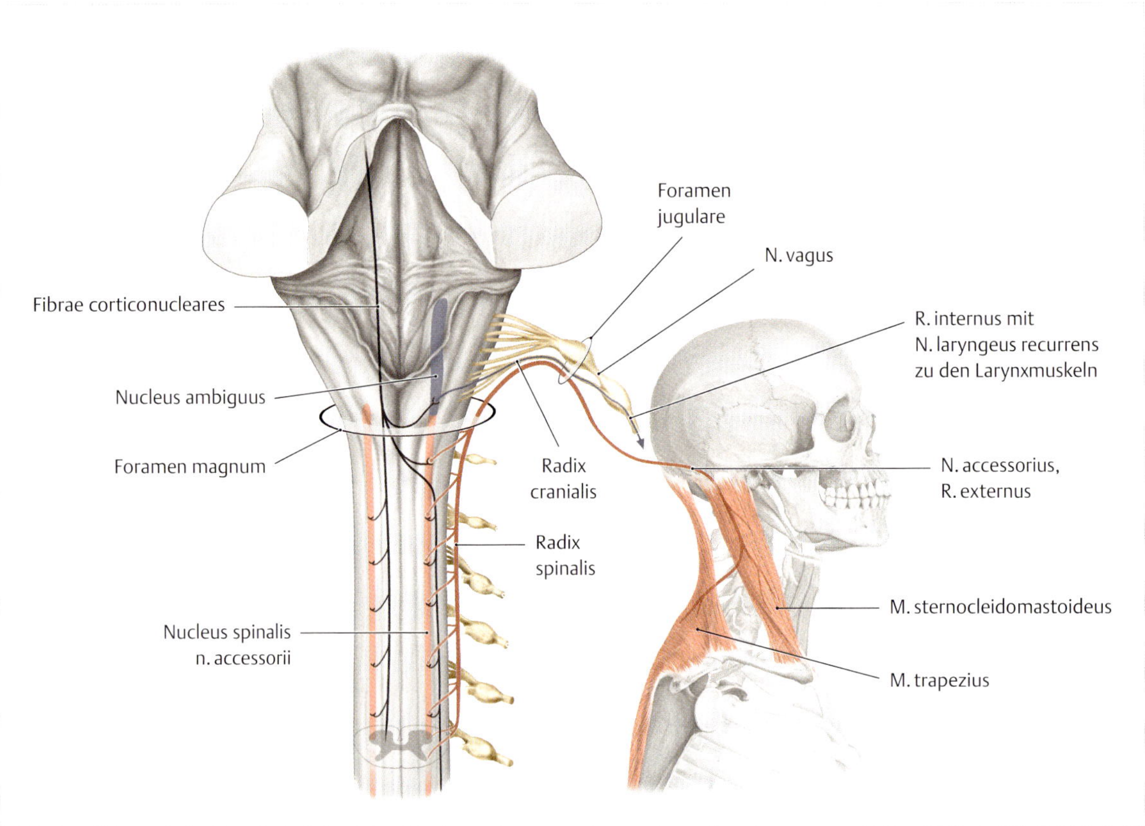

Abb. 6.19 Kerngebiete und Verlauf des N. accessorius (XI). (Schünke, 2012a)

▸ **Versorgung/Funktion.** „Die aus dem Rückenmark stammende Radix spinalis zieht nach kranial und gelangt durch das Foramen magnum ins Schädelinnere, wo sie sich der Radix cranialis aus der Medulla oblongata anlagert. Beide Wurzeln verlassen dann das Schädelinnere durch das Foramen jugulare" ((Schünke et al. 2012a), S. 128). Fasern des Radix cranialis versorgen die Muskulatur des Kehlkopfes. Die Radix spinalis innerviert dann den M. trapezius und den M. sternocleidomastoideus.

▸ **Untersuchung und Pathologien.** „Bei distaler Akzessoriusläsion fallen eine Atrophie des oberen Trapeziusanteils und ein Schultertiefstand auf. Der mediale Skapularand weicht etwas nach lateral ab.

Zur orientierenden Kraftprüfung des M. trapezius wird der Patient aufgefordert, die Schultern gegen Widerstand zu heben. Ist zusätzlich der M. sternocleidomastoideus betroffen, liegt eine proximale Schädigung des XI. Hirnnervs vor. Man lässt den Patienten eine Kopfwendung zu beiden Seiten gegen Widerstand vornehmen. Kann die Bewegung leicht überwunden werden, so spricht dies für eine Parese des M. sternocleidomastoideus der Gegenseite" ((Masuhr, Neumann, 2007), S. 48).

XII. N. hypoglossus

Siehe ▸ Abb. 6.20.

▸ **Faserqualität.** Die Faserqualität ist rein motorisch:
- somatoefferent

▸ **Versorgung/Funktion.** Die Kerne des N. hypoglossus liegen in der Medulla oblongata. Er verlässt das Schädelinnere durch den Canalis n. hypoglossi und verläuft zusammen mit dem N. vagus abwärts.

Der Nerv versorgt motorisch die Zungenmuskulatur (M. genioglossus.)

▸ **Untersuchung und Pathologien.** „Eine periphere bzw. nukleäre Parese des XII. Hirnnervs ist an der gleichseitigen Atrophie mit Faszikulieren der Zunge zu erkennen. Die Lähmung fällt beim Herausstrecken der Zunge auf. Der kontralaterale, nicht geschädigte M. genioglossus schiebt die Zunge zur kranken Seite" ((Masuhr, Neumann, 2007), S. 48).

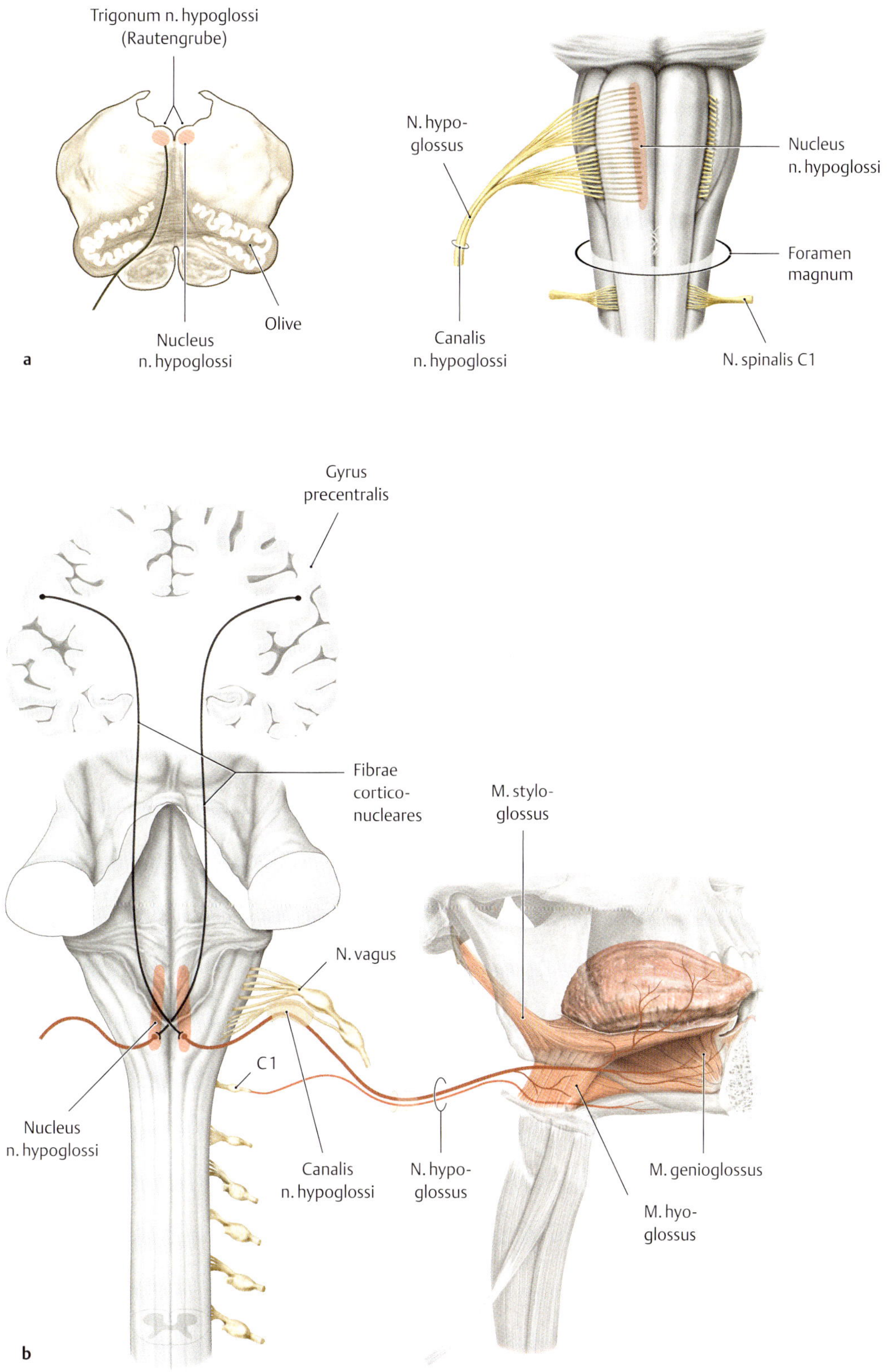

Abb. 6.20 N. hypoglossus (XII).
a Kerngebiete. (Schünke, 2012a)
b Versorgungsareale. (Schünke, 2012a)

6.4.2 Spinalnerven

Grundlagen

Die Spinalnerven werden auch Rückenmarksnerven oder Nn. spinales genannt. Jeder Spinalnerv ist mit einem dazugehörigen Rückenmarkssegment verbunden.

Bei der topografischen und funktionellen Einteilung des Rückenmarks entstehen die Rückenmarkssegmente. Diese Segmente sind mit den dazugehörigen Spinalnerven verbunden und können als gedachte Scheiben des Rückenmarks beschrieben werden.

Die Spinalnerven entspringen paarweise aus je einem Rückenmarkssegment. Der Mensch besitzt 31–33 Spinalnervenpaare, die nach den Rückenmarksabschnitten eingeteilt werden (▸ Tab. 6.3).

Die Informationsvermittlung zwischen dem Gehirn und der Peripherie erfolgt über Spinalnerven, so wird das Körperinnere mit der Körperoberfläche funktionell verbunden. Ein Spinalnerv kann als eine bidirektionale Leitungsbahn verstanden werden. Dem Spinalnerv sind spezifische Innervationsareale zugeordnet. Diese können wichtige Hinweise in der Diagnostik und Therapie über die Wechselwirkungen im Körper liefern (▸ Abb. 6.21 und ▸ Abb. 6.22).

Ein Spinalnerv bleibt immer mit seinem Segment verbunden (▸ Abb. 6.23).

Die Segmente und deren Versorgungsareale sind in der Diagnostik und Therapie von wesentlicher Bedeutung. Jede Störung in einem Teilgebiet des Segments hat eine Reaktion in der ganzen Funktionseinheit zur Folge. In der Metamerie-Forschung werden diese Zusammenhänge beschrieben. In allen anatomischen Strukturen können Segmentierung und Metamerie erkennbar werden. Ein Segment und der daraus austretende Spinalnerv versorgen bestimmte Gebiete der Haut (Dermatom, ▸ Abb. 6.22), der Muskulatur (Myotom), der Knochen (Sklerotom), der Organe (Enterotom) und der nervalen Abschnitte (Neurotom). Alle diese Gebiete eines Spinalnervs stehen in nervaler Verbindung miteinander, sodass auf verschiedenen Ebenen Hinweise abgelesen und gedeutet werden können. Im Laufe der embryologischen Entwicklung verschieben und verlängern sich die segmentalen Anteile. Die Verbindung über den spinalen Nerv bleibt jedoch bestehen.

Tab. 6.3 Übersicht über die Zuordnung der austretenden Spinalnerven

Lokalisation der Spinalnerven	Bezeichnung	Segmente
8 Halsnerven	Nn. cervicales	C 1–C 8
12 Brustnerven	Nn. thoracici	Th 1–Th 12
5 Lendennerven	Nn. lumbales	L 1–L 5
5 Kreuzbeinnerven	Nn. sacrales	S 1–S 5
2 Steißbeinnerven	Nn. coccygei	Co1–Co2

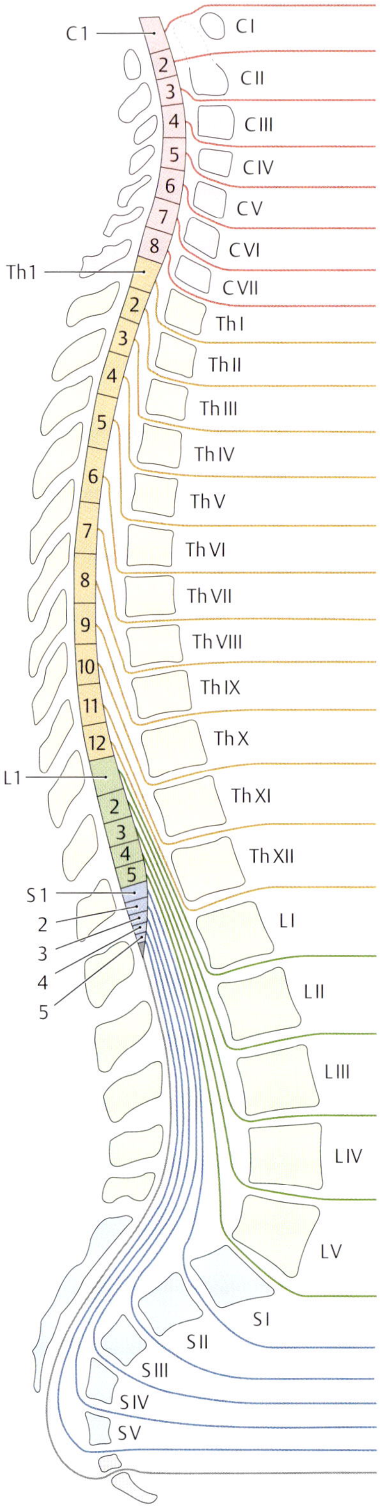

Abb. 6.21 Zuordnung von Rückenmarkssegmenten zur Wirbelsäule beim Erwachsenen. (Schünke, 2012a)

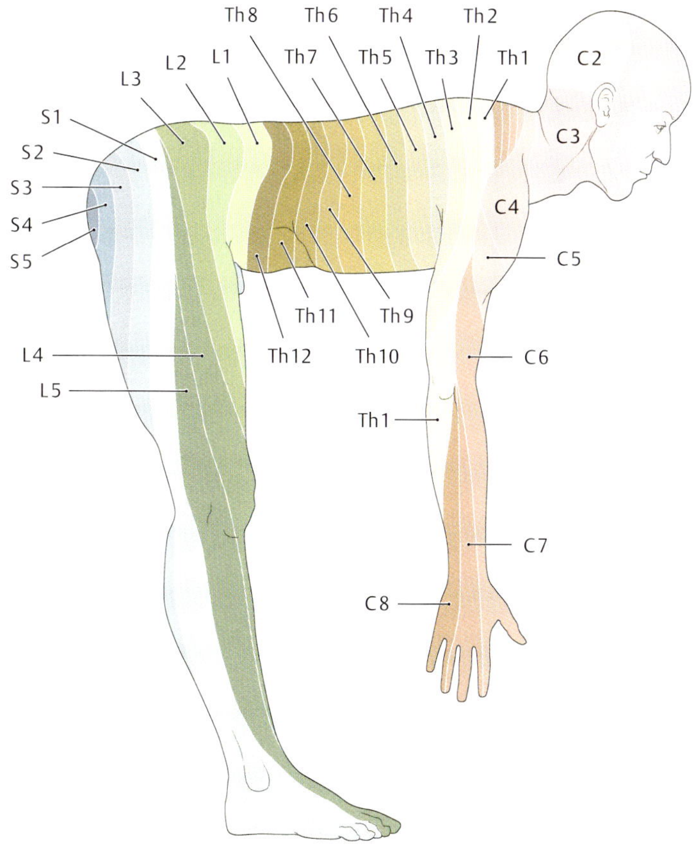

Abb. 6.22 Vereinfachtes Schema der segmentalen Innervation der Haut (nach Mumenthaler). (Schünke, 2012a)

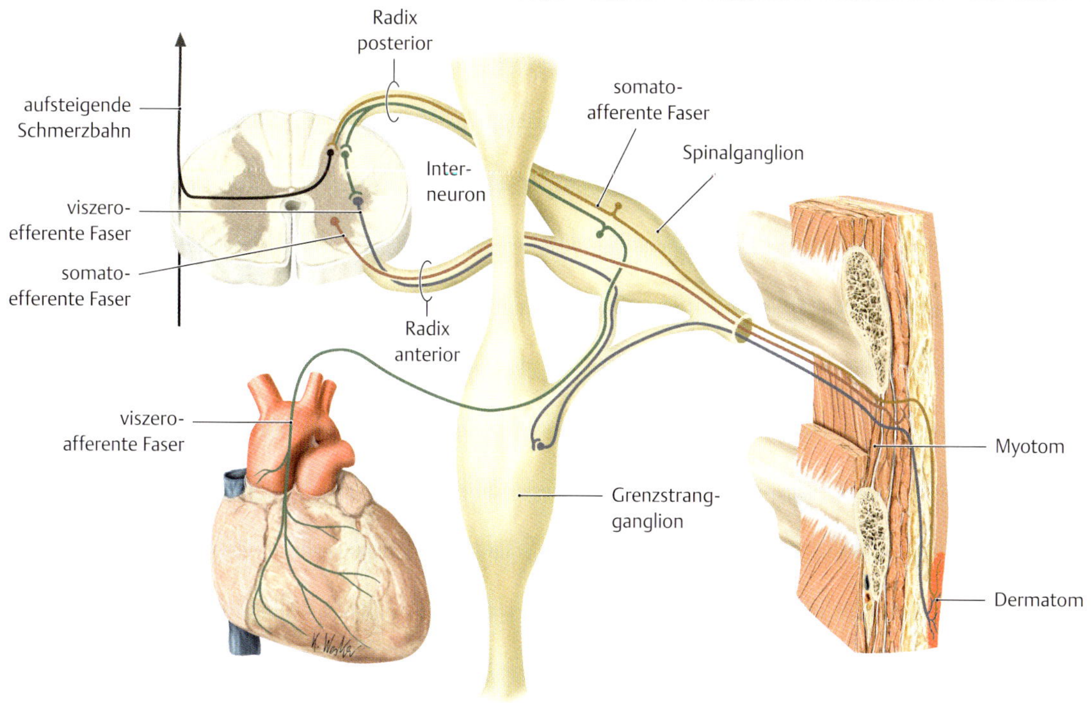

Abb. 6.23 Schema eines Segmentes am Beispiel von Th 5 mit Anteilen von Dermatom, Myotom, Sklerotom und Enterotom sowie Spinalnerv und Sympathikusanteil als Basis von Wechselbeziehungen und Projektionsphänomenen zwischen Körperoberfläche und Körperinnerem (modifiziert nach Hansen und Schliack). (Schünke, 2012a)

Spinalnerven und ihre Wurzeln, ihre Äste sowie ihre Qualitäten

Jeder Spinalnerv hat seine Wurzeln, also seinen Ursprung, in den aus dem Rückenmark entstehenden Fasern. Er verbindet diese Fasern seines Segmentes und teilt sich dann in verschiedene Äste auf.

Wurzeln eines Spinalnervs

Siehe ▸ Abb. 6.24.

Ein Spinalnerv entsteht aus der Verbindung der vorderen und der hinteren Nervenfäden, welche aus dem Bereich der grauen Substanz (Substantia grisea) des Rückenmarks ziehen. Beide Wurzeln eines Segmentes vereinigen sich im Foramen intervertebrale zum Spinalnerv. Die Fasern, welche sich zum Spinalnerv vereinigen, kommen ventral aus dem Vorderhorn und dorsal aus dem Hinterhorn der grauen Substanz des Rückenmarks. Die ventral austretenden Fasern (Fila radicularia radicis anterioris) vereinigen sich zur Vorderwurzel (Radix anterior). Die dorsal austretenden Fasern (Fila radicularia radicis posterioris) vereinigen sich zur Hinterwurzel (Radix posterior), siehe ▸ Abb. 6.24.

Die Fasern aus dem Hinterhorn führen vorrangig aufsteigende (afferente) sensible Fasern. Die Fasern aus dem Vorderhorn führen vorrangig absteigende (efferente) motorische Fasern. Bei der Vereinigung zum Spinalnerv durchmischen sich afferente (sensible) und efferente (motorische) Fasern. Zudem führen sowohl Vorder- als auch Hinterhorn vegetative Fasern.

Kurz nach der Vereinigung spaltet sich der Spinalnerv in 5 Hauptäste, deshalb ist der Spinalnerv nur etwa 1 cm lang.

Die 5 Hauptäste eines Spinalnervs

Siehe ▸ Abb. 6.25.

Im Spinalnerv laufen diese verschiedenen Fasern zusammen und es entsteht ein „gemischter Nerv"; er enthält motorische, vegetative und sensible Fasern. Der eigentliche Spinalnerv ist nur ein kurzer Nervenstamm, der sich in 5 Äste aufteilt (▸ Abb. 6.25, ▸ Tab. 6.4).

- R. meningeus
- R. dorsalis
- R. ventralis
- R. communicans albus
- R. communicans griseus

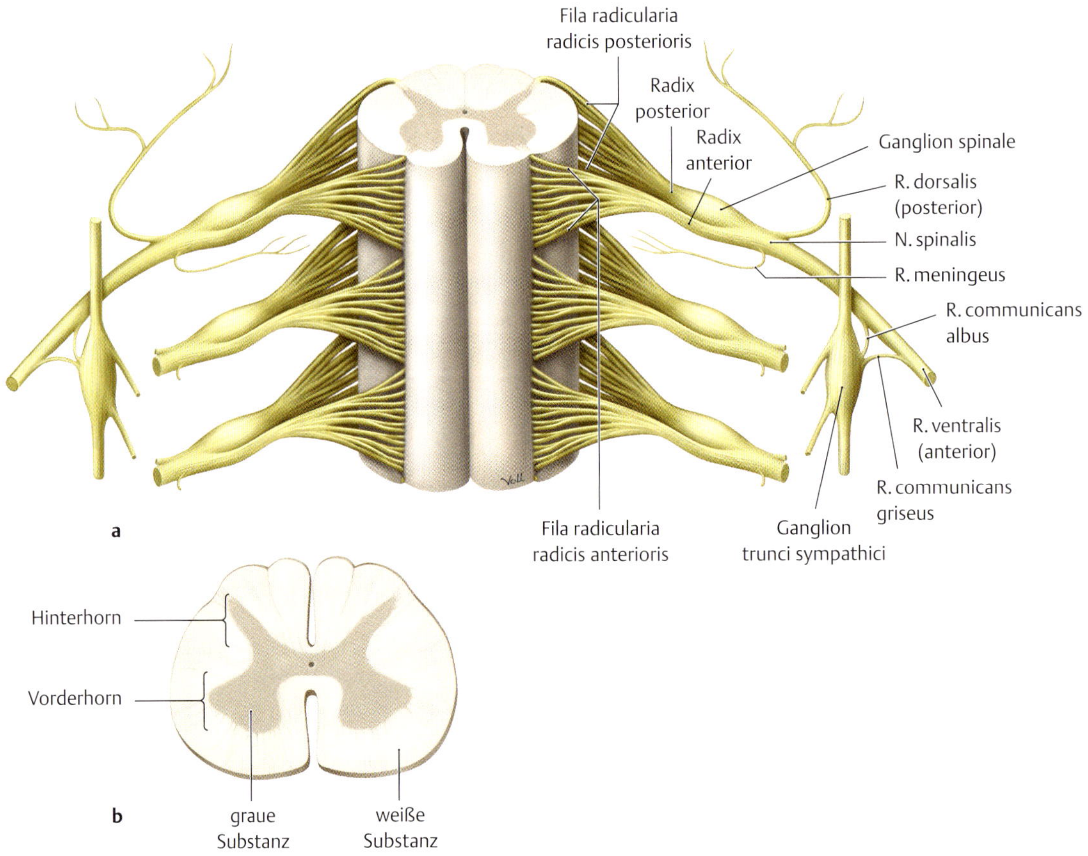

Abb. 6.24 Spinalnerv.
a Bildung des Spinalnervs. (Schünke, 2014)
b Rückenmarkssegment im Querschnitt. (Schünke, 2014)

Der R. communicans albus („weißer Verbindungsstrang" = mit markhaltigen Fasern) zieht als Ast des Spinalnervs zu den Grenzstrangganglien des Sympathikus, von denen wiederum ein R. communicans griseus („grauer Verbindungsstrang" = mit marklosen Fasern) zu dem Spinalnerv zurückläuft.

Während die Spinalnerven für den Rumpfbereich meist selbstständige Einheiten darstellen, bilden sie für die Innervation der Gliedmaßen untereinander Verflechtungen (Plexus), die die Versorgung eines Gliedmaßenmuskels durch mehrere Spinalnerven ermöglichen.

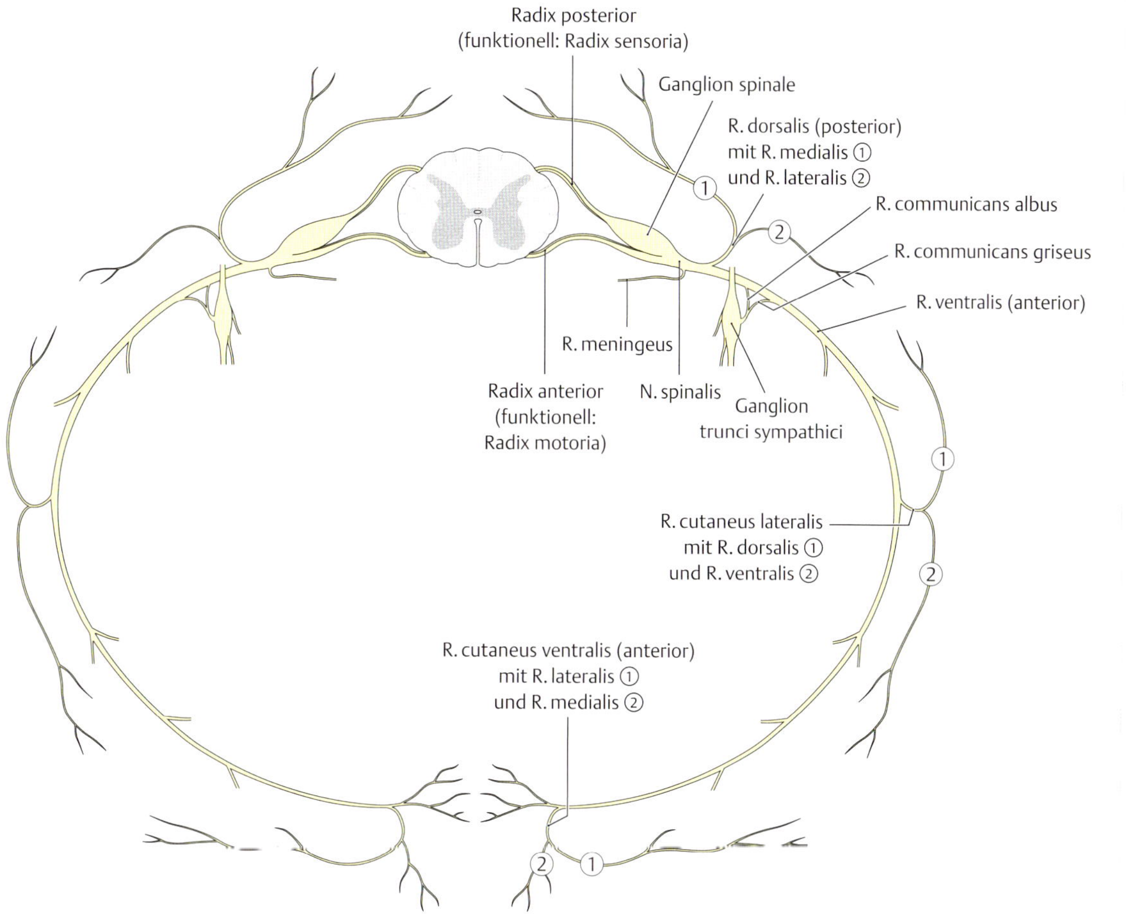

Abb. 6.25 Aufbau eines Rückenmarkssegmentes mit seinem Spinalnerv. (Schünke, 2014)

Tab. 6.4 Die Versorgungsgebiete der einzelnen Äste eines Spinalnervs

Äste des Spinalnervs	Versorgungsgebiete
R. meningeus	• sensibel: die Rückenmarkshäute, den Bandapparat der Wirbelsäule, die Kapseln der Wirbelgelenke, die Gefäße des Wirbelkanals sowie den Anulus fibrosus
R. dorsalis	• motorisch: die tiefe (autochthone) Rückenmuskulatur • sensibel: die Hautregion (Rückenhaut) beiderseits der Wirbelsäule
R. ventralis	• motorisch: die Muskulatur des ventralen und lateralen Rumpfes sowie die Muskulatur der entsprechenden Extremitäten • sensibel: die segmentzugehörigen Hautareale (Dermatome)
R. communicans albus	• Verbindung zum Grenzstrangganglion und somit zum vegetativen Nervensystem • viszeromotorische Fasern zum Grenzstrangganglion
R. communicans griseus	• Weiterleitung der sympathischen Information aus dem Grenzstrang an den Spinalnerv (vgl. hierzu auch Kap. 7.3.1)

Qualitäten eines Spinalnervs

Die Spinalnerven sind gemischte Nerven (N. mixtus) mit verschiedenen Faserqualitäten:

- somatomotorische Fasern
- somatosensorische Fasern
- viszeromotorische Fasern
- viszerosensorische Fasern

Die *somatischen Fasern* gehören zu dem bewussten Teil, die viszeralen Fasern zum unbewussten (vegetativen) Teil des Nervensystems.

Die *somatomotorischen Fasern* ermöglichen die willkürliche Ansteuerung der Skelettmuskulatur. Diese Fasern sind efferente Fasern und verlaufen vom ZNS in die Peripherie.

Die *somatosensorischen (sensiblen) Fasern* ermöglichen die bewusste Empfindungsfähigkeit für Körperregionen. Es werden dabei allgemeine von speziellen somatosensorischen (sensiblen) Fasern unterschieden. Die somatosensorischen (sensiblen) Fasern stehen für die allgemeinen Körperwahrnehmungen wie Berührungen, die speziellen somatosensorischen (sensiblen) Fasern für die speziellen Sinneswahrnehmungen, wie z. B. Hören und Sehen. Diese Fasern sind afferente, zum ZNS aufsteigende Fasern.

Die *viszeromotorischen Fasern* ermöglichen die Bewegung der Eingeweidemuskulatur. Diese Fasern verlaufen absteigend (efferent) vom ZNS in die Peripherie und sind für die unwillkürliche Kontraktion der glatten Eingeweidemuskulatur zuständig, sie werden als *viszeroefferente Fasern* bezeichnet.

Die Viszerosensibilität oder viszerosensorischen Fasern übermitteln Informationen von den Eingenweiden des Körpers zum ZNS. Bei den viszerosensiblen Fasern werden sensitive Körperempfindungen aus den Organen vermittelt, über aufsteigende (afferente) Bahnen, weshalb sie auch als *viszeroafferente Fasern* bezeichnet werden.

Die viszerosensiblen und viszeromotorischen Fasern sind wesentliche Teile des vegetativen Nervensystems.

6.4.3 Unterschied zwischen peripherer und radikulärer Innervation

Der Differenzierung zwischen peripherer und radikulärer Innervation ist in der Untersuchung und Behandlung von hoher Bedeutsamkeit. Abhängig von der Lokalisation der Nervenschädigung oder -kompression resultieren unterschiedliche Beschwerden in Bezug auf Sensibilität und Motorik. Folglich bedarf es unterschiedlicher therapeutischer Maßnahmen.

Eine radikuläre, also segmentale, Irritation des Nervengewebes beschreibt eine vorliegende Dysfunktion oder Läsion des Spinalnervs. In der Folge entstehen in der Peripherie sensible Auffälligkeiten in den Dermatomen. Darüber hinaus können Kennmuskeln im Seitenvergleich getestet werden. Kennmuskeln sind Muskeln, die primär aus einem Segment innerviert werden und daher den Rückschluss auf das Segment zulassen. Weisen die Untersuchungsergebnisse auf eine radikuläre Schädigung hin, sollte, wenn noch nicht erfolgt, der Patient sich einer ärztlichen Untersuchung unterziehen. Die therapeutischen Interventionen orientieren sich an den Strukturen der Wirbelsäule und anderen Einflussfaktoren der Kompression, wie beispielsweise fasziale Züge, ein hoher Sympathikustonus etc.

Da ein peripherer Nerv durch die Plexusbildung die Information mehrerer Spinalnerven mit sich führt, versorgt er dementsprechend andere Hautareale als ein einzelner Spinalnerv. Die aus der Anamnese hervorgehende Lokalisation der Sensibilitätsstörung oder des Schmerzes ermöglicht daher in den meisten Fällen bereits eine Differenzierung, ob es sich um eine periphere oder eine radikuläre Schädigung handelt. Unterstützend können an dieser Stelle jene Muskeln getestet werden, die aus dem jeweiligen Nerv versorgt werden. Ein peripherer Nerv kann in seinem Verlauf vom Plexus zu den Erfolgsorganen durch erhöhte muskuläre oder fasziale Tonusverhältnisse oder Dysfunktionen knöcherner Strukturen irritiert werden. Für die peripheren Nerven ergeben sich demnach aus ihrem Verlauf eindeutige Kompressionsstellen. Die Untersuchung dieser liegt in der jeweiligen Regulation der Tonusverhältnisse bzw. in der Positionskorrektur der knöchernen Strukturen. Bleibt dennoch die Symptomatik bestehen, ist nach Ausschluss einer Beteiligung der anderen Ebenen auch hier eine ärztliche Untersuchung indiziert.

Eine Übersicht über die periphere und segmentale Innervation liefern die ▸ Abb. 6.26 und ▸ Tab. 6.5.

Myotome als Schmerzauslöser

Myotome können in der Peripherie Schmerzen auslösen. Wenn ein Muskel als eine funktionelle Einheit arbeitet, kann er durch die Innervation auf verschiedener Höhe des Segmentes verschiedene Schmerzprobleme zeigen. Dysfunktionen oder Läsionen im Segment C 3 können Schmerzen in jenen Muskeln auslösen, die aus C 3 innerviert werden.

▸ **Beispiel.** Schmerzen des M. trapezius

- Pars descendens = Myotom C 2 (mögliche Ursache des Schmerzes = Dysfunktion/Läsion C 2)
- Pars ascendens = Myotom C 4 (mögliche Ursache des Schmerzes = Dysfunktion/Läsion C 4)
- Pars transversa = Myotom C 3 (mögliche Ursache des Schmerzes = Dysfunktion/Läsion C 3)

Aufgrund der unterschiedlichen Innervation kann der Muskel in unterschiedlichen Bereichen schmerzhaft sein. Ein Schmerz eines Muskels kann also ein Zeichen für eine Irritation an der Nervenwurzel, aber somit auch ein Schmerz des vegetativ-viszeralen Komplexes sein.

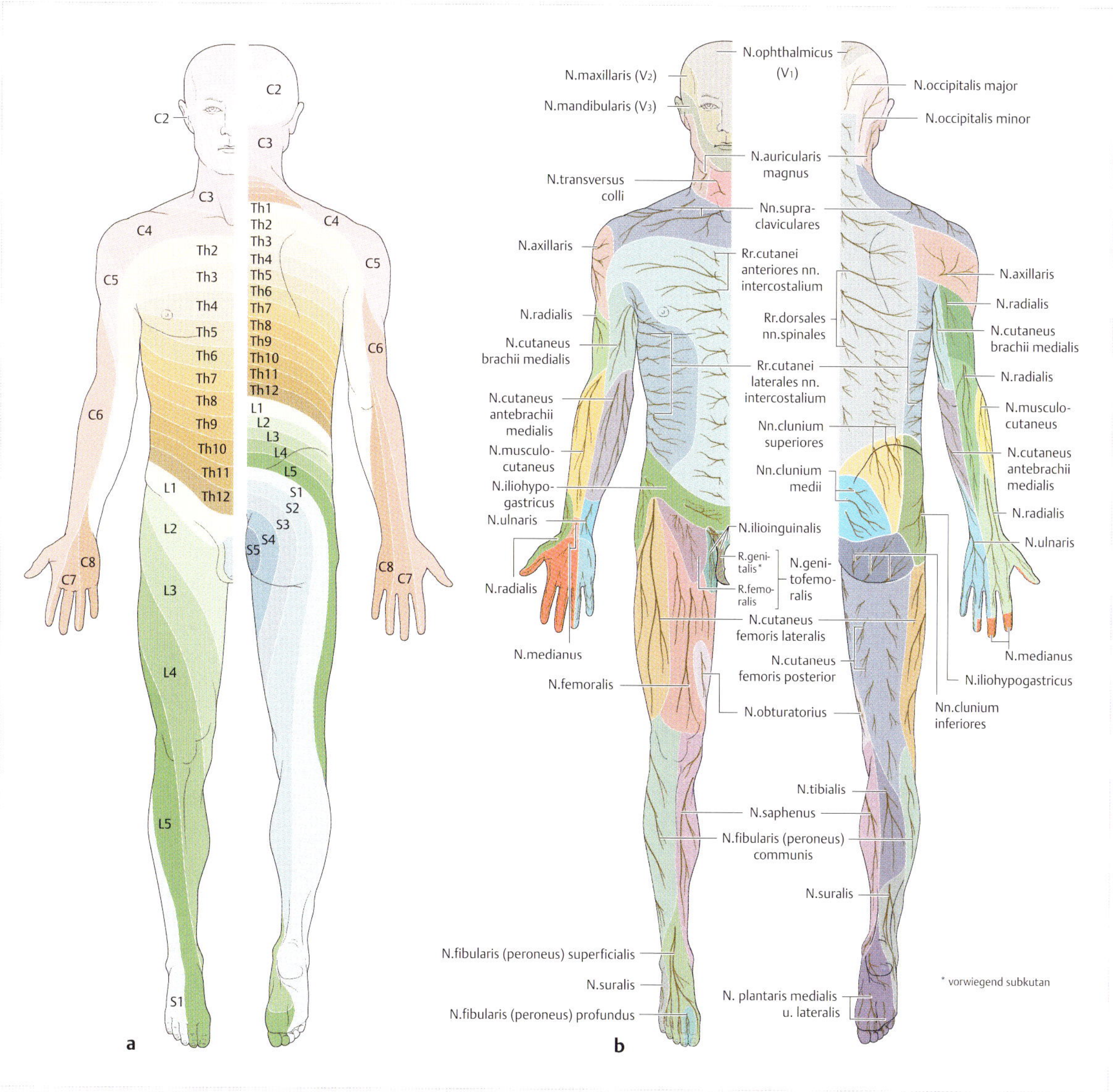

Abb. 6.26 Radikuläre und periphere Innervation. (Aumüller, 2014)

Tab. 6.5 Differenzierung des klinischen Bildes bei peripheren und segmentalen Irritationen

Faserqualität	Periphere Innervation (Störung)	Segmentale Innervation (Störung)
motorisch	Das Innervationsgebiet eines peripheren Nervs, der einen Muskel versorgt, setzt sich aus den Fasern mehrerer vorderer Wurzeln von Spinalnerven zusammen. Distal der Schädigung eines peripheren Nervs kommt es zu typischen Ausfallerscheinungen (z. B. die Fallhand bei einer N.-radialis-Läsion).	Der von einem Segment/einer Wurzel versorgte Muskel ist ein Myotom.
sensibel	Das Hautgebiet eines peripheren Nervs setzt sich aus Teilen verschiedener Dermatome zusammen.	Das von einem Segment/einer Wurzel versorgte Hautgebiet ist ein Dermatom. Weil sich Dermatome überlagern, kommt es nicht gleich zu einem Sensibilitätsausfall.

Ursache für einen Schmerz des M. trapezius kann sein:

1. Funktionsstörung der Segmente C 2–C 4
2. Störung des Ganglion cervicale superius (Lage C 2/3), dessen Fasern mit den Spinalnerven C 1–C 3 in die Peripherie (also auch zu dessen Muskel) laufen
3. Funktionsstörung der Segmente C 8–Th 3 (Lage der Perikaryen des Ganglion cervicale superius)
4. viszerale Störung der Organe aus dem Bereich C 8–Th 3 plus Ganglion cervicale superius (Kopforgan)

Myotome können jedoch nicht nur durch Schmerzen, sondern auch durch Veränderungen der Kraft und/oder des Reflexverhaltens auffällig werden.

▶ **Myotome in der Befunderhebung.** ▶ Tab. 6.6 zeigt die Zugehörigkeit eines Muskels zu seinen entsprechenden Wirbelsäulensegmenten. Ein Schmerz im Bereich des Muskels oder ein deutlicher Kraftunterschied im Seitenvergleich führt zu den ursprünglichen Segmenten und eventuell weiter über das Vegetativum zum Viszerum. Schmerzsyndrome in der Peripherie können über diesen Weg zur möglichen Ursache zurückverfolgt werden.

▶ **Myotome in der Therapie.** Umgekehrt können die Myotome auch für die Behandlung genutzt werden. Auch Dysfunktionen der Segmente können über den Reflexbogen behandelt werden.

Beispiel: Bei segmental bedingten Bewegungseinschränkungen der Halswirbelsäule kann der M. trapezius und weitere Myotome der Halswirbelsäule über Massage, Triggerpunktbehandlung oder fasziale Techniken behandelt werden. Löst sich der Tonus des Muskels durch die Behandlung, so können sich auch die segmental bedingten Bewegungseinschränkungen lösen.

Vegetativ-viszerale Reflexbögen können ebenfalls über eine Behandlung der Myotome beeinflusst werden. Kennt man die segmentale Innervation eines Organes (Kap. 8), so können die entsprechenden Myotome behandelt werden, um eine vegetativ-viszerale Regulation herbeizuführen.

6.4.4 Nervengeflechte – Plexusbildung

Definition

Plexus (Nerven)

Ein Plexus ist ein Geflecht, welches sich aus mehreren ventralen Ästen der Spinalnerven zusammensetzt.

Ein Plexus beginnt an der ersten Stelle, an der die ventralen Äste (Rr. ventrales) des Spinalnervs zusammenlaufen. Innerhalb eines Plexus fügen sich die Teile der Nervenstränge immer wieder neu zusammen: Es entstehen zunächst Stämme (Trunci), dann Bündel (Fasciculi). Die

Tab. 6.6 Innervationsbereiche der Myotome

Muskel	Segment
M. subclavius	C 4–C 6
M. levator scapulae	C 3–C 5
M. rhomboideus	C 4–C 5
M. deltoideus	C 4–C 6
M. supraspinatus	C 4–C 6
M. infraspinatus	C 5–C 6
M. teres minor	C 5–C 6
M. serratus anterior	C 5–C 8
M. subscapularis	C 5–C 8
M. pectoralis major	C 5–Th 1
M. pectoralis minor	C 6–C 8
M. latissimus dorsi	C 6–C 8
M. teres major	C 6–C 8
M. biceps brachii	C 5–C 6
M. brachialis	C 5–C 6
M. coracobrachialis	C 6–C 8
M. triceps brachii	C 6–Th 1
M. brachioradialis	C 5–C 6
M. supinator	C 5–C 7
M. extensor carpi radialis longus	C 6–C 8
M. extensor carpi radialis brevis	C 6–C 8
M. extensor carpi ulnaris	C 6–C 8
M. abductor pollicis longus	C 6–C 8
M. extensor pollicis longus	C 7–Th 1
M. extensor pollicis brevis	C 7–Th 1
M. pronator teres	C 6–C 7
M. flexor carpi radialis	C 6–C 8
M. flexor carpi ulnaris	C 7–Th 1
M. flexor digitorum superficialis	C 7–Th 1
M. palmaris longus	C 7–Th 1
M. flexor digitorum profundus	C 7–Th 1
M. flexor pollicis longus	C 7–Th 1
M. pronator quadratus	C 7–Th 1
Mm. lumbricales	C 7–Th 1
M. opponens pollicis	C 6–Th 1
M. flexor pollicis brevis	C 6–Th 1
M. abductor pollicis brevis	C 6–C 7
M adductor pollicis	C 7–Th 1
Hypothenar	C 7–Th 1
Mm. interossei	C 7–Th 1
M. iliopsoas	L 1–L 4
M. obturatorius externus	L 3–L 5
M obturator internus/Mm. gemelli	L 5–S 2
M. quadratus femoris	L 5–S 2
M. piriformis	L 5–S 2
M. gluteus minimus/medius	L 4–S 1
M. tensor fasciae latae	L 4–S 1
M. gluteus maximus	L 5–S 2

Tab. 6.6 Fortsetzung

Muskel	Segment
M. pectineus	L2–L4
M. gracilis	L2–L4
M. adductor longus/brevis	L2–L4
M. adductor magnus	L3–L5
M. sartorius	L1–L4
M. quadriceps	L2–L4
M. semitendinosus/semimembranosus	L5–S2
M. biceps femoris, Caput longum	L5–S2
M. biceps femoris, Caput breve	L5–S1
M. tibialis anterior	L4–S1
Fußextensoren	L5–S1
M. peroneus longus/brevis	L5–S2
M. triceps surae	L5–S2
Fußflexoren	L5–S2
Fußmuskulatur	S1–S3

Trunci folgen direkt den vorderen Nervenwurzeln, im weiteren Verlauf gibt jeder Truncus einen vorderen und einen hinteren Ast ab. Diese Äste laufen in Bündeln (Fasciculi) zusammen. Fasern aus verschiedenen einzelnen Fasciculi verbinden sich zu Endästen, aus denen wiederum die peripheren Nerven hervorgehen.

Ein peripherer Nerv (z. B. der N. radialis) führt durch diese „Vermischung" im Plexus verschiedene Nervenfasern aus verschiedenen Segmenten (in diesem Fall C5–C8). Durch diese „Vermischung" werden Muskeln und klar definierte Hautareale aus mehreren Segmenten versorgt. Fällt der Nerv aus einem Segment aufgrund einer Schädigung aus, kommt es (noch) nicht zu einer Lähmung des Muskels, weil andere Fasern diese Muskeln aus anderen Segmenten versorgen können. Wird dagegen der periphere Nerv durchtrennt oder geschädigt, ist die Versorgung des Muskels nicht mehr vorhanden und das klar definierte Hautareal zeigt Sensibilitätsstörungen auf.

Die Plexusbildung erfolgt in dem Bereich vom Hals (Plexus cervicalis), im Bereich der oberen Brust (Plexus brachialis), im Lenden-Kreuzbein-Bereich (Plexus lumbosacralis) sowie im Bereich der Sakralnerven (Plexus sacralis und Plexus pudendus), jeweils für die rechte und linke Körperhälfte. Beim Menschen verbinden sich Plexus cervicalis und Plexus brachialis nicht miteinander, Plexus lumbalis und der Plexus sacralis stehen hingegen über den Spinalnerv des Segmentes L4 und einer weiteren Verzweigung miteinander in Verbindung, sodass sie häufig als Plexus lumbosacralis zusammengefasst werden. ▸ Tab. 6.7 gibt eine erste Übersicht über die einzelnen Plexus, deren Zusammensetzung sowie die von ihnen ausgehende Versorgung.

Plexus cervicalis

Der Plexus cervicalis bildet sich aus den vorderen Wurzeln (Rr. ventrales) der Spinalnerven aus den Segmenten C1–C4. Dieses Nervengeflecht führt sensible und motorische Nervenfasern. Die Vereinigung der Nervenfasern im Halsgeflecht zeichnet sich durch die Bildung von bogenförmigen Schlingen aus. So vermischen sich die motorischen und sensiblen Anteile aus den verschiedenen Segmenten miteinander. Der Plexus cervicalis tritt zwischen dem M. scalenus anterior, M. scalenus medius und dem M. longus colli in die seitliche Halsregion. Eine Übersicht über den Plexus cervicalis liefert ▸ Abb. 6.27.

Versorgt wird sensibel die Haut des vorderen und seitlichen Halsdreiecks, die Haut hinter dem Ohr und im Bereich des Kieferwinkels. In diesem sensiblen Versorgungsgebiet sind die kaudale Kante der Klavikula und der Übergang zum seitlichen Hinterkopf die Grenze der sensiblen Innervation. Motorisch wird die prävertebrale Halsmuskulatur, die Zungenbeinmuskulatur, das Zwerchfell (Diaphragma) und Teile des M. trapezius, M. sternocleidomastoideus und M. levator scapulae versorgt.

Tab. 6.7 Die segmentale Zusammensetzung der einzelnen Plexus

Plexus	Segment	Versorgung
Plexus cervicalis	C1–C4	• sensibel die ventrale und laterale Halsregion und den Hinterkopf • motorisch die ventrale Halsmuskulatur, Diaphragma, Zungenbodenmuskulatur
Plexus brachialis	C5–Th1	• sensibel den Bereich der Schulter und der oberen Extremität • motorisch die Schulter- und Armmuskulatur
Plexus lumbalis	Th12–L4	• sensibel den ventralen, den lateralen und den medialen Oberschenkel sowie den medialen Unterschenkel und dorsal den I. und II. Strahl des Fußes bis hin zu den Zehen • motorisch den Ober- und Unterschenkel
Plexus sacralis	L4–S1	• sensibel den dorsalen Oberschenkel, das Knie und den Unterschenkel lateral und einen Großteil des Fußes • motorisch den Unterschenkel und Fuß
Plexus pudendus	S2–S4	• sensibel die Beckeneingeweide, den Damm und die äußeren Genitalien • motorisch das Diaphragma pelvis/urogenitale und den M. sphincter ani externus

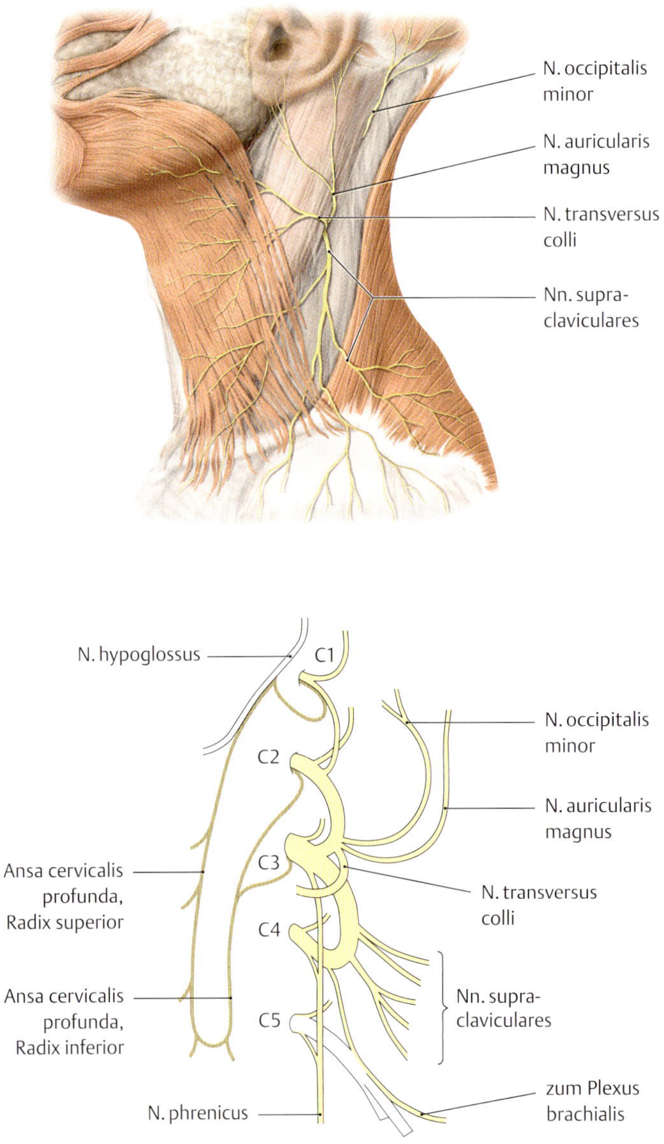

Abb. 6.27 Zusammensetzung und Aufzweigung des Plexus cervicalis und dessen peripheren sensiblen Äste. (Schünke, 2012a)

Sensible Äste des Plexus cervicalis

Die sensiblen Äste des Plexus cervicalis treten am Punctum nervosum, auch Erb-Punkt genannt, an die Oberfläche. Sie verlaufen am Hinterrand des M. sternocleidomastoideus, in seinem mittleren Drittel, ca. 3 cm oberhalb der Klavikula, dann durch die Lamina superficialis der Fascia cervicalis nach außen (▸ Abb. 6.28).

Der *Punctum nervosum* dient als wichtiger topografischer Bezugspunkt. An dieser Stelle kann eine Lokalanästhesie erfolgen, sodass chirurgische Eingriffe im Halsbereich auch ohne Vollnarkose möglich sind.

Hinter dem Punctum nervosum verzweigen sich die folgenden Nervenäste (▸ Abb. 6.29):

- N. occipitalis minor
- N. auricularis magnus
- N. transversus colli
- Nn. supraclaviculares

N. occipitalis minor

Der N. occipitalis minor erhält seine Fasern aus den vorderen Wurzeln der Segmente C 2 und C 3. Er verläuft am oberen Drittel und am hinteren Rand des M. sternocleidomastoideus nach kranial. Am Punctum nervosum tritt

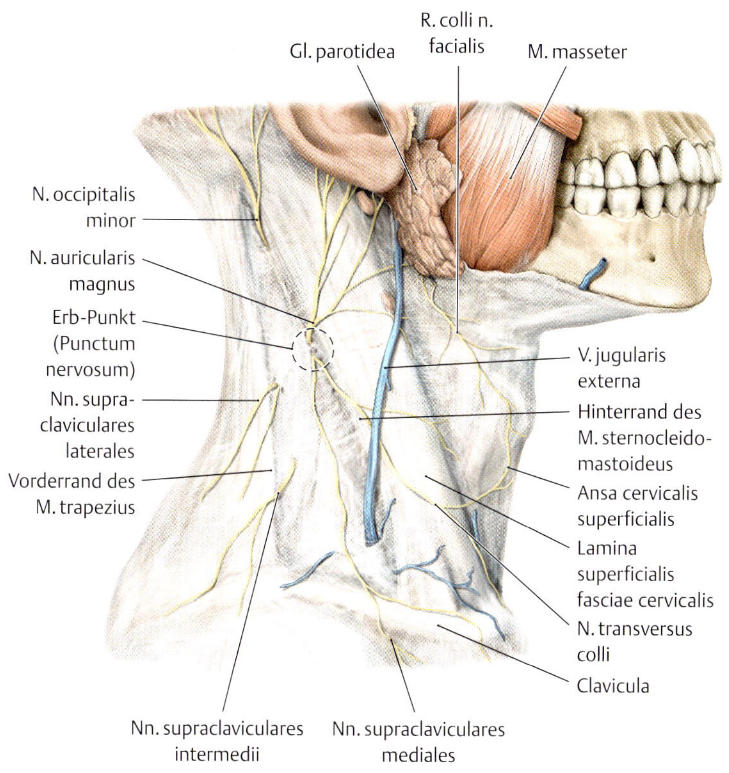

Abb. 6.28 Der Erb-Punkt (Punctum nervosum). (Schünke, 2012a)

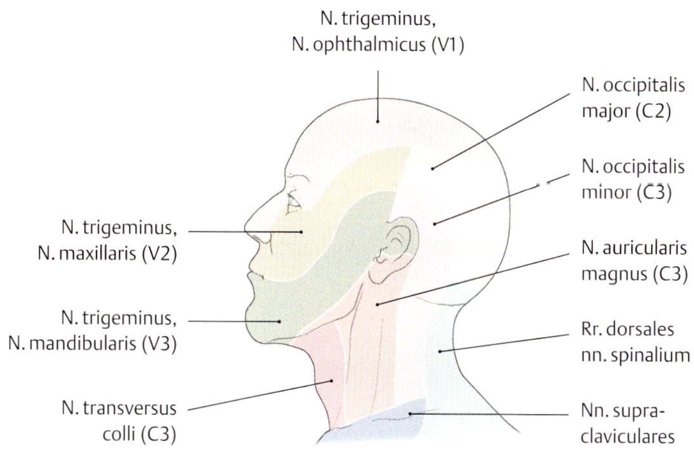

Abb. 6.29 Die sensible Versorgung der Haut durch die Äste des Plexus cervicalis. (Schünke, 2012a)

er an die Oberfläche. Er versorgt die Haut des seitlichen Hinterkopfes und den Bereich hinter dem Ohr. In seinem Verlauf hat er Verbindungen zum N. occipitalis major und N. auricularis magnus.

N. auricularis magnus

Der N. auricularis magnus erhält seine Fasern ebenfalls aus den vorderen Wurzeln der Segmente C 2 und C 3 und ist der stärkste Ast des Plexus cervicalis. Vom Punctum nervosum verläuft er auch nach kranial, nur weniger steil als der N. occipitalis minor. Er überquert so den M. sternocleidomastoideus in einem schrägen Verlauf. Unterhalb des Ohrläppchens teilt er sich in 2 Äste auf. In diesem Bereich des Unterkieferrandes entstehen so der R. anterior und der R. posterior.

Der R. anterior versorgt das Hautgebiet der unteren seitlichen Gesichtshälfte, des Ohrläppchens und einen Teil der Ohrmuschel. Der R. posterior versorgt die Haut der hinteren Ohrmuschel.

N. transversus colli

Der N. transversus colli erhält seine Fasern aus den vorderen Wurzeln der Segmente C2 und C3. Vom Punctum nervosum verläuft er quer nach ventral. Unterhalb des Platysmas und unterhalb der V. jugularis externa überquert er den M. sternocleidomastoideus und zieht so zur vorderen Halsregion. Unterhalb des Platysmas teilt sich auch dieser Nerv in 2 Äste. Der R. superior und der R. inferior versorgen dann die gesamte Haut vom Rand des Unterkiefers bis zum Rand der Fossa jugularis. Dem R. superior, dem hier stärkeren Ast, lagert sich der R. colli des N. facialis an.

Nn. supraclaviculares

Diese Nerven erhalten ihre Fasern aus den Rr. ventrales der Wurzeln C3 und C4, eine Besonderheit ist hier die Stammbildung dieser Fasern. Die Nn. supraclaviculares treten auch am Punctum nervosum an die Oberfläche. Der Stamm verläuft nach schräg hinten unten und kreuzt den Plexus brachialis, bevor er sich in 3 Äste teilt:

Die Nn. supraclaviculares mediales versorgen die Haut über dem Sternoklavikulargelenk und dem medialen Bereich der Klavikula.

Die Nn. supraclaviculares intermedii versorgen den mittleren Abschnitt des Schlüsselbeins und die Haut im Brustbereich bis zur 4. Rippe. Die Nn. supraclaviculares laterales versorgen die Haut im Bereich des M. deltoideus.

Motorisch-sensible Äste des Plexus cervicalis

Der Plexus cervicalis versorgt mit seinen kurzen Nervenfasern aus den Segmenten C1–C4 motorisch den vorderen und den seitlichen Halsbereich. Aus den ventralen Ästen der Spinalnerven ziehen direkt kurze Fasern zu den tiefen Halsmuskeln. Die weiteren Fasern bilden den Plexus cervicalis. Aus diesem entstehen 2 Nervenschlingen: die tiefe Nervenhalsschlinge (Ansa cervicalis profunda) und die oberflächliche Nervenhalsschlinge (Ansa cervicalis superficialis), siehe ▸ Abb. 6.30.

Ansa cervicalis profunda

Die oberflächliche Nervenhalsschlinge bildet sich aus den oberen Wurzeln (Radix superior) aus den Segmenten C1 und C2 und aus der unteren Wurzel (Radix inferior) aus den Segmenten C2 und C3 des Plexus cervicalis. Im weiteren Verlauf bilden sich ein absteigender und ein aufsteigender Ast, so entsteht die Nervenschlinge. Ein Ast wird Radix superior ansea cervicalis und ein Ast Radix inferior ansea cervicalis benannt – nach der topografisch anatomischen Lage im Halsbereich. Die Ansa cervicalis profunda liegt unterhalb des M. sternocleidomastoideus.

Von der Ansa cervicalis profunda wird die gesamte untere Zungenbeinmuskulatur, die infrahyale Muskulatur, versorgt (▸ Abb. 6.30):

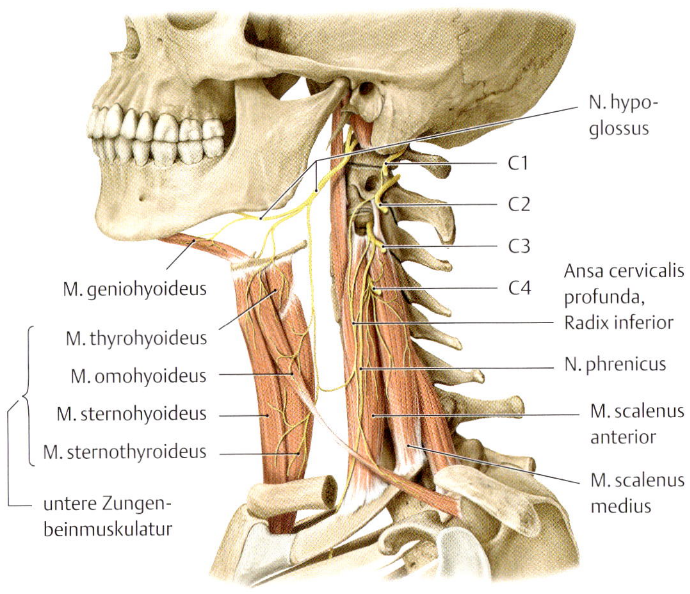

Abb. 6.30 Die motorischen Äste des Plexus cervicalis und weitere Nerven zur Versorgung des vorderen und seitlichen Halses. (Schünke, 2012a)

- M. thyrohyoideus
- M. omohyoideus
- M. sternohyoideus
- M. sternothyroideus

Ansa cervicalis superficialis

Diese Nervenschlinge wird vom R. colli des N. facialis und den aufsteigenden Ästen des N. transversus colli gebildet. Die Ansa cervicalis superficialis liegt dem M. sternocleidomastoideus auf und wird vom Platysma bedeckt. Diese Schlinge enthält gemischte Fasern. Motorische Fasern aus dem N. facialis und sensible Fasern für die Haut aus dem N. transversus colli (▸ Abb. 6.31).

N. phrenicus

Dieser Nerv ist ein wichtiger Nerv des Plexus cervicalis. Er bildet sich aus den ventralen Wurzeln der Spinalnerven aus den Segmenten C3 bis C5. Er führt motorische und sensible Fasern. Der Nerv beginnt auf Höhe von C3. Er verläuft im lateralen Halsbereich auf dem M. scalenus anterior nach kaudal. Im Halsbereich verläuft er neben dem N. vagus und durchtritt die obere Thoraxapertur zwischen der A. und V. subclavia. Im Thorax zieht er rechts und links am Mediastinum entlang, vor dem Lungenhilum. Dann tritt er durch das Diaphragma thoracolumbalis, welches er motorisch und sensibel innerviert. Er durchtritt das Diaphragma rechts zusammen mit der V. cava und links mit dem Ösophagus (▸ Abb. 6.32).

Der N. phrenicus innerviert zudem sensibel die Serosa von Thorax- und Bauchorganen (vgl. hierzu Kap. 7.1).

Dysfunktionen des Plexus cervicalis und Behandlungsmöglichkeiten

Mögliche Dysfunktionen

Die peripheren Nerven können auf dem Weg zu ihrem Erfolgsorgan an verschiedenen Stellen durch knöcherne Dysfunktionen oder auch einen muskulären oder faszialen Hypertonus irritiert werden.

Die Irritation zeigt sich am Erfolgsorgan in Form von motorischen oder sensiblen Auffälligkeiten. Die potenziellen Kompressionsstellen sind nachfolgend beschrieben.

Der gesamte Plexus cervicalis kann aufgrund seines Verlaufs irritiert werden, wenn folgende Strukturen Dysfunktionen oder Läsionen aufweisen:

- M. sternocleidomastoideus
- Mm scaleni
- M. levator scapulae

Darüber hinaus können einzelne Nerven in ihrem Verlauf an weiteren Stellen einer Kompression unterliegen.

Der N. transversus colli kann durch einen zu hohen Tonus des Platysma irritiert werden.

Die Nn. supraclaviculares können durch eine Dysfunktion der Klavikula beeinträchtigt werden.

Die weiteren Nerven des Plexus cervicalis sind keinen klassischen Kompressionsstellen ausgesetzt.

Die nachstehende Übersichtsgrafik zeigt auf einen Blick die potenziellen Kompressionsstellen dieser Nerven, sowie deren sensibles Versorgungsgebiet und hat sich für die praktische Arbeit als sehr hilfreich erwiesen (▸ Abb. 6.33).

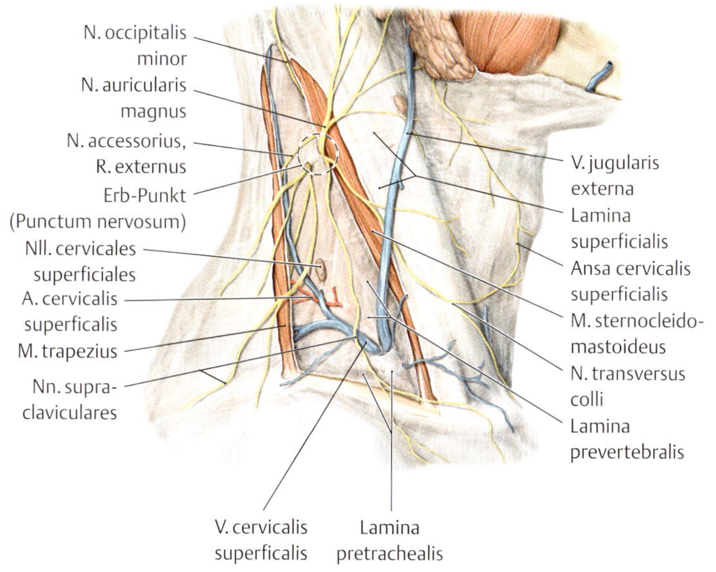

Abb. 6.31 Ansa cervicalis superficialis. (Schünke, 2012a)

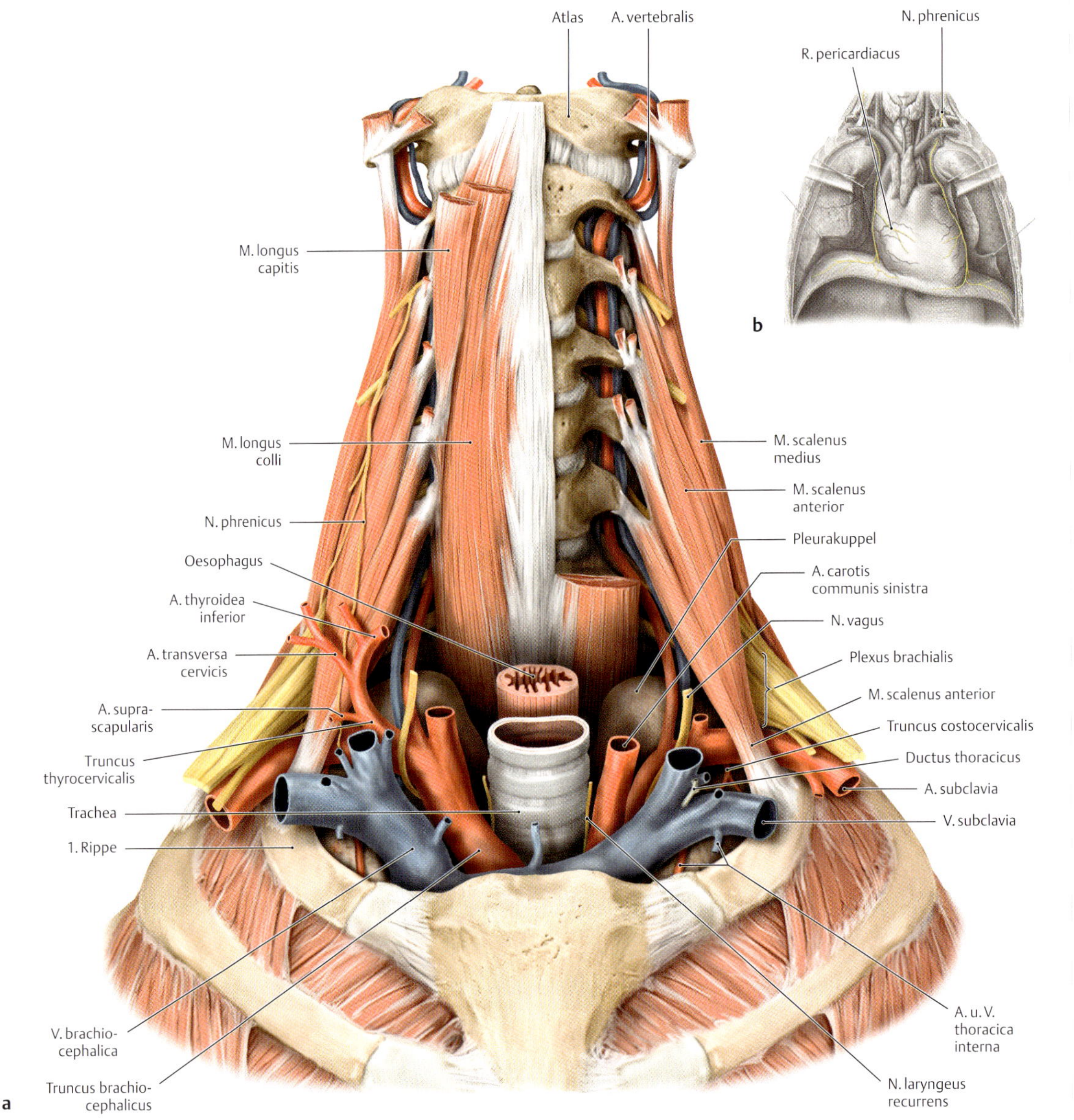

Abb. 6.32 N. phrenicus.
a Im zervicalen Verlauf. (Schünke, 2012a)
b Im thorakalen Verlauf. (Schünke, 2012a)

Therapeutische Interventionsmöglichkeiten

Therapeutisch besteht in einem solchen Fall die Möglichkeit, die Position der komprimierenden Strukturen zu korrigieren bzw. deren Tonus zu normalisieren.

- M. sterocleidomastoideus
- Mm. scaleni
- M. levator scapulae
- Platysma
- Klavikula

Plexus brachialis

Der Plexus brachialis bildet sich aus den vorderen Wurzeln der Segmente C 5–Th 1, geringe Anteile können auch aus den Segmenten C 4 und Th 2 stammen (▸ Abb. 6.34).

Dieses Nervengeflecht versorgt den Arm, die Schulter und Anteile des Thorax. Bei der Plexusbildung bilden sich aus den Rr. ventrales der Spinalnerven zunächst die Trunci (Stämme), dann die Fasciculi (Bündel) und bilden schließlich die peripheren Nerven.

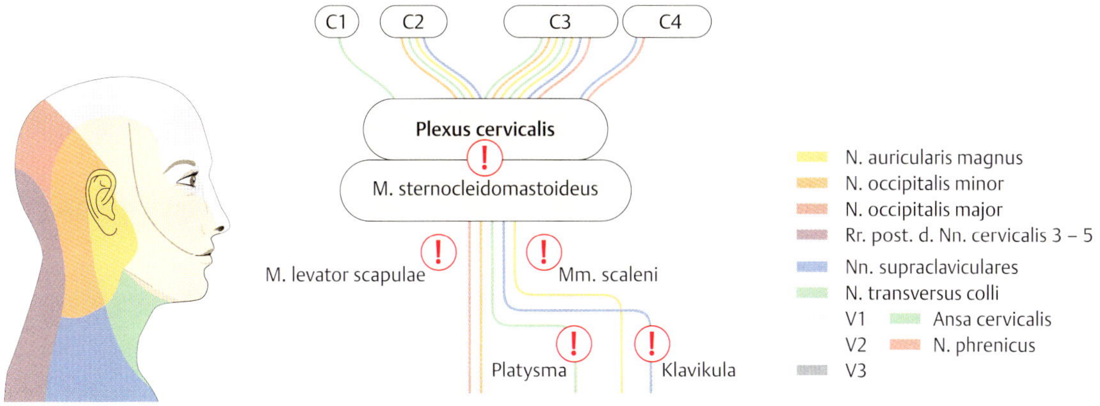

Abb. 6.33 Die sensiblen Versorgungsareale der Äste des Plexus cervicalis sowie deren potenzielle Kompressionsstellen im Nervenverlauf.

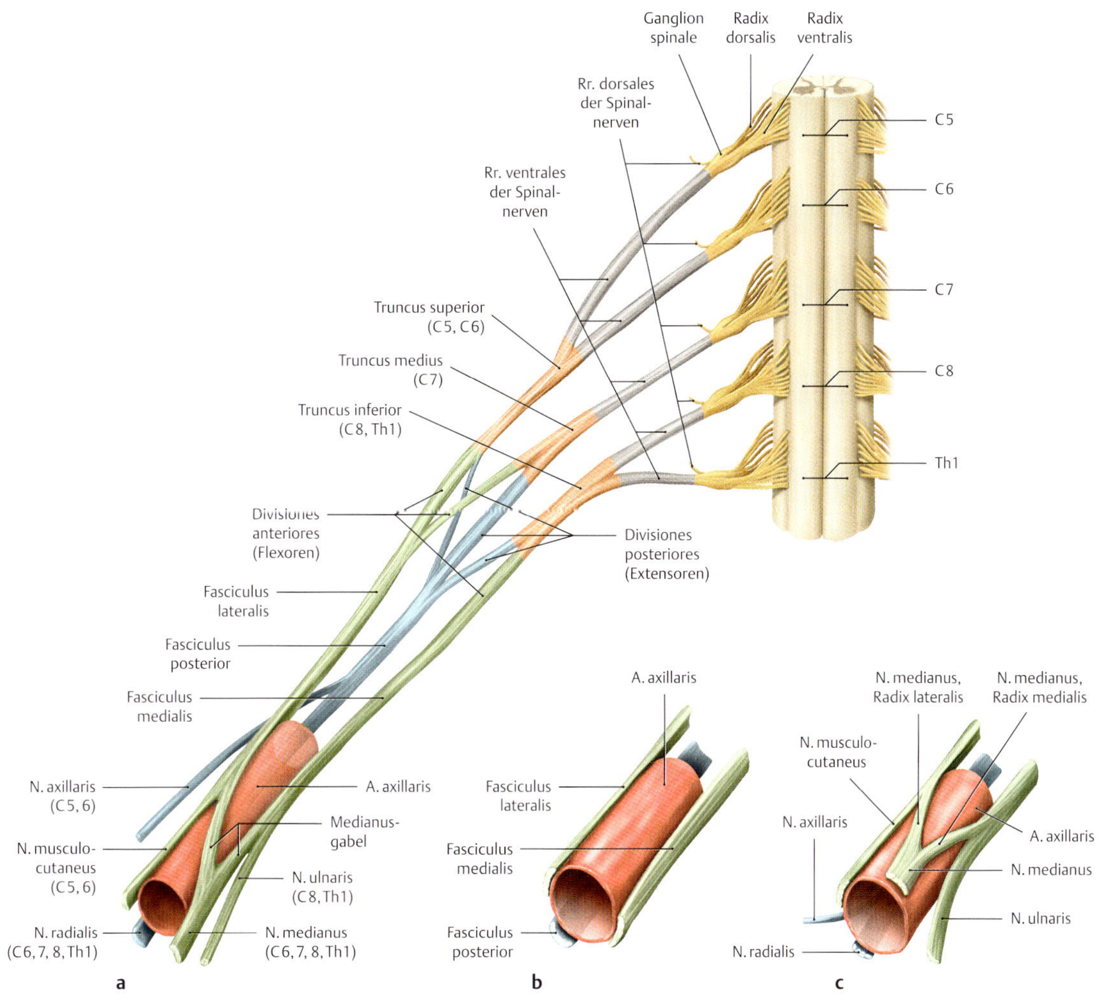

Abb. 6.34 Schematischer Aufbau der Plexus brachialis.
a Bezeichnung und Abfolge der unterschiedlichen Anteile. (Schünke, 2014)
b Lage und Benennung der einzelnen Fasciculi in Beziehung zur A. axillaris. (Schünke, 2014)
c Aufteilung der Fasciculi in ihre Haupttäste. (Schünke, 2014)

Tab. 6.8 Die einzelnen Anteile des Plexus brachialis und deren Lokalisation (nach (Schünke et al., 2014), S. 362)

Bestandteile	Anzahl	Lokalisation
Rr. ventrales der Spinalnerven aus den Segmenten C 5–Th 1	5	Durchtritt durch die Foramina intervertebralia zwischen dem M. scalenus anterior und M. scalenus medius (hintere Skalenuslücke)
Stämme (Truncus superior, medius, inferior)	3	lateral der Skalenuslücke und oberhalb der Klavikula
Divisiones (posteriores und anteriores)	6	dorsal der Klavikula
Bündel (Fasciculus lateralis, medialis, posterior)	3	Höhe der Achselhöhle dorsal vom M. pectoralis

Tab. 6.9 Zusammensetzung und Verzweigung des Plexus brachialis

Trunci		Fasciculi			Periphere Nerven	
					Pars infraclavicularis	Pars supraclavicularis
Truncus superior	C 5 C 6	Fasciculus lateralis	Truncus superior Truncus medius	C 5 C 6 C 7	N. musculocutaneus N. pectoralis lateralis N. medianus	N. dorsalis scapulae, C 5 N. suprascapularis, C 5–C 6 N. subclavius, C 5–C 6 N. thoracicus longus, C 5–C 7
Truncus medius	C 7	Fasciculus posterior	Truncus superior Truncus medius Truncus inferior	C 5 C 6 C 7 C 8 Th 1	N. medianus N. ulnaris N. pectoralis medialis N. cutaneus brachii medialis N. cutaneus antebrachii medialis	
Truncus inferior	C 8 Th 1	Fasciculus medialis	Truncus inferior	C 8 Th 1	N. radialis N. axillaris N. subscapularis N. thoracodorsalis	

▶ **Aus den Rr. ventrales der Segmente**
- C 5 und C 6 bildet sich der Truncus superior,
- C 7 bildet sich der Truncus medius,
- C 8 und Th 1 bildet sich der Truncus inferior.

Diese Hauptstämme liegen zwischen den Skalenusmuskeln und ziehen durch die senkrecht verlaufende Skalenuslücke. Diese bildet eine dreieckige Passage. Es wird die vordere von der hinteren Skalenuslücke unterschieden. Die hintere Skalenuslücke wird von dem M. scalenus anterior und dem M. scalenus medius gebildet, diese dient als Durchtrittsstelle für Nerven und Blutgefäße (A. subclavia). Die vordere Skalenuslücke wird von dem M. scalenus anterior und dem M. sternocleidomastoideus gebildet, die V. subclavia durchläuft diese Lücke.

Im weiteren Verlauf spalten und verzweigen sich die 3 Trunci wieder neu. Bei dieser Spaltung in neue Anteile spricht man von *Divisionen*. Es werden 3 vordere Anteile zu den anterioren Divisionen zusammengefasst und 3 hintere Anteile zu den posterioren Divisionen. Diese Divisionen liegen auf der Höhe hinter der Klavikula.

Aus ihnen bilden sich die 3 Fasciculi (Bündel). Sie liegen auf der Höhe der Achselhöhle dorsal vom M. pectoralis minor. Ihre Benennung Fasciculus lateralis, Fasciculus medialis und Fasciculus posterior ergibt sich aus ihrer Lage zur A. axillaris.

Der Fasciculus lateralis bezieht Anteile aus dem Truncus superior und dem Truncus medius und somit aus den Segmenten C 5, C 6 und C 7.

Der Fasciculus posterior bezieht Anteile aus allen 3 Trunci und somit aus den Segmenten C 5, C 6, C 7, C 8 und Th 1.

Der Fasciculus medialis bezieht Anteile aus dem Truncus inferior und somit aus den Segmenten C 8 und Th 1.

Im weiteren Verlauf teilen sich diese 3 Fasciculi in ihre Hauptäste, die peripheren Nerven, auf.

Die Einteilung der peripheren Nerven erfolgt in die Nerven der Pars supraclavicularis und die Nerven des Pars infraclavicularis. Die Nerven der Pars supraclavicularis bilden sich direkt aus den Rr. ventrales oder aus den Trunci. Die Nerven aus der Pars infraclavicularis bilden sich aus den kurzen und den langen Ästen der einzelnen Fasciculi.

In der ▶ Tab. 6.8 und ▶ Tab. 6.9 sind die Hauptbestandteile des Plexus brachialis zusammengefasst.

Periphere Nerven der Pars supraclavicularis

Zum Pars supraclavicularis zählen alle Nerven, die oberhalb der Klavikula aus dem Plexus brachialis abgehen. Dieser Teil ist der kleinere des Plexus brachialis. Alle Nerven des Pars supraclavicularis sind motorisch und versorgen hauptsächlich die Schulter und die ventrale Thoraxwand (▶ Tab. 6.10).

Tab. 6.10 Die peripheren Nerven des Pars supraclavicularis des Plexus brachialis

Nerv	Segment
N. dorsalis scapulae	C 5
N. suprascapularis	C 5, C 6
N. subclavius	C 5, C 6
N. thoracicus longus	C 5, C 6, C 7

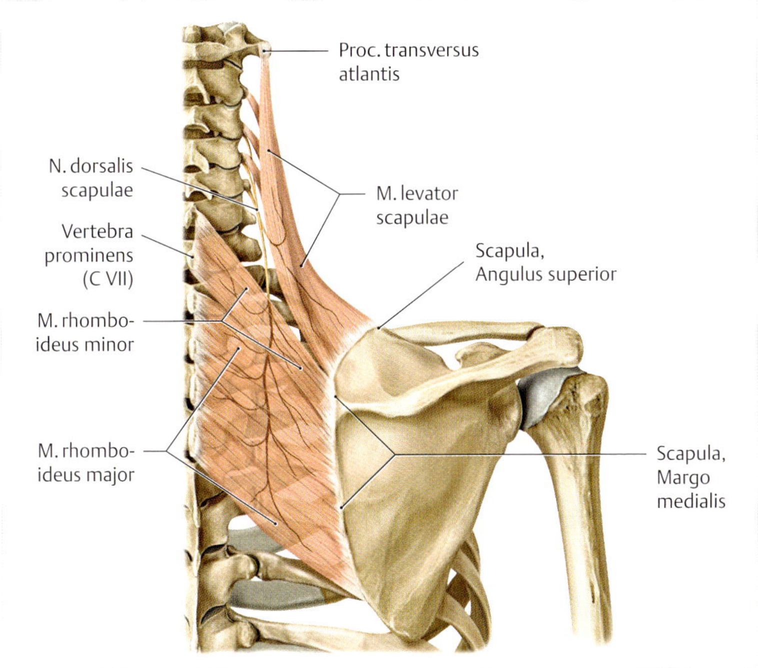

Abb. 6.35 N. dorsalis scapulae. (Schünke, 2014)

N. dorsalis scapulae

▶ **Verlauf.** Dieser Nerv bildet sich hinter dem Foramen intervertebrale aus dem R. ventrales des 5. Spinalnerven. Er verläuft hinter dem M. scalenus medius und durchtritt diesen. Dann zieht er zum Angulus superior der Skapula und zieht an der Margo medialis nach kaudal, bis er kurz vor dem Angulus inferior der Skapula endet (▶ Abb. 6.35).

▶ **Versorgung.** In seinem Verlauf versorgt er 3 Muskeln:
- M. levator scapulae
- M. rhomboideus minor
- M. rhomboideus major

Alle 3 Muskeln bilden eine funktionelle Gruppe, sie setzen nacheinander entlang der Margo medialis vom Angulus superior bis zum Angulus inferior am Schulterblatt an.

▶ **Klinisches Bild.** Der Ausfall des N. dorsalis scapulae ist eher selten, weil dieser Nerv geschützt in den tiefen Nackenmuskulaturschichten liegt. Wenn es doch zu einem Ausfall des N. dorsalis scapulae käme, wären alle 3 Muskeln betroffen. Dies würde zu einem flügelartig abstehenden Schulterblatt führen (Scapula alata). Die Skapula würde sich leicht nach lateral verschieben und hätte keine ausreichende Anbindung mehr.

N. suprascapularis

▶ **Verlauf.** Dieser Nerv bildet sich aus dem Truncus superior des Plexus brachialis und bezieht seine Fasern aus den Nervenwurzeln von C5 und C6. Er verläuft parallel der A. suprascapularis zum oberen Rand der Skapula und trägt daher seinen Namen. „Im Gegensatz zur Arterie zieht er unter dem Lig. transversum scapulae superius durch die Incisura scapulae zur Fossa supra- und infraspinata und innerviert die dort befindlichen Muskeln“ (Morgado-Schwarz) (▶ Abb. 6.36).

▶ **Versorgung.** Der N. suprascapularis innerviert 2 Muskeln:
- M. supraspinatus
- M. infraspinatus

▶ **Klinisches Bild.** Kommt es zu Verletzungen oder chronischen Kompressionen des N. suprascapularis, atrophieren die Muskeln. Die Folge ist eine Einschränkung der Abduktion des Arms, insbesondere in der Anfangsphase der Bewegung. Es wird von einer eingeschränkten „Starterfunktion“ ((Schünke et al., 2011), S. 356) des M. supraspinatus gesprochen. Die Außenrotation des Arms ist ebenfalls eingeschränkt. Beim Incisura-Scapulae-Syndrom kommt es zu einer teilweisen oder vollständigen Verknöcherung des Kanals zwischen dem Lig. transversum scapulae superius und der Incisura scapulae, wodurch der Nerv komprimiert werden kann.

N. thoracicus longus

▶ **Verlauf.** Der N. thoracicus longus bezieht seine Nervenfasern aus den Rr. ventrales der Segmente C5, C6 und C7.

Er durchbohrt den M. scalenus medius und zieht zusammen mit der A. thoracica lateralis auf dem M. serratus anterior an der seitlichen Thoraxwand abwärts (▶ Abb. 6.37).

▶ **Versorgung.** Der N. thoracicus longus versorgt den M. serratus anterior.

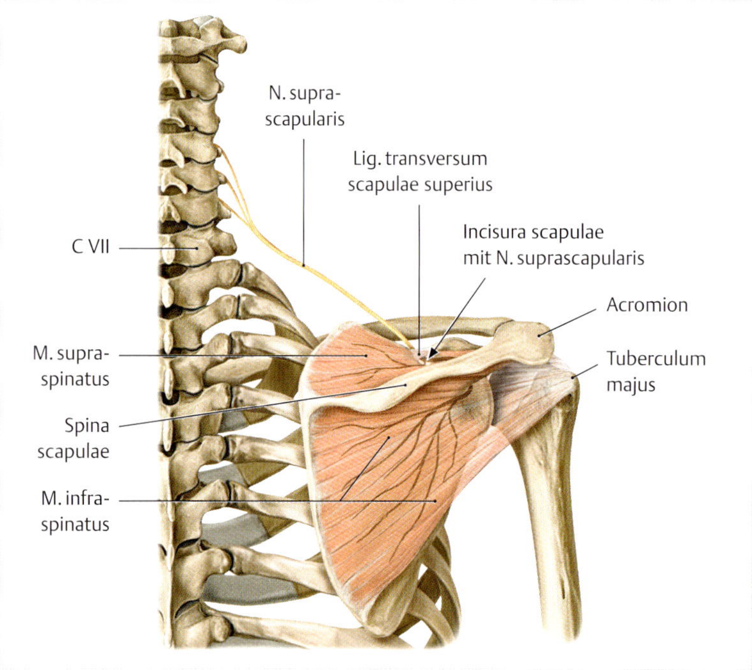

Abb. 6.36 N. suprascapularis. (Schünke, 2014)

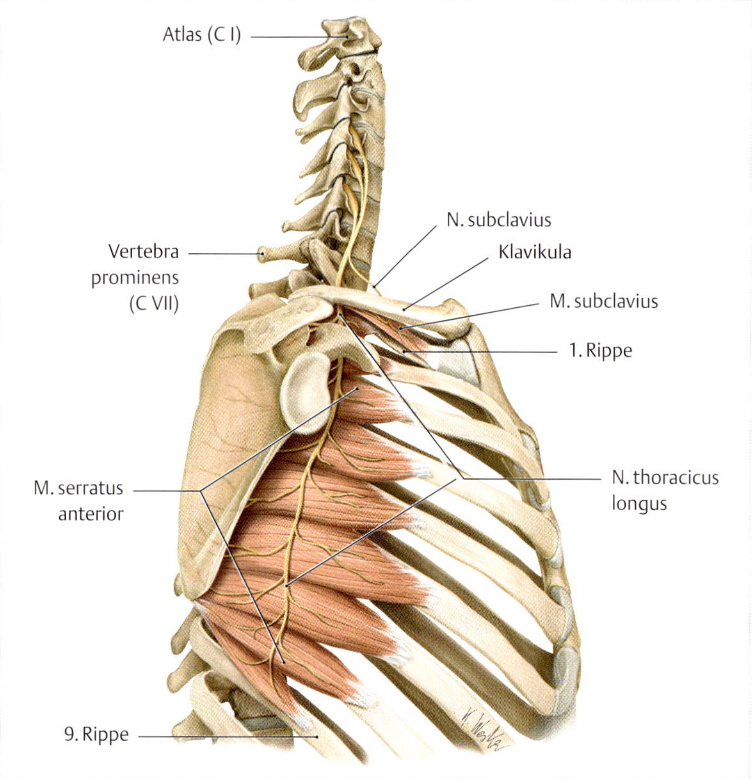

Abb. 6.37 N. thoracicus longus und N. subclavius. (Schünke, 2014)

▸ **Klinisches Bild.** Bei seiner Parese ist die Skapula nach medial verschoben und vom Thorax abstehend (Scapula alata). Der Arm kann nicht eleviert, d. h. nicht über die Horizontale hinaus angehoben werden, oft nicht über 90°. Häufig erfährt der Nerv seine Schädigung über mechanische Störungen. Dies kann das lange Tragen eines schweren Rucksackes sein oder infolge einer Ausräumung von axillären Lymphknoten.

N. subclavius

Siehe ▸ Abb. 6.37.

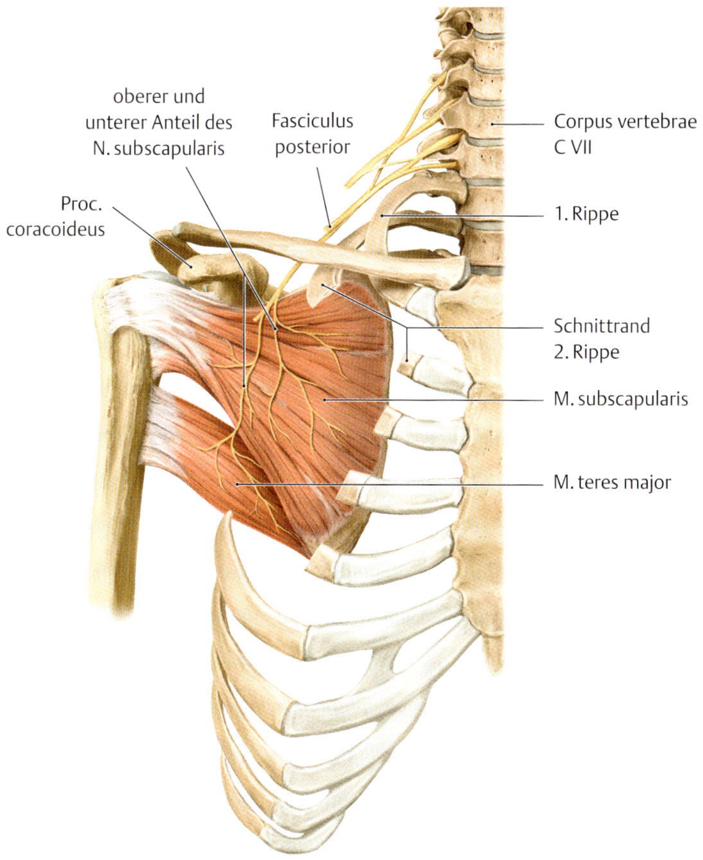

Abb. 6.38 N. subscapularis, Ansicht von ventral. (Schünke, 2014)

▸ **Verlauf.** Der N. subclavius bildet sich an der Kreuzungsstelle zwischen C 5 und C 6, an der sich der Truncus superior bildet.

▸ **Versorgung.** Es wird der M. subclavius innerviert.

▸ **Klinisches Bild.** Eine zu starke Spannung auf diesem Muskel (z. B. infolge einer Narbenbildung) kann eine Dysfunktion der Klavikula und damit verbunden ein Thoracic-outlet-Syndrom bedingen.

Periphere Nerven der Pars infraclavicularis

Zur Pars infraclavicularis werden jene Nervenäste gezählt, die den Plexus unterhalb der Klavikula verlassen. Diese Nerven können in die Gruppe der Nerven zur motorischen und sensiblen Versorgung der oberen Extremität und die der Nerven zur Versorgung der Brustmuskulatur eingeteilt werden (▸ Tab. 6.11).

Tab. 6.11 Die peripheren Nerven des Pars infraclavicularis des Plexus brachialis

Nerv	Segment
Nerven für die Brustmuskulatur (kurze Äste)	
N. subscapularis	C 5, C 6, C 7, C 8
N. thoracodorsalis	C 6, C 7, C 8
N. pectoralis lateralis	C 5, C 6, C 7
N. pectoralis medialis	C 8, Th 1
Nerven für die Armmuskulatur (lange Äste)	
N. musculocutaneus	C 5, C 6, C 7
N. axillaris	C 5, C 6, C 7, C 8, Th 1
N. cutaneus brachii medialis	C 8, Th 1
N. cutaneus antebrachii medialis	C 8, Th 1
N. radialis	C 5, C 6, C 7, C 8, Th 1
N. medianus	C 6, C 7, C 8, Th 1
N. ulnaris	C 8, Th 1

Nerven für die Brustmuskulatur (kurze Äste)

N. subscapularis

▸ **Verlauf.** Dieser Nerv entspringt aus dem Fasciculus posterior und bezieht daher seine Fasern aus den Rr. ventrales C 5–C 8. Er verzweigt sich sehr stark über die gesamte Fläche der ventralen Skapula (▸ Abb. 6.38).

▸ **Versorgung.** Er ist ein rein motorischer Nerv, der den M. subscapularis und den M. teres major innerviert.

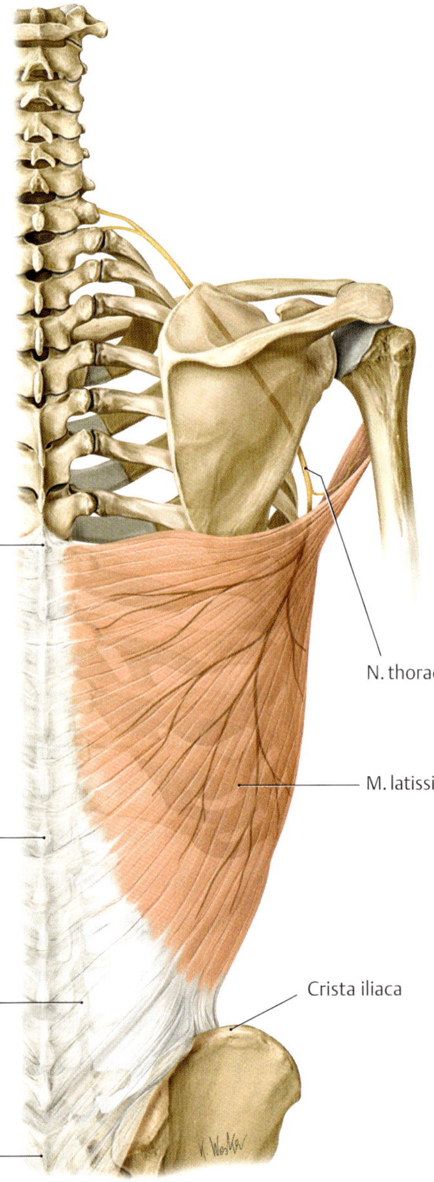

Abb. 6.39 N. thoracodorsalis. (Schünke, 2014)

▶ **Klinisches Bild.** Eine Schädigung des N. subscapularis fällt vor allem durch den Funktionsverlust des gleichnamigen Muskels auf, denn auf der betroffenen Seite steht die obere Extremität in maximaler Außenrotation.

N. thoracodorsalis

▶ **Verlauf.** Dieser Nerv entspringt aus dem Fasciculus posterior und bezieht seine Fasern aus den Rr. ventrales C6–C8. Sein langer Ast zieht entlang der lateralen Thoraxwand, an der Vorderseite der Skapula zur hinteren Achselfalte. Begleitet wird er von der A. thoracodorsalis und V. thoracodorsalis. Die ersten Äste werden an den M. teres major abgegeben. Dann verläuft der Nerv dorsalwärts und zweigt sich breitflächig in seine Äste auf, welche den M. latissimus dorsi innervieren (▶ Abb. 6.39).

▶ **Versorgung.** Der N. thoracodorsalis innerviert motorisch den M. latissimus dorsi.

▶ **Klinisches Bild.** Bei Lähmung des Muskels verschmächtigt sich die hintere Achselfalte und der Angulus inferior der Skapula steht leicht ab. Patienten haben Schwierigkeiten, gegen Widerstand, den Arm nach kaudal und ventral zu drücken.

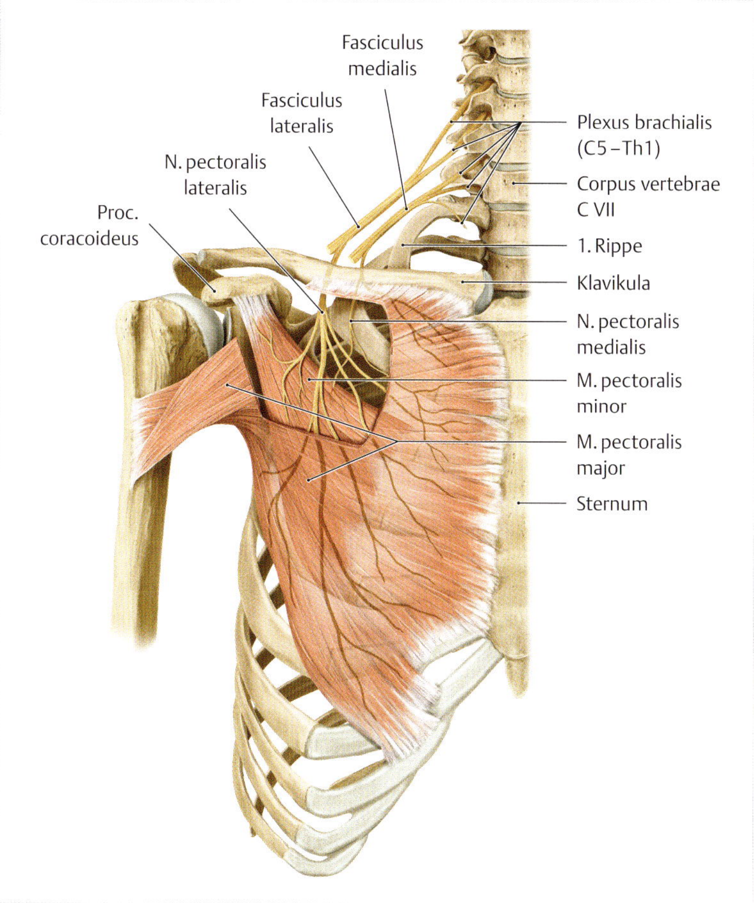

Abb. 6.40 Die Nn. pectorales medialis und lateralis. (Schünke, 2014)

Tab. 6.12 Die Nerven der 3 Fasciculi zur Versorgung der oberen Extremität

Fasciculus lateralis	Fasciculus medialis	Fasciculus posterior
• N. musculocutaneus (C 5–C 7) • N. medianus, Radix lateralis (C 6–C 7)	• N. cutaneus brachii medialis (Th 1–Th 2) • N. cutaneus antebrachii medialis (C 8–Th 1) • N. ulnaris (C 8–Th 1) • N. medianus, Radix medialis (C 8–Th 1)	• N. axillaris (C 5–C 6) • N. radialis (C 6–C 8)

Nn. pectoralis medialis und lateralis

▶ **Verlauf.** Der N. pectoralis lateralis bezieht seine Fasern direkt an der Kreuzungsstelle zwischen dem Truncus superior und dem Truncus medius, seine Fasern kommen aus den R. ventralis von C 5, C 6 und C 7.

Der N. pectoralis medialis zweigt sich vom Fasciculus medialis ab und bezieht seine Fasern aus C 8 und Th 1 (▶ Abb. 6.40).

Die Nerven haben ihren Ursprung noch oberhalb und mittig der Klavikula. Sie verlaufen dann mittig und dorsal der Klavikula nach kaudal zum ventralen oberen Brustkorb. Dort zweigen sie sich auf (▶ Abb. 6.40).

▶ **Versorgung.** Sie versorgen den M. pectoralis minor und den M. pectoralis major.

▶ **Klinisches Bild.** Bei einer Läsion des N. pectoralis zeichnet sich im Seitenvergleich eine zunehmende Atrophie des M. pectoralis major ab. Die von ihm gestützten Bewegungen können nur noch bedingt ausgeführt werden. Die Skapula ist in ihrer Position und in der Bewegung nicht mehr im muskulären Gleichgewicht, sodass Probleme des skapulohumeralen Rhythmus resultieren können.

Nerven für die obere Extremität (lange Äste)

Aus den 3 Fasciculi entstehen die nachfolgend gelisteten längen Äste zur motorischen und sensiblen Versorgung der oberen Extremität (▶ Tab. 6.12).

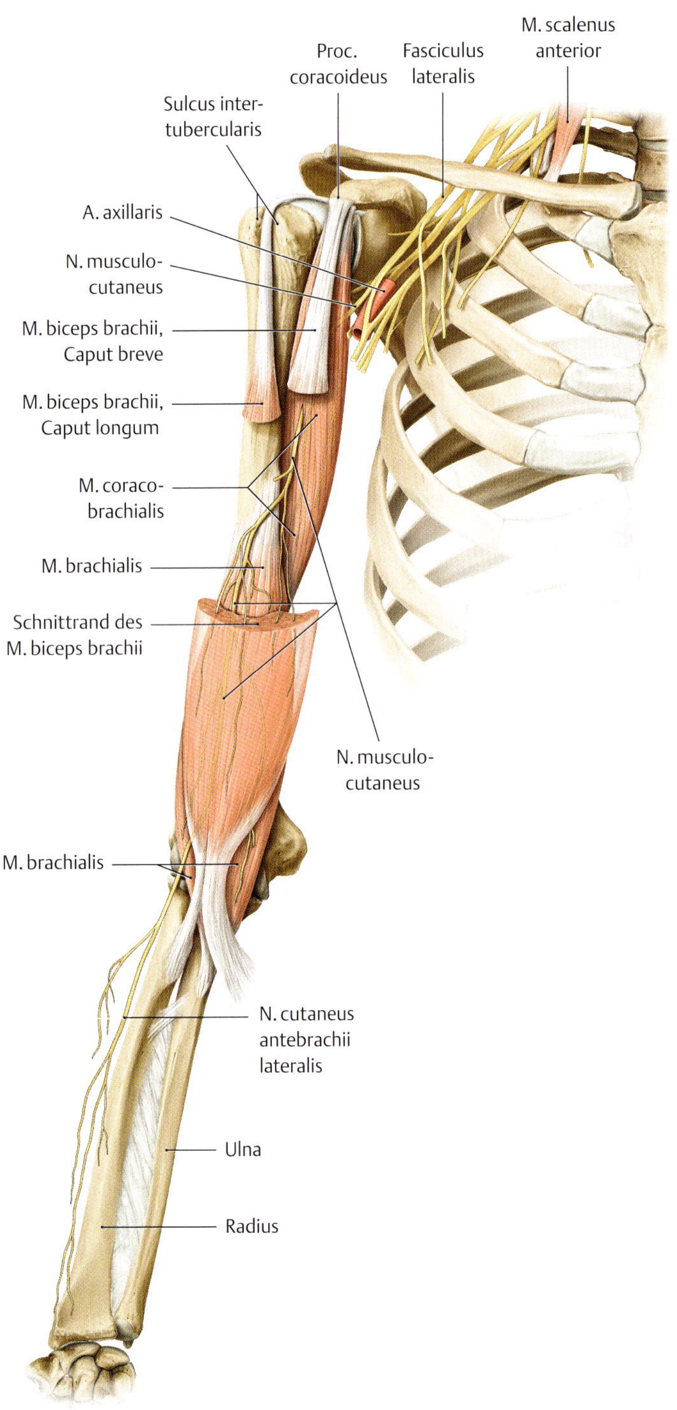

Abb. 6.41 N. musculocutaneus. (Schünke, 2014)

N. musculocutaneus

▶ **Verlauf.** Dieser Nerv verlässt den Fasciculus lateralis als gemischter Nerv (sensibel und motorisch), er enthält Nervenfasern aus der Radix ventralis C 5 und C 6. In Höhe des lateralen Randes des M. pectoralis minor kommt er aus dem Fasciculus lateralis.

Der Nerv zieht an der Ventralseite des Oberarms zwischen dem M. brachialis und M. biceps brachii nach distal und gelangt in Höhe der Ellenbeuge auf die ventrale Oberfläche (▶ Abb. 6.41).

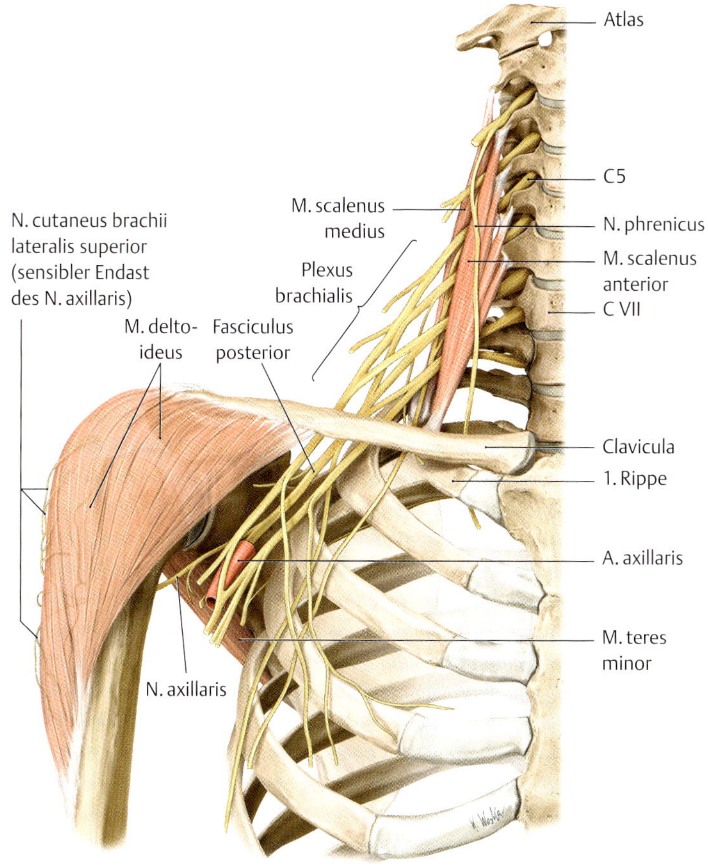

Abb. 6.42 N. axillaris. (Schünke, 2014)

► **Versorgung**
- motorische Innervation:
  - M. brachialis
  - M. biceps brachii
  - M. coracobrachialis
- sensible Innervation:
  - laterale Seite des Unterarms

► **Klinisches Bild.** Bei einer Schädigung sind folgende Bewegungen eingeschränkt:
- die Anteversion im Schultergelenk
- die Flexion im Ellenbogengelenk
- die Supination

Zudem kommt es zu Sensibilitätsstörungen im entsprechenden Versorgungsgebiet.

N. axillaris

► **Verlauf.** Dieser Nerv verlässt den Fasciculus posterior als gemischter Nerv (sensibel und motorisch), er enthält Nervenfasern aus den Radizes ventrales C 5 und C 6. Der N. axillaris zieht unmittelbar nach seiner Abzweigung um das Collum chirurgicum des Humerus herum nach dorsal. Dort tritt er dann aus der lateralen Achsellücke aus und verläuft unter dem M. deltoideus nach ventral (► Abb. 6.42).

► **Versorgung.** Motorische Innervation:
- M. deltoideus
- M. teres minor

► **Sensible Innervation.** Dieser Nerv versorgt sensibel die distalen Hautareale über dem M. deltoideus und den proximalen und dorsolateralen Oberarm.

► **Klinisches Bild.** Bei einer Schädigung sind folgende Bewegungen eingeschränkt:
- die Anteversion im Schultergelenk (bis 90°)
- die Abduktion
- die Retroversion

Zudem kommt es zu Sensibilitätsstörungen im entsprechenden Versorgungsgebiet.

N. cutaneus brachii medialis

► **Verlauf.** Er verlässt den Fasciculus medialis und zieht direkt kaudal der Axilla an die ventrale Seite des Humerus.

► **Versorgung.** Als rein sensibler Nerv versorgt er mit einer umfangreichen Ramusbildung die mediale Haut des Oberarms (► Abb. 6.43).

► **Klinisches Bild.** Bei einer Schädigung des Nervs treten Sensibilitätsstörungen im entsprechenden Versorgungsgebiet auf.

N. cutaneus antebrachii medialis

► **Verlauf.** Der N. cutaneus antebrachii medialis ist ebenfalls ein rein sensibler Nerv, der aus dem Fasciculus medialis kommend an der medialen Seite des Humerus subfaszial entlangzieht. Nach etwa zwei Drittel der Strecke durchbricht er die Faszie und verläuft von dort suprafaszial.

► **Versorgung.** Die rein sensible Versorgung erfolgt an der mediopalmaren Seite des Unterarms, bis hin zur Mittellinie zwischen Ulna und Radius. Sein Gebiet erstreckt sich nach proximal etwas licht über das Ellenbogengelenk und nach distal leicht über das Handgelenk hinaus (► Abb. 6.43).

► **Klinisches Bild.** Bei einer Schädigung des Nervs treten Sensibilitätsstörungen im entsprechenden Versorgungsgebiet auf.

N. radialis

► **Verlauf.** Dieser Nerv ist die direkte Weiterführung des Fasciculus posterior als gemischter Nerv (sensibel und motorisch), er enthält Nervenfasern aus den Radix ventralis C5, C6, C7, C8 und Th1. Der N. radialis tritt zunächst in die mediale Bizepsfurche ein und zieht dann zur Achsel. In der Achselhöhle liegt er hinter der A. axillaris. Er überquert dann den M. subscapularis, M. latissimus dorsi und M. teres major. In einem spiralförmigen Verlauf zieht er am dorsalen Humerusschaft nach unten. Im Verlauf des Oberarms gibt er motorische und sensible Äste ab. Am Ellenbogen angelangt, teilt sich der Nerv in seine 2 Hauptäste, den R. profundus und den R. superficialis. Der R. superficialis zieht nach dorsal zum Handrücken, der R. profundus hingegen durchbohrt distal der Ellenbeuge den M. supinator und läuft in der Tiefe nach vorne bis in den Bereich des Handgelenks (► Abb. 6.44).

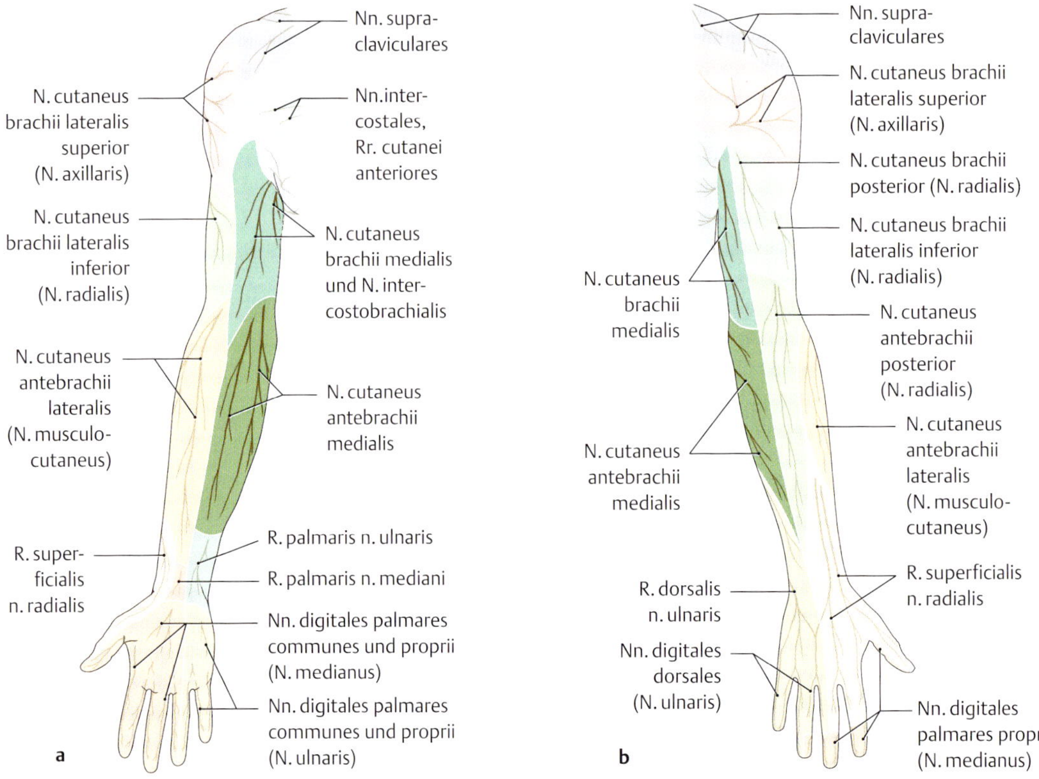

Abb. 6.43 Sensible Innervationsgebiete des N. cutaneus brachii medialis und des N. cutaneus antebrachii medialis am rechten Arm.
a Ansicht von ventral. (Schünke, 2014)
b Ansicht von dorsal. (Schünke, 2014)

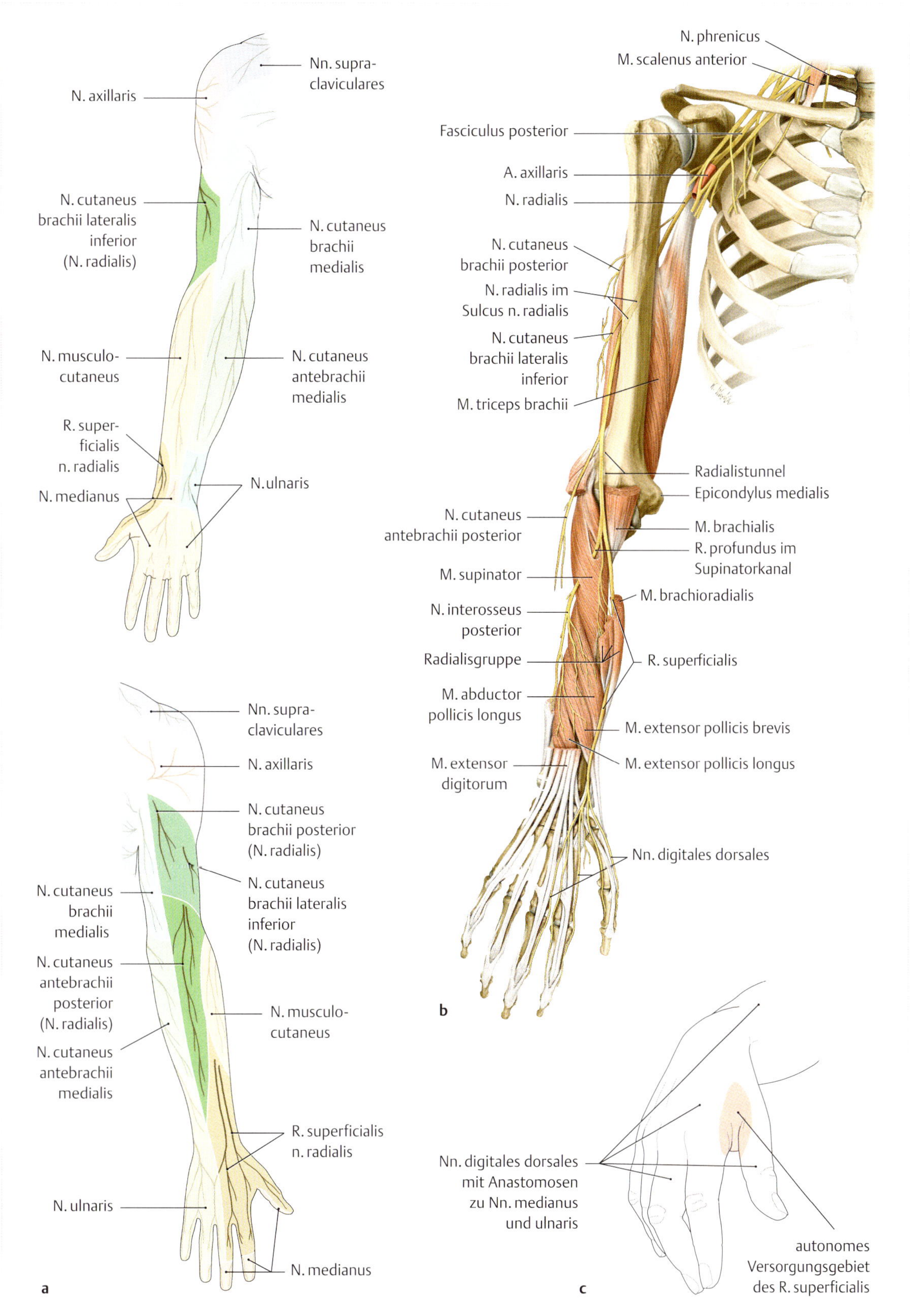

Abb. 6.44 N. radialis.

a Sensible Innervationsgebiete. (Schünke, 2014)

b Verlauf. (Schünke, 2014)

c Fallhand bei Läsion. (Schünke, 2014)

► **Versorgung**
- motorische Innervation im Oberarmbereich:
  - M. triceps brachii
- motorische Innervation im Unterarmbereich:
  - radiale Muskelgruppe des Unterarms:
    - M. brachioradialis
    - M. extensor carpi radialis brevis
    - M. extensor carpi radialis longus
    - M. supinator
  - sämtliche Extensoren:
    - M. extensor digiti communis
    - M. extensor digiti minimi
    - M. extensor pollicis longus
    - M. extensor pollicis brevis
    - M. extensor carpi ulnaris
    - M. abductor pollicis longus
- sensible Innervation:
  - untere Hälfte des lateralen Oberarms
  - Dorsalseite des Oberarms
  - Dorsalseite des Unterarms
  - laterale drei Viertel der dorsalen Handfläche
  - die dorsale Seite der Finger: I ganz, II und III partiell

► **Klinisches Bild.** Das klinische Bild des N. radialis ist die Fallhand, wobei die Dorsalextension im Handgelenk durch den Ausfall der Extensoren nicht mehr möglich ist.

Das Bild ist ergänzend determiniert durch:
- eine Schwäche beim Faustschluss
- eine eingeschränkte Radialduktion und Ulnarduktion
- einen Ausfall der Streckung in den Grundgelenken in den Fingern II–V
- eine beeinträchtigte Abduktion des Daumens

Zudem kommt es zu Sensibilitätsstörungen im entsprechenden Versorgungsgebiet.

N. medianus

► **Verlauf.** Dieser Nerv führt motorische Äste für die Unterarm- und Handflexoren und sensible Äste für Teile der Hand.

„Der N. medianus entsteht aus einer lateralen Wurzel aus dem Fasciculus lateralis und einer medialen Wurzel aus dem Fasciculus medialis." (Netter, 2001a, S. 390) Diese Kreuzungsstelle wird auch als Medianusgabel bezeichnet, die sich vor der A. axillaris befindet. Dann zieht der vereinigte Nerv im Sulcus bicipitalis medialis weiter am medialen Oberarm nach unten. Im Bereich des Unterarms verläuft er zunächst zwischen den beiden Köpfen des M. pronator teres, bevor er sich zwischen den oberflächlichen und tiefen Flexoren in Richtung Handgelenk fortsetzt. Dort durchzieht der N. medianus den Canalis carpi und verzweigt sich danach in seine Endäste (► Abb. 6.45).

► **Versorgung**
- motorische Innervation im Unterarmbereich:
  - Beuger:
    - M. flexor digitorum superficialis
    - M. flexor digitorum profundus (radialer Anteil)
    - M. flexor carpi radialis
    - M. palmaris longus
    - M. flexor pollicis longus
  - Pronatoren:
    - M. pronator teres
    - M. pronator quadratus
- motorische Innervation im Handbereich.
  - Daumenballenmuskulatur:
    - M. opponens pollicis
    - M. flexor pollicis brevis
    - M. abductor pollicis brevis
    - Mm. lumbricales I und II
- sensible Innervation:
  - Daumenballen
  - laterale zwei Drittel der Hohlhand
  - palmare Finger I–III, Teile von Finger IV
  - dorsale Teile von Finger II–IV

► **Klinisches Bild.** Die Schwurhand ist das klassische klinische Bild bei der Läsion des N. medianus im Karpaltunnel. Dabei ist der Faustschluss nicht mehr vollständig möglich und es fehlt die Opponierbarkeit des überstreckten Daumens (Effekt der vom N. radialis versorgten Extensoren).

Die Greiffunktion ist gestört, die Thenarmuskulatur atrophiert (Daumenballenschwund).

Das sogenannte „*Flaschenzeichen*" ist positiv: Der Patient kann die Hand durch die Schwäche des M. abductor pollicis brevis nicht mehr um eine Flasche umschließen.

Die Pronation des Unterarms gegen Widerstand ist schmerzhaft.

Die Flexion des Handgelenks gegen Widerstand ist geschwächt.

Es können trophische Störungen der Haut und Nägel (Geschwüre, Mees-Streifen) auftreten.

Zudem kommt es zu Sensibilitätsstörungen im entsprechenden Versorgungsgebiet.

N. ulnaris

Er führt Fasern aus den Wurzeln C8 und Th1 und versorgt einen großen Teil der Handmuskulatur.

► **Verlauf.** Der N. ulnaris ist der größte Nerv des Fasciculus medialis, den er in Höhe der medialen Achselfalte verlässt. Auf seinem Weg am Oberarm liegt er medial der A. brachialis. In der Mitte des Oberarms tritt er durch das Septum intermusculare mediale. Von dort wendet sich der Nerv nach dorsal und verläuft im Sulcus n. ulnaris humeri. An dieser Stelle liegt der Nerv sehr oberflächlich und kann hier leicht irritiert werden. Am Oberarm verzweigt der Nerv sich noch nicht. Nach dem Durchtritt durch den Sulcus zieht der N. ulnaris am proximalen Ende der Ulna nach ventral. Dabei läuft er zwischen den Köpfen des M. flexor carpi ulnaris hindurch und verläuft unter diesem bis zum Handgelenk. Am ulnaren Handgelenk zieht der Nerv über das Retinaculum musculorum flexorum. Durch die Ulnarisloge (Loge de Guyon) tritt der Nerv in die Hohlhand, dort teilt er sich in seine Endäste auf (R. profundus und R. superficialis), siehe ► Abb. 6.46.

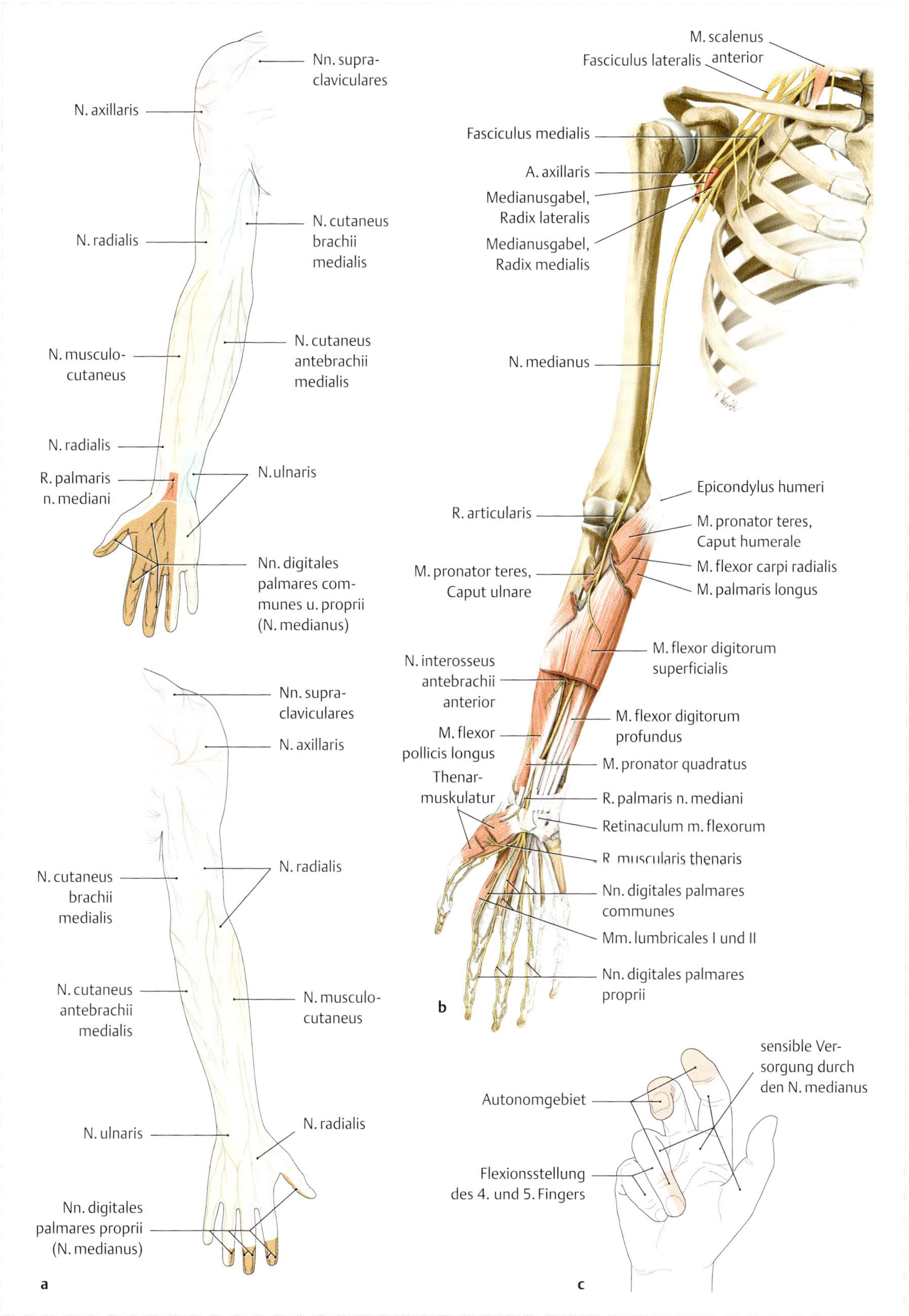

Abb. 6.45 N. medianus.

a Sensible Innervationsgebiete. (Schünke, 2014)

b Verlauf. (Schünke, 2014)

c Schwurhand bei Läsion. (Schünke, 2014)

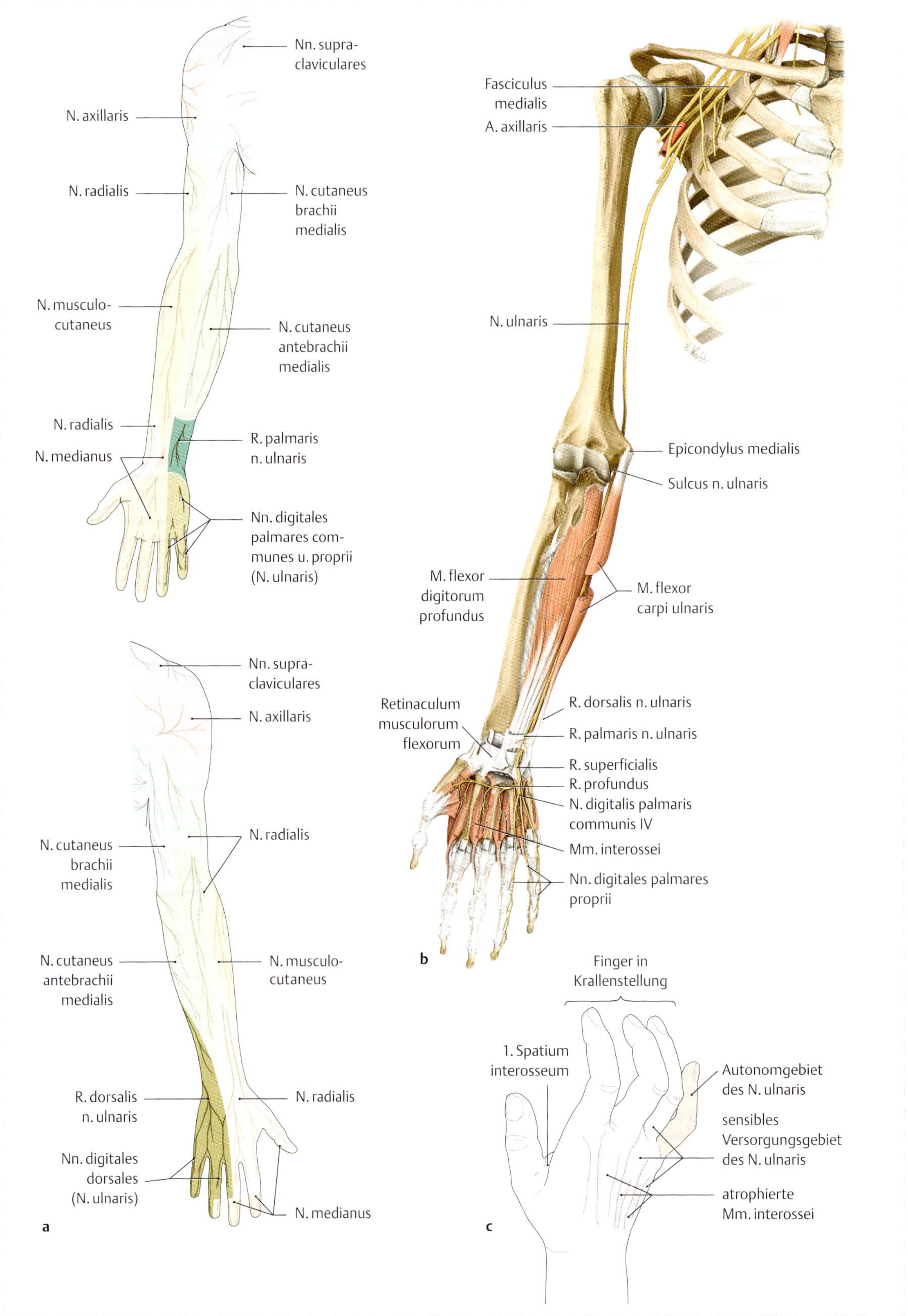

Abb. 6.46 N. ulnaris.
a Sensible Innervationsgebiete. (Schünke, 2014)
b Verlauf. (Schünke, 2014)
c Krallenhand bei Läsion. (Schünke, 2014)

▸ **Versorgung**

- motorische Innervation im Unterarmbereich:
  - M. flexor carpi ulnaris
  - M. flexor digitorum profundus (ulnarer Anteil)
  - M. palmaris brevis
- motorische Innervation im Handbereich:
  - Muskulatur des Kleinfingerballens:
    - Mm. lumbricales III und IV
    - Mm. interossei dorsales und palmares
    - M. abductor digiti minimi
    - M. flexor digiti minimi
    - M. opponens digiti minimi
    - M. adductor pollicis
    - M. flexor pollicis brevis (Caput profundum)
- sensible Innervation:
  - dorsale und palmare Handfläche (ulnar)
  - dorsale Teile des IV. und V. Fingers
  - palmare Teile des IV. und V. Fingers

▸ **Klinisches Bild.** Das typische klinische Bild des N. ulnaris ist die Krallenhand. Sie kommt dadurch zustande, dass die Fingerbeuger funktionstüchtig sind und in den Endgelenken beugen, während die Innervation der in den Grundgelenken beugenden und in den Endgelenken streckenden Mm. interossei und Mm. lumbricales ausfällt. Die Fingerabduktion und -adduktion ist nicht mehr möglich und die Ulnarabduktion ist eingeschränkt.

Die Daumen-Kleinfinger-Probe ist eingeschränkt, da die Opposition des kleinen Fingers und die Adduktion des Daumens ausfallen.

Oft ist eine Atrophie der Hypothenar und der Interossealmuskulatur zu erkennen.

Zudem kommt es zu Sensibilitätsstörungen im entsprechenden Versorgungsgebiet.

Dysfunktionen des Plexus brachialis und Behandlungsmöglichkeiten

Auch in diesem Plexus können die peripheren Nerven auf dem Weg zu ihrem Erfolgsorgan an verschiedenen Stellen durch knöcherne Dysfunktionen oder auch einen muskulären oder faszialen Hypertonus irritiert werden.

Die Irritation zeigt sich am Erfolgsorgan in Form von motorischen oder sensiblen Auffälligkeiten. Die potenziellen Kompressionsstellen sind nachfolgend beschrieben.

Der gesamte Plexus brachialis kann aufgrund seines Verlaufs irritiert werden, wenn folgende Strukturen Dysfunktionen oder Läsionen aufweisen:

- Mm. scaleni
- Klavikula
- 1. Rippe
- M. pectoralis major
- M. pectoralis minor

Es lassen sich 3 spezifische Kompressionssyndrome des Plexus brachialis verzeichnen. Bei Kompressionssyndromen ist jedoch ebenfalls zu berücksichtigen, dass auch arterielle und venöse Gefäße in ihrer Funktion beeinträchtigt werden können.

Skalenus-Halsrippen-Syndrom

Die Skalenuslücke ist eine dreieckige Passage im Bereich der lateralen Halsregion. Diese Passage wird von den Rändern des M. scalenus anterior und des M. scalenus medius gebildet. Nerven des Plexus brachialis und Gefäße durchlaufen diese Passage. Die Klavikula und die 1. Rippe begrenzen diese Lücke von kaudal. Ein muskulärer Hypertonus oder eine Halsrippe können die hindurchtretenden Strukturen beeinträchtigen.

Beim Patienten zeigen sich dann häufig Ausstrahlungsschmerzen in den Arm, besonders an der ulnaren Handseite, es kann zusätzlich zu Durchblutungsstörungen kommen (▸ Abb. 6.47).

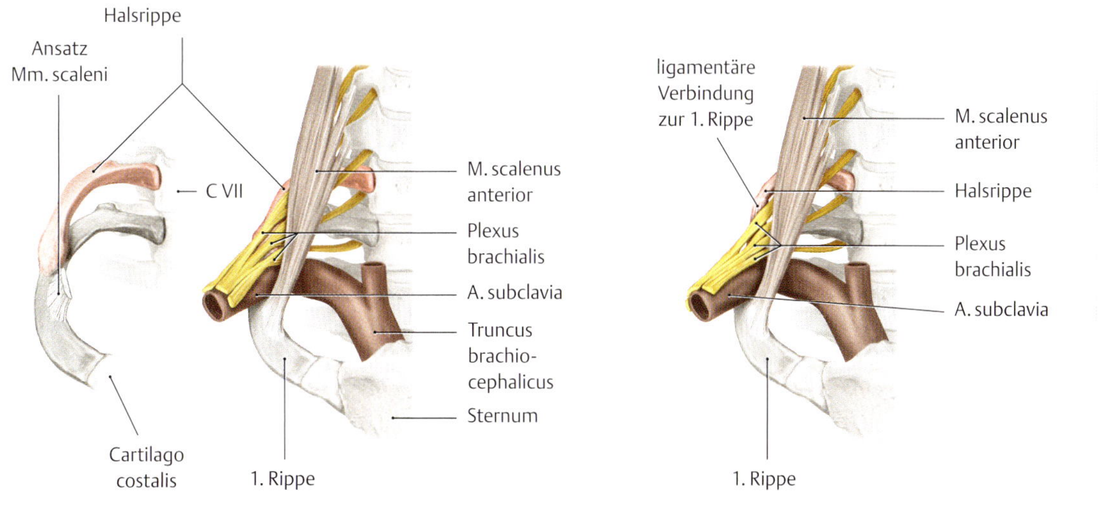

Abb. 6.47 Skalenussyndrom durch eine enge Skalenuslücke aufgrund einer Halsrippe. (Schünke, 2014)

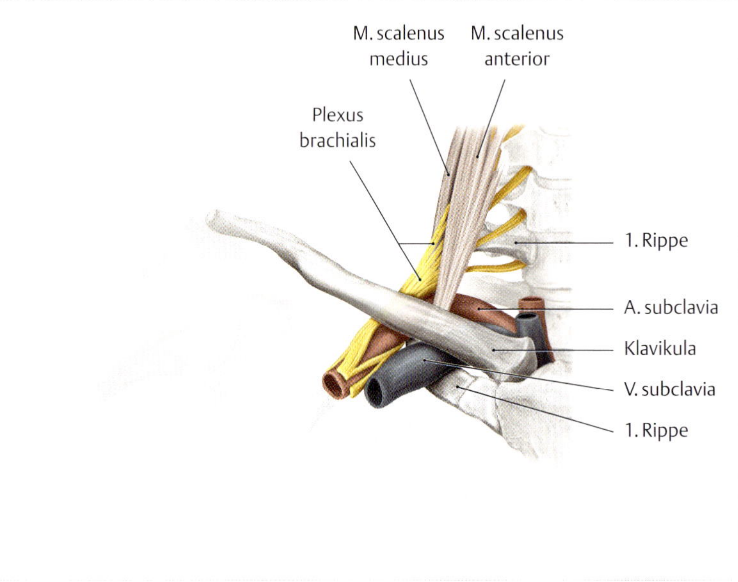

Abb. 6.48 Kostoklavikuläres Syndrom durch Kompression des Gefäß-Nerven-Stranges zwischen 1. Rippe und Klavikula. (Schünke, 2014)

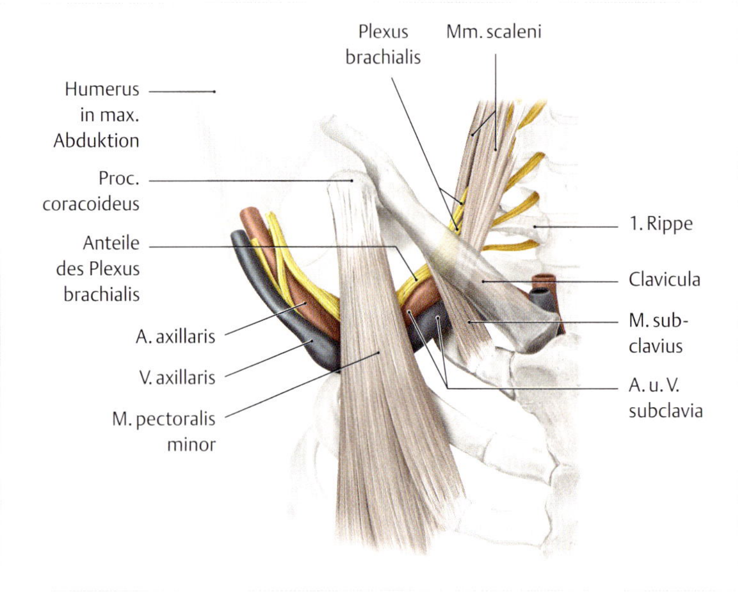

Abb. 6.49 Hyperabduktonssyndrom durch Kompression des Gefäß-Nerven-Stranges unterhalb des M. pectoralis minor bzw. des Proc. coracoideus. (Schünke, 2014)

Kostoklavikuläres Syndrom

Hier kommt es zu einer Kompression des Nerven-Gefäß-Stranges zwischen der 1. Rippe und der Klavikula (▸ Abb. 6.48). Diese Einengung findet sich eher selten. Bei den Patienten lassen sich ein ausgeprägter Flachrücken und hängende Schultern beobachten. Durch das Tragen schwerer Lasten kann es durch die Retraktion der Schultern auch zu einem Engpass in diesem Bereich kommen. Ebenso können Frakturen der Klavikula oder eine deformierte 1. Rippe den Nerv einengen. Die Symptome ähneln denen eines Skalenus-Halsrippen-Syndroms (S. 275), verstärkt ist hier jedoch eine Einschränkung des venösen Rückflusses der V. subclavia zu beobachten (Schünke et al., 2014) (▸ Abb. 6.48).

Hyperabduktionssyndrom

Weist der M. pectoralis minor einen Hypertonus auf, werden der gesamte Plexus brachialis sowie die parallel verlaufenden Gefäße komprimiert. In normaler Armposition fällt dies meist noch nicht auf. Wird hingegen der Arm in die Abduktion gebracht, erfolgt bereits eine physiologische Dehnung der versorgenden Strukturen, die jedoch unter den genannten Tonusverhältnissen deutlich zunimmt. Bei längerem Halten dieser Position treten zunehmend neurologische und vaskuläre Beschwerden auf, die auf eine Minderversorgung hinweisen (▸ Abb. 6.49).

Plexuslähmung

Zudem können einzelne Anteile des Plexus bereits auf der Höhe der Plexusverschaltung komprimiert oder geschädigt werden. In diesem Fall werden verschiedene Plexuslähmungen differenziert:

▶ **Obere Plexuslähmung (Duchenne-Erb).** Sie resultiert aus der Verletzung der Pars supraclavicularis. Ursache kann eine Druckeinwirkung von kranial darstellen, herbeigeführt durch eine unzureichende Armlagerung unter Operationen oder bei Bettlägerigen, aber auch schon bei Säuglingen, herbeigeführt durch die Geburt.

Es folgt eine Parese der Abduktoren und Außenrotatoren des Schultergelenks sowie der Extensoren der Hand und der Finger. Zudem können an der Schulter und im Medianusgebiet Sensibilitätsstörungen auftreten.

▶ **Untere Plexuslähmung (Déjérine-Klumpke).** In diesem Fall liegt eine Läsion der Pars infraclavicularis zugrunde.

Die Hand- und Fingerflexoren sowie die kurzen Handmuskeln fallen aus. Es zeigt sich eine „Krallenstellung der Finger" ((Rurainsky, 2008), S. 214) sowie Sensibilitätsstörungen an der ulnaren Seite von Unterarm und Hand.

Darüber hinaus können einzelne Nerven in ihrem Verlauf an weiteren Stellen einer Kompression unterliegen.

Kompressionsstellen und Verletzungen einzelner Nerven

N. musculocutaneus

Der N. musculocutaneus kann in seinem Verlauf durch den Hypertonus der folgenden Strukturen in seiner physiologischen Arbeitsweise beeinträchtigt werden:
- M. coracobrachialis
- M. biceps brachii
- M. brachialis

N. axillaris

Läsionen des N. axillaris sind am häufigsten traumatisch bedingt. Dazu zählen die Luxation im Schultergelenk nach vorne unten, die Reposition nach Luxation im Schultergelenk, Frakturen im Schultergelenk oder stumpfe Schultertraumata. Des Weiteren können Drucklähmungen ursächlich sein, welche im Schlaf, in der Narkose oder im Gipsbett oder durch den Gebrauch von Achselgehstützen auftreten können.

Ein Hypertonus der dorsalen Strukturen der Axilla kann jedoch ebenfalls den Nerv irritieren. Zu diesen Strukturen zählen:
- M. triceps brachii, Caput longum
- M. subscapularis
- M. teres major
- M. latissimus dorsi

N. cutaneus brachii medialis

Dieser Nerv kann neben traumatischen Wirkungskräften primär durch den Hypertonus der ventromedialen Oberarmfaszie beeinträchtigt werden.

N. cutaneus antebrachii medialis

Auch hier ist die ventromediale Oberarmfaszie einer der entscheidenden Einflussfaktoren auf den Nerv. Zudem kann ein Hypertonus des M. biceps brachii die Funktion beeinträchtigen.

N. radialis

Häufige Ursachen für eine Läsion des N. radialis sind Traumata im Bereich der Axilla, Humerusschaftfrakturen, distale Humerusfrakturen, proximale Radiusfrakturen sowie eine Luxation des Radiusköpfchens. Infolge von Tumoren oder auch des Gebrauchs von Gehstützen können Druckläsionen entstehen.

Es reichen teils jedoch schon dysfunktionale Tonusverhältnisse der nachfolgend genannten Strukturen, um den Nerv in seiner Physiologie zu stören.
- M. biceps brachii
- M. brachioradlialis
- Läsionen im Bereich des Sulcus n. radialis: Die Kraft für die Streckung im Ellenbogengelenk ist unbeeinträchtigt. Die Sensibilität an der Haut über der Streckseite des Oberarms und des Unterarms sind bis zum Handgelenk intakt.
- M. supinator: Bei dem Supinatorlogensyndrom (Läsion des R. profundus n. radialis) finden sich nur motorische Ausfälle, eine partielle Fallhand tritt auf. Dabei sind der ulnare Abschnitt des Handgelenks und die Finger betroffen. Auch eine Parese des M. supinator kann entstehen.
- M. extensor carpi radialis

N. medianus

Neben traumatischen Einflüssen durch z. B. Frakturen oder Schnittverletzungen kann der N. medianus vor allem durch den Hypertonus der folgenden Strukturen irritiert werden:
- M. biceps brachii
- M. pronator teres (Pronator[-teres]-Syndrom)
  Dieses Medianus-Kompressionssyndrom ist eine Folge der Druckschädigung des Nervs beim Durchtritt durch den M. pronator teres. Dabei kommt es zu Parästhesien im Versorgungsgebiet des Nervs, im Hand- und Fingerbereich zu krampfartigen Schmerzen, Druckempfindlichkeit des M. pronator teres und mehr oder minder ausgeprägten Muskelausfällen.
- der Karpaltunnel
  Das Karpaltunnelsyndrom ist das häufigste Engpasssyndrom eines peripheren Nervs. Dabei wird der N. medianus im Canalis carpi, unter dem Lig. carpi transversum, mechanisch gereizt.
  Im Frühstadium sind die ersten Symptome nächtliche Schmerzen und Parästhesien (Kribbeln, Einschlafgefühl). Im späteren Stadium treten die Beschwerden

auch tagsüber auf, besonders wenn die Kompression auf den Nerv verstärkt wird (Hand über längere Zeit extendiert wie beim Autofahren). Zusätzlich kommt es zur Atrophie des Daumenballens, und dem Patienten fällt häufiger etwas aus der Hand.
Es zeigt sich das sogenannte *Hofmann-Tinel-Zeichen*: Beim Beklopfen des Karpalkanals kommt es zu Parästhesien in den Spitzen der radialen Finger.

N. ulnaris

Im Verlauf durch den Sulcus ulnaris liegt der Nerv hier besonders oberflächlich und ist an dieser Stelle bevorzugt verletzungsgefährdet. Mögliche Ursachen sind eine unsachgemäße Lagerung des Arms während einer Operation, die Schlaflähmung oder häufiges Aufstützen auf den Ellenbogen. Auch in der Loge de Guyon am Handgelenk kann es zu Druckschädigungen kommen.

Es reichen teils jedoch schon dysfunktionale Tonusverhältnisse, um den Nerv in seiner Physiologie zu stören.

Hierzu zählen folgende Strukturen:

- Sulcus ulnaris (bei dem Sulcus-ulnaris-Syndrom ist erfahrungsgemäß oftmals der fasziale Tonus zu hoch, wodurch die darunterliegenden Strukturen komprimiert werden)
- M. flexor carpi ulnaris

Die nachstehende Übersichtsgrafik (▸ Abb. 6.50) zeigt auf einen Blick die potenziellen Kompressionsstellen dieser Nerven sowie deren sensibles Versorgungsgebiet und hat sich für die praktische Arbeit als sehr hilfreich erwiesen.

Therapeutische Interventionsmöglichkeiten

Therapeutisch besteht in einem solchen Fall die Möglichkeit, die Position der komprimierenden Strukturen zu korrigieren bzw. ihren Tonus zu normalisieren.

- gesamter Plexus
  - Mm. scaleni
  - Klavikula
  - 1. Rippe
  - M. pectoralis major
  - M. pectoralis minor
  - N. musculocutaneus
  - M. coracobrachialis
  - M. biceps brachii
  - M. brachialis
- N. axillaris
  - M. triceps brachii, Caput longum
  - M. subscapularis
  - M. teres major
  - M. latissimus dorsi
- N. cutaneus brachii medialis
  - ventromediale Oberarmfaszie
- N. cutaneus antebrachii medialis
  - ventromediale Oberarmfaszie
  - M. biceps brachii
- N. radialis
  - M. biceps brachii
  - M. brachioradialis
  - Sulcus n. radialis
  - M. supinator

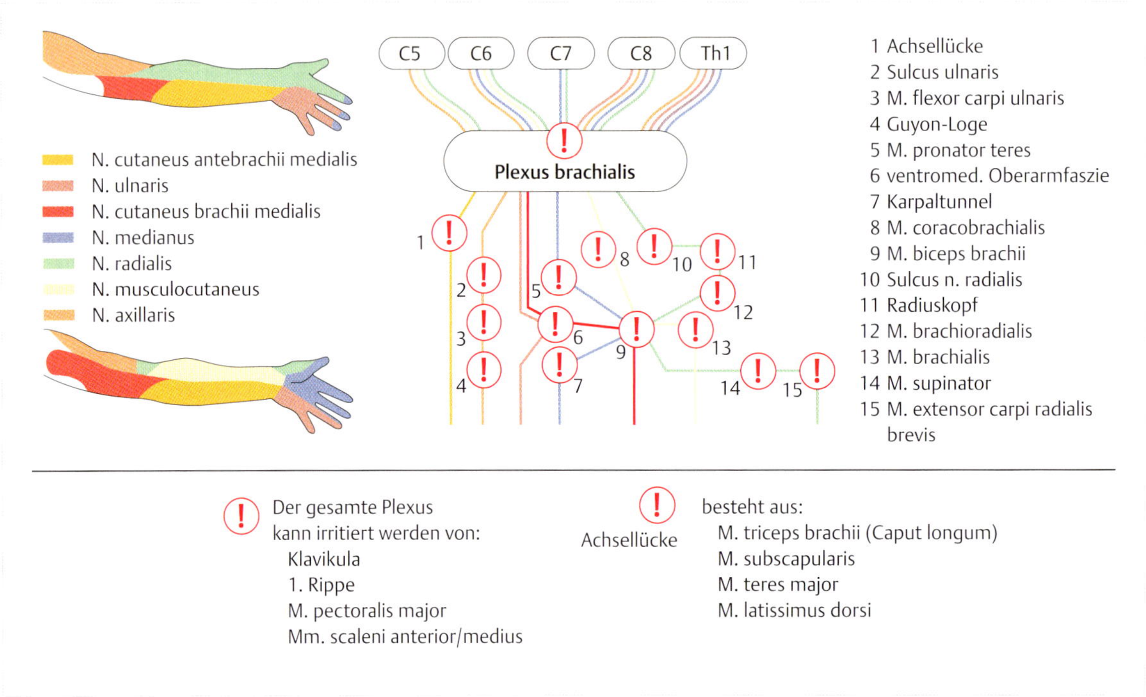

Abb. 6.50 Die sensiblen Versorgungsareale der Äste des Plexus brachialis sowie deren potenzielle Kompressionsstellen im Nervenverlauf.

   - M. extensor carpi radialis
- N. medianus
   - M. biceps brachii
   - M. pronator teres
   - Karpaltunnel
- N. ulnaris
   - Sulcus ulnaris
   - M. flexor carpi ulnaris
   - Guyon-Loge

Plexus lumbosacralis

Der Plexus lumbosacralis (▸ Abb. 6.51) ist das Nervengeflecht der unteren Wirbelsäule und versorgt motorisch und sensibel die untere Extremität. Aus dem Plexus lumbalis und dem Plexus sacralis setzt sich dieses Lendengeflecht zusammen. Der Plexus bildet sich aus den Rr. ventrales der Segmente Th 12–L 4 (Plexus lumbalis) und den Segmenten L 4–S 4 (Plexus sacralis). Eine umfangreiche Trunci- und Fasciculi-Bildung wie beim Plexus brachialis findet sich hier nicht. Die peripheren Nerven ent-

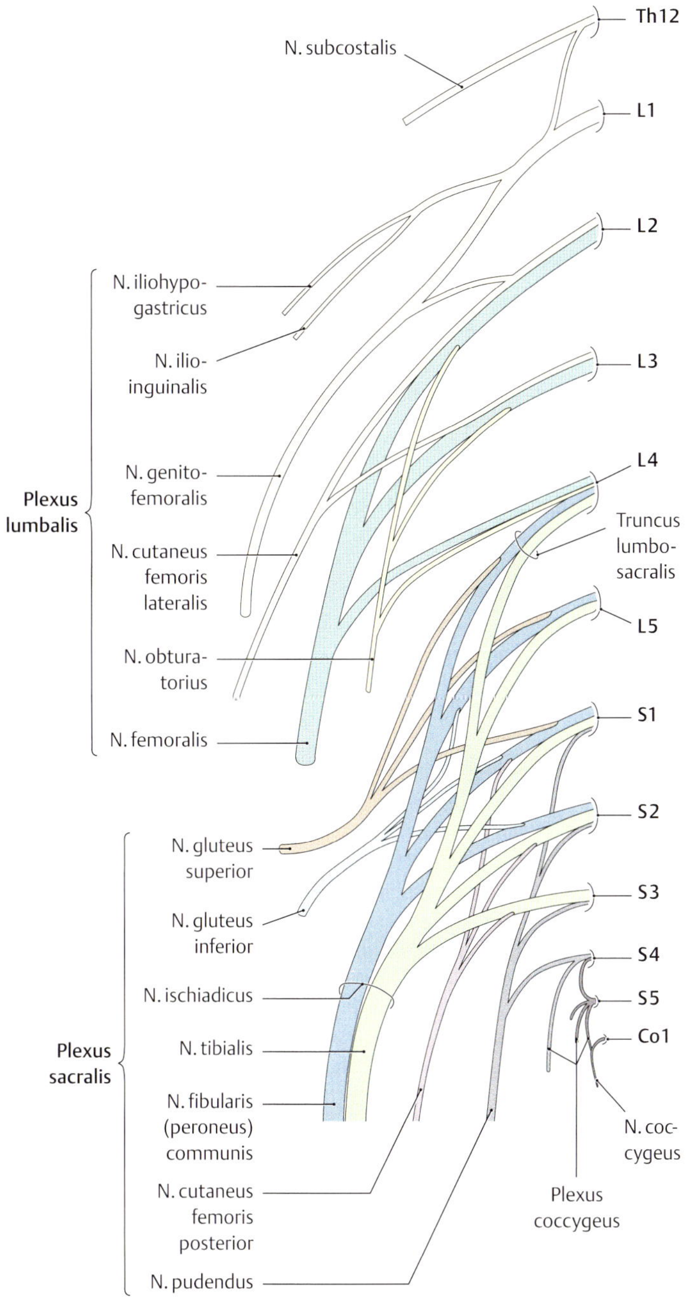

Abb. 6.51 Schematischer Aufbau des Plexus lumbosacralis. (Schünke, 2014)

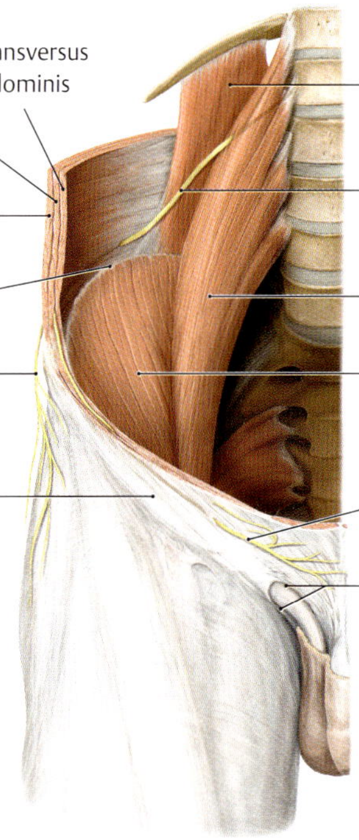

Abb. 6.52 Verlauf des N. iliohypogastricus. (Schünke, 2014)

stehen direkt durch die Zusammenführung verschiedener Rr. ventrales. Beide Nervengeflechte stehen jedoch über den Truncus lumbosacralis miteinander in Verbindung und werden deshalb auch als Plexus lumbosacralis zusammengefasst.

Plexus lumbalis

Die Nerven des Plexus lumbalis verlaufen vor den Querfortsätzen der Wirbelsäule und entlang des dorsalen Anteils des M. psoas major. Die Nerven ziehen im weiteren Verlauf, ventral des Hüftgelenks, nach kaudal. Motorisch versorgen sie einen Teil der Bauchwandmuskulatur und die untere Extremität, sensibel den ventralen, den lateralen und den medialen Oberschenkel sowie den medialen Unterschenkel.

Aus dem Plexus lumbalis gehen die Rr. musculares zu den folgenden Muskeln hervor:

- M. psoas major
- M. psoas minor
- M. quadratus lumborum

Eine Übersicht der aus dem Plexus entstehenden peripheren Nerven findet sich in der ▸ Tab. 6.13.

Tab. 6.13 Die Nerven des Plexus lumbalis

Nerv	Segment
N. iliohypogastricus	Th 12, L 1
N. ilioinguinalis	L 1
N. genitofemoralis	L 1, L 2
N. cutaneus femoris lateralis	L 2, L 3
N. obturatorius	L 2, L 4
N. femoralis	L 1, L 4

N. iliohypogastricus

▸ **Verlauf.** Der N. iliohypogastricus kommt aus den Segmenten Th 12–L 1 und führt motorische und sensible Fasern. Er verläuft ventral der Querfortsätze L 1–L 2, entlang des lateralen Randes des M. psoas major und auf der Vorderfläche des M. quadratus lumborum schräg nach lateral. Einige Zentimeter vom äußeren Rand des M. quadratus lumborum durchbricht er den M. transversus abdominis. Von hier verläuft er zwischen dem M. transversus abdominis und dem M. obliquus internus oberhalb der Crista iliaca nach ventral und sein Endast parallel zum Lig. inguinale (Leistenband) nach medial (▸ Abb. 6.52). Er gibt zwei Hauptäste ab: den Ramus cutaneus lateralis und den Ramus cutaneus anterior.

▸ **Versorgung**

- motorische Innervation:
  - Auf seinem Weg gibt der N. iliohypogastricus motorische Äste (Rr. musculares) an den M. transversus abdominis und den M. obliquus internus abdominis ab.
- sensible Innervation:
  - Sensibel wird über den R. cutaneus lateralis die äußere Seite des Hüftareals versorgt und über den R. cutaneus anterior die Haut oberhalb des Lig. inguinale (Leistenband).

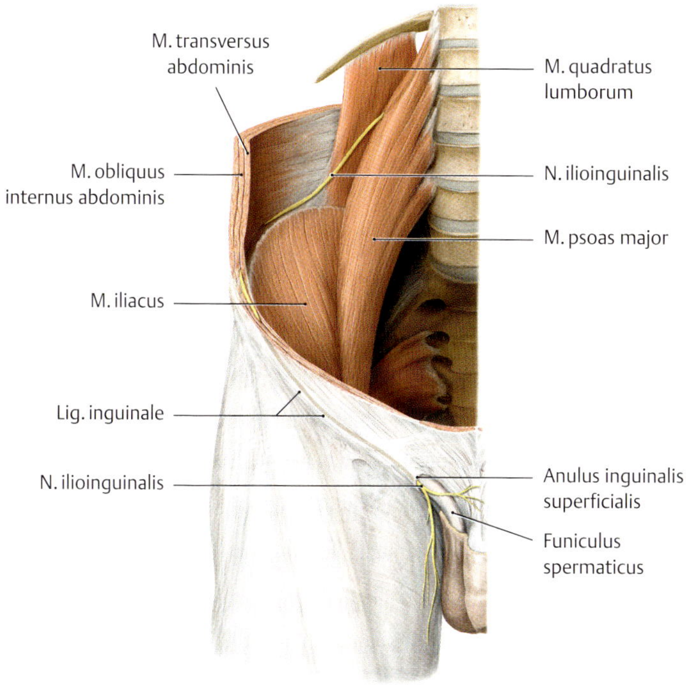

Abb. 6.53 Verlauf des N. ilioinguinalis. (Schünke, 2014)

▶ **Klinisches Bild.** Bei Irritationen dieses Nervs gibt der Patient häufig einen Leistenschmerz, bzw. Auffälligkeiten der Sensibilität in dem spezifischen Versorgungsbereich an.

N. ilioinguinalis

▶ **Verlauf.** Der Nerv kommt aus dem Segment L 1 und führt motorische und sensible Fasern. Er verläuft ventral des Querfortsatzes des I. Lendenwirbels.

Der Nerv verläuft dorsal des M. psoas major und auf der Vorderfläche des M. quadratus lumborum. Etwas oberhalb der Crista iliaca durchbohrt er den M. transversus abdominis. Zwischen dem M. transversus abdominis und dem M. obliquus internus abdominis zieht er nach ventral. Wie der M. iliohypogastricus zieht der Nerv zum Lig. ilioinguinale (Leistenband). Er verläuft innerhalb des Leistenkanals zusammen mit dem Samenstrang bis zum Skrotum oder bei der Frau bis zu den Labia majora (▶ Abb. 6.53).

▶ **Versorgung**

- motorische Innervation:
  - Motorisch wird der kaudale Anteil des M. transversus abdominis versorgt sowie der M. obliquus internus abdominis.
- sensible Innervation:
  - Die Nn. scrotales anteriores versorgen beim Mann den vorderen Teil des Skrotums und den Bereich der Peniswurzel.
  - Die Nn. labiales anteriores versorgen bei der Frau die Labia majora.
  - Zusammen versorgen diese sensiblen Äste die Haut oberhalb der Symphyse und die ventromediale angrenzende Haut des Oberschenkels.

▶ **Klinisches Bild.** Der Patient berichtet in dem Fall einer Irritation von Leistenschmerzen, er vermeidet eine Extension im Hüftgelenk. Weiterhin können Ausfälle oder Auffälligkeiten der sensiblen Versorgung resultieren.

N. genitofemoralis

▶ **Verlauf.** Der N. genitofemoralis bezieht seine Fasern aus den Segmenten L 1 und L 2. Er führt motorische und sensible Fasern.

Die Fasern des Nervs verlaufen zunächst ventral der Dornfortsätze der Lendenwirbel L 1–L 3, dann verläuft er kurz auf dem M. psoas major und durchbricht diesen. Direkt danach teilt er sich in seine 2 Haupttäste, den R. genitalis und den R. femoralis.

Der R. genitalis zieht in der Bauchwand über dem Leistenband zum Leistenkanal. Der R. femoralis verläuft unterhalb des Leistenbandes (▶ Abb. 6.54).

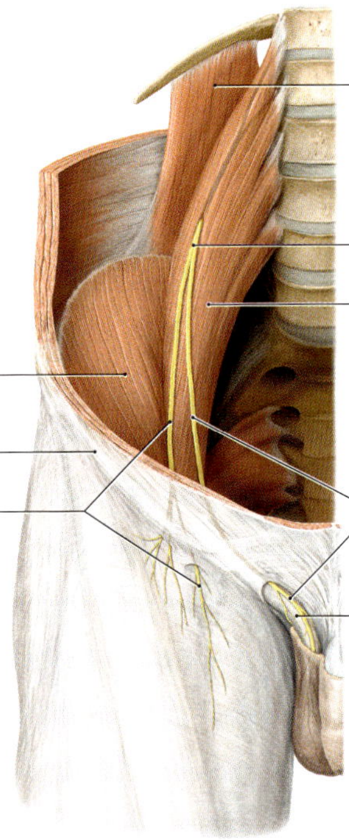

Abb. 6.54 Verlauf des N. genitofemoralis. (Schünke, 2014)

► **Versorgung**

- R. femoralis:
  - versorgt sensibel die Haut an der Innenseite des Oberschenkels. Bei der sensiblen Reizung dieser Region erfolgt einer Kontraktion des M. cremaster (Cremasterreflex).
- R. genitalis:
  - motorische Versorgung des M. cremaster, sensible Versorgung der Haut des Skrotums beim Mann und bei der Frau die sensible Versorgung der Labia majora.

► **Klinisches Bild.** Eine Irritation des Nervs bedingt sensible Auffälligkeiten im Versorgungsgebiet des Nervs sowie den Ausfall des M. cremaster.

N. cutaneus femoris lateralis

► **Verlauf.** Der Nerv verläuft über den M. iliacus bis unter die Spina iliaca anterior superior. Dann zieht er unter dem Leistenband durch den lateralen Abschnitt der Lacuna musculorum zur Außenfläche des Oberschenkels und tritt durch die Fascia lata zur Haut (► Abb. 6.55).

► **Versorgung.** Es ist ein rein sensibler Nerv, der die laterale Fläche des Oberschenkels bis zum Knie versorgt.

► **Klinisches Bild.** Dysfunktionen oder Läsionen dieses Nervs zeigen sich aufgrund ihrer sensiblen Versorgung ausschließlich in Form von sensiblen Störungen des zugehörigen Hautareals.

N. obturatorius

► **Verlauf** (► **Abb. 6.56**). Der N. obturatorius enthält Faseranteile aus den lumbalen Segmenten L2–L4. Die 3 einzelnen Faseranteile verlaufen ventral der Querfortsätze und vereinigen sich, bevor sie die Höhe des Os sacrum zu einem Nervenstrang passieren. Dieser Nervenstrang zieht dann hinter bzw. medial des M. psoas major in Richtung des kleinen Beckens nach unten. Zusammen mit der Art. obturatoria und V. obturatoria tritt der Nerv in den Canalis obturatorius. In dieser Höhe gibt der Nerv seinen ersten Ast ab: den R. muscularis. Im weiteren Verlauf teilt sich der N. obturatorius in den R. anterior und den R. posterior. Der R. anterior verläuft dabei vor dem M. adductor brevis und der R. posterior hinter diesem Muskel weiter nach kaudal.

► **Versorgung**

- motorische Innervation:
  - Der R. muscularis versorgt den M. obturatorius externus. Der R. anterior und R. posterior versorgen (motorisch) zusammen alle Adduktoren des Oberschenkels: M. pectineus, M. adductor longus, M. adductor gracilis, M. adductor brevis, M. adductor magnus, M. adductor minimus.
- sensible Innervation:
  - Der R. cutaneus bildet sich aus dem Ende des R. anterior und versorgt sensibel eine handtellergroße Fläche an der distalen Innenseite des Oberschenkels.

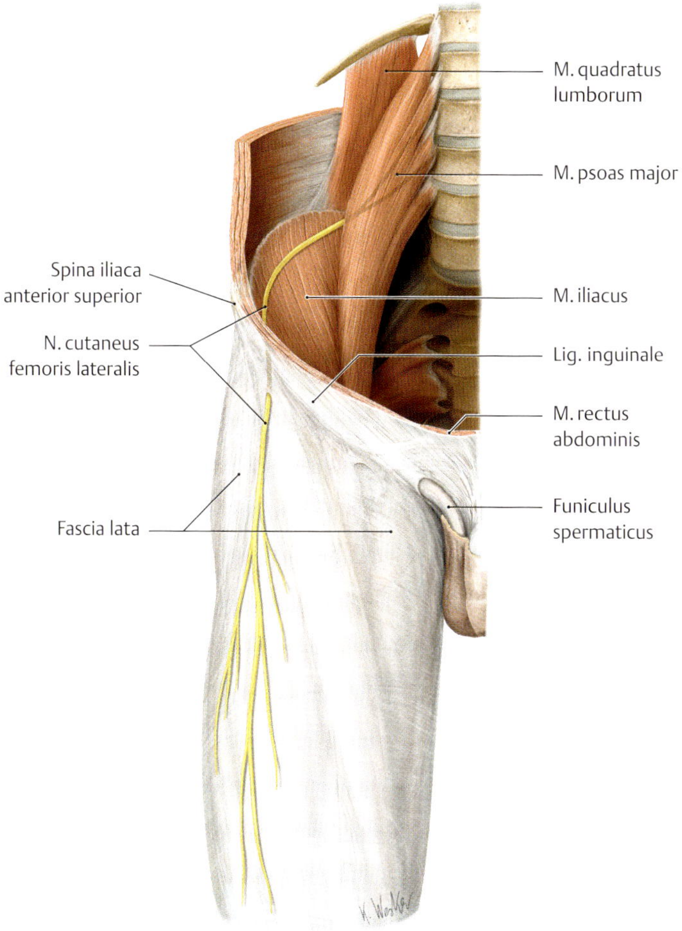

Abb. 6.55 Verlauf des N. cutaneus femoris lateralis. (Schünke, 2014)

► **Klinisches Bild.** Eine verminderte oder gar komplett eingeschränkte Funktion des N. obturatorius kann sich durch motorische Auffälligkeiten in Form von einer Adduktorenschwäche zeigen. Neben den klassischen sensiblen Auffälligkeiten können Schmerzen im Versorgungsbereich auftreten, die im ersten Augenblick das (fälschliche) Bild einer medialen Knieproblematik vermitteln.

N. femoralis

► **Verlauf.** Als größter und längster Nerv des Plexus lumbalis bezieht der N. femoralis seine Fasern aus den Segmenten L1–L4 und zieht vor den Querfortsätzen nach kaudal. Der Nerv verläuft auf dem M. iliacus und von der Faszie des M. iliopsoas bedeckt nach kaudal. Dabei verläuft er zwischen dem M. psoas major und M. iliacus zum Lig. ilioinguinale und dabei zur Lacuna musculorum. Eine Handbreit unterhalb des Leistenbandes verzweigt sich der Nerv in seine sensiblen Hautäste und in die motorischen Äste (► Abb. 6.57).

► **Versorgung**
- motorische Innervation:
  - Die ersten abzweigenden Äste, die Rr. musculares, versorgen motorisch den M. iliopsoas und den M. iliacus. Einige motorische Fasern ziehen zum M. pectineus.
  - Im Bereich des ventralen Oberschenkels versorgen die Rr. musculares den M. quadriceps femoris mit seinen 4 Muskelbäuchen: M. vastus medialis, M. vastus intermedius, M. vastus lateralis und M. rectus femoris.
- sensible Innervation:
  - Die Rr. cutanei anteriores des N. femoralis versorgen sensibel den ventralen Bereich des Oberschenkels. Im weiteren Verlauf bildet sich der N. saphenus aus, der dann den medialen Bereich des Unterschenkels versorgt (► Abb. 6.57).
  - Der N. saphenus teilt sich distal des Kniegelenks in 2 wesentliche Hauptäste auf: Der R. infrapatellaris versorgt sensibel die Haut medial des Kniegelenks, der R. cutaneus cruris medialis versorgt sensibel die Haut des medialen Unterschenkels und der Fußinnenseite.

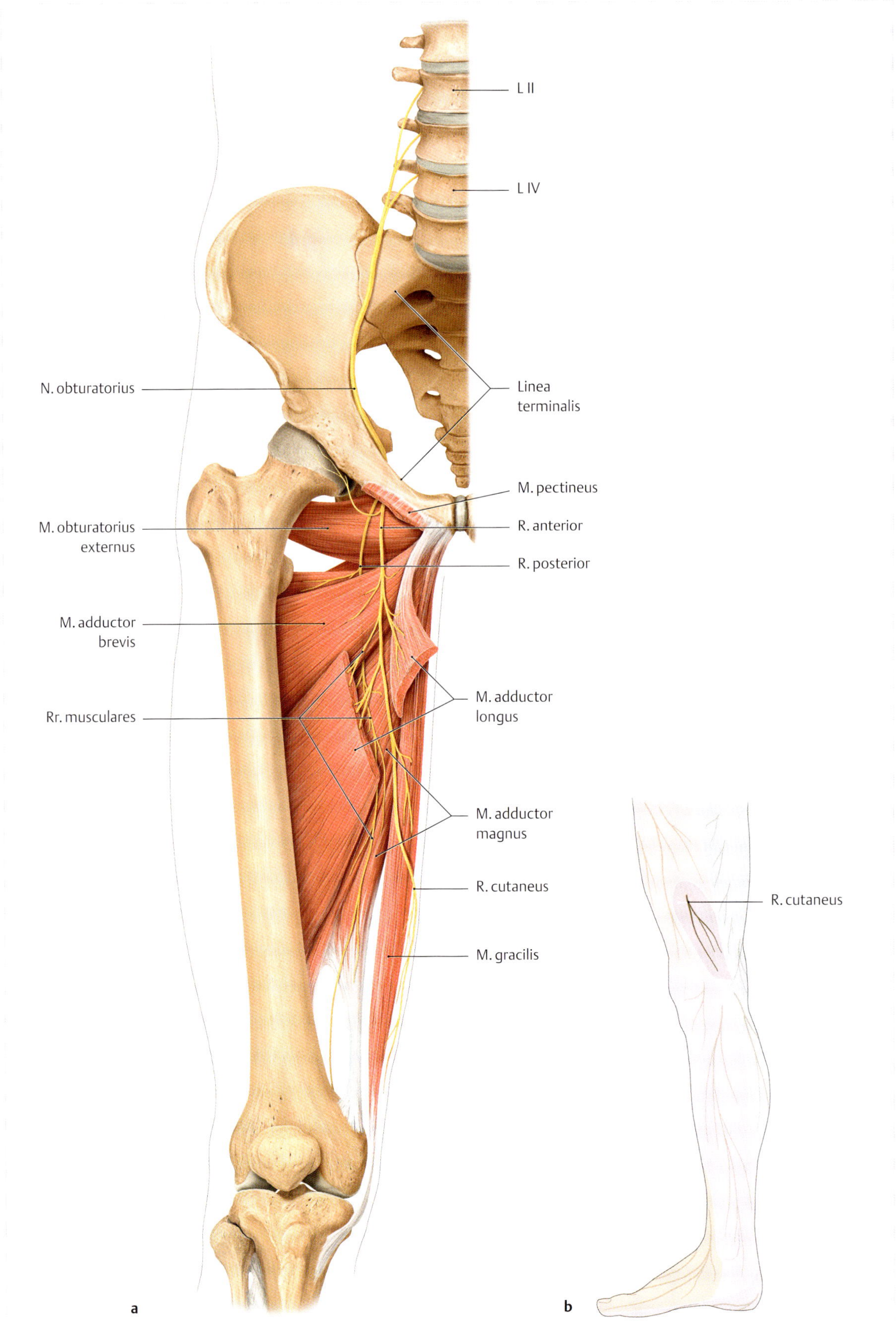

Abb. 6.56 N. obturatorius.
a Verlauf. (Schünke, 2014)
b Sensibles Innervationsgebiet. (Schünke, 2014)

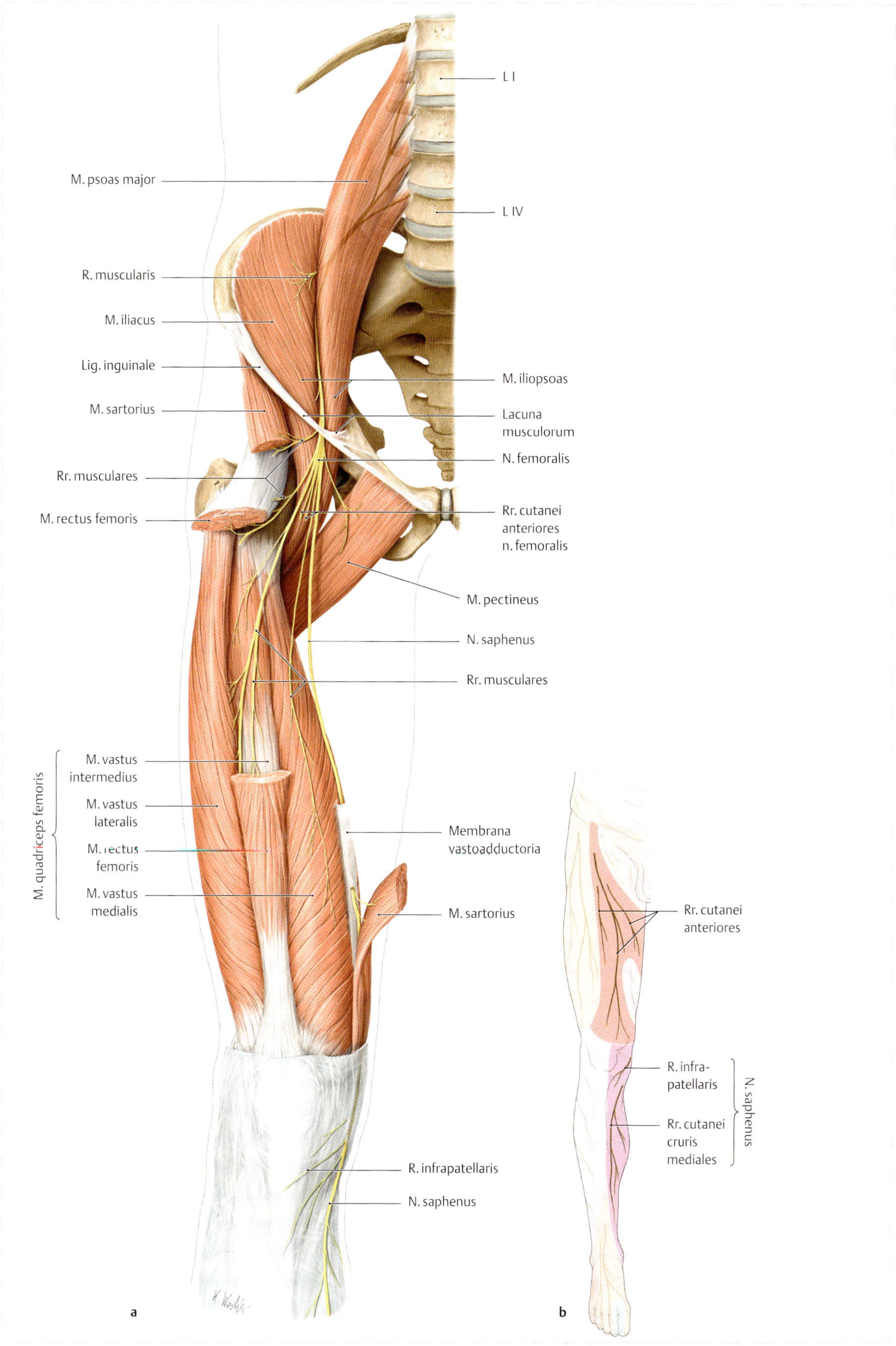

Abb. 6.57 N. femoralis.
a Verlauf. (Schünke, 2014)
b Sensibles Innervationsgebiet. (Schünke, 2014)

► **Klinisches Bild.** Die typischen klinischen Zeichen einer Lähmung des N. femoralis sind die fehlende Streckung im Kniegelenk, die abgeschwächte Beugung im Hüftgelenk und ein abgeschwächter Patellarsehnenreflex.

Dysfunktionen des Plexus lumbalis und Behandlungsmöglichkeiten

Mögliche Dysfunktionen

Die peripheren Nerven können auf dem Weg zu ihrem Erfolgsorgan an verschiedenen Stellen durch knöcherne Dysfunktionen oder auch einen muskulären oder faszialen Hypertonus irritiert werden.

Die Irritation zeigt sich am Erfolgsorgan in Form von motorischen oder sensiblen Auffälligkeiten. Die potenziellen Kompressionsstellen sind nachfolgend beschrieben.

Merke

Der gesamte Plexus lumbalis kann aufgrund seiner topografischen Nähe durch den M. psoas irritiert werden.

Darüber hinaus können einzelne Nerven in ihrem Verlauf an weiteren Stellen einer Kompression unterliegen.

Der N. iliohypogastricus kann beeinträchtigt werden durch:

- eine Dysfunktion des M. iliopsoas und
- Nierenprobleme. Der Nerv kann zudem bei Operationen im Nierenbereich verletzt werden, da er hinter den Nieren verläuft. Ein Leistenschmerz kann auch durch den Druck einer pathologisch vergrößerten Niere entstehen, die physiotherapeutischen Interventionsmöglichkeiten sind an dieser Stelle jedoch begrenzt.

Der N. ilioinguinalis kann beeinträchtigt werden durch:

- eine Dysfunktion des M. quadratus lumborum und
- Nierenprobleme sowie dort lokalisierte operative Eingriffe.

Der N. genitofemoralis ist keinen klassischen Kompressionsstellen ausgesetzt.

Der N. cutaneus femoris lateralis kann irritiert werden durch:

- Dysfunktionen, die sich auf die Spannung des Lig. inguinale auswirken (Narbenzüge, Hernien in dieser Region, das Tragen zu enger Gürtel an Hüfthosen).

Der N. femoralis wird beeinflusst durch

- das Leistenband und den
- Adduktorenkanal.

Der N. saphenus zeigt keine klassischen Kompressionsstellen.

Abschließend ist noch der N. obturatorius zu nennen. Dieser kann traumatischen Einflüssen wie Beckenfrakturen und dem Geburtsvorgang erliegen, zudem aber auch einer Kompression im

- Foramen obturatum und
- Adduktorenkanal.

Die nachstehende Übersichtsgrafik (► Abb. 6.58) zeigt auf einen Blick die potenziellen Kompressionsstellen dieser Nerven sowie deren sensibles Versorgungsgebiet und hat sich für die praktische Arbeit als sehr hilfreich erwiesen.

Therapeutische Interventionsmöglichkeiten

Therapeutisch besteht in einem solchen Fall die Möglichkeit, die Position der komprimierenden Strukturen zu korrigieren bzw. ihren Tonus zu normalisieren.

- M. psoas
- M. ioliopsoas
- Niere
- M. quadratus lumborum
- Leistenband
- Adduktorenkanal
- Foramen obturatum
- (Durchtrittsbereich durch die Bauchwandmuskulatur)

Plexus sacralis

Der Plexus sacralis erhält seine Informationen aus den Rr. ventrales der Segmente L4–S3 und ist lateral der Foramina sacralia anteriora dem M. piriformis aufliegend lokalisiert. Die Nerven des Plexus sacralis verlaufen hinter dem Becken. Er versorgt motorisch wie sensibel den hinteren Oberschenkel, den Unterschenkel und den Fuß.

Aus dem Plexus sacralis ziehen kurze Nervenäste zu den folgenden Beckenmuskeln:

- M. piriformis
- Mm. gemelli
- M. obturatorius internus
- M. quadratus femoris

Die in ► Tab. 6.14 genannten peripheren Nerven entstehen aus dem Plexus sacralis.

N. gluteus superior

► **Verlauf.** Der N. gluteus superior erhält seine Informationen aus den Segmenten L4–S1. Er durchzieht das Foramen suprapiriforme (tritt also durch das Foramen piriforme oberhalb des M. piriformis, womit er der einzige Nerv aus dem Plexus sacralis ist – alle anderen verlaufen durch das Foramen infrapiriforme, treten also unterhalb des M. piriformis durch das Foramen piriforme) und verläuft anschließend zwischen dem M. gluteus medius und M. gluteus minimus bis hin zum M. tensor fasciae latae.

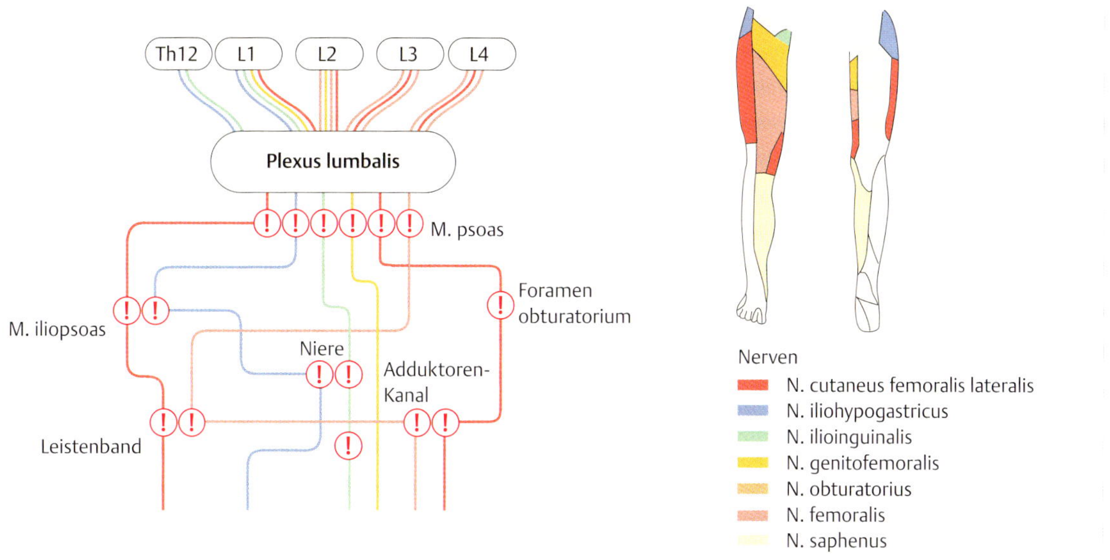

Abb. 6.58 Die sensiblen Versorgungsareale der Äste des Plexus lumbalis sowie deren potenzielle Kompressionsstellen im Nervenverlauf.

Tab. 6.14 Die Zusammensetzung des Plexus sacralis

Nerv	Segment
N. gluteus superior	L 4–S 1
N. gluteus inferior	L 5–S 2
N. cutaneus femoris posterior	S 1–S 3
N. ischiadicus	L 4–S 3
• bestehend aus:	
○ N. tibialis	L 4–S 3
○ N. peroneus communis	L 4–S 2

▸ **Versorgung.** Er versorgt rein motorisch die oben genannten Strukturen, also den M. gluteus medius, M. gluteus minimus und den M. tensor fasciae latae (▸ Abb. 6.59).

▸ **Klinisches Bild.** Bei einer Läsion weist der Patient das charakterisierende Trendelenburg-Zeichen auf: Während der Belastung der betroffenen Extremität, wie z. B. in der Standbeinphase oder dem Einbeinstand, kippt das Becken zur nichtbetroffenen Seite ab.

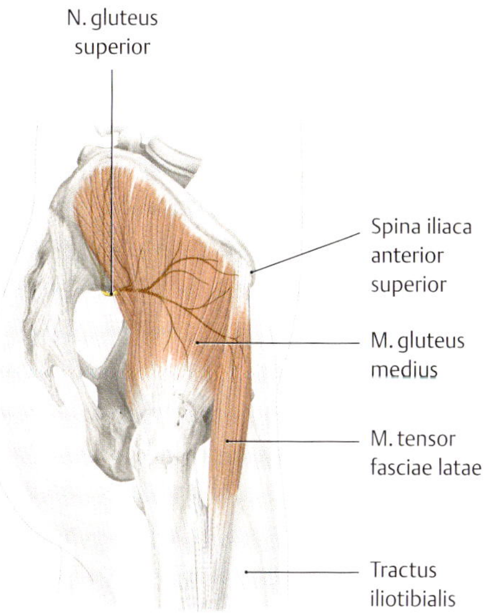

Abb. 6.59 Motorisches Innervationsgebiet des N. gluteus superior. (Schünke, 2014)

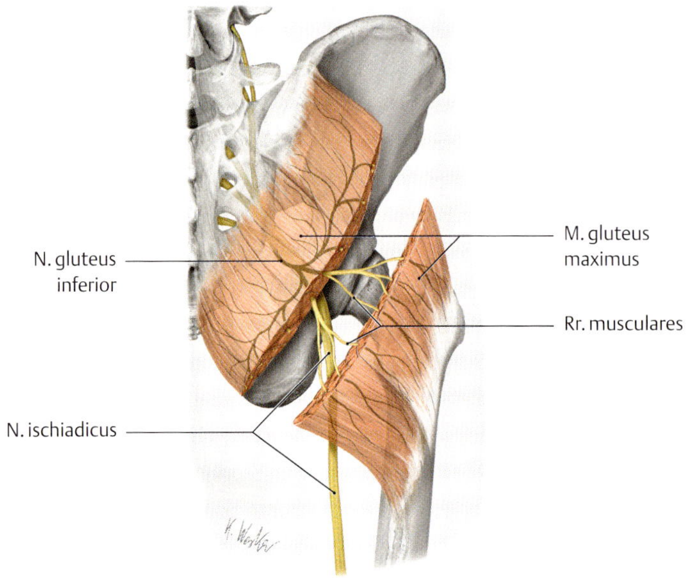

Abb. 6.60 Motorisches Innervationsgebiet des N. gluteus inferior. (Schünke, 2014)

N. gluteus inferior

▶ **Verlauf.** Der Nerv, entstehend aus den segmentalen Faseranteilen von L5–S2, verlässt das Becken über das Foramen infrapiriforme.

▶ **Versorgung.** Er versorgt als einziger Nerv den M. gluteus maximus (▶ Abb. 6.60).

▶ **Klinisches Bild.** Bei einer Läsion dieses Nervs ist eine Hüftextension nur noch eingeschränkt möglich, was sich vor allem in jeden Situationen verdeutlicht, in der diese Bewegung sehr stark benötigt wird, wie z. B. dem Aufstehen aus dem Sitz oder dem Treppensteigen.

N. cutaneus femoris posterior

▶ **Verlauf.** Dieser Nerv setzt sich aus den Fasern der Segmente S1–S3 zusammen. Der N. cutaneus femoris posterior tritt durch das Foramen infrapiriforme. Anschließend bahnt er seinen Weg mittig an der dorsalen Femurseite bis zu der Fossa poplitea.

▶ **Versorgung.** Der N. cutaneus femoris posterior versorgt den Körper mit rein sensiblen Ästen. Ein Teil zweigt zu den Nn. clunium inferiores sowie den Rr. perineales ab und versorgt dementsprechend die Gesäß- und Dammregion. Das Versorgungsgebiet erstreckt sich aber noch weit darüber hinaus über die dorsale Oberschenkelseite hinweg bis in den oberen Bereich der Wade (▶ Abb. 6.61).

▶ **Klinisches Bild.** Eine Beeinträchtigung zeigt sich lediglich in Form von Sensibiltätsstörungen.

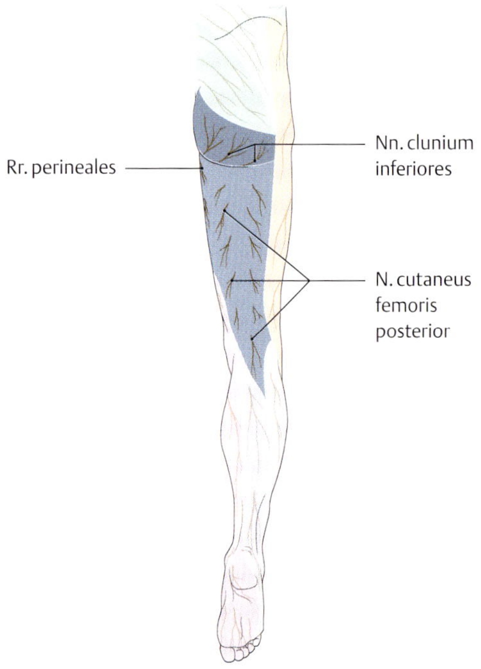

Abb. 6.61 Sensibles Innervationsgebiet des N. cutaneus femoris posterior. (Schünke, 2014)

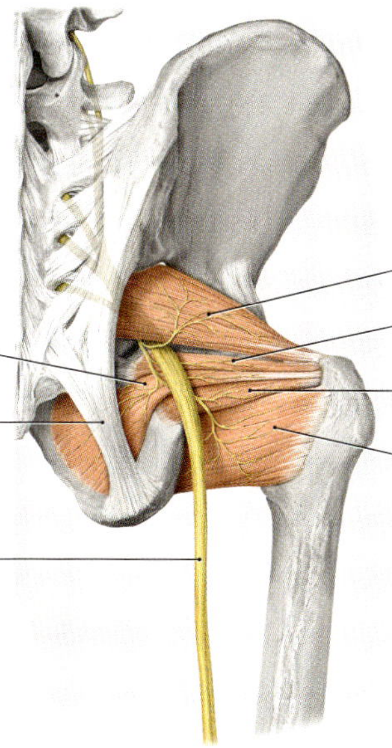

Abb. 6.62 Der proximale Verlauf des N. ischiadicus. (Schünke, 2014)

N. ischiadicus

▸ **Verlauf** (▸ **Abb. 6.62**). Der N.ischiadicus verlässt das kleine Becken über das Foramen infrapiriforme. Er verläuft unter dem M. gluteus maximus an der Dorsalseite des Oberschenkels entlang. Etwas kranial der Fossa poplitea teilt er sich in 2 Äste:

- in den N. peroneus communis (N. fibularis communis) und
- den N. tibialis.

N. peroneus communis

▸ **Verlauf** (▸ **Abb. 6.63**). Nach der Teilung auf Kniekehlenniveau zieht der N. peroneus communis, dessen Fasern aus L4–L2 stammen, nach lateral, um das Caput fibulae sowie das Collum fibulae, um sich anschließend auf dem ventralen Unterschenkel fortzusetzen. Dort taucht er in den M. peroneus longus ein und verzweigt sich dort in den

- N. peroneus superficialis und
- N. peroneus profundus.

Der N. peroneus superficialis erstreckt sich als primär sensibler Ast umgeben von Wadenbein und M. peroneus longus bis hin zur dorsalen Seite des Fußes. Der N. peroneus profundus hingegen zieht in die Extensorenlage.

▸ **Versorgung**

- motorische Innervation:
  - Im Bereich des Oberschenkels zweigt ein R. muscularis zum M. biceps femoris ab.
- sensible Innervation:
  - Der laterale Bereich des Unterschenkels wird über den N. cutaneus surae lateralis versorgt. Zudem zweigt der R. communicans peroneus ab, der zu einem Bestandteil des N. suralis wird.

N. peroneus superficialis

▸ **Versorgung**

- motorische Innervation:
  - Einige motorische Äste zweigen zu den Mm. peronei longus und brevis.
- sensible Innervation:
  - Die sensiblen Fasern teilen sich weiter auf; es entsteht der N. cutaneus dorsalis medialis sowie der N. cutaneus dorsalis intermedius. Sie versorgen den Fußrücken; eine Ausnahme bildet jedoch der Interdigitalraum der I. zur II. Zehe.

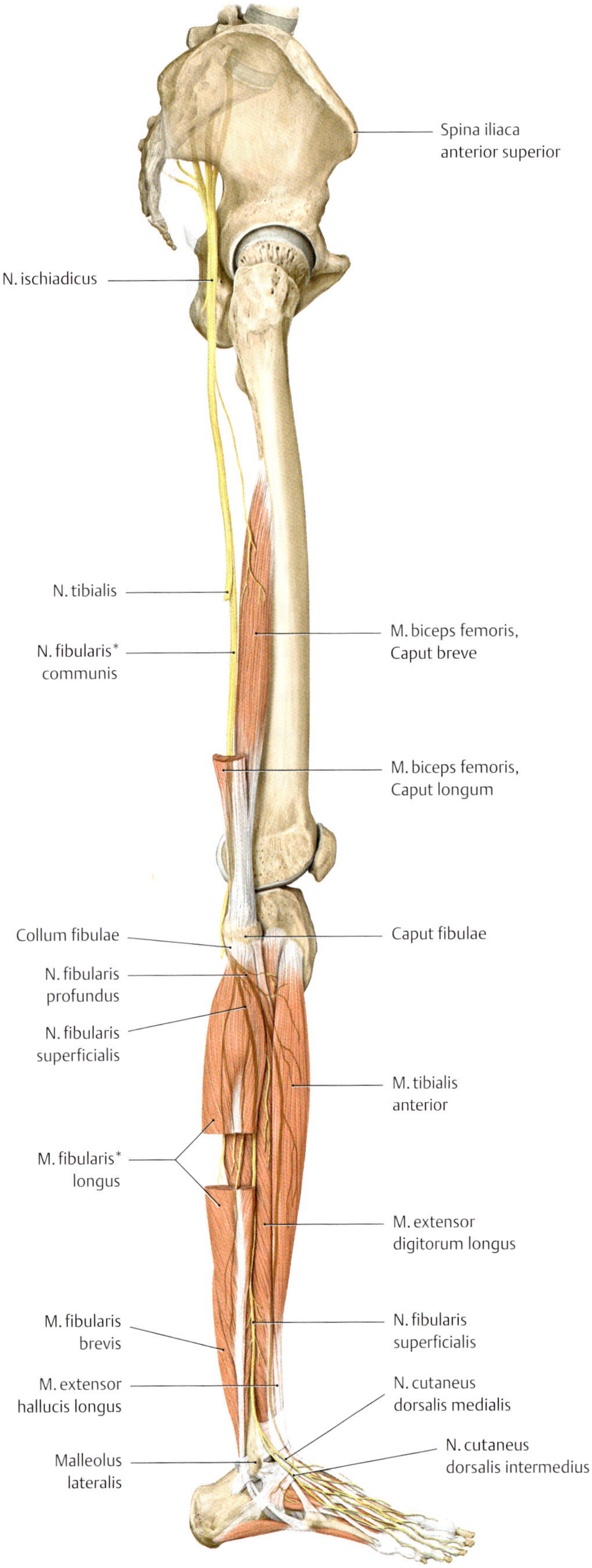

Abb. 6.63 Verlauf des N. peroneus communis. (Schünke, 2014)

N. peroneus profundus

► **Versorgung**

- motorische Innervation:
  - Von ihm werden Extensoren des Unterschenkels und des Fußes innerviert:
    - M. tibialis anterior
    - Mm. extensores digitorum longus und brevis
    - Mm. extensores hallucis longus und brevis
- sensible Innervation:
  - Seine wenigen sensiblen Fasern versorgen den Interdigitalraum der I. zur II. Zehe.

► **Klinisches Bild.** Bei einer Dysfunktion oder Läsion des Nervs ist eine Fußextension nicht mehr möglich. Das Gangbild weist einen schleifenden Fuß auf, sodass der Patient das Bein unnatürlich weit anheben muss.

N. tibialis

► **Verlauf.** Kurz nach der Trennung vom N. peroneus communis zweigen noch auf der Höhe der Kniekehle sowohl motorische Äste als auch der N. cutaneus surae medialis ab. Dieser steuert Fasern zum N. suralis bei und schließt sich mit dem N. communicans peroneus zum N. suralis zusammen. Dieser zieht wiederum an den lateralen Knöchel und Fuß.

Der N. tibialis verläuft sehr senkrecht an der Wade nach kaudal. Er liegt dabei unter dem M. gastrocnemius, verläuft bis zu dem medialen Malleolus und teilt sich kaudal dieser Struktur in seine sensiblen und motorischen Endäste, die sich an die Fußsohle fortsetzen (► Abb. 6.64).

► **Versorgung**

- motorische Innervation:
  - im Bereich des Oberschenkels
    - M. semimembranosus
    - M. semitendinosus, proximaler und distaler Anteil
    - Aponeurose des M. biceps femoris, Caput longum
    - M. adductor magnus
  - im Bereich des Unterschenkels
    - M. gastrocnemius
    - M. soleus
    - M. plantaris
    - M. popliteus
    - M. tibialis posterior
    - M. flexor digitorum longus
    - M. flexor hallucis longus
  - im Bereich des Fußes
    - M. abductor hallucis
    - M. flexor digitorum brevis
    - M. flexor hallucis brevis
    - Mm. lumbricales
    - Mm. interossei
    - M. adductor hallucis
    - M. flexor digiti minimi
- sensible Innervation:
  - N. tibialis:
    - Ferse, medial
    - Interdigitalräume zwischen den Zehen I–IV
    - die gesamte Fußsohle
  - N. suralis:
    - Ferse, lateral
    - Fuß, lateral

► **Klinisches Bild.** Eine Läsion des N. tibialis zieht eine Beeinträchtigung der Plantarflexion und des Zehenstandes nach sich.

Dysfunktionen des Plexus sacralis und Behandlungsmöglichkeiten

Mögliche Dysfunktionen

Die peripheren Nerven können auf dem Weg zu ihrem Erfolgsorgan an verschiedenen Stellen durch knöcherne Dysfunktionen oder auch einen muskulären oder faszialen Hypertonus irritiert werden.

Die Irritation zeigt sich am Erfolgsorgan in Form von motorischen oder sensiblen Auffälligkeiten. Die potenziellen Kompressionsstellen sind nachfolgend beschrieben.

Merke

Der gesamte Plexus sacralis kann aufgrund seines Verlaufs irritiert werden, wenn der M. piriformis Dysfunktionen oder Läsionen aufweist.

Darüber hinaus können einzelne Nerven in ihrem Verlauf an weiteren Stellen einer Kompression unterliegen.

Der N. gluteus superior kann durch einen zu hohen Tonus des M. gluteus medius und des M. gluteus minimus irritiert werden.

Der N. cutaneus femoris posterior kann durch eine Dysfunktion des M. semitendinosus und des M. semimembranosus beeinträchtigt werden.

Der N. ischiadicus kann durch das Lig. sacrospinale komprimiert werden und der N. peroneus communis aufgrund einer Dysfunktion der Fibula. Zudem kann er neben den klassischen traumatischen und/oder raumfordernden Prozessen auch Injektionsschäden aufweisen als Komplikation bei der Verabreichung intramuskulärer Injektionen.

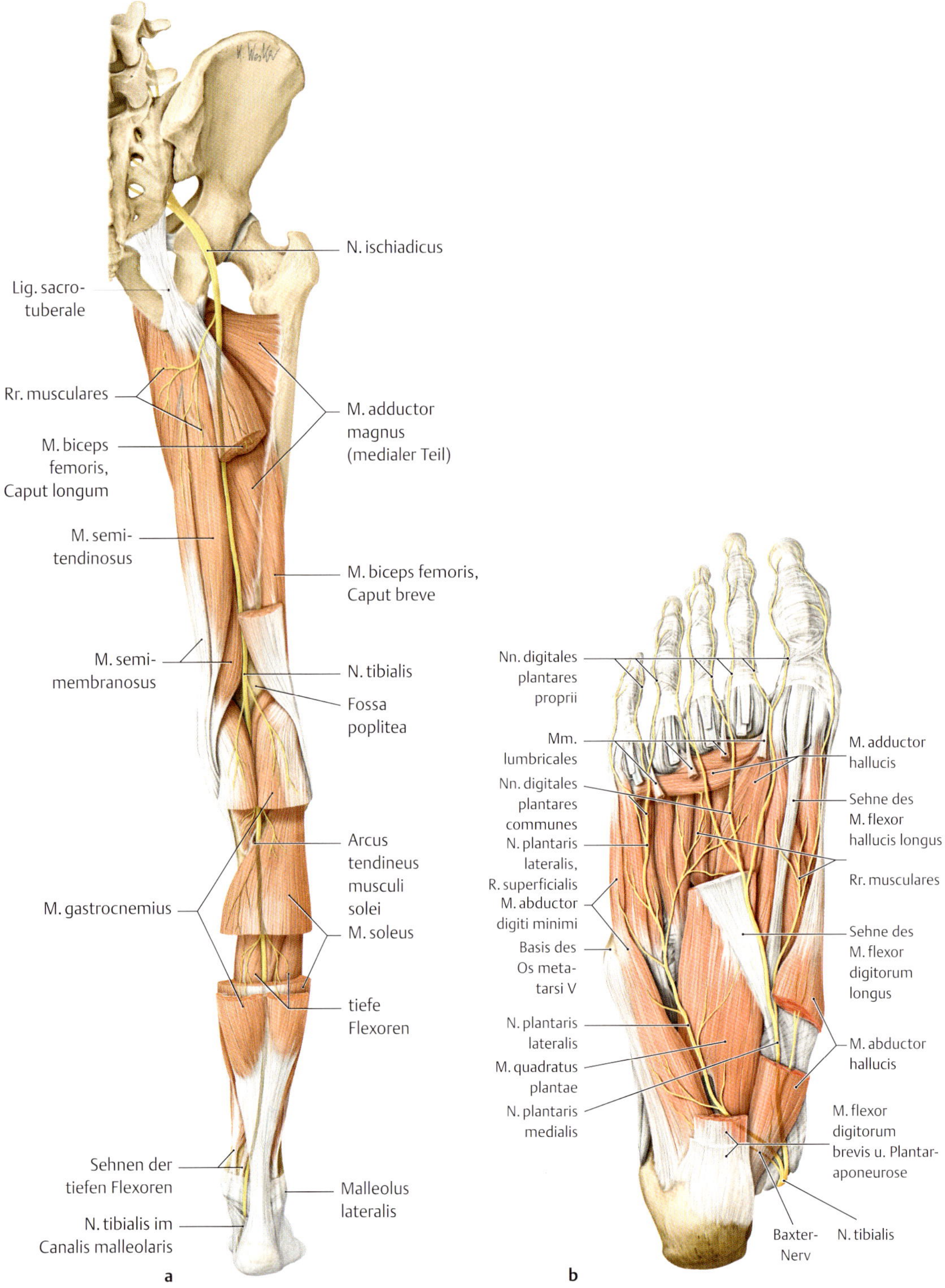

Abb. 6.64 Verlauf des N. tibialis.
a Rechtes Bein, Ansicht von dorsal. (Schünke, 2014)
b Rechter Fuß, Ansicht von plantar. (Schünke, 2014)

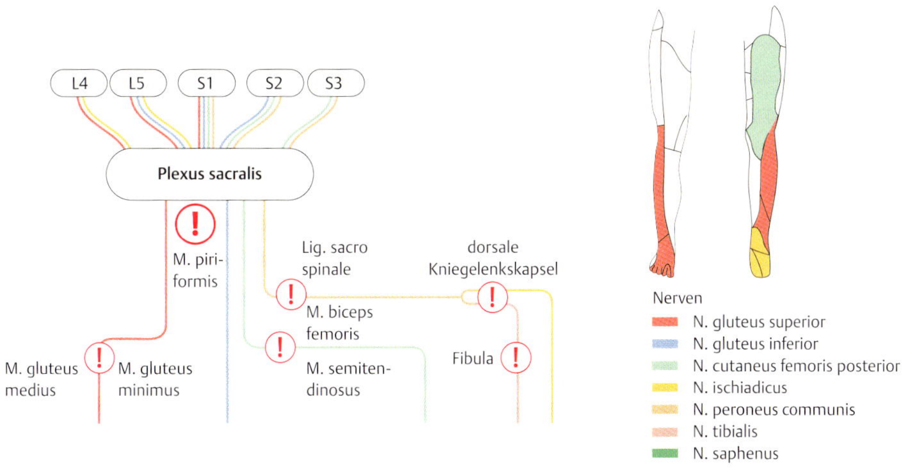

Abb. 6.65 Die sensiblen Versorgungsareale der Äste des Plexus sacralis sowie deren potentielle Kompressionsstellen im Nervenverlauf.

Die weiteren Nerven des Plexus sacralis sind keinen klassischen Kompressionsstellen ausgesetzt.

Die nachstehende Übersichtsgrafik (▸ Abb. 6.65) zeigt auf einen Blick die potenziellen Kompressionsstellen dieser Nerven sowie deren sensibles Versorgungsgebiet und hat sich für die praktische Arbeit als sehr hilfreich erwiesen.

Therapeutische Interventionsmöglichkeiten

Therapeutisch besteht in einem solchen Fall die Möglichkeit, die Position der komprimierenden Strukturen zu korrigieren bzw. ihren Tonus zu normalisieren:

- M. piriformis
- M. gluteus medius
- M. gluteus minimus
- M. semitendinosus
- M. semimembranosus
- Lig. sacrospinale
- Fibula

Plexus pudendus

Der Plexus pudendus erhält seine Informationen aus den Segmenten S 2–S 4. Die Fasern verlassen das Becken durch das Foramen infrapiriforme, verlaufen entlang der Spina ischiadica und ziehen durch das Foramen ischiadicum minus wieder in das Becken hinein. Dort verläuft er gemeinsam mit der A. pudenda interna und der V. pudenda interna an der Fossa ischiorectalis im Canalis pudendalis, dem sogenannten *Alcock-Kanal* (▸ Abb. 6.66).

Er versorgt sensibel die Beckeneingeweide, den Damm und die äußeren Genitalien und motorisch die Beckenbodenmuskulatur.

Er besitzt keine klassischen Kompressionsstellen, vielmehr unterliegt er traumatischen Einflüssen, wie Geburten oder Frakturen sowie Druckläsionen beim Fahrradfahren (▸ Abb. 6.66).

Plexus coccygeus

Die Rr. ventrales der Nerven S 4–Co2 schließen sich zu dem Plexus coccygeus zusammen. Dessen sensible Endäste, die Nn. anococcygei, versorgen die Haut zwischen Os coccygis und Anus.

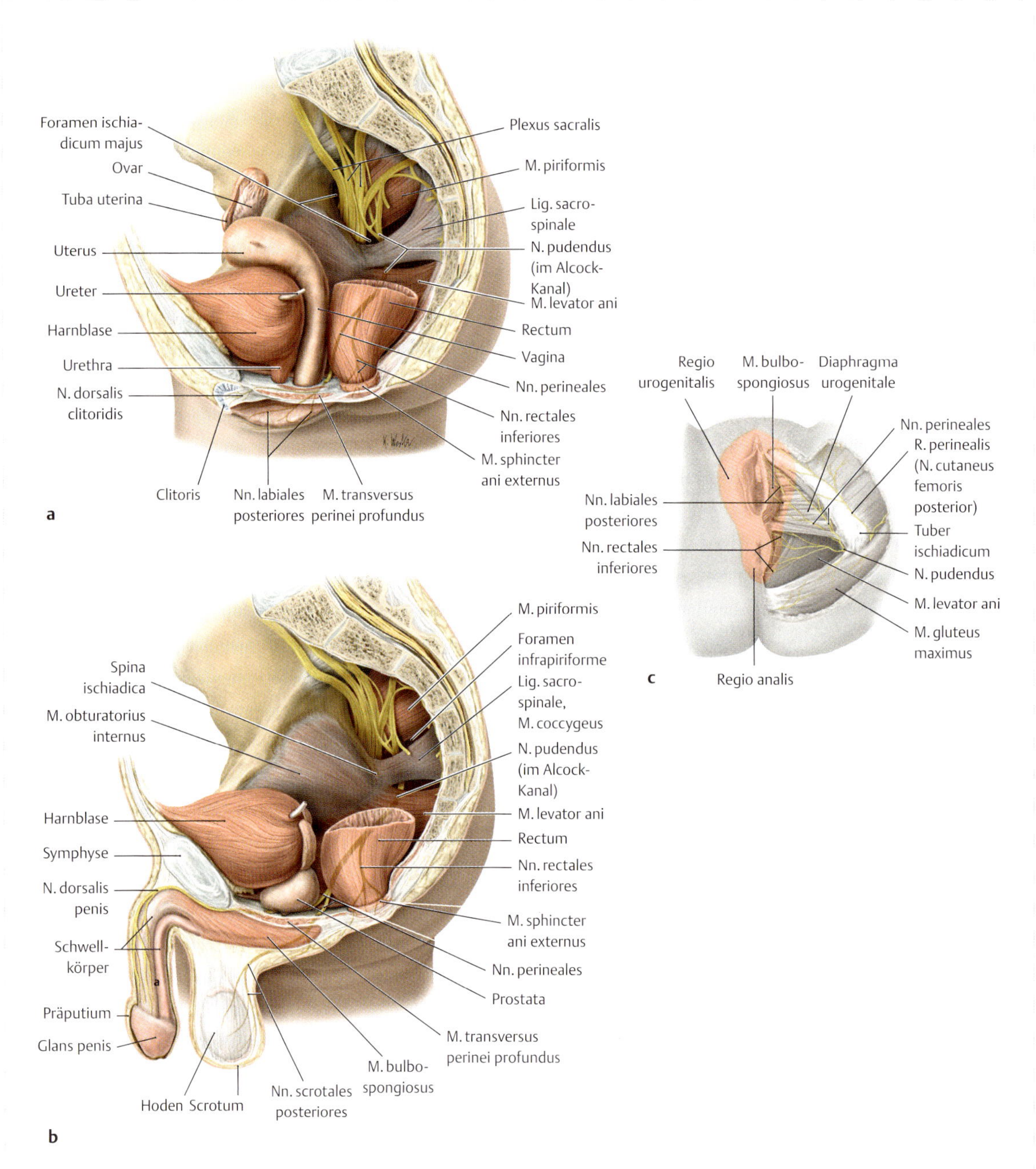

Abb. 6.66 N. pudendus.
a Verlauf bei der Frau. (Schünke, 2014)
b Verlauf beim Mann. (Schünke, 2014)
c Die sensiblen Versorgungsareale bei der Frau. (Schünke, 2014)

6.5 Untersuchung und Behandlung auf segmentaler Ebene

Bei chronischen Schmerzpatienten ist aufgrund ihrer oft langjährigen Schmerzsymptomatik eine ärztliche Diagnose auf der segmentalen Ebene meist abgeklärt. Wenn auch in der Schmerzphysiotherapie auf dieser Ebene die mobilisierenden Behandlungstechniken eher im Vordergrund stehen, wird dennoch eine klassische neurologische Untersuchung durchgeführt.

6.5.1 Diskusläsionen

Untersuchung

Die Untersuchung bei Diskusläsionen ist bei chronifizierten Erkrankungen meistens gut abgesichert. Im Rahmen der Erstuntersuchung sollte trotz dessen noch einmal die klassische neurologische Untersuchung durchgeführt werden. Hierbei beschreibt der Patient genau den Hautbereich, der sensibel gestört ist. Dieser Bereich kann über Tests mit dem Sensibilitätsrad oder leichten Berührungen genauer ausgetestet werden.

Ist der Hautbereich genau bekannt, kann man diesen mit den Dermatomen und den Hautgebieten der peripheren Nerveninnervationen abgleichen. Aus dieser Zuordnung lässt sich ableiten, ob die auslösende Dysfunktion/Läsion an der Nervenwurzel oder erst im weiteren Verlauf des Nervenweges liegt.

Zusätzlich kann über die Myotome (Kennmuskeln) der Befund bei dem Verdacht einer segmentalen Störung bestätigt werden (▸ Abb. 6.67 und ▸ Abb. 6.68).

Behandlung

Für die Behandlung von Diskusläsionen hat sich die *Therapie nach McKenzie* etabliert. Gerade bei lumbalen Diskusprotrusionen ist die Extensionsbehandlung sehr er-

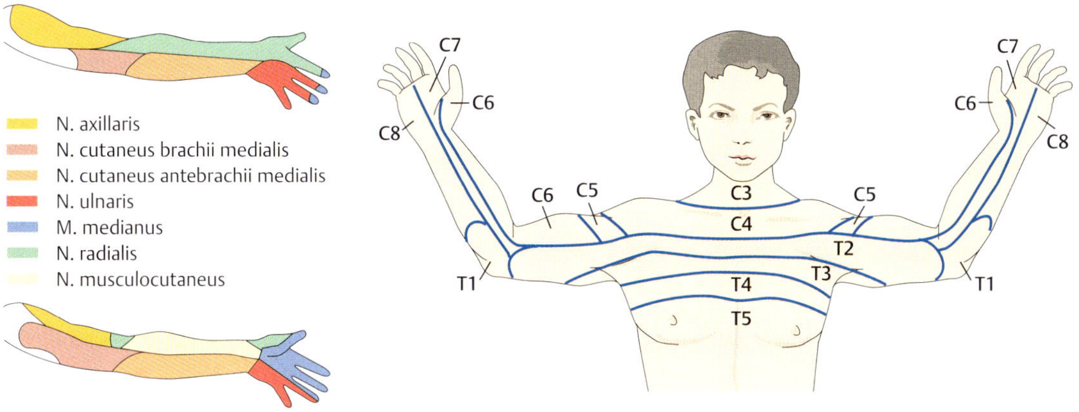

Abb. 6.67 Differenzierung zentraler versus peripherer Ursachen für Sensibilitätsstörungen: Die Gegenüberstellung von Dermatom und der sensiblen Hautversorgung durch periphere Nerven im Bereich der oberen Extremität.

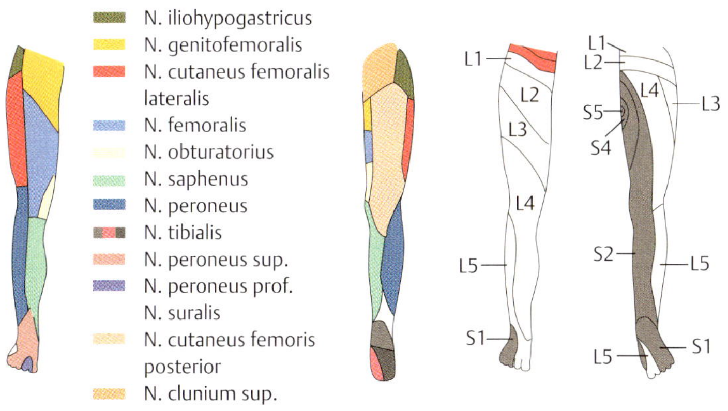

Abb. 6.68 Differenzierung zentraler versus peripherer Ursachen für Sensibilitätsstörungen: Die Gegenüberstellung von Dermatom und der sensiblen Hautversorgung durch periphere Nerven im Bereich der unteren Extremität.

folgreich. Bei der Extension der Wirbelsäule wird das Gewebe nach ventral geschoben und der geschädigte Bereich entlastet. Durch ein anschließendes Tape in Extension wird das Gewebe dauerhaft entlastet. Jetzt kann es zu einer physiologischen Vernarbung in Annäherung kommen. In vielen Fällen kann so eine deutliche Druckentlastung auf den Nerv erwirkt werden (▶ Abb. 6.69 und ▶ Abb. 6.70).

▶ **Ausführung.** Der Patient wird so weit in Extension unterlagert, bis sich ein leichter Druck im Bereich der Läsion aufbaut (Bauchlage mit Kissen unter dem Bauch). Immer wenn der Druck nachgelassen hat, wird ein Teil der Unterlagerung entfernt. Wenn der Patient in gerader Bauchlage liegt, beginnt man, durch Unterlagerung des Thorax, den Patienten in Wirbelsäulenextension zu bringen. Dieser Prozess kann sich über mehrere Behandlungen mit bis zu je 1,5 Stunden ziehen. Nach einer Behandlung wird immer ein neues Tape in Extension des Segmentes angebracht. Zusätzlich kann bei dieser Behandlung eine Lateralflexion in Richtung des Prolaps oder der Protrusion mit hinzugefügt werden (▶ Abb. 6.71).

▶ Abb. 6.71 zeigt sehr schematisch die Anordnung der Nervenfasern innerhalb des Spinalnervs. Die Fasern, die den Rücken versorgen, verlassen den Nerv zuerst. Deshalb liegen sie außen. Je tiefer das Innervationsgebiet einer Faser liegt, desto weiter innen liegen die Fasern. Wenn jetzt ein Prolaps oder eine Protrusion auf den Nerv drückt, strahlt der Schmerz in die Bereiche aus, die komprimiert werden. Je stärker der Druck ist, umso mehr Schichten werden komprimiert und umso weiter strahlt die Symptomatik aus. Wenn der Druck sehr stark ist, wird die äußerste Schicht gar nicht mehr durchblutet. Dies führt dazu, dass im Rücken auch kein Schmerz mehr wahrgenommen wird. Bei noch stärkerem Druck ist auch im Oberschenkel kein Schmerz mehr wahrzunehmen. Bei maximalem Druck spürt der Patien gar keinen Schmerz mehr. Aufgrund der geringen Durchblutung stirbt die Nervenwurzel ab.

Dieses Phänomen sollte bei jeder Behandlung von Diskusprotrusionen beachtet werden. Gleich welche Behandlungstechnik man durchführt – es sollte das Zentralisationsphänomen auftreten.

Der distale Schmerz muss abnehmen, der proximale Schmerz darf auch zunehmen. Sollte der distale Schmerz mehr werden und der proximale Schmerz weniger, deutet dies auf eine verstärkte Nervenkompression hin.

Bei chronischen Erkrankungen der Halswirbelsäule ist die Behandlung der weiteren Ebenen vor der lokalen Behandlung meist erfolgreicher (Kap. 13.7). Neben der lokalen Behandlung spielen die weiteren Ebenen eine wichtige Rolle bei der Behandlung auf der segmentalen Ebene (S. 455).

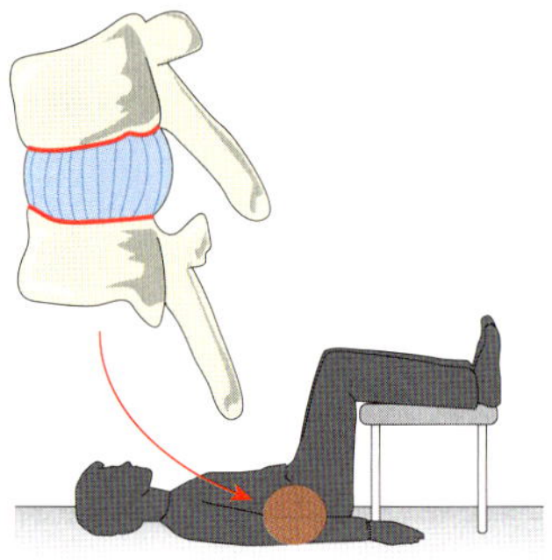

Abb. 6.69 Wirkung der Flexionsbehandlung.

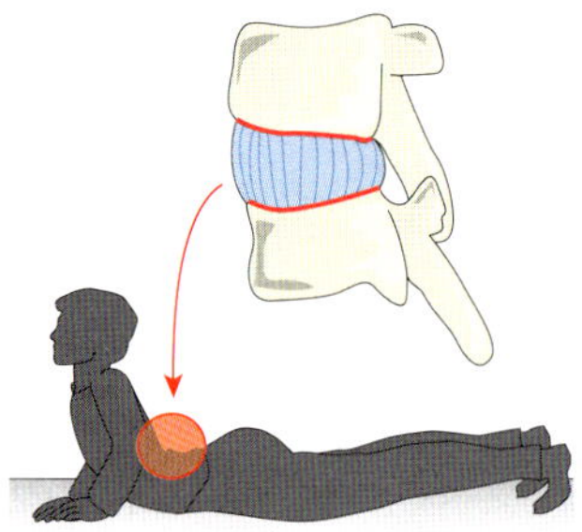

Abb. 6.70 Effekt der Extensionsbehandlung.

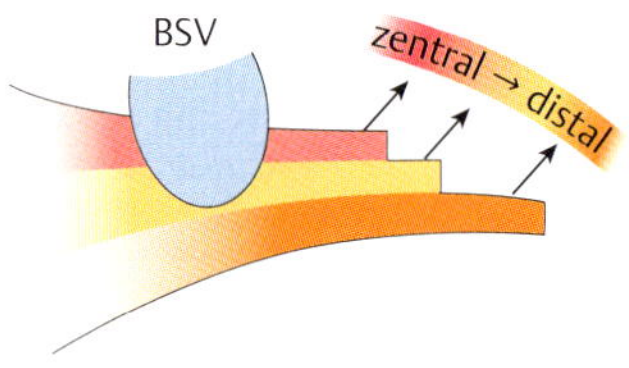

Abb. 6.71 Schematische Anordnung der Nervenfasern innerhalb eines Spinalnervs.

6.5.2 Lendenwirbelsäule

Untersuchung

Untersuchung der Dysfunktionsrichtung

Maßgeblich für die Behandlung mit der Muskel-Energie-Technik (MET) ist die Richtung der Rotationsdysfunktion (▶ Abb. 6.74). Wenn möglich, können auch die weiteren Dysfunktionsrichtungen bestimmt werden (▶ Abb. 6.72 bis ▶ Abb. 6.75). Je mehr Dimensionen man in der MET einstellen kann, desto effektiver ist diese. Für die mikromechanische Mobilisation ist die Untersuchung der Dysfunktionsrichtungen irrelevant.

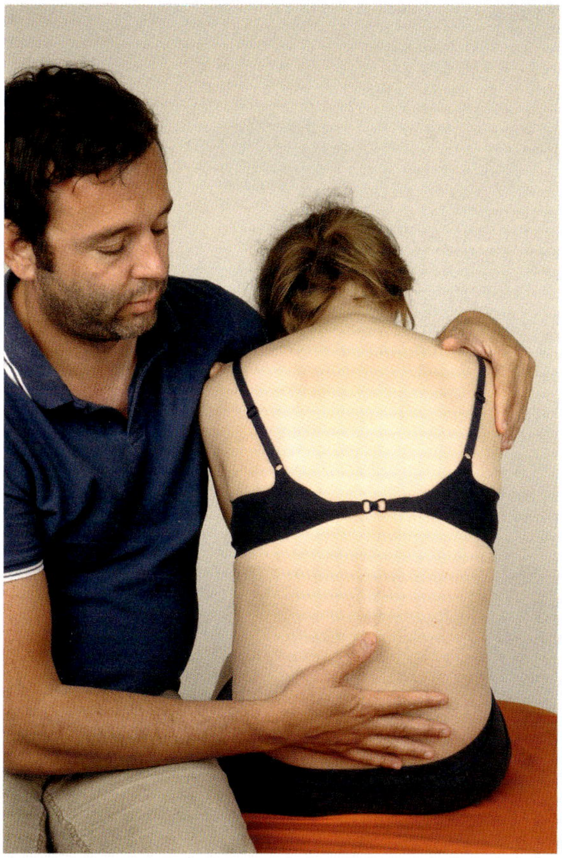

Abb. 6.72 Untersuchung der Wirbelmobilität in Flexion.

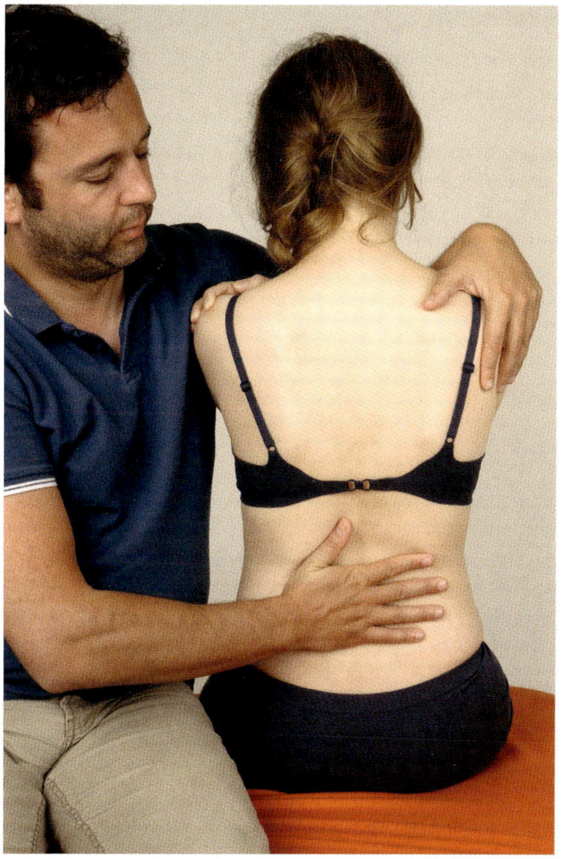

Abb. 6.73 Untersuchung der Wirbelmobilität in Extension.

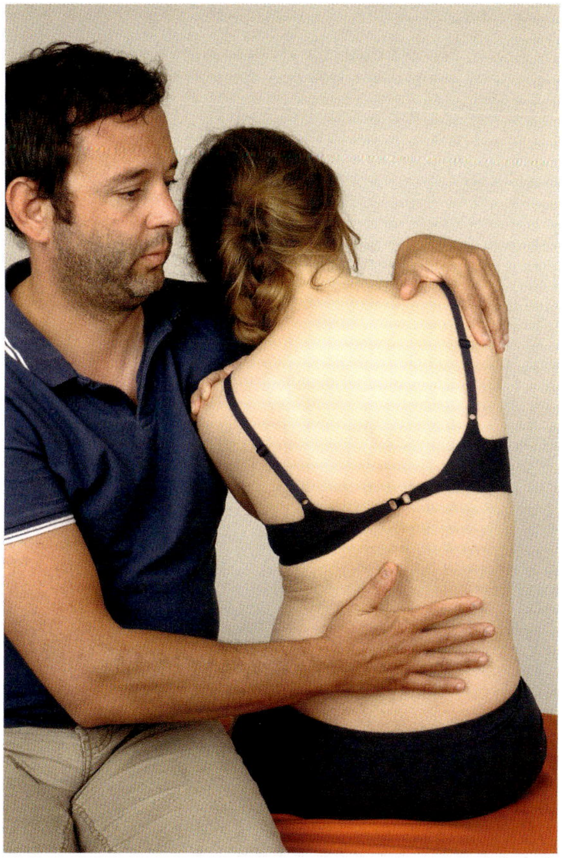

Abb. 6.74 Untersuchung der Wirbelmobilität in Lateralflexion.

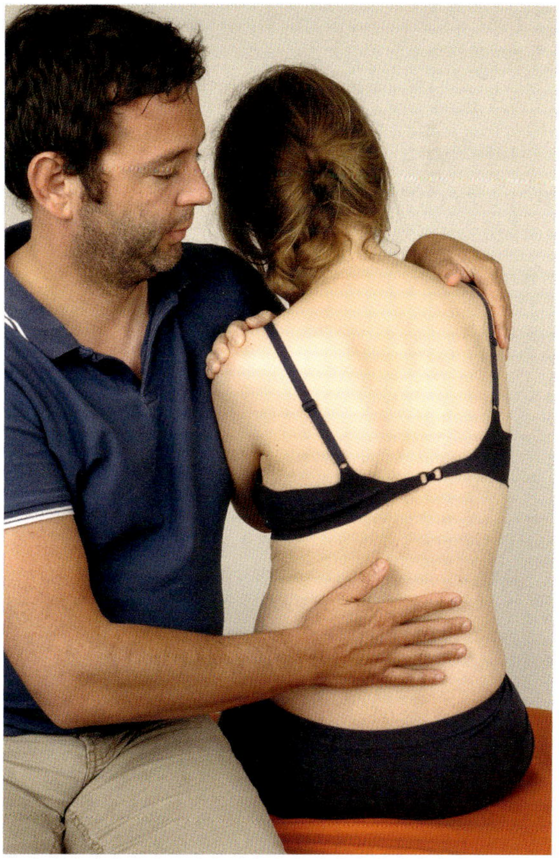

Abb. 6.75 Untersuchung der Wirbelmobilität in Rotation.

Sensibilität

Der Therapeut fährt langsam mit dem Sensibilitätsrad den Gesäßbereich und die untere Extremität entlang. Der Patient bewertet Sensibilitätsunterschiede im Verlauf der gezogenen Bahnen und im Seitenvergleich. Anhand der vom Patienten gezeigten Lokalisation lässt sich dieser Bereich einem entsprechenden Segment oder peripheren Nerven zuordnen. Während Sensibilitätsunterschiede im Dermatombereich einem oder mehreren Segmenten bzw. Spinalnerven zuzuordnen sind, sprechen Auffälligkeiten im Versorgungsbereich eines sensiblen-peripheren Nervs für Kompressionsstellen eines sensiblen Hautnervs nach Austritt aus dem Nervenplexus (▶ Abb. 6.68).

Motorik

Beim Test der Motorik wird die Maximalkraft im Seitenvergleich getestet. Deutliche Kraftunterschiede sprechen für eine Störung im Innervationsgebiet des Muskels und können so den versorgenden Segmenten oder einem motorischen Nerven zugeordnet werden. Eine Übersicht der Myotome ist in Kapitel „Myotome als Schmerzauslöser (S. 252)“ gelistet.

Im Versorgungsgebiet der Segmente L 1 bis L 5 lassen sich einzelne Muskeln primär einem Segment zuordnen, diese Muskeln nennt man „Kennmuskeln“.

Kennmuskeln (Muskelfunktionsprüfung im direkten Seitenvergleich) sind:

- L 1 = M. cremaster
- L 2 = Mm. adductores
- L 3 = M. quadriceps femoris
- L 4 = M. quadriceps femoris, M. vastus medialis
- L 5 = M. extensor hallucis longus, M. tibialis anterior
- S 1 = M. triceps surae

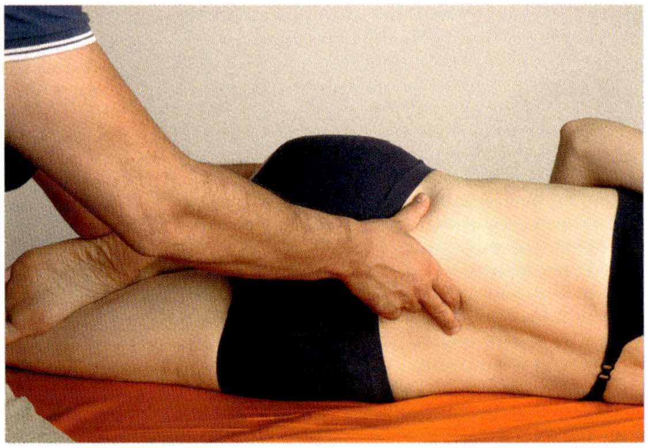

Abb. 6.76 Handanlage zur Mikromechanischen Mobilisation an der Lendenwirbelsäule: Die Fingerspitzen von DII und DIII umschließen jeweils lateral den Dornfortsatz des dysfunktionalen Wirbelkörpers.

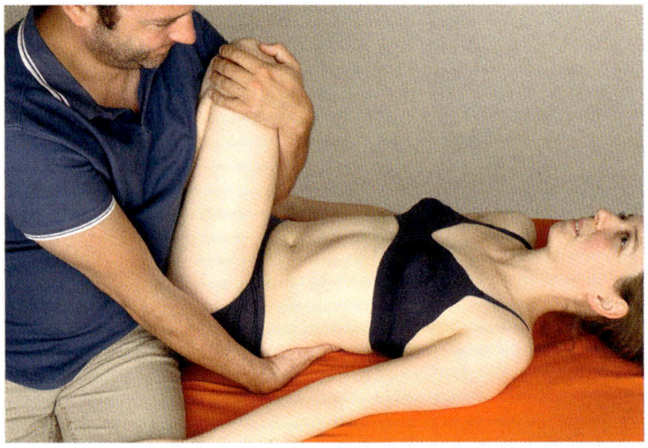

Abb. 6.77 Mikromechanische Mobilisation an der Lendenwirbelsäule: Die Bewegung wird über den Rumpf des Therapeuten initiiert.

Behandlung

Mikromechanische Mobilisation der Lendenwirbelsäule

▶ **ASTE Patient.** Rückenlage.

▶ **ASTE Therapeut.** Sitz auf der homolateralen Seite, Blick zum Kopf des Patienten. Der Therapeut hat mit seinem Becken Kontakt zum Becken des Patienten.

▶ **Handanlage** (▶ Abb. 6.76)

- mediale Hand:
  - Unter Hüft- und Knieflexion umfasst der Therapeut den Ober- und Unterschenkel des Patienten. Variation: Bei Patienten mit eingeschränkter Knieflexion kann der Unterschenkel auf der Schulter des Therapeuten abgelegt werden.
- laterale Hand:
  - Zeige- und Mittelfinger sind am Proc. spinosus des zu behandelnden Segmentes der LWS angehakt

▶ **Ausführung** (▶ Abb. 6.77). Über die Hüftflexion und Beckenkippung wird die Behandlungsebene im zu behandelnden Segment der LWS eingestellt und so Testkreise und Behandlungskreise in entgegengesetzte Richtung in die LWS projiziert.

Muskel-Energie-Technik der Lendenwirbelsäule – erläutert an einer Rotationsdysfunktion von L 3 nach links

▶ **ASTE Patient.** Sitz auf der Bank, Arme gekreuzt mit Händen auf den Schultern.

▶ **ASTE Therapeut.** Stand links neben dem Patienten.

▶ **Handanlage.** Die linke Therapeutenhand umfasst die rechte Schulter des Patienten. Der Daumen der rechten Therapeutenhand liegt links-lateral neben dem Dornfortsatz.

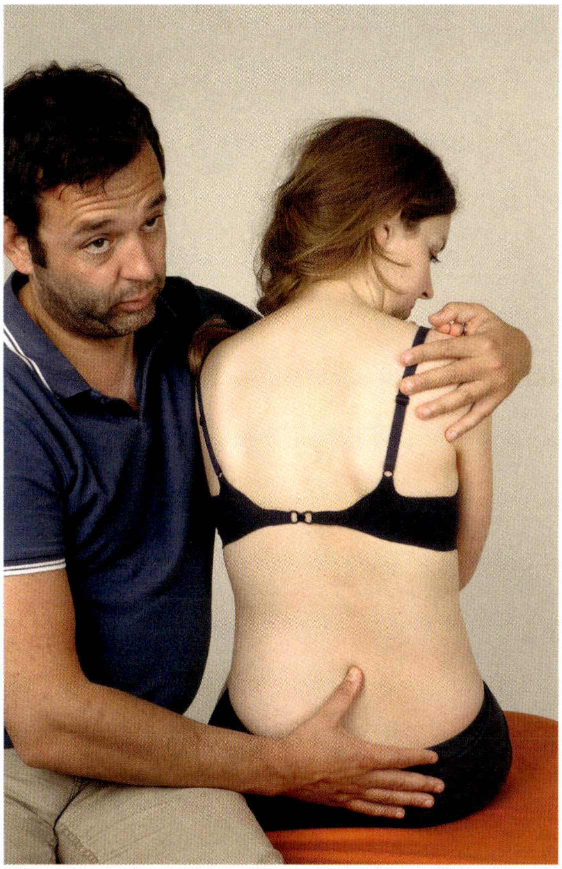

Abb. 6.78 Ausgangsstellung für eine MET an der Lendenwirbelsäule: Einstellung in Dysfunktionsrichtung, Fixation des Wirbels unter der Dysfunktion, Anspannung in Dysfunktionsrichtung.

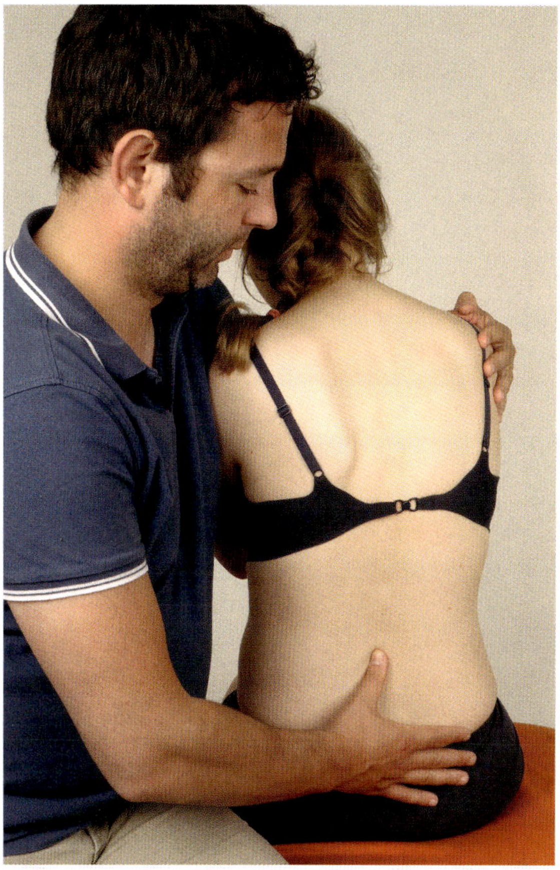

Abb. 6.79 Mobilisation mittels MET an der Lendenwirbelsäule: Der Wirbel mit der Dysfunktion wird am Dornfortsatz in Richtung Normalität mobilisiert.

▸ **Ausführung.** Der Patient wird mit dem Oberkörper in die Richtung der Rotationsdysfunktion eingestellt. Der Therapeut fixiert den Dornfortsatz jenes Wirbels unterhalb des Segmentes mit der Dysfunktion (L 4). Der Patient spannt nun leicht in Richtung der Dysfunktion für 6–10 Sekunden an (▸ Abb. 6.78). In der Entspannungsphase versetzt der Therapeut nun den Daumen an den Dornfortsatz des Wirbels mit der Dysfunktion (L 3). Dort gibt er nun ca. 80 % Schub aus der Dysfunktion in die Korrekturrichtung, die weiteren 20 % erfolgen über eine leichte Bewegung mit der Hand an der Schulter (▸ Abb. 6.79).

6.5.3 Brustwirbelsäule

Untersuchung

Die Untersuchung der Dysfunktionsrichtungen erfolgt in gleicher Weise wie die Untersuchung an der Lendenwirbelsäule.

Behandlung der Brustwirbelsäule

Mikromechanische Mobilisation der Brustwirbelsäule

▸ **ASTE Patient.** Seitlage, Schulter und Becken auf einer Höhe und HWS in Verlängerung der BWS gelagert.

▸ **ASTE Therapeut.** Stand seitlich neben dem Patienten.

▸ **Handanlagen.** 1. thorakolumbaler Übergang bis Th 4.

- kaudale Hand:
  - umfasst die unten liegende Flanke des Patienten mit Kontakt D 1 am Proc. spinosus des unteren Wirbels
- kraniale Hand:
  - Kontakt am Proc. spinosus des oberen Wirbels (von TLÜ bis ca. Höhe Angulus inferior im Tunnelgriff unter den Arm des Patienten (▸ Abb. 6.80), ab Höhe Angulus inferior über den Arm greifen (▸ Abb. 6.81))

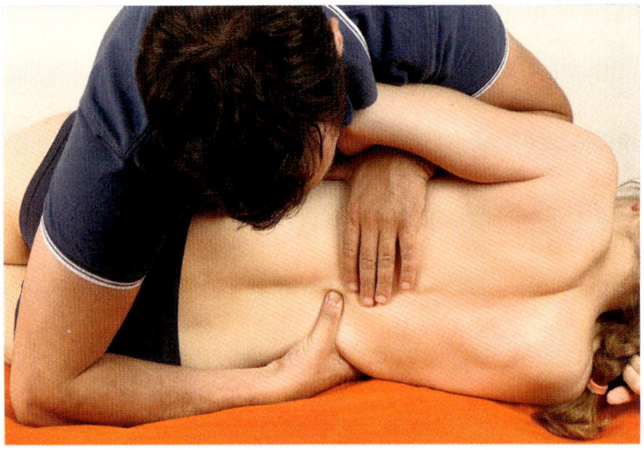

Abb. 6.80 Mikromechanische Mobilisation an der Brustwirbelsäule vom TLÜ bis zur Höhe des Angulus inferior.

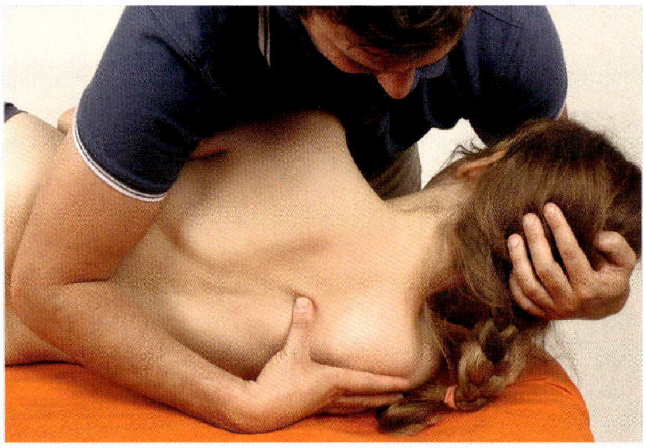

Abb. 6.82 Mikromechanische Mobilisation an der Brustwirbelsäule Th 4 bis CTÜ.

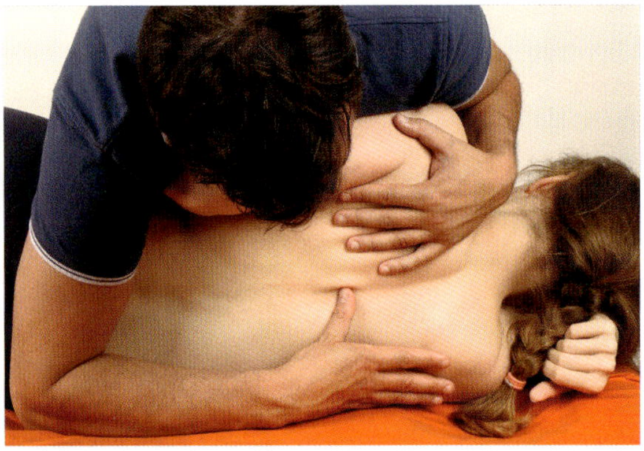

Abb. 6.81 Mikromechanische Mobilisation an der Brustwirbelsäule vom Angulus inferior bis etwa Th 4.

2. Th 4–CTÜ:
- kaudale Hand:
  - hat Kontakt zum Wirbel am Proc. spinosus
- kraniale Hand:
  - umfasst den Kopf mit Kontakt der Stirn des Patienten am Oberarm des Therapeuten

► **Ausführung.** Testkreise und Behandlungskreise in entgegengesetzte Richtung (► Abb. 6.82).

Muskel-Energie-Technik der Brustwirbelsäule – erläutert an einer Rotationsdysfunktion von Th 6 nach links

► **ASTE Patient.** Sitz auf der Bank, Arme gekreuzt mit Händen auf den Schultern.

► **ASTE Therapeut.** Stand links neben dem Patienten.

► **Handanlage.** Die linke Therapeutenhand umfasst die rechte Schulter des Patienten. Der Daumen der rechten Therapeutenhand liegt links-lateral neben dem Dornfortsatz.

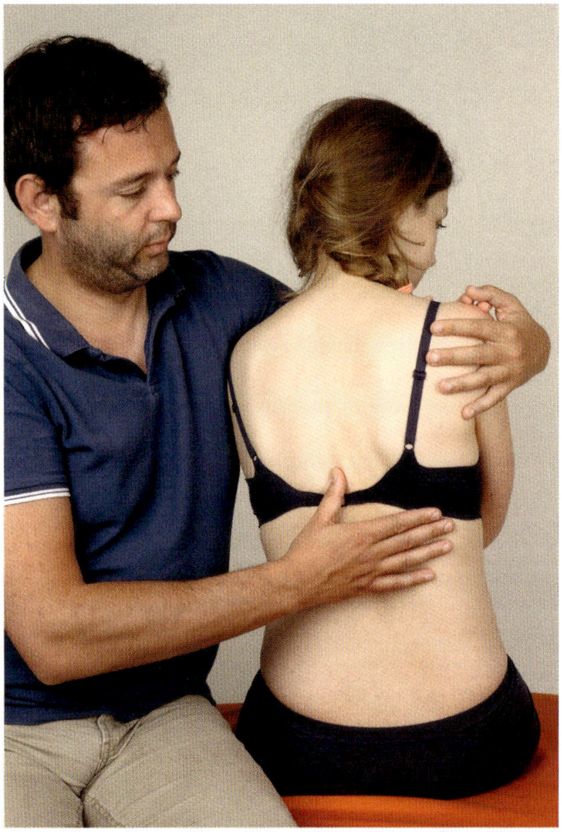

Abb. 6.83 Ausgangsstellung für eine MET an der Brustwirbelsäule: Einstellung in Dysfunktionsrichtung, Fixation des Wirbels unter der Dysfunktion, Anspannung in Dysfunktionsrichtung.

► **Ausführung.** Der Patient wird mit dem Oberkörper in die Richtung der Rotationsdysfunktion eingestellt. Der Therapeut fixiert den Dornfortsatz jenes Wirbels unterhalb des Segmentes mit der Dysfunktion (Th 7). Der Patient spannt nun leicht in Richtung der Dysfunktion für 6–10 Sekunden an (► Abb. 6.83). In der Entspannungs-

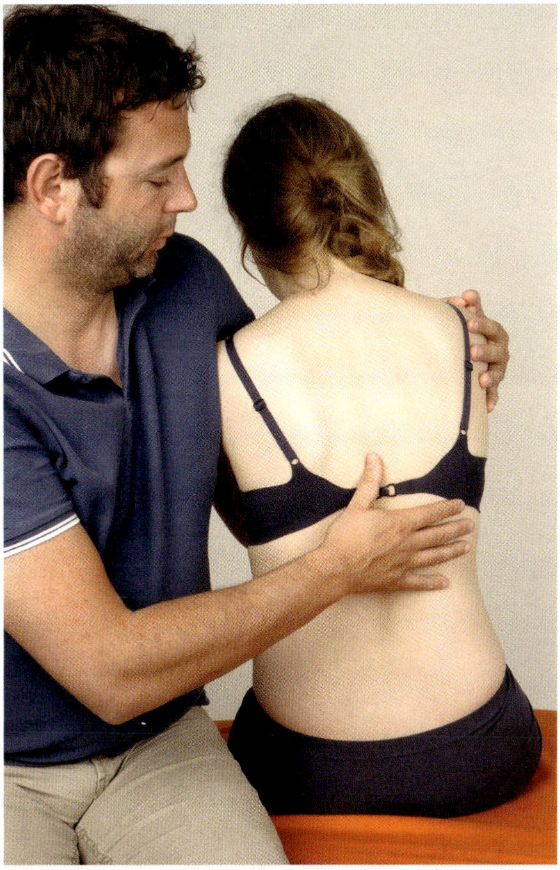

Abb. 6.84 Mobilisation mittels MET an der Brustwirbelsäule: Der Wirbel mit der Dysfunktion wird am Dornfortsatz in Richtung Normalität mobilisiert.

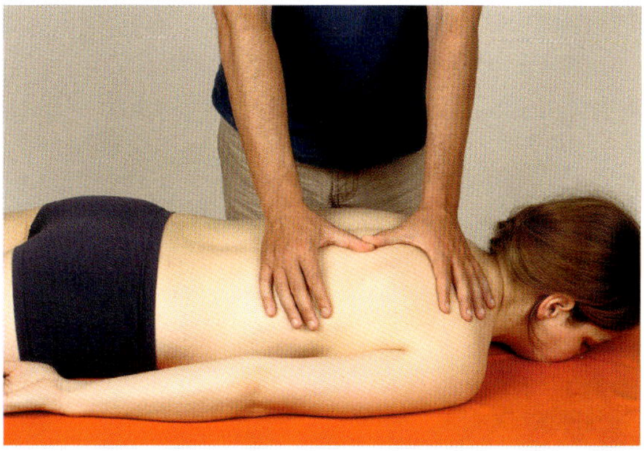

Abb. 6.85 Untersuchung der Rippen auf Dysfunktionen.

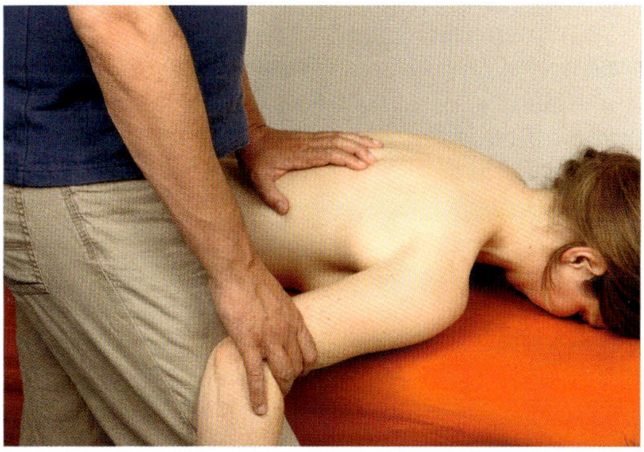

Abb. 6.86 Mikromechanische Mobilisation der Kostovertebralgelenke.

phase versetzt der Therapeut nun den Daumen an den Dornfortsatz des Wirbels mit der Dysfunktion (Th 6). Dort gibt er nun ca. 80 % Schub aus der Dysfunktion in die Korrekturrichtung, die weiteren 20 % erfolgen über eine leichte Bewegung mit der Hand an der Schulter (▸ Abb. 6.84).

Untersuchung der Rippen

▸ **ASTE Patient.** Bauchlage.

▸ **ASTE Therapeut.** Stand neben der Behandlungsliege.

▸ **Ausführung.** Beide Daumen liegen gedoppelt auf dem Angulus costae und üben einen federnden Druck auf den Angulus costae aus. Es werden Schmerzhaftigkeit und Elastizität beurteilt (▸ Abb. 6.85).

Vor der Behandlung der Rippen ist eine Behandlung des Diaphragma thoracolumbalis sehr hilfreich. Viele Dysfunktionen der Rippen lösen sich schon alleine durch die Mobilisation des Diaphragmas (S. 222).

Die Sternokostalgelenke lassen sich sehr gut über eine mikromechanische Mobilisation (S. 302) untersuchen.

Behandlung der Rippen

Mikromechanische Mobilisation der Rippengelenke dorsal

▸ **ASTE Patient.** Bauchlage, ein Arm über die Liege hinaus gelagert.

▸ **ASTE Therapeut.** Stand seitlich neben der Behandlungsliege.

▸ **Ausführung.** Eine Hand fixiert die Rippe unterhalb jener Rippe, welche die Dysfunktion aufweist; die zweite Hand abduziert den Arm im Schultergelenk, bis die Spannung an der zweiten Hand zu spüren ist. Jetzt kann über die kleinen Kreise mobilisiert werden (▸ Abb. 6.86).

Mikromechanische Mobilisation der Rippengelenke ventral

▸ **ASTE Patient.** Rückenlage.

▸ **ASTE Therapeut.** Stand seitlich neben der Behandlungsliege.

▸ **Ausführung.** Eine Hand fixiert die Rippe von kranial und kaudal mit Zeigefinger und Daumen; die zweite Hand abduziert den Arm im Schultergelenk, bis die Spannung an der zweiten Hand zu spüren ist. Jetzt kann über die kleinen Kreise mobilisiert werden (▸ Abb. 6.87).

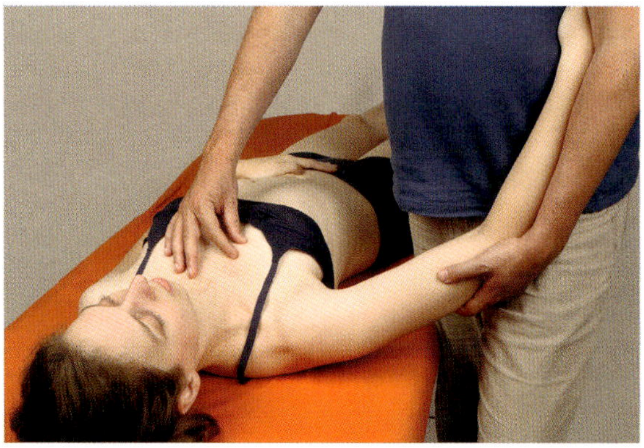

Abb. 6.87 Mikromechanische Mobilisation der Sternokostalgelenke.

Mobilisation der Rippen 2–4

▸ **ASTE Patient.** Bauchlage.

▸ **ASTE Therapeut.** Stand neben der Behandlungsliege.

▸ **Ausführung.** Eine Hand liegt mit der ulnaren Handkante auf der entsprechenden Rippe; das Os pisiforme der anderen Hand fixiert den Querfortsatz des Wirbels auf der kontralateralen Seite (▸ Abb. 6.88).

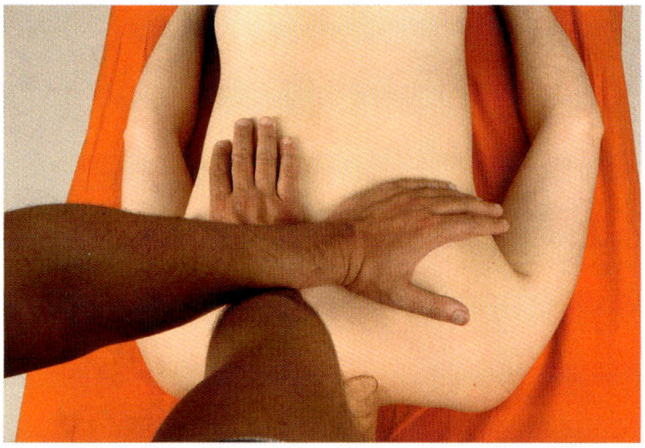

Abb. 6.88 Alternative Mobilisationstechnik für die 2.–4. Rippe dorsal.

Untersuchung der 1. Rippe

Die 1. Rippe zeigt in vielen Fällen eine Dysfunktion nach kaudal. Diese Dysfunktion löst sich in den meisten Fällen nach der Detonisierung des Diaphragmas (S. 221).

▸ **ASTE Patient.** Rückenlage.

▸ **ASTE Therapeut.** Sitzend am Kopfende der Behandlungsliege.

▸ **Ausführung.** Daumen oder Zeige- und Mittelfinger nehmen Kontakt zur 1. Rippe auf; der Patient atmet tief ein und aus. Die 1. Rippe sollte sich gleichmäßig nach kranial und kaudal bewegen. Bewegt sich die Rippe gut nach kaudal und schlecht nach kranial, so liegt die Dysfunktion nach kaudal vor, bewegt sich die Rippe gut nach kranial und schlecht nach kaudal, so steht diese nach kranial (▸ Abb. 6.89).

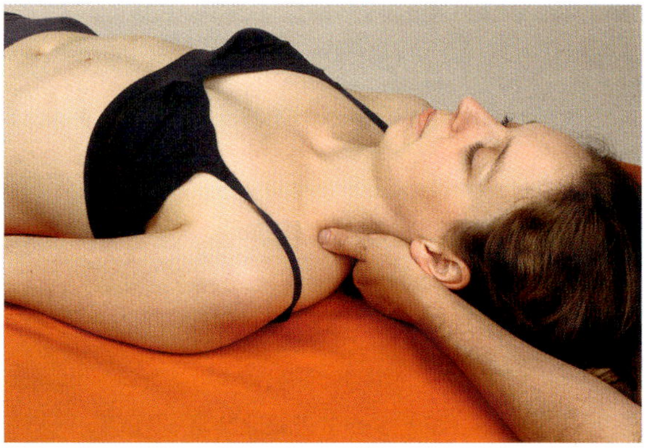

Abb. 6.89 Handanlage zur Untersuchung der Mobilität der 1. Rippe bei der Inspiration und Exspiration.

Atemabhängige Mobilisation der 1. Rippe nach kaudal

▸ **ASTE Patient.** Rückenlage, um die Spannung des M. trapezius zu reduzieren.

▸ **ASTE Therapeut.** Sitzend am Kopfende der Behandlungsliege.

▸ **Ausführung.** Im Gabelgriff umgreift der Therapeut die 1. Rippe durch den M. trapezius hindurch. Mit der Exspiration erhöht der Therapeut jeweils den Druck nach kaudal. In der Inspiration wird der jeweilige Druck gehalten.

6.5.4 Halswirbelsäule

Untersuchung

Neben der neurologischen Untersuchung der HWS spielen die dynamischen Stellungstests in verschiedenen Ausgangsstellungen eine große Rolle. Viele Schmerzsyndrome der HWS haben ihre Ursache im faszialen System. Über diese Stellungstests lässt sich die fasziale Ursache für Dysfunktionen der Halswirbelsäule näher eingrenzen.

Die Behandlung beschränkt sich größtenteils auf die fasziale Tonusregulation (Kap. 13.7) und die Mobilisation. Erfahrungen zeigen, dass eine verbesserte Beweglichkeit auch zu einem deutlich verminderten Schmerz führt.

Vor der Untersuchung sollten ernsthafte Erkrankungen durch Sicherheitstests ausgeschlossen werden. Die aufgeführten Sicherheitstests sind für die hier beschriebenen Techniken bestimmt. Bei segmentalen Mobilisationen müssen weitere Sicherheitstests erfolgen.

Untersuchungsschritte

- Sicherheitstests
- Stellungstests (Rückenlage – Sitz – Stand)
- Bewegungstests (aktiv/passiv; Rückenlage – Sitz – Stand)
- sensible Untersuchung der Dermatome/Hautnervengebiete
- motorische Untersuchung der Kennmuskulatur

Sicherheitstests für die Halswirbelsäule

Maximale Rotation des Kopfes nach rechts/links

Eine direkte Behandlung an der HWS darf nur erfolgen, wenn maximal eine Bewegungsrichtung in Rotation eingeschränkt ist. Auch dürfen bei längerem Halten der Rotation weder Schwindel, noch Ohrgeräusche oder andere vegetative Symptome auftreten (▸ Abb. 6.90).

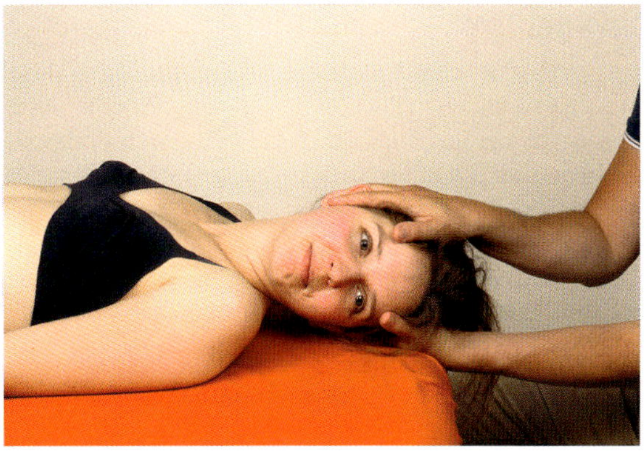

Abb. 6.90 Erster Sicherheitstest: Die maximale Rotation zu beiden Seiten.

Test der A. vertebralis

Vor einer Behandlung an der HWS ist immer eine Untersuchung der A. vertebralis notwendig (▸ Abb. 6.91).

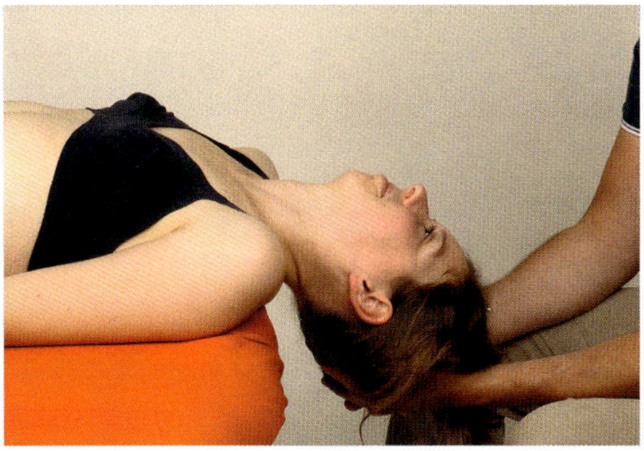

Abb. 6.91 Zweiter Sicherheitstest: Der Arteria-vertebralis-Test.

▸ **ASTE Patient.** Rückenlage, Kopf ragt über die Bank hinaus.

▸ **Ausführung** (▸ **Abb. 6.92**). Der Therapeut senkt den Kopf bis zur maximalen Extension ab. Jetzt zählt der Patient langsam von 20 bis 0 rückwärts.

Dabei dürfen keine Fehler auftreten, auch darf keine verwaschene Sprache entstehen.

Gleichzeitig beobachtet der Therapeut die Augen des Patienten. Hier darf kein Nystagmus entstehen.

Valsalva-Test

Der Patient nimmt den Daumen in den Mund und umschließt ihn fest mit den Lippen. Nun bläst er die Backen fest auf. Eine deutliche Zunahme des Schmerzes lässt auf einen raumfordernden Prozess (Bandscheibenvorfall, Tumor) schließen.

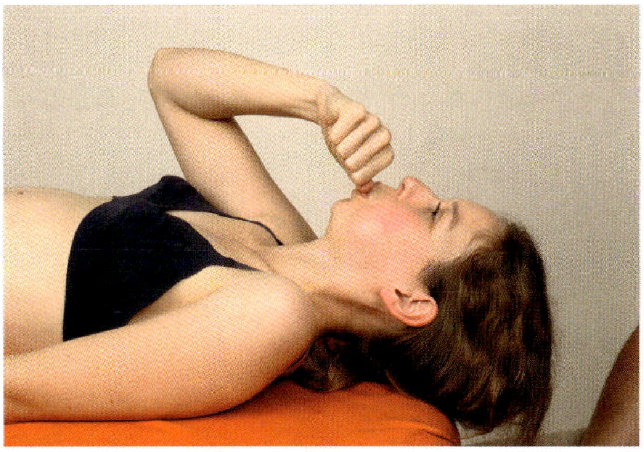

Abb. 6.92 Dritter Sicherheitstest: Der Valsalva-Test.

Stellungstests

Die Querfortsätze des Atlas lassen sich gut palpieren. Diese Palpationen sollten in Rückenlage, Sitz und im Stand unter physiologischer Belastung durchgeführt werden. So lassen sich eventuell schon auslösende Faktoren im Bereich der Wirbelsäule unterhalb von C 2 bis zum Sakrum im Sitz oder sogar auslösende Faktoren der unteren Extremität im Stand erkennen. Auch ein Hinweis auf eine ständig bestehende Dysfunktion lässt sich gut in Rückenlage palpieren.

Palpation der Querfortsätze des Atlas in allen 3 Ausgangsstellungen (▶ Abb. 6.93 bis ▶ Abb. 6.95):

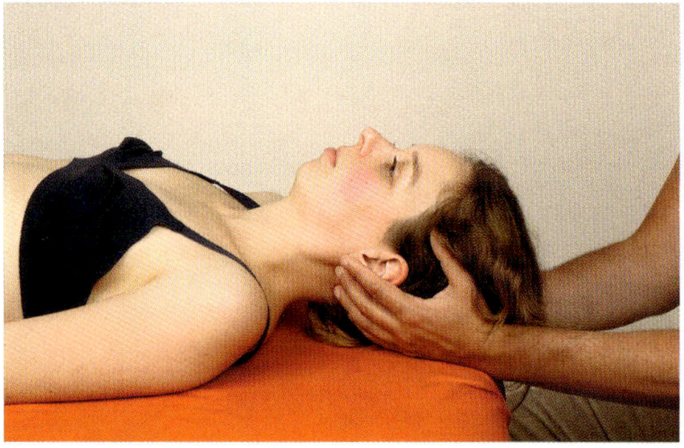

Abb. 6.93 Palpation der Querfortsätze des Atlas in Rückenlage.

▶ **Befundinterpretation.** Es werden jeweils die Stellung und die Spannung des Gewebes beurteilt. Verändert sich die Spannung in einer Ausgangsstellung deutlich, so spricht dies für eine fasziale Dysfunktion/Läsion in dem jeweiligen Abschnitt.

Ändert sich die Spannung von Rückenlage zu Sitz, so spricht dies für auslösende Faktoren der Dysfunktion im Bereich zwischen C 2 und Becken.

Ändert sich die Spannung von Sitz zu Stand, so spricht dies für auslösende Faktoren der Dysfunktion zwischen Hüftgelenken und Fuß.

Ist die Position bereits in der Rückenlage auffällig und bei Lagewechsel unverändert, kann auf eine primäre Dysfunktion geschlossen werden.

Aktive/assistive/passive Bewegungstests

- in Rückenlage:
  - Flexion – Extension
  - Lateralflexion rechts – links
  - Rotation rechts – links
- im Sitz:
  - Flexion – Extension
  - Lateralflexion rechts – links
  - Rotation rechts – links

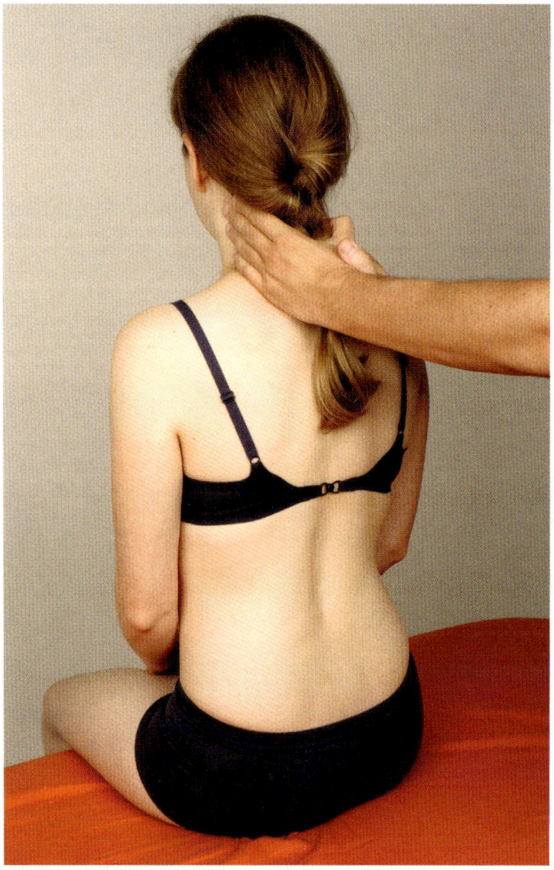

Abb. 6.94 Palpation der Querfortsätze des Atlas im Sitz.

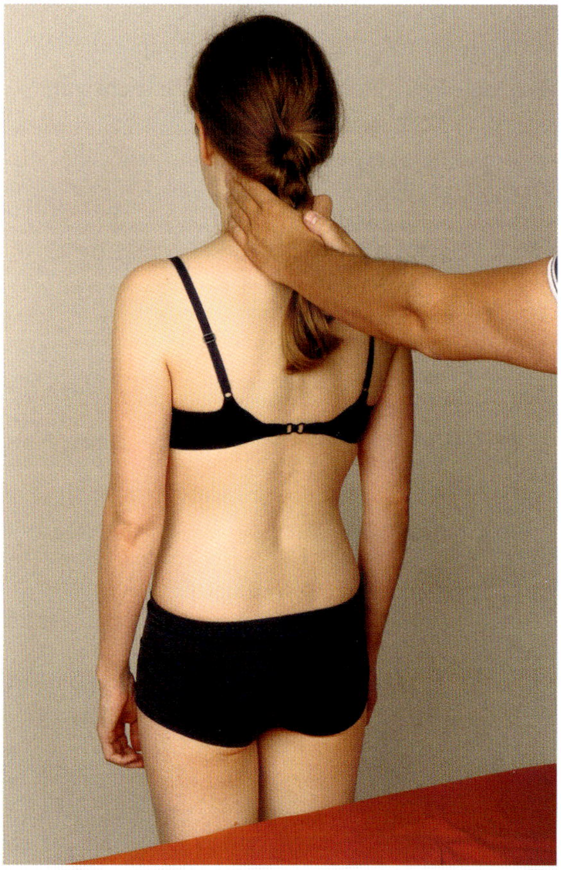

Abb. 6.95 Palpation der Querfortsätze des Atlas im Stand.

- im Stand:
  - Flexion – Extension
  - Lateralflexion rechts – links
  - Rotation rechts – links

▶ **Befundinterpretation.** Zu beurteilen sind Bewegungsausmaß und -qualität in allen 3 Ausgangsstellungen.

Ändern sich Bewegungsausmaß und -qualität von Rückenlage zu Sitz, so spricht dies für auslösende Faktoren der Dysfunktion im Bereich zwischen C 2 und Becken.

Ändern sich Bewegungsausmaß und -qualität von Sitz zu Stand, so spricht dies für auslösende Faktoren der Dysfunktion zwischen Hüftgelenken und Fuß.

Ist die Position bereits in der Rückenlage auffällig und bei Lagewechsel unverändert, kann auf eine primäre Dysfunktion geschlossen werden.

Sensibilität

Der Therapeut fährt langsam mit dem Sensibilitätsrad Hals, Nacken und den kompletten Arm entlang. Der Patient bewertet Sensibilitätsunterschiede im Verlauf der gezogenen Bahnen und im Seitenvergleich. Anhand der vom Patienten gezeigten Lokalisation lässt sich dieser Bereich einem entsprechenden Segment oder peripheren Nerven zuordnen. Während Sensibilitätsunterschiede im Dermatombereich einem oder mehreren Segmenten bzw. Spinalnerven zuzuordnen sind, sprechen Auffälligkeiten im Versorgungsbereich eines sensiblen-peripheren Nervs für Kompressionsstellen eines sensiblen Hautnervs nach Austritt aus dem Nervenplexus.

Dermatome (▶ Abb. 6.96 und ▶ Abb. 6.97):

Periphere Nerven (▶ Abb. 6.98 und ▶ Abb. 6.99):

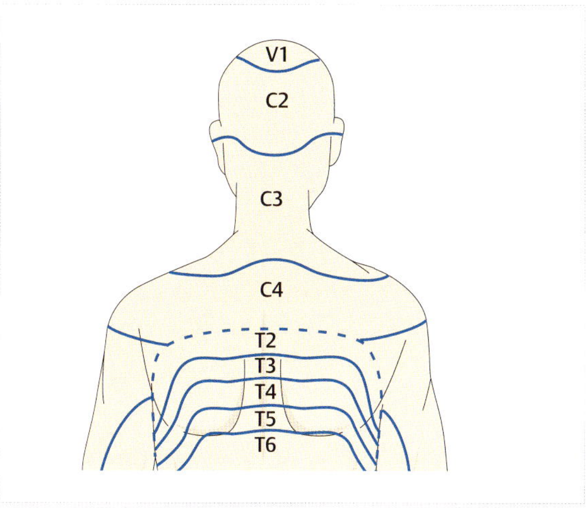

Abb. 6.96 Die Dermatome des Kopfes und der oberen Extremität von dorsal.

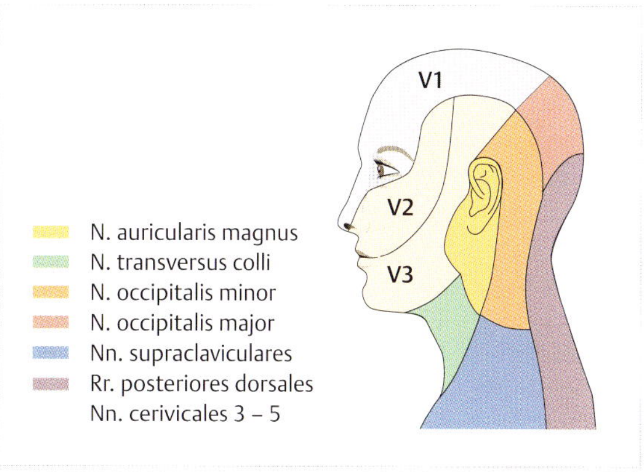

Abb. 6.98 Die sensiblen Versorgungsgebiete der peripheren Nerven im Bereich von Kopf und Hals aus dem Plexus cervicalis.

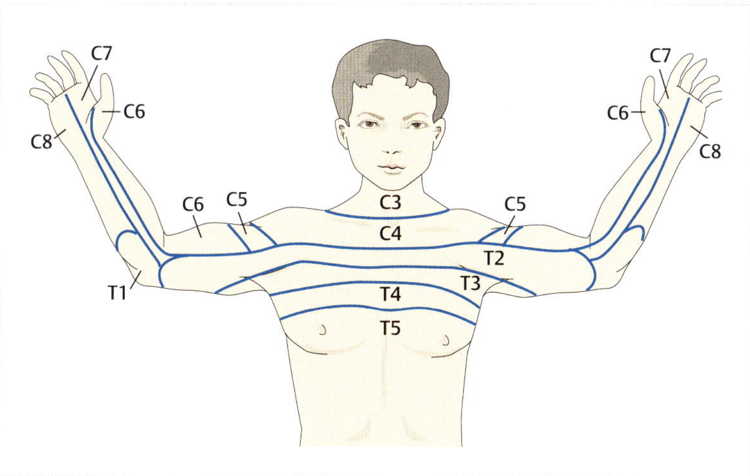

Abb. 6.97 Die Dermatome des Kopfes und der oberen Extremität von ventral.

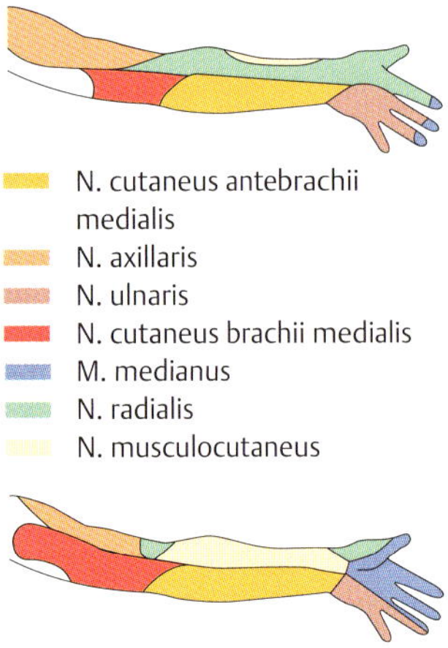

Abb. 6.99 Die sensiblen Versorgungsgebiete der peripheren Nerven im Bereich der oberen Extremität aus dem Plexus brachialis.

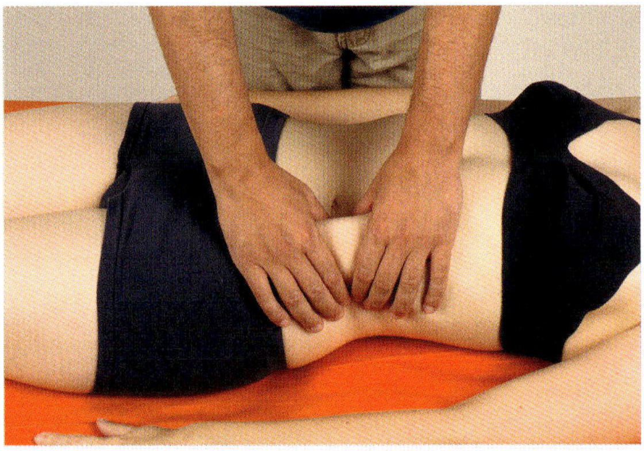

Abb. 6.100 Die Mobilisation der Halswirbelsäule über die Bauchfaszien.

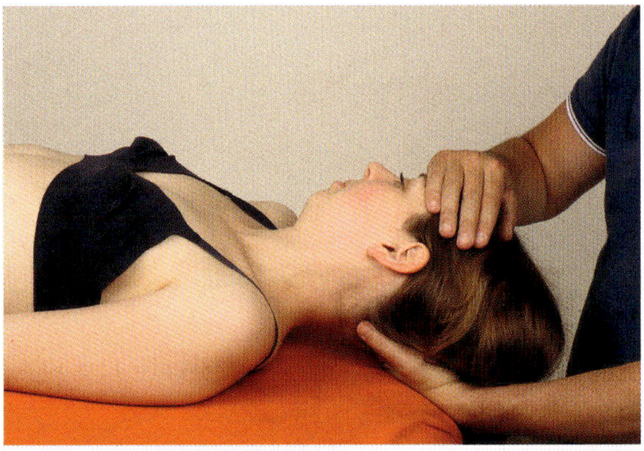

Abb. 6.101 Handanlage und Ausgangsposition für ein MET an der Halswirbelsäule.

Motorik

Beim Test der Motorik wird die Maximalkraft im Seitenvergleich getestet. Deutliche Kraftunterschiede sprechen für eine Störung im Innervationsgebiet des Muskels und können so den versorgenden Segmenten oder einem motorischen Nerven zugeordnet werden. Eine Übersicht der Myotome ist im Kapitel „Myotome als Schmerzauslöser (S. 252)" gelistet.

Im Versorgungsgebiet der Segmente C 3–C 8 lassen sich die einzelnen Muskeln primär einem Segment zuordnen. Diese Muskeln nennt man *Kennmuskeln*.

- Kennmuskeln (Muskelfunktionsprüfung im direkten Seitenvergleich) sind:
  - C 3/4 = Diaphragma; Mm. scaleni
  - C 5 = M. deltoideus
  - C 6 = M. biceps brachii, M. brachioradialis
  - C 7 = M. triceps brachii
  - C 8 = Fingerspreizer III–V

Behandlung

Behandlungen der HWS setzen eine Behandlung der weiteren Ebenen voraus (Kap. 13.7). Über die weiteren Ebenen lassen sich die muskuläre und fasziale Spannung sehr gut reduzieren. Dies vereinfacht die nachfolgende Mobilisation der Halswirbelsäule deutlich.

Mobilisation der Halswirbelsäule über die Bauchfaszien

▸ **ASTE Patient.** Rückenlage.

▸ **ASTE Therapeut.** Stand seitlich neben der Behandlungsliege.

▸ **Ausführung.** Der Therapeut „umgreift" das Kolon und mobilisiert dies mehrfach in Abduktion/Außenrotation. Um die Wirkung der Technik zu verstärken, kann der Kopf auch vorher in Rotation an der motorischen Barriere gelagert werden. Die Mobilisation erfolgt unabhängig von der Dysfunktionsrichtung in beide Richtungen (▸ Abb. 6.100).

Muskel-Energie-Technik der Halswirbelsäule

▸ **ASTE Patient.** Rückenlage, Kopfrotation zur eingeschränkten Seite.

▸ **ASTE Therapeut.** Sitz am Kopfende der Behandlungsbank.

▸ **Handanlage.** Der Therapeut umgreift den Kopf des Patienten von beiden Seiten (▸ Abb. 6.101).

▸ **Ausführung.** Zuerst erfolgt eine leichte, isometrische Anspannung in die Linksrotation, anschließend in die Rechtsrotation. Der Patient entscheidet, welche Anspannungsrichtung angenehmer ist. Die HWS wird in der eingeschränkten Bewegungsrichtung nach jeder Anspannung vom Therapeuten passiv weiter bis zur neuen motorischen Barriere eingestellt. Der Patient spannt in die angenehmere Rotationsrichtung und hält diese Spannung für 7 Sekunden. In der Entspannungsphase wird die HWS weiter in Rotation mobilisiert. Die Mobilisation erfolgt über mehrere Wiederholungen.

Abschließend wird der Kopf des Patienten passiv in die Mittelstellung zurückbewegt.

Mikromechanische Mobilisation der Halswirbelsäule

▶ **ASTE Patient.** Rückenlage, Kopf im Überhang.

▶ **ASTE Therapeut.** Sitz am Kopfende, der Oberkörper hat Kontakt mit dem Kopf des Patienten.

▶ **Handanlage.** Eine Hand am Okziput, eine Hand am Kinn des Patienten.

▶ **Ausführung.** Unter leichter Approximation werden Testkreise und Behandlungskreise in entgegengesetzte Richtung an der motorischen Barriere ausgeführt (▶ Abb. 6.102).

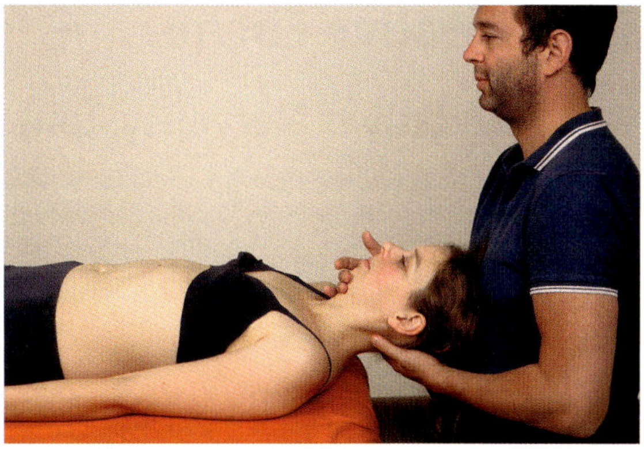

Abb. 6.102 Mikromechanische Mobilisation an der Halswirbelsäule.

7 Vegetative Ebene

7.1 Vegetatives Nervensystem

Das vegetative Nervensystem ist sehr wichtig für den Organismus. Da nahezu jede Zelle des Körpers dem Einfluss des vegetativen Nervensystems unterliegt, wirken sich pathophysiologische Veränderungen sehr detailliert auf den Körper aus. Jede chronische Schmerzerkrankung beeinflusst das vegetative Nervensystem und kann damit weitere Systeme – im wahrsten Sinn des Wortes – in Mitleidenschaft ziehen. Mit dem vegetativen Nervensystem können sich nicht nur algetische, sondern auch vegetativ-reflektorische Reize an der Körperoberfläche darstellen. Das Wissen um die jeweiligen Zusammenhänge ist sehr hilfreich, um komplexe Krankheitsbilder, die Befundung und therapeutische Interventionen verstehen zu können.

Die Hauptaufgabe des vegetativen Nervensystems besteht in der Aufrechterhaltung der *Homöostase* und damit verbunden der Abstimmung des Körpers auf die jeweilige Umgebungssituation. Um diesen Aufgaben gewahr zu werden, „sammelt" es die eintreffenden Informationen, analysiert sie und stimmt die Erfolgsorgane in ihrer Arbeitsweise darauf ab. Es agiert in ständigem Austausch mit der Umwelt.

Die Koordination erfolgt sowohl zentral als auch peripher (Slater, 2005).

Das vegetative Nervensystem untergliedert sich in 3 Bereiche:

- das sympathische,
- das parasympathische und
- das enterische Nervensystem.

Das *enterische Nervensystem (ENS)* wird auch als „Darmnervensystem" ((Slater, 2005), S. 406) bezeichnet. Es setzt sich aus Neuronen zusammen, die zu Verbänden angeordnet sind und in der Darmwand ein eigenes System kollektiver Ganglien bilden (Schünke et al., 2012a). Wegen ihrer Lage werden sie auch als intramurale Ganglien bezeichnet (Schünke et al., 2012b).

Aufgrund eines in sich abgeschlossenen Systems von Neuronen, Moto- und Interneuronen sowie sensiblen Afferenzen kann das enterische Nervensystem zwar als eigenständiges Nervensystem agieren (Slater, 2005), es wird jedoch zentral über Sympathikus und Parasympathikus angesteuert (Fischer u. Peuker, 2011).

Das enterische Nervensystem ist in 2 Plexus untergliedert:

- Plexus myentericus (Auerbach-Plexus): Regulation von Tonus, Rhythmik und Peristaltik (Hick u. Hick, 2012)
- Plexus submucosus (Meissner-Plexus): Koordination der Sekretion der Epithelzellen, der Durchblutung, der Verdauungsenzyme sowie der „Absorption von Verdauungsenzymen" ((Hick u. Hick, 2012), S. 297)

Die Schmerzphysiotherapie kann das enterische Nervensystem lediglich über die Ansteuerung von Sympathikus und Parasympathikus beeinflussen. Daher werden diese beiden Systeme im Folgenden genauer erläutert.

Teilweise wird das gesamte vegetative Nervensystem auch als *autonomes Nervensystem* bezeichnet. Da Sympathikus und Parasympathikus jedoch nicht unabhängig sind, sondern sich sehr eng mit weiteren Systemen abstimmen, ist die Bezeichnung „autonom" eher ungeeignet (Fischer u. Peuker, 2011).

7.2 Zentrale Regulation von Sympathikus und Parasympathikus

Die zentrale Steuerung des vegetativen Nervensystems erfolgt reziprok auf mehreren Instanzen.

Die oberste Regulationseinheit stellt das *limbische System* dar. Es nimmt über Verschaltungen im Hypothalamus Einfluss auf die Medulla oblongata (Schünke et al., 2012a). Dort liegt der *Nucleus tractus solitarii*. In ihm werden somatische und vegetative Funktionen gesammelt, reguliert und integriert. Durch seine Verbindung mit der Amygdala besteht eine enge Kopplung mit dem limbischen System (Slater, 2005). Aufgrund dieser Verbindung können die vegetativen Reaktionen auf das emotionale Erleben abgestimmt werden.

Weiterhin besteht eine Verbindung zum Immunsystem, so dass dessen Funktion auf die Aktivität des vegetativen Nervensystems abgestimmt wird. So kann aus diesen Regionen eine „Kortison-vermittelte Verminderung der Immunreaktion" ((Slater, 2005), S. 403) resultieren. Darüber hinaus wirkt sich Stress (eine individuelle Situationsbewertung) unter anderem auf die vegetative Innervation von Immunorganen (wie „Thymus, Milz und Lymphknoten" (Slater, 2005), S. 406) aus und beeinflusst damit die Entzündungsreaktion und den damit verbundenen Heilungsprozess (Slater, 2005).

Aus diesen Zusammenhängen wird deutlich, dass das vegetative Nervensystem einen weiteren Bestandteil in dem funktionellen Gefüge von emotionaler Bewertung, Immunsystem und endokriner Sekretion darstellt.

Daher kommen den *Emotionen* eine sehr große Schlüsselrolle in Bezug auf Heilung und das vegetative Nervensystem zu. Inzwischen konnte auch bildgebend nachgewiesen werden, dass emotionale und kognitive Komponenten eindeutig zu dem „nozizeptiv induzierten vegetativen und neuroendokrinen ‚Arousal'" ((Gleditsch, 2005), S. 16) beitragen, siehe ▶ Abb. 7.1.

Auf die vegetative Verschaltung im Rückenmark und am Erfolgsorgan wird im nachfolgenden Kapitel ausführlich eingegangen. Entscheidend ist jedoch, dass der Effekt am Erfolgsorgan umso stärker ist, je näher die Verschaltung am Organ ist (Schünke et al., 2012a). Die Reaktion auf periphere Stimuli erfolgt von peripher nach zentral. Je länger bzw. je intensiver ein Reiz einwirkt, desto höher ist die Verarbeitungsstufe angesetzt (Fischer, 2014b), siehe ▶ Abb. 7.2.

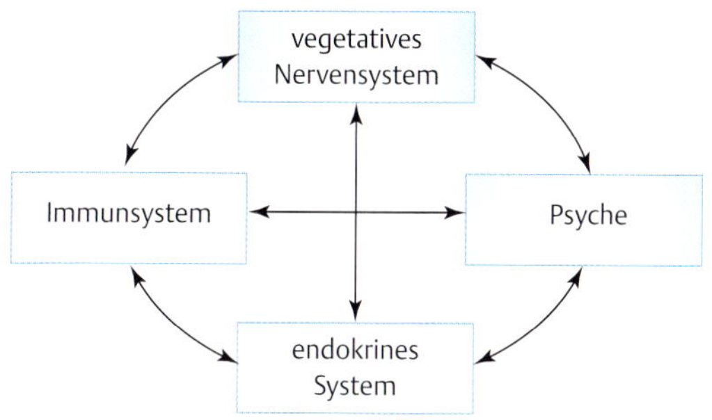

Abb. 7.1 Reziproke Beziehung zwischen vegetativem Nervensystem, Psyche, endokrinem System und Immunsystem.

7.2.1 Prä- und postganglionäre Transmitter

Die Transmitterstoffe des vegetativen Nervensystems sind Acetylcholin, Noradrenalin und Adrenalin.

Die Verschaltung von dem präganglionären auf das postganglionäre Neuron erfolgt über den Transmitter Acetylcholin.

Die Verschaltung auf das Erfolgsorgan unterliegt dem jeweiligen vegetativen Subsystem: das parasympathische Nervensystem benötigt *Acetylcholin*, das sympathische *Noradrenalin* (Hick u. Hick, 2012), siehe ▶ Abb. 7.3.

Aus diesem Grund wird auch das parasympathische Nervensystem als *cholinerg* und das sympathische Nervensystem als *adrenerg* bezeichnet (Kahle u. Frotscher, 2009).

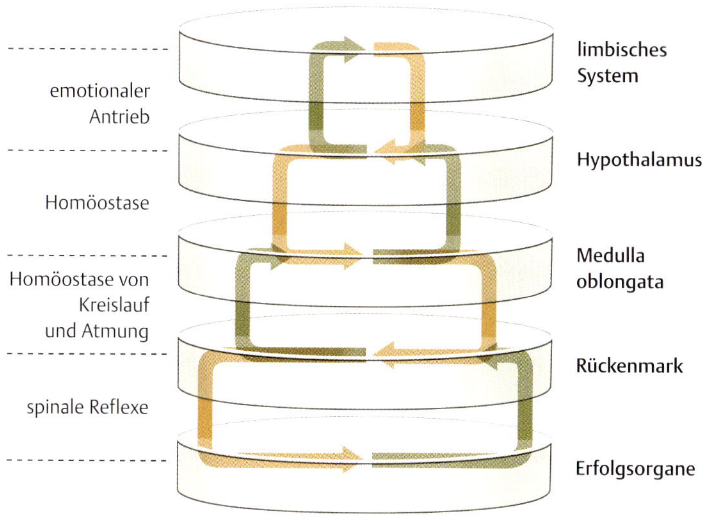

Abb. 7.2 Steuerung des peripheren vegetativen Nervensystems durch höhere Zentren. (Schünke, 2012a)

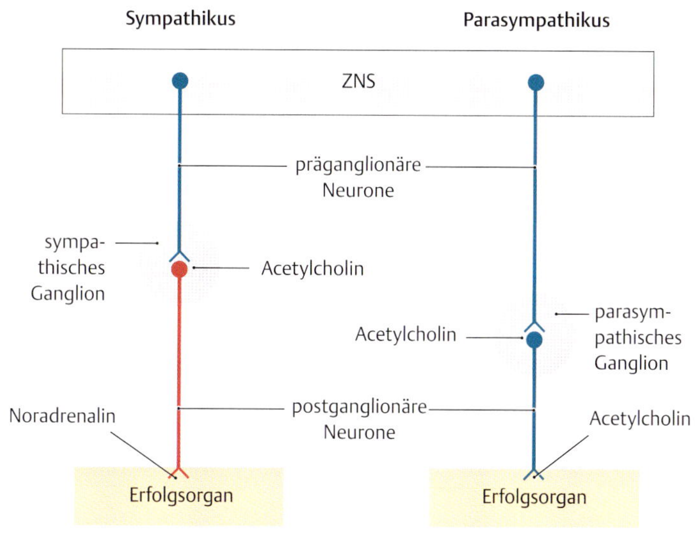

Abb. 7.3 Schaltschema des vegetativen Nervensystems. (Schünke, 2012a)

Eine Ausnahme stellen die Schweißdrüsen dar, die normalerweise sympathisch innerviert werden. Im Bereich der Hände, Füße und der Axilla ist hier der Transmitter Noradrenalin der Botenstoff. An allen anderen Körperstellen ist jedoch Acetylcholin die Überträgersubstanz (Hick u. Hick, 2012).

Die Übertragung des vegetativen Neurotransmitters auf sein Erfolgsorgan erfolgt nicht über eine spezielle synaptische Verschaltung (Slater, 2005). Die Nervenfasern enden im Grundsystem, also in der Matrix, und den angrenzenden Strukturen. Die Matrix kann aufgrund ihrer Struktur als ein „endigungsloses, feines neurofibrilläres Maschenwerk" ((Fischer, 2014a), S. 32) beschrieben werden. So erfolgt die Transmitterfreisetzung „en passage" ((Slater, 2005), S. 412). Aufgrund dessen erreicht ein Transmitter nicht nur eine Zelle, sondern kann durch Diffusion auch benachbarte Zellen stimulieren (Slater, 2005).

7.3 Anatomie und Physiologie des Sympathikus und Parasympathikus in Bezug auf Schmerztherapie

Während der Ursprung des Sympathikus im thorakolumbalen Bereich des Rückenmarks liegt, sind die ersten Neurone des Parasympathikus im kranialen und sakralen Abschnitt des zentralen Nervensystems lokalisiert (Fischer, 2014b).

Trotz differierender Topografie der Perikaryen stehen diese beiden Subsysteme des vegetativen Nervensystems in sehr enger, wechselseitiger Beeinflussung zueinander (Schünke et al., 2012a).

7.3.1 Sympathikus

Die Neurone des Sympathikus sind im Rückenmark lokalisiert. Die Perikaryen, also das „trophische Zentrum" ((Kahle u. Frotscher, 2009), S. 18) der Nervenzellen, liegen in den Seithörnern, genauer in den *Nuclei intermediolateralis* und *intermediomedialis* (Slater, 2005), siehe ▶ Abb. 7.4.

Sie liegen jedoch nicht über die ganze Länge des Rückenmarks verteilt, sondern beschränken sich auf den Bereich von C8–L3 (Wancura-Kampik, 2010) (Fischer, 2014b) und bilden dort im Seitenhorn eine „eigene Zellsäule" ((Fischer u. Peuker, 2011), S. 19).

Die Begrenzung auf diesen Abschnitt des Rückenmarks hat zur Folge, dass die vegetativen Nervenfasern nicht nur mit dem segmentzugehörigen Spinalnerv in die Peripherie ziehen können, um den gesamten Körper sympathisch zu versorgen. Die darüber- und darunterliegenden Körperbereiche müssen gleichermaßen aus diesem Bereich mitversorgt werden.

Dafür verlassen die sympathischen Fasern das Rückenmark über die Vorderwurzel und ziehen zunächst in den sogenannten *Truncus sympathicus*, den Grenzstrang. Dieser erstreckt sich von der Schädelbasis bis zum Os coccygis. Innerhalb des Grenzstrangs zieht ein Teil der sympathischen Fasern nach kranial oder kaudal und schließt sich in neuer Höhe einem Spinalnerv an. Die segmentale Lage des Perikaryons entspricht also nicht automatisch der des Spinalnervs, dem sich die sympathischen Fasern anschließen. In der Folge sind die somatische und die vegetative Innervation, insbesondere am Kopf und den Extremitäten, nicht deckungsgleich, sondern entstammen unterschiedlicher segmentaler Zugehörigkeit (Fischer, 2014b). Das Prinzip der Zuordnung wird nachfolgend erläutert.

Die präganglionären Fasern der Perikaryen verlassen zunächst mit der Vorderwurzel das Rückenmark. Sie begleiten den Spinalnerv für eine sehr kurze Distanz, um sich dann wieder von ihm zu lösen und als R. communicans albus in den Truncus sympathicus, den Grenzstrang, zu zweigen (▶ Abb. 7.5).

Der Truncus sympathicus liegt beidseits der Wirbelsäule paravertebral, ventral der Procc. transversi, und erstreckt sich von der Schädelbasis bis zum Steißbein. Er bildet eine Kette aus 22–23 weiteren Ganglienpaaren, von denen

- 3 zervikal,
- 11–12 thorakal,
- 4 lumbal und
- 4 sakral

angeordnet sind (Kahle u. Frotscher, 2009).

Den kaudalen Abschluss des Truncus sympathicus bildet das *Ganglion impar*, das die beiden Grenzstränge mittig miteinander verbindet. Es liegt ventral auf der Höhe des Art. sacrococcygea oder des Os coccygis.

Die einzelnen Ganglien stehen über die sogenannten Rr. interganglionares miteinander in Verbindung (▶ Abb. 7.6).

Die efferenten Fasern des 1. sympathischen Neurons auf der Höhe von C8–L3 verlassen das Rückenmark als präganglionäres Neuron und treten auf selbiger Höhe des Perikaryons in eines der thorakalen oder lumbalen Ganglien des Truncus sympathicus ein. Dort bestehen nun verschiedene Möglichkeiten der weiteren Verschaltung (Schünke et al., 2012a) (▶ Abb. 7.5):

- Sie werden noch auf der gleicher Höhe in diesem Ganglion auf das 2. sympathische Neuron verschaltet und schließen sich über den R. communicans griseus dem Spinalnerv wieder an, um angeheftet an dessen somatische Fasern in ihr Wirkungsgebiet zu gelangen.
- Sie ziehen unverschaltet innerhalb des Grenzstrangs über die Rr. interganglionares in ein kranialer oder kaudaler gelegenes Ganglion, werden in diesem auf das 2. sympathische Neuron verschaltet und schließen sich über den R. communicans griseus dem Spinalnerv wieder an, um angeheftet an dessen somatische Fasern in ihr Wirkungsgebiet zu gelangen. Über diesen Weg erhalten

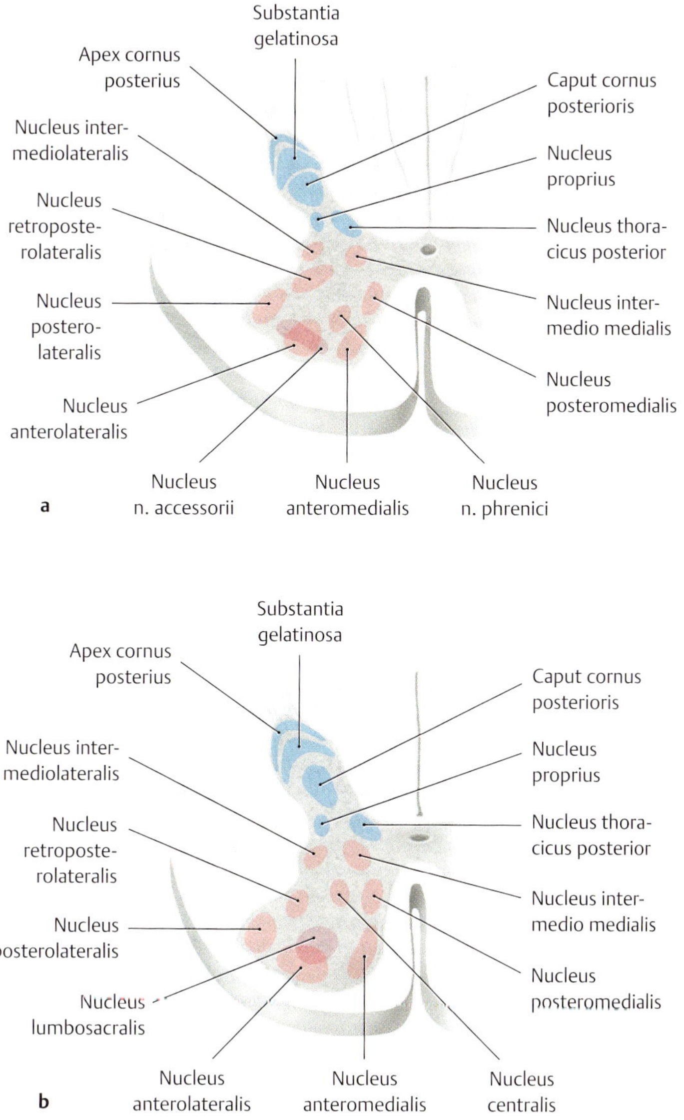

Abb. 7.4 Lokalisation der sympathischen Perikaryen im Seitenhorn des Rückenmarks: die Nuclei intermediolateralis und intermediomedialis, exemplarisch im Lumbalmark. (Schünke, 2012a)

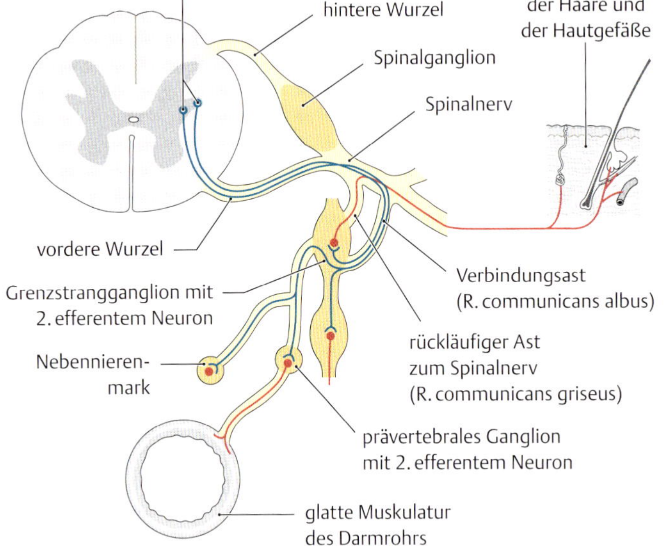

Abb. 7.5 Potenzielle Verläufe der präganglionären sympathischen Fasern sowie die schematische Darstellung der Umschaltung auf das postganglionäre Neuron. (Schünke, 2014)

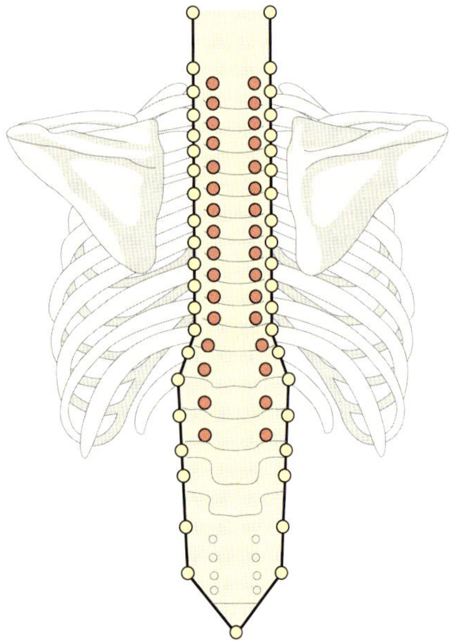

Abb. 7.6 Anordnung der sympathischen Segmente und des Truncus sympathicus.

- die zervikalen Grenzstrangganglien ihre Informationen aus den Perikaryen von C 8–Th 7 (Wancura-Kampik, 2010) und
- die unteren lumbalen sowie die sakralen Grenzstrangganglien ihre Informationen aus Th 10–L 3 (Wancura-Kampik, 2010).

- Sie verlassen unverschaltet das Grenzstrangganglion und ziehen, unabhängig von dem Spinalnerv, im Zusammenschluss mit weiteren ihrer Art als „Eingeweidenerv" ((Fischer u. Peuker, 2011), S. 19) zu prävertebralen oder organnahen Ganglien sowie zu den Plexus des Abdominal- und Beckenbereichs, um dort auf das 2. sympathische Neuron verschaltet zu werden. In den Organen versorgen sie ebenfalls die glatte Muskulatur (Hick u. Hick, 2012).
- Sie ziehen selbst durch die prävertebralen oder organnahen Ganglien sowie durch die Plexus des Abdominal- und Beckenbereichs unverschaltet hindurch und enden direkt im Erfolgsorgan. Dies erfolgt jedoch ausschließlich in dem Nebennierenmark (Schünke et al., 2014).

Zu diesen prävertebralen Ganglien und Plexus zählen das Ganglion coeliacum, Ganglion mesentericum superius, Ganglion aorticorenale, Ganglion mesentericum inferius, der Plexus hypogastricus superior und der Plexus hypogastricus inferior (Schünke et al., 2012b).

Bei den ersten beiden Möglichkeiten, also die der efferenten Umschaltung innerhalb des Grenzstrangs, erfolgt die synaptische Verteilung auf mehrere Neurone nach dem Divergenzprinzip. Dabei variieren die Angaben der genannten Anzahl zwischen 4 und 20 Neurone, auf die eine einzelne präganglionäre Faser ihre Informationen weiterleitet (Wancura-Kampik, 2010) (Slater, 2005). Über diesen Weg werden die Informationen des Sympathikus breit gestreut und zeigen sympathische Irritationen häufig in einem sehr ausgedehnten Bereich (Wancura-Kampik, 2010). In der Afferenz erfolgt dementsprechend eine Konvergenz im Hinterhorn (Fischer u. Peuker, 2011).

Schließen sich, wie bei den ersten beiden Möglichkeiten, die postganglionären Fasern über den R. communicans griseus dem Spinalnerv wieder an, ziehen sie mit diesem in die Peripherie und versorgen dort *die glatten Muskelzellen der Gefäße, die Mm. arrectores pilorum sowie die Schweißdrüsen von der Rumpfwand und den Extremitäten* (Fischer u. Peuker, 2011). Über diese Innervation reguliert der Sympathikus auf der Haut eine

- Piloarrektion,
- Vasokonstriktion und
- Schweißsekretion.

Dies erfolgt einerseits über den R. ventralis, aber auch über den R. dorsalis des Spinalnervs. Ein Spinalnerv besteht zu etwa 8 % aus sympathischen Nervenfasern (Hick u. Hick, 2012).

Da jedes Gefäß sympathisch innerviert ist, besteht eine ubiquitäre Versteilung der sympathischen Nervenfasern im Körper (Fischer u. Peuker, 2011). Diese Tatsache der Neurotransmitterübertragung per Diffusion bewirkt, dass jede Zelle des Körpers sympathisch innerviert ist. Entsprechend wirkt eine Sympathikusaktivität nicht nur auf die oben genannten Strukturen, sondern auch auf Myofibroblasten im Bindegewebe, Gelenkkapseln und jede weitere Struktur des Körpers mit dem Ergebnis eines höheren Gewebetonus.

Da der Körper zum Erhalt der Homöostase gleichermaßen auf die Informationen des peripheren Gewebes angewiesen ist, führt das vegetative Nervensystem auch sympathische Afferenzen. Dafür laufen die Informationen aus der Peripherie und aus den Organen mit demselben Spinalnerv bzw. mit demselben Eingeweidenerv zu demselben Grenzstrangganglion, über den die Efferenz es verlassen hat. Der Weg zu dem Grenzstrangganglion führt jedoch zunächst über die Hinterwurzel in das Rückenmark, dort wird die sympathische Information im Seitenhorn neu verschaltet und gibt diese Information über den R. communicans albus wieder in das Grenzstrangganglion.

Durch diesen Zusammenschluss zwischen sympathischem Nervensystem und dem Spinalnerv wird der Segmentbegriff in seiner Bedeutung ausgedehnt.

Merke

Vegetativum und Segment sind zwei nicht voneinander zu trennende Systeme, die auch einer gegenseitigen Wechselwirkung unterliegen!

Daraus ergeben sich verschiedene Wege, wie der Körper eintreffende Reize aufnehmen, verarbeiten und darauf reagieren kann:

Viszerokutaner Reflex

Der *Eingeweide-Haut-Reflex* beschreibt die sympathische Informationsweiterleitung aus einem Organ zu der sympathischen Verschaltung im Seitenhorn und von dort mit dem Spinalnerven in die Peripherie.

Der Weg ist dabei folgender:

Organ → praevertebrales Ganglion→ Grenzstrang → R. communicans griseus → Spinalnerv → Hinterwurzel → vegetative Verschaltung → Vorderwurzel → Spinalnerv → R. communicans albus → Grenzstrang → R. communicans griseus → Spinalnerv → Haut

So kann eine chronische Magenschleimhautentzündung zu Schmerzen und Tonusveränderungen im Bereich der Hand führen (▸ Abb. 7.7).

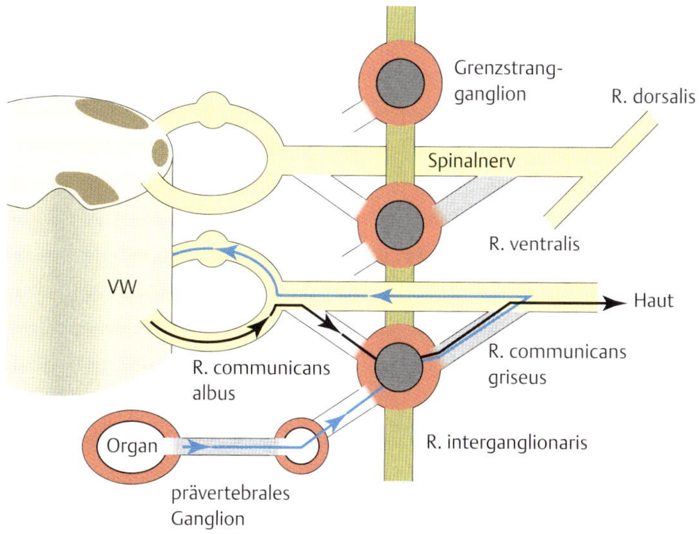

Abb. 7.7 Der viszerokutane Reflex.

Kutiviszeraler Reflex

Umgekehrt wirkt ein Reiz auf/in der Haut über die segmentale Verbindung auf das beteiligte Organ:

Haut → Spinalnerv → Hinterwurzel → vegetative Verschaltung → Vorderwurzel → Spinalnerv → R. communicans albus → Grenzstrang → prävertebrales Ganglion → Organ

So können gestörte Narben oder Tätowierungen im lateralen Fußbereich beispielsweise zu einer chronischen Blasenentzündung führen (▶ Abb. 7.8).

Viszeroviszeraler Reflex

Dieser Zusammenhang beschreibt, dass auch Organe, die über dasselbe Ganglion verschaltet werden, sich gegenseitig über den vegetativen Weg beeinflussen:

Organ → prävertebrales Ganglion → Grenzstrang → R. communicans griseus → Spinalnerv → Hinterwurzel → vegetative Verschaltung → Vorderwurzel → Spinalnerv → R. communicans albus → Grenzstrang → prävertebrales Ganglion → Organ

So kann sich beispielsweise ein erhöhter Tonus der Leberserosa aufgrund zu hohen Alkoholkonsums über den gemeinsamen Eingeweidenerv N. splanchnicus major auf die Sekretion der Magensäure auswirken.

Weil sie in wechselseitiger Beziehung zueinander stehen, sind demnach auf der vegetativen Ebene folgende Strukturen relevant:

- die Lage des Perikaryons mit zugehörigem Wirbelsegment
- die Lage des Ganglions mit zugehörigem Wirbelsegment
- der Spinalnerv mit seinem Versorgungsbereich (Dermatom, Myotom)
- der Eingeweidenerv mit den zu versorgenden Organen.

Für die physiotherapeutischen Interventionen ist es sehr wichtig zu wissen, aus welchen Abschnitten des Rückenmarks die einzelnen Körperareale sympathisch versorgt werden bzw. welche weiteren Komponenten mit dem jeweiligen Ganglion in Verbindung stehen.

Darüber hinaus verlassen einige wenige vegetative Nervenfasern über das Hinterhorn das Rückenmark. Trotz ihres cholinergen Charakters werden sie eher dem sympathischen System zugeordnet. Sie schließen sich dem Spinal-/Interkostal-/Subkostalnerven ihres Segmentes an, ohne eine Verbindung zu dem Grenzstrang einzugehen. Daraus resultiert eine rein segmentale Versorgung. Ihre Wirkung ist konträr zu den Fasern, die über die Vorderwurzel in die Peripherie ziehen, denn sie bewirken streng segmental:

- eine Vasodilatation,
- eine fehlende Piloarrektion und
- eine verminderte Schweißsekretion (Wancura-Kampik, 2010).

Für die Befundung und Behandlung im Rahmen der Schmerzphysiotherapie ist die Kenntnis der physiologischen Zusammenhänge des segmentreflektorischen Komplexes unabdingbar.

Die drei zervikalen Ganglien

Da die Perikaryen der präganglionären Fasern im Rückenmark nur von C8–L3 angelegt sind, werden die Informationen zu den kranialeren und kaudaleren Ganglien über die Rr. interganglionares innerhalb des Grenzstrangs weitergeleitet.

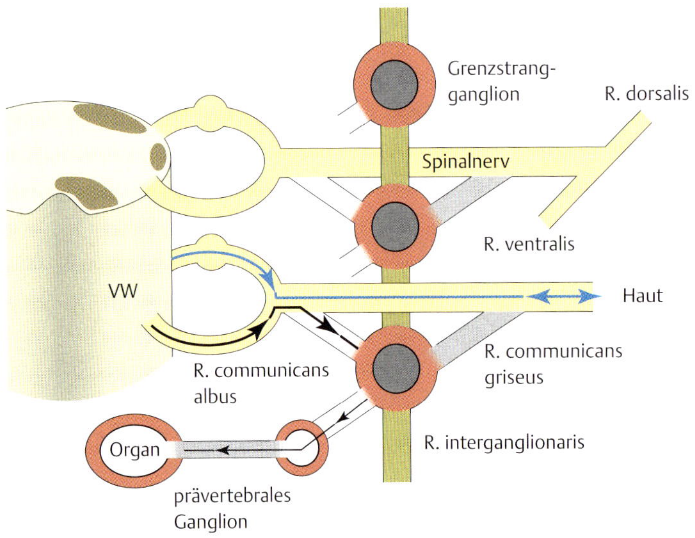

Abb. 7.8 Der kutiviszerale Reflex.

Daraus ergibt sich eine Differenz zwischen der Lage des Ganglions und der Topografie der Perikaryen. Nachdem die präganglionären Nervenfasern den Grenzstrang passiert haben, schließen sie sich den Spinalnerven und Gefäßen an, um in die Peripherie zu gelangen. So führen sie sowohl efferent als auch afferent sympathische Informationen zu allen segmentalen Strukturen, die sie versorgen (▶ Abb. 7.9).

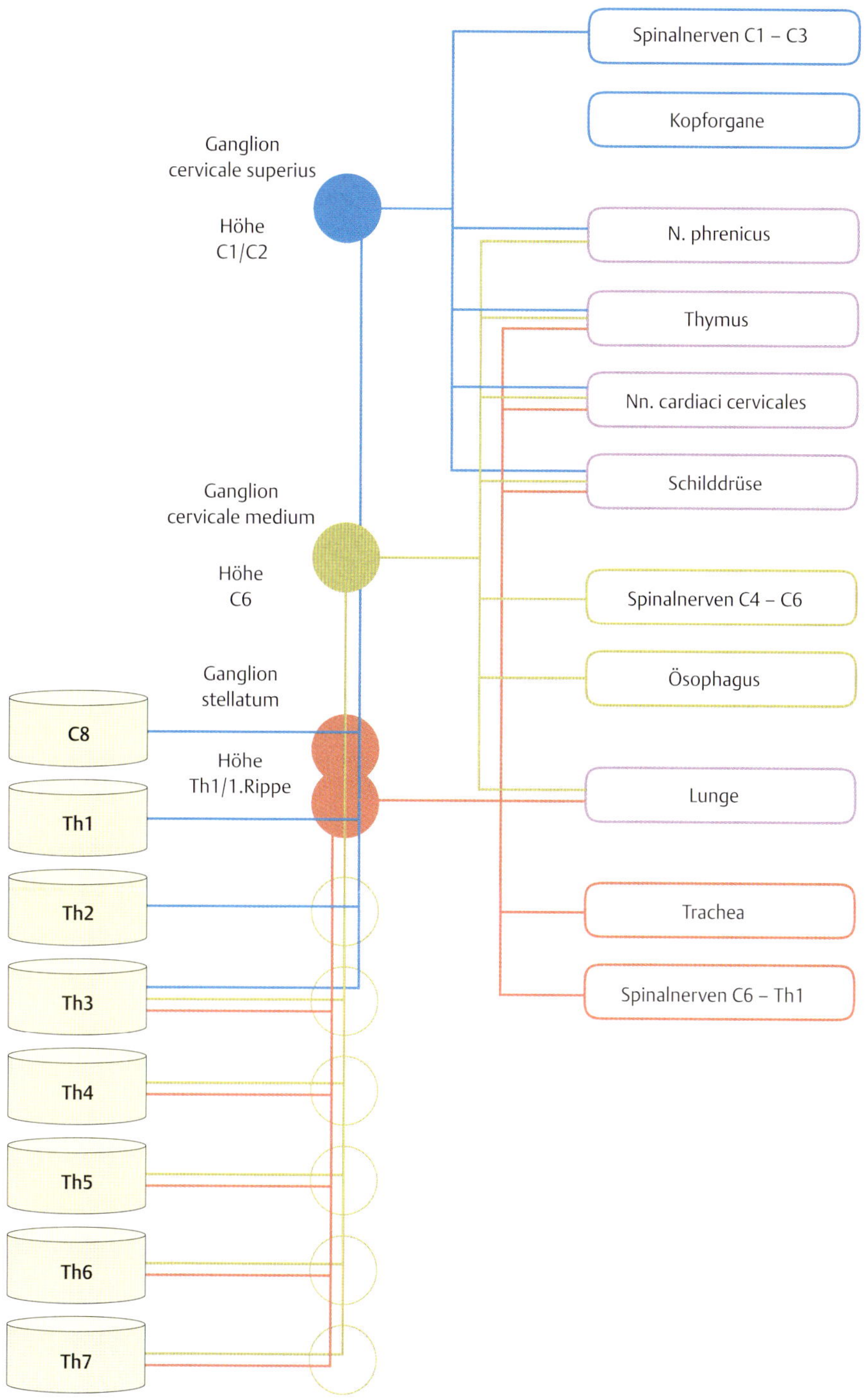

Abb. 7.9 Übersicht über die zervikalen Ganglien in Bezug auf die Lage der Perikaryen, die Lage des Ganglions, der Spinalnerven und Erfolgsorgane.

Ganglion cervicale superius

- Lage des Ganglions:
  - erstreckt sich über bis zu 2 cm unterhalb der Schädelbasis (Fischer, 2014a) (Kahle u. Frotscher, 2009) (Wancura-Kampik, 2010)
  - an den Querfortsätzen von HWK 1 und 2 (Wancura-Kampik, 2010)
  - liegt dem M. longus capitis auf (Fischer, 2014a)
  - mediodorsal der A. carotis interna und des N. vagus (Fischer, 2014a)
- Lage der Perikaryen:
  - C 8–Th 3 (Wancura-Kampik, 2010)
- Die postganglionären Fasern begleiten die Rr. ventrales der Spinalnerven von C 1–C 3 in die Peripherie (Wancura-Kampik, 2010).
  - In den Versorgungsbereichen jener Segmente ziehen sie wiederum zu ihren Erfolgsorganen (glatte Muskelzellen der Gefäße, Mm. arrectores pilorum und Schweißdrüsen).
  - Besonders auffällig sind bei Dysfunktionen der beteiligten Strukturen die Tonusveränderungen des Myotoms M. trapezius in der Pars descendens und Pars transversa.
  - Aufgrund des Zusammenschlusses der sympathischen Fasern des Ganglion cervicale superius mit diesen Spinalnerven liegen die Perikaryen der vegetativen Versorgung von Kopf und Hals auf der Höhe von C 8–Th 3.

Erfolgsorgane

▸ **Kopforgane.** Nachdem sie das Ganglion verlassen haben, ziehen die Axone vor allem mit arteriellen Gefäßen (Kahle u. Frotscher, 2009) zum *Auge* (M. tarsalis superior, M. ophthalmicus (Kahle u. Frotscher, 2009), zum M. dilatator pupillae (Wancura-Kampik, 2010)) und zu den *Drüsen im Kopfbereich* (Tränen- und Speicheldrüsen (Wancura-Kampik, 2010) sowie zu denen der Nasenschleimhaut (Schünke et al., 2012a)).

▸ **Herz.** Über die Nn. cardiaci cervicales besteht eine Verbindung zum Plexus cardiacus, aus dem die Versorgung des Herzens entsteht (Schünke et al., 2012b).

▸ **Thymus.** Zudem zweigen von den Nn. cardiaci cervicales Äste zum Gewebe des Thymus ab (Schünke et al., 2012b).

▸ **Hirnhäute.** Aus dem Plexus caroticus internus, einem sympathischen Nervengeflecht um die A. carotica interna, ziehen ebenfalls sympathische Fasern zu den Hirnhäuten (Kahle u. Frotscher, 2009). Aus diesem funktionellen Zusammenhang resultieren in der Praxis häufig Kopfschmerzen.

▸ **N. phrenicus.** Der N. phrenicus entsteht aus den Segmenten C 3–C 5 und erhält demnach seine sympathischen Informationen unter anderem aus dem Ganglion cervicale superius. Neben seiner motorischen Innervation des Diaphragma thoracolumbalis versorgt der N. phrenicus (Müller-Vahl et al., 2014):

- sensibel die mediastinale Pleura
- sensibel das mediastinale Perikard
- sensibel das Peritoneum (zwerchfellnah) und die oberen Bauchorgane
  - sensibel die Serosa von Leber
  - sensibel die Serosa von Galle
  - sensibel die Serosa von Pankreas
  - sensibel die Serosa von Magen
- die Schilddrüse
- den Larynx

▸ **Weitere Verbindungen:**

- bestehen zu den Hirnnerven N. glossopharyngeus, N. vagus (über N. jugularis) und N. hypoglossus (Fischer, 2014a).
- Die postganglionären Fasern haben Kontakt zur A. carotis interna und A. carotis externa.

Über die Ausbildung von Kollateralen am Grenzstrang oder Rückenmark stehen nahezu alle Organe über afferente Fasern mit dem Wirbelsäulenbereich von C 8–Th 3, dem sogenannten *Centro cilio-spinale* (einer Verdickung des Rückenmarks auf dieser Höhe) und darüber mit dem Ganglion cervicale superius in Verbindung. Viszerale Dysfunktionen und Läsionen aller Körperorgane können dementsprechend in diese Versorgungsgebiete projiziert werden.

Dieser Zusammenhang kann diagnostisch genutzt werden: Aufgrund der sympathischen Innervation des M. dilatator pupillae zeigen sich hier sehr schnell Organerkrankungen durch eine zu dem betroffenen Organ homolateral auftretende Pupillendilatation (Wancura-Kampik, 2010) und weiterhin Tonusveränderungen der mimischen Muskulatur. Nach Hansen und Schliak können diese als sehr sichere und auch häufigste (80–90 %) reflektorische Krankheitszeichen beobachtet werden (Gleditsch, 2005).

Werden die prä- oder postganglionären Fasern in ihrem Verlauf beeinträchtigt, kann es zu einem *Horner-Syndrom* kommen. Zu den klassischen Symptomen zählen Ptosis, Enophthalmus und Miosis *(Horner-Trias)* (Kahle u. Frotscher, 2009). Zusätzlich sind Anhidrose und Hautrötungen zu verzeichnen (Slater, 2005) (Müller-Vahl et al., 2014).

Eine weitere Ätiologie des Horner-Syndroms besteht in der Läsion der Perikaryen von C 8–Th 2/Th 3. In diesem Fall jedoch ohne Anhidrose, da die sudorisekretorischen Fasern erst ab Th 3 und tiefer aus dem Rückenmark austreten und daher den Grenzstrang unversehrt passieren können (Müller-Vahl et al., 2014).

Durch den gemeinsamen Verlauf der postganglionären sympathischen Fasern mit dem N. phrenicus können sich folgende Dysfunktionen auf die Erfolgsorgane des Ganglion cervicale superius auswirken:

- Dysfunktion der Erfolgsorgane des Ganglion cervicale superius über:
  - den kutiviszeralen,
  - den viszerokutanen sowie
  - den viszeroviszeralen Reflexbogen.
- Wirbeldysfunktionen:
  - der Segmente C 1–C 2 – aufgrund der Lage des Ganglions
  - der Segmente C 8–Th 7 – aufgrund der Lage der Perikaryen (in Bezug auf das Ganglion cervicale superius sind die Perikaryen der Segmente C 8–Th 3 relevant, da der N. phrenicus jedoch aus Nervenfasern der Segmente C 3–C 5 entsteht, ist das Ganglion cervicale medium ebenso beteiligt und erweitert damit die einflussnehmenden Segmente bis zu Th 7)

► **Beispiele für mögliche Dysfunktionen:**

- Eine Dysfunktion des Wirbelkörpers Th 2 kann zu einer Fehlsichtigkeit führen.
- Eine Tätowierung hinter dem Ohr kann einen dauerhaften Kopfschmerz verursachen.
- Eine chronische Sinusitis kann über den N. phrenicus eine Tonusveränderung des Diaphragmas bewirken,
- Wenn auch keine sympathischen Informationen von C 1–C 3 in das Ganglion cervicale superius gelangen können, so können die Informationen doch über die Verbindung zu den Spinalnerven auch in den R. dorsalis weitergeleitet werden. Auf diesem Weg können sich bei Irritationen der Erfolgsorgane (z. B. bei einer schlecht eingestellten Brille, einer chronischen Sinupathie) oder des Ganglions selbst (z. B. durch eine Wirbeldysfunktion von C 2) Tonusveränderungen in den jeweiligen Myotomen entwickeln (M. trapezius pars descendens und pars transversa).

Ganglion cervicale medium

- Lage:
  - in Höhe des 6. Halswirbelkörpers
  - eng an der A. thyroidea inferior (Wancura-Kampik, 2010)
- Lage der Perikaryen:
  - Th 3–Th 7
- Die postganglionären Fasern begleiten die Rr. ventrales der Spinalnerven von C 4–C 6 in die Peripherie.
  - Wancura-Kampik beschreibt lediglich die Begleitung der Spinalnerven C 4/C 5 (Wancura-Kampik, 2010). Erfahrungsgemäß weiten sich Dysfunktionen, die mit diesem Ganglion in Verbindung stehen, bis in die Strukturen des Segmentes C 6 aus.
  - In den Versorgungsbereichen jener Segmente ziehen die Fasern wiederum zu ihren Erfolgsorganen (glatte Muskelzellen der Gefäße, Mm. arrectores pilorum und Schweißdrüsen).
  - Aufgrund des Zusammenschlusses der sympathischen Fasern des Ganglion cervicale medium mit diesen Spinalnerven liegen die Perikaryen der vegetativen Versorgung der oberen Extremität auf der Höhe von Th 3–Th 7.

Erfolgsorgane

► **Lunge.** Über das Ganglion cervicale medium werden die Impulse der segmental kranialer gelegenen Thoraxorgane (Lunge) in den radialen Teil des Arms geleitet, also in die Segmente C 5/C 6.

► **Herz.** Über die Nn. cardiaci cervicales besteht eine Verbindung zum Plexus cardiacus, der die Versorgung des Herzens übernimmt (Schünke et al., 2012b).

► **Thymus.** Zudem zweigen von den Nn. cardiaci cervicales Äste zum Gewebe des Thymus ab (Schünke et al., 2012b).

► **Ösophagus.** Der zervikale Anteil des Ösophagus wird sympathisch von Fasern aus dem Ganglion cervicale medium innerviert (Schünke et al., 2012b).

► **N. phrenicus.** Der N. phrenicus entsteht aus den Segmenten C 3–C 5 und erhält demnach seine sympathische Information unter anderem aus dem Ganglion cervicale medium. Neben seiner motorischen Innervation des Diaphragma thoracolumbalis versorgt der N. phrenicus (Müller-Vahl et al., 2014)

- sensibel die mediastinale Pleura
- sensibel das mediastinale Perikard
- sensibel das Peritoneum (zwerchfellnah) und die oberen Bauchorgane
  - sensibel die Serosa von Leber
  - sensibel die Serosa von Galle
  - sensibel die Serosa von Pankreas
  - sensibel die Serosa von Magen
- die Schilddrüse

► **Weitere Verbindungen:**

- Über die Begleitung des R. ventralis des Spinalnervs C 6 sowie die gemeinsamen Segmente der Perikaryen besteht ein deutlicher Bezug zum Ganglion stellatum (Wancura-Kampik, 2010).
- Eine starke vegetative Aktivität kann dazu führen, dass das Segment Th 3 die vegetative Aktivierung auf das Ganglion cervicale superius überträgt. Es folgt die Ausdehnung der vegetativ bedingten Symptomatik.
- Vasale Verbindungen bestehen zur A. carotis communis und A. thyroidea inferior (Wancura-Kampik, 2010).
- Es bestehen Verbindungen zum N. vagus und zum N. recurrens (Wancura-Kampik, 2010).

Durch den gemeinsamen Verlauf der postganglionären sympathischen Fasern mit dem N. phrenicus können sich folgende Dysfunktionen auf die Erfolgsorgane des Ganglion cervicale medium auswirken:

- Dysfunktion der Erfolgsorgane des Ganglion cervicale medium über
  - den kutiviszeralen,
  - den viszerokutanen sowie den
  - viszeroviszeralen Reflexbogen.
- Wirbeldysfunktionen
  - des Segments C 6 – aufgrund der Lage des Ganglions
  - der Segmente C 8–Th 7 – aufgrund der Lage der Perikaryen (in Bezug auf das Ganglion cervicale medium sind die Perikaryen der Segmente Th 3–Th 7 relevant, da der N. phrenicus jedoch aus Nervenfasern der Segmente C 3–C 5 entsteht, ist das Ganglion cervicale superius ebenso beteiligt und erweitert damit die einflussnehmenden Segmente bis zu C 8).

Werden die prä- oder postganglionären Fasern in ihrem Verlauf beeinträchtigt, kann es auch hier zu einem Horner-Syndrom kommen (Slater, 2005).

Kahle und Frotscher (Kahle u. Frotscher, 2009) bemerken zudem, dass das Ganglion cervicale medium fehlen kann.

▸ **Bespiele für mögliche Dysfunktionen:**
- Ein Schulterschmerz kann eine Tonusveränderung des Wirbelsegmentes Th 4/Th 5 bewirken.
- Eine Dysfunktion des Wirbelkörpers C 6 kann eine vegetative Irritation des Herzens bedingen.

Ganglion cervicale inferius bzw. Ganglion stellatum

Das Ganglion cervicale inferius ist bei 80 % der Menschen mit dem obersten Thorakalganglion verwachsen und wird mit diesem zusammengefasst als Ganglion stellatum oder auch Ganglion cervicothoracicum bezeichnet. Aufgrund des geläufigeren Gebrauchs in der Fachliteratur wird an dieser Stelle der Begriff des *Ganglion stellatum* gewählt (Kahle u. Frotscher, 2009) (Wancura-Kampik, 2010) (Fischer, 2014a) (Fischer u. Peuker, 2011).

- Lage:
  - Es befindet sich auf der Höhe der Querfortsätze des letzten Hals- und des 1. Brustwirbelkörpers bzw. vor dem Caput costae der 1. Rippe (Wancura-Kampik, 2010) (Fischer, 2014a).
- Lage der Perikaryen:
  - Th 3–7 (Wancura-Kampik, 2010)
- Die postganglionären Fasern begleiten die Rr. ventrales der Spinalnerven von C 6–C 8/Th 1 in die Peripherie.
  - In den Versorgungsbereichen jener Segmente ziehen sie wiederum zu ihren Erfolgsorganen (glatte Muskelzellen der Gefäße, Mm. arrectores pilorum und Schweißdrüsen) (Wancura-Kampik, 2010).
  - Aufgrund des Zusammenschlusses der sympathischen Fasern des Ganglion stellatum mit diesen Spinalnerven liegen die Perikaryen der vegetativen Versorgung der oberen Extremität auf der Höhe von Th 3–Th 7.

Erfolgsorgane

▸ **Herz.** Auch aus diesem Ganglion ziehen Nn. cardiaci cervicales zum Plexus cardiacus und versorgen das Herz (Schünke et al., 2012b).

▸ **Thymus.** Auf ihrem Weg zum Plexus cardiacus zweigen von den Nn. cardiaci cervicales Fasern zum Gewebe des Thymus ab (Schünke et al., 2012b).

▸ **Lunge und Trachea.** Von diesem Ganglion ziehen Nervenfasern zum Plexus pulmonalis und versorgen dementsprechend die Lunge und die Trachea (Kahle u. Frotscher, 2009).

▸ **Weitere Verbindungen**
- Es bestehen (zum Teil indirekte (Fischer, 2014a)) Verbindungen zum N. vagus und zum N. recurrens (Wancura-Kampik, 2010).
- Eine starke vegetative Aktivität kann dazu führen, dass das Segment Th 3 die vegetative Aktivierung auf das Ganglion cervicale superius überträgt. Dadurch dehnt sich die vegetativ bedingte Symptomatik weiter aus.
- Es besteht eine vasale Verbindung zur A. subclavia und A. vertebralis.
- Von dem Ganglion stellatum zweigen Fasern ab, die über die A. subclavia hinwegziehen, die Ansa subclavia ausbilden und so eine Verbindung zum Ganglion cervicale medium herstellen (Kahle u. Frotscher, 2009).

▸ **Beispiele für mögliche Dysfunktionen:**
- Ein Karpaltunnelsyndrom kann sich auf die Lungenfunktion auswirken.
- Eine Dysfunktion der 1. Rippe kann sympathische Auffälligkeiten in den Segmenten C 6–Th 1 bewirken.

Thorakale Grenzstrangganglien

Aus den thorakalen Grenzstrangganglien ziehen die sympathischen Nervenfasern nicht nur mit den Spinalnerven, in diesem Fall den Interkostalnerven, in die Peripherie, sondern zweigen zudem für die vegetativ-viszerale Versorgung in die prävertebralen Ganglien ab (vgl. ▸ Abb. 7.10).

In der Peripherie versorgen sie wiederum ihre Erfolgsorgane (glatte Muskelzellen der Gefäße, Mm. arrectores pilorum und Schweißdrüsen) der Strukturen jener Nn. spinales, Nn. intercostales bzw. des N. subcostalis, mit denen sie ziehen.

Da die Lage des Perikaryons im Rückenmark identisch zu dem Spinalnerven ist, mit dem die sympathischen Fasern in die Peripherie ziehen, soll im Folgenden vor allem der Bezug zwischen Segment und viszeralem System näher betrachtet werden.

In ▸ Tab. 7.1 sind die jeweiligen Grenzstrangganglien, die Nerven, die sie zu dem Organ führen, sowie die viszeralen Erfolgsorgane gelistet (nach (Schünke et al., 2012b) (Wancura-Kampik, 2010)).

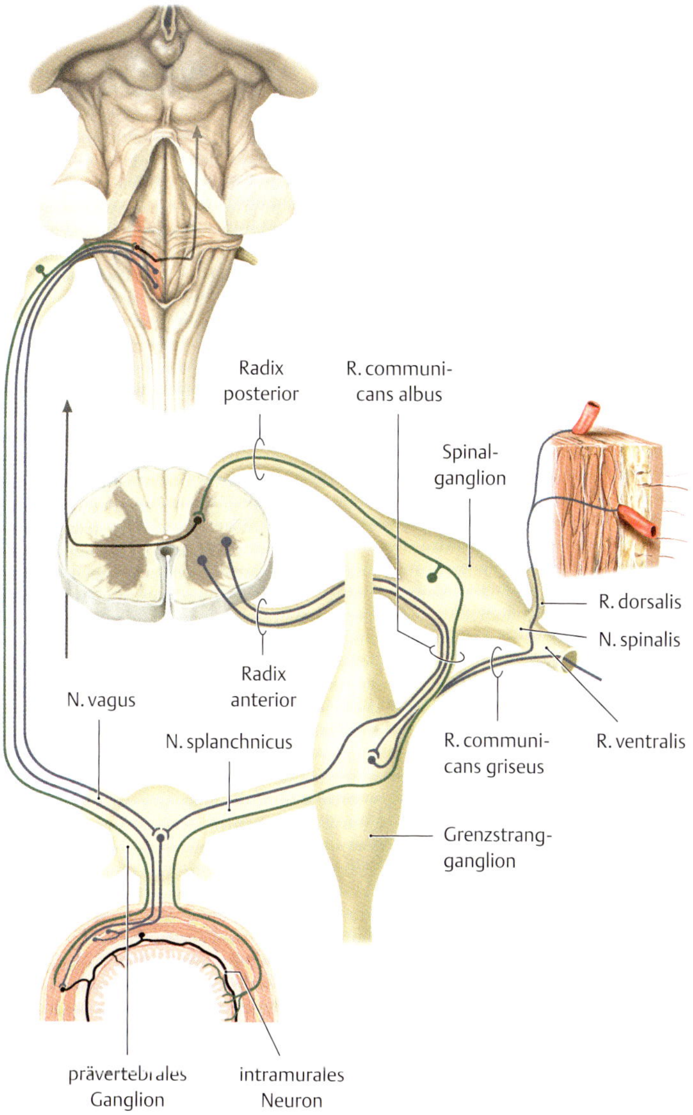

Abb. 7.10 Die Verteilung der sympathischen Informationen auf Höhe der thorakalen Grenzstrangganglien. (Schünke, 2012a)

Tab. 7.1 Die präganglionären thorakalen Fasern mit zugehörigen Eingeweidenerven sowie deren viszeralen Erfolgsorgane

Lage der Ganglien	Nerv	Erfolgsorgan
Ganglia thoracica Th 2–5	Rr. cardiaci thoracici	Herz, Ösophagus
	Rr. pulmonales	Trachea/Lunge, Ösophagus
Ganglia thoracica Th 5–9	N. splanchnicus major	Leber, Galle, Magen, Duodenum, Pankreas, Milz, Jejunum, Ileum, Caecum, Appendix, Colon ascendens und die beiden oralen Drittel des Colon transversum, Nebenniere
Ganglia thoracica Th 10–12 (minor: Th 10/11, imus: Th 12)	N. splanchnicus minor/imus	Duodenum, Leber, Galle, Jejunum, Ileum, Caecum, Appendix, Colon ascendens und die beiden oralen Drittel des Colon transversum, aborales Drittel des Colon transversum, Colon descendens, Sigmoideum und die obere Rektumetage, Niere, Nebenniere, Ovar, Uterus, Tuba uterina, Vagina, Klitoris, Testis, Epididymis

In der Praxis kommen Dysfunktionen im Rahmen des N. splanchnicus major, die sich auf Jejunum, Ileum, Caecum, Appendix, Colon ascendens und die beiden oralen Drittel des Colon transversum auswirken, nur sehr selten vor; sie lassen sich eher im Versorgungsgebiet des N. splanchnicus minor/imus beobachten. Lediglich im Bereich des Dünndarms weitet sich die Zone gelegentlich auf Jejunum und Ileum aus.

Die ▶ Abb. 7.11 kann die praktische Anwendung vereinfachen.

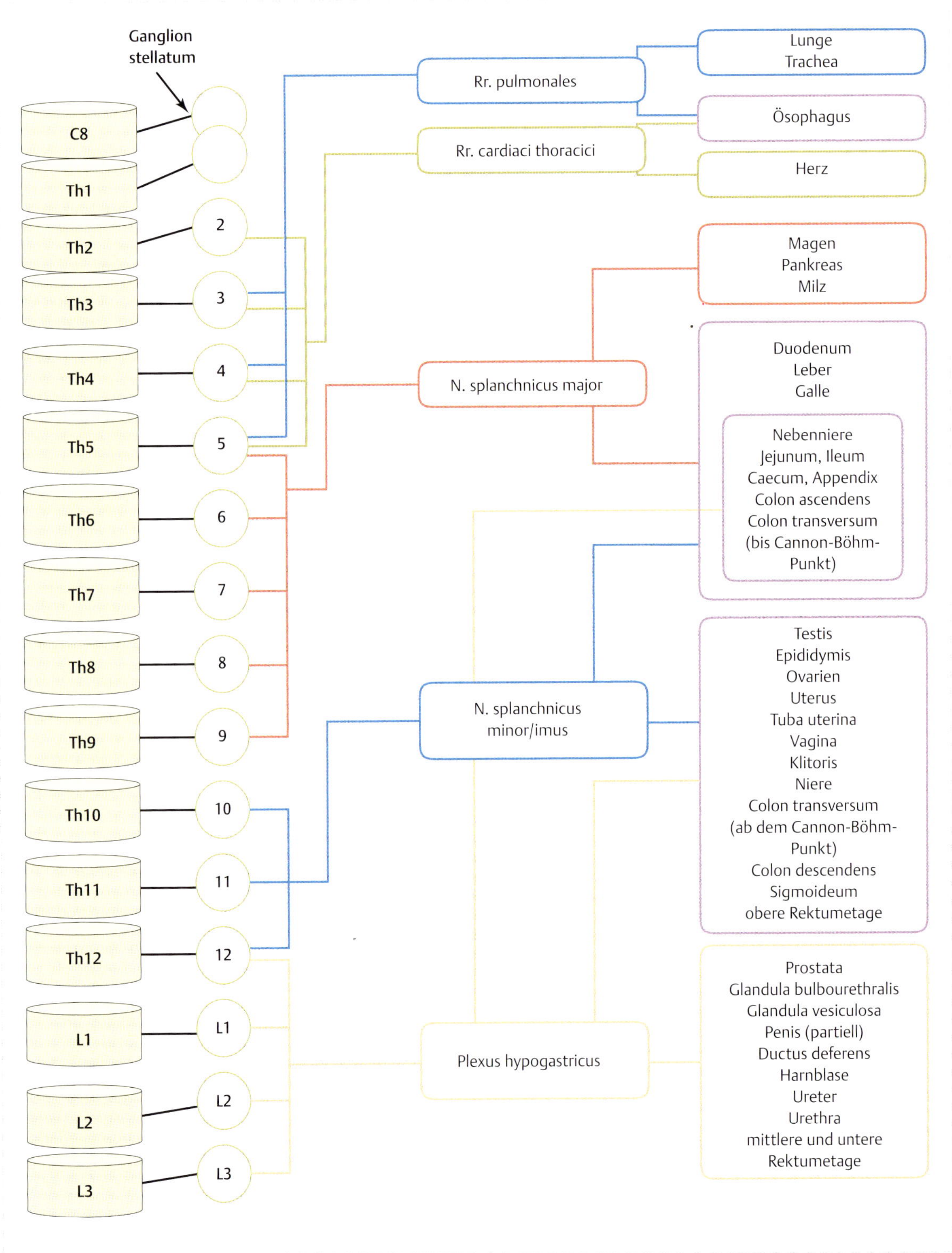

Abb. 7.11 Übersicht über die thorakalen und lumbalen Ganglien in Bezug auf die Lage der Perikaryen, die Lage der Ganglien, der Spinalnerven und Erfolgsorgane.

Eine große Ausnahme in der sympathisch-viszeralen Versorgung stellt das Nebennierenmark (NNM) dar. Die entsprechenden präganglionären Fasern werden nicht auf ein weiteres Neuron umgeschaltet, sondern enden in spezifischen Zellen innerhalb des Marks, die dem 2. sympathischen Neuron entsprechen. Unter Erregung sezerniert das NNM Adrenalin und Nordadrenalin, wobei Adrenalin den deutlich höheren Anteil darstellt (80 %) (Fischer u. Peuker, 2011).

Lumbale und sakrale Grenzstrangganglien

Die Perikaryen der lumbalen und sakralen Grenzstrangganglien sind in den Segmenten Th 12–L 3 angeordnet.

Sie werden zunächst in weitere Nn. splanchnici unterteilt, bevor sie sich in dem Plexus hypogastricus wieder vereinigen.

In der praktischen Arbeit ist eine Differenzierung eines einzelnen N. splanchnicus aufgrund derselben segmentalen Anordnung der Perikaryen nicht möglich.

Es hat sich als wesentlich vereinfachend herausgestellt, in der Beschreibung des vegetativen Versorgungsbereichs von Th 12–L 3 diese 3 Splanchnici unter dem Begriff *Plexus hypogastricus* zusammenzufassen.

In ▸ Tab. 7.2 sind die jeweiligen präganglionären Fasern, die Nerven, die sie zu dem Organ führen, sowie die viszeralen Erfolgsorgane gelistet (nach (Schünke et al., 2012b) (Wancura-Kampik, 2010)).

Die ▸ Abb. 7.11 kann die praktische Anwendung vereinfachen.

Der Sympathikus an den gastrointestinalen Erfolgsorganen ist zusammengefasst zuständig für „Hemmung der intramuralen Nervenplexus sowie eine Tonussteigerung der gastrointestinalen Sphinkter" ((Lang, 2014), S. 140).

Sympathische Versorgung außerhalb des Rumpfes

Aus der obigen Beschreibung der Zervikalganglien wird deutlich, dass die Perikaryen aufgrund der Vereinigung mit den spezifischen Spinalnerven wie folgt angeordnet sind:

- Kopf und Hals = C 8–Th 3
- die obere Extremität = Th 3–Th 7

Die Informationen verlaufen folglich von diesen Segmenten unverschaltet durch den Grenzstrang bis zu den Zervikalganglien und schließen sich erst dort den Spinalnerven an.

Die sympathischen Fasern, die den Perikaryen der Segmente Th 8 und Th 9 entspringen, sind ausschließlich für die viszerale Versorgung und die rein segmentale sympathische Versorgung am Rumpf zuständig.

Die Perikaryen jener sympathischen Fasern, die die untere Extremität versorgen, liegen in den Segmenten Th 10–L 3.

Durch die metamere Anordnung der Perikaryen resultiert eine Korrelation zwischen proximal-distaler Versorgung und kranial-kaudaler Lage der Perikaryen. Daraus ergibt sich, dass das Perikaryon von

- C 8 eher den Scheitel,
- Th 3 eher den Bereich der Schulter,
- Th 7 eher den Bereich der Hand,
- Th 10 eher das Becken,
- L 3 eher den Fuß

versorgt.

Mit dem sympathischen Nervensystem verbundene Pathologien

Aus den vorhergehenden Erläuterungen wurde deutlich, dass über die Verbindung des Sympathikus die Komplexität des Segmentes erweitert wird. Über die verschiedenen Reflexbogen lassen sich nun Informationen aus der Peripherie auf das viszerale System übertragen und Informationen der inneren Organe erreichen gleichermaßen die Peripherie. Es entsteht ein komplexes Gefüge von Faktoren, die in wechselseitiger Verbindung zueinander stehen. Dies kann zu diagnostischen und therapeutischen Zwecken genutzt werden.

Grundsätzlich können vegetative Dysfunktionen eines Ganglions zunächst aus allen beteiligten Strukturen resultieren und sich zudem auf alle diese beteiligten Strukturen auswirken (▸ Abb. 7.12).

Durch die Komplexität der Zusammenhänge ergeben sich teils umfangreiche Beschwerdebilder, die unter Umständen auf lediglich eine Wirbeldysfunktion zurückzuführen sind.

Für die Befundung sind die spezifischen Versorgungsareale des Sympathikus relevant.

Tab. 7.2 Die präganglionären lumbalen und sakralen Fasern mit zugehörigen Eingeweidenerven sowie deren viszeralen Erfolgsorgane

Lage der Ganglien	Nerv	Erfolgsorgan
Ganglia lumbalia L 1–2	Nn. splanchnici lumbales	Uterus, Tuba uterina, Vagina, Klitoris, Prostata, Glandula bulbourethralis, Glandula vesiculosa, Penis (teilweise), Ductus deferens, Niere, Harnblase, Ureter, Urethra, aborales Drittel des Colon transversum, Colon descendens, Sigmoideum, die obere, mittlere und untere Rektumetage
Ganglia lumbalia L 3–5	Nn. splanchnici lumbales	mittlere und untere Rektumetage
Ganglia sacralia S 1–3	Nn. splanchnici sacrales	Harnblase, Ureter, Urethra, Jejunum, Ileum, Caecum, Appendix, Colon ascendens und die beiden oralen Drittel des Colon transversum, mittlere und untere Rektumetage

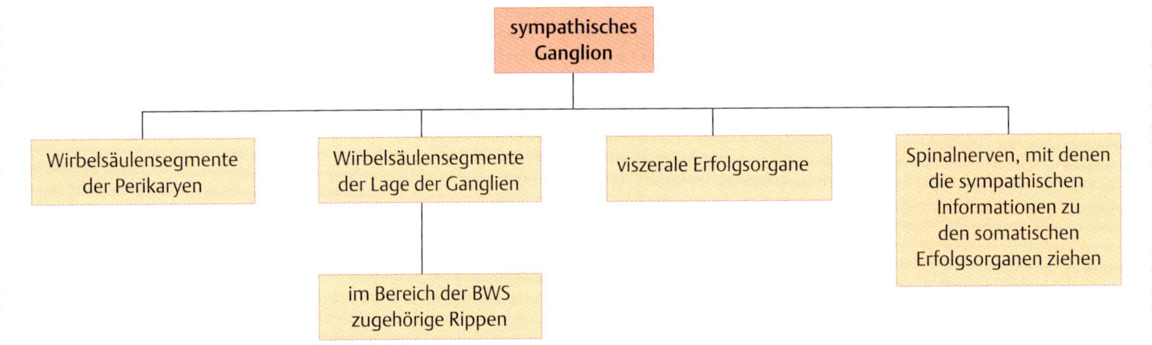

Abb. 7.12 Das sympathische Ganglion mit den zugehörigen reziproken Strukturen.

Vegetativ-reflektorische Krankheitszeichen

Aufgrund der Innervation verschiedener Strukturen an der Haut kann der Sympathikus nicht nur algetische, sondern auch vegetativ-reflektorische Krankheitszeichen in der Peripherie produzieren.

Der Sympathikus ist demnach zuständig für:

1. gesteigerte Schweißsekretion
2. Vasokonstriktion
3. Piloarrektion (Wancura-Kampik, 2010)
4. homolaterale Pupillenerweiterung (über das Ganglion cervicale superius)

Der Patient nimmt diese Veränderungen als „nass-kalte Gänsehaut" ((Wancura-Kampik, 2010), S. 96) wahr.

Diese Zeichen bilden sich in dem Areal des betroffenen Grenzstrangganglions und ggf. darüber hinaus aus (siehe Kollateralbildung (S. 322)).

Bei viszeralen Erkrankungen lassen die vegetativ-reflektorischen Krankheitszeichen eine sehr frühe Diagnostik zu. Meist treten diese auf, noch bevor der Patient viszerale Symptome oder Schmerzen vernehmen kann (König u. Wancura, 1996).

Bedeutung der Kollateralen im Grenzstrang

Die Kollateralbildung im Grenzstrang bewirkt eine sehr starke Vernetzung des sympathischen Systems.

Wie bereits mehrfach erwähnt, stehen alle inneren Organe mit dem Centrum cilio-spinale in Verbindung und können darüber viszerale Dysfunktionen auf die Pupillenfunktion übertragen.

Es besteht zudem jedoch die Möglichkeit, dass durch die Vernetzung eine Dysfunktion, die von einem Ganglion ausgeht, sich sehr schnell auf benachbarte Ganglien überträgt (Gleditsch, 2005). Die ursprünglichen vegetativ-reflektorischen Krankheitszeichen in Form von Vasokonstriktion, Piloarrektion und erhöhter Schweißsekretion weiten sich dementsprechend in die angrenzenden Gebiete aus.

Diese Ausbreitung umfasst nicht selten das Gebiet eines ganzen homolateralen Körperquadranten (Wancura-Kampik, 2010). Vertikal sind diese durch die Körpermittellinie scharf begrenzt. Horizontal weiten sich die oberen Körperquadranten nach kaudal bis etwa Th 7 aus und die unteren Körperquadranten nach kranial bis etwa Th 5.

Head-Zonen

Sir Henry Head entdeckte, dass bei viszeralen Erkrankungen schmerzhafte Areale auf der Haut immer an derselben Stelle in einem klar bestimmten Dermatom entstehen. Sie werden dementsprechend als Head-Zone bezeichnet (Schünke et al., 2012a). Im Rahmen eines chronischen Schmerzgeschehens erwies sich die Verwendung dieses Wissens jedoch als schwierig, da die Wahrnehmung durch die soeben beschriebene Kollateralbildung bei chronischen Schmerzen zusätzlich eintrüben kann. Es handelt sich in diesem Kontext eher um eine potenzielle Schmerzlokalisation, die auf eine viszerale Erkrankung hinweisen kann, als um ein grundsätzliches Befundungsinstrument.

Sensibilisierung

Jeder auf den Körper eintreffende Reiz hat immer einen Bezug zum vegetativen Nervensystem. Erfährt dieses durch einen peripheren Reiz eine erste Irritation, speichert der Körper diese nach der Auffassung von Ricker und Speranski dauerhaft ab (Ricker, 1924). Es entsteht daraus eine neue, niedrigere Reizschwelle für diesen vegetativen Versorgungsbereich. In der Folge können schon Stimuli geringerer Reizstärke aufgrund der vorbestehenden Sensibilisierung eine vegetative Reizantwort auslösen (Fischer, 2014a).

Kompressionen des Grenzstrangs

Der Grenzstrang kann in seinem Verlauf durch äußere Faktoren irritiert werden. So verläuft er durch das Diaphragma cervicothoracale und das Diaphragma thoracolumbalis, bevor er sich retroperitoneal am medialen Rand des M. psoas major fortsetzt.

Stehen diese Strukturen unter einer erhöhten faszialen oder muskulären Spannung, kann die Funktion des Grenzstranges irritiert werden. In der Folge wird der interganglionäre Informationsaustausch beeinträchtigt und es resultieren sympathische Dysfunktionen. Häufig sind diese durch Verdauungsbeschwerden zu vernehmen.

Zudem können einzelne Ganglien aufgrund ihrer Lage durch Wirbeldysfunktionen unterschiedlichster Genese (s. unten (S. 323)) irritiert werden. Die sich daraus ergebenden Dysfunktionen können sich in allen Erfolgsorganen jener sympathischen Fasern auswirken, die

- das Ganglion auf dieser Höhe verlassen,
- durch dieses Ganglion unverschaltet hindurchziehen.

Je nach Kontinuität und Intensität eines Reizes auf das Ganglion können in der Peripherie beispielsweise Schmerzen, Veränderungen der Trophik, neurogene Entzündungszeichen oder eine verlangsamte Geweberegeneration entstehen (Slater, 2005).

Wirbelsäule

Der Wirbelsäule kommt aus diesem Grund eine besondere Bedeutung zu. Segmentblockaden, Degenerationen, Osteophyten und Skoliosen beeinflussen das vegetative Nervensystem einerseits durch die Informationen, die aus dem Segment in das Ganglion geleitet werden, andererseits durch die Auswirkung des Wirbelsegmentes auf das Ganglion.

7.3.2 Parasympathikus

Wie der Sympathikus benötigt auch der Parasympathikus 2 Neurone, um die Erfolgsorgane zu erreichen: ein präganglionäres Neuron im Rückenmark und ein zweites postganglionäres Neuron in den Ganglien (Kahle u. Frotscher, 2009).

Eine deutliche Differenz besteht jedoch in der Ausprägung der Divergenz von präganglionären auf postganglionäre Neurone, die im Parasympathikus deutlich geringer ausgeprägt ist als im sympathischen Nervensystem. Slater (Slater, 2005) schließt auf einen Zusammenhang in Bezug auf die „stärker lokalisierte und spezifischere Funktion des parasympathischen Nervensystems" ((Slater, 2005), S. 411) in Stresssituationen.

Das parasympathische Nervensystem wird aufgrund der Lokalisation der zugehörigen Perikaryen in 2 Bereiche untergliedert: den kranialen und den sakralen Anteil.

Grundsätzlich erfolgt die Verschaltung des Parasympathikus auf das 2. efferente Neuron entweder in den Kopfganglien oder in Ganglien, die organnah liegen (Schünke et al., 2012b) bzw. in den Wänden der Erfolgsorgane selbst (Hick u. Hick, 2012) in sogenannten intra- oder extramuralen Ganglien. Diese werden teilweise auch als terminale Ganglien beschrieben. Nach der Verschaltung weisen die postganglionären parasympathischen Fasern nur noch eine sehr geringe Länge von 1 Millimeter bis zu wenigen Zentimetern auf (Hick u. Hick, 2012).

Kranialer Anteil des Parasympathikus

Die kranialen Neurone bilden im Mittelhirn und der Medulla oblongata (Wancura-Kampik, 2010) folgende Kerne (Auflistung nach (Kahle u. Frotscher, 2009)):

- Nucleus dorsalis n. vagi: Diese Fasern sind im weiteren Verlauf für die Versorgung der Eingeweide zuständig.
- Nucleus salivatorius inferior: Aus diesem Nucleus entstehen präganglionäre Fasern für die Parotis.
- Nucleus salivatorius superior: Von hier ziehen parasympathische Fasern zu der Submandibular- und der Sublingualdrüse.
- Nucleus Edinger-Westphal: Dieser beschreibt den Nucleus accessorius des N. oculomotorius. Hier entstehen präganglionäre Fasern für den M. sphincter pupillae und M. ciliaris.

Fischer und Peuker erwähnen darüber hinaus ein weiteres Kerngebiet im Nucleus ambiguus (Fischer u. Peuker, 2011).

Aufgrund ihrer Struktur sind die präganglionären Fasern sehr sensibel für mechanische Reize. Auf dem Weg zu ihren Erfolgsorganen schließen sie sich daher zu ihrem Schutz anderen anatomischen Strukturen wie Nerven oder auch Gefäßen an (Schünke et al., 2012a).

So ziehen die präganglionären viszeroefferenten Axone der kranialen Neurone mit den folgenden Hirnnerven in die Peripherie (nach (Fischer u. Peuker, 2011)):

- N. oculomotorius (III. Hirnnerv)
- N. facialis (VII. Hirnnerv)
- N. glossopharyngeus (IX. Hirnnerv)
- N. vagus (X. Hirnnerv)

Über diese Strukturen erreichen die Fasern die sogenannten *Kopfganglien*. Zu diesen zählen:

- das Ganglion ciliale
- das Ganglion pterygopalatinum
- das Ganglion oticum
- das Ganglion submandibulare

Ein Großteil der parasympathischen Fasern (75 %) (Slater, 2005) kranialen Ursprungs verlässt jedoch den Kopfbereich mit dem N. vagus und zieht zunächst gemeinsam mit den großen Halsgefäßen nach kaudal. Nach dem Durchtritt durch die obere Thoraxapertur verteilen sich seine parasympathischen Fasern über abzweigende Äste zu den Organen aus Thorax und Abdomen, bis hin zum

Tab. 7.3 Die austretenden Äste des N. vagus und deren Erfolgsorgane

Lokalisation der austretenden Äste	Zwischengeschalteter Nerv	Erfolgsorgan
Äste im Halsbereich	Rr. pharyngei	• sensibel: Trachea, Ösophagus, Epiglottis • motorisch: Muskulatur des weichen Gaumens und des Rachens
	N. laryngeus superior	• motorisch: M. cricothyroideus • sensibel: Schleimhaut oberhalb des Kehlkopfes bis hin zur Stimmritze
	N. laryngeus recurrens	• Ösophagus (Pars cervicalis) • Trachea • Larynxmuskulatur (motorisch), mit Ausnahme des M. cricothyroideus
	Rr. cardiaci cervicales	Herz
Äste im thorakalen und abdominalen Bereich	Plexus oesophageus	Ösophagus
	Rr. cardiaci thoracici	Herz
	Plexus pulmonalis	Lunge
	Trunci vagales	Milz, Leber, Gallenblase, Magen, Pankreas, Duodenum, Jejunum, Ileum, Caecum, Appendix viriformis, Colon ascendens und transversum, Niere, Ureter

Tab. 7.4 Die Äste der Nn. pelvici und deren Erfolgsorgane

Parasympathischer Hauptnerv	Zwischengeschalteter Nerv	Erfolgsorgan
Nn. pelvici	Plexus hypogastricus inferior	Colon descendens, Sigmoideum, Rektum, Vesica urinaria, Prostata, Glandula vesiculosa, Testis, Epididymis, Ductus deferens, Uterus, Vagina, Tuba uterina, Ovar
	Plexus renalis	Niere, Ureter

Cannon-Böhm-Punkt, um diese parasympathisch zu versorgen (Kahle u. Frotscher, 2009).

▶ Tab. 7.3 gibt einen groben Überblick über die Äste, die vom N. vagus zu den jeweiligen Erfolgsorganen abzweigen (zusammengestellt aus (Kahle u. Frotscher, 2009) (Schünke et al., 2012b)).

Sakraler Anteil des Parasympathikus

Die präganglionären Fasern des sakralen Parasympathikus haben ihren Ursprung im Sakralmark in den Nuclei intermediolaterales von S 2–S 4. Nach ihrem Austritt durch die anterioren Foramina sacralia schließen sie sich für ein kurzes Stück den Spinalnerven S 2–S 4 an. Von ihnen zweigen Äste als Nn. pelvici (Kahle u. Frotscher, 2009) (Wancura-Kampik, 2010) (Hick u. Hick, 2012) ab, um als solche via Plexus hypogastricus inferior zu ihren Erfolgsorganen zu ziehen (Schünke et al., 2012b) (Hick u. Hick, 2012). Zu diesen zählen die Bauchorgane ab dem Cannon-Böhm-Punkt.

In den Beckenganglien treffen sympathische und parasympathische Nervenfasern aufeinander, sodass diese im Gegensatz zu den Kopfganglien nicht mehr rein parasympathischer Natur sind (Fischer u. Peuker, 2011).

Nach Schünke et al. zweigen sich die Nerven wie in der nachfolgenden Tabelle dargestellt auf (▶ Tab. 7.4), um die jeweiligen Organe zu versorgen (Schünke et al., 2012b).

Die ▶ Abb. 7.13 visualisiert die Aufteilung der parasympathischen Versorgung zwischen N. vagus und Nn. pelvici.

Mit dem parasympathischen Nervensystem verbundene Pathologien

In ihrer physiologischen Afferenz leiten die parasympathischen Nervenfasern vor allem viszerale Empfindungen wie Übelkeit oder Harndrang weiter. Das parasympathische Nervensystem hat keine Erfolgsorgane der Haut, die es gezielt versorgt. Daher kann es lediglich mittels algetischer Zeichen über Dysfunktionen oder Läsionen informieren (Wancura-Kampik, 2010).

Die Fasern des N. vagus stehen über gemeinsame Areale mit dem N. trigeminus und dem Segment C 2 in Verbindung. Über diesen Weg können sich viszerale Erkrankungen über den N. vagus als Hyperalgesie im Versorgungsgebiet des N. trigeminus oder/und das Dermatom C 2 ausbreiten (Wancura-Kampik, 2010). Ebenso kann sich ein trigemino-kardio-pulmonaler Reflex ausbilden.

Ein besonderes Augenmerk kommt in diesem Zusammenhang dem N. phrenicus zu. Er entstammt den Spinalnerven der Segmente C 3–C 5. Neben seiner motorischen Innervation des Diaphragma thorakolumbale versorgt der N. phrenicus sensibel die mediastinale Pleura und das mediastinale Perikard, das Peritoneum (zwerchfellnah) und die oberen Bauchorgane (Serosa von Leber, Galle, Pankreas und Magen) (Müller-Vahl et al., 2014).

Die sensiblen Informationen der genannten Organe gelangen über den N. phrenicus afferent zu den Segmenten C 3–C 5. Über diesen segmentalen Zusammenhang kann bei Irritation der Organe eine erhöhte vegetative Aktivität in allen beteiligten Erfolgsorganen ausgelöst werden.

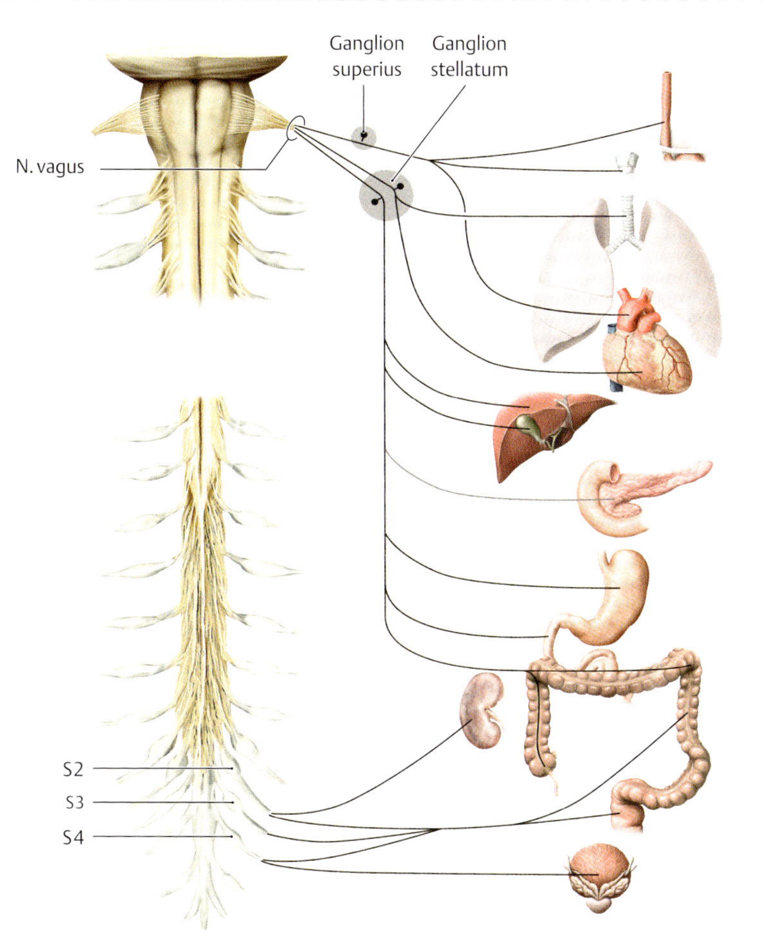

Abb. 7.13 Die parasympathische Versorgung der inneren Organe über den N. vagus und die Nn. pelvici. (Schünke, 2012b)

Folglich können nun die Segmente C3–C5 eine algetische Veränderung in der Peripherie bewirken, aber auch durch den Bezug zu den Zervikalganglien eine vegetativ-reflektorische Veränderung von C8–Th7 bedingen. Dementsprechend sind Dysfunktionen oder Läsionen der inneren Organe nicht selten die Ursache für einen Schulterschmerz mit Bewegungseinschränkung (Müller-Vahl et al., 2014).

Über den selbigen Weg können parasympathische Nervenfasern der Nn. pelvici Irritationen der Beckenorgane in die entsprechenden Segmente S2–S4 projizieren und damit eine sympathische Reflexantwort in den jeweiligen Segmenten und den angegliederten Strukturen erzeugen (Wancura-Kampik, 2010).

Über die Nn. tonsillares laufen afferente Informationen aus den Tonsillen mit dem IX. Hirnnerv in den parasympathischen Kerngebieten Nucleus dorsalis n. vagi und Nucleus tractus solitarii. Über die Afferenzen aus dem Plexus pharyngeus erreichen Informationen aus dem Pharynx mit dem X. Hirnnerv die selbigen Kerngebiete.

Da sich der Nucleus tractus solitarii bis in das Halsmark ausdehnt und Verbindungen zum Nucleus tractus spinalis des N. trigeminus bestehen, können Dysfunktionen in der Halswirbelsäule ihren Ursprung in einer Tonsillitis oder Pharyngitis haben (Fischer, 2014a).

7.4 Untersuchung und Behandlung auf vegetativer Ebene

Im Ebenensystem wird auf der vegetativen Ebene die segmentale Höhe jener Perikaryen benannt, die die anatomische Struktur der lokalen Ebene sympathisch versorgen.

Das bedeutet:

- lokale Ebene: Kopf bis Hals = vegetative Ebene: C8–Th3
- lokale Ebene: Schulter bis Hand = vegetative Ebene: Th3–Th7
- lokale Ebene: Beckenkann bis Fuß = vegetative Ebene Th10–L3

Aus der segmentalen Höhe lässt sich der viszerale Zusammenhang, der Bezug zu dem Spinal- bzw. den Inter-/Subkostalnerven sowie den Strukturen, die durch sie versorgt werden, ableiten.

7.4.1 Untersuchungsmöglichkeiten

Die Untersuchung des vegetativen Nervensystems beschränkt sich aus zweierlei Gründen auf den Sympathikus.

- Parasympathische Dysfunktionen können lediglich einen Schmerz in der Peripherie auslösen und stellen dadurch keinen eindeutigen Bezug zum vegetativen Nervensystem und auch nicht zu der genauen Lokalisation der betroffenen Perikaryen dar.
- Im Rahmen der Schmerzphysiotherapie besteht zunächst keine Möglichkeit, das parasympathische Nervensystem direkt zu beeinflussen.

In der Konsequenz bleibt die Möglichkeit, über den Sympathikus das Vegetativum zu befunden und zu behandeln.

Da die meisten Organe jedoch über beide Systeme beeinflusst werden und in reziproker Beziehung zueinander stehen, lässt der Zustand des Sympathikus gleichermaßen auf die Aktivität des Parasympathikus schließen.

Grundsätzlich besteht zunächst an jeder Stelle des Körpers die Möglichkeit, den dortigen vegetativen Gewebszustand zu erheben. Allerdings besteht hier ein Nachteil: In der Peripherie lässt das Dermatom zwar einen Rückschluss auf das jeweilige Segment zu, doch variieren die dermatomalen Grenzen immer leicht. Zudem kann aufgrund der 50 %igen Überlappung der Dermatome der Eindruck ebenfalls verzerrt werden.

Es bietet sich daher an, den Versorgungsbereich des R. dorsalis des Spinalnervs zu untersuchen. Dieser versorgt motorisch die autochthone Rückenmuskulatur und sensibel die Haut paravertebral in streng segmentaler Zuordnung.

Die Untersuchung der vegetativen Ebene besteht aus folgenden Tests:

- Palpation der Körperquadranten
- visuelle Beurteilung der Bindegewebszonen
- Test der Gewebeverschieblichkeit
- Test der Sensibilität
- diagnostischer Strich
- spezifischer Test der segmentalen Beweglichkeit

Palpation der Körperquadranten

▶ **ASTE Patient.** Stand, optional Bauch- oder Rückenlage.

▶ **ASTE Therapeut.** Stand vor respektive neben dem Patienten.

▶ **Ausführung.** Der Therapeut testet an dem zutreffenden Körperquadranten und im direkten Seitenvergleich die Hautbeschaffenheit auf vegetative Veränderungen (Piloarrektion, Schweißsekretion, Vasokonstriktion) (▶ Abb. 7.14).

▶ **Beurteilung.** Differenzen im Seitenvergleich in Bezug auf Piloarrektion. Schweißsekretion, Vasokonstriktion weisen auf eine vegetative Irritation hin.

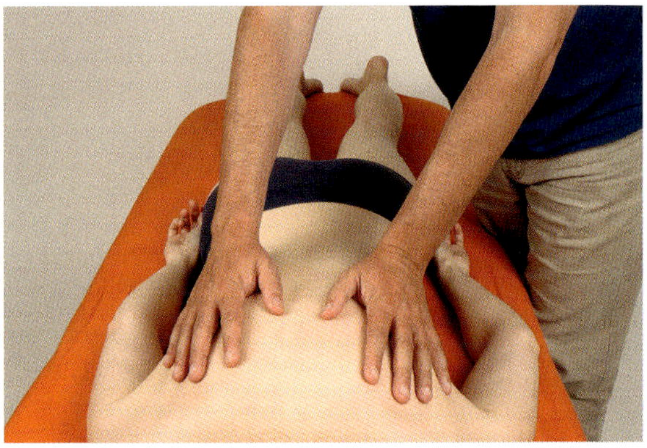

Abb. 7.14 Palpation der Körperquadranten.

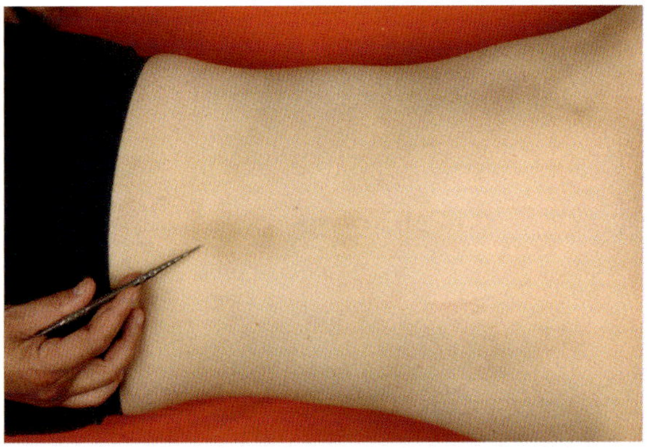

Abb. 7.15 Auffällige vegetativ bedingte Bindegewebszone.

Visuelle Beurteilung der Bindegewebszonen

▶ **ASTE Patient.** Sitz auf der Behandlungsbank oder Bauchlage.

▶ **ASTE Therapeut.** Stand neben der Bank.

▶ **Ausführung.** Es erfolgt eine rein visuelle Beurteilung des Bindegewebes (BG) des vegetativen Versorgungsbereichs der lokal benannten Struktur.

▶ **Beurteilung.** BG-Zonen geben Rückschluss auf die Aktivität der Myofibroblasten, d. h. sie zeigen segmental den Zustand des Sympathikus, der diese ansteuert. Auffällig sind Aufquellungen, Einziehungen, eine veränderte Pigmentierung, trockene Haut und/oder Trophikstörungen im Versorgungsgebiet mittig auf der Wirbelsäule und paravertebral (▶ Abb. 7.15).

Test der Gewebeverschieblichkeit

▶ **ASTE Patient.** Bauchlage.

▶ **ASTE Therapeut.** Stand neben der Bank.

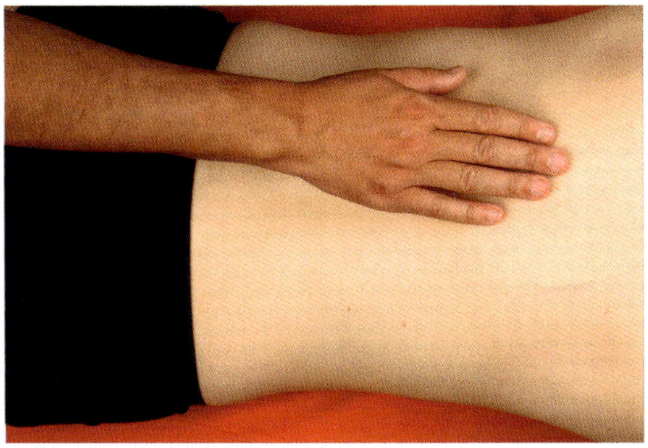

Abb. 7.16 Test der Gewebeverschieblichkeit.

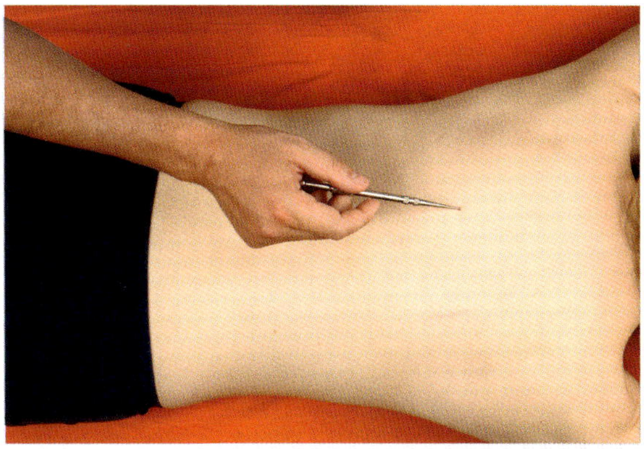

Abb. 7.17 Test der Sensibilität.

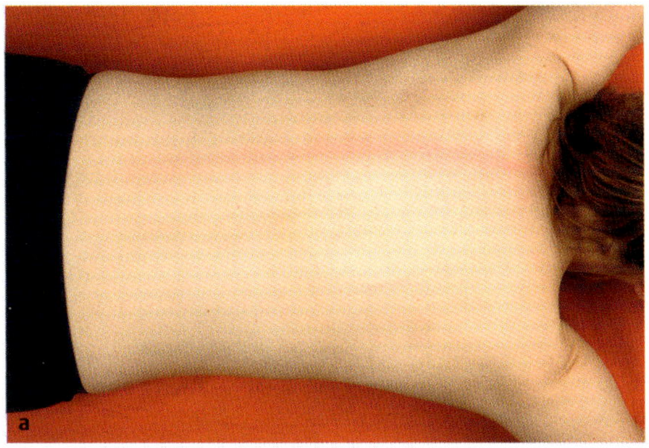

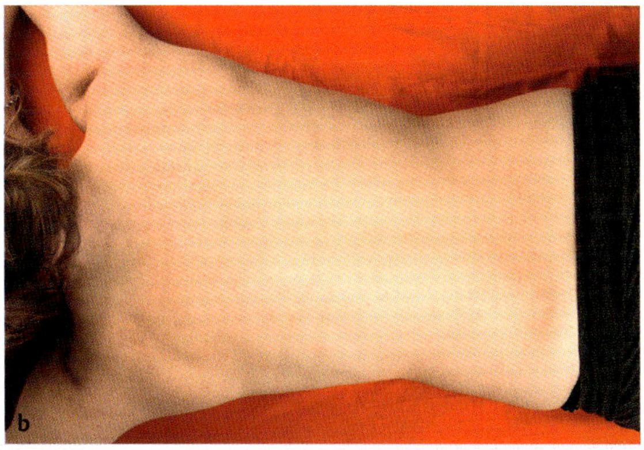

Abb. 7.18 Die beiden möglichen pathophysiologischen Reaktionen bei dem diagnostischen Strich.
a Die Hautreaktion bei einem pathologisch erhöhten Sympathikus.
b Die Hautreaktion bei einem pathologisch reduzierten Sympathikus.

► **Ausführung.** Der Therapeut verschiebt ganz leicht die oberflächlichen Gewebeschichten, um eine erhöhte Aktivität der Myofibroblasten zu eruieren (► Abb. 7.16).

► **Beurteilung.** Eine verminderte Gewebemobilität weist auf eine erhöhte Myofibroblastenaktivität und damit auf eine gesteigerte Aktivität des Sympathikus hin.

Test der Sensibilität

► **ASTE Patient.** Bauchlage.

► **ASTE Therapeut.** Stand neben der Bank.

► **Ausführung.** Der Therapeut testet die Sensibilität der Haut über dem M. erector spinae (z. B. mit einem Sensirad) (► Abb. 7.17).

► **Beurteilung.** Eine erhöhte Sensibilität weist auf eine erhöhte Aktivität des Sympathikus hin. Eine verminderte Sensibilität weist auf eine schon sehr lange bestehende Dysfunktion mit einem pathologisch reduzierten Sympathikustonus hin.

Diagnostischer Strich

► **ASTE Patient.** Bauchlage.

► **ASTE Therapeut.** Stand neben der Bank.

► **Ausführung.** Der Therapeut zieht mit einem spitzen Gegenstand (z. B. einem Meridianstab) mit leichtem Druck einen Strich neben der Wirbelsäule auf dem M. erector spinae der betroffenen Seite. Um ein optimales Ergebnis zu erhalten, sollte der Reiz mit möglichst konstanter Intensität erfolgen.

► **Beurteilung.** Ein „Auslaufen" des Striches, also eine verstärkte Durchblutung im umliegenden Gewebe, zeigt einen pathologisch erhöhten Sympathikustonus an. Ein schnelles Verschwinden des Striches, ein weißer Strich oder auch eine reduzierte Durchblutung des umliegenden Gewebes zeigen einen pathologisch reduzierten Sympathikustonus an (► Abb. 7.18a und ► Abb. 7.18b).

Merke

Je mehr von diesen Tests auf einen veränderten Sympathikustonus hinweisen, umso wahrscheinlicher ist eine vegetative Dysfunktion.

Spezifischer Test der segmentalen Beweglichkeit

Ergab die bisherige Untersuchung an einem oder mehreren Segmenten den Hinweis auf eine vegetative Irritation, werden im nächsten Schritt die jeweiligen Wirbelsegmente auf eine mögliche Dysfunktion untersucht. Im Bereich der Brustwirbelsäule impliziert dies die Untersuchung der Kostovertebralgelenke.

Merke

Die genannten Tests grenzen den Wirbelsäulenbereich ein, in dem Dysfunktionen vermutet werden. So muss nicht die gesamte Wirbelsäule untersucht werden.

Sollte eine Untersuchung am Rücken nicht möglich sein, können dieselben Wirbelsäulensegmente auch über die Fuß- oder Ohrreflexzonen (vergleiche hierzu Kap. 11.2 und Kap. 11.3) untersucht werden.

Die Reihenfolge der einzelnen Tests sollte nach Möglichkeit beibehalten werden, um nicht zu früh durch palpatorische Reize den visuellen Eindruck zu verklären. Bei einer sehr hohen Sympathikusaktivität reichen leichteste Reize auf der Haut, um diese in ihrem Ausdruck komplett zu verändern.

7.4.2 Behandlungsmöglichkeiten in Bezug auf das sympathische Nervensystem

Auch die Behandlung erfolgt auf Höhe der Wirbelsäulensegmente der Perikaryen. Dabei wird die Informationsweiterleitung über einen kutanen Stimulus von der Haut an das Seitenhorn genutzt:

Haut → R. dorsalis → Spinalnerv → Hinterwurzel → vegetative Verschaltung im Seitenhorn.

Bei einer erhöhten Sympathikusaktivität kann über diesen Weg mittels angenehmer Reize der Tonus des Sympathikus gesenkt werden.

Zu diesen Stimuli zählen leichte Vibrationen, angenehme (!) Wärme und Massagen im Bereich der vegetativen Bindegewebszone. Eine mikromechanische Mobilisation des Segmentes erzielt ebenfalls eine Dämpfung.

Zudem können dem Segment zugehörige Strukturen genutzt werden:

- Dermatome:
  - Es sind in der Peripherie dieselben Techniken wie für die Behandlung der Bindegewebszone auf der Wirbelsäule möglich. Der Spinalnerv führt über die Afferenzen die Information zurück an das Segment.
- Myotome:
  - Eine kontinuierliche, leichte schmerzfreie Bewegung bewirkt ebenso eine Reduktion der Symapthikusaktivität in dem entsprechenden Segment.

Ist die Sympathikusaktivität pathologisch reduziert, kann der Sympathikus durch intensive Reize angeregt werden. Dazu kann eine feste Strichführung in der Bindegewebszone erfolgen oder auch eine noch aushaltbare, aber doch intensive Wärme (wie z. B. mittels heißer Rolle) appliziert werden.

Therapeutisches Ziel ist in dem Moment eine deutlich sichtbare Mehrdurchblutung der Bindegewebszone.

Da, wie oben erwähnt, die Dermatome in der Peripherie nur schwer abgrenzbar sind, sollten sympathikussteigernde Maßnahmen nur im Bereich der Wirbelsäule erfolgen, um eine Reizung angrenzender, nicht betroffener Segmente auszuschließen.

Eine Behandlung ist ebenfalls über die entsprechenden Fuß- und Ohrreflexzonen möglich. Dabei ist es irrelevant, ob der Sympathikus zu aktiv oder pathologisch reduziert ist, da über die Reflexzonen eine Autoregulation angestoßen wird.

Wurde eine Wirbeldysfunktion befundet, so ist eine dementsprechende Behandlung indiziert. Eine solche Dysfunktion kann ausreichen, um den gesamten sympathischen Reflexbogen aufrechtzuerhalten.

7.5 Narben aus vegetativer Sicht

Über den kutiviszeralen Reflexbogen wird die Information der Haut kontinuierlich an das vegetative Nervensystem weitergeleitet. Unterliegt eine Narbe einer vegetativen Fehlregulation, wird diese Information an das entsprechende Rückenmarkssegment des versorgenden Bereichs weitergeleitet:

- Eine Narbe am Kinn ergibt eine Fehlregulation von C 8–Th 3.
- Eine Operationsnarbe von einem Karpaltunnelsyndrom ergibt eine Fehlregulation von Th 3–Th 7.
- Eine Narbe auf dem Fuß ergibt eine Fehlregulation der Segmente Th 10–L 3.

Über diesen Zusammenhang können gestörte Narben eine weitreichende Fehlregulation bedingen und sind manchmal die Ursache eines komplexen chronischen Schmerzes.

In der Schmerzphysiotherapie sind daher Narben und deren Behandlung von hoher Bedeutung.

7.5.1 Pathophysiologie der Narbenentstehung

Nach einem Trauma mit Gewebezerstörung und Zelltod findet im Rahmen eines komplexen Vorgangs die Wundheilung (S. 144) mit anschließender Narbenbildung statt. Hierbei spielt das vegetative Nervensystem eine bedeutsame Rolle.

Während des Heilungsprozesses können Störungen nachfolgend eine dauerhaft zu hohe oder zu niedrige sympathische Innervation des Narbengewebes bewirken.

Solche Störungen können Einflüsse aus dem Gewebe selbst (Infektionen, Durchblutungs- und Stoffwechselsituation), emotionale Belastungen, Stress, eine psychische Komponente in Bezug auf die Verletzung sein oder auch eine bereits hohe sympathische Dysfunktion des versorgenden Ganglions aufgrund anderer, z. B. viszeraler, Dysfunktionen. Es ist jedoch auch möglich, dass trotz eines offensichtlich komplikationslosen Heilungsverlaufs das Gewebe im Nachhinein dennoch vegetativ beeinträchtigt ist.

Oftmals kann der Körper eine vegetativ „gestörte" Narbe gut kompensieren, solange dies die einzige Beeinträchtigung in dem vegetativen Versorgungsbereich darstellt (Gleditsch, 2005). Wird die sympathische Belastung eines Ganglions jedoch durch weitere Faktoren ausgeweitet, reicht irgendwann eine leichteste Reizung, wie eine viszerale Dysfunktion in Form einer Bronchitis, ein zusätzlicher Reiz aufgrund einer Tätowierung oder eine Muskelzerrung.

Die Form der Ausprägung variiert sehr stark; am deutlichsten ist sie bei einem CRPS (Complex Regional Pain Syndrome), das auf der Fehlregulation des sympathischen Nervensystems beruht. Weniger schwerwiegende Irritationen können entstehen durch vegetativ-reflektorische Auffälligkeiten in ausgeprägter Form der Körperquadranten sowie Schmerzen und Dysfunktionen im Bereich der Läsion, aber auch an Körperstellen, die für den Laien nicht nachvollziehbar sind. Mit der Kenntnis der vegetativen Zusammenhänge ergibt sich aus einer gründlichen Anamnese jedoch sehr schnell ein in sich stimmiges Bild.

Narben, deren Entstehung schon länger zurückliegt, erwähnen die Patienten während der Anamnese oft nicht. Es empfiehlt sich daher, gezielt nach Narben zu fragen.

An dieser Stelle sei noch zu erwähnen, dass auch Körperschmuck (z. B. Tätowierungen und Piercings) zu einer Gewebsverletzung mit Narbenbildung führen kann.

Die Evaluation des Gewebes ist erst nach Abschluss der Wundheilung sinnvoll, da währenddessen ein erhöhter Sympathikus physiologisch ist.

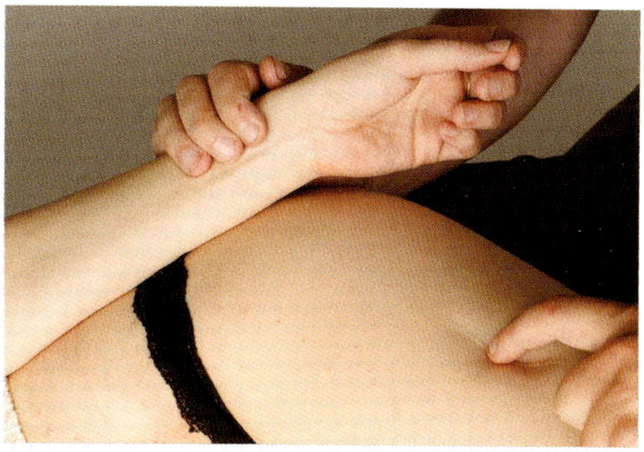

Abb. 7.19 Der Pulstest gibt Auskunft darüber, ob die Narbe vegetativ gestört ist.

Untersuchung vegetativ gestörter Narben

Pulstest

Ob eine Narbe tatsächlich gestört ist, zeigt sich sehr eindeutig über den Pulstest.

Dabei fühlt der Therapeut mit einer Hand den Puls des Patienten und behält dieses bis zum Abschluss der Untersuchung bei. Nach einem kurzen Moment positioniert er die zweite Hand im umliegenden Gewebe der Narbe, um nicht schon durch einen zu spontanen Reiz auf der Haut eine Pulsveränderung zu bewirken. Ist der Puls nun konstant, streicht der Therapeut leicht über die Narbe (▶ Abb. 7.19).

Tritt in diesem Zusammenhang eine Veränderung des Pulses auf, handelt es sich um die Bestätigung einer vegetativen Irritation des Gewebes.

Längere Narben können hierfür in mehreren Einzelschritten getestet werden. Es ist möglich, dass nur Teilabschnitte gestört sind.

Dieser Test ist der Hauptindikator für eine gestörte Narbe. Bleibt der Puls unverändert, entfallen die weiteren Untersuchungen. Wurde in dem Pulstest jedoch bestätigt, dass das Narbengewebe fehlreguliert ist, ist für die Behandlung eine weitere Differenzierung notwendig.

Aussehen

Sehr leuchtend-rote und gleichzeitig aufgequollene Narben sprechen genauso für eine vegetative Störung wie weiße, tief-eingezogene Narben (▶ Abb. 7.20).

Sensibilität

Eine veränderte Sensibilität spricht ebenfalls für eine vegetative Störung des Gewebes. Die Differenzierung der Hyper- oder Hyposensibilität ist auch in diesem Zusammenhang für die spätere Behandlung von Bedeutung.

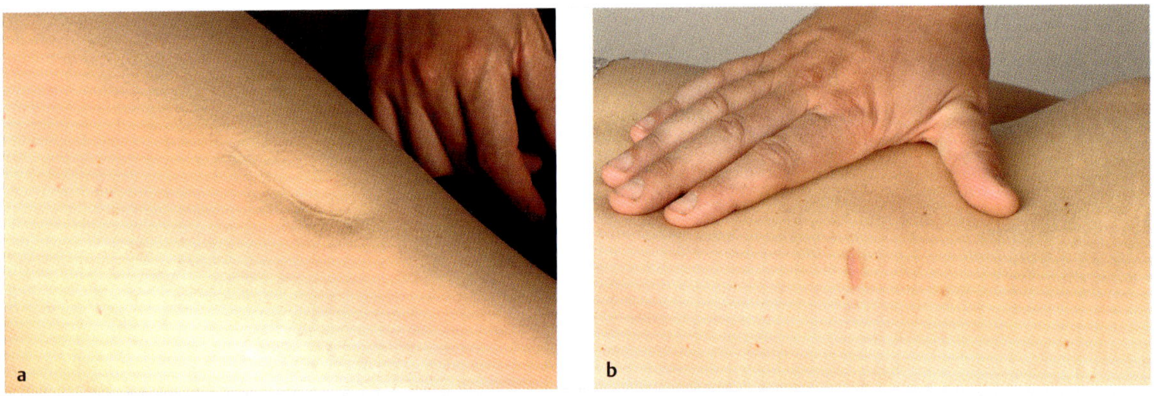

Abb. 7.20 Vegetativ auffällige Narben.
a Narbe mit zu niedrigem Sympathikus.
b Narbe mit erhöhtem Sympathikus.

7.5.2 Behandlung vegetativ gestörter Narben

Vor einer Behandlung sollte im umliegenden Gewebe palpiert werden, wie weit sich das Narbengewebe in der Tiefe ausdehnt. Die dort wahrgenommene Narbengröße determiniert das Behandlungsareal.

Die vegetative Entstörung von Narben erfolgt nach dem Prinzip der Behandlung einer dorsalen Bindegewebszone (vergleiche Kap. 8.2). Dazu bedarf es jedoch der Differenzierung, ob die Narbe einer Einziehung oder einer Aufquellung gleicht. Hierzu werden die Parameter „Aussehen (S. 329)“ und „Sensibilität (S. 329)“ notwendig.

Ist die Narbe leuchtend-rot, aufgequollen und hypersensibel, wird sie wie eine *Aufquellung* behandelt (▶ Abb. 7.21). Ist die Narbe weiß, eingezogen und hyposensibel, wird sie wie eine *Einziehung* behandelt (▶ Abb. 7.22). Kann die Narbe aufgrund einer Mischform nicht klar zugeordnet werden (z. B. wenn sie eingezogen und weiß, aber hypersensibel ist), wird sie zunächst wie eine Aufquellung behandelt. Dabei handelt es sich um eine reine Vorsichtsmaßnahme, um den Sympathikus optional nicht noch stärker zu erhöhen. Stellt sich so allerdings keine Verbesserung ein, kann mit einer vorsichtigen Behandlung, die einer Einziehung gerecht wird, begonnen werden.

Ist das Narbengewebe für eine Behandlung zu empfindlich, kann zunächst mit einer vegetativen Behandlung des Wirbelsäulenbereichs begonnen werden, in dem die versorgenden Perikaryen des Narbengebietes liegen: entweder am Rücken selbst oder über die entsprechenden Fuß- und Ohrreflexzonen.

Ein Großteil der Narben kann auf diese Weise vegetativ reguliert werden. Leider kann es bei einem kleinen Prozentsatz vorkommen, dass die Behandlung nur einen kurzzeitigen Effekt besitzt. In solchen Fällen ist es möglich, auf die Neuraltherapie, also das Unterspritzen der Narbe mit einem Lokalanästhetikum, zurückzugreifen.

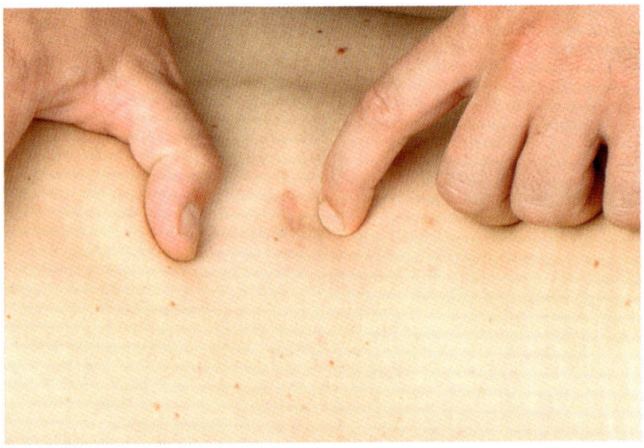

Abb. 7.21 Behandlung einer Narbe, die einer Aufquellung gleichzusetzen ist.

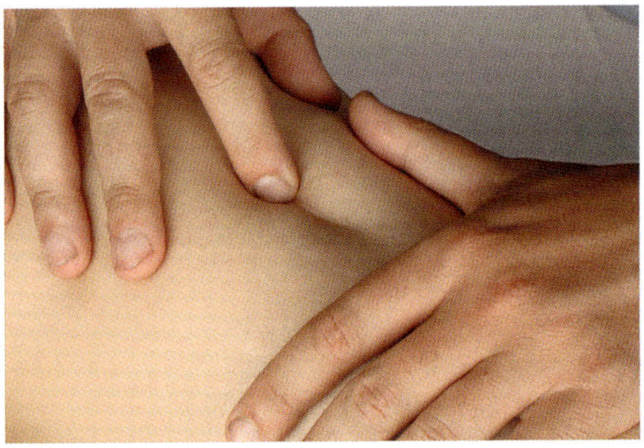

Abb. 7.22 Behandlung einer Narbe, die einer Einziehung gleichzusetzen ist.

8 Viszerale Ebene

8.1 Einführung

Die viszerale Ebene ist von der vegetativen inhaltlich schwer zu trennen. Aus der vegetativen Ebene resultieren die Organsysteme, die auf der viszeralen Ebene vertiefend untersucht werden sollten.

Bei der vegetativen Untersuchung ergeben sich die Wirbelsäulenabschnitte und somit die vegetativen Ganglien, die an dem Symptomkomplex beteiligt sind. Aus den entsprechenden Ganglien kann abgeleitet werden, welche Organe genauer untersucht werden sollten.

Therapeuten stehen unterschiedlichste Reflexsysteme zur Verfügung, mit denen eine sichere Befunderhebung möglich ist. Es lässt sich allerdings nur feststellen, welches Organsystem betroffen ist und nicht welche Erkrankung an dem Organ vorliegt. Bei Verdacht auf eine ernsthafte Erkrankung sollte die genaue Diagnostik immer von ärztlicher Seite durchgeführt werden. Anhand der positiven Reflexzonen und der Intensität ihres Auftretens lässt sich jedoch nicht die Schwere der Erkrankung abschätzen. Beispielhaft kann sich eine unkomplizierte Magenschleimhautentzündung in der Reflexzone deutlich intensiver darstellen als eine Krebserkrankung des Magens.

Ein positiver Befund in einer Reflexzone sollte zusätzlich immer über ein zweites Reflexsystem und eine genaue Anamnese bestätigt werden. In der Schmerzphysiotherapie arbeitet man hauptsächlich mit den ventralen und dorsalen Bindegewebszonen, sowie den neurolymphatischen Zonen nach Chapman. Zusätzlich lässt sich auch über die Ohr- und Fußreflexzonen eine sichere Befunderhebung der Organsysteme erstellen.

Je nach Patient kann man diejenigen Reflexsysteme auswählen, die für die Behandlung am besten geeignet sind. Bei Patienten mit einer guten Sensibilität sind dies die ventralen Organzonen, bei Patienten, welche die sensiblen Reize nicht gut spüren können, die Chapman- oder die Fußreflexzonen. Für einen groben Überblick oder wenn der Patient nicht in Rückenlage liegen kann, eignen sich die dorsalen Organzonen sehr gut. Die Ohrreflexzonen bieten sich auch gut für einen groben Überblick an, da die Untersuchung in einer beliebigen Ausgangsstellung sehr schnell erfolgen kann.

8.2 Untersuchung und Behandlung der Organzonen

8.2.1 Dorsale Organzonen

Einziehung und Aufquellung

Die dorsalen Zonen sind über den gesamten Rücken verteilt. Hier ist die Differenzierung zwischen einer Einziehung und einer Aufquellung wichtig.

Einziehungen oder Aufquellungen lassen einen direkten Rückschluss auf die Funktion des Organs zu.

Eine sichtbare *Einziehung* der Haut entsteht durch eine erhöhte Spannung der Myofibroblasten und eine geringere Versorgung des Gewebes. Diese Reaktion in der Haut spiegelt sich auch in dem entsprechenden Organ wider.

Die Behandlung der Haut zielt auf eine Entspannung der Myofibroblasten und eine Mehrdurchblutung der Zone ab. Bei einer Einziehung wird in der Zone vom Mittelpunkt nach außen behandelt (▸ Abb. 8.3).

Eine *Aufquellung* deutet auf eine „Überaktivität“ oder Stauung des Organs hin. Im Bereich des Rückens hebt sich die Zone deutlich ab. Im Palpationsbefund spürt man die Aufquellung deutlich im Gegensatz zur umgebenden Haut. Oft zeigt sich im Bereich der Hautzone eine Hypersensibilität.

Diese Zonen werden im Gegensatz zu den Einziehungen nicht direkt behandelt. Hier wird das Gewebe außen um die Zone herum behandelt (▸ Abb. 8.2). Die Zone selber kann unter Umständen zusätzlich mit leichten und absolut schmerzfreien Griffen aus der Lymphdrainage behandelt werden.

Aufbau im Rahmen der Vorbehandlung

Vor der Behandlung der Zonen wird der „Aufbau“ (▸ Abb. 8.1) durchgeführt. Für eine feste Reihenfolge der Griffe im Rahmen des Aufbaus gibt es keine wissenschaftlich haltbare Begründung.

Am ehesten lässt sich der Aufbau mit einer grundsätzlichen Sensibilisierung der Haut erklären. In der Praxis zeigt sich die Behandlung einer Zone in Kombination mit dem Aufbau oft erfolgreicher als eine Behandlung ohne den vorherigen Aufbau.

Während des Aufbaus werden Zug- und Anhaktechniken entlang der Knochenkanten im näheren Umfeld der Zone durchgeführt.

Starke vegetative Reaktionen vermeidet man dabei am besten, indem die Vorbehandlung sehr sanft durchgeführt

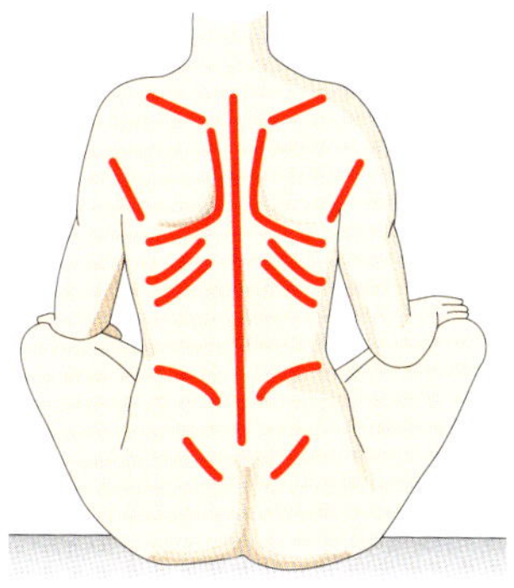

Abb. 8.1 Der „Aufbau“ als Grundlage zur Behandlung einer dorsalen Organzone.

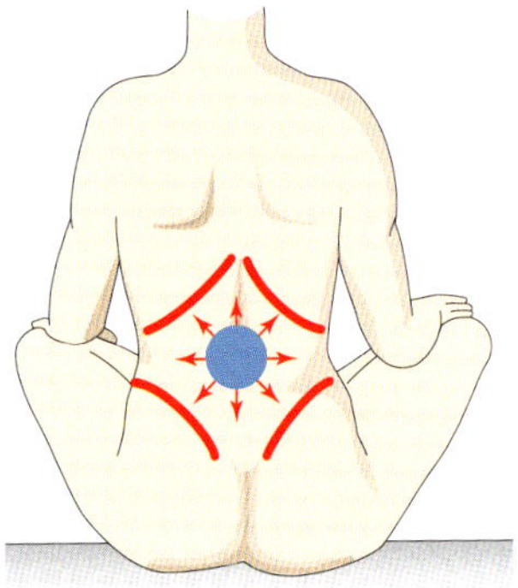

Abb. 8.2 Behandlung einer Aufquellung am Beispiel der Nierenzone.

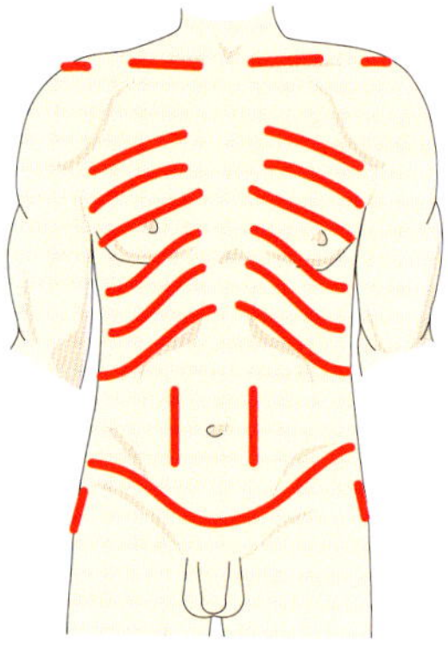

Abb. 8.4 Der „Aufbau" als Grundlage zur Behandlung einer ventralen Organzone.

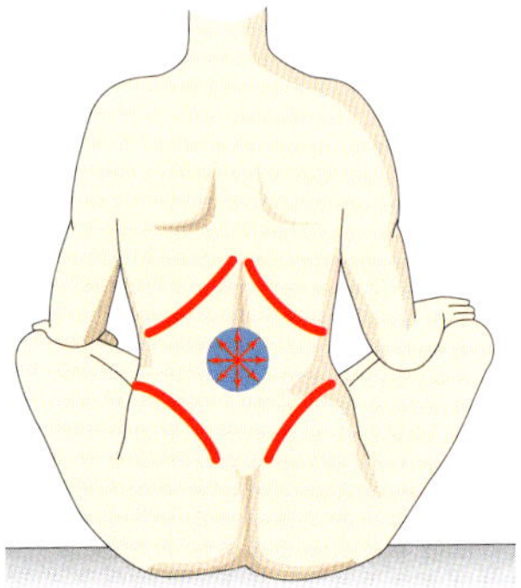

Abb. 8.3 Behandlung einer Einziehung am Beispiel der Nierenzone.

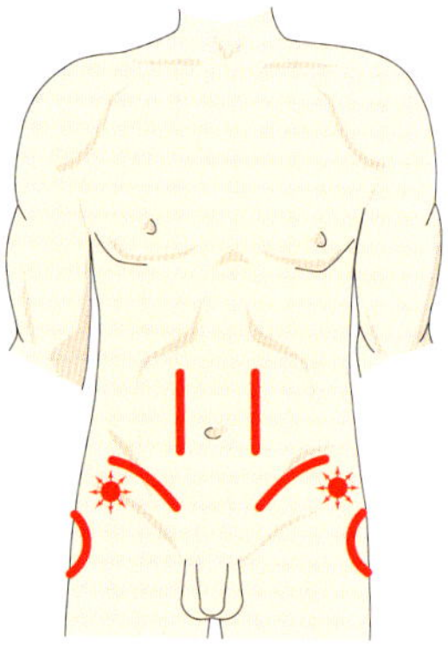

Abb. 8.5 Behandlung einer ventralen Organzone am Beispiel der Nierenzone.

und auf das übliche Schneidegefühl verzichtet wird. Eine der Strichführung nachfolgende Rötung der Haut reicht vollkommen aus. Nur wenn sich trotz mehrfacher Wiederholung der Strichführung keine Rötung einstellt, kann die Intensität bis zu einem leichten Schneidegefühl erhöht werden.

Während der Vorbehandlung sollte durch keine bestehende Zone hindurchgezogen werden, um vegetative Überreaktionen zu vermeiden.

8.2.2 Ventrale Organzonen

Die ventralen Organzonen sind rein sensible Zonen. Es finden sich keine Aufquellungen oder Einziehung wie bei den dorsalen Zonen des Bindegewebes. Auch lassen sich die ventralen Zonen nicht wie bei den neurolymphatischen Reflexzonen palpieren.

Die ventralen Zonen lassen sich alleine über die sensible Empfindung des Patienten testen. Der Therapeut setzt bei dem Testen der Zonen einen leicht schmerzhaften Reiz durch ein leichtes Kneifen. Alternativ kann auch mit einem Zahnstocher in der Zone auf der Haut gekratzt werden. Der Patient nimmt entweder die Zone als Hyperästhesie im Gegensatz zur umgebenden Haut wahr oder er stellt eine Hypoästhesie fest.

Es wird nur die veränderte Sensibilität der Zone beurteilt. Eine Hyper- oder Hypoästhesie als Ergebnis im Test lässt keinen Rückschluss auf die genaue Dysfunktion des Organs zu.

Bei dem Test einer Zone sollte darauf geachtet werden, dass die Referenz im umgebenden Gewebe nicht zu weit von der eigentlichen Zone entfernt liegt und es so schon alleine aufgrund einer unterschiedlichen Innervation oder Beschaffenheit der Haut zu unterschiedlichen Wahrnehmungen kommt.

Die Behandlung ähnelt der Behandlung der dorsalen Zonen. Der ventrale Aufbau wird mit derselben Intensität wie dorsal ausgeführt (▶ Abb. 8.4). Ventral werden die Behandlungen im Unterschied zu dorsal nur außerhalb der Zone durchgeführt, ähnlich den Aufquellungen auf der dorsalen Seite (▶ Abb. 8.5).

8.2.3 Neurolymphatische Reflexzonen nach Chapman

Die Behandlung über die Reflexzonen nach Chapman ist eine sinnvolle Ergänzung der weiteren Reflexsysteme.

Kein Reflexsystem ist so eindeutig, dass man alleine damit einen eindeutigen Befund erheben kann. Es empfiehlt sich immer, einen Befund in einem Reflexsystem mit einem weiteren Reflexsystem abzugleichen.

Die neurolymphatische Reflexzone stellt eine spezifisch lokalisierte Gewebeveränderung dar, die in diesem Zusammenhang innerhalb weniger Sekunden erscheint – und sich auch innerhalb weniger Sekunden zurückbildet. Das Reflexsystem spiegelt somit die aktuelle Situation in dem Reflexbogen wider.

Im Gegensatz dazu sind gerade die dorsalen Bindegewebszonen etwas schwieriger zu beurteilen. Es dauert Tage bis Monate, bis eine dorsale Zone voll ausgeprägt ist. Ebenso lange dauert es, bis der Körper diese Zonen wieder zurückbildet.

Als der Osteopath Frank Chapman die neurolymphatischen Reflexzonen entdeckte, legte er keine Notizen dazu an. Erst durch seinen Berufskollegen Charles Owens erfolgten die diesbezüglichen Aufzeichnungen. Bei den Zonen handelt es sich um lymphatische Aufquellungen in der Oberflächenfaszie, deren Lokalisation anatomisch genau festgelegt werden kann. So sollen chronisch viszerale Erkrankungen eine „lymphatische Verquellung" bedingen, die sich in dem definierten Areal widerspiegeln (Weber u. Bayerlein, 2008).

In der praktischen Arbeit hat sich jedoch ergänzend erwiesen, dass diese Aufquellungen innerhalb von Sekunden auftreten. Bei zu scharfem Essen bildet sich innerhalb weniger Sekunden die Magenzone aus, bei einer akuten Bronchitis prägen sich die oberen Lungenzonen und bei Menstruationsbeschwerden die Zone des Uterus aus. Es muss also nicht erst zwingend eine Chronifizierung erfolgen.

▶ **Untersuchung.** Die Zonen können im Gewebe gut palpiert werden. In den meisten Fällen zeigen sich deutlich palpierbare Verhärtungen, ähnlich einer Myogelose im Gewebe (▶ Abb. 8.6). Einige Zonen liegen direkt auf dem Periost. Auch diese Zonen lassen sich gut palpieren. Hier zeigt sich eine „raue" Stelle des Periosts (▶ Abb. 8.7).

▶ **Behandlung.** Nach der Palpation der Zone bleibt ein Finger des Therapeuten punktuell auf der Zone. Jetzt wird die Zone über Bewegungen des nächsten Gelenks angenähert, bis eine deutliche Entspannung der Zone zu spüren ist (▶ Abb. 8.8 bis ▶ Abb. 8.12).

Zusätzlich kann eine sehr leichte Friktion eingesetzt werden. Die Zone sollte sich während der Behandlung so weit entspannen, bis sie nicht mehr palpierbar ist.

Nimmt während der Behandlung die Spannung zu, sollte die Intensität der Behandlung deutlich reduziert werden oder eine andere Annäherung der Zone gewählt werden.

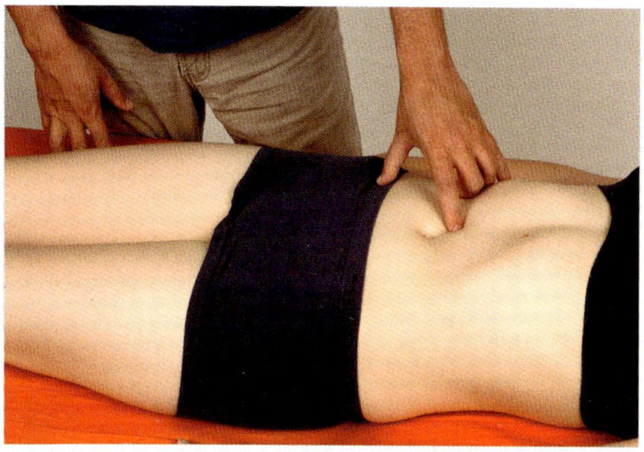

Abb. 8.6 Eine positive Chapman-Zone als deutlich palpierbare Verhärtung – ähnlich einer Myogelose im Gewebe.

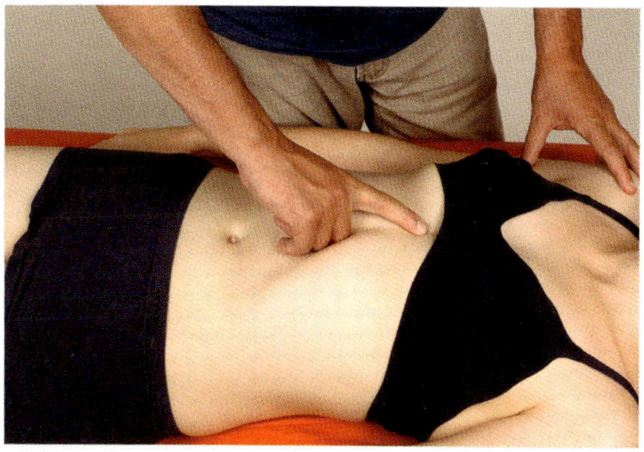

Abb. 8.7 Eine positive Chapman-Zone als „raue" Stelle des Periosts.

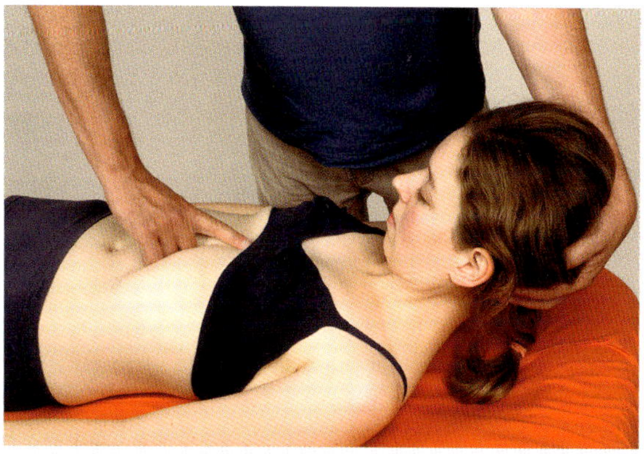

Abb. 8.8 Annäherung des Gewebes über den Kopf.

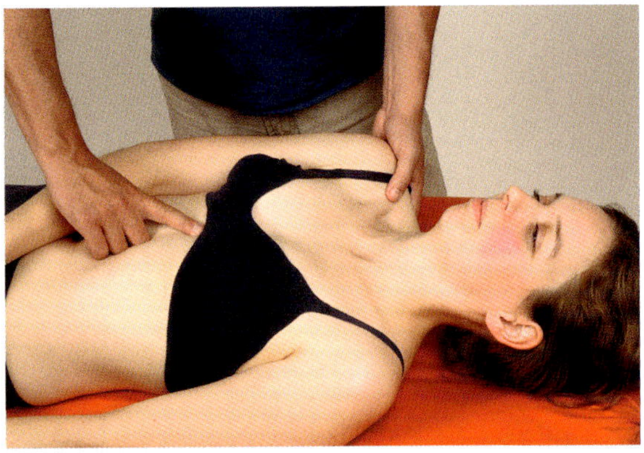

Abb. 8.9 Annäherung des Gewebes über den Arm.

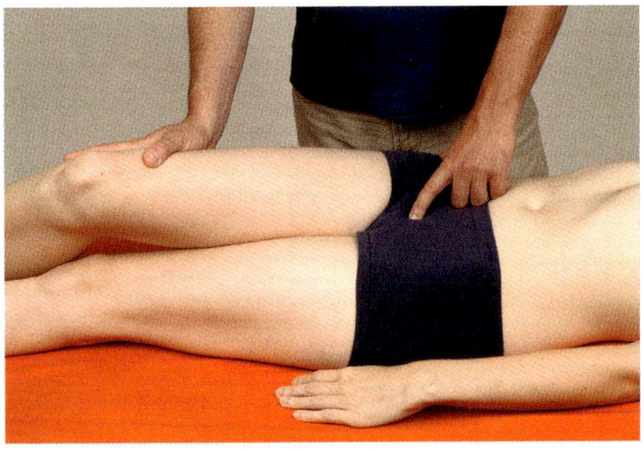

Abb. 8.11 Annäherung des Gewebes über die Rotation/Adduktion des Beines.

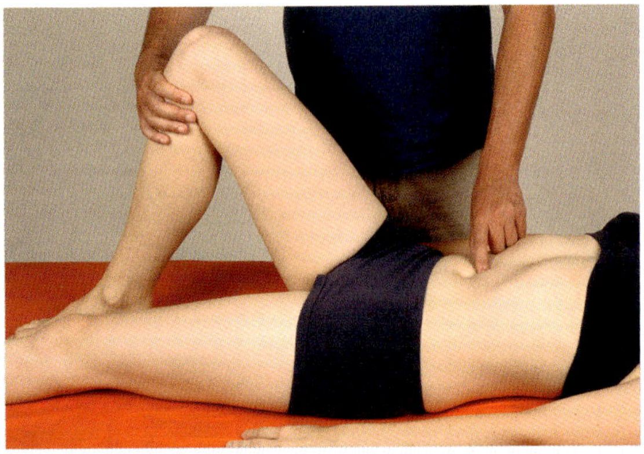

Abb. 8.10 Annäherung des Gewebes über das Anstellen des Beines.

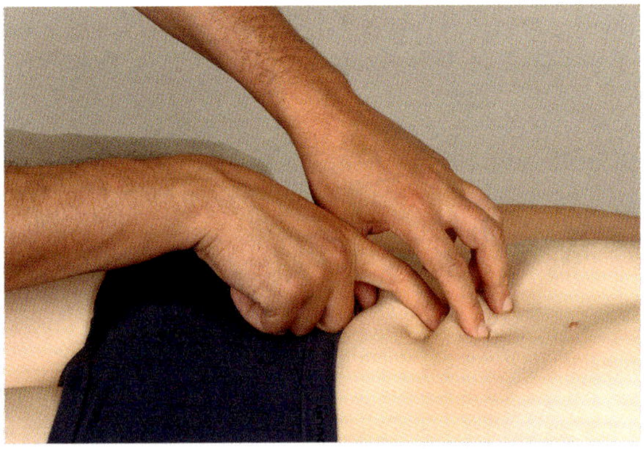

Abb. 8.12 Annäherung des umliegenden Gewebes.

8.2.4 Kopforgane

Zu den Kopforganen zählen neben den Augen, den Ohren und der Nase auch die Speicheldrüsen, die Schilddrüse, die Hirnhäute, der Thymus und der Kehlkopf.

Die Symptomatik von Dysfunktionen und Läsionen der Kopforgane kann der Patient sehr gut erkennen. Zu diesen eindeutigen Symptomen kommen jedoch oft noch eine Vielzahl weiterer vegetativ-reflektorisch verursachter Symptome hinzu, die nicht so einfach zu interpretieren sind.

Aufgrund der ausgeprägten Innervation des Ganglion cervicale superius werden Symptome auch über den N. phrenicus in große Teile des Körpers projiziert.

▸ Innervation

- Sympathisch: C 8–Th 3 (Ganglion cervicale superius); Hirnnerven
- Parasympathisch: N. vagus; Hirnnerven

▸ Algetische Zeichen des Kopfes

- Aufgrund der Innervation aus C 8–Th 3 führen viele Fehlregulationen der Kopforgane auch zu Kopfschmerzen und Halswirbelsäulenbeschwerden über das Ganglion cervicale superius. Auch das Kiefergelenk ist hier häufig betroffen.

▸ Vegetativ-reflektorische Krankheitszeichen

- Durch die Versorgung des Kopfes aus C 8–Th 3 zeigen sich hier die deutlichsten Symptome: Veränderungen der Schweißsekretion und der Durchblutung sowie Hautveränderungen.

▸ Viszeroviszerale Reflexe

- Viszeral treten häufig Symptome der weiteren Kopforgane auf. Beispiel: Fehlfunktionen der Augen führen zu Kopfschmerzen und Halswirbelsäulendysfunktionen, können aber auch einen Tinnitus oder Kiefergelenksdysfunktionen begünstigen. Des Weiteren können sich Fehlfunktionen der Kopforgane über den N. phrenicus auf die meisten Thoraxorgane und Bauchorgane auswirken.
- dorsale Bindegewebszone: keine ausgeprägte Repräsentation der einzelnen Zonen dorsal

Reflexzonen nach Chapman

Siehe ▶ Abb. 8.13 und ▶ Tab. 8.1.

Kopfzonen der dorsalen Bindegewebszonen

Siehe ▶ Abb. 8.14.

Die 4 Kopfzonen haben sich der Praxis für eine schnelle Befunderhebung bei Kopfschmerzen und Migräne bewährt. Bei Kopfschmerzen und Migräne ist die Befunderhebung sehr aufwendig, da sich mögliche Auslöser auf sehr vielen Ebenen finden lassen.

Um zu bestimmen, welcher Bereich des Körpers am wahrscheinlichsten Dysfunktionen und Läsionen aufweist, die an der Kopfschmerzsymptomatik beteiligt sind, sollte nachfolgende Zonen mit berücksichtigt werden:

- Kopfschmerzen + zervikale Kopfzone:
  - Mit als Ursache für den Schmerz kommt die Halswirbelsäule in Betracht. Die zervikale Kopfzone zeigt sich als deutlicher Ring um C 7 herum.
- Kopfschmerz + Lungenzone:
  - Mit als Ursache für den Schmerz kommt ein Reflexbogen, der mit der Lunge (Th 2–Th 5) in Verbindung steht, in Betracht. Die Lungenzone findet sich im Bereich zwischen der Wirbelsäule und der Margo medialis scapulae.
- Kopfschmerz + Zone des Diaphragmas:
  - Mit als Ursache für den Kopfschmerz kommt ein vegetativer Reflexbogen des Diaphragma thoracolumbalis (C 8–Th 3 → Ganglion cervicale superius → N. phrenicus) in Betracht. Die Zone des Diaphragma befindet sich auf Höhe des XII. Brustwirbels.
- Kopfschmerz + urogenitale Zone:
  - Mit als Ursache für den Kopfschmerz kommt ein vegetativer Reflexbogen der urogenitalen Organe mit in Betracht. Diese Zone befindet sich direkt oberhalb der Blasenzone.

8.2.5 Herz

Dysfunktionen und Läsionen des Herzens verlaufen meist asymptomatisch. Nur bei fortgeschrittenen Erkrankungen zeigen sich direkte Symptome. In frühen Stadien lassen sich jedoch häufig aufgrund der vielfältigen vegetativen Innervation des Herzens vegetative Symptome und Schmerzen in der Peripherie beobachten, die nicht direkt dem Herzen zugeordnet werden können.

▶ **Fehlfunktionen des Herzens zeigen sich durch folgende Leitsymptome**

- Pulsunregelmäßigkeit
- allgemein gesunkene Leistungsfähigkeit
- Ödeme
- Dyspnoe
- Halsvenenstauung
- Thoraxschmerzen, ggf. mit Ausstrahlung in den Arm

Tab. 8.1 Reflexzonen nach Chapman

Organ	Lage der Chapman-Zone
1. Augen	ventral, direkt unterhalb des Humeruskopfes
2. Ohren	dorsal-kranial an der Klavikula, auf Höhe der Unterkreuzungsstelle der 1. Rippe
3. Nase	1. Rippe direkt unter dem Sternoklavikulargelenk (SCG)
4. Rachen	ventral an der Klavikula, direkt medial der Unterkreuzung der 1. Rippe
5. Nasennebenhöhlen	2. Rippe, Medioklavikularlinie

Zonen in Anlehnung an Weber und Bayerlein (Weber u. Bayerlein, 2008)

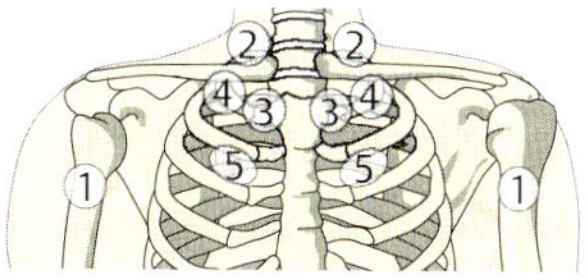

Abb. 8.13 Die neurolymphatischen Reflexzonen für die Kopforgane.

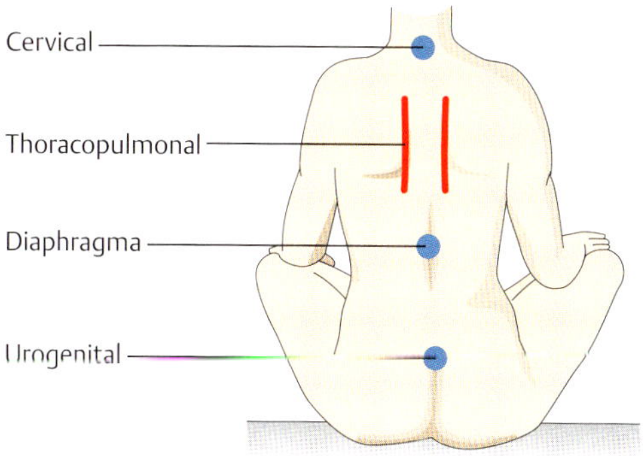

Abb. 8.14 Die Kopfzonen als dorsale Bindegewebszonen.

▶ **Innervation** (▶ Abb. 8.15)

- sympathisch:
  - Rr. cardiaci thoracici: Th 2–Th 5
  - Ventrikel: C 8–Th 3 (Ganglion cervicale superius)
  - Vorhöfe: Th 5–Th 7 (Ganglion cervicale medium/stellatum)
- parasympathisch:
  - N. vagus sinister

▶ **Algetische Zeichen am Rumpf**

- Über die parasympathischen Fasern des N. phrenicus (S. 324) kann bei Dysfunktionen oder Läsionen des Herzens ein linksseitiger Schulterschmerz entstehen.

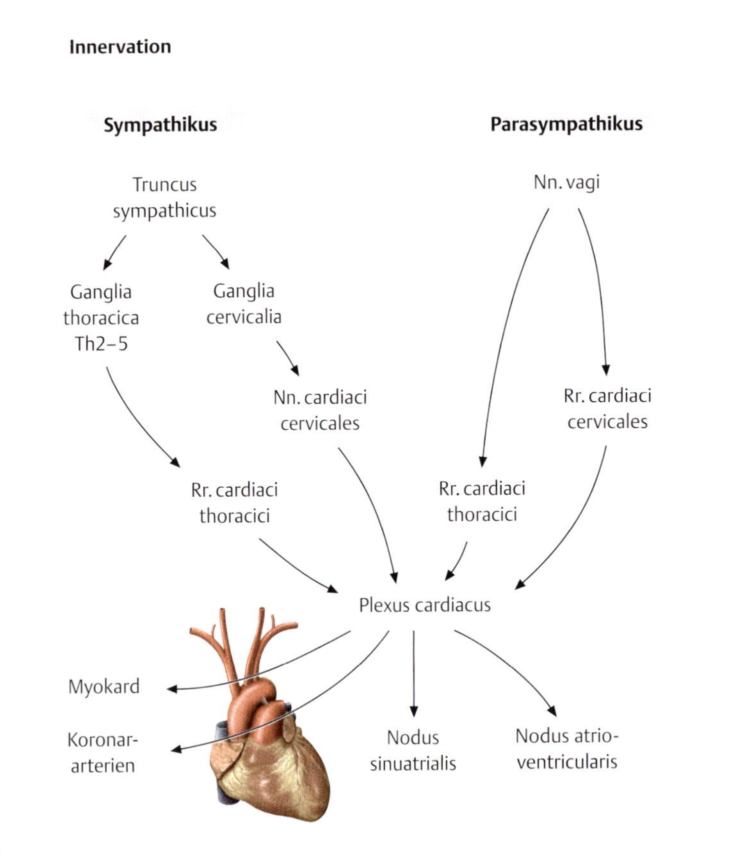

Abb. 8.15 Vegetative Versorgung des Herzens. (Schünke, 2012b)

- Deutlich zeigt sich meistens die Head-Zone: links C 8–Th 5 zwischen Mamille und Sternum.
- Tonuserhöhungen mit Schmerzen der Interkostalmuskulatur (C 8–Th 7)
- Die Dornfortsätze C 7–Th 3 können nach McKenzie klopfschmerzhaft sein. In der Praxis zeigen sich die schmerzhaften Dornfortsätze oft bis Th 7.

► **Algetische Zeichen an den Extremitäten**

- in den Dermatomen C 8–Th 2 im ulnaren Bereich des Arms

► **Vegetativ-reflektorische Krankheitszeichen**

- Durch die Versorgung des Kopfes aus C 8–Th 3, des Arms aus Th 3–Th 7 und des Rumpfes durch die Interkostalnerven zeigen sich im gesamten oberen, linken Körperquadranten vegetativ-reflektorische Symptome mit Veränderungen der Schweißsekretion, der Piloarrektion und der Durchblutung. Auch eine Tonuserhöhung der Gesichtsmuskulatur auf der linken Seite und Hautunreinheiten sowie Pigmentstörungen auf der linken Stirnseite sind häufig zu beobachten.
- Zudem können Dysfunktionen und Läsionen des Herzens in Form von einer dorsalen Organzone, einer ventralen Organzone sowie einer neurolymphatischen Reflexzone nach Chapman deutlich werden:

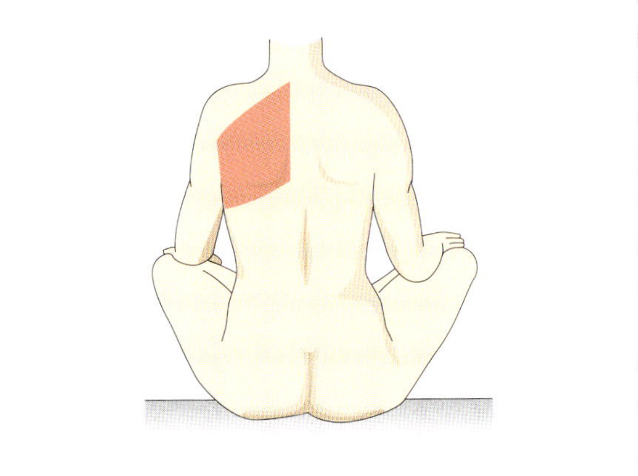

Abb. 8.16 Die dorsale Organzone des Herzens.

  - Lokalisation der dorsalen Organzone: linke Seite der WS, schräg nach unten und außen, Gebiet über Fossa infraspinata und Angulus inferior scapulae (► Abb. 8.16)
  - Lokalisation der ventralen Organzonen: 2 Zonen im sternalen Winkel im 3. und 4. ICR, auch ausgedehnte Zone im 3., 4. (5.) ICR bis Achsel möglich. 3. Zone (neuro-vegetativer Herzpunkt) medial-kaudal der lin-

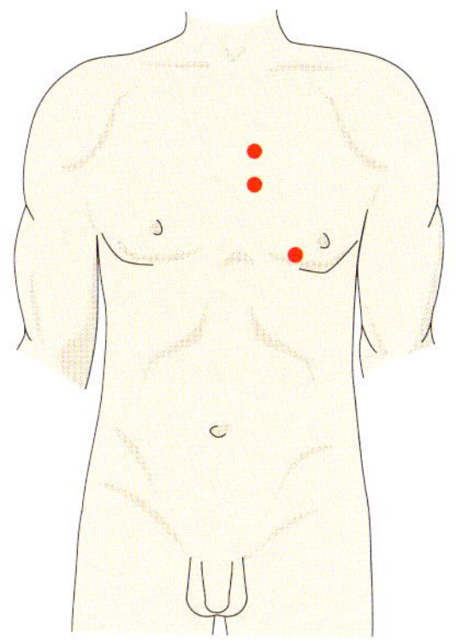

Abb. 8.17 Die ventrale Organzone des Herzens.

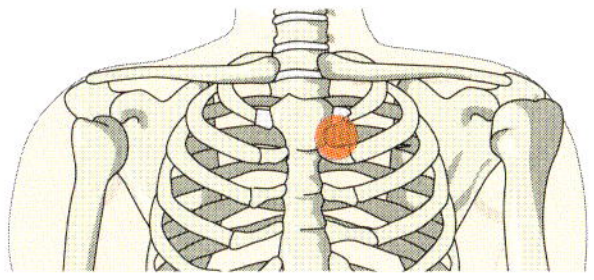

Abb. 8.18 Die neurolymphatische Reflexzone des Herzens.

ken Mamille. Alle 3 Zonen sind linksseitig (▶ Abb. 8.17)
  - Lokalisation der neurolymphatischen Reflexzone: 2. ICR am Sternumrand linksseitig (▶ Abb. 8.18)

▶ **Viszeroviszerale Reflexe**
- Viszerale Reflexe treten bei Herzerkrankungen durch die vegetative Verschaltung oft mit Symptomen von Lunge, Schilddrüse, Magen und mit Dysfunktionen der Kopforgane auf.

▶ **Veränderung der Körperhaltung**
- Es zeigt sich eine Lateralflexion im oberen BWS-Bereich. Das Herz liegt auf der konkaven Seite der Lateralflexion. Zudem wird die linke Schulter nach posterior und kranial geschoben.

(vgl. auch (Wancura-Kampik, 2010))

8.2.6 Lunge

Dysfunktionen und Läsionen der Lunge zeigen sich häufig durch Reizhusten, häufige Infekte oder leichte Formen des Asthmas. Meistens sind nur fortgeschrittene Erkrankungen der Lunge ausreichend diagnostiziert. Ähnlich wie das Herz zeigt die Lunge auch schon in frühen Erkrankungsstadien vegetative Symptome und Schmerzen in der Peripherie, die nicht direkt der Lunge zugeordnet werden können.

▶ **Fehlfunktionen der Lunge zeigen sich durch folgende Leitsymptome**
- Dyspnoe unter Belastung, später auch in Ruhe
- Husten, später auch mit Auswurf
- Thoraxschmerzen
- Veränderung der Gesichtsfarbe

▶ **Innervation** (▶ **Abb. 8.19**)
- sympathisch:
  - Th 2–Th 5 (Rr. pulmonales thoracici)
  - Th 3–Th 7 (Ganglion cervicale medium/stellatum)
- parasympathisch:
  - N. vagus

▶ **Algetische Zeichen am Rumpf**
- Über die parasympathischen Fasern des N. phrenicus (S. 324) kann ein Schulterschmerz entstehen. Dieser tritt homolateral zur Lage des Organs bzw. zu der Seite der viszeralen Dysfunktion oder Läsion auf.
- Dermatome: Hautirritationen, Juckreiz
- Myotome: Hypertonus und Schmerzen der Interkostalmuskulatur
- Sklerotome: Schmerzen an den Dornfortsätzen, Wirbelkörpern, Kostovertebralgelenken, Sternokostalgelenken, Sternoklavikulargelenken

▶ **Algetische Zeichen an den Extremitäten**
- Die vegetativen Impulse aus den Perikaryen Th 2–Th 5 werden aufsteigend über den Truncus sympathicus bis zum Ganglion cervicale medium und dann mit den Spinalnerven C 5/C 6 in die Peripherie verschaltet.
- daraus folgen:
  - Schmerzen in den Dermatomen C 5/C 6 und teilweise auch C 4
  - Schmerzen in den Myotomen C 5/C 6 und über C 4 auch in den M. trapezius pars descendens bis hin zum Dornfortsatz Th 12

▶ **Vegetativ-reflektorische Krankheitszeichen**
- Durch die Versorgung des Kopfes aus C 8–Th 3, des Arms aus Th 3–Th 7 und des Rumpfes durch die Interkostalnerven zeigen sich bei Betroffenheit beider Lungenflügel in beiden oberen Körperquadranten vegetativ-reflektorische Symptome mit Veränderungen der Schweißsekretion, der Piloarrektion und der Durchblutung. Auch eine Tonuserhöhung der Gesichtsmuskulatur und Hautunreinheiten sowie Pigmentstörungen auf beiden Stirnseiten sind häufig zu beobachten.
- Ist nur ein Lungenflügel betroffen, beschränken sich die Symptome auf eine Körperhälfte.
- Zudem können Dysfunktionen und Läsionen der Lunge in Form von einer dorsalen Organzone, einer ventralen Organzone sowie einer neurolymphatischen Reflexzone nach Chapman deutlich werden:

- Lokalisation der dorsalen Organzone: zwischen Dornfortsätzen und Skapula von etwa Th 4–Th 7 (▶ Abb. 8.20)
- Lokalisation der ventralen Organzone: oberhalb der Sehne M. pectoralis major, auf der Grenze 2./3. thorakales Dermatom (▶ Abb. 8.21)
- Lokalisation der neurolymphatischen Reflexzonen: obere Lunge: 3. ICR am Sternumrand, beidseits; untere Lunge: 4. ICR am Sternumrand, beidseits (▶ Abb. 8.22)

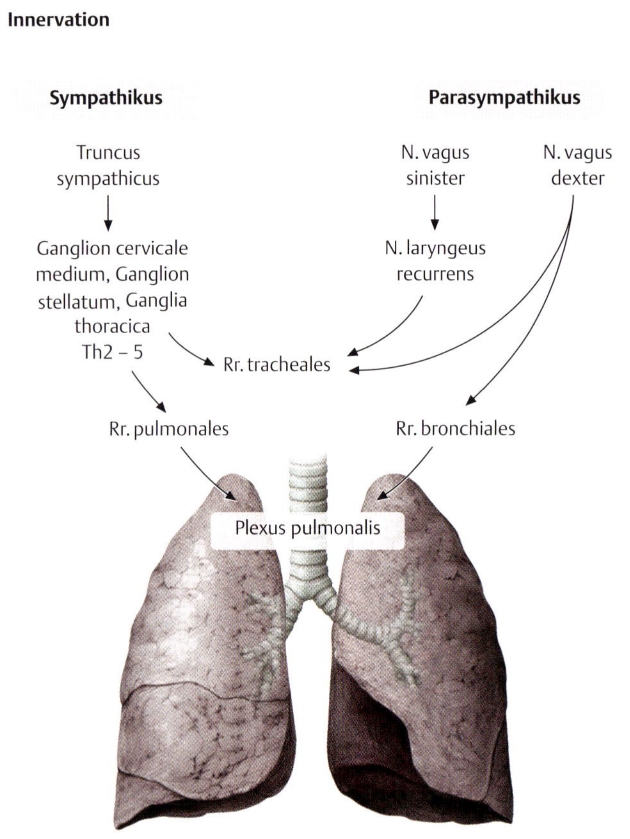

Abb. 8.19 Die vegetative Versorgung der Lunge. (Schünke, 2012b)

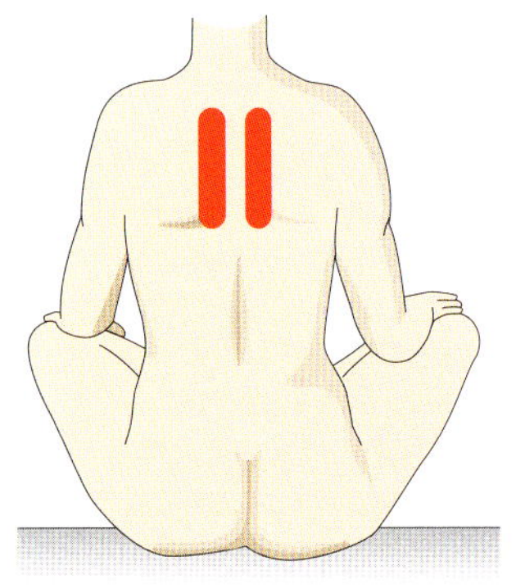

Abb. 8.20 Die dorsale Organzone der Lunge.

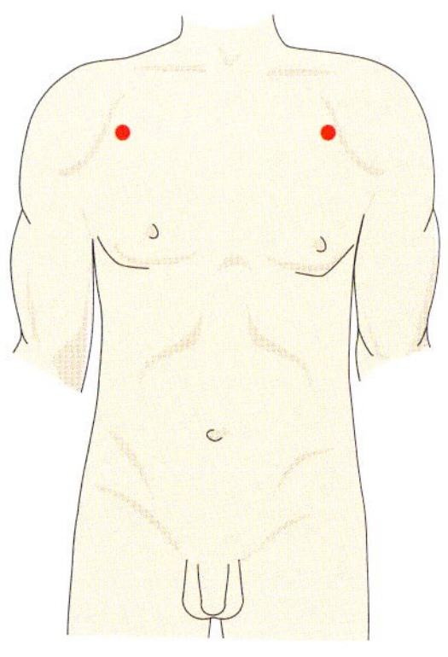

Abb. 8.21 Die ventrale Organzone der Lunge.

▶ **Viszeroviszerale Reflexe**
- Viszerale Reflexe treten bei Lungenerkrankungen durch die vegetative Verschaltung oft mit Symptomen von Herz, Schilddrüse, Magen und Dysfunktionen der Kopforgane auf.

▶ **Veränderung der Körperhaltung**
- Ist ein Lungenflügel betroffen, so zeigt sich eine Lateralflexion im oberen BWS-Bereich. Der betroffene Lungenflügel liegt auf der konkaven Seite der Lateralflexion. Sind beide Lungenflügel betroffen, zeigt sich eine Kyphose der Wirbelsäule auf Höhe der Lungenflügel.

(vgl. auch (Wancura-Kampik, 2010))

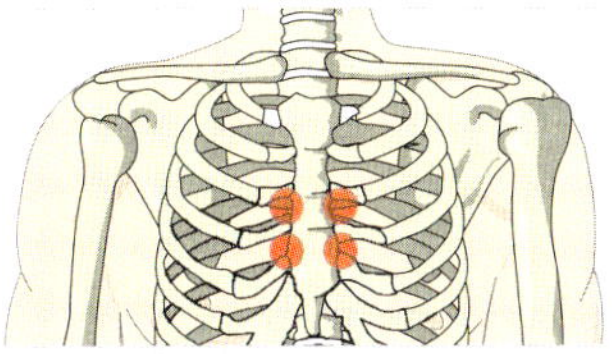

Abb. 8.22 Die neurolymphatische Reflexzone der Lunge.

8.2.7 Ösophagus

Dysfunktionen und Läsionen des Ösophagus entstehen häufig durch eine Refluxösophagitis. Des Weiteren sind öfters Entzündungen, Pilzerkrankungen, Schleimhautdefekte, Divertikel und Karzinomerkrankungen zu finden.

Neben diesen Erkrankungen zeigen sich auch oft Tonuserhöhungen der Faszien, die den Ösophagus umgeben. Auch Dysfunktionen der Durchtrittsstelle durch das Diaphragma können den Ösophagus beeinträchtigen.

▶ **Fehlfunktionen des Ösophagus zeigen sich durch folgende Leitsymptome**
- Schmerzen und Brennen im Bereich des Sternums
- Hindernisse beim Schlucken, Gefühl des „Steckenbleibens"
- retrosternaler Ausstrahlungsschmerz bis in den Rücken
- Schwierigkeiten beim Schlucken grober und trockener Nahrung

▶ **Innervation** (▶ Abb. 8.23)
- sympathisch:
  - Th 3–Th 7 – Ganglion cervicale medium
  - Th 2–Th 5 – obere Organhälfte des Truncus sympathicus
- parasympathisch:
  - N. vagus

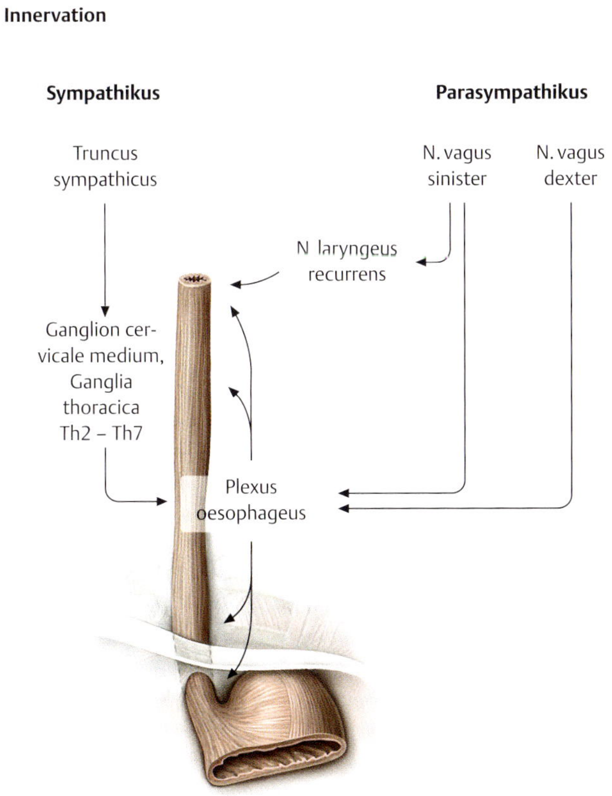

Abb. 8.23 Die vegetative Versorgung des Ösophagus. (Schünke, 2012b)

► **Algetische Zeichen**
- Über die parasympathischen Fasern des N. phrenicus (S. 324) kann ein Schulterschmerz entstehen.
- Schmerzen in der oberen Thoraxhälfte, retrosternal
- Schmerzen in der unteren Thoraxhälfte, epigastrischer Winkel
- Dornfortsätze Th 6–Th 7 können klopfschmerzhaft sein.

► **Vegetativ-reflektorische Krankheitszeichen**
- Haut des gesamten oberen Körperquadranten weist eine Vasokonstriktion, Piloarrektion und veränderte Schweißsymptomatik auf.
- Zudem können Dysfunktionen und Läsionen des Ösophagus in Form von einer ventralen Organzone sowie einer neurolymphatischen Reflexzone nach Chapman deutlich werden:
    - Lokalisation der ventralen Organzone: auf dem Sternum. Dabei entspricht der kraniale Anteil der Zone dem kranialen Anteil des Ösophagus, der kaudale Anteil der Zone dem kaudalen Anteil des Ösophagus (► Abb. 8.24).
    - Lokalisation der neurolymphatischen Reflexzone: 2. ICR am Sternumrand, links (► Abb. 8.25)
    - Der Ösophagus zeigt dorsal keine eindeutige Zone.

► **Viszeroviszerale Reflexe**
- Viszerale Reflexe treten bei Ösophaguserkrankungen oft mit Symptomen von Herz und Lunge auf. Aufgrund der gleichen Höhe der vegetativen Innervation zeigen sich oft kombinierte Symptome wie Asthma, Bluthochdruck und Herzrhythmusstörungen.

(vgl. (Wancura-Kampik, 2010))

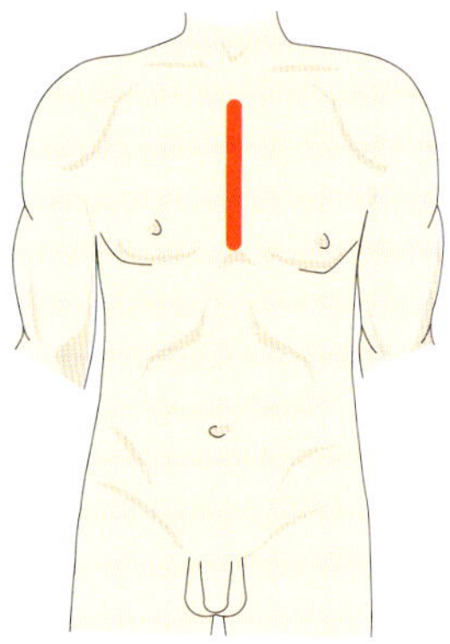

Abb. 8.24 Die ventrale Organzone des Ösophagus.

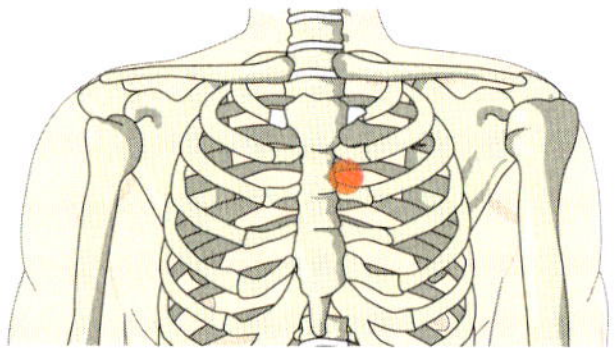

Abb. 8.25 Die neurolymphatische Reflexzone des Ösophagus.

8.2.8 Magen und Duodenum

Dysfunktionen und Läsionen des Magens zeigen sich häufig in Form eines Druckgefühls oder Unwohlseins in Zusammenhang mit dem Essen. Auch wenn der Magen bei Beeinträchtigung sehr schnell Beschwerden verursacht, vergeht häufig eine längere Zeit, bis eine Erkrankung ärztlich klar diagnostiziert ist und spezifisch behandelt wird. Auch der Magen kann schon in frühen Erkrankungsstadien vegetative Symptome und Schmerzen in der Peripherie verursachen, die nicht direkt dem Magen zugeordnet werden können.

► **Fehlfunktionen des Magens zeigen sich durch folgende Leitsymptome**
- Schmerzen und Druckgefühl im Oberbauch
- Oberbauchbeschwerden nach dem Verzehr bestimmter Nahrungsmittel (z. B. Kaffee)
- Erbrechen
- langsamer, aber stetiger Gewichtsverlust

► **Innervation** (► **Abb. 8.26**):
- sympathisch
    - Magen:
        - Th 5–Th 9 (N. splanchnicus major) linksseitig
    - Duodenum:
        - Th 5–Th 9 (N. splanchnicus major) rechtsseitig
        - Th 10–Th 12 (N. splanchnicus minor/imus)
- parasympathisch
    - Magen:
        - N. vagus sinister
    - Duodenum:
        - N. vagus dexter

► **Algetische Zeichen am Rumpf**
- Über die parasympathischen Fasern des N. phrenicus (S. 324) kann ein linksseitiger Schulterschmerz entstehen. Da das Duodenum jedoch nicht vom N. phrenicus innerviert wird, bezieht sich diese Angabe nur auf Dysfunktionen und Läsionen des Magens.
- Schmerzen im Epigastrium (Magen eher linksseitig, Duodenum eher rechtsseitig)
- Myotome: Hypertonus und Schmerzen der Interkostalmuskulatur (Th 5–Th 9), für Duodenum zusätzlich Th 10–Th 12
- Sklerotome: Schmerzen an den Dornfortsätzen, Wirbelkörpern, Kostovertebralgelenken, Sternokostalgelenken

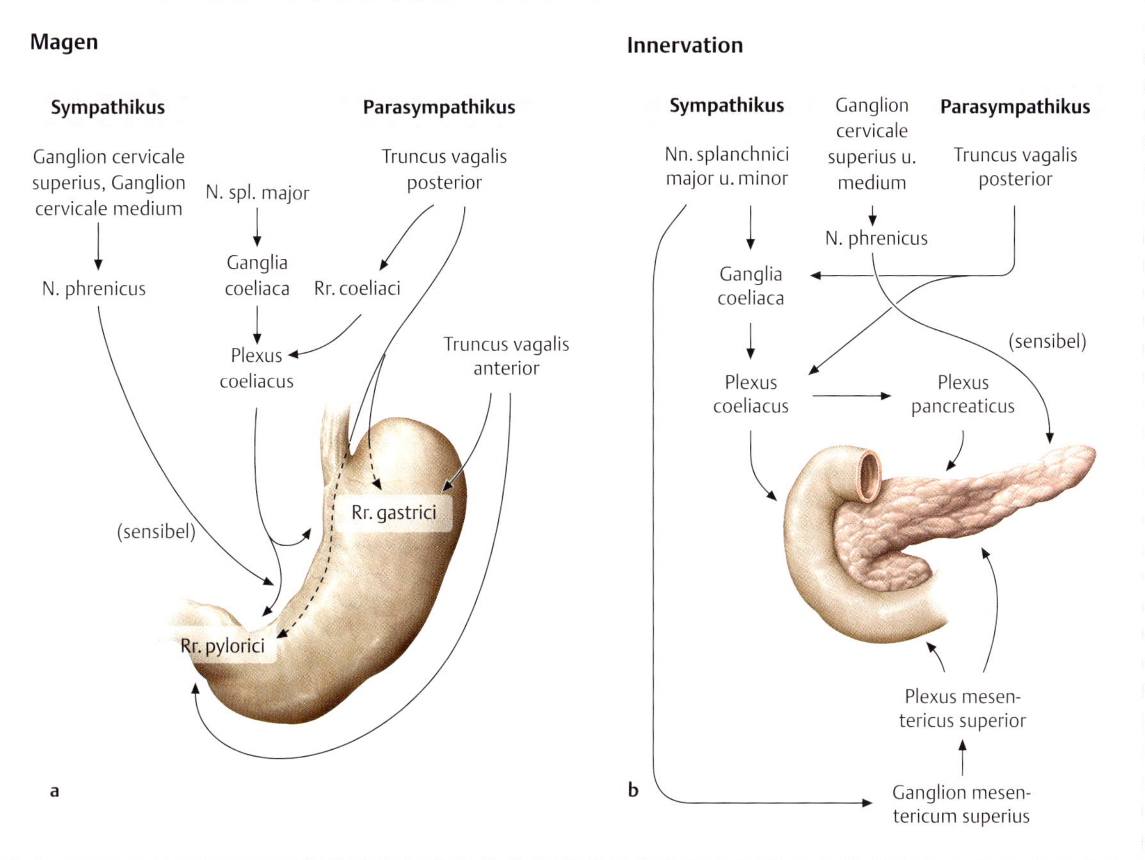

Abb. 8.26 Die vegetative Versorgung des Magens und Duodenums.
a Magen. (Schünke, 2012b)
b Duodenum. (Schünke, 2012b)

▸ Algetische Zeichen an den Extremitäten

- Die vegetativen Impulse aus den Perikaryen Th 5–Th 7 werden aufsteigend über den Truncus sympathicus bis zum Ganglion cervicale medium u. stellatum und dann mit den Spinalnerven C 8/Th 1 in die Peripherie verschaltet.
- daraus folgt:
  - Schmerzen in den Dermatomen C 5/Th 1 (häufig ulnar am Unterarm)
  - Schmerzen in den Myotomen C 5/Th 1

▸ Vegetativ-reflektorische Krankheitszeichen

- Durch die Versorgung des Arms aus Th 3–Th 7 und des Rumpfes durch die Interkostalnerven zeigen sich bei Betroffenheit von Magen und Duodenum in beiden oberen Körperquadranten vegetativ-reflektorische Symptome mit Veränderungen der Schweißsekretion, der Piloarrektion und der Durchblutung.
- Der Magen zeigt seine Symptome eher linksseitig, das Duodenum eher rechtsseitig.
- Zudem können Dysfunktionen und Läsionen des Magens und des Duodenums in Form von einer dorsalen Organzone, einer ventralen Organzone sowie einer neurolymphatischen Reflexzone nach Chapman deutlich werden:
  - Lokalisation der dorsalen Organzonen (▸ Abb. 8.27):
    - Magen
      a. Magenzone: links von der WS, Gebiet unterhalb der Herzzone, bis maximal ± 3 ICR ab dem Angulus inferior scapulae
      b. Magenausgang (Pylorus des Magens): Gebiet (Punkt) 1. Rippe unterhalb des Angulus inferior scapulae
      c. Mageneingang (Kardia des Magens): Punkt innerhalb der Fossa supraspinata links der Mittellinie des linken M. trapezius
      Dünndarmzone: in Höhe von L 5, über dem Sakrum – diese Zone ist oft verklebt. Wenn der Patient eine Ischialgie hat und diese Zone verklebt ist, kann von einer Mitbeteiligung des Dünndarms ausgegangen werden.
  - Lokalisation der ventralen Organzonen (▸ Abb. 8.28):
    - Magen: auf der Linea alba über dem Nabel
    - Duodenum: rechts-kranial des Bauchnabels; zwischen 9 und 12 Uhr

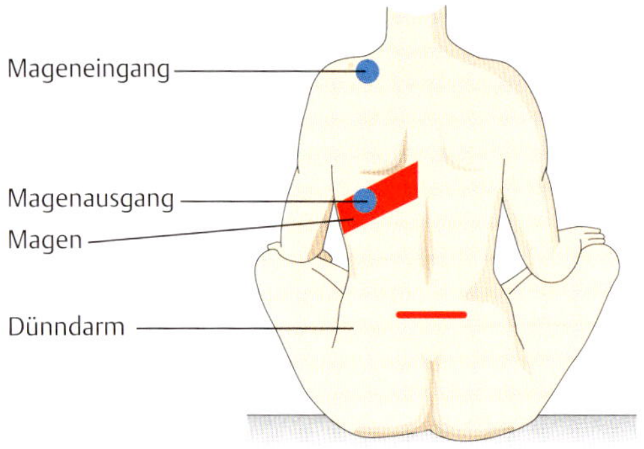

Abb. 8.27 Die dorsalen Organzonen des Magens und Duodenums.

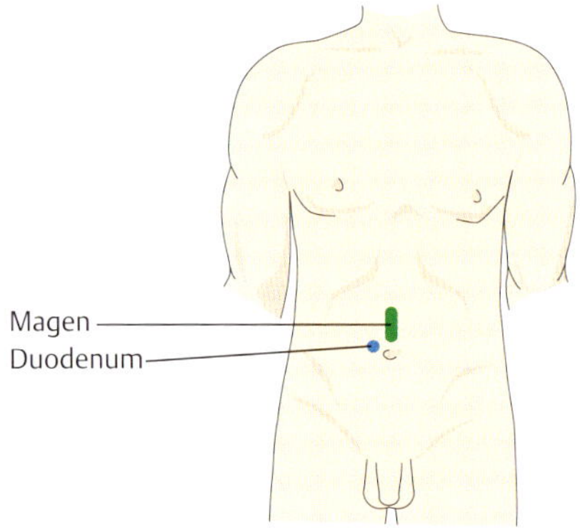

Abb. 8.28 Die ventralen Organzonen des Magens und Duodenums.

- Lokalisation der neurolymphatischen Reflexzonen:
  - Magen
    a. Magensekretion: 5. ICR links, vom sternalen Winkel nach lateral ausdehnend (bis etwa Mamillenhöhe)
    b. Magentonus: 6. ICR links, vom sternalen Winkel nach lateral ausdehnend (bis etwa Mamillenhöhe)
    c. Pylorus: auf dem Sternum, primär im kaudalen Drittel
- Duodenum (▸ Abb. 8.29): als Dünndarmzone im 8.–10. ICR beidseits

▸ **Viszeroviszerale Reflexe**

- Viszerale Reflexe treten bei Magenerkrankungen durch die vegetative Verschaltung oft mit Symptomen von Lunge, Herz und Schilddrüse auf.

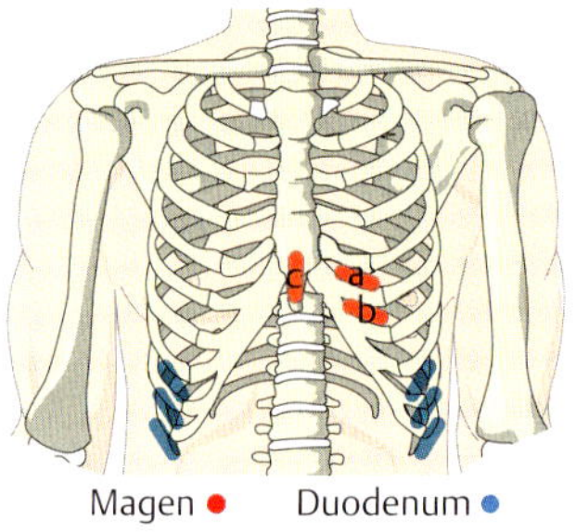

Abb. 8.29 Die neurolymphatischen Reflexzonen des Magens und Duodenums.

▸ **Veränderung der Körperhaltung**

- Erkrankungen des Magens führen zu einer Haltung in Rumpfflexion mit dem Magen als Mittelpunkt der Flexion. Je nach der Betroffenheit von entweder Magen oder Duodenum ist meistens noch eine leichte Lateralflexion nach links oder rechts zu beobachten.

(vgl. auch (Wancura-Kampik, 2010))

8.2.9 Dünndarm (Jejunum, Ileum)

Der Dünndarm wird in 3 Abschnitte unterteilt: Duodenum, Jejunum und Ileum. Da das Duodenum jedoch auf ähnliche Weise wie der Magen innerviert wird, wurde dieser Abschnitt bereits beim Magen (Kap. 8.2.8) aufgeführt.

Dysfunktionen und Läsionen des Dünndarms führen zu Schmerzen im Bauchbereich, die oft lebensmittelabhängig sind. Häufig werden die Beschwerden von einer Diarrhö oder Obstipation begleitet. In vielen Fällen wechseln diese Symptome auch. Vegetative Symptome des Dünndarms treten häufig in Kombination mit primären Symptomen des Dünndarms auf.

▸ **Fehlfunktionen des Dünndarms zeigen sich durch folgende Leitsymptome**

- Schmerzen und Druckgefühl im Bauch
- Beschwerden nach dem Verzehr bestimmter Nahrungsmittel (z. B. Kaffee)
- Obstipation und Diarrhö
- langsamer, aber stetiger Gewichtsverlust
- Blutungen

▸ **Innervation** (▸ **Abb. 8.30**)

- sympathisch:
  - Th 5–Th 9 (N. splanchnicus major)
  - Th 10–Th 12 (N. splanchnicus minor/imus)
  - Th 10–L 3 (Plexus hypogastricus)
- parasympathisch:
  - N. vagus

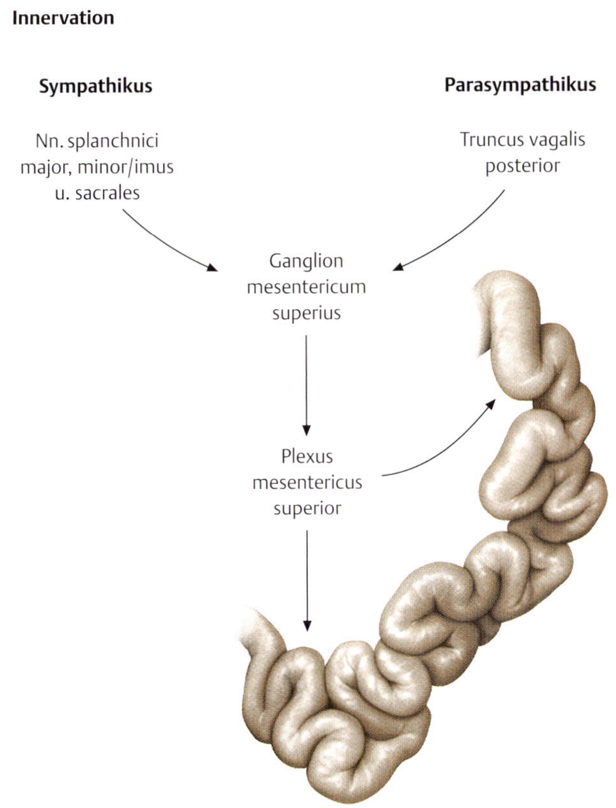

Abb. 8.30 Die vegetative Versorgung des Jejunums und Ileums. (Schünke, 2012b)

► **Algetische Zeichen am Rumpf**

- Schmerzen im Bereich des Nabels
- Myotome: Hypertonus und Schmerzen der Interkostalmuskulatur (Th 10–Th 12)
- Sklerotome: Schmerzen an den Dornfortsätzen, Wirbelkörpern
- teilweise über den Truncus sympathicus aufsteigende Symptome bis Th 5

► **Algetische Zeichen an den Extremitäten**

- Die vegetativen Impulse aus den Perikaryen Th 10–L 3 werden absteigend über den Truncus sympathicus bis zum Ganglion L 4 und dann mit den Spinalnerven in die Peripherie verschaltet.
- daraus folgt:
  - Schmerzen in den Dermatomen Th 10–L 4; hauptsächlich rechts
  - Schmerzen in den Myotomen Th 10–L 4; hauptsächlich rechts

► **Vegetativ-reflektorische Krankheitszeichen**

- Durch die Versorgung des Beines aus Th 10–L 3 und des Rumpfes durch die Interkostalnerven zeigen sich bei Betroffenheit des Dünndarms im rechten unteren Körperquadranten vegetativ-reflektorische Symptome mit Veränderungen der Schweißsekretion, der Piloarrektion und der Durchblutung.
- Zudem können Dysfunktionen und Läsionen von Jejunum und Ileum in Form von einer dorsalen Organzone, einer ventralen Organzone sowie einer neurolymphatischen Reflexzone nach Chapman deutlich werden:
  - Lokalisation der dorsalen Organzone: in Höhe von L 5, über dem Sakrum – diese Zone ist oft verklebt. Wenn der Patient eine Ischialgie hat und diese Zone verklebt ist, kann von einer Mitbeteiligung des Dünndarms ausgegangen werden (► Abb. 8.31).
  - Lokalisation der ventralen Organzonen:
    - Jejunum: von 12 bis 3 Uhr um den Bauchnabel herum
    - Ileum: von 3 bis 6 Uhr um den Bauchnabel herum
  - Lokalisation der neurolymphatischen Reflexzonen (► Abb. 8.32): als Dünndarmzone im 8.–10. ICR beidseits

► **Viszeroviszerale Reflexe**

- häufig sehr unspezifisch
- in allen Organen mit der Innervation zwischen Th 5 und L 4 möglich

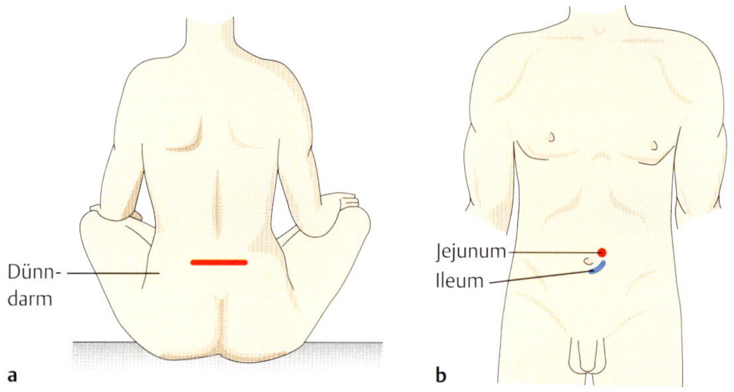

Abb. 8.31 Die Organzonen des Dünndarms.
a Die dorsale Organzone des Dünndarms.
b Die ventrale Organzone von Jejunum und Ileum.

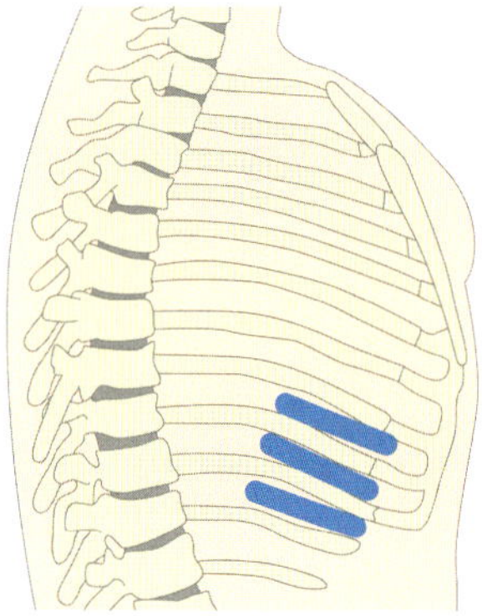

Abb. 8.32 Die neurolymphatische Reflexzone des Jejunums und Ileums.

▶ **Veränderung der Körperhaltung**
- Erkrankungen des Dünndarms führen zu einer Haltung in Rumpfflexion.

(vgl. auch (Wancura-Kampik, 2010))

8.2.10 Leber und Gallenblase

Dysfunktionen und Läsionen der Leber zeigen sich häufig erst bei weit fortgeschrittenen Erkrankungen mit deutlich interpretierbaren Symptomen. Bei geringen Dysfunktionen oder beginnenden Erkrankungen sind, wenn überhaupt, nur leichte Symptome, die sehr schwer korrekt zu beurteilen sind, vorhanden. Dysfunktionen oder beginnende Erkrankungen sind meistens durch Verdauungsstörungen gekennzeichnet, insbesondere durch Fettunverträglichkeiten. Vegetative Symptome und Schmerzen in der Peripherie können schon deutlich vor direkten Lebersymptomen auftreten.

▶ **Fehlfunktionen der Leber zeigen sich durch folgende Leitsymptome**
- ständige Müdigkeit
- Verdauungsstörungen (insbesondere Fettverdauungsstörungen)
- häufiges Nasenbluten
- chronischer Juckreiz
- Leberzeichen: Gelbsucht, Lacklippen, Palmarerythem, Dupuytren'sche Kontraktur, Lebersternchen, Aszites

▶ **Innervation (▶ Abb. 8.33)**
- sympathisch:
  - N. phrenicus
  - Th 5–Th 9 (N. splanchnicus major)
  - Th 10–Th 12 (N. splanchnicus minor/imus)
  - Hauptinnervation: Th 8–Th 11 (N. splanchnicus minor/imus) rechtsseitig
  - Nebeninnervation: Th 5–Th 9 (N. splanchnicus major) rechtsseitig
- parasympathisch:
  - N. vagus

▶ **Algetische Zeichen am Rumpf**
- Schmerzen in den Dermatomen Th 8–Th 11 rechtsseitig
- Hypertonus der Interkostalmuskulatur Th 8–Th 11
- Druckschmerzhaftigkeit des Periost der Rippen 8–11

▶ **Algetische Zeichen an den Extremitäten**
- Über die parasympathischen Fasern des N. phrenicus (S. 324) kann bei Dysfunktionen oder Läsionen von Leber und Galle ein rechtsseitiger Schulterschmerz entstehen.
- Die vegetativen Impulse aus den Perikaryen Th 8–Th 11 zeigen sich hauptsächlich an der rechten unteren Extremität. Über eine Verschaltung im Truncus sympathicus bis zum Ganglion L 4/L 5 sind die Symptome oft in diesen Segmenten zu beobachten. Häufig sind muskuläre Probleme des M. tibialis anterior und der Peroneusgruppe vorhanden.

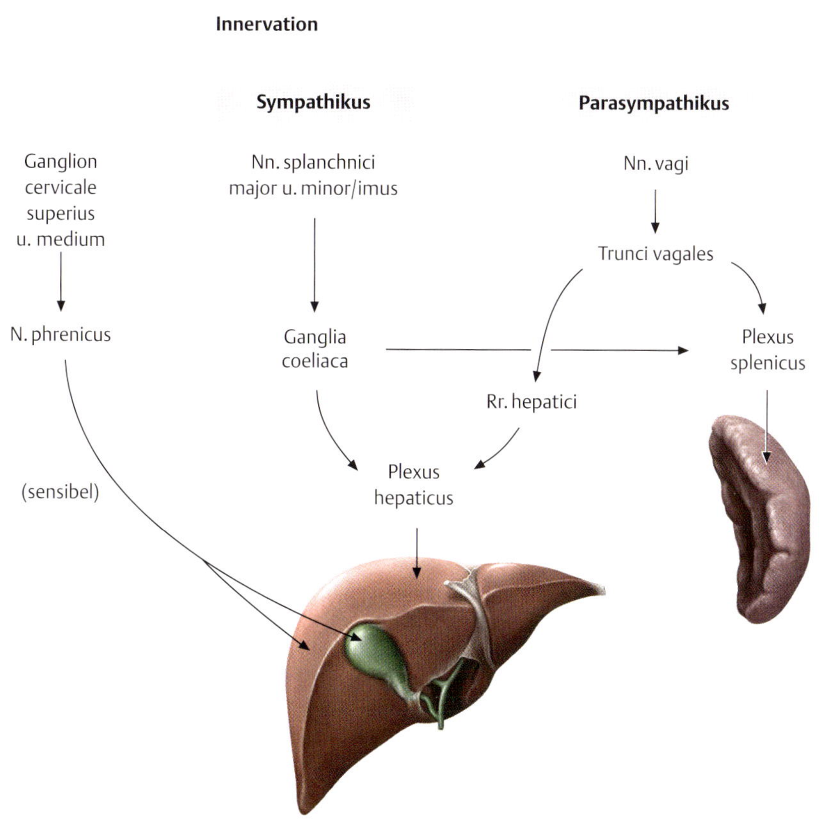

Abb. 8.33 Die vegetative Versorgung der Leber und der Gallenblase. (Schünke, 2012b)

▶ **Vegetativ-reflektorische Krankheitszeichen**

- Durch die Versorgung aus Th 8–Th 11 zeigen sich bei Betroffenheit von Leber und Gallenblase im rechten, unteren Körperquadranten vegetativ-reflektorische Symptome mit Veränderungen der Schweißsekretion, der Piloarrektion und der Durchblutung.
- Zudem können Dysfunktionen und Läsionen der Leber und der Gallenblase in Form von einer dorsalen Organzone, einer ventralen Organzone sowie einer neurolymphatischen Reflexzone nach Chapman deutlich werden:
  - Lokalisation der dorsalen Organzonen (▶ Abb. 8.34):
    - Leber und Galle: rechts von der WS, ca. 3 ICR ab dem Angulus inferior scapulae
    - Gallenblase: rechts, in der Fossa supraspinata
  - Lokalisation der ventralen Organzonen (▶ Abb. 8.35):
    - Leber: auf der Linea alba im mittleren Drittel zwischen Xiphoid und Bauchnabel
    - Gallenblase: auf der Linie vom Bauchnabel zu der Hälfte des rechten Rippenbogens: im Übergang vom kranialen zum mittleren Drittel
    - Gallengang: auf der Linie vom Bauchnabel zu der Hälfte des rechten Rippenbogens im Übergang vom mittleren zum kaudalen Drittel

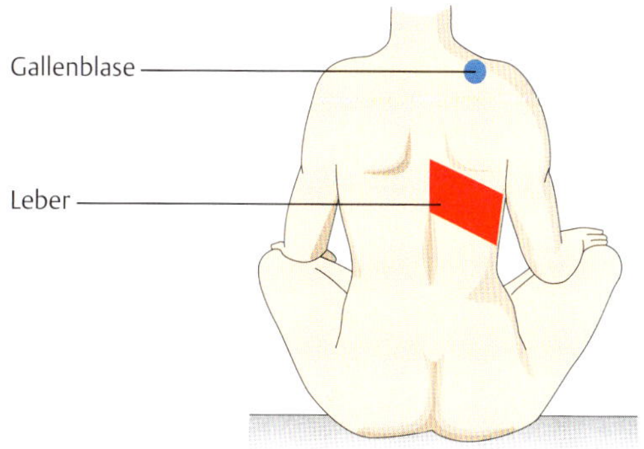

Abb. 8.34 Die dorsalen Organzonen der Leber und der Galle.

  - Lokalisation der neurolymphatischen Reflexzonen (▶ Abb. 8.36):
    - Leber: 5. ICR rechts
    - Galle: 6. ICR rechts

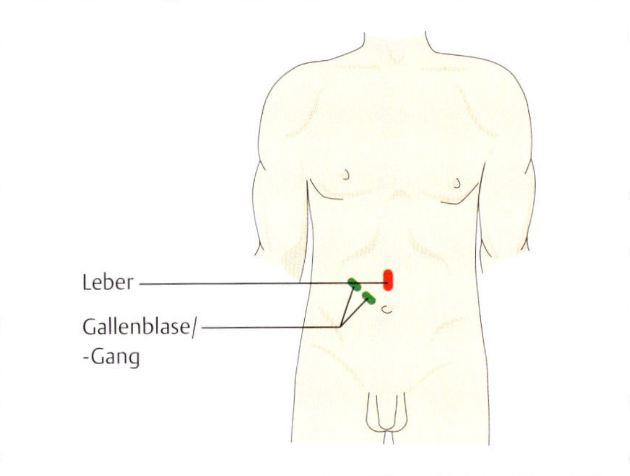

Abb. 8.35 Die ventrale Organzone der Leber, Gallenblase und des Gallengangs.

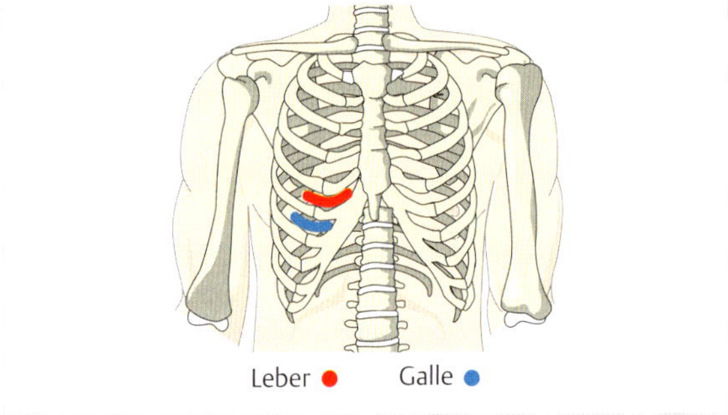

Abb. 8.36 Die neurolymphatischen Reflexzonen der Leber und der Galle.

► **Viszeroviszerale Reflexe**

- Viszerale Reflexe bei Lebererkrankungen sind schwer zuzuordnen. Neben Erbrechen, Meteorismus und einem paralytischen Ileus bei Gallensteinkoliken kommen in kolikfreien Intervallen häufig Magenbeschwerden vor.

► **Veränderung der Körperhaltung**

- Erkrankungen der Leber führen zu einer Haltung in Rumpfflexion mit der Leber als Mittelpunkt der Flexion. Häufig zeigt sich zusätzlich eine leichte Lateralflexion nach rechts.

(vgl. auch (Wancura-Kampik, 2010))

8.2.11 Pankreas und Milz

Geringe Dysfunktionen und Läsionen von Pankreas und Splen zeigen sich primär durch vegetativ reflektorische Zeichen. Beide Organe weisen erst bei fortgeschrittenen Erkrankungen organspezifische Symptome auf.

► **Fehlfunktionen des Pankreas zeigen sich durch folgende Leitsymptome:**

- exokrine Fehlfunktionen:
  - Diarrhöen
  - Rückenschmerzen im Bereich der mittleren und unteren BWS
  - Gewichtsabnahme
- endokrine Fehlfunktionen:
  - Diabetes mellitus
  - vermehrtes Wasserlassen, starker Durst
  - nächtliche Wadenkrämpfe

► **Fehlfunktionen der Milz zeigen sich durch folgende Leitsymptome**

- Die Milz geht nur mit sehr allgemeinen Symptomen einher: Fieber, Nachtschweiß, Gewichtsverlust, Leistungsminderung, Juckreiz

► **Innervation** (► Abb. 8.26, ► Abb. 8.34)

- sympathisch:
  - N. phrenicus (nur Pankreas)
  - Th 6–Th 9 (N. splanchnicus major)
- parasympathisch:
  - N. vagus

► **Algetische Zeichen am Rumpf**

- rechte Körperseite: Pankreas; linke Körperseite: Milz
- ausstrahlende Rückenschmerzen im Bereich Th 6–Th 9
- Myotome: Hypertonus und Schmerzen der Interkostalmuskulatur (Th 6–Th 9)
- Sklerotome: Schmerzen an den Dornfortsätzen, Wirbelkörpern

► **Algetische Zeichen an den Extremitäten**

- Über die parasympathischen Fasern des N. phrenicus (S. 324) kann ein rechtsseitiger Schulterschmerz entstehen. Da die Milz jedoch nicht vom N. phrenicus innerviert wird, bezieht sich diese Angabe nur auf Dysfunktionen und Läsionen des Pankreas.
- sehr selten Symptome im Bereich des Unterarms und der Hand
- Pankreas rechte Körperseite, Milz linke Körperseite

► **Vegetativ-reflektorische Krankheitszeichen**

- Aufgrund der Versorgung der oberen Extremität aus Th 3–Th 7 und des Rumpfes durch die Interkostalnerven zeigen sich bei Betroffenheit von Pankreas und Milz im rechten oder linken oberen Körperquadranten vegetativ-reflektorische Symptome mit Veränderungen der Schweißsekretion, der Piloarrektion und der Durchblutung.
- Zudem können Dysfunktionen und Läsionen der Pankreas und der Milz in Form von einer ventralen Organzone sowie einer neurolymphatischen Reflexzone nach Chapman deutlich werden:

- ◦ Lokalisation der ventralen Organzonen (▶ Abb. 8.37):
  - – Pankreas: auf der Hälfte des linken Rippenbogens
  - – Milz: ovale Zone auf der auf der Linie vom Bauchnabel zu der Hälfte des linken Rippenbogens im mittleren Drittel
- ◦ Lokalisation der neurolymphatischen Reflexzonen (▶ Abb. 8.38):
  - – Pankreas: 7. ICR rechts
  - – Milz: 7. ICR links
- ◦ In den dorsalen Bindegewebszonen zeigt sich keine deutliche Repräsentation.

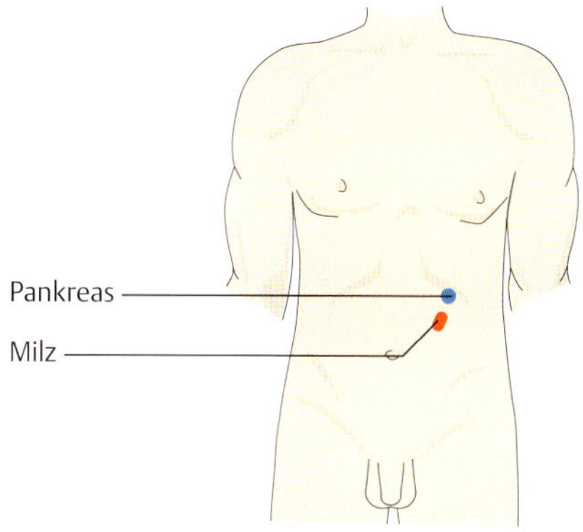

Abb. 8.37 Die ventralen Organzonen von Pankreas und Milz.

▶ **Viszeroviszerale Reflexe**
- häufig sehr unspezifisch
- in allen Organen mit Innervation zwischen Th 5 und Th 9 möglich

(vgl. auch (Wancura-Kampik, 2010))

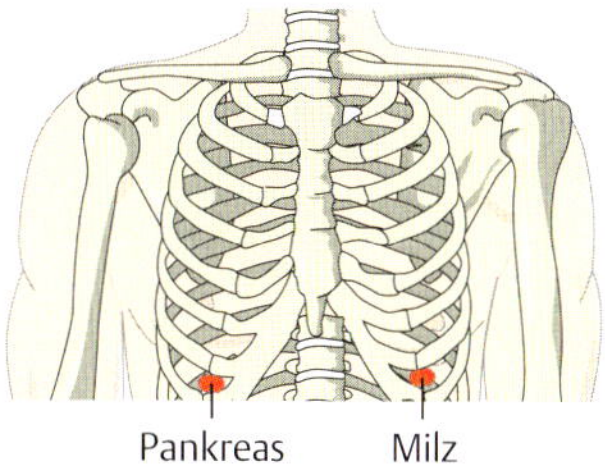

Abb. 8.38 Die neurolymphatischen Reflexzonen von Pankreas und Milz.

8.2.12 Caecum, Appendix, Colon ascendens und transversum (Dickdarm 1)

Ähnlich wie beim Dünndarm sind symptomatisch meist Bauchschmerzen vorhanden, die sich hier im Unterbauch manifestieren. Oft sind diese Schmerzen lebensmittelabhängig und werden von einer Diarrhö oder Obstipation begleitet. Die Symptome wechseln häufig. Vegetative Symptome des Dickdarms treten oft gemeinsam mit primären Symptomen des Dünndarms auf.

▶ **Fehlfunktionen des Caecum, der Appendix, des Colon ascendens und transversum zeigen sich durch folgende Leitsymptome**
- Schmerzen und Druckgefühl im Unterbauch
- Beschwerden nach dem Verzehr bestimmter Nahrungsmittel
- Obstipation und Diarrhö
- langsamer, aber stetiger Gewichtsverlust
- Blutungen

▶ **Innervation** (▶ Abb. 8.39)
- sympathisch:
  - ◦ Th 5–Th 9 (N. splanchnicus major)
  - ◦ Th 10–Th 12 (N. splanchnicus minor/imus)
  - ◦ Th 12–L 3 (Plexus hypogastricus)
- parasympathisch:
  - ◦ N. vagus und sakrale Anteile des Parasympathikus (Letztere nur für das aborale Drittel des Colon transversum)

▶ **Algetische Zeichen am Rumpf**
- segmententsprechende Schmerzen rechts im Unterbauch
- Myotome: Hypertonus und Schmerzen der Interkostalmuskulatur (Th 10–Th 12)
- Schmerzen und Tonuserhöhungen im Bereich des M. psoas major
- Sklerotome: Schmerzen an den Dornfortsätzen, Wirbelkörpern
- teilweise über den Truncus sympathicus absteigende Symptome bis L 4

▶ **Algetische Zeichen an den Extremitäten**
- Die vegetativen Impulse aus den Perikaryen Th 5–L 3 werden absteigend über den Truncus sympathicus bis zum Ganglion L 4 und dann mit den Spinalnerven in die Peripherie verschaltet.
- daraus folgt:
  - ◦ Schmerzen in den Dermatomen Th 5–L 4, hauptsächlich rechts
  - ◦ Schmerzen in den Myotomen Th 5–L 4, hauptsächlich rechts

▶ **Vegetativ-reflektorische Krankheitszeichen**
- Aufgrund der Versorgung des Beines aus Th 10–L 3 und des Rumpfes durch die Interkostalnerven zeigen sich bei Betroffenheit des Dickdarms am rechten unteren Körperquadranten vegetativ-reflektorische Symptome mit Veränderungen der Schweißsekretion, der Piloarrektion und der Durchblutung.

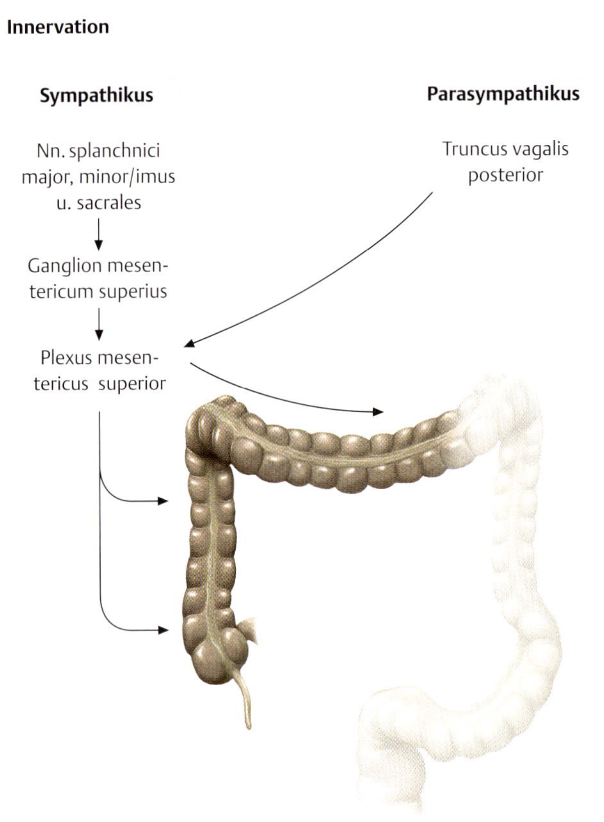

Abb. 8.39 Die vegetative Versorgung von Caecum, Appendix, Colon ascendens, Colon transversum bis hin zum Canon-Böhm-Punkt. (Schünke, 2012b)

- Zudem können Dysfunktionen und Läsionen von Caecum, Appendix sowie Colon ascendens und transversum in Form von einer dorsalen Organzone, einer ventralen Organzone sowie einer neurolymphatischen Reflexzone nach Chapman deutlich werden:
  - Lokalisation der dorsalen Organzone: Die dorsale Zone des Dickdarms zeigt sich als schräger Streifen von etwa 5–8 cm Breite vom mittleren Drittel des Sakrums bis hin zum Tuber ischiadicum (▸ Abb. 8.40).
  - Lokalisation der ventralen Organzonen (▸ Abb. 8.41):
    - Caecum, Appendix, Colon ascendens: von 6 bis 9 Uhr um den Bauchnabel herum
    - Colon transversum: an der Kante der linken Bauchmuskulatur ab Höhe des Bauchnabels nach kaudal verlaufend. Die Zone ist nur wenige Zentimeter lang; sie geht nach kurzem Verlauf in die Zone des Colon descendens über.
  - Lokalisation der neurolymphatischen Reflexzonen (▸ Abb. 8.42):
    - Appendix: am Ende der 12. Rippe, rechtsseitig
    - Colon ascendens: rechtsseitig im Verlauf des Vastus lateralis im Bereich des kranialen und mittleren Drittels
    - Colon transversum: beidseits im Verlauf des Vastus lateralis im Bereich des kaudalen Drittels. Der mediokaudale Übergang beschreibt die jeweilige Kolonflexur, ab dort verläuft jeweils die ipsilaterale Kolonhälfte
    - Eine Zone für das Caecum ist bei den neurolymphatischen Reflexzonen nicht beschrieben.

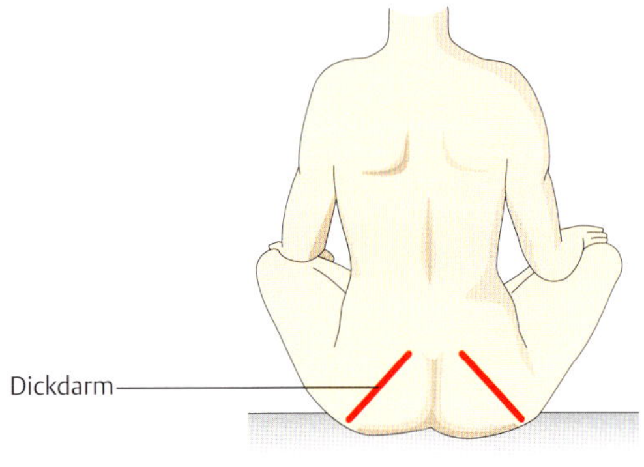

Abb. 8.40 Die dorsale Organzone des Dickdarms.

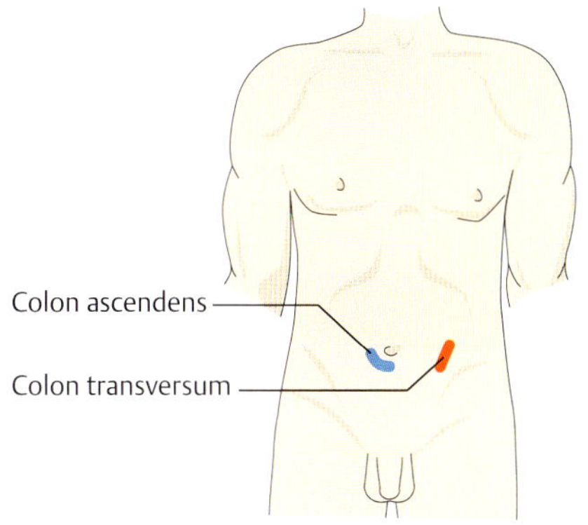

Abb. 8.41 Die ventrale Organzone von Colon ascendens, Colon transversum.

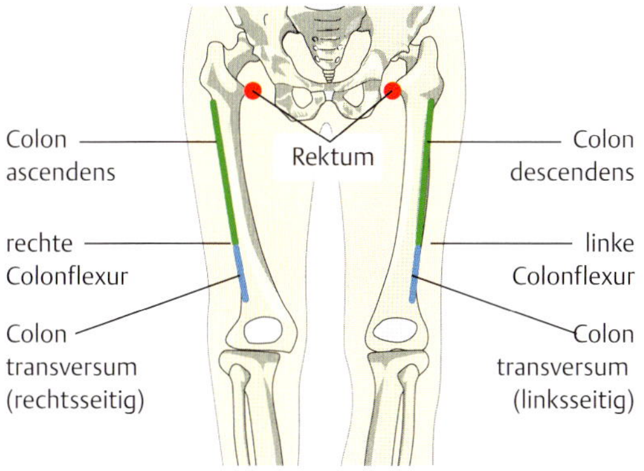

Abb. 8.42 Die neurolymphatische Reflexzone von Colon ascendens, Colon transversum.

► **Viszeroviszerale Reflexe**
- häufig sehr unspezifisch
- in allen Organen mit Innervation zwischen Th 10 und L 4 möglich

► **Veränderung der Körperhaltung**
- Erkrankungen des Dickdarms führen zu einer Flexionshaltung in der LWS, oft kombiniert mit einer Lateralflexion nach rechts.

(vgl. auch (Wancura-Kampik, 2010))

8.2.13 Colon descendens, Sigma und Rektum (Dickdarm 2)

Es treten Bauchschmerzen auf, die sich ähnlich wie beim „Dickdarm 1" (Kap. 8.2.12) im Unterbauch, hier jedoch auf der linken Seite, manifestieren. Die Schmerzen sind meist lebensmittelabhängig und werden von einer Diarrhö oder Obstipation begleitet. Die Symptome wechseln häufig. Vegetative Symptome des Dickdarms treten oft gemeinsam mit primären Symptomen des Dünndarms auf.

► **Fehlfunktionen des Dickdarms zeigen sich durch folgende Leitsymptome**
- Schmerzen und Druckgefühl im Unterbauch
- Beschwerden nach dem Verzehr bestimmter Nahrungsmittel
- Obstipation und Diarrhö
- langsamer, aber stetiger Gewichtsverlust
- Blutungen

► **Innervation** (► **Abb. 8.43**)
- sympathisch:
  - Th 10–Th 12 (N. splanchnicus minor)
  - Th 12–L 3 (Plexus hypogastricus)
- parasympathisch:
  - sakrale Anteile des Parasympathikus (Nn. pelvici S 1–S 3)

► **Algetische Zeichen am Rumpf**
- segmententsprechende Schmerzen links im Unterbauch
- Myotome: Hypertonus und Schmerzen der Interkostalmuskulatur (Th 10–Th 12)
- Schmerzen und Tonuserhöhungen im Bereich des M. psoas major
- Sklerotome: Schmerzen an den Dornfortsätzen, Wirbelkörpern
- teilweise über den Truncus sympathicus absteigende Symptome bis S 3

► **Algetische Zeichen an den Extremitäten**
- Die vegetativen Impulse aus den Perikaryen Th 10–L 3 werden absteigend über den Truncus sympathicus bis zum Ganglion S 3 und dann mit den Spinalnerven in die Peripherie verschaltet.
- Daraus folgt:
  - Schmerzen in den Dermatomen Th 10–S 3, hauptsächlich links
  - Schmerzen in den Myotomen Th 10–S 3, hauptsächlich links. Über die Nn. pelvici (S 1–S 3) können an der Dorsalseite des Beines hyperalgische Zonen entstehen. Diese ähneln der Symptomatik einer Kompression des N. ischiadicus.

► **Vegetativ-reflektorische Krankheitszeichen**
- Durch die Versorgung des Beines aus Th 10–S 3 und des Rumpfes durch die Interkostalnerven zeigen sich bei Betroffenheit des Dickdarms am linken unteren Körperquadranten vegetativ-reflektorische Symptome mit Veränderungen der Schweißsekretion, der Piloarrektion und der Durchblutung.

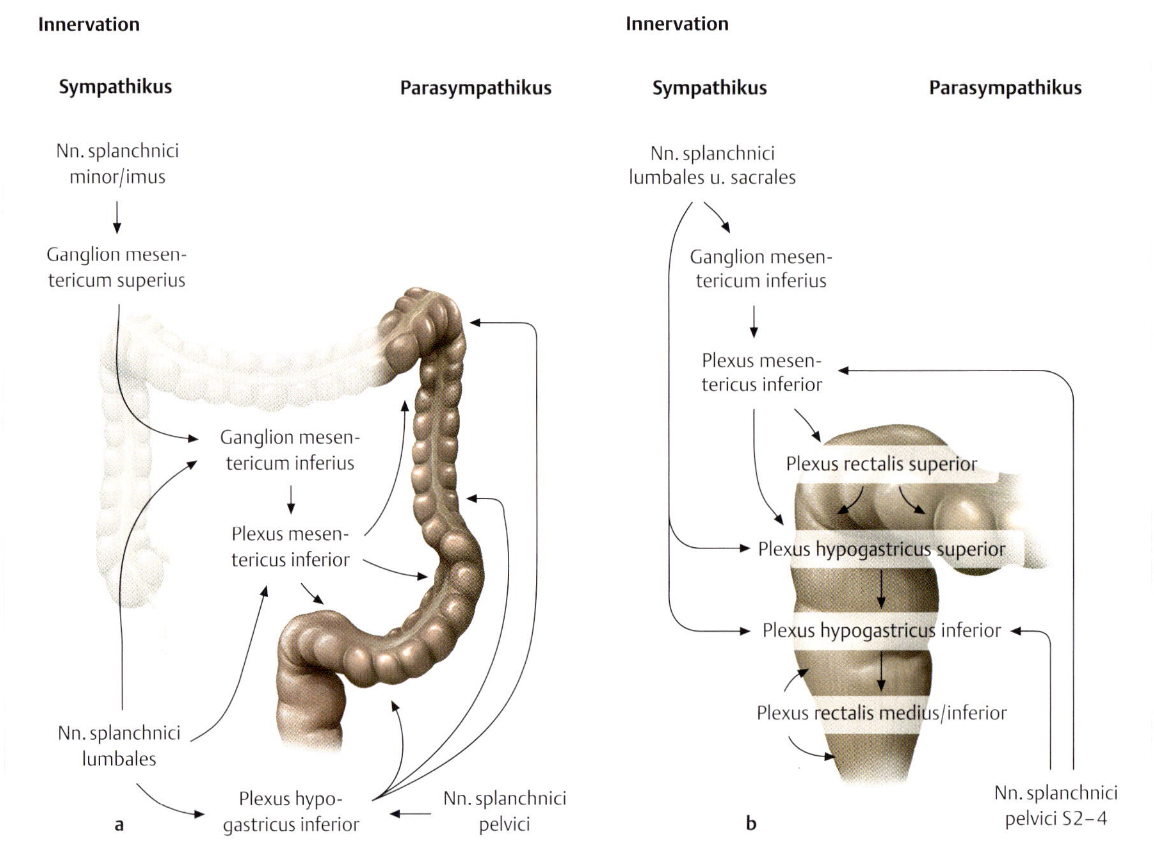

Abb. 8.43 Die vegetative Versorgung von Colon descendens; Sigma und Rektum.
a Colon descendens und Colon sigmoideum. (Schünke, 2012b)
b Rektum. (Schünke, 2012b)

- Zudem können Dysfunktionen und Läsionen von Colon descendens, Sigma und Rektum in Form von einer dorsalen Organzone, einer ventralen Organzone sowie einer neurolymphatischen Reflexzone nach Chapman deutlich werden:
  - Lokalisation der dorsalen Organzone: Die dorsale Zone des Dickdarms zeigt sich als schräger Streifen von etwa 5–8 cm Breite vom mittleren Drittel des Sakrums bis hin zum Tuber ischiadicum (▶ Abb. 8.44)
  - Lokalisation der ventralen Organzonen: an der Kante der linken Bauchmuskulatur erstrecken sich im Anschluss an die Zone des Colon transversum nach kaudal ineinander übergehend die Zonen von Colon descendens, Sigma und Rektum. Sie enden am linken Os pubis (▶ Abb. 8.45)
  - Lokalisation der neurolymphatischen Reflexzonen (▶ Abb. 8.46):
    - Colon descendens: linksseitig im Verlauf des Vastus lateralis im Bereich des mittleren und kranialen Drittels
    - Sigma: linksseitig in Höhe des Vastus lateralis kaudal des Trochanter major
    - Rektum: am Trochanter minor des Femur

▶ **Viszeroviszerale Reflexe**
- häufig sehr unspezifisch
- in allen Organen mit Innervation zwischen Th 10 und S 3 möglich: Häufig sind Reflexbogen mit den Organen des kleinen Beckens vorhanden.

▶ **Veränderung der Körperhaltung**
- Erkrankungen des Dickdarms führen zu einer Flexionshaltung in der LWS, oft kombiniert mit einer Lateralflexion nach links.

(vgl. auch (Wancura-Kampik, 2010))

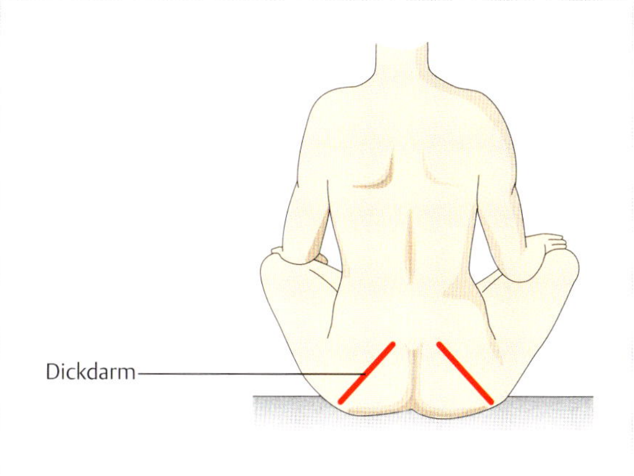

Abb. 8.44 Die dorsale Organzone des Dickdarms.

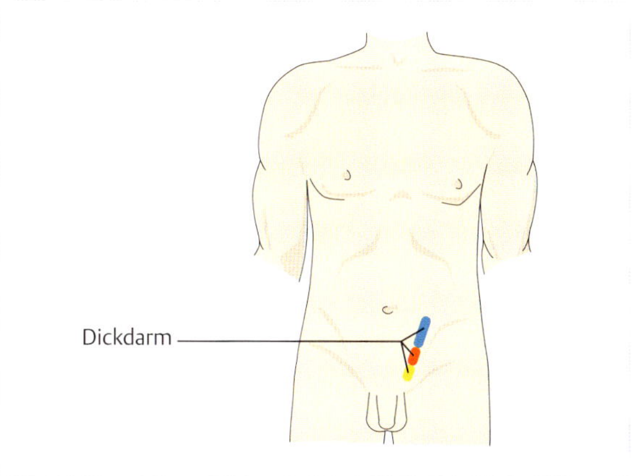

Abb. 8.45 Die ventrale Organzone von Colon descendens, Sigma und Rektum.

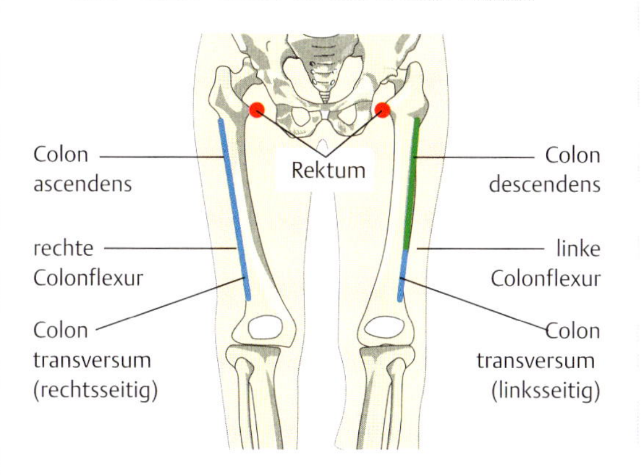

Abb. 8.46 Die neurolymphatische Reflexzone von Colon descendens, Sigma und Rektum.

8.2.14 Niere, Ureter und Blase

Die Blase kann vegetative Dysfunktionen auslösen, ist selbst aber meistens symptomfrei. Länger zurückliegende Erkrankungen der Blase können auch Jahre später noch für vegetative Fehlregulationen verantwortlich sein. Ähnlich verhält es sich mit der Niere. Krankheitsbedingte Symptome von Nierenerkrankungen treten erst auf, wenn die Niere deutlich geschädigt ist. Schon lange Zeit davor zeigt die Niere vegetative Symptome, die der Patient nicht direkt zuordnen kann.

▶ **Fehlfunktionen der Niere zeigen sich durch folgende Leitsymptome:**
- Polyurie, Oligurie, Anurie
- Nykturie
- Dysurie
- langsamer, aber stetiger Gewichtsverlust
- Schmerzen im Unterbauch

▶ **Innervation** (▶ Abb. 8.47)
- sympathisch:
  - Niere, Ureter: Th 10–L 3 (N. splanchnicus minor/imus, Plexus hypogastricus)
  - Blase: Th 11–L 1
- parasympathisch:
  - sakrale Anteile des Parasympathikus (Nn. pelvici S 2–S 4)

▶ **Algetische Zeichen am Rumpf**
- segmententsprechende Schmerzen im Unterbauch (Th 10–L 3)
- Myotome: Hypertonus und Schmerzen der Interkostalmuskulatur (Th 10–Th 12)
- Sklerotome: Schmerzen an den Dornfortsätzen, Wirbelkörpern
- teilweise über den Truncus sympathicus absteigende Symptome bis S 4

▶ **Algetische Zeichen an den Extremitäten**
- Die vegetativen Impulse aus den Perikaryen Th 10–L 3 werden absteigend über den Truncus sympathicus bis zum Ganglion S 4 und dann mit den Spinalnerven in die Peripherie verschaltet.
- daraus folgt:
  - Schmerzen in den Dermatomen Th 10–S 4
  - Schmerzen in den Myotomen Th 10–S 4. Über die Nn. pelvici (S 1–S 4) können an der dorsalen Seite des Beines hyperalgische Zonen entstehen. Diese ähneln der Symptomatik einer Kompression des N. ischiadicus.

▶ **Vegetativ-reflektorische Krankheitszeichen**
- Aufgrund der Versorgung des Beins aus Th 10–S 3 und des Rumpfes durch die Interkostalnerven zeigen sich bei Betroffenheit von Niere, Ureter und Blase im unteren Körperquadranten vegetativ-reflektorische Sympto-

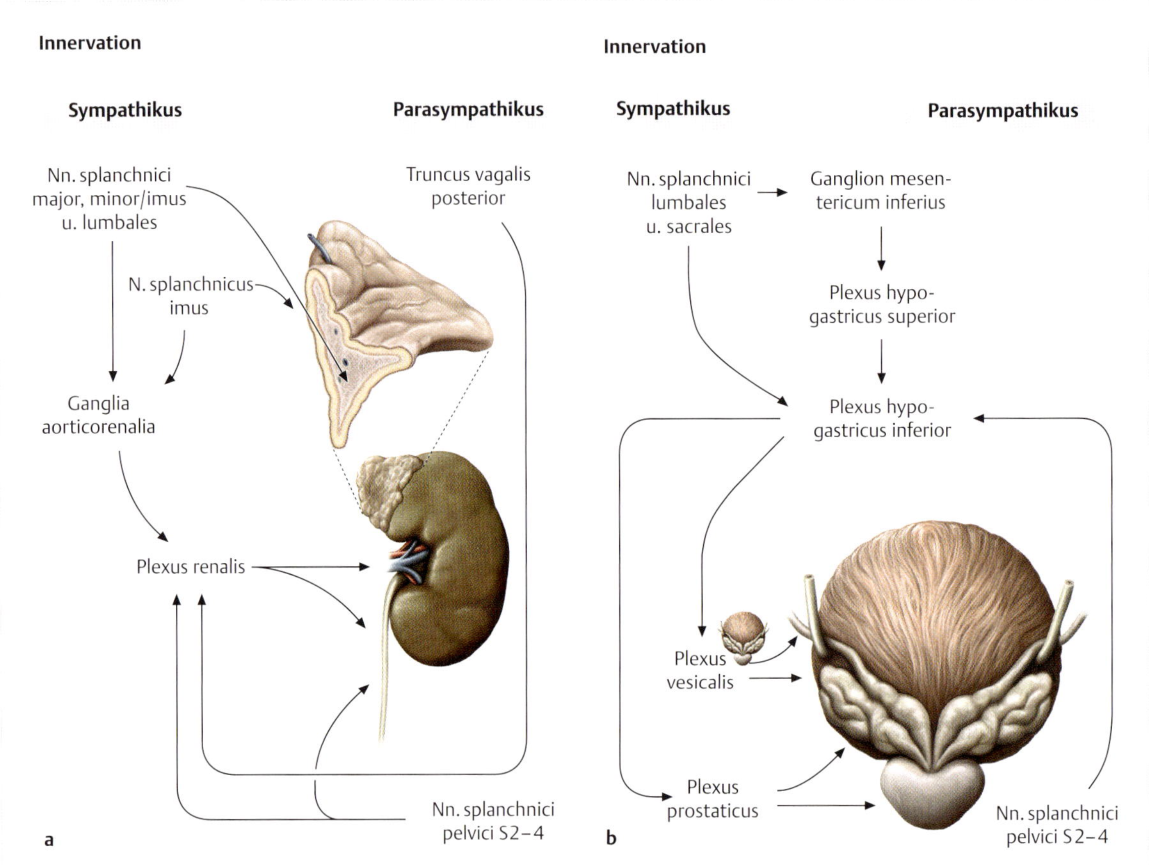

Abb. 8.47 Die vegetative Versorgung von Niere, Ureter, Blase.
a Niere und Ureter. (Schünke, 2012b)
b Blase. (Schünke, 2012b)

me mit Veränderungen der Schweißsekretion, der Piloarrektion und der Durchblutung. Häufig lassen sich auch dunklere Hautstellen an der Oberschenkelinnen- und -rückseite beobachten.

- Zudem können Dysfunktionen und Läsionen von Niere, Ureter und Blase in Form von einer dorsalen Organzone, einer ventralen Organzone sowie einer neurolymphatischen Reflexzone nach Chapman deutlich werden:
  - Lokalisation der dorsalen Organzonen (▶ Abb. 8.48):
    - Niere: auf den Lendenwirbeln als Raute zwischen L1 und L5
    - Blase: runde Zone am höchsten Punkt der Glutealfalte
  - Lokalisation der ventralen Organzonen (▶ Abb. 8.49):
    - Niere: unterhalb der SIAS
    - Ureter: von der Nierenzone auslaufend bis hin zum Os pubis
    - Blase: kranial an der Symphyse

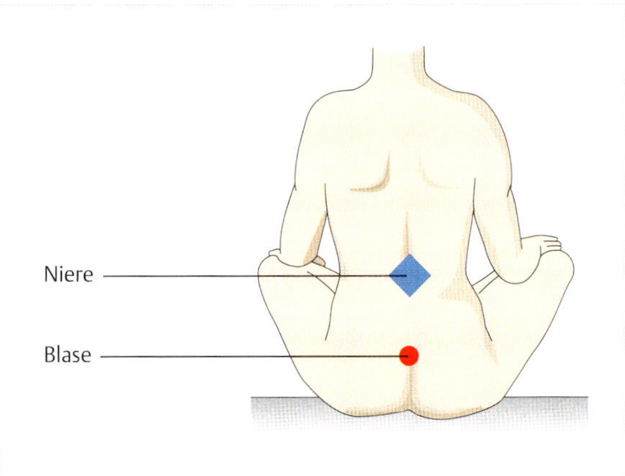

Abb. 8.48 Die dorsalen Organzonen von Niere und Blase.

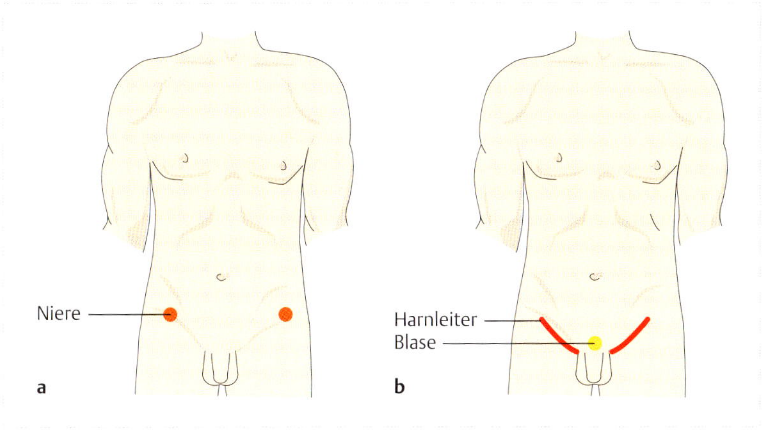

Abb. 8.49 Die ventralen Organzonen von Niere, Ureter und Blase.
a Niere: unterhalb der SIAS.
b Ureter: von Nierenzone auslaufend bis zum Os pubis
Blase: kranial an der Symphyse.

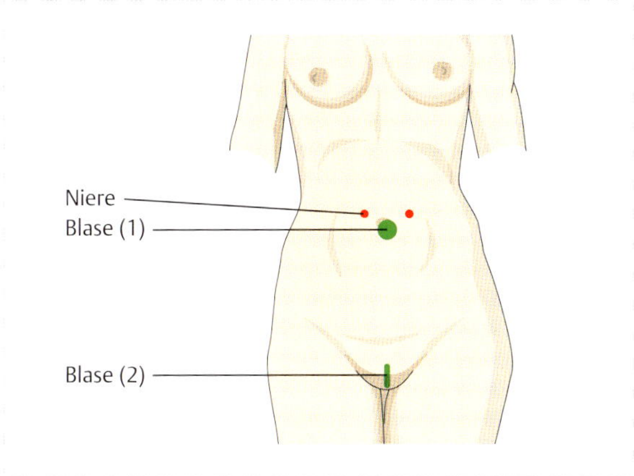

Abb. 8.50 Die neurolymphatischen Reflexzonen von Niere und Blase.

- ○ Lokalisation der neurolymphatischen Reflexzonen (▸ Abb. 8.50):
  - – Niere: 1 cun lateral sowie 1 cun kranial des Bauchnabels
  - – Blase: im Bereich um den Bauchnabel (1) sowie ventral auf der Symphyse (2) (▸ Abb. 8.50)

▸ **Viszeroviszerale Reflexe**

- Störungen der Darmmobilität
- Störungen aller Organe, die zwischen Th 10 und S 4 innerviert werden
- Auswirkungen auf das Diaphragma thoracolumbalis
- Veränderung der Körperhaltung:
  - ○ Erkrankungen der Blase sind in Bezug auf die Körperhaltung – bis auf eine leichte Flexion der LWS – unauffällig. Erkrankungen der Niere zeigen meist eine deutlich Skoliose, wobei die betroffene Niere auf der konkaven Seite liegt.

(vgl. auch (Wancura-Kampik, 2010))

8.2.15 Organe des kleinen Beckens

Die Organe des kleinen Beckens sind häufig an vegetativen Symptomkomplexen beteiligt. Oft bemerken die Patienten keine direkten Symptome der Beckenorgane. Daher werden diese Organe von den Patienten selten in der Anamnese mit angegeben.

Vegetativ-reflektorische Symptome zeigen sich in der unteren Extremität in Form eines Kältegefühls, von Durchblutungsstörungen und Spannungsveränderungen in den Muskeln und Faszien.

▸ **Innervation** (▸ Abb. 8.51)

- sympathisch:
  - ○ Th 10–Th 12 (N. splanchnicus minor und imus)
  - ○ Th 12–L 3 (Plexus hypogastricus)
- parasympathisch:
  - ○ N. vagus – nur Tuba uterina und Ovarien
  - ○ sakrale Anteile des Parasympathikus (Nn. pelvici S 1–S 3)

▸ **Vegetativ-reflektorische Krankheitszeichen**

- Dysfunktionen und Läsionen der Organe des kleinen Beckens können ebenfalls in Form von einer dorsalen Organzone, einer ventralen Organzone sowie einer neurolymphatischen Reflexzone nach Chapman deutlich werden:
  - ○ Lokalisation der dorsalen Organzonen (▸ Abb. 8.52):
    - – uterovarische Zone/Prostata: zwischen den SIPS im oberen Drittel des Sakrums; leicht unterhalb der Basis
    - – Menstruationszone: inkonstant anwesende Zone, welche das ganze Kreuzbein ausfüllen kann, evtl. sogar die Lymphzone integriert. Ist die Zone positiv, kann dies bei der Frau auf eine Dysmenorrhö hinweisen.
  - ○ Lokalisation der ventralen Organzonen (▸ Abb. 8.53):
    - – Plexus hypogastricus: auf der Strecke von Bauchnabel zu Symphyse im Übergang vom 2. zum 3. Drittel
    - – Eileiter/Samenstrang: im ca. 30-Grad-Winkel von Gebärmutter/Prostata

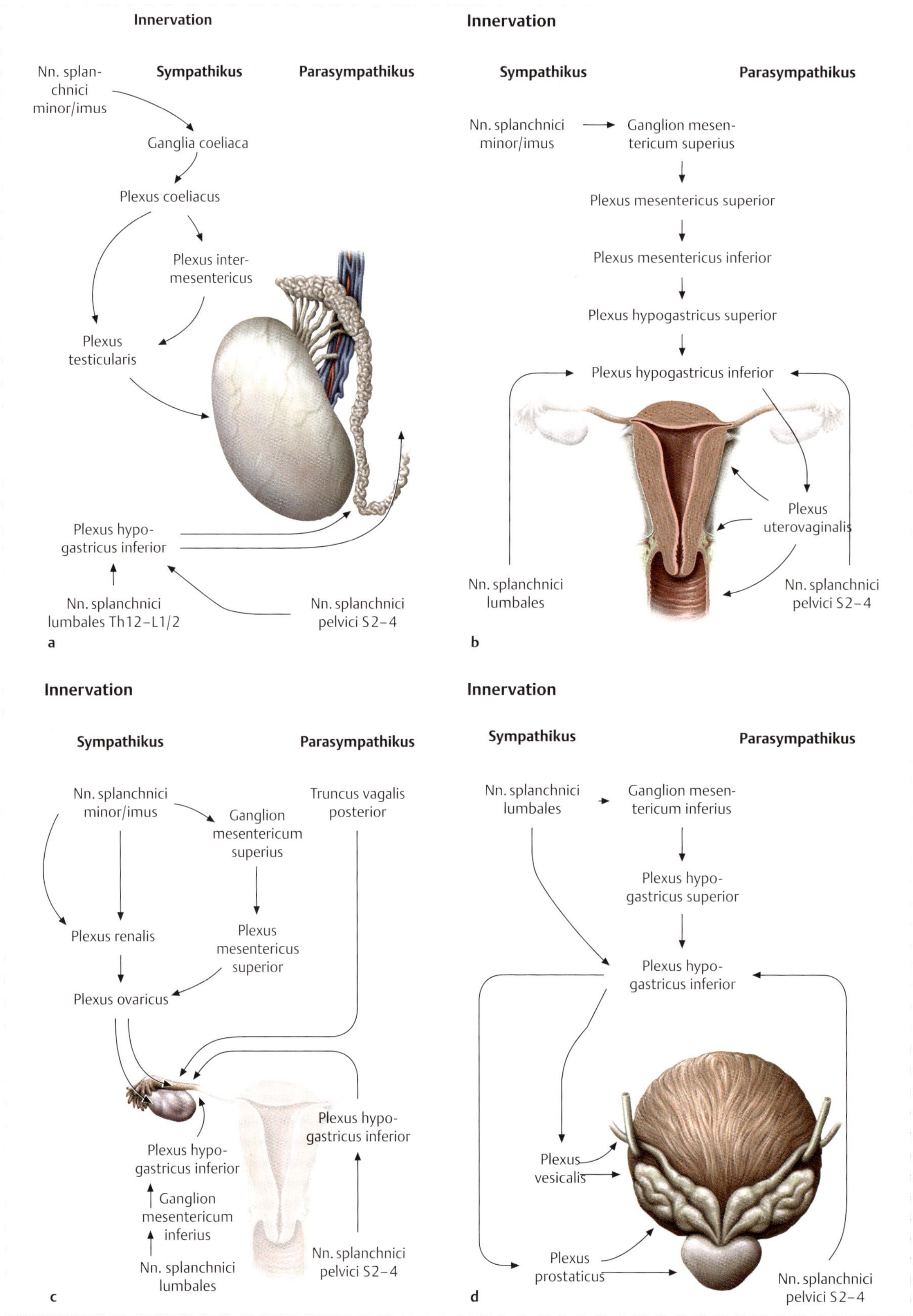

Abb. 8.51 Die vegetative Versorgung der weiteren Beckenorgane.
a Hoden, Nebenhoden und Samenleiter. (Schünke, 2012b)
b Uterus, Eileiter und Vagina. (Schünke, 2012b)
c Eileiter und Ovarium. (Schünke, 2012b)
d Prostata und Samenblase. (Schünke, 2012b)

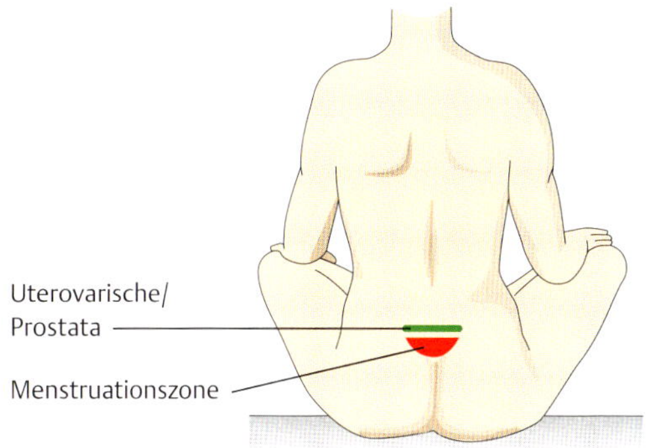

Abb. 8.52 Die dorsalen Organzonen der weiteren Beckenorgane.

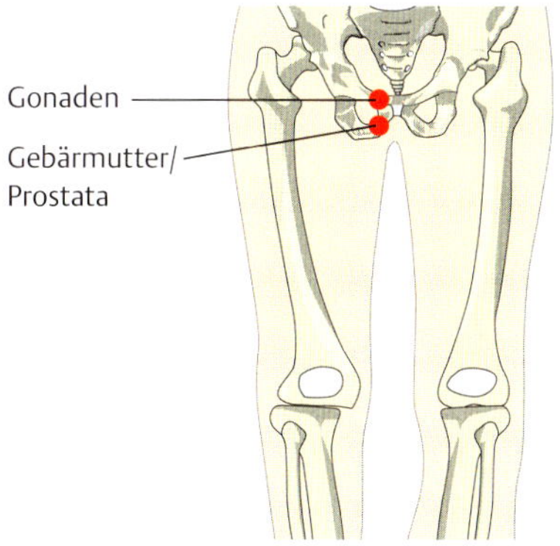

Abb. 8.54 Die neurolymphatischen Reflexzonen der weiteren Beckenorgane.

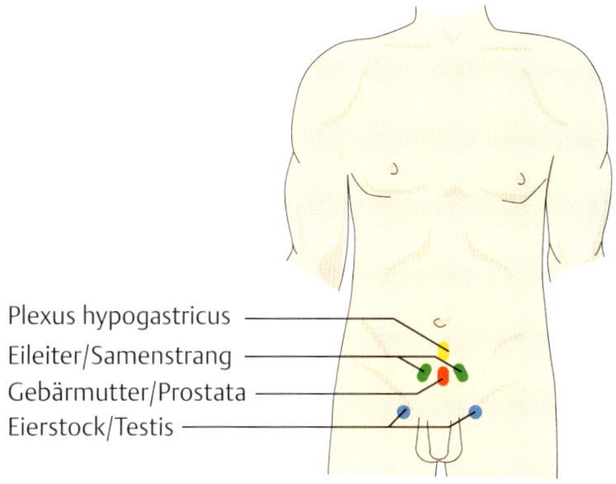

Abb. 8.53 Die ventralen Organzonen der weiteren Beckenorgane.

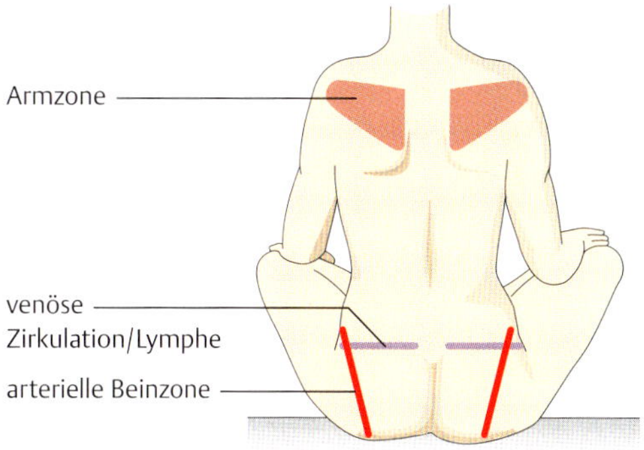

Abb. 8.55 Die weiteren dorsalen Organzonen.

  - Gebärmutter/Prostata: auf der Strecke von Bauchnabel zu Symphyse im mittleren Drittel
  - Eierstöcke/Testis: halbe Distanz von Os pubis bis SIAS mittig in der Leiste
- ○ Lokalisation der neurolymphatischen Reflexzonen (► Abb. 8.54):
  - Gebärmutter/Prostata: medial am Ramus inferior des Os pubis
  - Gonaden (Eierstock/Hoden): Auf dem Os pubis, direkt lateral der Symphyse

8.2.16 Weitere Organzonen der dorsalen Bindegewebszonen

Es existieren weitere dorsale Organzonen, die bei der Untersuchung und Behandlung von Schmerzpatienten hilfreich sein können (► Abb. 8.55).

- Armzone:
  - ○ Lage: gesamte Fossa infraspinata
  - ○ Auftreten: bei allen vegetativen Dysfunktionen der oberen Extremität. Die Zone tritt seitengleich auf.
- arterielle Beinzone:
  - ○ Lage: querverlaufend vom mittleren Drittel des Os sacrum
  - ○ Auftreten: bei arteriellen Durchblutungsstörungen der unteren Extremität
- venöse Zirkulations-Lymphzone:
  - ○ Lage: Beginnend am Tuber ischiadicum zieht diese Zone nach lateral und schneidet die Dickdarmzone ca. im 90-Grad-Winkel.
  - ○ Behandlungen dieser Zonen besitzen einen tonusregulierenden Einfluss auf einen Hypertonus des Beckenbodens.

9 Energetische Ebene

9.1 Einführung

In der Schmerzphysiotherapie stellt die energetische Ebene (▶ Abb. 9.1) einen eigenen Bereich dar, der parallel zu den 5 Grundebenen liegt. Genauso wie es fasziale und lokale Dysfunktionen gibt, gibt es auch energetische Dysfunktionen.

In der traditionellen chinesischen Medizin werden alle Dysfunktionen und Erkrankungen ausschließlich über das energetische System beeinflusst. Um diese energetischen Möglichkeiten in der Diagnostik und Therapie zu nutzen, ist ein jahrelanges Studium dieser Medizin und Philosophie notwendig.

Wie die „Indikationsliste der WHO für Akupunktur“ (▶ Tab. 9.1) zeigt, hat die energetische Medizin trotz ihrer Komplexität den Weg in die westlich geprägte Medizin gefunden. Mittlerweile wird die westliche Medizin häufig mit der energetischen Medizin kombiniert. So werden z. B. klimakterische Beschwerden hormonell behandelt, gleichzeitig aber auch mit Akupunktur. Auch bei Erkrankungen des Bewegungsapparates wird die medikamentöse Therapie durch Akupunktur unterstützt.

Eine ausschließlich energetische Therapie findet deutlich seltener statt und ist oft auf spezialisierte Kliniken und Praxen beschränkt.

Auch in der Schmerzphysiotherapie kann eine Behandlung der energetischen Ebene die anderen Ebenen unterstützen. Deshalb wird die energetische Ebene nachfolgend nur sehr stark vereinfacht dargestellt und ist auf die direkte Behandlung der Meridiane beschränkt.

Mithilfe der energetischen Ebene können alle anderen Ebenen beeinflusst werden. Lokal bedingte Schmerzen können ebenso beeinflusst werden wie fasziale Spannungen und vegetativ-viszerale Fehlfunktionen.

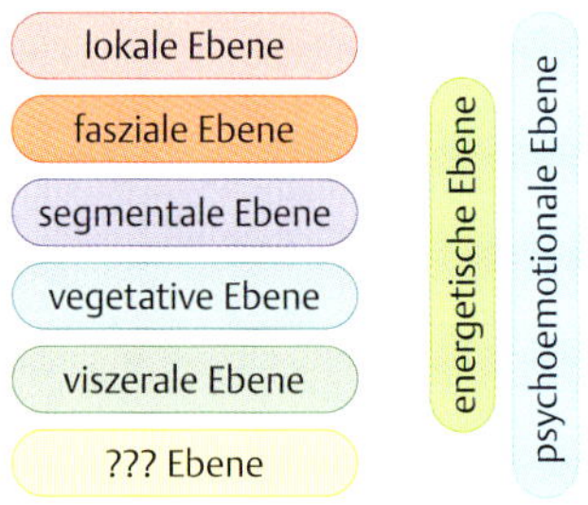

Abb. 9.1 Die energetische Ebene im Ebenenmodell.

Die energetische Ebene eignet sich gut für einen ersten Behandlungsansatz, wenn die Untersuchung des vom Patienten beschriebenen Schmerzareals keine klar differenzierbare, auslösende Struktur ergibt.

Der Einfachheit halber werden als Schmerzauslöser zunächst nur Energiefülle und Energieleere unterschieden. Werden diese Auslöser behandelt, so bessert sich die Symptomatik meist schon deutlich.

9.2 Indikationsliste der WHO für Akupunktur

Die in ▶ Tab. 9.1 aufgeführten Erkrankungen können nach einer Indikationsliste der WHO (Zhang, o. J.) mit Akupunktur behandelt werden.

Tab. 9.1 Anwendung der Akupunktur: Indikationsliste der WHO (Zhang, o. J.)

Indikationen	Spezielle Erkrankung
bronchopulmonale Erkrankungen	• Bronchitis • Pseudokrupp • hyperreagibles Bronchialsystem • Asthma bronchiale
Herz-Kreislauf-Erkrankungen	• funktionelle Herzerkrankungen • Herzrhythmusstörungen • Angina pectoris, koronare Herzerkrankung • Hypertonie • Hypotonie • Durchblutungsstörungen
gynäkologische Krankheitsbilder	• Zyklusstörungen, Dysmenorrhö • prämenstruelles Syndrom • klimakterisches Syndrom • Mastopathie • Fertilitätsstörungen, Frigidität • Geburtsvorbereitung, -einleitung, -erleichterung • Laktationsstörungen

Tab. 9.1 Fortsetzung

Indikationen	Spezielle Erkrankung
neurologische Erkrankungen	• Migräne • Spannungskopfschmerz • Trigeminusneuralgie • atypischer Gesichtsschmerz • Interkostalneuralgie • Zosterneuralgie • Phantomschmerz • Polyneuropathie, Parästhesien • Lähmungen, Fazialisparese • vegetative Dysfunktion
gastrointestinale Erkrankungen	• funktionelle Magen-Darm-Störungen • Singultus, Hyperemesis • Ösophagitis, Gastritis, Gastroenteritis • Ulcus ventriculi, Ulcus duodeni • Cholezystitis • Hepatitis • Obstipation, Diarrhö • Colon irritabile (Reizdarm) • Colitis ulcerosa • Morbus Crohn
Erkrankungen des Stütz- und Bewegungssystems	• myofasziale Schmerzsyndrome • Radikulärsyndrome • Pseudoradikulärsyndrome • Arthralgien, Arthrosen, Arthritis, rheumatoide Arthritis • HWS-Syndrom, Tortikollis • BWS-Syndrom • LWS-Syndrom, Lumbago, Ischialgie • Schulter-Arm-Syndrom, Periarthritis humeroscapularis • Epikondylopathien • Karpaltunnelsyndrom • Koxarthrose, Koxalgie • Gonarthrose, Gonalgie • Tendinopathien (Erkrankungen der Sehnen, z. B. Tennisellenbogen, Achillessehnenentzündung)
psychische und psychosomatische Störungen und Suchterkrankungen	• depressive Verstimmungen, Depression • Schlafstörungen • Erschöpfungszustände • psychovegetatives Syndrom • Unruhezustände • Entgiftungsbehandlung und Therapiebegleitung bei Suchterkrankungen • Bulimie • Adipositas
urologische Erkrankungen	• Zystitis, Prostatitis • Pyelonephritis • funktionelle Störungen des Urogenitaltraktes, Reizblase • Harninkontinenz • Enuresis nocturna • Impotenz • Hauterkrankungen: • Urtikaria (Nesselsucht) • Neurodermitis

9.3 Faszienlinien und Akupunkturmeridiane

9.3.1 Anatomische und physiologische Beobachtungen

Das traditionell medizinische Verfahren der Akupunktur, mit der Grundlage des Meridiansystems findet erst in den letzten Jahren Aufmerksamkeit in der westlich medizinischen Welt. Bis heute steht eine wissenschaftliche Erklärung für die Wirksamkeit dieser Therapie aus, dennoch etablierte sich die Akupunktur. Durch die zahlreichen und bereits über Jahrhunderte dokumentierten Therapieerfolge der Akupunktur findet diese Lehre Einzug in das westliche medizinische System. Ein ganzheitlicher Ansatz zur Diagnose und Behandlung wird durch die Betrachtung beider Systeme begünstigt. Verschiedene Erklärungen werden von anatomischen, physiologischen oder biochemischen Forschungsansätzen geboten. Neue Erkenntnisse ergaben sich unter anderem mit der Entwicklung moderner bildgebender Verfahren, wie CT und MRT.

Das Konstrukt der Faszien konnte mit diesen bildgebenden Verfahren klarer erkannt und beschrieben werden. Die Dreidimensionalität dieser Strukturen wurde noch deutlicher und eröffnete anatomische und physiologische Erkenntnisse. Wissenschaftler betrachten das System der Meridiane und deren Verlauf und vergleichen es mit dem anatomischen Verlauf der Faszien im Körper. Dabei sind Parallelen zwischen diesen beiden Systemen zu erkennen. So wird davon ausgegangen, dass das fasziale System die anatomische Grundlage des Meridiansystems bilden könnte und darüber auch physiologische Prozesse beeinflusst werden können (Bai et al., 2011). Daraus lässt sich schließen, dass sich Akupunkturpunkte im gesamten Körper finden lassen.

9.3.2 Wirkung von Akupunkturnadelung

Bei der Akupunkturbehandlung werden mehrere Akupunkturnadeln gesetzt, dieser Vorgang wird als Akupunkturnadelung bezeichnet. In Arbeiten von Helene Langevin et al. wurden die Wirkungen auf das Bindegewebe während dieses Ablaufs untersucht und beschrieben (Langevin et al. 2007). Es wurden dabei die Anteile des Bindegewebes betrachtet, die durch die Nadelung beeinflusst werden. Dabei müssen alle Strukturen des Bindegewebes berücksichtigt werden: Fasern, Zellen und Matrix. In den Beobachtungen wurden insbesondere der „Nadel-Griff" und seine Wirkung auf das Bindegewebe untersucht. Es werden, während die Nadel gesetzt wird, zum einen Empfindungen des Behandelten beschrieben und zum anderen Wahrnehmungen des Therapeuten. Patienten beschreiben eine charakteristische Empfindung, einen Schmerz oder eine Schwere im umliegenden Gebiet. Therapeuten beschreiben beim „Nadel-Griff"-Phänomen eine Art Zug an der Nadel, insbesondere wenn diese gedreht oder auf- und abbewegt wird. Wird die Nadel nicht nur gesetzt, sondern gezielt manipuliert, soll eine maximale Wirkung erreicht werden. Ein „Tenting" oder auch Zurückhalten der Nadel ist zu spüren, wenn die Nadel herausgezogen wird. Diese Beschreibungen lassen vermuten, dass es zu einer direkten Wirkung im Gewebe kommt, in das die Nadel eingestochen wird. Das Gewebe reagiert auf den von außen eingebrachten Reiz. Diese Erfahrungen veranlassten zu histologischen und elektromikroskopischen Studien. Am Ort des Einstiches wurde eine Verdickung des subkutanen Bindegewebes beobachtet (Langevin et al. 2007). In mikroskopischen Studien zeigten sich an den gebrauchten Nadeln nach Einstich, Manipulation und Entfernung Material von elastischen und kollagenen Fasern. Übereinstimmend wurde festgestellt, dass die zur Drehung verwendete Kraft im Verlauf der Behandlung kontinuierlich zunimmt. Bindegewebsfasern scheinen sich daher bei der Drehung der Nadel um diese herumzuwickeln (Bischko, 1994).

Werden Akupunkturpunkte gesetzt, kommen die Nadeln mit Nervenenden, Kapillargefäßen, Fibroblasten, undifferenzierten mesenchymalen Zellen, Lymphozyten und anderen Strukturen in Kontakt. Auf diesen äußeren Einfluss reagieren das Gewebe und die darin liegenden Bestandteile mit biomechanischen und biochemischen Prozessen. Die Reaktionen von Kollagenfasern, Fibroblastenzellen und der Matrix auf den ankommenden Reiz wurden beobachtet. Zunächst zeigte sich, dass sich die Anordnung der Kollagenfasern zueinander verändert, sie liegen gerader und paralleler zueinander. Die an den Kollagenfasern gelegenen Fibroblasten richten sich ebenfalls aus und verändern ihre Zellform von rund zu spindelähnlich. Des Weiteren findet sich eine zelluläre Reaktion nach der Zeit von 1 Minute nach Drehung der Nadel im Gewebe. Mit einer Akupunkturnadel werden die in dieser Region liegenden Fibroblasten beeinflusst, wodurch eine Zellkontraktion ausgelöst wird. Diese Kontraktion breitet sich dann über eine gewisse Entfernung über das interstitielle Bindegewebe aus. Zu weiteren zellulären Reaktionen auf die mechanische Reizung zählen die Zellkontraktion, die Proteinsynthese, die Bildung von Myofibroblasten und die Zellmigration (Desmoulière et al., 1993). In Untersuchungen von Helene Langevin wurden 2007 mithilfe verschiedener lichtmikroskopischer Verfahren die bindegeweblichen Reaktionen unter der Nadelung beobachtet (Langevin et al. 2007). Bei der Rotation der Nadel zeigte sich ein wirbelartiges Muster, das im Gewebe verursacht wurde.

Auf der Grundlage empirischer Untersuchungen bestimmten chinesische Mediziner die Lokalisation der heute bekannten Akupunkturpunkte, die sie durch das Abtasten der Haut bestimmten. An diesen Eintrittsstellen für die Nadeln wird der Zugang zu einer vermehrten Menge an Bindegewebe vermutet. Es wird davon ausgegangen, dass sich unter diesen Akupunkturpunkten spezifische Kreuzungs- und Umwandlungsstellen befinden. Diese Kreuzungsstellen verbinden verschiedene Meridiane, die als „Straßen einer großen Landkarte“ betrachtet werden können, wobei die Nadelung eines Akupunkturpunktes zu zellulären Veränderungen führt und sich Informationen entlang der Meridiane und somit entlang der Bindegewebsebenen verbreiten (vgl. (Langevin u. Yandow, 2002b)).

Beispiel

Akupunktur – Meridiane und Faszien

Die Akupunktur kann für diejenigen Therapeuten bedeutend sein, die mit Faszien arbeiten, denn über Druck und Dehnung entlang der faszialen Bahnen können Zellen und deren Mechanik beeinflusst werden und Mechanismen in Gang gesetzt werden. Mit dem spezifischen Wissen über den Verlauf der faszialen Bahnen und die Verbindung zur Akupunkturlehre werden die Einflussmöglichkeiten auf dieses sensible System deutlich.

In der Therapie kann somit ein direkter Einfluss auf die Gesamtheit des ganzen Körpers genommen und die Aktivierung der Selbstheilungskräfte des Organismus unterstützt werden. Die individuelle Behandlung des einzelnen Patienten sowie die Betrachtung der Beziehung zwischen Patient und Therapeut spielt dabei eine sehr wichtige Rolle. Die Verknüpfung des Wissens der bindegeweblichen anatomischen Faszienbahnen mit dem Wissen über die Akupunkturlehre und die Energielehre sollten in der Arbeit am Patienten immer wieder stattfinden, um mögliche Verbindungen und Ursachen eines Leidens zu erkennen. Die Individualität jedes Einzelnen wird dann immer wieder neue Erkenntnisse hervorbringen und den eigenen therapeutischen Erfahrungsschatz erweitern.

9.4 Physiologie der Energetik

9.4.1 Die Lehre vom Qi

Aufgrund der großen philosophischen Unterschiede ist es sehr schwierig für westlich geprägte Menschen, die Physiologie des Qi zu verstehen. Neben der hinter der Energetik stehenden, sehr komplexen Philosophie besteht das große Problem darin, dass diese Philosophie größtenteils aus dem asiatischen Sprachraum übersetzt worden ist. Da die Sprache und vor allem das Sprachverständnis grundlegend verschieden sind, gehen die meisten deutschen und englischen Quellen der energetischen Philosophie nicht nur auf eine rein formal sprachliche Übersetzung zurück, sondern wurden auch inhaltlich an die „westliche“ Sprache und das Sprachverständnis angepasst.

Am ehesten lässt sich Qi mit Energie oder Lebensenergie übersetzen. Das Qi bezieht sich dabei nicht nur auf unseren Körper. Alles Sichtbare, aber auch das Unsichtbare besteht aus Qi. Alle Erscheinungen wie Licht, Wärme oder Kälte, alles Sichtbare (Materielles) oder das Unsichtbare (Feinstoffliches) ist eine Form des Qi.

Eis verändert seinen Aggregatzustand zu Wasser durch das Einwirken von Wärme durch die Sonne. In diesem Fall wirkt das Qi der Sonne (Wärme) auf das Qi des Eises (Kälte) und verändert somit den energetischen Zustand des Eises. Das Eis wird flüssig. Das Qi des Eises hat sich durch den Einfluss des Qi der Sonne verändert.

Genau dies passiert in unserem Körper. Unser Körper, aber auch Teile unseres Körpers weisen jeweils einen bestimmten Zustand des Qi auf. Alle Reize von außen (Wärme, Kälte, manuelle Reize, Medikamente, …) und Reize von innen (Stoffwechsel, Hormone, Emotionen, …) verändern diesen Zustand.

Das Qi kann verschiedene Formen annehmen, kann sich verändern und wandeln. Alles Feine und Leichte strebt wie Wasserdampf nach oben und bildet irgendwann den Himmel. Wenn das Qi in festere Formen übergeht, sinkt es nach unten (z. B. Regen) und bildet die Erde.

Dieser bildliche Wandel des Qi findet auch in unserem Körper statt. Die Nahrung muss vom Körper in einzelne Bestandteile zerlegt werden, aber in den Zellen auch wieder neu zusammengesetzt werden. Sauerstoff (O_2) muss in die Zelle aufgenommen werden und dort durch chemische Prozesse in Kohlendioxid (CO_2) umgewandelt und anschließend wieder abgegeben werden.

Diese physiologischen Prozesse müssen gut aufeinander abgestimmt sein und funktionieren. Auch in unserer westlichen Annahme von Gesundheit geht es um ein Gleichgewicht.

Energetisch gesehen muss der Kreislauf des Qi gut funktionieren. Energieaufnahme und -abgabe sollten im Gleichgewicht sein. Ist das Gleichgewicht gestört, kommt es zu Krankheitszeichen. Ein Bewegen in einer Fehlhaltung benötigt mehr Energie. Wird mehr Energie verbraucht als zugeführt, treten Krankheitssymptome auf.

Alles was wir essen, trinken, ob und wie wir uns bewegen, wann und wie wir ruhen usw. beeinflusst unseren Energiehaushalt.

Hier zeigt sich die Komplexität und Ganzheitlichkeit der energetischen Philosophie. Die 3 Säulen „Ernährung, Bewegung und Lebenswandel“ haben einen direkten Einfluss auf unsere Gesundheit.

Neben der entsprechenden Therapie sind diese 3 Säulen wichtig für den Therapieerfolg. Über die Therapiezeit hinaus liegt es in der Verantwortung des Patienten, auf diese 3 Säulen zu achten. Die Verantwortung des Therapeuten ist es, dem Patienten diese 3 Säulen verständlich zu erklären, sodass dieser sie zur Unterstützung der Therapie umsetzen kann.

Ziel ist es, ein Gleichgewicht im Qi zu erreichen, also unsere Kraft (auch Qi) durch eine gleichmäßige Energiezufuhr und -abgabe zu erhalten. Dieser Zustand des vollkommen ausgeglichenen Qi ist in der Praxis nahezu unmöglich. Vielmehr geht es um eine Annäherung an diesen Zustand.

Neben „falscher" Ernährung, zu wenig oder zu viel Bewegung oder eine allgemein ungesunden Lebensführung entstehen energetische Fehlfunktionen oft auch durch Dysfunktionen und Läsionen unseres Bewegungssystems und Nervensystems. Dadurch kann das Qi gestaut oder aus unserem Körper verlorengehen. Ziel ist daher immer neben dem Halten und Zentrieren unserer Grundenergie, einen gleichmäßigen Fluss unserer Energie zu gewährleisten.

9.4.2 Yin und Yang – die gegensätzliche Wirkung des Qi

Wir alle kennen das Yin-Yang-Symbol. Es zeigt einerseits die Gegensätzlichkeit unserer Energie, aber auch die fließenden Übergänge (Wandlungen). Wenn Wasser erwärmt wird, wandelt es sich in Dampf um und steigt nach oben, es hat somit eine Yang-Form eingenommen. Erkaltet es, wird es zu Schnee (fest und starr) und sinkt nach unten. Es hat somit eine Yin-Form eingenommen. Fließt das Wasser, so befindet es sich in einem ausgeglichenen Zustand. Dieses Beispiel ließe sich unendlich fortsetzen. Dem Yang wird alles Warme, Helle, Männliche, Aktive zugeschrieben, dem Yin alles Kalte, Dunkle, Weibliche, Ruhende. Das eine kann aber nur funktionieren, wenn es auch das andere gibt. Der Mensch benötigt ein gesundes Gleichgewicht aus Ruhe und Aktivität. Dominiert entweder die Ruhe oder die Aktivität über einen längeren Zustand zu stark, kann es zu Krankheitssymptomen kommen.

Eine gute arterielle Versorgung eines Organs führt noch lange nicht zu einer physiologischen Aktivität dieses Organs. Für eine physiologische Funktion muss auch der venöse Abfluss gegeben sein. Auch hier ist wieder ein physiologisches Gleichgewicht notwendig.

Es kann daher nie Ziel sein, nur einen Zustand zu erreichen, Ziel sollte immer sein, einen möglichst ausgeglichenen Zustand zu erreichen. Um diesen Ausgleich zu schaffen, gibt es verschiedene Wechselbeziehungen zwischen Yin und Yang.

9.4.3 Die vier Wechselbeziehungen des Qi bzw. von Yin und Yang

▶ **Die Gegensätzlichkeit.** Warm – kalt, Tag – Nacht, arteriell – venös, akut – chronisch.

▶ **Die gegenseitige Abhängigkeit.** Der Tag bringt die Aktivität, die Nacht die Ruhe. Die Aktivität kann aber nur stattfinden, wenn vorher eine Ruhephase stattgefunden hat. Eine fehlende Ruhezeit hat also auch eine gestörte Aktivität eines Organsystems zur Folge.

▶ **Die wechselseitige Beziehung.** Der Tag ist wärmer als die Nacht, tagsüber haben wir also eher einen Yang-Aspekt, nachts eher einen Yin-Aspekt. Dies beeinflusst z. B. auch unsere Organfunktionen. Es gibt Zeiten, zu denen ein Organ aktiver ist, und Zeiten, in denen das Organ seine Ruhephase hat. Beeinflusst wird dieses von unserem Lebensrhythmus. Ein Abweichen von unserem Lebensrhythmus führt zu organischen Störungen (z. B. Menschen im beruflichen Wechselschichtsystem).

▶ **Die wechselseitige Umwandlung.** Der Tag wandelt sich zum Ende in die Nacht, diese wandelt sich zum Ende wieder in den Tag. So wandelt sich auch eine Aktivitätsphase in eine Ruhephase und wieder in eine Aktivitätsphase.

Alle Wandlungen folgen strikten Naturgesetzen. Yin und Yang müssen als ein dynamischer Prozess verstanden werden, der sich ständig verändert. Ein entzündetes Gelenk befindet sich im Yang-Zustand. Je stärker die Entzündung, umso mehr befindet sich das Gelenk im Yang-Zustand. Kühlt man dieses Gelenk (Yin), führt dies zu einer Verminderung des Yang-Zustandes in Richtung eines Yin-Zustandes (Yang-Schmerz wird geringer) und im optimalen Fall zu einem Ausgleich des Qi und somit auch zu einem Aufheben des Schmerzzustandes. Kühlt man ein Gelenk, das sich schon im Yin-Zustand befindet, verändert sich der Zustand weiter Richtung Yin und der Schmerz wird stärker. Ziel ist also auch hier wieder der Ausgleich.

9.4.4 Mögliche energetische Zustände

▶ Abb. 9.2 zeigt die möglichen Fehlfunktionen des Energiehaushaltes.

Für eine entsprechende Behandlung muss vorher genau differenziert werden, um welche energetische Fehlfunktion es sich handelt.

Die Differenzierung ist nicht immer ganz einfach. Kopfschmerzen können z. B. durch eine Energiefülle im Bereich des Kopfes ausgelöst werden (warmer Kopf; Berührungen sind unangenehm; frische, kalte Luft verschafft Linderung; kühlende Salben helfen). Auch Energieleere im Bereich des Kopfes kann Kopfschmerzen auslösen (kalter Kopf; Berührungen wie Reiben an den Schläfen durch die Haare streichen lindert die Beschwerden; Wärme lindert die Beschwerden; kalte Luft wird als unangenehm empfunden).

Auch ein Gelenk kann Schmerzen durch eine Energiefülle aufweisen. Die Symptome sind meistens schon in Ruhe vorhanden, durch Bewegung und Wärmezufuhr (Energiezufuhr) verschlimmern sich die Beschwerden, das Gelenk ist erwärmt und gut durchblutet (Entzündung). Weist ein Gelenk Schmerzen auf, die durch Wärme und Bewegung (Energiezufuhr) besser werden, befindet es sich im Yin-Zustand (z. B. Arthrose).

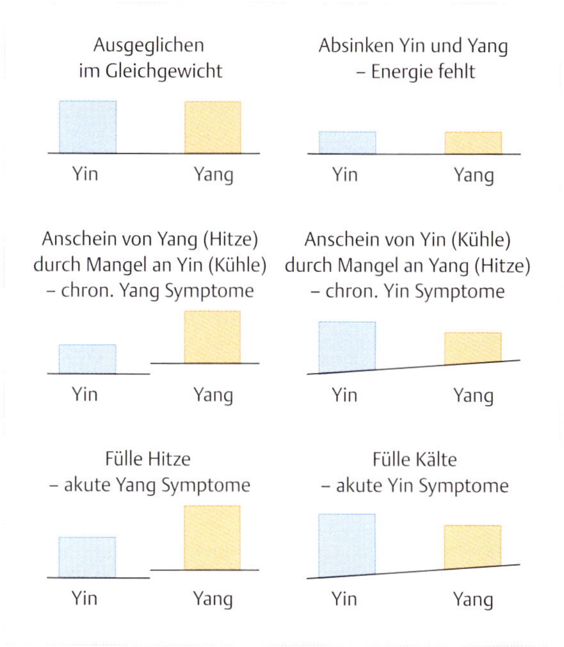

Abb. 9.2 Mögliche Fehlfunktionen des Energiehaushaltes.

Yin-Symptome

Kälte, schlechte Durchblutung: verbessern sich durch Bewegung, verschlechtern sich durch Ruhe, verminderte Sensibilität, aber auch Schmerzen (Symptomatik ähnlich einer Arthrose)

Yang-Symptome

Hitze, starke Durchblutung, Rötung: verschlechtern sich durch Bewegung, verbessern sich durch Ruhe, verstärkte Sensibilität (Symptomatik ähnlich einer Entzündung)

9.5 Anatomie des energetischen Systems – die Meridiane

Das Qi „fließt" durch unseren Körper in und entlang von Energielinien. Diese Energielinien werden *Meridiane* genannt und haben eine ähnliche „Anatomie" wie unsere Blutgefäße. Wie es im Blutgefäßsystem 2 verschiedene Arten von Blutgefäßen gibt, nämlich Arterien und Venen, so gibt es auch im Meridiansystem Meridiane, die Qi im Yin-Zustand transportieren und welche, die Qi im Yang-Zustand transportieren.

Die Meridiane umspannen genauso wie das Blutgefäßsystem den gesamten Körper und versorgen alle Bereiche des Körpers. Alle Bereiche des Körpers werden von Yin und Yang mit Qi versorgt, genauso wie alle Bereiche unseres Körpers von arteriellem und venösem Blut versorgt werden.

Sehr vereinfacht dargestellt sind die Versorgungsgebiete eines Meridians und die Funktionen der Blutgefäße sehr ähnlich.

Ein Meridian versorgt alle anatomischen Strukturen, durch die er läuft, und versorgt das Organ, dessen Namen er trägt. Läuft ein Meridian am medialen Kniegelenk entlang, so versorgt er diesen Bereich auch energetisch. Bei einem medialen Knieschmerz sollte dieser Meridian getestet werden. Laufen mehrere Meridiane über eine anatomische Struktur, müssen alle Meridiane in diesem Bereich getestet werden.

Die dorsal verlaufenden Meridiane werden dem Yang zugeordnet. Dies bedeutet, dass ein Aktivieren der Yang-Meridiane durch Ausstreichungen oder Punktbehandlung eine vermehrte Wandlung der Energie in den Yang-Zustand zur Folge hat. Die Yang-Meridiane beginnen an den Händen, laufen über den Kopf und auf der Dorsalseite bis zum Fuß hinab.

Die Yin-Meridiane beginnen an den Füßen, laufen ventral über den Rumpf und über die Arme bis in die Hände. Ein Aktivieren der Yin-Meridiane führt zu einer verstärkten Wandlung des Qi in den Yin-Zustand.

Genau genommen besteht ein kompletter Weg der Meridiane (Yin: Fuß – Fingerspitzen) aus 2 direkt aufeinander folgenden Yin-Meridianen. Bei den Yang-Meridianen (Hand – Kopf – Fuß) besteht ein Weg ebenfalls aus 2 direkt folgenden Yang-Meridianen. Nach 2 direkt aufeinander folgenden und absteigenden Yang-Meridianen wandelt sich die Energie ins Yin und steigt über 2 direkt folgende Yin-Meridiane wieder auf, bis ein erneuter Wandel stattfindet und das Qi wieder im Yang abwärts läuft. So bildet sich ein komplett geschlossener Kreislauf (ähnlich wie bei unserem Blutsystem).

Durch eine unspezifische Behandlung der gesamten Yin- oder Yang-Meridiane kann das gesamte Qi des Körpers tendenziell in die eine oder andere Richtung gewandelt werden.

9.5.1 Meridiane des kleinen Körperkreislaufs

Gouverneursgefäß

▶ **Beginn**
- mittig im Übergang Gesicht – Oberlippe (Anfangspunkt)

▶ **Verlauf** (▶ Abb. 9.3)
- median über den Kopf, die Wirbelsäule, das Os sacrum und das Os coccygeus

▶ **Ende**
- median liegend, direkt auf dem Gelenk zwischen Kreuzbein und Steißbein (Endpunkt)

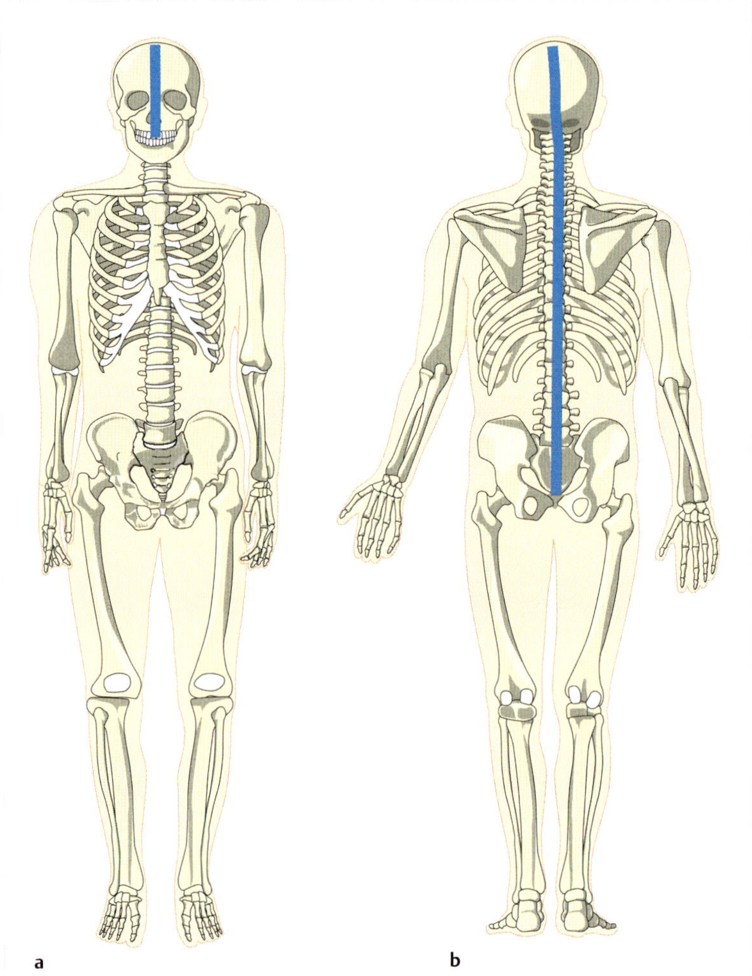

Abb. 9.3 Das Gouverneursgefäß.
a Ansicht von ventral.
b Ansicht von dorsal.

► **Zentral-vegetative Funktionen**

- Dieser zentrale Meridian gibt Yang-Energie an die peripheren dorsalen Yang-Meridiane ab.
- Störungen in mehreren Yang-Meridianen könnten ihre Ursache in einem gestörten Gouverneursgefäß haben.
- Das Gouverneursgefäß erfüllt Aufgaben, die dem zentralen Sympathikus sehr ähnlich sind.

► **Symptome des Bewegungsapparates**

- Kopfschmerzen, Schwindel
- Schmerzen und Dysfunktionen der gesamten Wirbelsäule
- Schmerzen und Dysfunktionen des Os sacrum
- Schmerzen und Dysfunktionen des Os coccygis

► **Viszerale Beschwerden**

- hormonelle Störungen der Hirnanhangsdrüse und der Schilddrüse
- Herzbeschwerden
- Dysfunktionen der Diaphragmen
- Dysfunktionen von Blase, Uterus und Prostata

Konzeptionsgefäß

► **Beginn**

- median liegend, mittig auf dem Damm (Anfangspunkt)

► **Verlauf** (► Abb. 9.4)

- median über den Rumpf
- den Bauchnabel beidseitig umkreisend
- median weiter bis zur Unterlippe

► **Ende**

- mittig im Übergang Gesicht – Unterlippe (Endpunkt)

► **Zentral-vegetative Funktionen**

- Dieser zentrale Meridian gibt Yin-Energie an die peripheren ventralen Yin-Meridiane ab.
- Störungen in mehreren Yin-Meridianen könnten ihre Ursache in einem gestörten Konzeptionsgefäß haben.
- Das Konzeptionsgefäß erfüllt Aufgaben, die dem zentralen Parasympathikus sehr ähnlich sind.

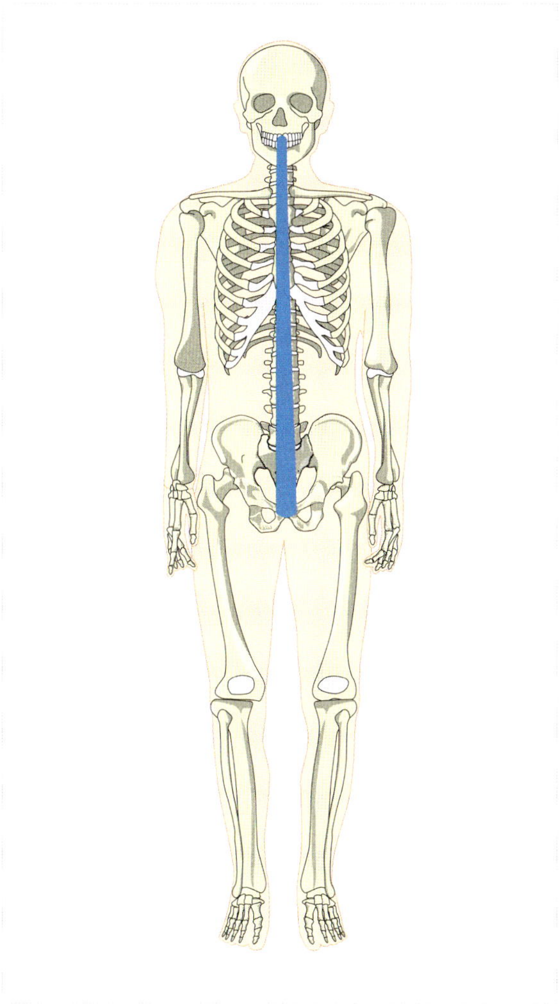

Abb. 9.4 Das Konzeptionsgefäß.

▶ **Symptome des Bewegungsapparates**
- Kopfschmerzen, Schwindel
- Schmerzen und Dysfunktionen der gesamten Wirbelsäule
- Schmerzen und Dysfunktionen des Os sacrum
- Schmerzen und Dysfunktionen des Os coccygis

▶ **Viszerale Beschwerden**
- hormonelle Störungen der Hirnanhangsdrüse und der Schilddrüse
- Herzbeschwerden
- Dysfunktionen der Diaphragmen
- Dysfunktionen von Blase, Uterus und Prostata

Der kleine Körperkreislauf

Der kleine Energiekreislauf des Körpers setzt sich aus dem Konzeptions- und Gouverneursgefäß zusammen. Die Energie zirkuliert im Kreis um den Körper und wandelt sich an den Endpunkten jeweils vom Yin ins Yang und umgekehrt. Der Kreislauf schließt sich im Gesichtsbereich rechts und links um den Mund herum und rechts und links an den Genitalien und dem Darmausgang entlang.

Da alle peripheren Meridiane aus diesem Kreislauf ihre Energie beziehen, spiegelt sich eine Störung im kleinen Kreislauf im gesamten Körper wider.

Von der klinischen Symptomatik her zeigen Patienten mit Störungen des kleinen Körperkreislaufs häufig starke vegetative Dysregulationen, die sich in ständig wechselnden Symptomen wie leichter Übelkeit, Herzrhythmusstörungen, Kopfschmerzen, Migräne und vielen weiteren äußern können.

▶ **Anwendungsbereiche**
- primäre, vegetative Symptomatik oder vegetative Grunderkrankungen
- erhebliche vegetative Begleitsymptome einer Erkrankung
- Dämpfung erheblicher vegetativer Symptome im Anschluss einer Behandlung
- Grundregulation bei ausgeprägter vegetativer Dystonie vor der eigentlichen Befunderhebung

Behandlung des kleinen Kreislaufs

Bei der Behandlung des kleinen Kreislaufs fährt man sanft über den gesamten Meridianverlauf in Richtung des Energiekreislaufs. Hierbei kann ein Massagestab verwendet werden.

Je nach Reaktionstyp kontrolliert man nach 3–6 Umläufen die Hautrötung im Verlauf der behandelten Meridiane. Alle Stellen, welche immer noch eine Energieleere (Fehlen der Hautröte) zeigen, werden in Richtung des Energiekreislaufs so lange behandelt, bis sich auch hier eine Rötung zeigt.

Nachdem alle Bereiche behandelt sind, werden noch mal 2–3 Umläufe durchgeführt.

Nach der Behandlung sollte der Patient noch ca. 15–20 Minuten ruhen.

9.5.2 Körpermeridiane

Die Körpermeridiane verlaufen auf beiden Körperhälften parallel. Auch Organen, die nur einseitig liegen wie der Magen, werden ein rechter und ein linker Meridian zugeordnet. Bei Fehlfunktionen des Organs können je nur einer, aber auch beide Meridiane, welche dem Organ zugeordnet sind, betroffen sein.

▶ **Symptome bei Fehlfunktion der peripheren Meridiane**
- lokale Schmerzen im Verlauf des Meridians (z. B. Leistenschmerz, medialer Knieschmerz)
- Schmerzen im Verlauf eines Meridians (z. B. Nervenschmerz, Ischialgien)
- Hypästhesie, Analgesien im Meridianverlauf (z. B. Nervenläsionen)
- Organfehlfunktionen (Magenschmerzen durch den Magenmeridian)

Herzmeridian

► **Verlauf** (► Abb. 9.5)
- 1 cm medial der vorderen Axillarlinie (Anfangspunkt)
- eng um die Axillarlinie
- Arminnenseite
- Ende der max. medialen Beugefalte
- mediales Os pisiforme, distale Handgelenksfurche (Leerungspunkt, Verstärkungspunkt)
- Kleinfingergrundgelenk, Daumenseite
- Nagelwinkel, Daumenseite am Kleinfinger (Endpunkt, Füllungspunkt)

► **Häufige Symptomkomplexe des Bewegungsapparates**
- Tendinitiden, Tendinose ventral der Schulter
- Epicondylitis medialis
- Schmerzen und Fehlfunktionen des N. ulnaris
- Fehlfunktion des Handgelenks
- Schmerzen und Atrophien des Kleinfingerballens
- viszerale Symptomkomplexe:
  - Herzrhythmusstörungen
  - Herzmuskelentzündung
  - verminderte Herzleistung
  - Angina pectoris

Lungenmeridian

► **Verlauf** (► Abb. 9.6)
- ICR, Medioklavikularlinie (Anfangspunkt)
- 2 cun über Axillarfalte
- 1 cun radial der Bizepssehne in der Beugefalte (Leerungspunkt)
- Radialisrinne, distale Handgelenksfurche (Füllungspunkt, Verstärkungspunkt)
- über den Daumenballen
- Daumen, Kleinfingerseite
- Nagelwinkel Daumen, Kleinfingerseite (Endpunkt)

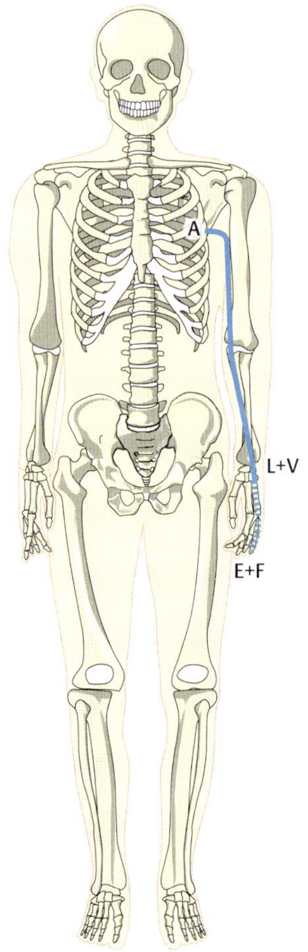

Abb. 9.5 Der Herzmedian.

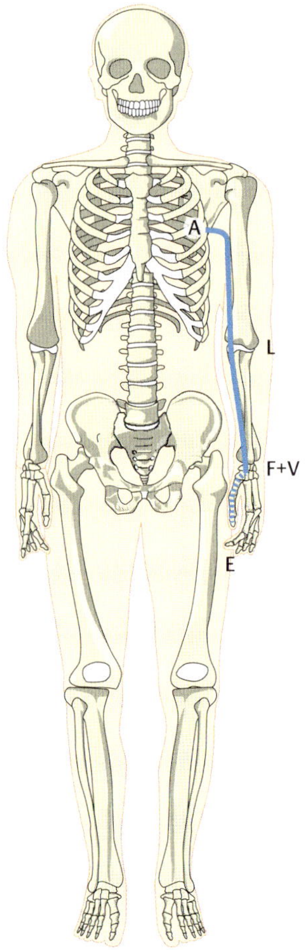

Abb. 9.6 Der Lungenmeridian.

► **Häufige Symptomkomplexe des Bewegungsapparates**
- Tendinitiden, Tendinose ventral der Schulter
- Schmerzen und Fehlfunktion des N. radialis
- Schmerzen und Atrophien des Daumenballens

► **Viszerale Symptomkomplexe**
- chronische asthmatische Erkrankungen
- Sekretansammlungen in der Lunge
- Lungenentzündung

Magenmeridian

► **Verlauf** (► **Abb. 9.7**)
- 4 cun kranial, 1 cun dorsal des Orbital-Jochbein-Winkels in der Schädelnaht (Anfangspunkt)
- Unterkieferwinkel
- Oberkante Jochbein, Pupillenlinie
- kaudal bis Oberkante Klavikula
- 3 cun lateral auf der Klavikulakante
- kaudal bis Mamille, diese medial umrundend

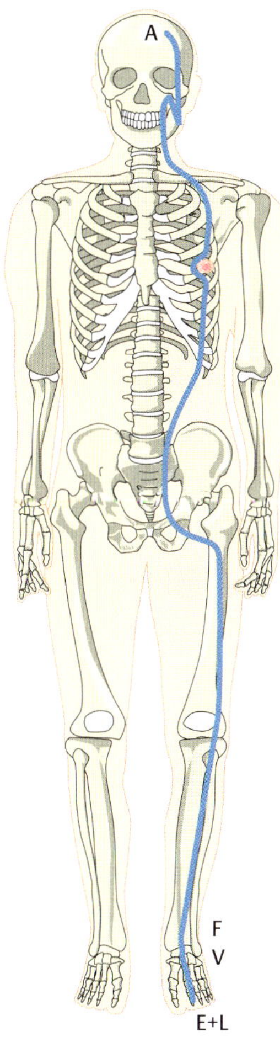

Abb. 9.7 Der Magenmeridian.

- 3 cun vom Bauchnabel auf der Linie zur SIAS
- 3 cun lateral der Symphyse auf der Unterkante Schambein
- im Bogen durch die Leiste bis lateraler Oberschenkel
- lateral der Patella
- 1 cun lateral der Tibiakante
- Sprunggelenk Gelenkspalt, zwischen den Extensorensehnen (Füllungspunkt)
- Gelenkspalt Os cuboideum/Os naviculare/Os cuneiforme (Verstärkungspunkt)
- lateral entlang des II. Os metatarsale
- II. Zeh, lateraler Nagelwinkel (Endpunkt, Leerungspunkt)

► **Häufige Symptomkomplexe des Bewegungsapparates**
- laterale Kopfschmerzen
- Parese des N. facialis
- Neuralgie des N. trigeminus
- Kiefergelenksbeschwerden
- Kehlkopfbeschwerden (Schluckbeschwerden, Heiserkeit)
- Fehlfunktionen der Klavikula
- Sekretionsstörungen der Muttermilch
- Leistenschmerzen
- Schmerzen lateral der Patella
- Schmerzen im Verlauf des M. tibialis anterior
- Schmerzen im Sprunggelenk
- Schmerzen und Atrophien des Kleinfingerballens

► **Viszerale Symptomkomplexe**
- Verdauungsstörungen direkt nach dem Essen
- Magenschmerzen im nüchternen Zustand
- Völlegefühl, Übelkeit
- akute und chronische Magenschleimhautentzündung
- Nahrungsmittelunverträglichkeiten

Gallenblasenmeridian

► **Verlauf** (► **Abb. 9.8**)
- kleine Fossa Nähe Orbitalwinkel (Anfangspunkt)
- unterer Traguseinschnitt
- 3 cun oberhalb Ohrmuschel
- Bogen bis 2 cun oberhalb Augenbraue in der Pupillenlinie
- größerer Bogen zwischen Blasenmeridian und 1. Bogen Gallenblasenmeridian bis Spitze Proc. mastoideus
- Halskreuzung
- zwischen Dünndarm und äußerem Blasenmeridian durch zum Ende der hinteren Axillarfalte
- Spitze der 12. Rippe
- gerade bis Rand Darmbeinschaufel
- SIAS
- mittig über Trochanter major
- Caput fibulae
- 5 cun von höchster Stelle Knöchel am ventralen Fibularand (Leerungspunkt)

- 1 cun ventral von höchster Stelle Knöchel
- über Gelenkspalt von Os cuboideum und Kalkaneus (Verstärkungspunkt)
- laterale/proximale Syndesmose I. Phalanx des IV. Zehs (Füllungspunkt)
- lateraler Nagelwinkel IV. Zeh (Endpunkt)

▸ **Häufige Symptomkomplexe des Bewegungsapparates**
- laterale Kopfschmerzen
- HWS-Beschwerden (Schmerzen und Bewegungsstörungen)
- Hypertonus der Mm. rhomboidei und des M. trapezius
- Schmerzen und muskulärer Hypertonus im Bereich des Beckenkammes
- Schmerzen Hyper-/Hypotonus und Kraftverlust der Hüftabduktoren
- Schmerzen und Hypertonus im Verlauf des M. tensor fasciae latae und der Fascia lata
- lateraler Knieschmerz
- Dysfunktionen des Caput fibulae
- laterale Schmerzen und Instabilitäten im Sprunggelenk

▸ **Viszerale Symptomkomplexe**
- Fettunverträglichkeit
- Schmerzen im rechten Oberbauch
- Neigung zu Gallenkoliken

Lebermeridian

▸ **Verlauf** (▸ **Abb. 9.9**)
- Großzehe, lateraler Nagelwinkel (Anfangspunkt)
- lateral an der Basis proximale Phalanx direkt im proximalen Epiphysenwinkel (Leerungspunkt)
- zwischen I. und II. Karpalknochen
- lateral an der Basis proximaler Karpalknochen I
- direkt im Epiphysenwinkel (Verstärkungspunkt)
- ventraler Innenknöchel
- 3 cun proximal der höchsten Stelle des Knöchels
- direkt am Schienbeinrand
- 2 cun distal der Mitte von Distanz
- Innenknöchel – Kniegelenkspalt
- max. Beugefalte Kniegelenk (Füllungspunkt)
- dorsaler Rand M. sartorius

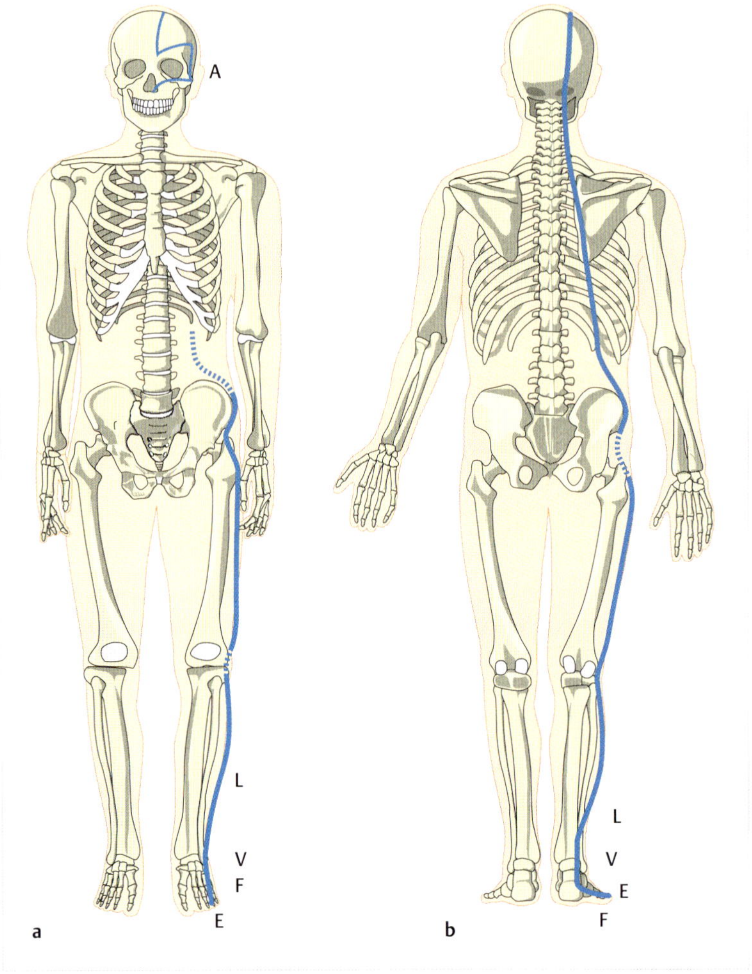

Abb. 9.8 Der Gallenblasenmeridian.
a Ansicht von ventral.
b Ansicht von dorsal.

- durch die Leiste
- 1 cun medial von SIAS Richtung Bauchnabel
- Spitze der 11. Rippe
- 2 cun kaudal, 1 cun lateral Mamille (Endpunkte)

▶ **Besonderheit**

- Der Lebermeridian verläuft ab dem Endpunkt in der Tiefe weiter bis in den Stirnbereich.

▶ **Häufige Symptomkomplexe des Bewegungsapparates**

- Fehlstellungen des Hallux
- Schmerzen und Instabilität des medialen Sprunggelenks
- medialer Knieschmerz
- Leistenschmerz
- Kopfschmerz (Stirn und Augenbereich)

▶ **Viszerale Symptomkomplexe**

- Fettverdauungsstörungen
- Sekretionsstörungen der Leber
- Schmerzen im rechten Oberbauch

Milz-Pankreas-Meridian

▶ **Verlauf** (▶ **Abb. 9.10**)

- Großzehe, medialer Nagelwinkel (Anfangspunkt)
- medialer/proximaler Epiphysenwinkel Phalanx I (Füllungspunkt)
- distale Epiphyse Metakarpale I in der Kante (Verstärkungspunkt)
- Ende des I. Metakarpale medial direkt in der Kerbe zum Caput
- Gelenkspalt Os naviculare, Os cuneiforme I (Leerungspunkt)
- über das Os naviculare
- höchster Punkt des Knöchels
- 3 cun proximal der höchsten Stelle des Innenknöchels
- direkt an der Schienbeinkante
- entlang der Schienbeinkante
- Bucht zwischen M. vastus medialis und M. sartorius
- entlang ventralem Rand M. sartorius
- durch die Leiste
- 2 cun medial der SIAS auf Linie zum
- Bauchnabel
- Ende 11. Rippe (Endpunkt)

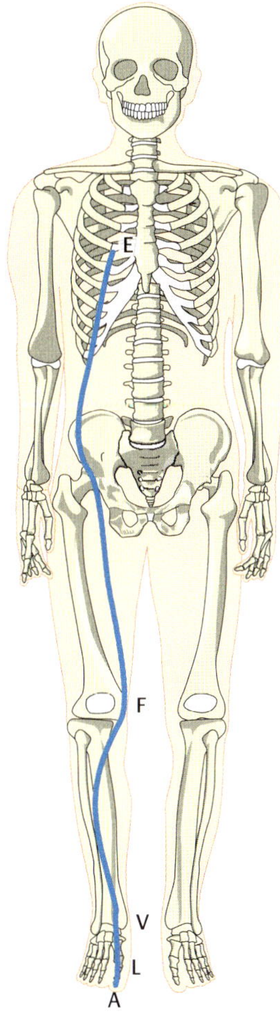

Abb. 9.9 Der Lebermeridian.

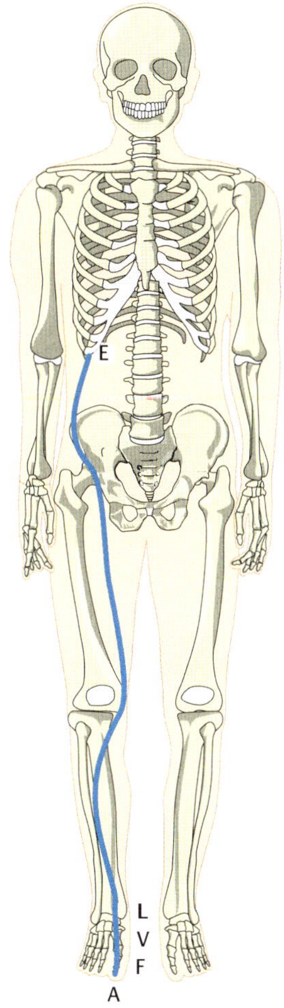

Abb. 9.10 Der Milz-Pankreas-Meridian.

▶ **Häufige Symptomkomplexe des Bewegungsapparates**
- Fehlstellungen des Hallux
- Schmerzen und Instabilität des medialen Sprunggelenks
- medialer Knieschmerz
- Leistenschmerz
- Dysfunktionen der 12. Rippe

▶ **Viszerale Symptomkomplexe**
- Verdauungsstörungen
- Störungen der Blutzuckerregulation

Blasenmeridian

▶ **Verlauf** (▶ **Abb. 9.11**)
- medialer Beginn der Augenbraue (Anfangspunkt)
- 2 cun lateral der Medianlinie über den Kopf
- 2 cun Abstand zur Medianlinie bis SIPS
- SIPS lateral umrunden
- entlang Kreuzbein bis Steißbeinspitze
- neuer Ansatz HWK VII
- entlang medialem Schulterblattrand
- 1 cun medial Ende 12. Rippe
- über das Gesäß bis Mitte Gesäßfalte
- nach lateral in der Gesäßfalte
- bis lateraler Rand des M. biceps femoris
- bis Sehne M. biceps femoris in der Beugefalte
- medial zwischen den Ursprung der Gastrocnemiusköpfe
- zwischen lateralem Knöchel und Achillessehne
- entlang Fußaußenkante
- Basis Os metacarpale V in der Epiphysenfuge (Verstärkungspunkt)
- in der Epiphysenfuge Caput Os metacarpale V (Leerungspunkt)
- Nagelwinkel V. Zeh (Endpunkt, Füllungspunkt)

▶ **Häufige Symptomkomplexe des Bewegungsapparates**
- Kopfschmerzen, häufig bis in den Stirn- und Augenbereich
- HWS-Beschwerden
- Rückenschmerzen (HWS, BWS, LWS)
- Hypertonus des M. erector spinae
- Dysfunktionen des ISG
- Schmerzen ähnlich einer Ischialgie
- Schmerzen in der Kniekehle (Baker-Zyste)
- Hypertonus der Muskulatur am lateralen Unterschenkel
- Achillodynien

▶ **Viszerale Symptomkomplexe**
- Funktionsstörungen der Blase und des Beckenbodens

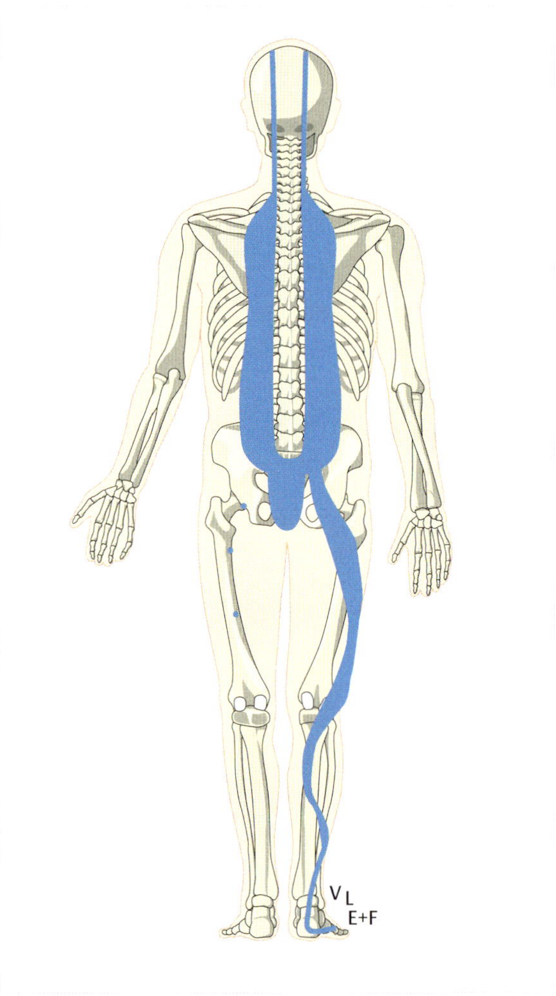

Abb. 9.11 Der Blasenmeridian.

Nierenmeridian

▶ **Verlauf** (▶ **Abb. 9.12**)
- auf der Verbindungslinie zwischen Großzehen- und Kleinzehengrundgelenk in der Furche beim Zusammendrücken des Quergewölbes (Anfangspunkt, Leerungspunkt)
- Tuber ossis naviculare
- 2 cun unter und 2 cun hinter der höchsten Stelle des Knöchels (Verstärkungspunkt)
- Spitze der Tuberositas calcanei
- 3 cun unter und 2 cun hinter der höchsten Stelle des Knöchels
- mittig, an der Unterkante des Knöchels
- 3 cun über der höchsten Stelle des Knöchels/1 cun von der hinteren Schienbeinkante entfernt
- 3 cun über der höchsten Stelle des Knöchels direkt an der hinteren Schienbeinkante (Füllungspunkt)

- zwischen den Sehnen des M. semimebranosus/M. semitendinosus auf der Höhe des medialen Kniegelenkspaltes
- Ursprung des M. adductor magnus
- 2 cun von der Medianlinie des Körpers bis zum SCG (Endpunkt)

▸ **Häufige Symptomkomplexe des Bewegungsapparates**
- Hypertonus der Plantarfaszie (Fersensporn)
- Hypertonus der medialen Unterschenkelmuskulatur
- mediale Knieschmerzen
- Hypertonus der Hüftadduktoren mit Tendopathien
- Leistenschmerzen
- Schmerzen im ventralen Übergang von Rippe und Sternum
- Schmerzen und Bewegungseinschränkungen des SCG

▸ **Viszerale Symptomkomplexe**
- Nierenfunktionsstörungen
- nierentypische LWS-Schmerzen

Kreislauf-Sexus-Meridian

▸ **Verlauf** (▸ **Abb. 9.13**)
- 1 cun lateral und 1 cun kranial der Mamille (Anfangspunkt)
- 1 cun über dem Ende der Axillarfalte
- ulnar an der Bizepssehne vorbei
- distale Handgelenksfurche zwischen M. palmaris und M. flexor carpi radialis (Leerungspunkt, Verstärkungspunkt)
- Mittelfinger, daumenseitig
- Mittelfinger, daumenseitiger Nagelwinkel im Beginn des Hautbereiches (Endpunkt, Füllungspunkt)

▸ **Häufige Symptomkomplexe des Bewegungsapparates**
- Tendinitiden, Tendinose ventral der Schulter
- Schmerzen im Verlauf des N. medianus (Canalis-carpi-Syndrom)
- Dupuytren-Kontraktur

▸ **Viszerale Symptomkomplexe**
- das Gefäßsystem betreffende Erkrankungen

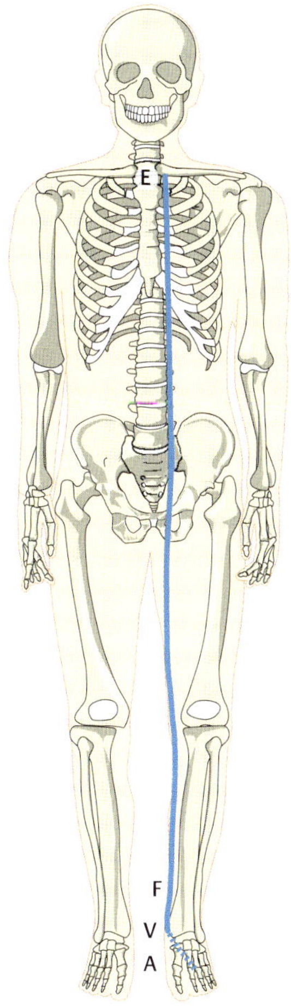

Abb. 9.12 Der Nierenmeridian.

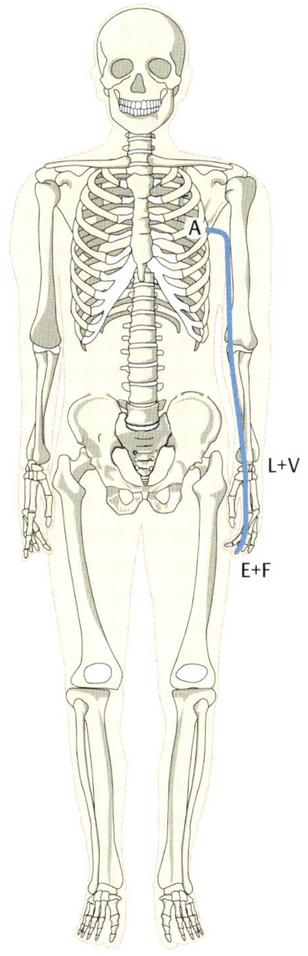

Abb. 9.13 Der Kreislauf-Sexus-Meridian.

Dünndarmmeridian

► **Verlauf** (► Abb. 9.14)
- Kleinfinger, ulnarer Nagelwinkel (Anfangspunkt)
- distales Metakarpale V in der Epiphysenfuge (Füllungspunkt)
- Handkante
- Basis Metakarpale V in der Epiphysenfuge (Verstärkungspunkt)
- medialer Unterarm
- zwischen Olekranon und medialem Epikondylus (Leerungspunkt)
- Spitze der dorsalen Axillarfalte
- gerade weiter bis dorsaler Akromionrand
- Mitte der Skapula (gesamte Skapula)
- über Spina scapulae, 5 cun Akromionspitze
- Falte auf Höhe des Querfortsatzes des VI. Halswirbels
- Unterkieferwinkel
- Unterkante Jochbeinspitze
- Mitte Ohrläppchen (Endpunkt)

► **Häufige Symptomkomplexe des Bewegungsapparates**
- Im Verlauf des N. ulnaris ausstrahlende Schmerzen
- Epicondylitis medialis
- Schmerzen der dorsalen Muskel- und Sehnenstrukturen der Schulter
- Schmerzen und Hypertonus des M. trapezius
- Bewegungseinschränkungen der Halswirbelsäule
- Kiefergelenksdysfunktionen
- Tinnitus

► **Viszerale Symptomkomplexe**
- Verdauungsstörungen 2–4 Stunden nach dem Essen
- Nahrungsmittelunverträglichkeiten
- akute und chronische Erkrankungen des Dünndarms

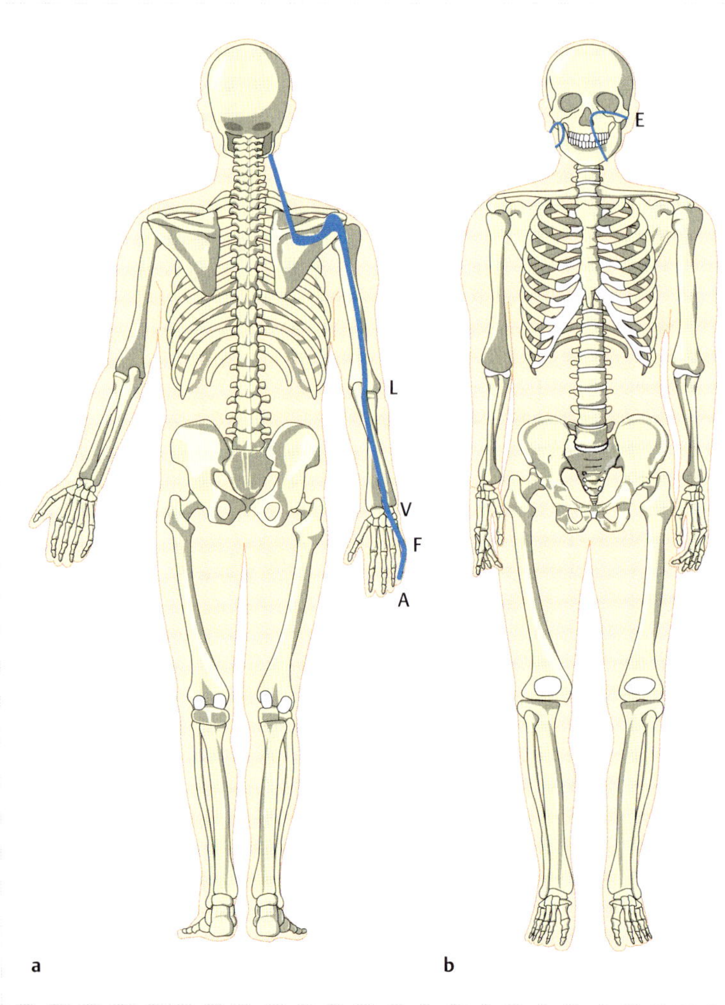

Abb. 9.14 Der Dünndarmmeridian.
a Ansicht von dorsal.
b Ansicht von ventral.

Dreifach-Erwärmer-Meridian (kompletter Verdauungstrakt)

▸ **Verlauf** (▸ Abb. 9.15)
- ulnarer Nagelwinkel Ringfinger (Anfangspunkt)
- zwischen IV.–V. Karpalknochen genau
- mittig bis Gelenkspalt (proximal) (Füllungspunkt)
- über das Gelenk bis zur anderen Seite des Gelenkspaltes (Verstärkungspunkt)
- 4 cun proximal der distalen Handgelenksfurche
- mittig über das Olekranon (Leerungspunkt)
- gerade hoch bis Deltakante
- Spitze Tuberositas deltoidea
- mittig über M. deltoideus und den M. trapezius
- Halskreuzungspunkt
  - direkt hinter dem Ohr entlang (umrunden)
- lateraler Orbitalwinkel
- oberer Traguseinschnitt (Endpunkt)

▸ **Häufige Symptomkomplexe des Bewegungsapparates**
- Schmerzen und Fehlfunktionen des Handgelenks
- Schmerzausstrahlungen im Verlauf des N. ulnaris
- Epicondylitis medialis und lateralis
- Hypertonus und Schmerzen des M. deltoideus
- HWS-Dysfunktionen und Bewegungseinschränkungen
- Tinnitus
- Fehlfunktion der Gleichgewichtssysteme im Ohr
- Fehlfunktion der Hörorgane

▸ **Viszerale Symptomkomplexe**
- unspezifische Verdauungsstörungen
- Stoffwechselstörungen

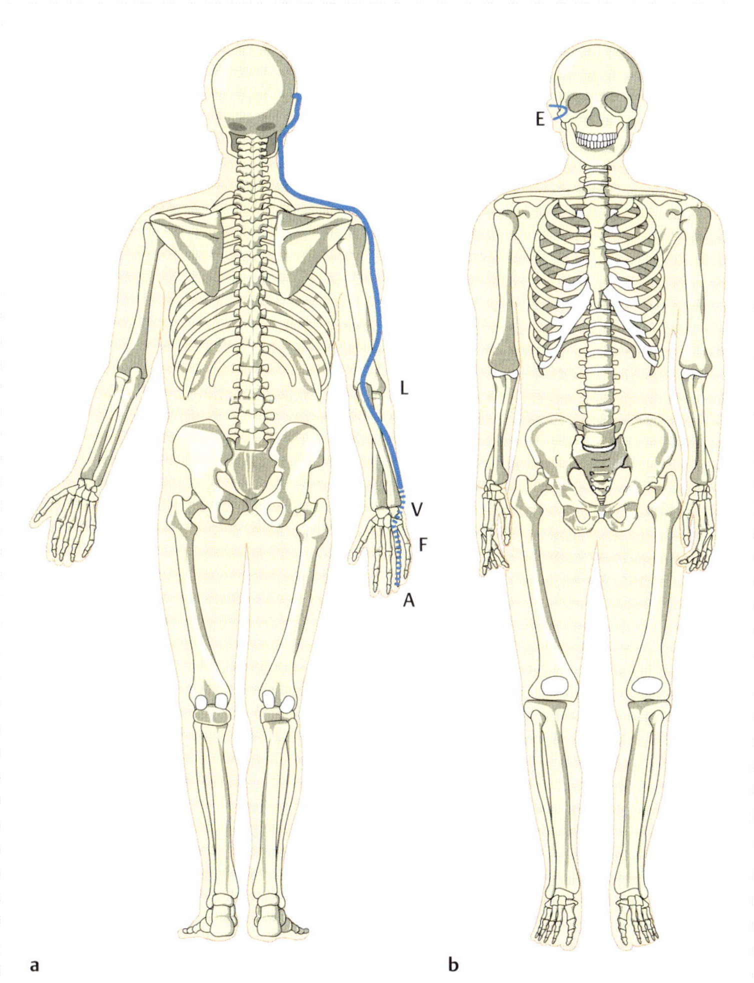

Abb. 9.15 Der Dreifach-Erwärmer-Meridian.
a Ansicht von dorsal.
b Ansicht von ventral.

Dickdarmmeridian

▶ **Verlauf** (▶ **Abb. 9.16**)

- Zeigefinger, daumenseitiger Nagelwinkel (Anfangspunkt)
- in der Epiphyse der Basis II. Phalanx (Leerungspunkt)
- in der Kante Basis I. Phalanx (Verstärkungspunkt)
- durch die Tabatière
- über Hälfte Radius an der palmaren Kante
- Ende der radialen Beugefalte (Füllungspunkt)
- Deltaspitze
- 3 cun über ventrale Axillarfalte
- mittig durch die Vertiefung des Unterkiefers
- Nasenfalte, Übergang Knorpel – Knochen (Endpunkt)

▶ **Häufige Symptomkomplexe des Bewegungsapparates**

- Funktionsstörungen des Daumengrundgelenks
- Funktionsstörung des Handgelenks
- Epicondylitis lateralis
- Hypertonus und Schmerzen im Bereich des M. deltoideus
- Kiefergelenksdysfunktionen
- Entzündungen der Nasennebenhöhlen
- Nasenbluten

▶ **Viszerale Symptomkomplexe**

- chronische und akute Erkrankungen des Dickdarms

9.5.3 Zusammenfassung aller Meridianpunkte

Für die bessere Übersicht sind in ▶ Tab. 9.2 die für die Behandlung notwendigen Meridianpunkte zusammengefasst.

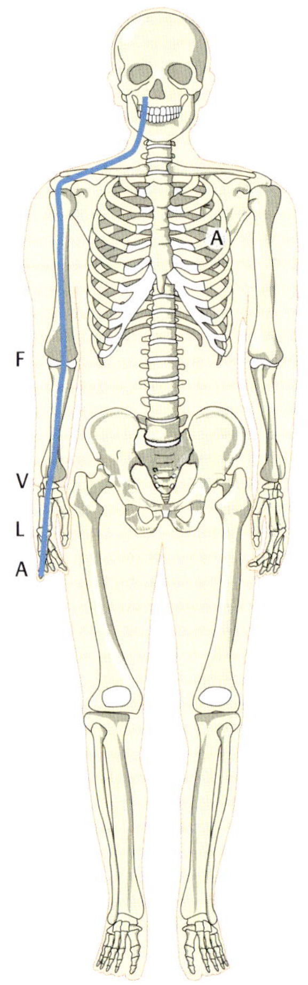

Abb. 9.16 Der Dickdarmmeridian.

Tab. 9.2 Die Meridianpunkte

Meridian	Punkte	
Nierenmeridian	A	auf der Verbindungslinie zwischen Großzehen- und Kleinzehengrundgelenk in der Furche beim Zusammendrücken des Quergewölbes
	E	2 cun von der Medianlinie des Körpers bis zum SCG
	F	3 cun über der höchsten Stelle des Knöchels direkt an der hinteren Schienbeinkante
	L	= A
	V	2 cun unter und 2 cun hinter der höchsten Stelle des Knöchels
Kreislauf-Sexus-Meridian	A	1 cun lateral und 1 cun kranial der Mamille
	E	Mittelfinger, daumenseitiger Nagelwinkel im Beginn des Hautbereiches
	F	= E
	L	distale Handgelenksfurche zwischen M. palmaris und M. flexor carpi radialis
	V	= L
Lebermeridian	A	Großzehe, lateraler Nagelwinkel
	E	2 cun kaudal, 1 cun lateral Mamille
	F	max. Beugefalte Kniegelenk
	L	lateral an der Basis proximale Phalanx direkt im proximalen im Epiphysenwinkel
	V	lateral an der Basis, proximaler Tarsalknochen I direkt im Epiphysenwinkel

Tab. 9.2 Fortsetzung

Meridian	Punkte	
Lungenmeridian	A	2. ICR, Medioklavikularlinie
	E	Nagelwinkel Daumen, Kleinfingerseite
	F	Radialisrinne, distale Handgelenksfurche
	L	1 cun radial der Bizepssehne in der Beugefalte
	V	= F
Milz-Pankreas-Meridian	A	Großzeh, medialer Nagelwinkel
	E	Ende 11. Rippe
	F	medialer/proximaler Epiphysenwinkel Phalanx I
	L	Gelenkspalt Os naviculare, Os cuneiforme I
	V	distale Epiphyse Metakarpale I in der Kerbe zum Caput
Herzmeridian	A	1 cun medial vordere Axillarlinie
	E	Nagelwinkel, Daumenseite am Kleinfinger
	F	= E
	L	mediales Os pisiforme, distale Handgelenksfurche
	V	= L
Dünndarmmeridian	A	Kleinfinger, ulnarer Nagelwinkel
	E	Mitte Ohrläppchen
	F	distales Os metacarpale V in der Epiphysenfuge
	L	zwischen Olekranon und medialem Epikondylus
	V	Basis Metakarpale V in der Epiphysenfuge
Blasenmeridian	A	medialer Beginn der Augenbraue
	E	Nagelwinkel V. Zeh, lateral
	F	= E
	L	in der Epiphysenfuge Caput Os metacarpale V
	V	Basis Os metacarpale V in der Epiphysenfuge
Dreifach-Erwärmer-Meridian	A	ulnarer Nagelwinkel Ringfinger
	E	oberer Traguseinschnitt
	F	zwischen IV.–V. Karpalknochen genau mittig im Gelenkspalt (proximal)
	L	mittig auf dem Olekranon
	V	von Punkt F über das Gelenk bis zur anderen Seite des Gelenkspaltes
Gallenblasenmeridian	A	kleine Fossa nähe Orbitalwinkel
	E	lateraler Nagelwinkel IV. Zeh
	F	laterale/proximale Syndesmose I. Phalanx des IV. Zehs
	L	5 cun von höchster Stelle Knöchel am ventralen Fibularand
	V	Gelenkspalt zwischen Os cuboideum und Kalkaneus
Dickdarmmeridian	A	Zeigefinger, daumenseitiger Nagelwinkel
	E	Nasenfalte, Übergang Knorpel–Knochen
	F	Ende der radialen Beugefalte
	L	in der Epiphyse der Basis II. Phalanx
	V	in der Kante Basis I. Phalanx
Magenmeridian	A	4 cun kranial, 1 cun dorsal des Orbital-Jochbein-Winkels in der Schädelnaht
	E	II. Zeh, lateraler Nagelwinkel
	F	Sprunggelenk Gelenkspalt, zwischen den Extensorensehnen
	L	= E
	V	Gelenkspalt Os cuboideum/Os naviculare/Os cuneiforme

A: Anfangspunkt, E: Endpunkt, F: Füllungspunkt, L: Leerungspunkt, V: Verstärkungspunkt

9.6 Untersuchung und Behandlung der Meridiane

9.6.1 Untersuchung der peripheren Meridiane

Ein Meridian versorgt das Gewebe, durch das er läuft, und das Organ, dessen Namen er trägt.

► **Beispiel Blasenmeridian.** Der Blasenmeridian verläuft im Bereich der Wirbelsäule. Aufgrund seines Verlaufs könnte der Blasenmeridian für Rückenschmerzen in allen Bereichen der Wirbelsäule verantwortlich sein.

► **Test**

- Der Patient löst die Schmerzsymptomatik durch eine Bewegung aus und beschreibt die Schmerzstärke auf einer Skala von 0–10.
- Der Therapeut drückt mit dem Behandlungsstab den Füllungspunkt.
- Der Patient löst die Schmerzsymptomatik direkt im Anschluss über dieselbe Vorgehensweise aus und beschreibt die Schmerzstärke auf einer Skala von 0–10.

► **Mögliche Ergebnisse**

1. Keine Veränderung des Schmerzes – der Meridian ist an der Schmerzsymptomatik nicht beteiligt.
2. Der Schmerz verstärkt sich – der Meridian ist im Verhältnis zum Normalzustand übermäßig gefüllt und muss nun geleert werden.
3. Der Schmerz ist geringer – der Meridian ist im Verhältnis zum Normalzustand leer und sollte nun gefüllt werden.

9.6.2 Behandlung des großen Energiekreislaufs

Die Behandlung des großen Kreislaufs setzt eine gute Funktion des kleinen Kreislaufs voraus, da die Meridiane des großen Kreislaufs ihre Energie aus dem kleinen Kreislauf beziehen. Zeigen sich eine größere Anzahl an peripheren Symptomkomplexen, sollte zuerst der kleine Kreislauf behandelt werden, bevor die peripheren Meridiane mit in die Behandlung einbezogen werden.

Da mit der Meridianbehandlung keine übermäßige Energie vernichtet und keine fehlende Energie erzeugt werden kann, muss die Energie immer im Zusammenspiel mit den anderen Meridianen sinnvoll verschoben werden. Hierfür ist die Reihenfolge der Meridiane wichtig. Ein Meridian schließt sich dem nächsten Meridian an. Die Energie fließt auf der Meridianuhr (► Abb. 9.17) im Uhrzeigersinn entlang.

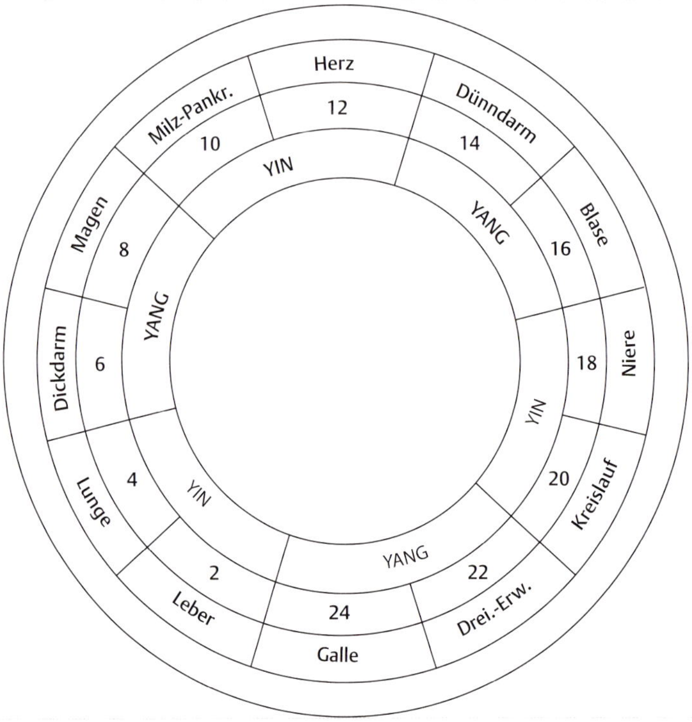

Abb. 9.17 Die Meridianuhr.

Möglichkeiten der Energieverschiebung

Gegensätzliche Meridiane

Meridiane, die auf der Organuhr gegenüberliegen, haben eine gegenläufige Beziehung zueinander.

▶ **Beispiel Blasenmeridian.** Ist der Blasenmeridian vermehrt mit Energie gefüllt, ist die Energie im gegenüberliegenden Lungenmeridian vermindert. Nun kann der Blasenmeridian geleert werden, indem die Energie in den Lungenmeridian verschoben wird (▶ Abb. 9.18).

1. Anfangspunkt Lungenmeridian
2. Endpunkt Blasenmeridian
3. Leerungspunkt Blasenmeridian
4. Verstärkungspunkt Blasenmeridian
5. Füllungspunkt Lungenmeridian
6. Verstärkungspunkt Lungenmeridian

Wenn ein leerer Blasenmeridian aus der Lunge gefüllt werden soll, kann die Energie umgekehrt aus dem Lungenmeridian in den Blasenmeridian verschoben werden.

1. Anfangspunkt Blasenmeridian
2. Endpunkt Lungenmeridian
3. Füllungspunkt Blasenmeridian
4. Verstärkungspunkt Blasenmeridian
5. Leerungspunkt Lungenmeridian
6. Verstärkungspunkt Lungenmeridian

Mit dieser Vorgehensweise können alle Meridiane des peripheren Kreislaufs behandelt werden.

Folgende Meridiane

Folgende Meridiane auf der Meridianuhr lassen sich behandeln, indem die Energie auf den oder die folgenden Meridiane verteilt wird, oder indem man die Energie aus den vorherigen vollen Meridianen auf den leeren folgenden Meridian verschiebt (▶ Abb. 9.19).

▶ **Beispiel Blasenmeridian.** Bei einem vollen Blasenmeridian (oft akute Wirbelsäulensymptomatik) kann die Energie auf folgenden Nierenmeridian verschoben werden:

1. Anfangspunkt Nierenmeridian
2. Endpunkt Blasenmeridian
3. Leerungspunkt Blasenmeridian
4. Verstärkungspunkt Blasenmeridian
5. Füllungspunkt Nierenmeridian
6. Verstärkungspunkt Nierenmeridian

Bei einem leeren Blasenmeridian (oft chronifizierte Wirbelsäulensymptomatik) kann man Energie aus dem vorherigen Dünndarmmeridian in den Blasenmeridian verschieben:

1. Anfangspunkt Blasenmeridian
2. Endpunkt Dünndarmmeridian
3. Füllungspunkt Blasenmeridian
4. Verstärkungspunkt Blasenmeridian
5. Leerungspunkt Dünndarmmeridian
6. Verstärkungspunkt Dünndarmmeridian

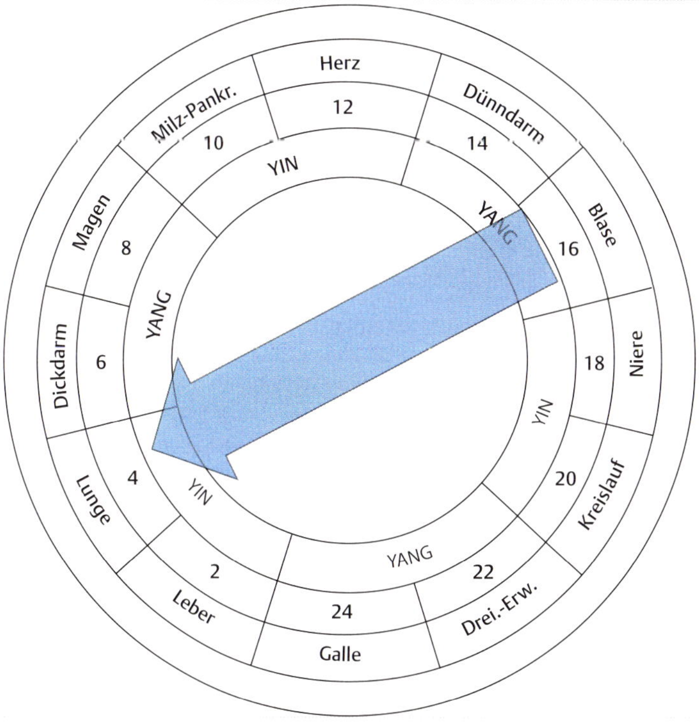

Abb. 9.18 Energieverschiebung in den gegenüberliegenden Meridian.

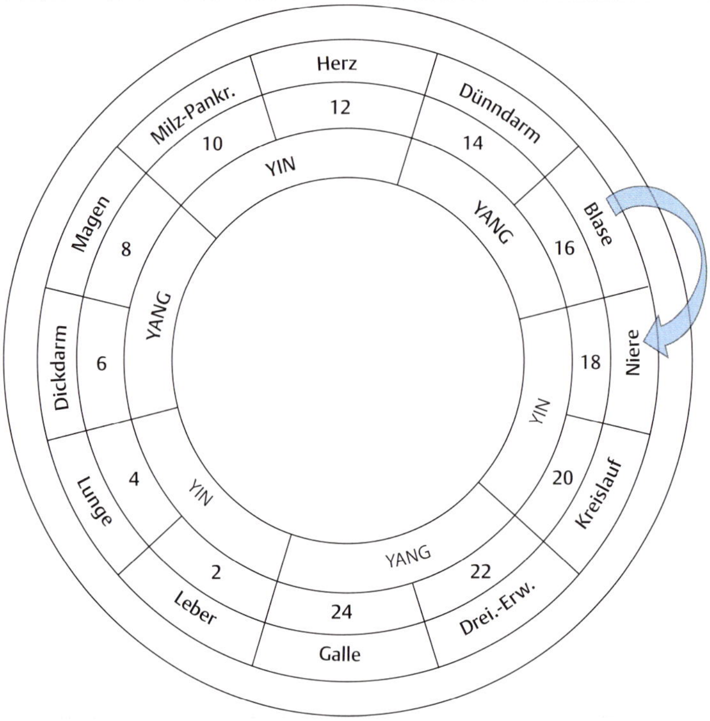

Abb. 9.19 Energieverschiebung über folgende Meridiane auf der Meridianuhr am Beispiel des Blasenmeridians.

Reicht eine der beiden Methoden zur Energieverschiebung nicht aus, können beide Varianten miteinander kombiniert werden.

Zuerst könnte ein leerer Blasenmeridian mit dem auf der Meridianuhr gegenüberliegenden Lungenmeridian gefüllt werden.

Verbessert sich die Schmerzsymptomatik nicht zufriedenstellend, kann der Blasenmeridian zusätzlich mit dem vorherigen Dünndarmmeridian weiter aufgefüllt werden.

Kombinierte Meridianbehandlung

Die beiden Behandlungsverfahren lassen sich auch miteinander kombinieren. Im folgenden Beispiel wird zuerst der gegenüberliegende Meridian für den Energieausgleich verwendet. Da dies in diesem Beispiel nicht ausreicht, um die Symptomatik deutlich zu verbessern, wird zusätzlich noch der folgende Meridian mit für den Energieausgleich verwendet.

▸ Beispiel Blasenmeridian

1. Test (Schmerz auslösen – Füllungspunkt – Schmerz erneut auslösen)
   - *Ergebnis:* Schmerzwahrnehmung des Patienten ist verbessert.
   - *Folge:* Füllen des Blasenmeridians
2. Anfangspunkt Blasenmeridian
3. Endpunkt Lungenmeridian
4. Füllungspunkt Blasenmeridian
5. Verstärkungspunkt Blasenmeridian
6. Leerungspunkt Lungenmeridian
7. Verstärkungspunkt Lungenmeridian
8. Re-Test (Schmerz auslösen)
   - *Ergebnis:* Schmerzwahrnehmung des Patienten ist weiter verbessert, aber noch nicht schmerzfrei
   - *Folge:* weiteres Füllen des Blasenmeridians
9. Anfangspunkt Blasenmeridian
10. Endpunkt Dünndarmmeridian
11. Füllungspunkt Blasenmeridian
12. Verstärkungspunkt Blasenmeridian
13. Leerungspunkt Dünndarmmeridian
14. Verstärkungspunkt Dünndarmmeridian
15. Re-Test (Schmerzwahrnehmung weiter verbessert, im besten Fall schmerzfrei)

Allgemeine Verlagerung ins Yin oder Yang als Test und Therapie

Ist sich der Therapeut nicht sicher, ob sich eine Problematik im Yin- oder Yang-Zustand befindet, nutzt man den Weg auf dem Konzeptionsgefäß von der Symphyse zum Bauchnabel, um vermehrt Energie ins Yin umzuwandeln. Bessert sich die Symptomatik, so ist die Dysfunktion auf einen Yang-Zustand zurückzuführen. Verschlechtert sich die Symptomatik, so ist die Dysfunktion auf einen Yin-Zustand zurückzuführen.

Für eine ganz allgemeine und unspezifische Therapie kann man anschließend entweder das Konzeptions- oder das Gouverneursgefäß im kompletten Verlauf mit einem Massagestab mehrfach bis zu einer deutlichen Rötung und einer Besserung der Symptomatik nachziehen.

Diese Behandlung zeigt eine gute Wirkung. Im Speziellen wirkt die Behandlung über die beiden Hauptgefäße sehr gut bei Schmerzzuständen, die sich auf der Körpermittellinie zeigen.

9.7 Energetische Behandlung von Narben

Narben können den Verlauf von Meridianen unterbrechen oder stören. In diesem Fall sollte die Narbe „entstört", also wieder für die Energie durchgängig gemacht werden.

Zuerst muss die eigentliche Größe der Narbe festgestellt werden. Hierzu muss die gesamte Narbe palpiert und beurteilt werden. Der Therapeut muss darauf achten, ob die Narbe unter der Haut, also unter dem eigentlich sichtbaren Narbenbereich, noch größer ist. Behandelt wird die maximale Ausdehnung der Narbe (sichtbare Narbe und unsichtbares Narbengewebe unter der Haut).

Eine Narbe kann eine Energiestauung aufweisen. Diese Narbe wird dann als *„volle Narbe"* bezeichnet und ist übermäßig mit Energie gefüllt. Eine *„leere Narbe"* weist in der Symptomatik ein deutliches Defizit an Energie auf.

▸ Symptome einer „vollen Narbe"

- gerötet
- erhaben
- hypersensibel bis hin zu schmerzhaft
- mit der Handrückseite des Therapeuten deutlich spürbare größere Wärmeabstrahlung als im umgebenden Gewebe
- Pulstest ist positiv. (Es wird mit einer Hand der Radialispuls des Patienten palpiert und anschließend mit der anderen Hand sehr leicht über die Narbe gestrichen. Kommt es zu einer kurzen Veränderung des Pulses, die deutlich zu spüren ist, spricht dies für eine energetische Störung der Narbe.)

▸ Symptome einer „leeren Narbe"

- weiße
- eingezogen
- hyposensibel bis asensibel
- mit der Handrückseite des Therapeuten deutlich spürbare geringere Wärmeabstrahlung als im umgebenden Gewebe
- Pulstest ist positiv

Eine Narbe, die eine Mischung der Symptome und gleichzeitig einen positiven Pulstest aufweist, wird als eine *„gemischte Narbe"* bezeichnet.

9.7.1 Behandlung einer vollen Narbe

Bei der vollen Narbe behandelt der Therapeut einen oder mehrere Akupunkturpunkte nebeneinander (je nach Breite der Narbe) im Verlauf der Energie nach der Narbe. Diese Punkte liegen maximal 1 cun von der Narbe entfernt und können mit dem Stab ertastet werden.

Nach dem Drücken der Punkte streicht man mit dem Stab vom Rand der Narbe über den Punkt und dann weiter im Verlauf des Meridians (oder des Gewebes) in Energieflussrichtung (▸ Abb. 9.20).

9.7.2 Behandlung einer leeren Narbe

Bei der leeren Narbe behandelt der Therapeut einen oder mehrere Akupunkturpunkte nebeneinander (je nach Breite der Narbe) im Verlauf der Energie vor der Narbe. Diese Punkte liegen maximal 1 cun von der Narbe entfernt und können mit dem Stab ertastet werden.

Nach dem Drücken der Punkte streicht man mit dem Stab von dem Meridian (oder dem Gewebe) über die Punkte bis an den Rand der Narbe in Energieflussrichtung (▸ Abb. 9.21).

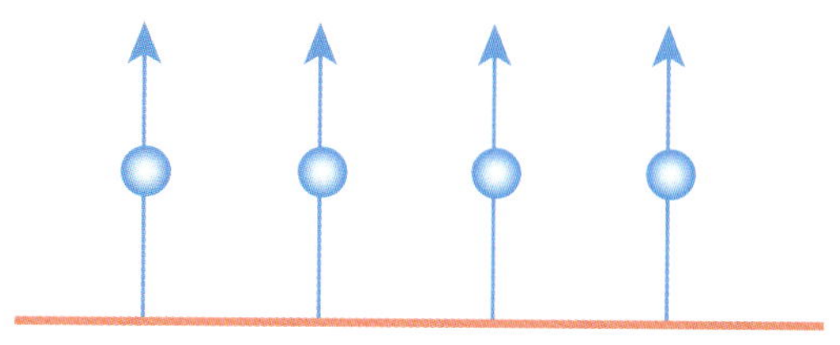

Abb. 9.20 Behandlung einer vollen Narbe.

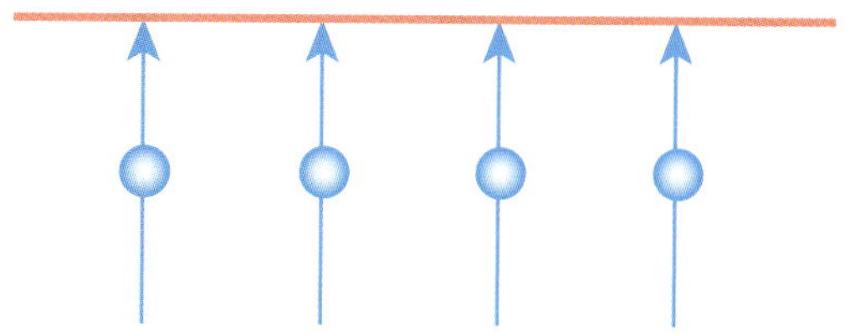

Abb. 9.21 Behandlung einer leeren Narbe.

9.7.3 Behandlung von gemischten Narben

Bei der gemischten Narbe behandelt der Therapeut einen oder mehrere Akupunkturpunkte nebeneinander (je nach Breite der Narbe) im Verlauf der Energie nach der Narbe und vor der Narbe. Diese Punkte liegen maximal 1 cun von der Narbe entfernt und können mit dem Stab gedrückt werden.

Nach dem Drücken der Punkte streicht man mit dem Stab in Energieflussrichtung über den Meridian (oder das Gewebe), weiter über den Punkt vor der Narbe, über die Narbe selbst, dann über den Punkt nach der Narbe und weiter über den Meridian (oder das Gewebe) in Energieflussrichtung (▶ Abb. 9.22).

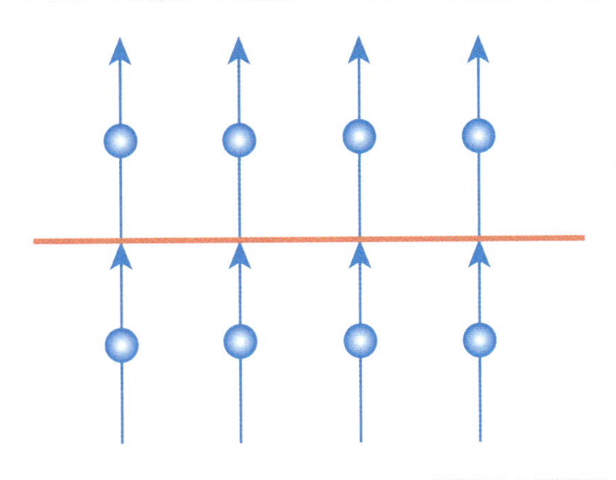

Abb. 9.22 Behandlung einer gemischten Narbe.

9.7.4 Behandlung von rezidivierenden Störungen einer Narbe

Lässt sich eine Narbe nicht entstören, bzw. wenn in den folgenden Behandlungen die Narbe wieder erneut gestört ist, kann man auf folgende Behandlungsvariante zurückgreifen (▶ Abb. 9.23):

Es werden alle Punkte (ca. 1 cun Abstand) um die Narbe herum gedrückt und anschließend miteinander verbunden. Diese Behandlung muss mehrfach durchgeführt werden, bis sich Kollateralen gebildet haben. Der Patient kann diese Behandlung auch zusätzlich zuhause selber durchführen.

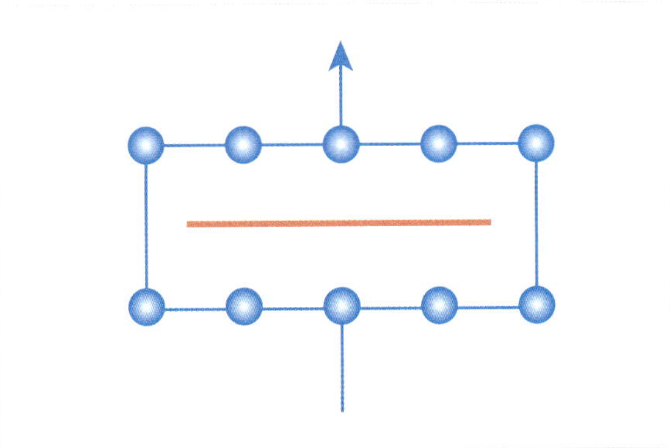

Abb. 9.23 Behandlung einer rezidiv gestörten Narbe.

10 Psycho-emotionale Ebene

10.1 Limbisches System

Das limbische System ist eine aus mehreren Strukturen bestehende zentrale Funktionseinheit, die im Kollektiv die Sicherung des Überlebens, die Regulation der Homöostase, die Ausgestaltung des Interaktionsverhaltens sowie die Entstehung von Emotionen und damit verbundenen Lernprozessen zum Zweck hat. Dementsprechend kommt ihm im Zusammenhang mit der psycho-emotionalen Ebene eine entscheidende Bedeutung zu, denn die körperlichen Reaktionen auf einen Stimulus basieren auf der Bewertung der aktuellen Situation.

Erstmals entdeckt wurde das limbische System von Paul Broca 1878. Den Namen wählte er aufgrund seiner Anordnung im Gehirn (lateinisch: limbus = Borte): Es ist ring-/saumförmig um das Diencephalon angeordnet (Aumüller et al., 2014) (Cyffka, 2010). Besonders namensprägend ist dabei der *Gyrus cinguli*, auch bezeichnet als Gyrus limbicus ((Kahle u. Frotscher, 2009), S. 336).

Der *Papez-Kreislauf* (auch als Papez-Neuronenkreis bezeichnet) wird häufig in Verbindung mit dem limbischen System genannt. Der Entdecker James W. Papez vermutete 1937, den Erregungskreislauf für Emotionen gefunden zu haben. Auch wenn er mit dieser Annahme falschlag, entdeckte er doch einen in sich geschlossenen „Neuronenkreis", also die Ansammlung verschiedener Kerne, die über neuronale Bahnen miteinander in Verbindung stehen – sowohl ausgehend vom als auch endend im Hippocampus ((Schünke et al., 2012a)S. 482). Heute ist bekannt, dass dem Papez-Kreislauf aufgrund der Verbindung verschiedener zentraler Areale eine erhebliche Bedeutung in Bezug auf die Gedächtnisbildung zukommt ((Endspurt Vorklinik, 2013), S. 63; (Boeck et al., 2009), S. 371).

Im Folgenden ist der Verlauf schematisch dargestellt:

„Hippocampus → Fornix (1) → Corpus mamillare (2) → Tractus mamillothalamicus → (Visq-d'Azyr-Bündel (3)) → Nuclei anteriores thalami (4) → Tractus (Radiatio) thalamocingularis → Gyrus cinguli (5) → zingulohippokampale Fasern → Hippocampus" ((Schünke et al., 2012a), S. 482, ▸ Abb. 10.1).

Das limbische System besteht aus einem Komplex mehrerer Einzelstrukturen, die sich zu einer funktionellen Einheit zusammenschließen (▸ Abb. 10.2).

Aufgrund ihrer topografischen Anordnung können die einzelnen Areale in einen äußeren und einen inneren Bogen unterteilt werden.

10.1.1 Äußerer Bogen

Der äußere Bogen umfasst folgende Strukturen ((Schünke et al., 2012a), S. 482):

▸ **Gyrus cinguli.** Dieser steht mit vielen Strukturen in Verbindung ((Kahle u. Frotscher, 2009), S. 338):

- Riechrinde
- Hypothalamus
- frontale Rinde
- kaudaler Abschnitt der orbitalen Rinde
- oraler Abschnitt der Inselrinde

Die Rinde des Gyrus cinguli nimmt Einfluss auf den Hypothalamus und das Vegetativum ((Schünke et al., 2012a), S. 338). Dies wird durch die Beobachtung bestätigt, dass eine elektrische Reizung der oralen Region den Blutdruck, die Herzfrequenz und die Atmung verändert ((Kahle u. Frotscher, 2009), S. 338), S. 338). Der Gyrus cinguli trägt zu Eigenschaften wie Antrieb und Effektivität bei. Zudem hat er Einfluss auf Mimik, Sprachmelodie, Spontaneität und Interesse ((Schünke et al., 2012a), S. 489). Er hat Anteil an der Aufmerksamkeitsleistung und kann diese durch die Verbindung zum limbischen System den affektiv-motivationalen Situationskomponenten (wie z. B. Schmerz) widmen ((Hoheisel, 2012), S. 230).

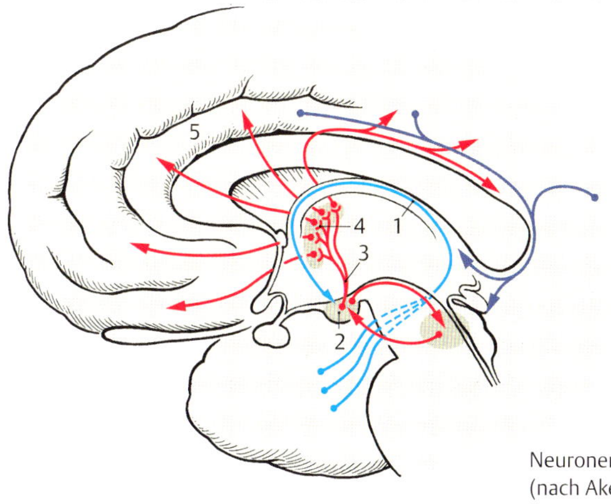

Abb. 10.1 Der Papez-Kreislauf. (Kahle, 2002)

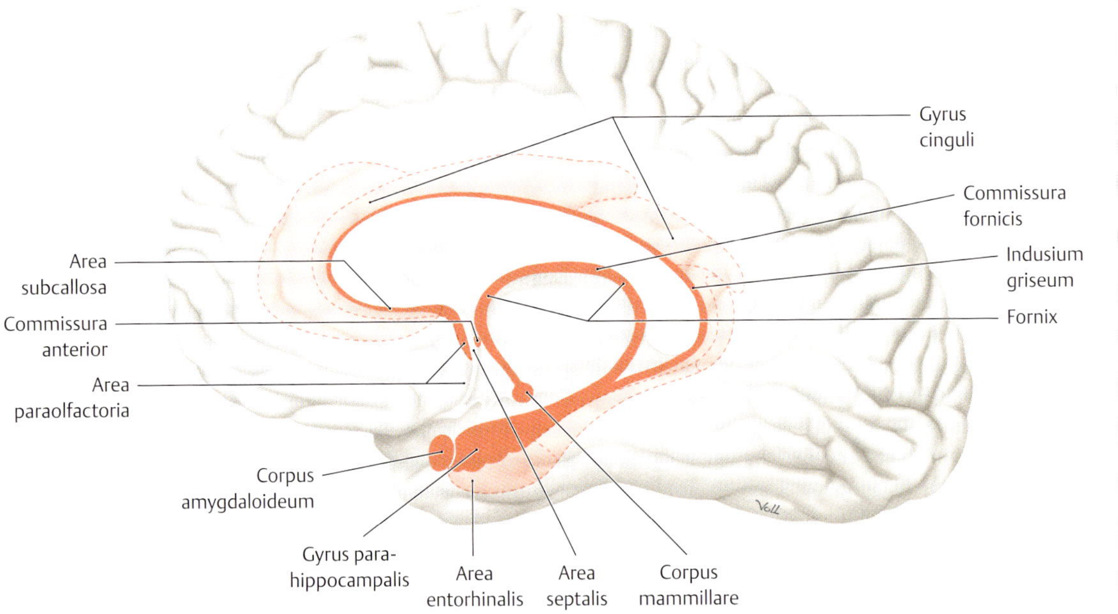

Abb. 10.2 Das limbische System. (Schünke, 2012a)

▶ **Area subcallosa.** Auch Area parolfactoria genannt (Kahle u. Frotscher, 2009). Hier ist ein Teil der Neurone des olfaktorischen Systems angelegt. Die hier aussprossenden Axone werden in die Habenula, einer expliziten Umschaltstelle, und den Hippocampus weitergeleitet ((Schünke et al., 2012a), S. 509). Der enge Bezug zum limbischen System verdeutlicht die Wichtigkeit des Geruchssinns, der vor allem in der Vergangenheit überlebenswichtig war. Gerüche sind aber auch heute noch stark emotional verknüpft, sodass sie ausreichen, um über Sympathie/Antipathie oder Gefahr/Entspannung entscheiden zu lassen.

▶ **Gyrus parahippocampalis.** Dieser liegt im medialen Temporallappen ((Kahle u. Frotscher, 2009), S. 214).

10.1.2 Innerer Bogen

Der innere Bogen impliziert folgende Strukturen:

▶ **Hippocampus.** Der Hippocampus setzt sich aus weiteren Unterstrukturen zusammen:

- Gyrus dentatus
- Cornu ammonis/Ammonshorn
- Subiculum

Unter anderem ist der Gyrus dentatus an der Neurogenese (Produktion neuer Neurone) beteiligt. Wenn auch die Funktion der neuen Nervenzellen noch umstritten ist, so werden sie doch als funktionell bedeutsam bei der Gedächtniskonsolidierung expliziter Gedächtnisinhalte kategorisiert ((Weiß, 2005), S. 364). Sowohl infolge kurzfristiger als auch langfristiger Lernprozesse lassen sich bereits Veränderungen von Struktur bzw. Form erkennen (Weiß, 2005),, wodurch das plastische Potenzial deutlich wird.

Unabhängig von der Neurogenese wird dem Hippocampus eine wichtige Funktion bei der Ausbildung des Langzeitgedächtnisses zugesprochen. Werden Erinnerungen immer wieder durch die gleichen Erfahrungen oder durch den regelmäßigen Abruf bestätigt, so bildet sich eine stabile Gedächtnisspur. Dieser Prozess wird auch als *Gedächtniskonsolidierung* bezeichnet. Diese ist jedoch nie an einem endgültigen Punkt angekommen, da sie aufgrund eines neuen Ereignisses oder einer neuen Empfindung in einem altbekannten Kontext variieren kann.

Es ist möglich, dass aufgrund der eigenen Erinnerung der Geruch eines Parfums immer positiv besetzt war. Durch eine neue unangenehme Bekanntschaft hingegen, wird ein Teil dieser positiven Verknüpfung aufgehoben. Das Beispiel verdeutlicht, dass der Hippocampus bei Lernprozessen eine elementare Rolle spielt.

Eine Entfernung der Struktur, wie sie z. B. bei schweren Epilepsien in Betracht gezogen wird, führt zu einem Ausfall des Langzeitgedächtnisses ((Kahle u. Frotscher, 2009), S. 232).

Der Hippocampus steht über Afferenzen aus andern Hirnregionen mit vielen zentralen Arealen in Verbindung. Er empfängt nachweislich „optische, akustische, taktile, viszerale und nur in geringem Maße olfaktorische Impulse" ((Kahle u. Frotscher, 2009), S. 232). Er leitet die Informationen weiter in den Fornix, der diese wiederum im Sinne des Papez-Kreislaufs in das Corpus mamillare, aber auch zum Thalamus oder den septalen Kernen leitet ((Schünke et al., 2012a), S. 483). Von ihm ausgehend führen Fasern zur Area subcallosa ((Kahle u. Frotscher, 2009), S. 222).

Durch diese vielzähligen Verbindungen übt der Hypothalamus einen beträchtlichen Einfluss auf Endokrinum, Viszerum und Emotionen aus.

Ein Anteil des Hippocampus besteht zudem aus *Pyramidenzellen*. Sie bilden das Stratum pyramidale. Den Pyramidenzellen zugehörige Synapsen, genauer: spezifische Rezeptoren, können eine Form der „synaptischen Plastizität" (Sprengel, 2012) an den Tag legen, indem sie die Übertragungseffizienz des spezifischen Botenstoffes Glutamat je nach Bedarf steigern oder abschwächen (Sprengel, 2012).

In der Vergangenheit wurde die räumliche Orientierung als zentrale Aufgabe des Hippocampus beschrieben. Inzwischen konnten aber Forscher des Max-Planck-Instituts differenziert belegen, dass

1. räumliche Assoziationen unabhängig,
2. räumliche Entscheidung abhängig und
3. räumliche Erinnerung wiederum unabhängig dieser Rezeptoren erfolgen (Sprengel, 2012).

▸ **Indusium griseum.** Dieser sich zugunsten des Balkens inzwischen stark rückbildende Rindenabschnitt stellt heutzutage nur noch eine schmale Schicht von Nervenzellen dar ((Kahle u. Frotscher, 2009), S. 222). Er bildet den Ausläufer der Hippocampusformation ((Kahle u. Frotscher, 2009), S. 232).

▸ **Fornix.** Der Fornix vernetzt das limbische System mit dem Hypothalamus. Zudem ist er eine verbindende Struktur im Papez-Kreislauf zwischen Hippocampus und Corpus mamillare ((Kahle u. Frotscher, 2009), S. 336).

▸ **Area septalis (kurz: Septum).** Sie empfängt einen Teil der Axone aus dem Tractus olfactorius ((Schünke et al., 2012a), S. 480) und leitet diese, wie auch die Area subcallosa, nach neuer Verschaltung zur Habenula und zum Hippocampus weiter ((Schünke et al., 2012a), S. 509). Zudem steht sie in wechselseitiger Verbindung zu Zentren der zirkadianen Rhythmen und der damit verbundenen Melatoninfreisetzung ((Graumann, 2005), S. 383). Weiterhin ist der Fornix sehr stark mit dem Hippocampus verbunden ((Kahle u. Frotscher, 2009), S. 338). Über die Kerne dieses Areals ist eine acetylcholinerge Versorgung des Hippocampus gewährleistet.

▸ **Diagonales Band nach Broca.** Diese Struktur begrenzt die Substantia perforata anterior ((Kahle u. Frotscher, 2009), S. 226). Weiterhin provoziert eine Reizung dieser Region Wohlbefinden und Euphorie. Es führt darüber hinaus Afferenzen für den Bulbus olfactorius ((Kahle u. Frotscher, 2009), S. 338).

▸ **Gyrus paraterminalis.** Der Gyrus paraterminalis empfängt Fasern aus dem Gyrus cinguli.

10.1.3 Weitere Strukturen des limbischen Systems

Zudem werden weitere Strukturen dem limbischen System zugerechnet:

▸ **Amygdala.** Die Amygdala, auch bezeichnet als Corpus amygdaloideum oder Mandelkern, liegt medial am Temporallappen und ist eine der überlebenssichersten Strukturen des Körpers.

In der Amygdala werden Informationen aus anderen Hirnregionen analysiert und entsprechend bewertet, sodass der Körper zeitnah nach einem erfolgten Stimulus auf die damit potenziell verbundene Gefährdung reagieren kann. Für eine möglichst schnelle Reaktion bestehen zentrale Verbindungen, über die die Amygdala die endokrine und vegetative Aktivität beeinflussen kann ((Graumann, 2005), S. 383). Der Amygdala wird die Regulation vegetativer und emotionaler Reaktionen wie Sympathikussteigerung, Aufmerksamkeitsreaktion, Sekretion der Verdauungssäfte, Sexualität, Miktion und Defäkation zugeschrieben. Wenn auch die Zuordnung aufgrund der komplexen Strukturanordnung im Zielgebiet schwierig ist, so vermutet man in dem medialen Anteil der Amygdala eine steigernde Wirkung auf Aggression, Sexual- und Fresstrieb, wohingegen die laterale Kerngruppe dämpfend wirkt ((Kahle u. Frotscher, 2009), S. 228). Die Reizbeurteilung ist auch an dieser zentralen Schaltstelle mit dem Geruchssinn verknüpft ((Schünke et al., 2012a), S. 480). Insgesamt kommt ihr eine hohe Bedeutung bezüglich der Emotionen zu: Im Allgemeinen kann der Amygdala eine „emotionale Verstärkerfunktion" ((Schünke et al., 2012a), S. 323) zugesprochen werden. Darüber hinaus kann sie aufgrund ihrer umfangreichen Vernetzung die emotionale Färbung im Rahmen der Gedächtnisbildung und der strategischen Planung vornehmen. Auf diese Weise können Angst-, Abwehr- und Fluchtverhalten konditioniert werden ((Graumann, 2005), S. 383).

In der Konsequenz auf einen Reiz wird an dieser Stelle ebenfalls gesundheitsförderndes Verhalten generiert; Abwehr, Flucht- und Vermeidungsverhalten sind das Resultat eines bedrohlich wirkenden Stimulus. ((Slater, 2005), S. 403). Dies kann bis hin zu einer angstinduzierten Analgesie führen ((Slater, 2005), S. 525). Diese Gefährdung entspricht jedoch nicht zwangsläufig einer reellen Gefahr; es reicht beispielsweise schon die Vorstellung einer Berührung an einer verletzten/schmerzenden Körperstelle, die bei einem Patienten eine Ausweich- oder Abwehrbewegung provozieren kann.

Demnach ist entscheidend, wie der Patient die therapeutische Intervention beurteilt. In der Folge ist es sehr wichtig, dass der Patient versteht, was der Therapeut vorhat, dass er nachvollziehen kann, warum er Schmerzen hat, dass diese vielleicht in dem Moment sogar physiologisch sind.

Merke

Je mehr der Patient die Prozesse versteht, umso weniger bedrohlich nimmt er die einwirkenden Reize wahr, umso geringer ist seine Abwehr und umso höher das Vertrauen.

Denn im weiteren Schritt ist die Amygdala ebenso für die Ausbildung eines deklarativen Gedächtnisses zuständig. Der Körper verknüpft die Erfahrungen mit möglichst vielen Reizen. Mit diesen Reizen wird mithilfe des Hippocampus die Information aus dem Kurzzeit- in das Langzeitgedächtnis transportiert, sodass bei erneutem Eintreten einer ähnlichen Situation der Körper umso schneller auf den Reiz reagieren kann. Je häufiger die Reize identisch sind, umso schneller wird eine solche Gedächtnisspur stabilisiert.

▸ **Corpus mamillare.** Das Corpus mamillare bildet gemeinsam mit dem Chiasma opticum und dem Tuber cinerum den Hypothalamus und bildet dessen kaudalen Abschnitt.

▸ **Hypothalamus.** Der Hypothalamus ist *keine* Struktur des limbischen Systems. Er unterhält jedoch eine sehr wichtige Verbindung zu diesem und soll aufgrund der Tragweite und zum besseren Verständnis hier nicht unerwähnt bleiben.

Die Verbindung zwischen Hypothalamus und limbischem System besteht über Fasern des Fornix, Bahnen aus dem olfaktorischen System, das Informationen aus dem Hippocampus transportiert und über Afferenzen aus der Amygdala ((Schünke et al., 2012a), S. 339) ((Kahle u. Frotscher, 2009), S. 336). Efferent leitet der Hypothalamus die Informationen an die parasympathischen Kerne im Hirnstamm, zur Formatio reticularis, dem Gyrus cinguli sowie zur Hypophyse ((Schünke et al., 2012a), S. 339). Durch diese Vernetzung kann er seiner Funktion gerecht werden, die in der Regulation der vegetativen, aber auch der endokrinen Funktionen besteht – sowie in der Abstimmung dieser beiden Systeme aufeinander ((Kahle u. Frotscher, 2009), S. 194). Exemplarisch sind hier die Regulation von Körpertemperatur, Schilddrüsenfunktion, Salz- und Wasserhaushalt, Triebverhalten, Funktionen des Herz-Kreislauf-Systems, Schlaf-Wach-Rhythmus, Atmung und Verdauung zu nennen ((Kahle u. Frotscher, 2009), S. 198). Insbesondere wird aber auch durch die Beziehung zur Amygdala und deren Situationsbewertung im Bedarfsfall über die entsprechende Ausschüttung von Adrenalin, Noradrenalin und Kortisol der Körper in eine Kampf- bzw. Fluchtbereitschaft versetzt, folglich unterliegt das Affektverhalten ebenfalls dem limbischen System.

Auf diese Weise nehmen die Kerne des Hypothalamus auch Einfluss auf Motivation (zur Bedürfnisbefriedigung) wie auch Emotionen (als Antrieb dazu) (Haus, 2010).

Dadurch wird abermals deutlich, dass durch die empfundenen Emotionen nicht nur das vegetative Nervensystem, sondern auch das Endokrinum beeinflusst wird.

10.1.4 Hirnkerne

Weiterhin beteiligen sich unterschiedliche Kerne an den Funktionskreisen und Informationsweiterleitungen des limbischen Systems:

▸ **Nucleus anterior thalami.** Diese Kerngruppe erhält eine intensive Verbindung zum Gyrus cinguli. In ihm enden ebenfalls Afferenzen aus dem Corpus mamillare, ebenso wie Fasern aus dem Fornix. Wenn auch die spezifische Funktionszuordnung noch nicht genau geklärt ist, wird die Kerngruppe als Umschaltstelle berücksichtigt. Unter experimenteller Reizung reagieren die Probanden mit vegetativen Reaktionen, die auf den hypothalamischen Zusammenhang zurückgeführt werden ((Kahle u. Frotscher, 2009), S. 182).

▸ **Nucleus interpeduncularis.** Er ist an der unteren Grenze des Tegmentum gelegen und empfängt den vom Nucleus habenularis absteigenden Tractus habenula peduncularis ((Kahle u. Frotscher, 2009), S. 132).

Zu nennen wäre noch der **Nucleus tegmentalis dorsalis** sowie der **Nucleus tegmentalis ventralis** ((Kahle u. Frotscher, 2009), S. 336), außerdem der:

▸ **Nucleus accumbens.** In der Literatur wird der Nucleus accumbens nicht einheitlich dem limbischen System zugeordnet. Er spielt jedoch eine entscheidende Rolle in dem menschlichen Belohnungssystem. Ihm kommt daher bei motivational-gesteuerten Lernprozessen eine entscheidende Bedeutung zu. Aus diesen Gründen ist die Erwähnung der starken Verknüpfung bedeutsam ((Schünke et al., 2012a), S. 430).

Die beteiligten Gedächtnisanteile zählen teilweise zu Archi- und Paläokortex. Dies verdeutlicht, dass das limbische System in der menschlichen Entwicklung bereits sehr früh entstanden ist und zu sehr alten Gedächtnisanteilen zählt. Da jedoch auch Strukturen des Neokortex in die Prozesse des limbischen Systems integriert sind, können Informationen innerhalb von Tel-, Di- und Mesencephalon miteinander abgeglichen und integriert werden ((Schünke et al., 2012a), S. 482).

Zusammenfassung/Merke

Durch die komplexe Zusammensetzung und Verknüpfung der am limbischen System beteiligten Strukturen, erhält dieses Informationen von nahezu allen Sinnesorganen und Hirnarealen und ist im Umkehrschluss an der Regulation verschiedenster Körperreaktionen beteiligt ((Aumüller et al., 2014), S. 1243). Eine Hauptaufgabe liegt darin, die aktuelle Situation zu analysieren und abzuwägen, in welchem hormonellen, vegetativen und emotionalen Zustand der Körper zu versetzen ist, um überlebenssichernd zu reagieren.

Dadurch werden die jeweils aktuellen Stimuli kontinuierlich überprüft und Körper, und Gehirn lernen in stetiger Form, welche Situationen günstig oder gefährlich sind. Er reagiert im Bedarfsfall mit vegetativen und endokrinen Veränderungen. Auch dies ist Teil der Erinnerungen. Diese abgespeicherten Erfahrungen werden umso stabiler, je häufiger sie sich bestätigen. Die festen Gedächtnisbahnen können aber jederzeit durch veränderte Variablen durchbrochen werden.

10.2 Psycho-emotional bedingte Funktionsstörungen der vegetativ-viszeralen Reflexbogen

In den vergangenen Kapiteln wurde bereits mehrfach erläutert, dass Emotionen einen starken Einfluss auf die gewebsspezifischen Prozesse ausüben. Wie im vorangehenden Kapitel deutlich wurde, durchlaufen nahezu alle Reize und Prozesse des Gehirns das limbische System, das wiederum ein Antwortverhalten generiert. Dafür werden vegetative, endokrine und immunologische Prozesse aufeinander abgestimmt. So geht mit jeder Emotion eine physiologische Begleitreaktion einher. Dies verdeutlicht das biopsychosoziale Sein des Menschen.

Bei einigen Emotionen ist der viszerale Zusammenhang bereits allgemein bekannt und akzeptiert: Stress wirkt sich auf den Magen aus und Wut wird mit der Leber in Zusammenhang gebracht.

Es stellt sich jedoch die Frage, wie eine solche Reaktion tatsächlich aussieht. Die Erklärung ist recht einfach: Wie bei jedem Bindegewebe, das unter Stress gesetzt wird, ist zunächst eine Tonusveränderung zu vernehmen (vgl. Kap. 7). Hat der Körper aufgrund der Kontinuität des äußeren Faktors keine Möglichkeit, den Tonus zu normalisieren, folgen darauf Stoffwechselveränderungen, die bei längerem Bestehen bindegewebige Umbauprozesse nach sich ziehen. In diesem Prozess entsteht aufgrund eines äußeren Stimulus eine (temporäre) Dysfunktion und langfristig eine Läsion.

10.2.1 Indikationen

Es gibt nun 2 Möglichkeiten, weshalb der Fokus in der Schmerzphysiotherapie auf diese psycho-emotionale Ebene gerichtet werden kann:

1. In der Diagnostik und Behandlung charakterisiert sich sehr deutlich die viszerale Ebene als Schlüsselelement. Als nachfolgende Konsequenz sollte unbedingt eine ärztliche Abklärung erfolgen. Konnten pathologische Prozesse ausgeschlossen werden, besteht die Möglichkeit, auf der psycho-emotionalen Ebene einen Auslöser für das körperliche Leiden zu finden.
2. Wenn sich im Rahmen des Ebenensystems trotz ausführlicher Evaluation der anderen Ebenen (!) kein Ansatzpunkt finden lässt.

Bevor die psycho-emotionale Ebene in Betracht gezogen wird, sollte jedoch vorher eine eindeutige Befundung und Behandlung auf allen anderen Ebenen erfolgen!

10.2.2 Wahl des Regulationssystems

Grundsätzlich können für die Diagnostik auf dieser Ebene sowie die Behandlung der psycho-emotional verknüpften Prozesse des Körpers sämtliche Reflextechniken genutzt werden. Es wär also denkbar, über Fuß- oder Ohrreflexzonen, Meridiane, Bindegewebszonen und weitere Verfahren zu arbeiten.

In diesem Kontext bedarf es jedoch einer Therapieform, die dem Therapeuten eine sehr schnelle Rückmeldung gibt über

- das (Nicht-)Vorhandensein einer psycho-emotional bedingten Dysfunktion eines Organs und
- die Ansprache auf den therapeutischen Reiz.

Aus diesem Grund wurden für die Befunderhebung und als therapeutisches Mittel die neurolymphatischen Reflexzonen nach Chapman gewählt.

Wie obenstehend bereits erläutert, beruhen körperliche Dysfunktionen nicht nur auf einer physiologischen Basis, sondern auch Gedanken und selbst Erinnerungen bewirken Veränderungen in dem Gesamtsystem Mensch. So können Empfindungen, die beispielsweise von starker Trauer besetzt sind, eine Herzzone binnen Sekunden erscheinen lassen, Stress zeigt sich innerhalb weniger Augenblicke in Form einer ausgebildeten Magenzone und bei einem akut wütenden Menschen wird sich eine Leberzone finden lassen. Durch dieses schnelle Reaktionsvermögen weisen die neurolymphatischen Reflexzonen nach Chapman im Vergleich zu den anderen Reflextechniken folgende Vorteile auf:

- Der Therapeut ist nicht auf die subjektive Rückmeldung des Patienten angewiesen, die durch eine schlechte Körperwahrnehmung oder die „eigene Realität" beeinflusst werden kann.

- Das Gewebe reagiert sehr schnell. Die Ausbildung einer solchen Zone ist innerhalb weniger Sekunden spürbar. Bis sie sich maximal ausgebildet hat, können etwa 10–20 Sekunden vergehen. Die Behandlung erfolgt in demselben Zeitfenster: Die erste Rückbildung lässt sich nach wenigen Sekunden spüren und dauert bis zur vollständigen Rückbildung ebenfalls ca. 10–20 Sekunden.

10.2.3 Theorie

Chapman beschrieb die Zonen ausschließlich für die viszerale Untersuchung und Behandlung. Weist ein Organ eine solche Problematik auf, lässt sich die Gewebeveränderung, die als Aufquellung oder festes Knötchen erscheinen kann, direkt bei der ersten Berührung des Gewebes palpieren.

Besteht eine psycho-emotional bedingte Funktionsstörung des Organs, bildet sich erst unter der entsprechenden mentalen Reizung eine Auffälligkeit im Gewebe aus.

Zum Beispiel gibt es Lebensthemen oder Erinnerungen, die Unbehagen bereiten können und ausreichen, um das limbische System zu aktivieren und den Körper prophylaktisch auf diese Situation vorzubereiten. Da das limbische System nicht zwischen Imagination und Realität unterscheiden kann, wird der Mensch in die Lage versetzt, in wirklich bedrohlichen Situationen blitzschnell zu reagieren. Dazu werden jene körperlichen Reaktionen hervorgerufen, die bei der letzten Konfrontation mit diesem Thema existierten. Hatte sich bei dem letzten Zahnarztbesuch die Fluchtreaktion als effektiv bewährt, so wird der Mensch zumindest durch eine limbisch gesteuerte Grundaktivierung (vegetativ, endokrin, ...) zu dieser Option befähigt. Hat das limbische System hingegen gespeichert, dass ein Zahnarztbesuch auch sehr positiv besetzt sein kann, wird es bei dem Gedanken daran den Körper vermutlich in einem entspannten Zustand belassen.

Leidet ein Mensch unter Prüfungsangst, wird er in den entsprechenden Situationen möglicherweise sehr stark vegetativ reagieren (schwitzende Hände, Kälteempfinden bei gleichzeitigem Schwitzen, Tonusveränderung, Übelkeit etc.). Diese Reaktion findet jedoch nur in dem Moment statt, in dem er sich in einer Prüfung befindet – oder daran denkt. Palpiert man in dem Moment kurz vor der Erinnerung die viszeral entsprechende Chapman-Zone, wird man zunächst keine Gewebsveränderung fühlen, erst wenn die gedankliche Brücke zu dem Thema geschlagen wurde, verändert sich das Gewebe.

Diese gedankliche Brücke kann einerseits mittels aktiver Nachfrage zu organspezifischen Themen geschlagen werden. Es besteht aber auch die Möglichkeit, über einen „passiven" gedanklichen Anstoß wie einer Erzählung über Dritte das limbische System in seiner Erinnerung zu aktivieren.

Auf diese Weise zeigt der Körper, ob sich die mentale Anspannung auf das viszerale Gewebe überträgt.

Wurde die Ausgangshypothese verifiziert, kann das limbische System nun mittels der Behandlung dieser Zone (und damit des Organs) lernen, dass der Körper bei dieser Erinnerung oder Vorstellung ebenfalls die Situation entspannt unbeschadet übersteht. So wird bei dem folgenden Abruf der Erinnerung die limbisch-gesteuerte Reaktion des Körpers weniger belastend ausfallen. In dieser Form können nach und nach die körperlichen Reaktionen auf den ursprünglichen Stressor reduziert werden.

In diesem Zusammenhang ist es vollkommen irrelevant, welches Thema den Patienten genau beschäftigt oder ihm Stress bereitet. Für ihn reichen Erinnerungen, für den Therapeuten die körperliche Reaktion darauf. Es besteht in diesem Kontext auch keine Notwendigkeit, in einem Gespräch auf die ursächliche Thematik Bezug zu nehmen. Es geht nicht um eine Traumabewältigung oder Gesprächstherapie; der physiotherapeutische Reiz ist auf die Reduktion des limbisch-gesteuerten Antwortverhaltens ausgerichtet.

„So ist das Innere des Leibes mit seinen Organen zugleich Träger der seelischen und ethischen Regungen des Menschen" ((Wolff, 1973), S. 106).

10.2.4 Untersuchung und Behandlung

Während der Untersuchung und Behandlung befindet sich der Patient in Rückenlage in einer ruhigen, entspannten und störungsfreien Atmosphäre. Im Rahmen der psycho-emotionalen Untersuchung müssen nicht alle Organe auf ihren jeweiligen Bezug getestet werden. Aus den Erkenntnissen der vorhergehenden Therapieeinheiten kristallisierten sich für den Therapeuten 1 oder 2 Organe mit psycho-emotionalem Bezug heraus.

Wurde eine Chapman-Zone in diesem Kontext als positiv befundet, bleibt der Therapeut im Kontakt mit der Zone. Das umliegende Gewebe wird angenähert und die Zone mit leichten kreisförmigen Bewegungen massiert, bis sie sich vollständig zurückgebildet hat. Entscheidend ist hierbei die richtige Reizstärke, denn genaugenommen handelt es sich hierbei nicht um einen Reflex, „sondern um die Stimulation von Autoregulationsmechanismen" ((Weber u. Bayerlein, 2008), S. 2). Dadurch ist eine Überstimulation oder aber auch eine Ermüdung der Zone möglich. Aus diesem Grund sollte mit viel Aufmerksamkeit die Reaktion des Gewebes beobachtet werden.

Auch sollte der Fokus darauf gerichtet werden, ob das Gewebe bereit ist, dem therapeutischen Reiz nachzugeben. Erhöht das Gewebe den Tonus statt nachzulassen, ist dies als *Abwehrspannungen* zu verzeichnen. In diesem Fall muss diese Reaktion als Entscheidung des Körpers ungefragt respektiert werden.

Grundsätzlich, aber insbesondere in diesem Kontext wirkt ein physiotherapeutischer Reiz nicht nur an der Stelle, an der er gesetzt wird, sondern auf den gesamten Menschen. Auf dieser Ebene wird ein Gewebe gelöst, das sich aufgrund psychischer Anspannung veränderte. Durch die Wechselbeziehung von Körper und Psyche ist es möglich, dass auch in diesem Zusammenhang das Lösen des Gewebstonus mit dem Lösen einer Emotion einhergeht.

Achtung

Es bedarf in diesem Zusammenhang einer besonderen Achtsamkeit. Es gilt, den Menschen in seinen physiologischen und seelischen Reaktionen zu beobachten, um den physiotherapeutischen Reiz angemessen dosieren zu können. So wird verhindert, dass der Patient emotional überfordert wird.

Da es sich um einen Reiz auf das lymphatische System handelt, sollte der Patient nach der Behandlung dazu angehalten werden, ausreichend zu trinken.

10.2.5 Bezug von Emotion zu Organ

Die folgenden psycho-emotionalen Zusammenhänge sind auf den Osteopathen Jean-Pierre Barral zurückzuführen. Er stellte 1970 zufällig eine thermische Veränderung im Bereich von Narben fest und entwickelte nach und nach die *Manuelle Thermodiagnose*. In seine Beobachtungen integrierte er jedoch nicht nur körperliche Dysfunktionen und Läsionen, er berücksichtigte dabei ebenso die emotionalen Bezüge und stellte diese in dem gleichnamigen Werk (Barral, 2004) zusammen.

In der praktischen Anwendung haben sich die von ihm aufgestellten psycho-emotionalen Korrelate als sehr zutreffend herausgestellt und werden im Folgenden dargestellt:

- in ihrem viszeralen Erfolgsorgan
- den auslösenden Faktoren bzw. ihren Erscheinungsformen
- der Lokalisation der neurolymphatischen Reflexzone

Lunge

Barral spricht der Lunge „das Angeborene" ((Barral, 2004), S. 124) zu und ergänzt diesen Oberbegriff durch „das genetische Gedächtnis" ((Barral, 2004), S. 124) und die Genetik.

Er stellt einen Bezug zu „sehr frühen Lebensbereichen" ((Barral, 2004), S. 75) wie Geburtstraumata oder schweren Erkrankungen her. Er wählte ebenfalls den Begriff des „traumatischen Gedächtnisses" ((Barral, 2004), S. 124).

Auf die Lunge können sich ebenfalls innere Leere und Verlorenheit, ausgelöst durch Schicksalsschläge oder Verlustsituationen, auswirken (Gleditsch, 2005).

Es kann ein Bezug zu folgenden Eigenschaften bestehen:

„Allergieanfälligkeit, Arroganz, […] Kontrolle, Großzügigkeit, […] Selbstüberschätzung, Beschützerverhalten, Widerstandskraft (körperlich und moralisch) […]" ((Barral, 2004), S. 124).

Lage der Chapman-Zonen (nach (Weber u. Bayerlein, 2008)) (▸ Abb. 10.3):

- obere Lunge: 3. Interkostalraum (ICR), sternokostaler Winkel, bds.
- untere Lunge: 4. ICR, sternokostaler Winkel, bds.

Herz

Das Herz stellte Barral unter den Titel „die Anderen" ((Barral, 2004), S. 76).

Gleditsch ergänzt zudem die Kommunikation und die „allseitige Verbundenheit" ((Gleditsch, 2005), S. 123) als zentrale Begriffe des Herzens.

Es kann ein Bezug zu einer großen Bandbreite an Eigenschaften bestehen:

„Liebe, Güte, Leidenschaft, Besitzdenken, Narzissmus, Verführung, Eifersucht, Freude, Exaltiertheit, Traurigkeit, Stolz, Arroganz, Selbstzweifel/-kritik, Angst, nicht erkannt oder gemocht zu werden ((Barral, 2004), S. 76) […] Zuneigung, Anhänglichkeit, Verbitterung, Täuschung, Missbilligung anderer, Atemnot (Dyspnoe), überschießend emotional, erregt, frustriert, Wunsch nach Verschmelzung, großzügig, Hass, […] unangepasst, narzisstisch, überdreht, Selbstüberschätzung, pessimistisch, Stolz, unterdrückte Wut, unterdrückend (repressiv), verführerisch, sich selbst aufopfernd, sentimental, schämt sich, zart besaitet, gestresst, Transzendenz, Verrat" ((Barral, 2004), S. 124).

Lage der Chapman-Zonen (nach (Weber u. Bayerlein, 2008)) (▸ Abb. 10.3):

- 2. ICR, sternokostaler Winkel, links

Gallenblase

Die Gallenblase unterstellt Barral dem Begriff „Verschlimmerung" ((Barral, 2004), S. 125).

„Langeweile, Frustration, Unzufriedenheit, Angst oder mäßiger Stress" können als „Angriffe auf das „oberflächliche Selbst" ((Barral, 2004), S. 83) gewertet werden und damit die Gallenblase reizen.

Es kann ein Zusammenhang zu folgenden Eigenschaften bestehen:

„Ärger/Wut, Angst, Täuschung, Unzufriedenheit, Reiseangst, Phobien, Gefühle, Frustrationen, Schuldgefühle, Pünktlichkeit, Traurigkeit, Skrupel, Lampenfieber, Unbehagen." ((Barral, 2004), S. 125).

Lage der Chapman-Zone (nach (Weber u. Bayerlein, 2008)) (▸ Abb. 10.3):

- 6. ICR, zwischen Brustbein und Mamillarlinie, rechts

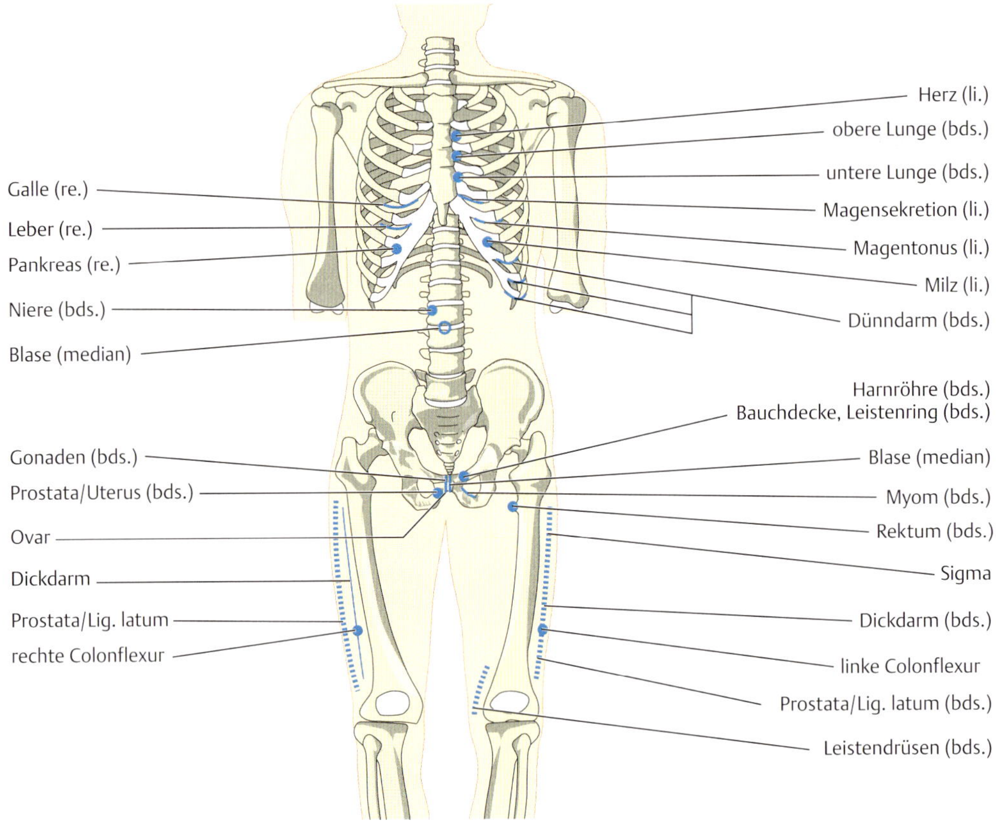

Abb. 10.3 Die neurolymphatischen Reflexzonen für die psycho-emotionale Behandlung.

Leber

Dysfunktionen der Leber können größeren Belastungen mit dem „tiefen Selbst/dem Wesen“ ((Barral, 2004), S. 125), „den Wurzeln der eigenen Persönlichkeit“, Wut, ausgeprägten Bedenken, „quälenden, unerträglichen Schwierigkeiten“ ((Barral, 2004), S. 85) zugeschrieben werden.

Es kann ein Bezug zu folgenden Eigenschaften bestehen:

Erschöpfungssyndrome, Beeinträchtigung der psychischen Energie, Unfähigkeit eines Neubeginns ((Barral, 2004), S. 84) ((Gleditsch, 2005), S. 109), „Jähzorn, [...] unkontrollierbarer Ärger“ ((Barral, 2004), S. 85), „Allergieanfälligkeit, gequält, arrogant, tadeln/Schuld zuweisend, wiederkehrende Gewaltausbrüche, tiefe Kraft/Energie, tiefe Frustration, [...], Existenzangst, Identifikation mit anderen, „inneres Bild“ (Imago), Schlafstörungen, geistige Kraft, introvertiert, geringes Selbstwertgefühl, moralische Stärke, Selbstüberschätzung, verbietet, Wut, Groll, rigide, traurig, selbstzerstörerisch, gedankenlos“ ((Barral, 2004), S. 124).

Die Leber wird auch als „das Organ des Wesens“ ((Barral, 2004), S. 91) bezeichnet.

Lage der Chapman-Zonen (nach (Weber u. Bayerlein, 2008)) (▶ Abb. 10.3):

- 5. ICR, zwischen Brustbein und Mamillarlinie, rechts

Magen

Der Magen kann in Zusammenhang mit dem „sozialen/beruflichen Selbst“ ((Barral, 2004), S. 90) betrachtet werden. Dazu zählt ebenfalls die äußere Erscheinung, in der die eigene Position in der Beziehung zur Gesellschaft und den Mitmenschen Form erhält. Darin inbegriffen ist gleichermaßen die Gestaltung der eigenen Erscheinung und Wirkung auf andere. Dementsprechend wird er auch als „Organ der Erscheinungsformen“ ((Barral, 2004), S. 91) beschrieben. Die Komponenten wirken sich bei kurzer Dauer oder geringer Intensität auf den Magen aus (Barral, 2004).

Es kann ein Bezug zu folgenden Eigenschaften bestehen:

„aggressiv, ambitioniert (ehrgeizig), ängstlich, Wirkung nach außen, autoritär, mutig/kühn, kommunikativ, neigt zu zwanghaftem Lügen, überzeugend, kreativ, schuldhaftes/strafbares Verhalten, täuschend/trügerisch, entschlossen, misstrauisch, fordernd, dominant, enthusiastisch, extrovertiert, Scheitern/Versagen, Frustration, großzügig, dankbar, hyperaktiv, Identifikation mit anderen, Ungeduld, Schlafstörungen, introspektiv, reizbar, eifersüchtig, maskulin, großspurig, narzisstisch, besessen (obsessiv), überkritisch zu sich selbst, paranoid, fühlt sich verfolgt, pessimistisch, stolz, projiziert auf andere, (be)strafend, repräsentativ, verführerisch, sozialkompetent, erfolgreich, zu wenig selbstkritisch" ((Barral, 2004), S. 123).

Lage der Chapman-Zonen (nach (Weber u. Bayerlein, 2008)) (▶ Abb. 10.3):

- Magensekretion: 5. ICR, links
- Magentonus: 6. ICR, links

Duodenum

Psycho-emotional bedingte duodenale Irritationen basieren auf ähnlichen Zusammenhängen wie der Magen. Die Unterscheidung liegt vor allem in dem zeitlichen Ausmaß und der Intensität der Belastung. So tritt das Duodenum vor allem in Erscheinung, wenn die Belastung stärkeren oder langfristigeren Ausmaßes ist ((Barral, 2004), S. 93).

Lage der Chapman-Zonen (nach (Weber u. Bayerlein, 2008)) (▶ Abb. 10.3):

- Duodenum: 8.–10. ICR, bds.

Jejunum, Ileum

Jejunum und Ileum werden in ihrem psycho-emotionalen Bezug mit dem Dickdarm gleichgesetzt (Barral, 2004). Weitere Beschreibungen siehe „Psycho-emotionale Ebene: Dickdarm" (S. 387).

Dickdarm

Wie bereits vorstehend benannt, sind der Zone des Dickdarms sowie den Zonen von Jejunum und Ileum dieselben Funktionen zugeordnet. Der Dünndarm reagiert jedoch schneller als der Dickdarm. Mit der Bezeichnung „Darm" sind im Folgenden die hier benannten Anteile des Verdauungstraktes gemeint (Barral, 2004).

Der Darm kann bei Irritationen „des Selbst" in Mitleidenschaft gezogen werden. Vor allem Frauen neigen zu Dysfunktionen an diesem Organ (Barral, 2004).

Es kann ein Bezug zu folgenden Eigenschaften bestehen:

„Einsamkeits-/Verlassenheitsgefühle, ängstlich, anhänglich, tadelnd/Schuld zuweisend, zensierend/kontrollierend, voller Komplexe, widerspenstig, abhängig, missbilligend bei anderen, diszipliniert, […] nachahmend, emotional, „Familienmensch", entscheidungsschwach, konfliktscheu, feminin, frustriert, Wunsch nach Verschmelzung, großzügig, dankbar, gierig, histrionisch (theatralisch), […] gehemmt/verklemmt, Schlafstörungen, reizbar, […] Rededrang, manisch, akribisch/übergenau, […] besessen, Ödipuskomplex, paradoxe Reaktionen, pessimistisch, besitzergreifend, verbietet, beschützend, strafend, unterdrückend (repressiv), Rituale und Routine/Gewohnheiten, angelerntes Verhalten, Scham, Sozialstatus, Somatisierung, Eigensinn/Sturheit, verteidigt eigenes Revier" ((Barral, 2004), S. 123), „überprotektives Verhalten, […] Mutterrolle" ((Barral, 2004), S. 100), dominantes Verhalten in Beziehungen, hysterisches/hypochondrisches Verhalten, Bedürfnis nach Zuwendung (Barral, 2004).

Lage der Chapman-Zonen (nach (Weber u. Bayerlein, 2008)) (▶ Abb. 10.3):

- ventrolateraler Oberschenkel, im Verlauf des M. vastus lateralis
- in dem Bereich von etwa einer Hand oberhalb des Kniegelenkspalts bis zum Trochanter major, bds.

Dabei können die einzelnen Abschnitte des Dickdarms bestimmten Abschnitten der Zone am Bein zugeordnet werden. Dazu ist die Vorstellung hilfreich, den gesamten Dickdarm, wie er im Bauch liegt, an einer Achse auf Höhe des Trochanter nach kaudal zu spiegeln.

Entsprechend liegt der Colon ascendens in den beiden kranialen Dritteln der Zone am rechten Oberschenkel, die rechte Hälfte des Colon tranvsersum in Höhe des kaudalen Drittels rechts. Er setzt sich im linken kaudalen Drittel fort und geht nach kranial aufsteigend mit den kranialen Dritteln in das Colon ascendens über. Das Sigmoideum befindet sich kaudal des linken Trochanter major.

Auffälligkeiten zeigen sich in diesem Zusammenhang nicht durch ein Aufquellen des gesamten Areals, sondern vielmehr durch einzelne kleinere Zonen im Gesamtbereich.

Pankreas und Milz

Barral beschreibt den psycho-emotionalen Bezug des Pankreas unter dem Überbegriff „Kummer" ((Barral, 2004), S. 125). Ihm fiel auf, dass Menschen Mühe hatten, mit Stress umzugehen bzw. diesen abzubauen. Gründe dafür können vielseitig sein, exemplarisch nennt er „Gewalterfahrungen, das Zerbrechen einer Beziehung oder der Familie, schweres Unrecht oder der (gewaltsame) Tod eines nahen Menschen" ((Barral, 2004), S. 96).

Eine klare Trennung zwischen Pankreas und Milz kann nicht vorgenommen werden, weshalb sie hier gemeinsam dargestellt werden.

Den Organen kommt auch wieder die Funktion als „genetischen Gedächtnisses" ((Barral, 2004), S. 125) zu.

Es kann ein Bezug zu folgenden Eigenschaften bestehen:

Allergieanfälligkeit, Aufbrechen, Tod, Auflösung (Dekompensation), Angst vor dem Tod, […] unüberwindbarer Stress, Introvertiertheit, Melancholie, „Erinnerung an Infektionen", Groll, eigene Wurzeln, Traurigkeit, Selbstzerstörung, Opferhaltung, Gewalt" ((Barral, 2004), S. 125), „Depression, […] Rückzug, geringes Selbstwertgefühl, Misstrauen oder Paranoia" ((Barral, 2004), S. 96).

Lage der Chapman-Zonen (nach (Weber u. Bayerlein, 2008)) (▸ Abb. 10.3):

- 7. ICR links, Milz
- 7. ICR rechts, Pankreas

Nieren

In ihrem psycho-emotionalen Bezug können die beiden Nieren voneinander unterschieden werden.

Auf der rechten Niere wirken stark emotionale Erlebnisse sowie Frustration und Ärger, „Ängste, bis in die frühe Kindheit, [...] Wunsch, zu dominieren, [...] Furcht vor diesem Wunsch, [...] [angstindizierte] Wut, Impulsivität oder unkontrolliertes Verhalten" ((Barral, 2004), S. 103). Die linke Niere reagiert auf Irritationen in der „Geschlechterrolle [...], Sexualität und Libido" ((Barral, 2004), S. 103) – jedoch eher in Bezug auf die Möglichkeiten als auf die Umsetzung.

Es kann ein Bezug der linken Niere zu folgenden Eigenschaften bestehen:

„Hemmung oder Unterdrückung genitaler Bedürfnisse [...]", Einschränkungen der persönlichen Entwicklung, Aggression, Unzufriedenheit, Angst vor dem eigenen Tod ((Barral, 2004), S. 103).

Lage der Chapman-Zonen (nach (Weber u. Bayerlein, 2008)) (▸ Abb. 10.3):

- 1 cun lateral sowie 1 cun kranial des Bauchnabels (nach (Weber u. Bayerlein, 2008), S. 31)

Beckenorgane

Laut Barral lassen sich psycho-emotionale Belastungen nur bedingt und schwer greifbar diagnostizieren. Nach seiner Auffassung werden die hier vorherrschenden Dysfunktionen stärker über einen zentralnervösen Bezug verursacht (Barral, 2004).

Genaugenommen sind diese beiden Aspekte aufgrund ihrer reziproken Wirkung gleichzusetzen. In der Praxis hat sich seine These jedoch bestärkt; die entsprechenden Organdysfunktionen zeigen sich nur schwach ausgeprägt und erst zu einem sehr fortgeschrittenen Zeitpunkt.

Die Ursachen sind auf „Zustände mit emotionaler Hochspannung wie Aufregung, Angst, Vernarrtheit oder extremen Stress" ((Barral, 2004), S. 109) zurückzuführen.

Lage der Chapman-Zonen (nach (Weber u. Bayerlein, 2008)):

In diesem Fall können sich die psycho-emotionalen Belastungen theoretisch auf jedes Beckenorgan niederschlagen (▸ Abb. 10.4):

- Prostata/Lig. latum (1): lateral am Femur im Bereich des Tractus iliotibialis, bds.
- Blase (2): auf der Symphyse
- Harnröhre und Leistenring (3, 4): 1 cun neben der Symphyse
- Prostata/Uterus (5): medial am Ramus inferior des Os pubis

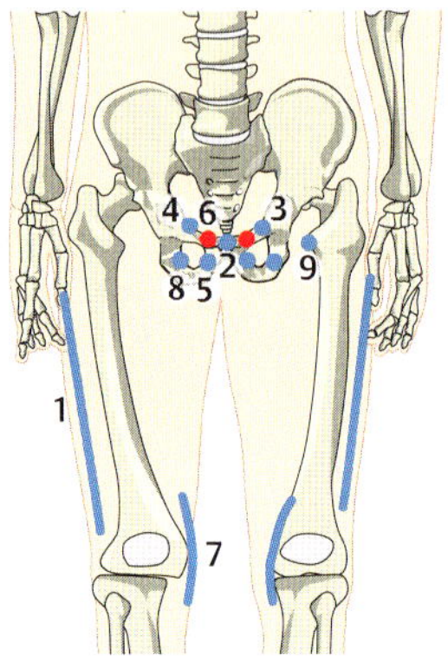

Abb. 10.4 Die neurolymphatischen Reflexzonen des Beckens für die psycho-emotionale Anwendung.

- Gonaden (6): auf dem Os pubis, direkt lateral der Symphyse
- Leistendrüsen (7): am medialen Oberschenkel, vom Pes anserinus etwa eine Handbreit nach kranial aufsteigend
- Myom (8): R. inferior am Os pubis
- Rektum (9): Trochanter minor

10.2.6 Trauma, Stress und Schmerzen

War Trauma zuerst ein Begriff des medizinischen Diskurses, so hat er diese Grenzen längst überschritten und Einzug in die Forschungsfelder der Anthropologie, Soziologie, Politikwissenschaft und Literaturwissenschaft gehalten (Brunner, 2004), sodass heute viele unterschiedliche Perspektiven und Definitionen des Traumas existieren. Mit einem Blick auf die Definition des Traumas im Pschyrembel soll diesem Zuviel an Definitionen Abhilfe geschaffen werden:

Definition

Trauma

„Trauma (gr. τραυμα) n: Verletzung 1. akut durch äußere Einflüsse (mechanisch, thermisch, chemisch, strahlenbedingt) entstandener körperl. Schaden mit Zerstörung von Gewebestrukturen od. Funktionsstörung; z. B. Wunde*, Polytrauma*; 2. psychisches T. bei erhebl. seel. Belastung u./o. unzureichenden Bewältigungsmöglichkeiten; s. Belastungsstörung, posttraumatische; Persönlichkeitsänderung, andauernde nach Extrembelastung; Vulnerabilität" ((Pschyrembel, 2007), S. 1947)

Deutlich wird hier die Bedeutungsübertragung und -erweiterung im Laufe der wissenschaftlichen Auseinandersetzung: Ursprünglich bezieht sich der Begriff Trauma lediglich auf physische Verletzungen und Wunden, ist also ein „rein körpermedizinischer Fachbegriff" ((Kühner, 2008), S. 33). Mit und ab dem letzten Drittel des 19. Jahrhunderts wird der Begriff Trauma zunehmend psychologisiert und als Wunden der Seele verstanden. Auch wenn Kühner (Kühner, 2008) sich kritisch gegenüber dieser Metaphorisierung ausspricht, so kann nicht geleugnet werden, dass diese Übertragung auf eine elementare Verbindung zwischen Körper und Seele hinweist. Dieser Zusammenhang wird in der Forschungsliteratur immer wieder neu bestätigt: Egle konstatiert einen „Zusammenhang zwischen Kindheitstraumatisierung und späterer chronischer Erkrankungen" ((Egle u. Zentgraf, 2014), S. 11), Madert spricht von der „lebenslangen Erhöhung der Empfindlichkeit ihrer biologischen Stressantwort" ((Madert, 2007), S. 28) und Bohleber spricht davon, dass das Trauma sich „dem Körper eingeschrieben und [...] sich unmittelbar auf das organische Substrat seelischen Funktionierens" ((Bohleber, 2012), S. 86) auswirke.

Definitionsversuche

Trotz der unterschiedlichen Perspektiven, aus denen das Trauma in der wissenschaftlichen Auseinandersetzung beleuchtet wird, kristallisiert sich eine Bezeichnung als scheinbarer Gemeinplatz des Traumas heraus: „Das traumatische Erleben ist im Kern das eines ‚Zuviel'." ((Bohleber, 2012), S. 86). In der Folge weist der Mensch „Probleme im normalen Funktionieren" ((Resick, 2003), S. 35) auf, fühlt sich häufig verfolgt und erschöpft und besitzt eine erhöhte Aufmerksamkeit.

Fischer (Fischer u. Riedesser, 2009) unterscheidet für das Phänomen Trauma 3 Ebenen, die jeweils intern aufeinander bezogen sind:

▶ **1. Situation.** Eine traumatische Situation wird verstanden als „Zusammenspiel von Innen- und Außenperspektive, von traumatischen Umweltbedingungen und subjektiver Bedeutungszuschreibung, von Erleben und Verhalten" ((Fischer u. Riedesser, 2009), S. 64). Objektive, potenziell traumatische Situationsfaktoren können hierbei unterschiedlicher Natur sein: Sie können offensichtlich sein – wie bei einer Vergewaltigung oder Krieg und Naturkatastrophen – oder versteckt – wie in Double-Bind-Beziehungen, die klassich von paradoxen Kommunikationssituationen (Fischer u. Riedesser, 2009) gekennzeichnet sind. Je nach Situationsfaktor lassen sich unterschiedliche Traumatypen differenzieren (Gnaiger-Rathmanner u. Mayr, 2013):

- Einmaltrauma:
  - Ereignisse, die plötzlich und unerwartet eintreten wie etwa schwere Unfälle, Verlust einer Bezugsperson, Vergewaltigung
- Mehrfachtrauma:
  - wiederholte Traumatisierung über einen längeren Zeitraum wie etwa im Krieg, Vernachlässigung und sexuelle Misshandlung
- unpersönliches Trauma:
  - Krieg, Naturkatastrophen
- interpersonelles Trauma:
  - Vergewaltigung, plötzlicher Verlust einer Bezugsperson
- Bindungstrauma:
  - Vernachlässigung, sexuelle Misshandlung
- unmittelbares Trauma:
  - primäre Traumaerfahrung
- sekundäres Trauma:
  - Zeuge eines traumatischen Geschehens

Darüber hinaus sollte folgende Grundproblematik beachtet werden: Traumatisierte Personen neigen oft zur Generalisierung und Verallgemeinerung der traumatischen Situation. Diese wird dabei als repräsentativ für das Welt-, Selbst- oder Menschenbild genommen.

▶ **2. Reaktion.** Das Paradoxe der traumatischen Situation besteht darin, dass aus Überlebens- und Verarbeitungsgründen eine angemessene Reaktion vonnöten ist, aber genau diese durch den Schock des Traumas nicht zustande kommen kann, sodass die traumatische Reaktion von Fischer auch als „Notfallreaktion" ((Fischer u. Riedesser, 2009), S. 65) bezeichnet wird. Trauma wird hier verstanden als „unterbrochene Handlung in einer vital bedeutsamen Problemsituation" ((Fischer u. Riedesser, 2009), S. 84). Die gängigen Reaktionsmuster auf den Schock sind folgende:

- Erstarrung:
  - In der Schreckstarre kommt es häufig zur dauerhaften Veränderung der „Empfindlichkeit des autonomen Nervensystems auf Stressreize" ((Madert, 2007), S. 26). Darüber hinaus ist eine elementare Verbindung zwischen dem eingefrorenen Handlungsstandbild und den dabei aktiven Muskelpartien aufweisbar, die sich in der Folge „in Irritationen und schmerzhaften Verspannungszuständen bemerkbar" ((Fischer u. Riedesser, 2009), S. 121) machen kann. Bei der Erstarrung spielt die Empfindung des Ausgeliefertseins eine entscheidende Rolle.
- Betäubung und Schmerzunterdrückung:
  - In diesem Zusammenhang fällt auch häufig der Begriff des Seelenverlustes oder emotionalen Kälte.
- tiefgreifende emotionale Erschütterung:
  - Hierbei handelt es sich aufgrund der intensiven, schmerzhaften und plötzlichen Überwältigung von Gefühlen um die Reaktionen der emotionalen Taubheit oder dem Fehlen emotionaler Reaktionsfähigkeit.
- Erschütterung des Urvertrauens:
  - Mit dem Begriff des Urvertrauens hat Erik Erikson 1950 die kognitive Voraussetzung der affektiven Einstellung zur Welt bezeichnet, in der die Um- und Lebenswelt als sinnhaft wahrgenommen wird (Erikson, 1950). Mit und nach der traumatischen Erfahrung findet meist ein Verlust dieses Urvertrauens statt, sodass man alles als wert- und zwecklos empfindet

- Dissoziation:
  - „Im traumatischen Prozess eine Folge psychotraumatischer Abwehr, die Selbstschutz und Integrität durch „Selbstverdopplung" gewährleisten soll. [...]. So existiert ein unversehrter Selbstanteil neben dem traumatisch Geschädigten fort" ((Fischer u. Riedesser, 2009), S. 386).

► **3. Prozess.** Als traumatischer Prozess sind die im weiteren Leben folgenden Versuche gemeint, das Erlebte sinnhaft zu machen, es in die eigene Lebensgeschichte zu integrieren. Fischer und Riedesser unterscheiden in diesem Zusammenhang folgende Verlaufstypen (Fischer u. Riedesser, 2009):

- Sucht-Verlaufstyp:
  - Der Betroffene versucht, das Aufkommen von Erinnerungsbildern und traumatischer Angst mit Drogen oder Alkohol zu unterdrücken.
- PTBS-Angst-Typ:
  - Meist wird zuerst eine Angststörung diagnostiziert, weniger eine posttraumatische Belastungsstörung (PTBS). Dieser Typus zeichnet sich dadurch aus, dass in der Symptomatik traumabedingte Ängste überwiegen.
- PTBS-Vermeidungs-Typ:
  - Die Person versucht, den Angstzuständen durch Vermeidungsverhalten zu entgehen.
- Dissoziation-Verlaufstyp:
  - Das Spektrum reicht von psychischer Dissoziation, dissoziativer Amnesie, Depersonalisierung bis hin zu einem schnellen Wechsel von Zuständen.
- leistungskompensatorischer Verlaufstyp:
  - Die Person versucht, das Trauma durch übermäßiges Arbeiten zu kompensieren.
- dissoziationsarmer Typ mit neurotischer Konfliktbearbeitung:
  - Es wird ein „Fehlen von Dissoziation bei der Traumaverarbeitung" festgestellt (Fischer 2009, S. 129). Dafür dominieren neurotische Formen der Konfliktverarbeitung.

Sack (Sack u. Mattheß, 2013) hat die Resultate eines traumatischen Ereignisses zum Zweck der Diagnose wie folgt dargestellt und liefert damit eine gute Übersicht der möglichen Folgen eines Traumas:

- spezifische Traumafolgesymptome:
  - PTBS, komplexe posttraumatische Belastungsstörung, dissoziative Störungen
- komorbide Krankheitsbilder:
  - Angststörung, depressive Störungen, somatoforme Störungen, Abhängigkeitserkrankungen
- andere therapierelevante Problembereiche:
  - Suizidalität, selbstverletzendes Verhalten, Bindungsstörungen
- Störungen der Affekt- und Selbstregulierung:
  - gestörte Fähigkeit, mit belastenden Affekten umzugehen, gestörte Kontrolle von Wut und Ärger, gestörte Konflikt- und Beziehungsfähigkeit

Forschungsgeschichte

Obwohl das Trauma weder als Begriff noch als Erlebnis – gleich ob physischer oder psychischer Natur – der Moderne entspringt, ist die wissenschaftliche Auseinandersetzung und Thematisierung mit ihm relativ jung. Dabei kann man für das Trauma von einer „doppelten Genealogie" ((Karger, 2009), S. 75) sprechen: Trauma ist zum einen Fachterminus im psychologischen Sinne und zum anderen eine moralische Kategorie, die sich wiederum aus 2 Facetten zusammensetzt: Es fungiert als „ideologische Speerspitze eines angeblichen Humanismus" ((Karger, 2009), S. 78), der als Folge der Verschiebung von einer politischen auf eine persönlich-emotionale Ebene auf den Plan tritt; Traumaarbeit kann aber „auch ein spätkapitalistisches Produkt der Einsicht" ((Karger, 2009), S. 79) sein, das aus der Anerkennung politischer Verbrechen herrührt.

Die ersten wegweisenden Impulse und Auseinandersetzungen kommen aus dem Lager der Psychoanalyse – zuerst im Kontext des Begriffs der traumatischen Neurose und später in Auseinandersetzung mit den psychischen Folgen des 1. Weltkrieges. Auch wenn ihr heute vermehrt der Vorwurf gemacht wird, mit ihrem Fokus auf Übertragung und Gegenübertragung traumatischen Patienten nicht richtig helfen und das Trauma nicht adäquat erfassen zu können, so sollen hier zumindest die wichtigsten Vertreter in Kürze vorgestellt werden.

Der österreichische Begründer der Psychoanalyse *Sigmund Freud* hat sowohl 1920 in „Jenseits des Lustprinzips" als auch in „Der Mann Moses und die monotheistische Religion" (erstmals veröffentlicht 1930) den Begriff Trauma verwendet und erste wesentliche Merkmale festgelegt. Traumatisch nennt er „solche Erregungen, die stark genug sind, den Reizschutz zu durchbrechen" ((Freud, 2010), S. 214). Das Trauma zeichnet sich also durch einen quantitativen Faktor aus – *ein Zuviel*. Pathologische Folge dieser Durchbrechung kann eine traumatische Neurose sein. Das Moment der Überraschung, des Schrecks, ist dem Trauma ebenso inhärent wie darauf folgende Racheimpulse oder ein Wiederholungszwang. In „Der Mann Moses" teilt er diese Wirkungen in positive und negative ein. Als positiv qualifiziert er „die Bemühungen, das Trauma wieder zur Geltung zu bringen, also das vergessene Erlebnis zu erinnern, oder noch besser es real zu machen" ((Freud, 1964), S. 99). Dazu gehören Fixierungen an das Trauma und der Wiederholungszwang. Parallel dazu versteht er jeden psychischen Mechanismus als negativ, der diese Erinnerung zu blockieren versucht – wie etwa Hemmungen oder Phobien.

Ein Weggefährte Freuds, der bereits vor diesem erste Schriften zum Trauma verfasst hat, ist der Franzose *Pierre Janet*. Durch Freuds „kompromisslose Opposition gegen Janet" ((Bohleber, 2012), S. 153) wurde seinen Arbeiten lange Zeit nur wenig Beachtung geschenkt. Dabei prägte er mit dem Begriff der *Dissoziation* eine wesentliche traumatische Reaktionsform. In der 1889 veröffentlichten Arbeit „L'automatisme psychologique" bezeichnet er die Dissoziation, also die Abspaltung des traumatischen Erlebnisses, als eine Reaktionsmöglichkeit in Anbetracht der momentanen Überforderung. Im Extremfall kann der Patient dabei sogar Teilpersönlichkeiten ausbilden, die unter dem Krankheitsbild der dissoziativen Identitätsstörung bekannt sind.

Der ungarische Psychoanalytiker *Sándor Ferenczi* hat ebenso viele der späteren Erkenntnisse der Traumaforschung vorweggenommen und bestätigt – auch wenn sich seine Untersuchungen und Erläuterungen speziell auf die Traumatisierung von Kindern beziehen. In Sprachverwirrungen zwischen den Erwachsenen und dem Kind aus dem Jahr 1933 beschreibt er beispielhaft die traumatischen Störungen und Folgen – vor allem auch im Kontext des Schweigens des Täters. Da das Elternteil als „gutes Objekt" ((Bohleber, 2012), S. 91) und notwendige Vertrauensperson fungiert, findet in der Traumatisierung des Kindes eine Identifizierung mit dem Elternteil statt, die eine „Introjektion des Schuldgefühls des Erwachsenen" ((Ferenczi, 1972), S. 309) nach sich zieht, um es als gutes Objekt bewahren zu können. Mit der *Introjektion der Schuld des Erwachsenen* beginnt das Kind, sich selbst die Schuld zu geben, indem es denkt, dass es ein böses Kind gewesen ist und deswegen die Strafe verdient hätte. Bereits zuvor – in klinischen Tagebuchaufzeichnungen aus dem Jahr 1932 – definiert er als traumatisch alles „Unvorhergesehene, Unerforschliche, Unberechenbare" ((Ferenczi, 1988), S. 230). Als prinzipielle Reaktion auf das Trauma beschreibt er die „Neuformierung des Selbst" ((Ferenczi, 1988), S. 243) aus Fragmenten.

Im weiteren Verlauf der wissenschaftlichen Auseinandersetzung markieren die historischen Ereignisse des 2. Weltkrieges und des Vietnamkrieges wichtige Eckpfeiler, die die Bedeutung und Wichtigkeit der Traumaforschung immer wieder hervorgehoben und aktualisiert haben. Wie *José Brunner* (Brunner, 2004) richtig anmerkt, ist Trauma auch eine politische Angelegenheit, weist eine *politische und soziale Dimension* auf. Im Gegensatz zu Fischer, der Trauma als relationalen Begriff versteht, betont Brunner den Ausnahmecharakter des Traumas: „Traumata sind insofern einzigartig unter den seelischen Störungen, als ihre Ätiologie einen spezifischen sozialen Akteur aufweist – ein Individuum, eine soziale Gruppe oder eine gesellschaftliche Institution – die moralisch, politisch und häufig auch rechtlich für das Leid des Traumatisierten verantwortlich gemacht werden können." ((Brunner, 2004), S. 11). Ein Trauma stellt für ihn demnach auch immer ein von außen kommendes Ereignis dar, das hätte verhindert werden müssen und sollen. Das Risiko eines solchen Ereignisses, das traumatische Spuren hinterlässt, ist dabei nicht für alle Individuen gleich, sondern abhängig von sozialen und nationalen Faktoren. Die nationale Färbung im Umgang mit dem Trauma zeigt Brunner (Brunner, 2004) am internationalen Vergleich zwischen Amerika und Deutschland auf: Der Trauma-Diskurs nimmt in den USA seinen Anfang im späten 19. Jahrhundert mit an Zugunglücken beteiligten Eisenbahnreisenden, während in Deutschland mit der Einführung der Sozialgesetzgebung und dem damit einhergehenden Rentenanspruch nach Arbeitsunfällen gefragt wurde.

Trauma und Stress – posttraumatische Belastungsstörung

Mit den 80er Jahren hat die Forschung dann einen neuen Aufschwung erfahren – diesmal im Zeichen der Stressforschung. 1976 veröffentlichte Horowitz die wegweisende Arbeit „Stress response syndroms", die dem Syndrom *PTSD (Posttraumatic Stress Disorder)* dazu verhalf, in das diagnostische Manual der Amerikanischen Psychiatrischen Gesellschaft aufgenommen zu werden. In Deutschland ist die PTSD gleichermaßen unter dem Begriff *posttraumatische Belastungsstörung (PTBS)* bekannt. In der ICD-10 wird diese Erkrankung unter F43.1 geführt.

Definition

Posttraumatische Belastungsstörung (PTBS)
Eine PTBS ist definiert als „eine mögliche Folgereaktion eines oder mehrerer traumatischer Ereignisse [...], die an der eigenen Person, aber auch an fremden Personen erlebt werden können" ((Flatten et al., 2011), S. 4). Darüber hinaus zählen die situativ erlebte Hilflosigkeit sowie „die Erschütterung des Selbst- und Weltverständnisses" ((Flatten et al., 2011), S. 4) zu den begleitenden Erlebnissen.

In der Forschungsliteratur wurde je nach Traumatyp ein erhöhtes Risiko für die Erkrankung an PTBS festgestellt: „[...]: so entwickelten Menschen, die ein menschlich-verursachtes Trauma erlebt haben, mit höherer Wahrscheinlichkeit eine PTBS (z. B. Vergewaltigungsopfer 43,3 %) als z. B. Opfer von Naturkatastrophen (12,5 %)" ((Liedl, 2010), S. 44).

Trotz der signifikanten Bedeutung der Stressforschung für die Traumaforschung sollte nicht aus den Augen gelassen werden, dass Stress und Trauma zwei voneinander zu trennende Begriffe sind. Ein Trauma verursacht auch immer erheblichen Stress, doch nicht jeder Stress ist „das unspezifische Erzeugnis einer Schädigung. Normale Tätigkeiten – ein Tennisspiel oder sogar ein leidenschaftlicher Kuss – können erheblichen Stress erzeugen, ohne auffallenden Schaden anzurichten" ((Selye, 1957), S. 71).

Trauma und Schmerz

Durch die Stressreaktion, die ein Trauma auslösen kann, ist es offensichtlich, dass auch körperliche Leiden eine Konsequenz einer Traumaerfahrung sein können. Ist die Erinnerung an das traumatische Erlebnis angeregt, wird auch der Körper durch das limbischen System in eine Stresssituation versetzt; sowohl das Hormon- als auch das vegetative Nervensystem werden aktiviert.

Auch wenn die Folgeschäden jeweils unterschiedlich sind, so leiden traumatisierte Menschen im Allgemeinen häufig an physischen Folgebeeinträchtigungen und PTBS-Patienten im Speziellen an chronischen Schmerzen. Chronische Schmerzen werden seit 1989 im ICD-10 „im Abschnitt Neurotische, Belastungs- und somatoforme Störungen […] mit den Codenummern F40–F48“ ((Fauchère, 2008), S. 32) – anstatt der zuvor geltenden Begriffe psychogen und psychosomatisch – geführt.

Als Ursache und Aufrechterhaltung dieser chronischen Schmerzen werden „schmerzbezogene Kognition, Selbstwirksamkeitserwartungen und Bewältigungsstrategien“ ((Liedl, 2010), S. 41) erwähnt. Darüber hinaus findet sich als Erklärungsansatz für somatoforme Störungen das Verständnis des Körpers als Zeuge und Verräter der Psyche: „In diesem Sinne können Körperbeschwerden und implizite Verhaltenserinnerungen bisweilen die einzigen Hinweise auf frühere (z. T. in frühen, nonverbalen Kinderzeiten erlebten) Traumatisierungen sein“ ((Sack u. Mattheß, 2013), S. 486). Neben den funktionellen Störungen können körperliche Folgen traumatischer Erlebnisse auch intrusiven Charakter annehmen. Diese somatoformen Intrusionen sind nur schwer beeinflussbar und werden von Sack (Sack u. Mattheß, 2013) gruppiert wie in ▶ Tab. 10.1 angegeben.

Die häufigsten somatoformen Störungen bei Traumatisierten sind (Graessner, 2000):

- PTBS-begleitende vegetative Symptome: Herzklopfen, Zittern, kalter Schweiß
- Schwindel, Tinnitus
- Atembeklemmung, Druck auf der Brust
- lokalisierte oder diffuse und/oder wandernde Körperschmerzen: Kopfschmerzen, Rückenschmerzen, Schmerzen im Bereich des Kiefergelenks
- Schmerzen im Unterleib, Menstruationsbeschwerden (insbesondere nach Vergewaltigungen)
- unregelmäßige Menstruation, hormonelle Störungen
- Blasenbeschwerden
- Prostatitis
- Störungen der Sexualfunktion, Libidoverlust, Orgasmusstörungen
- Störungen der Darmfunktion
- Magenschmerzen
- Essstörungen (insbesondere Appetitlosigkeit)
- Haarausfall
- erhöhte Infektanfälligkeit, psychophysisches Erschöpfungssyndrom

Liedl (Liedl, 2010) hat in ihrer Dissertationsarbeit Modelle der Interferenz von PTBS und Schmerzen zusammengestellt. An dieser Stelle werden 3 dieser Modelle kurz vorgestellt:

1. Mutual Maintenance Model nach Sharp und Harvey (Sharp u. Harvey, 2001): PTBS und Schmerz beeinflussen sich gegenseitig, sodass der Patient in einen Teufelskreis gerät, in dem 7 Merkmale dominieren (▶ Abb. 10.5).
2. Als Verbindungsteil zwischen PTBS und Schmerz gilt nach dem Shared Vulnerability Model die Angstsensitivität: „Anxiety sensitivity has been shown to be elevated in patients with PTSD (10, 57, 58) and in some (59), but not all (60, 61) samples of patients with chronic pain. […]. It has also been shown that the severity of anxiety sensitivity is positively correlated with severity of PTSD symptoms“ ((Asmundson et al., 2002), S. 933).
3. Das Perpetual Avoidance Model wurde aus dem Fear Avoidance Model abgeleitet (Liedl, 2010) und lässt sich darstellen wie in ▶ Abb. 10.6 gezeigt(Liedl, 2010).

Tab. 10.1 Somatoforme Intrusionen, gruppiert nach Sack (Sack u. Mattheß, 2013)

Intrusive Symptomatik	Symptom	Konstriktive Symptomatik
sich aufdrängende Erinnerungen, zwanghafte Gedanken an das Trauma	Gedanken	Erinnerungslücken, Konzentrationsstörungen
Angst, fehlendes Sicherheitsgefühl, Hilflosigkeit	Affekt	Gefühllosigkeit, emotionale Taubheit, Lust- und Hoffnungslosigkeit, fehlende Zukunftsperspektive
Körpererinnerung, Schmerzsymptome, chronische Verspannungszustände	Körpererleben	Entfremdungserleben, Verlust von Funktionen der Wahrnehmung und Motorik
unkontrollierbare Stressreaktionen, Abreaktionen	Ausdrucksverhalten	Stupor, Lähmung, Kraftlosigkeit, extreme Müdigkeit

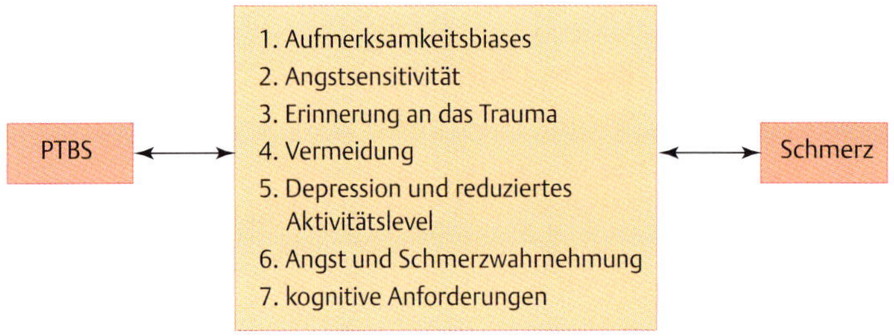

Abb. 10.5 Die reziproke Beeinflussung von PTBS und Schmerz.

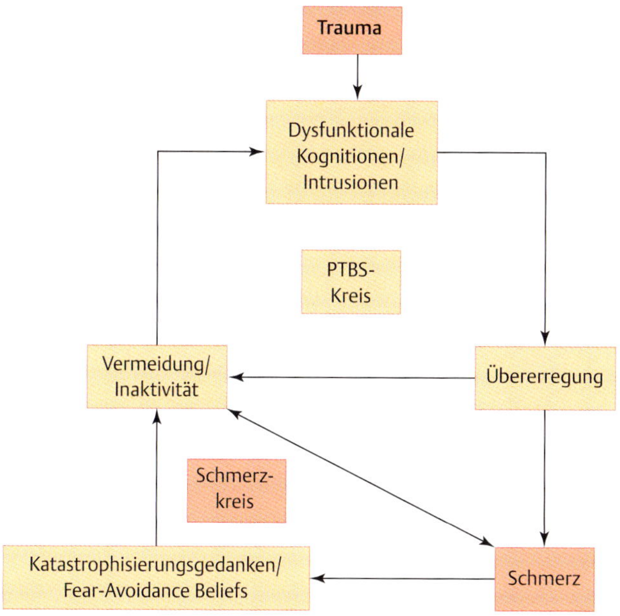

Abb. 10.6 Das Perpetual Avoidance Model. Verbindendes Glied ist hierbei das Element der Vermeidung/Inaktivität.

Objektivierung des Traumas – die Chance des Erzählens

Prinzipiell lassen sich 2 Strömungen und Modi im Umgang mit Traumata finden (Karger, 2009):

- Gruppe A:
  - In der Folge des Traumas kommt es zu einer Dysfunktionalität, die sich in entsprechenden Symptomen widerspiegelt.
  - Der Therapeut benötigt spezielle Fähigkeiten, die in Manuals und Checklisten dargestellt werden können.
  - Das Trauma wird nicht moralisiert, sodass Täter und Opfer auf dieselbe Art therapiert werden.
  - Folgen, die durch das PTSD nicht erfasst werden können, wie etwa Schuld und Scham, gelten als Komorbidität.
- Gruppe B:
  - Die Reaktionen des Betroffenen sind angesichts des Erlebten normal. Man spricht in diesem Zusammenhang nicht von Dysfunktionalität, sondern von Leiden und den damit einhergehenden Gefühlen und Affekten. Diese hat Wandruszka wie folgt schematisch dargestellt (▶ Abb. 10.7) (Wandruszka, 2004):
    - Der Therapeut bedarf in diesem Fall einer menschlichen Haltung, die darauf abzielt, die Leiden des Betroffenen anzuerkennen. Ziel der Therapie ist es nicht, das Leid zu beheben, sondern dieses in die Lebensgeschichte zu integrieren, um so Selbstanerkennung gewinnen und das für unfassbar Geglaubte fassbar machen zu können.
    - Trauma ist immer auch moralisch gefärbt.
    - Die Kategorie von Komorbidität macht in diesem Fall keinen Sinn, da alle Symptome miteinander verwoben sind.

Während die erste Perspektive das Trauma als ein Krankheitsbild mit Ätiologie und Symptomen versteht, geht die zweite davon aus, dass das Trauma weit mehr ist: Es konfrontiert den Menschen „mit fundamentalen Fragen der menschlichen Existenz und des Weiterlebens" ((Fischer u. Riedesser, 2009), S. 63), weist also eine intrinsische philosophische Dimension auf. Es werden nicht nur fundamentale Fragen nach der Beziehung zwischen Ich/Umwelt und Realität/Erinnern, sondern auch nach der Kategorie des Sinns für das menschliche Leben und der Gesundheit des Menschen aufgeworfen. Da dem Trauma die Merkmale des Unfassbaren und Plötzlichen anhaften, werden häufig die Metaphern Loch, Lücke oder leerer Kreis verwendet, um das Trauma adäquat erfassen zu können. In seinem Wesen als Einbruch ist das Trauma eine „Crux für alle hermeneutischen-narrativen und konstruktivistischen Theorien" ((Bohleber, 2012), S. 119).

In dem Bemühen, das Unfassbare fassbar zu machen, nimmt das Erzählen eine zentrale Stellung ein, da es die Möglichkeit beherbergt, die traumatischen Informationen zu prozessieren. Bohleber führt den Verlust der Kommunikations- und Mitteilungsmöglichkeit der traumatischen Erlebnisse auf den mit dem Trauma einhergehenden „Verlust des empathischen inneren Anderen" ((Bohleber, 2012), S. 114) und den Verlust des Urvertrauens zurück. Mit dem Erzählen der traumatischen Erlebnisse werden nicht nur diese beiden Instanzen in Teilen wiederhergestellt, sondern das Trauma auch sinnhaft in die eigene Biografie integriert. Doch bevor dies geschehen kann, muss der Patient zuerst die „Zerstörung durch das Trauma" ((zur Nieden, 2005), S. 317) anerkennen. Dieses Eingeständnis sich selbst gegenüber erweist sich in den meisten Fällen als sehr schwer, da der Patient damit ein-

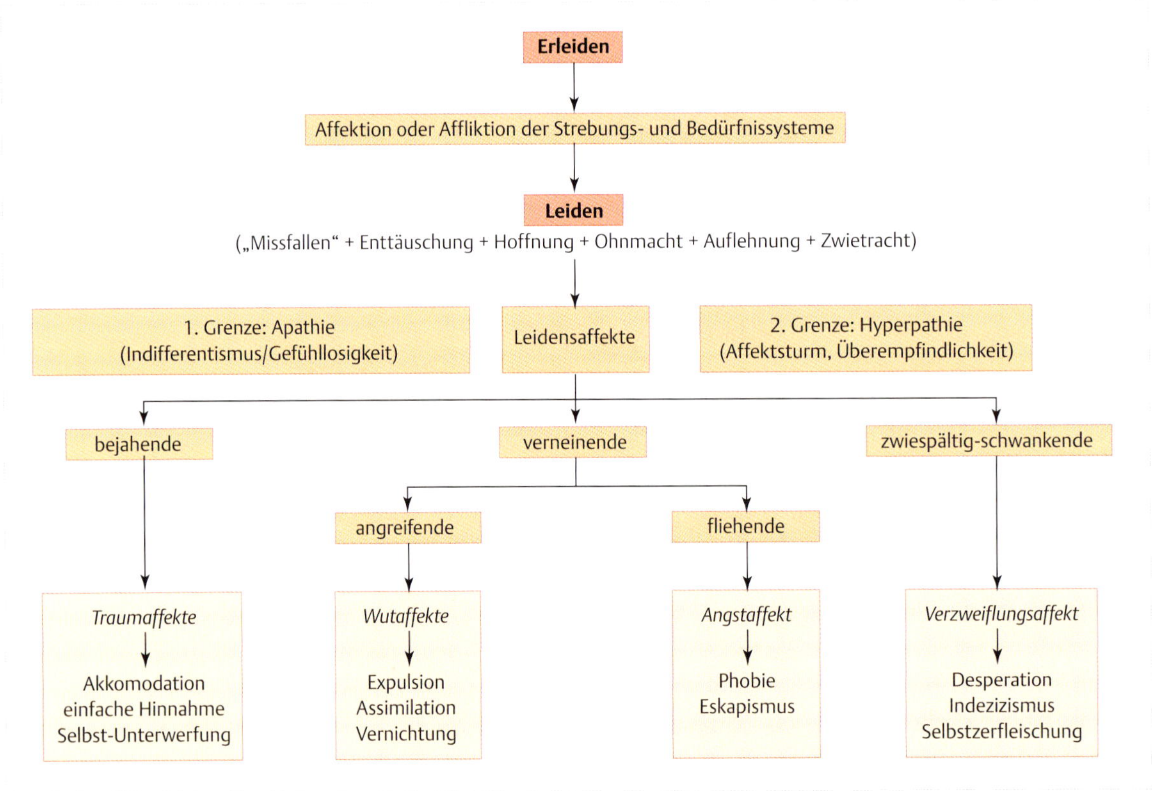

Abb. 10.7 Das Leiden und die damit verbundenen Gefühle und Affekte (nach (Wandruszka, 2004)).

hergehend mit Gefühlen konfrontiert werden wird, die schwer auszuhalten sind – wie etwa Schuld, Trauer, Wut, Verzweiflung. Mit dem Erzählen wird ein Prozess der inneren Distanzierung eingeleitet und Sinnhaftigkeit gestiftet. Das Konzept des „Fluss des Lebens“ ((Merkord, 2002), S. 143) oder auch des „Lebensskripts“ erweist sich so als geeigneter Weg der Traumabewältigung.

Noch vor dem Konzept des Lebensskripts war die Literatur genuiner Ort der Traumabewältigung (Kühner, 2008). So hat etwa Shakespeare in dem Drama „Henry IV“ Symptome des PTSD auf die Bühne gebracht: „O mein Gemahl, was seid ihr so allein?/Für welchen Fehl war ich seit vierzehn Tagen/Ein Weib, verbannt aus meines Heinrichs Bett?/sag‘, süßer Gatte, was beraubt dich so/Der Eßlust, Freude und des goldenen Schlafs?/Was heftest du die Augen auf die Erde/Und fährst so oft, wenn du allein bist, auf?/Warum verlorst du deiner Wangen Frische?/Gabst meine Schätze und mein Recht an dich/Starrsehndem Grübeln und verhasster Schwermut?/Ich hab dich bewacht in leichtem Schlummer,/Und dich vom ehrnen Krieg murmeln hören,/Dein bäumend Roß mit Reiterworten lenken/und rufen: Frisch ins Feld! Dann sprachest du/Vom Ausfall und vom Rückzug, von Gezelten,/Laufgräben, Pallisaden, Parapetten,/Feldschlangen, Basilisken und Kanonen,/Gefangener Lösung und erschlagnen Kriegern,/Und jedem Vorfall einer heißen Schlacht./Dein Geist in dir ist so dem Krieg gewesen/Und hat im Schlafe so dich aufgeregt,/Daß Perlen Schweißes auf der Stirn dir standen,/Wie Blasen in dem erst getrübten Strom:/Und im Gesicht erschien gewalt´ge Regung,/Wie wenn ein Mensch den Odem an sich hält/In großer schneller Eil‘. Oh, was sind dies für Zeichen?“ ((Schücking u. von Schaubert, 1925), S. 266).

Und auch in Charles Dickens „Oliver Twist“ wird die Geschichte eines Jungen erzählt, der plötzlich seine Eltern verloren hat – ein interpersonelles, unmittelbares Einmaltrauma. Doch eines der ältesten Schriftstücke, das sich mit dem Trauma auseinandersetzt, ist das Epos „Ilias“ von Homer: Darin werden nicht nur die Kriegsgeschehen des Trojanischen Krieges geschildert, sondern auch die traumatischen Auswirkungen auf die Krieger und die Betroffenen. Achilles, der Held der Griechen, entwickelt im Verlauf der Geschichte Symptome, die der Traumaforschung heute auch/noch bekannt sind. Der US-amerikanische Psychiater Jonathan Shay hat in der Veröffentlichung „Achill in Vietnam“ eine vergleichende Studie der in „Ilias“ geschilderten psychischen Zustände der Krieger und der Vietnamsoldaten vollzogen. Als gemeinsames zentrales Motiv stellt sich dabei das Konzept der „thémis“ heraus: „Die gesellschaftliche Moral dessen was recht ist, die Homer thémis genannt hat, stellt den Schutzmantel des normalen Erwachsenen dar. Die Geschichte der Traumata jeder Person mit PTSD stellt eine Herausforderung an die Richtigkeit der sozialen Ordnung und der Zuverlässigkeit der thémis dar.“ ((Shay, 1998), S. 260).

11 Erweiterte Ebenen

11.1 Hormonelle Ebene

11.1.1 Einführung

Die hormonelle Ebene betrachtet minimalistisch ablaufende Prozesse im Organismus. Man sollte meinen, dass dieses Thema sehr weit von der Praxis entfernt ist, aber die beschriebenen Inhalte sind das Ergebnis einer intensiven Auseinandersetzung mit dem physiotherapeutischen Ebenenmodell der Schmerztherapie und daher wichtig für das Verständnis der Prozesse, die in unserem Körper ablaufen – auch wenn dies auf Mikroebene geschieht. Grundlagenwissen aus der biochemischen Ebene vertieft und ergänzt Inhalte und Erkenntnisse aus der praktischen therapeutischen Tätigkeit, welche in den vorangegangenen Kapiteln bereits beschrieben wurden. Es sollen hier keine biochemischen Strukturmoleküle oder biochemischen Prozesse im Einzelnen beschrieben werden, sondern nur die beiden wichtigen Unterebenen der biochemischen Ebene des physiotherapeutischen Schmerzmodells:

- die immunologische Ebene
- die endokrinologische Ebene

Auf diesen einzelnen Ebenen sollen die wichtigsten Grundlagen und Abläufe dargestellt und erklärt werden. Diese Systeme können jedoch nicht komplett voneinander getrennt werden, denn sie greifen ineinander, hängen voneinander ab und beeinflussen sich gegenseitig. Diese Zusammenhänge können in den zirkadianen Rhythmen der Natur und des Organismus wiedererkannt werden. Das komplexe Bild, das Fachwissen über diese Prozesse und die regulatorischen Mechanismen werden durch die biochemische Ebene erweitert und verfeinert. Je umfangreicher und offener dieses Wissen aufgebaut ist, desto mehr und besser können pathologische Mechanismen am Patienten erkannt und behandelt werden.

Der Zusammenhang der hormonellen Ebene mit den anderen Schmerzebenen soll hier erklärt werden. Insbesondere die Verknüpfungen zwischen dem Immunsystem, dem Hormonsystem und dem limbischen System werden auf den Grundlagen der psychoimmunologischen und der psychoendokrinologischen Wissenschaften begründet und erklärt.

In diesem Kapitel sollen zunächst die Grundlagen des Nervensystems mit dem Schwerpunkt zum Vegetativum und zum limbischen System, die Grundlagen der Immunologie mit dem Schwerpunkt der Allergien und die Grundlagen des Hormonsystems mit den wesentlichen Verbindungen zum Hypothalamus und der Hypophyse erläutert werden. Dies dient als Basis, um die Zusammenhänge zwischen den Ebenen herstellen zu können. Zudem werden Verbindungen zwischen Organen und den entstehenden Signalstoffen über Regelkreisläufe erläutert. Diese Grundlagen werden immer wieder mit Bezug zum Ebenenmodell erklärt.

Besonders die Patienten mit chronischen Schmerzen zeigen oftmals Symptomatiken, die sich den oben beschriebenen Ebenen zuordnen lassen (▶ Abb. 11.1).

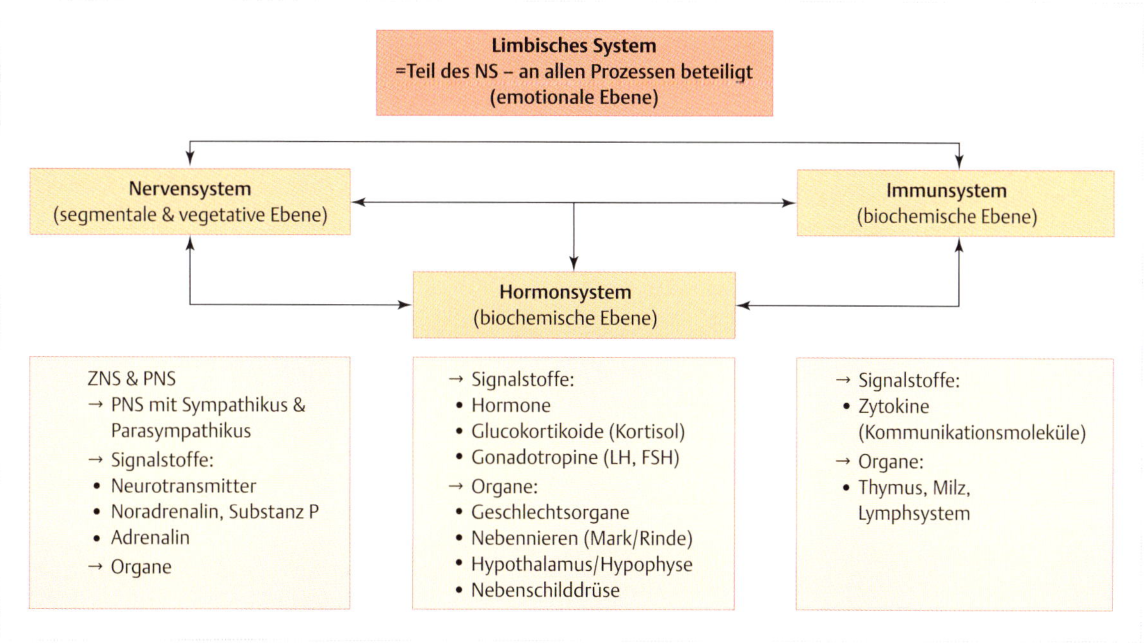

Abb. 11.1 Zusammenspiel von ZNS, Endokrinum und Immunsystem.

11.1.2 Grundlagen Nervensystem – vegetative Ebene

Das vegetative Nervensystem wird detailliert in Kap. 7 erläutert.

Die wesentlichen Säulen des vegetativen Nervensystems sind der *Sympathikus* und der *Parasympathikus*. Beide unterliegen externalen (Umweltfaktoren) und internalen (Emotionen, Stress) Einflüssen. Das vegetative Nervensystem hat unter anderem einen Einfluss auf die Organfunktionen (Herz-Kreislauf-Regulation, Verdauungssystem), den Schlaf-Wach-Rhythmus, die Konzentrationsfähigkeit und die Schweißsekretion. Die Funktionen des vegetativen Nervensystems stehen in einer wechselseitigen Beziehung zu den Funktionen des Immunsystems und des hormonellen Systems.

11.1.3 Grundlagen endokrines System – humorale Ebene

Allgemeine Bedeutung

„Die einzelnen Zellen des Körpers unterscheiden sich in vielfältiger Hinsicht. Sie haben spezielle Aufgaben zu erfüllen und müssen auf verschiedene Einflüsse reagieren. Zusätzlich ist eine Kommunikation zwischen den unterschiedlichen Geweben und Organen sehr wichtig, um dieses komplexe Zusammenspiel zu gewährleisten. In verschiedenen Bereichen muss der Organismus anpassungsfähig sein.

Viele metabolische und biosynthetische Leistungen sind spezialisierten Organen vorbehalten. Selbst ein so essenzieller biochemischer Prozess wie die Synthese von Glukose ist beim Menschen auf die Leber (und Niere) beschränkt, obwohl auch andere Organe wie das Gehirn auf Glukose als Energielieferant angewiesen sind. Die Versorgung mit lebensnotwendigen Metaboliten muss daher organisiert werden.

Nach außen kann sich der Organismus an unterschiedliche Bedingungen von Temperatur und Feuchtigkeit anpassen, ist aber auf eine exakte Konstanthaltung des inneren Milieus, z. B. der Osmolarität und Ionenzusammensetzung, angewiesen.

Biochemische und physiologische Prozesse müssen an veränderte Umweltbedingungen (z. B. Stress) angepasst und Wachstum und Differenzierung des Organismus reguliert werden“ ((Behrends et al., 2012), S. 335).

Um diese Aufgaben zu erfüllen, ist ein präziser Informationsaustausch sehr wichtig. Dieser kann über verschiedene Wege stattfinden: zum einen durch den Austausch zwischen Zellen (Zell-Zell-Interaktion) und zum anderen durch die Informationsvermittlung via Hormone und Zytokine. Diese komplexen Wechselwirkungen wirken sich auf den gesamten Organismus aus. Folgende Systeme sind unter anderem an den Wechselwirkungen beteiligt:

- Stoffwechsel
- Immunsystem
- Bewegungsapparat
- Blut
- Haut
- Magen-Darm-Trakt
- Herz-Kreislauf-System

In der Endokrinologie verknüpfen sich neuronale und hormonelle Regelkreissysteme miteinander. Die wichtigsten Organe, die hier zusammenspielen, sind der Hypothalamus, die Hypophyse, die Schilddrüse, die Nebenschilddrüse, die Nebennierenrinde und das Nebennierenmark sowie die männlichen und weiblichen Gonaden. Als Stoffwechselkreislauf spielt hier der Kalzium-Phosphat-Knochenstoffwechsel eine wichtige Rolle. Die oben genannten Organe/Systeme schütten Hormone aus, die in ihrem Zusammenspiel das Hormonsystem darstellen. Über diese Signalstoffe können Körpersysteme miteinander kommunizieren und diese regulieren. Im Folgenden sollen die einzelnen Aufgaben und das Zusammenspiel einiger dieser komplexen Systeme erläutert werden, um die Verknüpfungen zwischen den verschiedenen Ebenen des Schmerzmodells besser zu verstehen.

Kommunikationswege

Zunächst werden die Grundlagen der Kommunikationswege beschrieben, um ein fundiertes Verständnis über den Austausch und die Interaktion zwischen den verschiedenen Ebenen zu erlangen. Die Kommunikation zwischen den Zellen und der Austausch vielseitiger Informationen zwischen den verschiedenen Organsystemen gewährleistet ein funktionelles physiologisches Zusammenspiel der vegetativen, humoralen und immunologischen Ebene.

Als erstes soll hier der Austausch und die Kommunikation zwischen den Zellen beschrieben werden:

- „*Gap Junctions:* Dies sind regulierbare Poren in der Zellmembran, durch die Metaboliten und Signalübertragungsmoleküle direkt von Zelle zu Zelle gelangen können (Kap. 5.2.3).
- *Zell-Matrix- und Zell-Zell-Interaktion:* Strukturen wie z. B. Adherens Junctions, Fokalkontakte und Hemidesmosomen dienen nicht nur der Verankerung von Zellverbänden“ ((Behrends et al., 2012), S. 335), sondern auch der Übermittlung von Signalen. „Sie bestehen aus Proteinkomplexen, an deren zytoplasmatischer Seite außer Zytoskelettproteinen wie Aktin und Intermediärfilamenten auch Kinasen […] und andere Signalmoleküle aktiviert werden, die für die Zellfunktion und die Aufrechterhaltung der apikal-basalen Polarität unentbehrlich sind. Ohne diese Signale werden nicht transformierte Zellen apoptotisch. Pathophysiologisch bedeutsam ist beispielsweise die Aktivierung von Blutplättchen, wenn zelluläre Rezeptoren der Integrin-Familie an Kollagen der subendothelialen Matrix binden.

- *extrazelluläre Signalübertragungsmoleküle:* Der ihnen zugrunde liegende Mechanismus ist am vielseitigsten einsetzbar. Die signalgebende Zelle sezerniert Faktoren, die an Rezeptoren der Empfängerzelle binden. Je nach Reichweite des Signals können so lokal begrenzte Effekte erzeugt oder auch Signale an weit entfernte Orte übermittelt werden.

Signalübermittlung durch extrazelluläre Signalmoleküle

Man unterscheidet 3 unterschiedliche Formen der Signalübermittlung durch extrazelluläre Signalmoleküle:

1. *endokrine Signalübermittlung*: Ein Botenstoff wird an die Blutbahn abgegeben und kann mit dem Blutkreislauf entfernte Zielgewebe erreichen. Dies ist z. B. bei den „klassischen Hormonen der Fall" ((Behrends et al., 2012), S. 335/336). Die wichtigsten endokrinen Drüsen sind hierbei:
   - Epiphyse
   - Hypothalamus
   - Hypophyse (mit der Adenohypophyse = Hypophysenvorderlappen und der Neurohypophyse = Hypophysenhinterlappen)
   - Schilddrüse und Nebenschilddrüsen
   - Thymus
   - Pankreas
   - Magen-Darm-Trakt
   - Nebennieren
   - Gonaden mit Testes und Ovarien
   - Plazenta

Die wichtigsten Organe der Hormon-Regelkreisläufe werden später in Kap. 11.1.4 noch genauer beschrieben.

2. „*parakrine Signalübermittlung:* Das sezernierte Signalmolekül besitzt nur eine geringe Reichweite, die Wirkung ist daher lokal begrenzt. Dies kann durch eine kurze Halbwertszeit bedingt sein, häufig ist aber auch die Diffusion durch Bindung an Zelloberflächen oder die extrazelluläre Matrix stark behindert. Beispiele hierfür sind zahlreiche Wachstumsfaktoren, die an Proteoglykane der Zelloberfläche oder der extrazellulären Matrix binden.
   - Spezialfälle:
     - *Signalübertragung durch Neurotransmitter im Nervensystem:* Dabei werden Moleküle vom präsynaptischen Nervenende in den synaptischen Spalt sezerniert; diese binden vorzugsweise an postsynaptische Rezeptoren einer weiteren Nervenzelle (oder der neuromuskulären Endplatte).
     - *juxtakrine Signalübermittlung:* Hier wird das Signalmolekül nicht sezerniert, sondern ist membrangebunden und kann somit nur mit Rezeptoren der Nachbarzellen interagieren.
3. *autokrine Signalübermittlung:* Die sezernierende Zelle besitzt gleichzeitig den Rezeptor für das Signalmolekül, sodass das Signal die sezernierende Zelle selbst aktiviert. Das Signal kann aber auch innerhalb einer Gruppe gleichartiger, räumlich eng benachbarter Zellen (z. B. Lymphozyten in Lymphknoten) wirken, was streng genommen eine parakrine Signalwirkung darstellt, wobei jedoch Sender und Empfänger gleichartige Zellen sind" ((Behrends et al., 2012), S. 336).

Neben der Zell-Zell-Kommunikation dienen extrazelluläre Signalmoleküle im Organismus zur Kommunikation. „Entsprechend ihren unterschiedlichen Wirkungsschwerpunkten können die extrazellulären Signalmoleküle in 2 große Gruppen unterteilt werden, wobei allerdings Überschneidungen auftreten: Hormone und Zytokine" ((Behrends et al., 2012), S. 336).

Grundlagen Hormone

Im folgenden Abschnitt soll etwas genauer die Rolle der Hormone, ihre Funktionsweise und die unterschiedlichen Arten der Hormone beschrieben werden. Dazu werden die folgenden Leitfragen nach und nach beantwortet:

- Was sind Hormone?
- Was sind die Hauptaufgaben der Hormone im Körper?
- Wo werden sie sezerniert/produziert?
- Was sind die wesentlichen Wirkprinzipien der Hormone?
- In welche Substanzklassen werden Hormone eingeteilt?
- Was ist ein Rückkopplungsmechanismus?
- Was sind hormonelle Regelkreise?
- Wie stehen ZNS und endokrines System miteinander in Verbindung?
- Was ist typisch für ein Hormonsystem?

Was sind Hormone?

Hormone sind chemische Signalstoffe („Botenstoffe"). Sie gelangen über den Blutstrom in die unterschiedlichen Körperregionen und entfalten dort ihre spezifische Wirkung. Diese Wirkung ist immer von dem jeweiligen Rezeptor abhängig, an den sich der Stoff koppelt.

Was sind die Hauptaufgaben der Hormone im Körper?

Hormone regulieren den Stoffwechsel und die physiologischen Parameter (z. B. Glukosespiegel und Kalziumkonzentration im Blut). Sie dienen der Anpassung des Organismus an Änderungen in der Umwelt und beeinflussen und regulieren das Sexualverhalten. Zusammen mit den Zytokinen regulieren sie das Wachstum.

Wo werden Hormone sezerniert bzw. produziert?

Die Produktion von Hormonen findet an unterschiedlichen Orten im Körper statt, in den sogenannten endokrinen Drüsen. Grundsätzlich unterscheidet man zwei verschiedene Arten an Drüsen: die endokrinen und die exokrinen. Zu den Substanzen, die exokrine Drüsen sezernieren, gehört das Speichelsekret, die Magensäure und Verdauungsenzyme. Diese Sekrete werden in Körperhohlräume abgegeben. Endokrine Drüsen geben ihre Produkte, die Hormone, direkt in den Blutkreislauf, die Lymphe oder in das Gewebe ab.

Was sind die wesentlichen Wirkprinzipien der Hormone?

Hormone beeinflussen Zellen, Gewebe, Organe und infolgedessen auch verschiedene Verhaltensweisen. Sie wirken stufenweise, auch noch längere Zeit nach ihrer Ausschüttung. Sie werden in kleinen Mengen produziert und in Stößen ausgeschüttet. Die Ausschüttung von Hormonen wird über Feedbackprozesse reguliert. Sie unterliegt auch den sogenannten zirkadianen Rhythmen (Kap. 11.1.6), wodurch die Konzentration der Hormone von der Tageszeit abhängig ist und somit spezifische Funktionskreise im Organismus reguliert werden können. Werden spezifische Hormone freigesetzt, kann dies langfristig den Stoffwechsel verändern. Hormone beeinflussen unser Verhalten, aber umgekehrt auch unser Verhalten die Hormone.

Wie können Hormone eingeteilt werden?

Hormone können einerseits aufgrund der Charakteristik ihrer Wasserlöslichkeit, andererseits aber auch aufgrund ihrer chemischen Zusammensetzung eingruppiert werden.

In Bezug auf die Wasserlöslichkeit unterscheidet man *hydrophile* und *hydrophobe* Hormone.

Unter Berücksichtigung der chemischen Struktur ist die folgende Aufgliederung möglich:

- Peptidhormone
- Aminosäurederivate
- Steroide
- Lipidderivate

▸ **Hydrophile Hormone.** Hydrophile Hormone machen den weitaus größten Teil der Hormone aus. Zu diesen gut wasserlöslichen Hormonen gehören Peptidhormone, Aminosäurederivate und Prostaglandine. Sie können aufgrund ihrer Wasserlöslichkeit die hydrophobe Doppelschicht der Plasmamembran der Zielzelle nicht durchdringen und müssen daher an Rezeptoren auf der Zelloberfläche binden. Das von außen an die Zelle herangetragene Signal wird über den Weg der Signaltransduktion in das Zellinnere übermittelt. An diesem Vorgang sind intrazelluläre Signal- und Effektormoleküle (z. B. Kinasen, Kalzium) beteiligt, die das Signal sehr schnell übertragen, sodass die Wirkung dieser Hormone bereits innerhalb von Minuten einsetzt. Der entstandene Hormon-Rezeptor-Komplex kann endozytiert und anschließend abgebaut werden (lysosomaler Abbau von Rezeptoren und Peptidhormonen), weshalb seine Halbwertszeit im Plasma nur kurz ist.

▸ **Hydrophobe Hormone.** Hydrophobe Hormone sind schlecht wasserlöslich und werden deshalb überwiegend an Plasmaproteine gebunden und in dieser Form zu ihrem Zielort transportiert. Die Bindung an Plasmaprotein hat den Vorteil, dass sie das Hormon vor Abbau und Filtration über die Niere schützt. Deshalb ist auch die Halbwertszeit von hydrophoben Hormonen in der Regel größer als die der hydrophilen Hormone.

„Im Gegensatz zu den hydrophilen Hormonen binden hydrophobe Hormone an intrazelluläre Rezeptoren, die ligandenaktivierte Transkriptionsfaktoren darstellen und die Transkription hormonsensitiver Gene aktivieren oder in einigen Fällen auch reprimieren (unterdrücken). Die Wirkung dieser Hormone setzt mit einer Verzögerung von 1–2 Stunden ein, da zunächst die mRNA synthetisiert werden muss und anschließend die entsprechenden Proteine gebildet werden müssen. Die meisten hydrophoben Hormone können jedoch auch schnelle Effekte auslösen, die durch noch unzureichend charakterisierte Zelloberflächenrezeptoren oder durch Aktivierung zytoplasmatischer Proteine vermittelt werden.

Die hydrophoben Hormone können auf mehreren Wegen in die Zielzellen gelangen. Sie können:

- durch die Plasmamembran diffundieren (Kortisol) oder
- mithilfe von Transportproteinen durch die Zelle geschleust werden (Schilddrüsenhormone).
  Um aus dem Blutplasma in die Zelle gelangen zu können, muss das Hormon von seinem Trägerprotein im Blut abdissoziieren, d. h. es muss frei vorliegen. Die Konzentration an freiem Hormon hängt von der Stärke der Bindung an sein Plasmaträgerprotein ab und von der Konzentration des Trägerproteins. [...] Je höher die Konzentration an Trägerprotein und je stabiler der Komplex (d. h. je höher die Affinität des Trägerproteins) ist, desto niedriger ist die Konzentration an freiem Hormon und umgekehrt. Da die Konzentration an Trägerprotein z. T. unter hormoneller Kontrolle steht oder bei Leberfunktionsstörungen (die meisten Trägerproteine werden in der Leber gebildet) erniedrigt sein kann, kann die freie Hormonkonzentration im Blut schwanken. In der Regel ist die Schwankung aber nur vorübergehend, da über Rückkopplungsmechanismen (S. 399) die Konzentration an freiem Hormon nachreguliert wird. Pharmakologisch bedeutsam ist, dass viele (lipidlösliche) Pharmaka die Hormone von ihren Bindungsstellen kompetitiv verdrängen und so ihre Plasmakonzentration erhöhen können.
- [...] durch Endozytose aufgenommen werden [...], nachdem die Hormone und ihre Trägerproteine an Proteine aus der LDL-Rezeptorfamilie angedockt haben. Auf diese Weise können Zellen gezielt Hormone aufnehmen. Nach lysosomalem Abbau der Trägerproteine stehen die freien Liganden zur Verfügung.

▶ **Peptidhormone.** Diese Hormone, zu denen auch Insulin und Glukagon gehören, werden am rauen endoplasmatischen Retikulum synthetisiert. Das Syntheseprodukt, das sogenannte *Präprohormon*, wird im endoplasmatischen Retikulum modifiziert zum Prohormon und dann im Golgi-Apparat zur reifen Form, dem Hormon, prozessiert. Anschließend wird es in sekretorischen Vesikeln gespeichert. Auf einen extrazellulären Stimulus hin, der zum Anstieg der intrazellulären Ca^{2+}-Konzentration führt, fusionieren die Vesikel mit der Plasmamembran und setzen ihren Inhalt frei (Exozytose).

Peptidhormone sind hydrophil und werden in der Regel frei im Blut transportiert; ihre Konzentration ist sehr niedrig (10^{-10}–10^{-12} mol/l). In einigen Fällen sind sie auch an spezielle Bindungsproteine gebunden (z. B. IGF an IGF-Bindungsproteine), dies dient aber der Regulation der Halbwertszeit und der Verfügbarkeit für die Rezeptorbindung und wäre für den Transport nicht notwendig. Die Halbwertszeit von Peptidhormonen im Blut liegt im Bereich von wenigen Minuten bis zu einigen Stunden. Der Abbau erfolgt durch Proteolyse in der Leber oder in den Zielorganen (Endozytose und lysosomaler Abbau).

▶ **Aminosäure-Abkömmlinge.** Zu dieser Gruppe gehören die endokrin sezernierten Katecholamine, die Schilddrüsenhormone sowie zahlreiche Gewebshormone (z. B. Histamin und Serotonin). Die Biosynthese erfolgt durch Modifikation der entsprechenden Aminosäurevorstufen. Die Hormone werden wie die Peptidhormone in Vesikeln gespeichert und bei Bedarf freigesetzt. Eine Ausnahme stellen die Schilddrüsenhormone dar, die – noch eingebunden in das Vorläuferprotein Thyreoglobulin – im Follikellumen gespeichert werden. Bei Bedarf werden sie nach Endozytose und Proteolyse im Lysosom freigesetzt und direkt sezerniert.

Mit Ausnahme der Schilddrüsenhormone sind die Aminosäurederivate hydrophil und benötigen daher keine Transportvehikel. Die Schilddrüsenhormone jedoch werden im Komplex mit Albumin oder speziellen Transportproteinen transportiert. Die Halbwertszeiten sind recht unterschiedlich: Bei den Katecholaminen liegt die Halbwertszeit im Minutenbereich, bei den Schilddrüsenhormonen jedoch im Bereich von wenigen Tagen. Die lange Halbwertszeit der Schilddrüsenhormone ist zum großen Teil durch den Schutz vor Abbau aufgrund der Bindung an Plasmaproteine bedingt.

Die Inaktivierung der meisten Aminosäure-Abkömmlinge erfolgt durch Oxidation der Aminogruppe durch Mono- bzw. Diamino-Oxidasen zu den entsprechenden Aldehyden, gefolgt von der weiteren Oxidation der Aldehydgruppen zu Carbonsäuren durch Aldehyddehydrogenasen. [...]

▶ **Steroidhormone.** Diese Hormongruppe (Gluko-, Mineralokortikoide, Sexualhormone) leitet sich vom Cholesterin ab. Die Steroidhormone sind hydrophob und können daher nicht in Vesikeln gespeichert werden. Sie würden sich in die Membran einlagern und sie dadurch schädigen und auch durch die Membran entweichen. Das zur Biosynthese benötigte Cholesterin wird als Ester mit Fettsäuren in Form von Lipidtröpfchen gelagert. Bei Bedarf wird Cholesterin durch Hydrolyse der Ester freigesetzt und zu den Hormonen umgewandelt, die durch die Plasmamembran in den Extrazellulärraum und ins Blut diffundieren. Als lipophile Hormone werden auch sie im Komplex mit Plasmaproteinen transportiert, die zudem die Bioverfügbarkeit und Lebensdauer regulieren. Die Halbwertszeit liegt im Stundenbereich.

An der Inaktivierung der Steroidhormone sind je nach Hormontyp unterschiedliche Enzyme beteiligt. Eine wichtige Reaktion ist die Hydroxylierung mit Cytochrom-P450-abhängigen Monooxygenasen mit anschließender Sulfatierung und Glukuronidierung zur besseren Wasserlöslichkeit.

▶ **Sonstige.** Die bisher aufgeführten Hormonklassen machen den größten Teil der Hormone aus, daneben gibt es aber noch meist lokal wirkende Hormone, die anderen Strukturtypen angehören:

Die Prostaglandine und Leukotriene sind Derivate der hydrophoben Arachidonsäure, werden durch die verschiedenen Modifikationen jedoch wasserlöslich. Retinsäure, ein lebensnotwendiger morphogenetischer Faktor in der Embryonalentwicklung und essenziell für die Regeneration von Epithelien, leitet sich wie das für den Sehprozess notwendige Retinal von Vitamin A ab.

Aus der Reihe fällt Stickstoffmonoxid (NO), das aus der Guanidinogruppe von Arginin gebildet wird und lokal wichtige Funktionen bei der Makrophagenfunktion, Relaxation der glatten Muskulatur und Lernprozessen ausübt" ((Behrends et al., 2012), S. 339–342).

Was ist ein Rückkopplungsmechanismus im Hormonsystem?

Hormone regulieren metabolische und physiologische Parameter, um das innere Milieu im Gleichgewicht zu halten und sich ändernden Bedürfnissen anzupassen (z. B. Blutzuckerspiegel und Regulation des Grundumsatzes). Auch bei der Regulation psychischer Verhaltensweisen spielen Hormone eine wichtige Rolle, z. B. bei der Stressbewältigung oder beim Sexualverhalten. „Die exakte Regelung der Hormonausschüttung erfordert effiziente Rückkopplungsmechanismen. Auf molekularer Ebene erfolgt die Rückkopplung (Feedback) durch eine Reihe von Mechanismen. Es können die Hormonbiosynthese, -ausschüttung, Rezeptoraktivität und Signaltransduktion variiert werden" ((Behrends et al., 2012), S. 344). Rückkopplungsmechanismen können vom ZNS unabhängig erfolgen oder vom ZNS gesteuert sein.

Bei einer einfachen Rückkopplung „wird die Hormonkonzentration durch einen hormonabhängigen Parameter, meist ein Stoffwechselparameter, reguliert. In erster Linie dient diese Regelung dazu, Stoffwechselparameter wie die Glukosekonzentration oder physiologische Parameter konstant zu halten. Normalerweise handelt es sich um Regelkreise mit negativer Rückkopplung: Die Konzentration des Parameters verhält sich umgekehrt proportional zur Hormonkonzentration: Anstieg der Parameterkonzentration → Abnahme der Hormonkonzentration (und umgekehrt)" ((Behrends et al., 2012), S. 345). (Beispiel Blutzuckerspielgel und Insulinausschüttung). „Negativ rückgekoppelte Regelkreise haben zum Ziel, den Sollwert wiederherzustellen. Sie wirken also stabilisierend – nur durch diese Art der Regulation kann auf Dauer eine stabile Lage gesichert werden. [...] Bei biologischen Regelkreisen handelt es sich aber meist nicht um einfache, sondern um vernetzte Regelkreise, d. h. mehrere Regelkreise arbeiten aufeinander abgestimmt zusammen" ((Behrends et al., 2012), S. 345).

Im endokrinen System arbeiten mehrere Organe abgestimmt miteinander zusammen und werden über mehrere Regelkreise reguliert. Die einzelnen Regelkreise werden in den folgenden Abschnitten näher erklärt.

Was sind hormonelle Regelkreise?

„Ein Regelkreis ist ein geschlossenes Rückkopplungssystem zu einer bestimmten Regelgröße. Die Terminologie ist technischen Regelkreisen entnommen. [...] Auf einen hormonellen Regelkreis, die Konstanthaltung des Blutzuckerspiegels durch Insulin, angewendet, stellt demnach der Blutzuckerspiegel die Regelgröße dar, die B-Zelle des Pankreas ist der Regler. Dieser schüttet Insulin (Stellgröße) aus, wenn die vom Sensor (ebenfalls die B-Zelle, diesmal aber der „Glukose-Rezeptor", d. h. die zur Glukosekonzentration proportionale ATP-Produktion) gemessene Glukosekonzentration (Istwert) höher ist als der Sollwert. Über sogenannte Stellglieder (z. B. Skelettmuskel und Fettgewebe, die insulinabhängig Glukose aufnehmen und verwerten) kann gegengesteuert und der Istwert dem Sollwert angenähert werden. Umgekehrt wird die Insulinsekretion gehemmt, wenn der Istwert der Glukose niedriger ist als der Sollwert" ((Behrends et al., 2012), S. 345).

Wie stehen ZNS und endokrines System miteinander in Verbindung?

Prozesse wie die Anpassung des Organismus an Stresssituationen erfordern die Verarbeitung humoraler und nervaler Afferenzen durch das ZNS mit nachgeschalteter Regulation der Aktivität endokriner Drüsen. Die endokrine Sekretion wird durch ein hierarchisch organisiertes neuroendokrines System kontrolliert. Das wichtigste Beispiel eines neuroendokrinen Systems ist das hypothalamisch-hypophysäre System. Der Hypothalamus sezerniert Releasing-Hormone, die die Ausschüttung von Hormonen aus der Adenohypophyse stimulieren. Diese wiederum stimulieren in peripheren endokrinen Organen die Abgabe der Hormone, die den eigentlichen Effekt bewirken (effektorische Hormone = Effektorhormone). Die effektorischen Hormone hemmen über eine negative Rückkopplung an Hypothalamus und Hypophyse ihre Synthese und schließen so den Regelkreis. Der zu regulierende Parameter ist die Hormonkonzentration. Bis hierhin handelt es sich um eine einfache Rückkopplung, wenn auch die negative Rückkopplung auf zwei hierarchisch übereinander gelegene Ebenen (Hypothalamus und Hypophyse) zurückwirkt. Der Hypothalamus erhält aber zusätzlich über humorale und nervale Afferenzen Informationen von höheren Gehirnzentren und passt die Ausschüttung der Releasing-Hormone entsprechend an.

„Das Hypothalamus-Hypophyse-Zielorgan-System ist vielfachen Feedback-Regulationen unterworfen: Die glandotropen Hormone sowie Prolaktin und Wachstumshormon hemmen durch ein „Short Feedback-Loop" die neurosekretorischen Zellen des Hypothalamus. Die Effektorhormone der Zielorgane (Schilddrüsenhormone, Glukokortikoide, Sexualhormone) hemmen durch ein „Long Feedback-Loop" die Hormonsekretion aus Hypothalamus und Hypophyse (▶ Abb. 11.2).

In beiden Fällen resultiert eine negative Rückkopplung, die für die Aufrechterhaltung eines stabilen Systems, d. h. einer adäquaten Hormonkonzentration unbedingt erforderlich ist. Der „Sollwert" der Hormonkonzentration kann allerdings innerhalb des rückgekoppelten Systems durch Signale höherer Hirnzentren verändert und so den physiologischen Erfordernissen angepasst werden.

Überwinden die Effektorhormone die Blut-Hirn-Schranke (wie z. B. die Glukokortikoide), können sie auch direkt die Aktivität höherer Gehirnzentren beeinflussen. Diese verarbeiten diese Information und beeinflussen die neurosekretorischen Zellen des Hypothalamus. Parallel können auch durch die Effektorhormone bedingte Stoffwechselantworten (metabolische Parameter wie Glukose und Fettsäuren) Hypophyse und Hypothalamus stimulieren oder hemmen" ((Rassow u. Hauser, 2008), S. 585).

Diese Rückkopplungsmechanismen unterliegen einer gewissen Hierarchie. Dabei stehen zunächst höhere Gehirnzentren an der obersten Stelle (limbisches System), es folgt dann der Hypothalamus, die Hypophyse und schließlich die Hormondrüsen der peripheren Organe.

Was ist typisch für ein Hormonsystem?

Hormon-, Immun- und Nervensystem zeichnen sich im Körper spezifisch aus. Zum Hormonsystem werden einzelne Organe an festgelegten Orten gezählt. Das Immunsystem dagegen hat neben seinen typischen Organen (Milz, Thymus, Lymphknoten) im gesamten Organismus verteilte Funktionen. Die Zellen des Immunsystems werden über das Blut und die Lymphe im gesamten Körper verteilt. Das Hormonsystem hat vielfältige Botenstoffe, die auch in der Ferne wirken können. Beim Nervensystem dagegen werden Informationen über kurze Wege (synaptische Verbindungen) und über Neurotransmitter vermittelt.

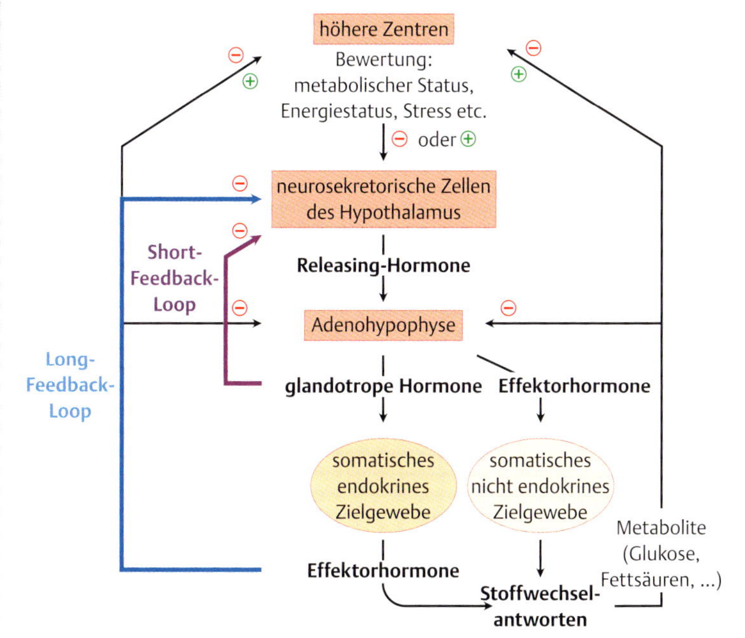

Abb. 11.2 Regulation des hypothalamisch-hypophysären Systems – negative Rückkopplung. (Rassow, 2012)

In den folgenden Abschnitten werden organspezifische Besonderheiten auf der hormonellen Ebene beschrieben und erste Zusammenhänge erläutert.

11.1.4 Organe des humoralen Systems

Hypothalamus und Hypophyse

Hypothalamus

Der Hypothalamus (HT) ist der wichtigste Verknüpfungspunkt zwischen dem Nervensystem und dem endokrinen System. Er ist ein Abschnitt des Diencephalons (Zwischenhirns) und liegt im Bereich des Chiasma opticum (Sehnervenkreuzung).

Besondere Bedeutung hat der Hypothalamus bei der Beeinflussung des vegetativen Nervensystems. Hier werden eine Vielzahl vegetativer Funktionen gesteuert und reguliert, auch die Bewertung verschiedener Stressoren (innere und äußere) findet hier ein wichtiges Zentrum. Dazu muss die Koordination des neuronalen und des endokrinen Systems gut aufeinander abgestimmt sein, um die Hämostase des Organismus aufrechtzuerhalten.

Der Hypothalamus erhält für diese Aufgabe Informationen aus übergeordneten Hirnzentren: dem Kortex, dem limbischen System und dem Thalamus. Er besitzt aber auch Temperatur- und Osmorezeptoren und erhält durch nervale Afferenzen und Metaboliten wie Fettsäuren und Glukose Informationen aus der Peripherie. Die Informationen werden verarbeitet und beeinflussen die Aktivität von Sympathikus und Parasympathikus.

Die Bedeutung und Verbindung der emotionalen, der vegetativen und der biochemischen Ebene wird hier bereits ersichtlich.

Die Zellen des Hypothalmus werden durch Neurotransmitter stimuliert und produzieren dann die spezifischen Hormone, sie werden deshalb *neurosekretorische Zellen* genannt. Es werden zum einen Effektorhormone gebildet, die direkt auf das Zielgewebe wirken. Es handelt sich hierbei um das antidiuretische Hormon (ADH) und Oxytocin. Den größeren Teil machen jedoch die sogenannten Releasing-Hormone aus, die in den Hypophysenvorderlappen (HVL) gelangen und dort die Synthese der Hormone des HVL stimulieren (▸ Abb. 11.3).

Übersicht über die Hormone des Hypothalamus

- CRH = Corticotropin-Releasing-Hormon
- TRH = Thyreotropin-Releasing-Hormon
- SS = Somatostatin
- GRH = Growth-Releasing-Hormon
- P = Prolaktin-Releasing-Hormon
- ADH = antidiuretisches Hormon

Wirkungen der Hormone des Hypothalamus

Corticotropin-Releasing-Hormon

Corticotropin-Releasing-Hormon (CRH) wird im Hypothalamus gebildet, von hier wird es über Portalgefäße zur Adenohypophyse transportiert. CRH stimuliert die Sekretion von ACTH (adrenocorticotropem Hormon), welches die Synthese von Kortisol in der Nebennierenrinde anregt.

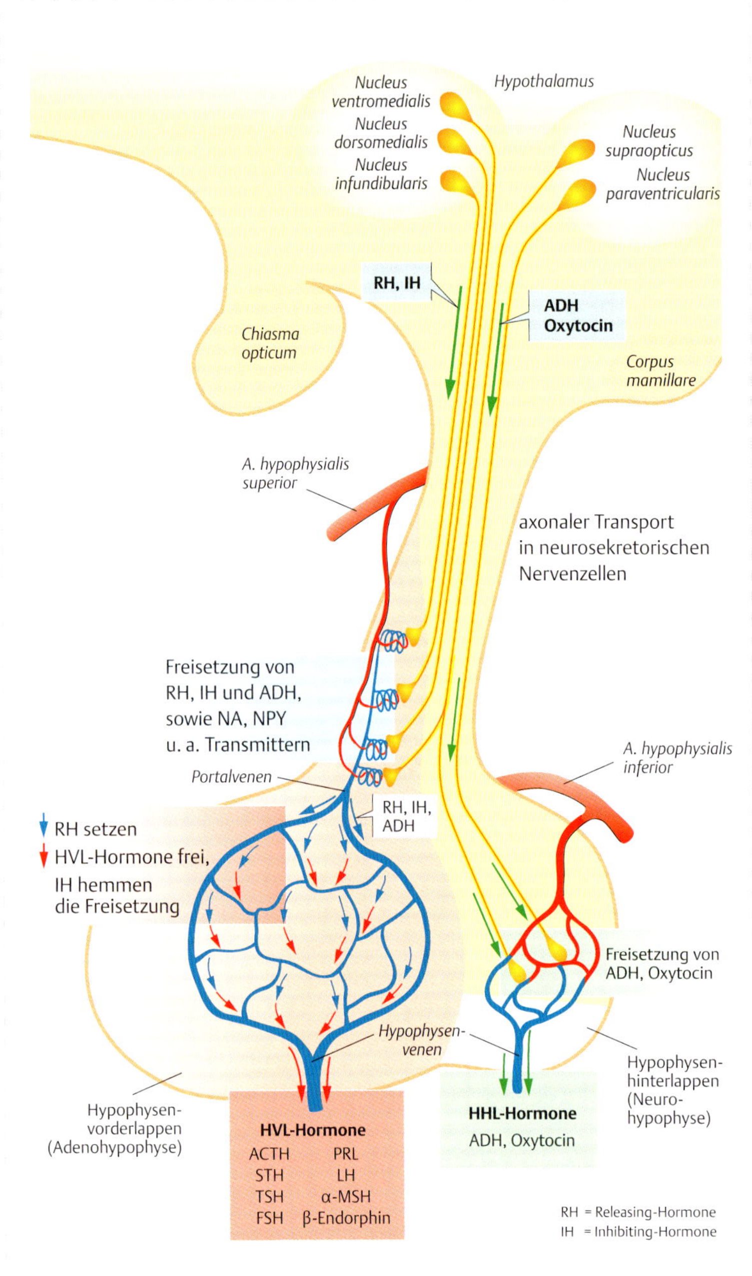

Abb. 11.3 Das System von Hypothalamus und Hypophyse (nach Silbernagl u. Despopoulos). (Silbernagl, 2012)

Thyreotropin-Releasing-Hormon

Bei Mangel an Schildrüsenhormonen wird Thyreotropin-Releasing-Hormon (TRH) von neurosekretorischen Zellen des Hypothalamus sezerniert. TRH „stimuliert in der Adenohypophyse die Biosynthese und Sekretion von TSH. Somatostatin hemmt die Bildung und Freisetzung von TSH (und auch von Wachstumshormon). TSH bindet an einen G-Protein-gekoppelten Rezeptor an den Epithelzellen der Schilddrüse. Es stimuliert die Transkription und z. T. auch die Aktivität der für die Hormonbiosynthese erforderlichen Enzyme und Transporter und fördert das Wachstum der Epithelzellen“ ((Rassow u. Hauser, 2008), S. 588).

Wachstumshormon

Das Wachstumshormon (GH, Growth-Hormon) ist ein Hormon, „das in der Adenohypophyse gebildet wird. Es fördert und koordiniert das Körperwachstum und besitzt auch metabolische Wirkungen. Es wirkt hauptsächlich über insulinähnliche Wachstumsfaktoren (IGF).

Biosynthese und Sekretion von GH stehen unter der Kontrolle von Hypothalamus, Hypophyse und metabolischen Faktoren:

- fördernd wirken:
  - das Growth-Hormone-Releasing-Hormon (GHRH, Somatoliberin) des Hypothalamus […]

- das Peptid Ghrelin: Seine Wirkung wird durch einen spezifischen G-Protein-gekoppelten Rezeptor auf den somatotropen Zellen vermittelt.
- Schilddrüsenhormone: Hierauf beruht ein großer Teil ihrer entwicklungsfördernden Effekte.
- in der Pubertät Östrogene und Testosteron
- Aminosäuren, eine Abnahme des Blutglukosespiegels, körperliche Aktivität und Tiefschlaf

- hemmend wirken:
  - das im Hypothalamus und in den D-Zellen des Pankreas gebildete Somatostatin sowie längerfristig erhöhte Kortisolspiegel
  - GH selbst und die durch GH induzierten insulinähnlichen Wachstumsfaktoren (negative Rückkopplung)
  - Fettsäuren: Sie werden durch GH vermehrt freigesetzt, wodurch sich ein weiterer negativer Rückkopplungsmechanismus ergibt.

▸ **Molekulare und zelluläre Wirkung des Wachstumshormons.** [...] Eine der wichtigsten Wirkungen des GH besteht in der Induktion der insulinähnlichen Wachstumsfaktoren (IGFs) [...]. Die IGFs vermitteln die Mehrzahl der GH-Effekte, nur ein Teil der Wirkungen ist auf GH selbst zurückzuführen (d. h. bei Ausfall von GH kann der Defekt nicht durch Gabe von IGFs kompensiert werden). In einigen Fällen, wie bei der Regulation des Wachstums der Röhrenknochen sind sowohl durch GH selbst als auch durch IGFs vermittelte Reaktionen beteiligt" ((Rassow u. Hauser, 2008), S. 608/609).

Die insulinähnlichen Wachstumsfaktoren (IGF) „werden in 2 Varianten, IGF-I und IGF-II, gebildet. Wie der Name sagt, sind die IGFs homolog zu Insulin, d. h. sie sind strukturell ähnlich aufgebaut [...]. Im Unterschied zu Insulin wird das C-Peptid jedoch nicht abgespalten, sodass IGFs aus einer einzigen Peptidkette bestehen. [...] Die IGFs werden zum größten Teil in der Leber gebildet, die ca. 75 % des IGFs im Blutplasma synthetisiert und endokrin sezerniert. So kommt der Leber eine bedeutende Rolle bei der Versorgung peripherer Organe mit dem Wachstumsfaktor zu. Beim Knochenwachstum dominiert jedoch die parakrine Wirkung von lokal in der Wachstumsfuge gebildetem IGF. Im Blut liegen IGFs im Komplex mit Plasmaproteinen, den IGF-Bindungsproteinen, vor, deren Expression ebenfalls durch GH kontrolliert wird. So wird die Bioverfügbarkeit reguliert und die Halbwertszeit im Blut von einigen Minuten auf mehrere Stunden erhöht. [...]

- Skelett:
  - Während des Längenwachstums werden in der Wachstumszone der Röhrenknochen Proliferation und Reifung von Chondrozyten stimuliert, in erster Linie durch lokal von GH induzierte IGF, daneben auch durch direkte Förderung der Chondrozytenproliferation durch GH. Weiterhin werden Proliferation und Differenzierung von Osteoblasten und die Differenzierung und Aktivierung von Osteoklasten stimuliert. Die Tätigkeit der beiden Zelltypen wird so koordiniert, dass eine positive Knochenbilanz entsteht bei gleichzeitigem Umbau des Knochens zur Anpassung an veränderte mechanische Belastungen. Das Längenwachstum der Röhrenknochen endet mit der Pubertät, die positive Regulation der Knochendichte ist aber praktisch lebenslang zu beobachten.
- Muskel:
  - GH bewirkt in jedem Lebensalter eine überwiegend IGF-vermittelte Vergrößerung der Muskelmasse.
- innere Organe:
  - IGF/GH fördern das Wachstum innerer Organe. Erhöhte GH-Spiegel führen zu Splanchnomegalie (Vergrößerung von Leber, Niere, Milz und anderen Organen). IGF/GH sind im adulten Organismus an der Gewebehomöstase und Regenerationsprozessen involviert, z. B. konnte für IGF-I eine neuroprotekive Funktion nachgewiesen werden.

[...]

▸ **Metabolische Wirkungen.** GH steigert – IGF-unabhängig – die Lipolyse. Fettdepots werden abgebaut, u. a. um die Energie für Wachstumsprozesse bereitzustellen. Die stärkste GH-Ausschüttung erfolgt nachts. In dieser Ruhephase ohne Nahrungsaufnahme wird die Energieversorgung vermehrt durch Fettsäureoxidation gedeckt. Ausreichende Fettreserven (aber kein Übergewicht!) sind für ein gesundes Wachstum im Kindesalter wichtig. Der Einfluss des Wachtumshormons auf den Lipidstoffwechsel besteht auch beim Erwachsenen.

Langfristig erhöhte GH-Spiegel führen zur Insulinresistenz und können so die Bildung von Diabetes fördern. Dies ist sehr wahrscheinlich auf die erhöhten Fettsäurespiegel zurückzuführen und spielt vermutlich bei normalen physiologischen Konzentrationen keine Rolle" ((Rassow u. Hauser, 2008), S. 609/610).

Prolaktin

„Prolaktin induziert (zusammen mit anderen Faktoren) in der Schwangerschaft das Wachstum und terminale Differenzierung der Brustdrüse und ist für die Milchproduktion unentbehrlich. Stillen steigert die Milchproduktion durch Erhöhung der Prolaktin-Ausschüttung, zusätzlich wird vermehrt Oxytocin aus dem Hypophysenhinterlappen ausgeschüttet, das die Kontraktion der Myoepithelzellen stimuliert und so den Milchaustritt fördert" ((Rassow u. Hauser, 2008), S. 611).

Antidiuretisches Hormon

Antidiuretisches Hormon (ADH = Adiuretin = Vasopressin) wird in Reaktion auf eine steigende Osmolarität des Blutes aus der Neurohypophyse freigesetzt. In den Sammelrohren der Niere wird vermehrt Wasser rückresorbiert (antidiuretische Wirkung: die Harnmenge wird reduziert).

Tab. 11.1 Die Aufgaben der einzelnen Hormone des Hypothalamus

Hormon	Aufgaben
CRH (Corticotropin-Releasing-Hormon)	stimuliert in der Adenohypophyse die Biosynthese und Sekretion von adrenocorticotropem Hormon (ACTH), dieses induziert die Biosynthese von Kortisol in der Nebennierenrinde
TRH (Thyreotropin-Releasing-Hormon)	stimuliert in der Adenohypophyse die Biosynthese und Sekretion von TSH
SS (Somatostatin)	hemmt die Bildung und Freisetzung von TSH (und von Wachstumshormon)
GH (Wachstumshormon, Growth-Hormon)	fördert und koordiniert das Körperwachstum und besitzt auch metabolische Wirkungen IGF-I und IGF-II kontrollieren (fördern) das pränatale Wachstum, das Wachstumshormon selbst besitzt hier keine große Bedeutung GH kontrolliert (fördert) das postnatale Wachstum, es ist das wichtigste wachstumsregulierende Hormon; seine Hauptwirkung ist die Induktion der IGFs, GH-Mangel führt zu Zwergwuchs (s. u.)
P (Prolaktin-Releasing-Hormon)	induziert (zusammen mit anderen Faktoren) in der Schwangerschaft das Wachstum und die terminale Differenzierung der Brustdrüse und ist für die Milchproduktion unentbehrlich Stillen steigert die Milchproduktion durch Erhöhung der Prolaktin-Ausschüttung, zusätzlich wird vermehrt Oxytocin aus dem Hypophysenhinterlappen ausgeschüttet, das die Kontraktion der Myoepithelzellen stimuliert und so den Milchaustritt fördert.
ADH (antidiuretisches Hormon)	vermehrte Wasserrückresorption in den Sammelrohren der Niere

Die ▸ Tab. 11.1 stellt die Hormone des Hypothalamus mit ihren Aufgaben noch einmal übersichtlich dar.

Besonders wichtig für das biologische Gleichgewicht und das Gleichgewicht zwischen den Regelkreisläufen ist die diskontinuierliche Sekretion der Releasing-Hormone. Diese werden zu bestimmten Zeiten stoßweise ausgeschüttet. Abhängig davon sind insbesondere der Schlaf-Wach-Rhythmus und der Menstruationszyklus der Frau (Kap. 11.1.6).

Über die Hypophyse entsteht eine Kommunikation zwischen dem Hypothalamus und den Organen des endokrinen Systems. Der Hypothalamus und die Hypophyse zählen zum Zwischenhirn und sind über den Hypophysenstiel miteinander verbunden. Zusammen bilden sie die wesentlichen Steuer-Regelsysteme für die Schilddrüse, die Nebennieren und die Gonaden. Diese Steuerung erfolgt über Feedbackmechanismen zwischen dem Hypophysenvorderlappen und diesen endokrinen Zielorganen, dabei wird die Konzentration der jeweiligen Hormonspiegel gemessen.

Hypophyse

Die Hypophyse (HP) liegt in der Sella turcica und teilt sich in einen Hypophysenvorderlappen (HVL = Adenohypophyse) und einen Hypophysenhinterlappen (HHL = Neurohypophyse).

In der *Neurohypophyse* (HHL) werden die im Hypothalamus gebildeten Hormone ADH und Oxytocin gespeichert, sie wirken dann nach der Freigabe in die Blutbahn direkt am Zielorgan.

In der *Adenohypophyse* (HVL) werden die spezifischen Hormone der Hypophyse sezerniert, unter Kontrolle des Hypothalamus. Es werden glandotrope und nichtglandotrope Hormone unterschieden. *Glandotrope Hormone* gelangen über die Blutbahn zu den endokrinen Drüsen und regen dort die Bildung von Effektorhormonen an. LH, FSH, TSH und ACTH gehören zu den glandotropen Hormonen. *Nichtglandotrope Hormone* sind hingegen Hormone, die direkt in dem Gewebe des Zielorgans wirken (Effektorhormone). Zu diesen zählen beispielsweise Prolaktin oder Somatotropin.

Übersicht über die Hormone der Hypophyse

- ACTH = adrenocorticotropes Hormon
- LH = Luteotropin (= luteinisierendes Hormon)
- FSH = follikelstimulierendes Hormon
- TSH = thyreoideastimulierendes Hormon
- GH = Growth-Hormon (wachstumsstimulierendes Hormon)
- STH = Somatotropin (= somatotropes Hormon)
- PRL = Prolaktin

Aufgaben der Hormone der Adenohypophyse (HVL)

Das *adrenocorticotrope Hormon (ACTH)* lässt bereits im Namen die Verbindung zu den Glukokortikoiden erkennen. Es ist besonders an der Bildung und Sekretion von Glukokortikoiden (Kortisol) beteiligt. Des Weiteren stimuliert es die Androgen- und in geringerem Maße auch die Mineralokortikoidbildung in der Nebennierenrinde. Die Wirkung der Glukokortikoide – und insbesondere die des Kortisols – spielen bei vielen Patienten in der Schmerztherapie eine wesentliche Rolle. Hat ein Patient Schmerzen, befindet er sich auch in einer Stresssituation. In dieser Schmerz-Stress-Situation kommt es zu einer erhöhten Kortisolausschüttung. Bei chronischen Schmerzpatienten wird dann dauerhaft Kortisol ausgeschüttet, was verschiedene Folgen nach sich zieht. Die Anpassung an zusätzlich auftretende Stresssituationen wird für diese Patienten immer schwieriger, die verschiedenen Auslöser für den Schmerz können sich häufen und zu einem chronischen Beschwerdebild führen. Häufig spielen bei chronischen Schmerzpatienten psycho-emotionale Bewertun-

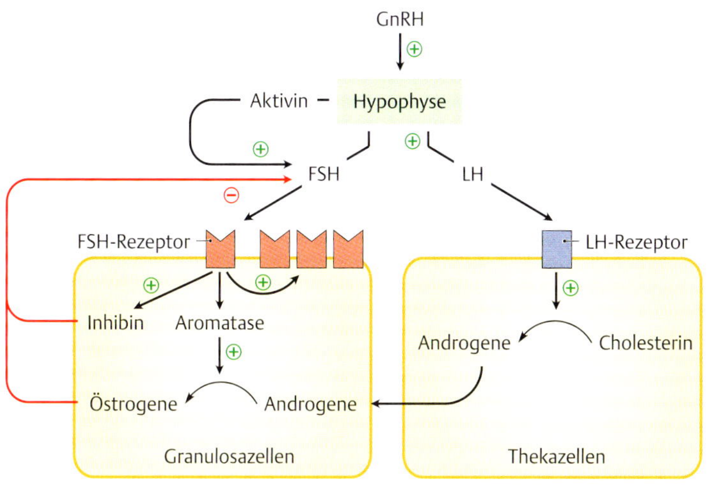

Abb. 11.4 Beeinflussung der Steroidhormonsynthese im Ovar durch positive und negative regulatorische Faktoren der Hypophyse. (Rassow, 2012)

gen der erlebten Situationen eine wichtige Rolle. Die Bewertung verschiedener oder sich ähnelnder Situationen werden in verschiedenen Hirnarealen, insbesondere dem limbischen System, koordiniert. Diese Bewertung für eine mögliche Stress-assoziierte Situation kann dann zur Beeinflussung des Hypothalamus und den weiteren nachgeschalteten hormonellen Systemen führen. Auch das vegetative Nervensystem ist an psycho-emotionale Faktoren gebunden. Kommt es zu einer Angst auslösenden Situation wie einer Prüfungs oder einem Personalgespräch, können plötzliche deutliche vegetative Reaktionen ausgelöst werden. Diese können sich mäßig über schwitzige Hände, erhöhten Puls und Herzschlag zeigen oder schwere vegetative Reaktionen wie Durchfall und Übelkeit auslösen. Befindet sich der Körper in einem andauernden Stress-Schmerz-Zyklus, werden sich Symptome auf der vegetativen, hormonellen und/oder immunologischen Ebene verstärkt zeigen. Die möglichen Dysfunktionen und Symptome auf der hormonellen Ebene werden in diesem Abschnitt genauer beschrieben.

Als *Gonadotropine* werden Hormone bezeichnet, die die Geschlechtsorgane beeinflussen. Dazu gehören das luteinisierende Hormon (LH) und das follikelstimulierende Hormon (FSH). Beide Hormone regulieren zunächst die Kontrolle von Wachstum und Funktion der Geschlechtsdrüsen. Das LH stimuliert beim *Mann* die Testosteronbildung in den Leydigzellen des Hodens. FSH und LH sind für die Reifung der Spermatozoen erforderlich. Bei der *Frau* stimuliert das luteinisierende Hormon im Ovar die Östrogenbildung, den mittzyklischen Follikelsprung (Ovulation) und in der Lutealphase die Progesteronproduktion. Das FSH steuert zusätzlich die Follikelentwicklung.

Die Sekretion von Östrogenen wird von LH und FSH kontrolliert.

Die Hormone LH und FSH wirken auf die Gonaden bei Männern und Frauen. Die Wirkung beim Mann ist die Stimulation der Biosynthese von Androgenen und die Spermatogenese. Bei der Frau stimulieren LH und FSH die Biosynthese von Östrogenen, Gestagenen und die Follikelentwicklung und Ovulation.

Das *thyreoideastimulierende Hormon (TSH)* ist für die Steuerung der Schilddrüsenhormonbildung und -sekretion verantwortlich. Hier werden Schilddrüsenhormone Thyroxin (T_4) und Triiodthyronin (T_3) sezerniert. Schilddrüsenhormone haben zahlreiche entwicklungsfördernde Effekte. Die Pubertät wird über Östrogene und Testosteron beeinflusst.

Growth-Hormone (GH, Wachstumshormone) sind für die Stimulation des Wachstums und Beeinflussung zahlreicher Stoffwechselprozesse zuständig. Ein Synonym ist das *somatotrope Hormon (STH)*. Growth-Hormone fördern und koordinieren das Körperwachstum und haben vielfältige metabolische Wirkungen. Es wirkt hauptsächlich über insulinähnliche Wachstumsfaktoren (IGF). Durch das GH werden Fettsäuren vermehrt freigesetzt, wodurch sich ein negativer Rückkopplungsmechanismus zum Hypothalamus ergibt (▶ Abb. 11.4).

Aufgaben der Hormone der Neurohypophyse (HHL))

In der Neurohypophyse werden die Hormone des Hypothalamus gespeichert und nach Bedarf freigesetzt, dazu gehören das antidiuretische Hormon (ADH) und Oxytocin. ADH wird synonym auch *Vasopressin* genannt. Es ist für die Regulation der renalen Wasserrückresorption verantwortlich; es steigert die Flüssigkeitspermeabilität der Zellmembranen von Tubuluszellen und Sammelrohren, sodass über diese Wirkung die Flüssigkeitsabgabe gesteuert werden kann.

Oxytocin ist das wichtigste Hormon für die Uteruskontraktion bei der Geburt sowie für den Milcheinschuss. Es ist zudem auch elementar zum Aufbau sozialer Bindungen.

Hormone der Hypophyse und deren Wirkungen – Übersicht

Die ▶ Tab. 11.2 stellt die Hormone der Hypophyse mit ihren Aufgaben noch einmal übersichtlich dar.

Die komplexe Interaktion von Hypothalamus und Hypophyse

Siehe ▶ Abb. 11.5 und ▶ Abb. 11.2.

Schilddrüse

Die Schilddrüse setzt sich aus 2 Schilddrüsenlappen zusammen, welche neben der Trachea liegen und durch den Isthmus miteinander verbunden sind. Die Steuerung der Hormonsekretion erfolgt über die Hypothalamus-Hypophysen-Achse.

Die beiden wichtigsten Hormone dieses Organs sind Thyroxin (T_4) und Trijodthyronin (T_3). Diese regulieren das Wachstum während der Embryonalentwicklung und frühen Kindheit, außerdem spielen sie eine wichtige Rolle bei zahlreichen homöostatischen Funktionen (Energie- und Wärmeproduktion). Neben T_3 und T_4 sezerniert die Schilddrüse auch Kalzitonin, d. h. sie beeinflusst auch den Kalziumhaushalt.

Zur Synthese der Schilddrüsenhormone wird Iod benötigt.

Für den Transport in der Blutbahn werden die Hormone der Schilddrüse an Trägerporteine gekoppelt.

Die Schilddrüsenhormone sind außerdem wesentlich für die Anpassung des Stoffwechsels an wechselnde Umweltbedingungen. Die hierbei ablaufenden physiologischen Vorgänge sollen kurz erläutert werden, um Veränderungen und Pathologien in ihren Zusammenhängen besser verstehen zu können.

Tab. 11.2 Die Aufgaben der Hormone der Hypophyse

Hormon	Wirkung
ACTH (adrenocorticotropes Hormon)	Bildung und Sekretion von Glukokortikoiden (Kortisol)
LH (Luteotropin, luteinisierendes Hormon)	stimuliert beim Mann die Testosteronbildung in den Leydigzellen des Hodens stimuliert bei der *Frau* das luteinisierende Hormon im Ovar, die Östrogenbildung, den mittzyklischen Follikelsprung (Ovulation) und in der Lutealphase die Progesteronproduktion
FSH (follikelstimulierendes Hormon)	steuert die Follikelentwicklung
TSH (thyreoideastimulierendes Hormon)	steuert die Schilddrüsenhormonbildung und -sekretion von z. B. Thyroxin (T_4) und Triiodthyronin (T_3)
GH (Growth-Hormon, Wachstumshormon)	fördert und koordiniert das Körperwachstum sowie vielfältige metabolische Aufgaben (siehe Hypothalamus (S. 401))
STH (Somatotropin, somatotropes Hormon)	metabolische Wirkung auf Fett-, Kohlenhydrat- und Eiweißstoffwechsel)
PRL (Prolaktin)	induziert (zusammen mit anderen Faktoren) in der Schwangerschaft das Wachstum und die terminale Differenzierung der Brustdrüse, ist unentbehrlich für die Milchproduktion

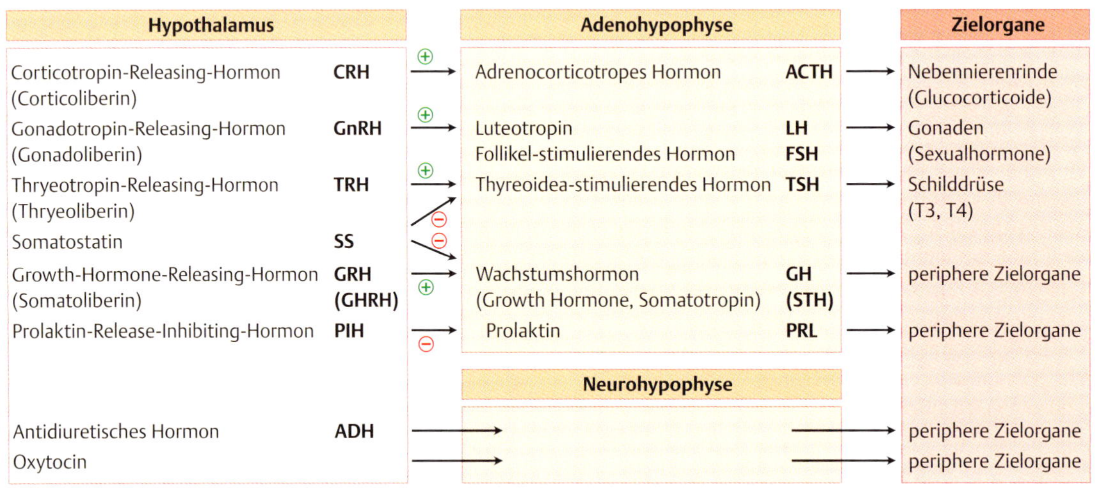

Abb. 11.5 Wirkung der Hormone des Hypothalamus zur Hypophyse zum Zielorgan. (Rassow, 2012)

Dysfunktionen der Schilddrüse können über Inspektion, Palpation und Anamnese diagnostiziert werden. Dabei sollte der Therapeut achten auf:

- Sichtbarkeit bzw. Größe der Schilddrüse
- Ausmaß des Halsumfangs
- Konsistenz und Schluckverschieblichkeit der Schilddrüse
- Angststörungen und weitere psycho-emotionale Auffälligkeiten
- Auffälligkeiten in der Anamnese
  - Schlafstörungen
  - Unruhe und Nervosität
  - Veränderungen der Essgewohnheit und weitere …

Die Krankheitsbilder der Hypo- und Hyperthyreose werden in Kap. 5.2.4 näher erläutert.

Regelkreis Hypophysen-Hypothalamus-Schilddrüsen-Achse (HHSA)

1. Der Hypothalamus bildet Thyreotropin-Releasing-Hormon (TRH) bei Mangel an Schilddrüsenhormonen.
2. TRH stimuliert die Adenohypophyse in der NNR, woraufhin thyreoideastimulierendes Hormon (TSH) gebildet wird.
3. TSH stimuliert in der Schilddrüse die Produktion von T_3 und T_4.
4. T_3 und T_4 hemmen, über negative Rückkopplung, die Produktion von TRH im Hypothalamus.
5. Somatostatin hemmt die Bildung und Freisetzung von TSH.

Wirkung der Schilddrüsenhormone

Schilddrüsenhormone wirken auf alle Organe ein, weil alle Organe Rezeptoren für diese Hormone besitzen. Sie regulieren Wachstumsprozesse und optimieren die Anpassung des Organismus an wechselnde Umweltbedingungen. Die Hormone T_3 und T_4 beeinflussen den Stoffwechsel der inneren Organe, des Auges, des Ohrs und sie spielen eine Rolle hinsichtlich des Immunsystems. Sie sind für Differenzierungsvorgänge beim Knochenwachstum wichtig und für die Entwicklung des Gehirns, der Bildung von Axonen und der Verzweigung von Dendriten. Ferner steigern die Hormone der Schilddrüse den metabolischen Grundumsatz, indem sie die Expression metabolischer Enzyme fördern: „Sie induzieren sowohl Enzyme für die Energiespeicherung als auch Enzyme für die Energieverwertung, z. B. Enzyme der Fettsäuresynthese und der Lipolyse, Enzyme der Glukoneogenese und der Glykogenolyse, Steigerung der Glukoseresorption im Darm.

Aufgrund des erhöhten Metabolismus muss noch mehr Energie aufgewendet werden, um den Na^+-Gradienten über die Zellmembran aufrechtzuerhalten, denn er wird zum Transport vieler Metabolite in die Zelle benötigt. Ebenso muss aufgrund der erhöhten Herzfrequenz der Ca^{2+}-Gradient zwischen dem sarkoplasmatischen Retikulum und dem Zytosol der Herzmuskelzellen aufrechterhalten werden, was eine erhöhte Pumpleistung der Ca^{2+}-ATPase erfordert. Daher ist es nicht verwunderlich, dass die Schilddrüsenhormone die Transkription der Na^+-ATPase und der Ca^{2+}-ATPase steigern" ((Rassow u. Hauser, 2008), S. 589).

Eine weitere wichtige Aufgabe ist die Steigerung des Herzzeitvolumens: „Sie kommt durch Verminderung des Gefäßwiderstands und Steigerung von Herzfrequenz und Kontraktionskraft zustande. Grundlage ist u. a. eine Verstärkung der Wirkung von Katecholaminen: Schilddrüsenhormone steigern die Expression adrenerger Rezeptoren bei gleichzeitiger Hemmung der Expression von α-Rezeptoren. Eine erhöhte Expression der Ca^{2+}-ATPase im sarkoplasmatischen Retikulum führt zu einer schnelleren Wiederaufnahme des Ca^{2+} in das sarkoplasmatische Retikulum und so zu einer schnelleren Relaxation der glatten Gefäßmuskulatur.

Die Steigerung des Herzzeitvolumens wird durch eine Stimulation des Atemzentrums ergänzt" (Rassow, Hauser, S. 589).

Schilddrüsenhormone sind auch verantwortlich für die „Steigerung der Wärmeproduktion (Thermogenese): Die kurzfristige Wärmeproduktion wird überwiegend durch die Katecholamine reguliert, die langfristige Wärmeproduktion durch die Schilddrüsenhormone in Kooperation mit Katecholaminen durch Regulation der Transkription relevanter Gene" ((Rassow u. Hauser, 2008), S. 589).

Nebennierenmark

„Bei körperlicher Ruhe oder geringer Beanspruchung sind Insulin und Glukagon recht gut in der Lage, den Glukosespiegel und Glukosestoffwechsel zu regulieren. Bei Belastung müssen jedoch weitere Mechanismen eingeschaltet werden, um die Stoffwechsellage und physiologische Parameter wie die Durchblutung den Erfordernissen anzupassen. Hierbei spielen die Katecholamine Adrenalin und Noradrenalin, zusammen mit den Glukokortikoiden eine wichtige Rolle. Die Freisetzung von Katecholaminen ist zur Bewältigung von Stress-Situationen und schwerer körperlicher Arbeit essenziell" ((Rassow u. Hauser, 2008), S. 577).

Steuerung der Hormonbiosynthese im Nebennierenmark

Die Biosynthese von Hormonen des Nebennierenmark (NNM) wird vorrangig durch den Sympathikus stimuliert. Eine Aktivierung des Sympathikus führt dazu, dass das NNM vermehrt Adrenalin und Noradrenalin ausschüttet. Dies geschieht besonders in Kampf-Flucht-Situationen. In der Regel dauern diese Stresssituationen nur kurz an, deshalb werden die Hormone Adrenalin und Noradrenalin innerhalb weniger Minuten wieder abgebaut, sie haben demnach eine kurze Halbwertszeit. Zusätzlich wird

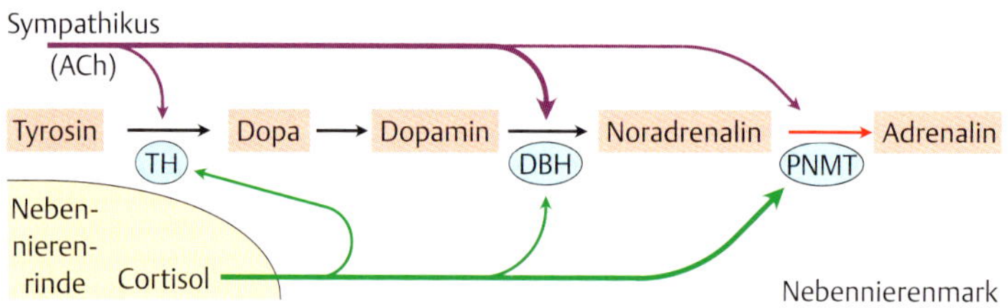

Abb. 11.6 Regulation der Biosynthese von Adrenalin durch Sympathikus und Kortisol. (Rassow, 2012)

Tab. 11.3 Die 3 Zonen der Nebennierenrinde (NNR) und ihre Funktion

Zone	NNR-Hormon	Wirkung	Regelkreis
Zona glomerulosa	Mineralkortikoide: • Aldosteron	• Na^+- und Flüssigkeitsretension • K^+-Sekretion • Regulation des Mineralhaushaltes	RAS
Zona fasciculata	Glukokortikoide: • Kortison • Kortisol	• Glukoneogenese • Proteinkatabolismus → Energiebereitstellung durch Mobilisierung von Energiespeichern in Stresssituationen • Anhebung der Blutglukosekonzentration	HHNA
Zona reticularis	Androgenvorstufen	• Androgene: Proteinsynthese	RAAS

HHNA: Hypothalamus-Hypophysen-Nebennierenrinden-Achse, RAAS: Renin-Angiotensin-Aldosteron-System, RAS: Renin-Angiotensin-System

Kortisol als Glukokortikoid aus der Nebennierenrinde für die Biosynthese von Adrenalin und Noradrenalin benötigt (▸ Abb. 11.6).

Wie in Kap. 5.2.4 bereits beschrieben, hat lang andauernder Stress Folgen für den Organismus. Diese Folgen beginnen auf der biochemischen Ebene, gehen in Gewebestrukturen über, verändern die Funktionalität von Organsystemen, bis hin zu Veränderungen auf der emotionalen Ebene. Es zeigt sich, dass Stress in seinen unterschiedlichen Formen immer eine Veränderung und Beeinflussung auf der biochemischen Ebene mit sich führt, Organerkrankungen können demnach auch ihren Ursprung in dieser Komponente haben.

Bei Stress erhöht sich der Kortisolspiegel über das physiologische Maß hinaus. Hält diese Erhöhung lang an, wird dadurch der Organismus geschädigt. Die Folgen können eine Osteoporose, eine Immunsuppression und Depressionen sein. Zusätzlich verstärkt Kortisol die Stoffwechselwege, die den Glukosespiegel im Blut erhöhen (Glukoneogenese und Lipolyse), sodass auch die Gefahr besteht, dass sich ein Typ-2-Diabetes entwickelt.

Nebennierenrinde

Ausgangsstoff für alle Hormone der Nebennierenrinde (NNR) ist Cholesterin, eine Verbindung mit einem Sterangerüst, ein sogenanntes Steroid. Die NNR-Hormone werden deshalb auch als *Steroidhormone* bezeichnet. Ein Steroidhormon ist häufig die Vorstufe eines weiteren Steroidhormons.

In der NNR gibt es 3 unterschiedliche Zonen, in denen spezifische Steroidhormone gebildet werden (▸ Tab. 11.3): die Zona glomerulosa, die Zona fasciculata und die Zona reticularis.

- „*Mineralokortikoide* (in der Zona glomerulosa): Sie spielen eine wichtige Rolle in der Regulation des Salzhaushalts. Ihre Synthese steht unter Kontrolle des Renin-Angiotensin-Systems.
- *Glukokortikoide* (vor allem in der Zona fasciculata): Sie mobilisieren Energiespeicher und heben die Blutglukosekonzentration an.
- *Androgene* (vor allem in der Zona reticularis): Sie beeinflussen beim Mann die Bildung und Reifung der Geschlechtsorgane und -merkmale und regulieren bei beiden Geschlechtern zusammen mit Östrogenen das Skelettwachstum" ((Rassow u. Hauser, 2008), S. 593).

Regelkreis Hypophysen-Hypothalamus-Nebennierenrinden-Achse (HHNA)

Die Bildung der Glukokortikoide steht unter der Kontrolle von Hypothalamus und Hypophyse. Deshalb spricht man auch von der Hypophysen-Hypothalamus-Nebennierenrinden-Achse (HHNA):

1. Der Hypothalamus erhält aus höher gelegenen Zentren Informationen und Warnungen zu Stress- und Angstsituationen und sezerniert daraufhin Corticotropin-Releasing-Hormon (CRH). Die Bewertung von Stress erfolgt über das limbische System (Kap. 10.1).
2. CRH stimuliert in der Adenohypophyse (HVL) die Sekretion von ACTH.

Tab. 11.4 Die Wirkung von Glukokortikoiden (aus: (Arastéh et al., 2012))

System	Wirkung	Wirkung bei Hormonüberschuss
Stoffwechsel	• Energiebereitstellung (Glukoneogenese, Lipolyse)	• diabetogene Wirkung • vermehrte Freisetzung von Fettsäuren (Hyperlipidämie) • Fettumverteilung von der Peripherie zum Stamm, Nacken, Gesicht (Stammfettsucht) • katabole Wirkung (Abbau von Protein in Haut, Muskulatur, Fettgewebe)
Immunsystem	• immunsuppressiv (Verminderung von Lymphozytenfunktion und Gewebe) • antiallergisch	• erhöhte Infektneigung durch verminderte Infektabwehr
Entzündung	• antiinflammatorisch (verminderte Synthese von Entzündungsmediatoren)	• Wundheilungsstörungen
Bewegungsapparat	• katabol (Abbau von Kollagen und Bindegewebe) • Hemmung der Osteoblasten	• Muskelatrophie • Schwäche in den Muskeln • sinkender Ca^{2+}-Spiegel, Osteoporose, Wachstumshemmung bei Kindern
Blutzusammensetzung	• Anstieg der Erythrozyten	• erhöhte Thromboseneigung
Haut	• katabole Wirkung, Hemmung der Fibroblasten	• Atrophie, Wundheilungsstörungen, Akne
Magen-Darm-Trakt	• verminderte Schleimproduktion	• Neigung zur Ulkusbildung
Herz-Kreislauf-System	• gering positiv ionotrop	• Hypertonie
endokrines System	• Hemmung der LH-/FSH-Produktion	• Amenorrhö, Impotenz
Auge	• mineralkortikoide Wirkung	• Glaukom, Katarakt

3. ACTH gelangt über die Blutbahn zu den Rezeptoren der Zellen der NNR.
4. In der NNR wird durch ACTH die Sekretion von Glukokortikoiden (Kortisol) angeregt. Die Zona fasciculata und die Zona reticularis sind direkt von den ACTH-Spiegeln abhängig: Sie atrophieren bei niedrigen ACTH-Spiegeln und hypertrophieren bei zu hohen ACTH-Spiegeln.
5. Sobald die Glukokortikoide im Blutkreislauf angelangt sind, wird ihre Aktivität von Glukokortikoidrezeptoren reguliert.
6. Kortisol hemmt durch negative Rückkopplung über den Hypothalamus und die Hypophyse seine eigene Synthese. Unter physiologischen Bedingungen wird es zyklisch und rhythmisch ausgeschüttet, am Morgen ist der Kortisol-Spiegel am höchsten, zum Abend hin nimmt er immer weiter ab.

Besonderheit der Wirkung von Glukokortikoiden auf den Organismus

Glukokortikoide werden in der NNR gebildet und gehören zu der Gruppe der Steroidhormone. Ihre Hauptaufgabe besteht in der Bereitstellung und Aktivierung von Energiereserven. Das bekannteste Glukokortikoid-Hormon ist *Kortisol*, welches eine wesentliche Rolle bei der Anpassung des Organismus an Stresssituationen spielt. Kortisol und andere daran beteiligte Hormone werden deshalb auch als „Stresshormone" bezeichnet. Sie nehmen damit eine besondere Stellung in der Schmerztherapie ein mit einem wichtigen Bezug zum Ebenenmodell der Schmerztherapie. Die komplexen Zusammenhänge werden später verdeutlicht.

Die besondere Rolle von Kortisol

Kortisol gehört der Gruppe der Glukokortikoide an, genauso wie Kortison und Kortikosteron. Kortisol wird in der Nebennierenrinde (NNR) aus Cholesterin gebildet. Dabei wird Cholesterin in vielen Schritten der Biosynthese in verschiedene Steroidhormone umgewandelt (Aldosteron, Kortisol).

Die synthetisierten Hormone gelangen dann über die Zellen zur Matrix und von dort in die Blutbahn. Die Steuerung der Bildung der Hormone der NNR unterliegt einem Regelkreis zwischen Hypophyse, Hypothalamus und der Nebenniere (HHNA (S. 408)).

Die Glukokortikoide sind für den Organismus wichtig, um sich an physiologische Belastungen anpassen zu können. Sie erhöhen den Blutzuckerspiegel, um die benötigte Energie zur Verfügung zu stellen und ermöglichen die Bewältigung von Stresssituationen. Daneben regulieren sie weitere Körperfunktionen. Auch in Ruhephasen erfüllen sie Aufgaben, wie z. B. die Regulation des Immunsystems und die Steigerung der Aufmerksamkeit. Liegen über einen sehr langen Zeitraum hohe Konzentrationen dieser Hormone vor, wie dies beispielsweise bei andauerndem Stress oder therapeutischen Gaben der Fall ist, stellen sich Pathomechanismen mit unterschiedlichen Folgen und Ausprägungen ein (▶ Tab. 11.4 und Kap. 5.2.5).

Die Ausschüttung von Kortisol unterliegt auf physiologischer Ebene einer zirkadianen Rhythmik.

▶ Tab. 11.4 fasst die Wirkung von Glukokortikoiden noch einmal zusammen.

Hormone der weiblichen und männlichen Gonaden

Die Sexualhormone werden in den Ovarien und in den Hoden sezerniert. Später stimulieren die Sexualhormone die Reifung der Geschlechtsorgane und bestimmen die geschlechtsspezifischen Körpermerkmale und das Sexualverhalten. Die unterschiedlichen Wirkungen bei Mann und Frau sind auf Konzentrationsunterschiede der Sexualhormone zurückzuführen.

Regelkreis Hypophysen-Hypothalamus-Gonaden-Achse (HHGA)

- Sekretion von Gonadotropin-Releasing-Hormon (GnRH) vom Hypothalamus
- GnRH bewirkt in der Adenohypophyse (HVL) die Sekretion der Gonadotropine (luteinisierendes [LH] und follikelstimulierendes Hormon [FSH])
- Die Gonadotropine gelangen in den Blutkreislauf und stimulieren direkt die Ausschüttung von Sexualhormonen in den Geschlechtsorganen (Östrogen und Testosteron).

Pankreas

Die Bauchspeicheldrüse liegt im rechten Oberbauch, retroperitoneal.

Als Verdauungsdrüse werden hier verschiedene Verdauungsenzyme gebildet, die dann über einen Ausführungsgang, den Ductus pancreaticus, zusammen mit der von der Leber produzierten Galle in den Zwölffingerdarm sezerniert werden.

Insulin und Glukagon werden in den Zellen des Pankreas sezerniert und regulieren den Glukosestoffwechsel. Sie sind direkte Antagonisten. Insulin befindet sich nur wenige Minuten im Blutkreislauf und wird dann abgebaut, seine Sekretion wird angeregt durch:
- erhöhten Glukosespiegel
- Aminosäuren und Fettsäuren
- Parasympathikus

Die Insulinsekretion wird gehemmt durch:
- Somatostatin
- Adrenalin

Die Wirkungen des Insulins sind sehr vielfältig. Es werden dabei schnelle von langsamen Stoffwechselwirkungen unterschieden:
- Insulin beeinflusst fast alle Gewebe und deren Stoffwechsel im Körper.
- besonders abhängig sind Leber, Muskelzellen, Fettgewebe.
- Insulin steigert die Aufnahme von Glukose in der Skelettmuskulatur und in Fettzellen, innerhalb weniger Minuten sinkt der Glukosespiegel.
- Es fördert die Glykolyse und Glykogensynthese in Leber und Skelettmuskulatur.
- Es hemmt die Glykogenolyse.
- Es hemmt in der Leber die Glukoneogenese.
- Insulin verstärkt die Fettsäuresynthese in den Fettzellen.

Abschließend sind die beschriebenen Organe mit ihrer endokrinen Bedeutung und den damit verbundenen Pathologien in der ▸ Tab. 11.5 zusammengefasst.

Tab. 11.5 Übersicht aller Organe und ihrer endokrinen Bedeutung

Organ	Hormone	Funktion	Wirkungen	Pathologien
Hypothalamus	Releasing-Hormon und Inhibiting-Hormon	Regulation der Hormonsynthese und Ausschüttung der Hypophyse → Verbindungsstelle zwischen • limbischem System • Thalamus • Hormonsystem über Hypophyse • Striatum • Rückenmark	Ausschüttung der Hormone in zirkadianen Rhythmen beeinflusst: • Körpertemperatur • Blutdruck • Atmung • Nahrungs- und Flüssigkeitsaufnahme • Bewusstsein • Wach-Schlaf-Rhythmus, Schlaf • Sexual- und Fortpflanzungsverhalten	• **ADH-Mangel:** Diabetes insipidus mit zentraler Ursache; sehr viel Urin wird ausgeschüttet, großer Durst, Müdigkeit • **ADH-Überschuss:** Urinmenge nimmt ab, viel Flüssigkeit bleibt im Körper, Zunahme des Bauch-/Beinumfanges, Kopfscherzen, Müdigkeit • **CRH-Mangel:** Es folgt ein Mangel an ACTH, Mangel an Glukokortikoiden, Mineralkortikoiden und Sexualhormonen. Symptome: Appetitlosigkeit mit Gewichtsverlust und Unterzuckerung. Übelkeit, Erbrechen und Durchfall, Müdigkeit, Schwäche, Schwindel • **CRH-Überschuss (Cushing-Syndrom)** erhöhtes ACTH, vermehrte Produktion von Glukokortikoiden, Mineralkortikoiden, Sexualhormonen. Symptome: Mondgesicht, Stammfettsucht, Bluthochdruck, dünne Arme und Beine, vermindertes Sexualverlangen, Störungen im Menstruationszyklus, diabetische Stoffwechsellage

Tab. 11.5 Fortsetzung

Organ	Hormone	Funktion	Wirkungen	Pathologien
Hypophyse	ACTH (adrenocorticotropes Hormon) LH (Luteotropin) FSH (follikelstimulierendes Hormon) TSH (thyreoideastimulierendes Hormon) GH (Growth-Hormon, wachstumsstimulierendes Hormon) STH (Somatotropin) PRL (Prolaktin)	Regulation des Hormonhaushalts und nachgeschalteter Organe (Pankreas, NNM, NNR, Schilddrüse, Gonaden)	Regulation des Hormonhaushalts und nachgeschalteter Organe (Pankreas, NNM, NNR, Schilddrüse, Gonaden)	oft verursacht durch Adenome es können sich alle Erkrankungen der nachgeschalteten Organe zeigen Erkrankungen: • Akromegalie • Cushing-Syndrom
Pankreas Langerhans-sche Zellen	Insulin Glucagon	Regulation des Glukosespiegels	Glukose für Gehirn und Erythrozyten	Diabetes mellitus (erhöhte Blutzuckerwerte)
Nebennierenmark (NNM)	Katecholamine (Teil des sympathischen Nervensystems): • Adrenalin • Noradrenalin • Dopamin	Katecholamine sind Stresshormone und bereiten den Körper auf Stressrektionen vor.	• blutdrucksteigernd • erhöhen die Herzfrequenz • erhöhen den Blutzuckerspiegel • steigern die Schweißsekretion • stoppen die Darmtätigkeit • erweitern die Atemweg	Überproduktion von Katecholaminen (Phäochromozytom) Tumor, der übermäßig Katecholamine bildet Zeichen: • hoher Blutdruck. anfallsartige Bluthochdruck-Attacken • Kopfschmerzen, Herzklopfen und Schwindelgefühle • starkes Schwitzen • Blässe, Angstgefühle
Nebennierenrinde (NNR)	Glukokortikoide	Stoffwechselregulation		Morbus Cushing (Überproduktion von Kortisol)
	Mineralkortikoide (Aldosteron)	Regulation der Niere	Natriumretension, Kaliumausscheidung, Wasserretention	Conn-Syndrom (Überproduktion von Aldosteron = Hyperaldosteronismus), typisch: Bluthochdruck
Schilddrüse	T_3 und T_4	Stoffwechsel	Stoffwechselsteigerung und Wachstumsförderung	Über-/Unterfunktion der Schilddrüse
	Kalzitonin (Gegenspieler des Parathormons, das in der Nebenschilddrüse gebildet wird)	Regulation des Kalziumstoffwechsels	Senkung des Kalziumspiegels	Osteoporose

Gonaden	weibliche Hormone:
	• Östrogene:
	  ○ Östradiol (wichtigstes Östrogen und weibliches Sexualhormon)
	  ○ Östron und Östriol
	• Gestagene
	  ○ z. B. Progesteron
		• Ausbildung und Erhaltung der sekundären weiblichen Geschlechtsmerkmale	• Menstruationsregulation	• Störungen im Menstruationszyklus
				• Veränderungen sexueller Bedürfnisse (Libidoverlust)
				• Testosteron erhöht: Ausbleiben der Menstruation, Störungen der NNR (Karzinom, Überfunktion)

	männliche Hormone • z. B. Testosteron		• Entwicklung der Geschlechtsorgane (Hoden, Prostata, Penis) • Ausbildung männlicher Geschlechtsmerkmale (Behaarung, tiefe Stimme, spezifische Fettverteilung) • Samenproduktion	• Veränderungen sexueller Bedürfnisse (Libidoverlust) • Impotenz • fehlende Ausbildung der Geschlechtsmerkmale

11.1.5 Grundlagen des Immunsystems – immunologische Ebene

Das Immunsystem (▶ Abb. 11.7) gehört zu einem der komplexesten und wichtigsten Systeme im Organismus. Dazu kommt die Verknüpfung dieses Systems zu dem 2. Teilsystem der biochemischen Ebene, dem endokrinen System.

Die ersten Barrieren des Organismus bilden einen äußeren Schutz vor Bakterien, Viren, thermischen und chemischen Einflüssen und anderen körperfremden Substanzen. Auf der Haut verhindern Säuren und Schweiß das Besiedeln und Eindringen von Substanzen in den Körper. Spezialisierte Proteine erstellen in den äußeren Schleimhäuten einen Schutz (Nasen-, Mundschleimhaut). Die Magensäure mit ihrem sauren pH-Wert tötet Bakterien ab. Beim Niesen und Husten werden fremde Subtanzen aus Nase, Bronchien und Rachenbereich herausgeschleudert.

In Bezug auf das organische Immunsystem unterscheidet man primäre von sekundären lymphatischen Organen. Der Thymus und das Knochenmark zählen zu den primären lymphatischen Organen, weil im Knochenmark der Ursprung vieler immunologischer Zellen liegt und sich im Thymus die T-Lymphozyten differenzieren und ausbilden. Zu den sekundären Organen zählen die Milz und das Lymphsystem, insbesondere die Lymphknoten (Rassow u. Hauser, 2008).

„*Zytokine* sind die Kommunikationsmoleküle des Immunsystems. Sie werden von Immunzellen produziert und je nach Auslöser entsprechend ausgeschüttet. Sie wirken autokrin, parakrin und endokrin auf andere Immunzellen" (Ehlert u. von Känel, 2011), S. 113). Sie können im Blutkreislauf in messbaren Konzentrationen nachgewiesen werden. Eine vom Normalwert abweichende Konzentration der Zytokine weist auf eine veränderte Immunaktivität des Organismus hin. Das Immunsystem wird ebenfalls durch akute körperliche und psychologische Stressoren aktiviert. Diese Anpassungsfähigkeit des Immunsystems dient als Reaktion des Organismus auf Stresssituationen.

Das Immunsystem einer Person wird von internen und externen Bedingungen geprägt. Die internen Bedingungen werden aus dem genetischen Pool der Person generiert. Die externen Einflüsse sind die Umweltbedingungen und alle Faktoren, denen der Organismus im Laufe eines Lebens ausgesetzt ist.

Die Immunologie unterscheidet das angeborene (unspezifische) und das adaptive (erworbene/spezifische) Immunsystem. Das *angeborene Immunsystem* fasst alle Mechanismen zusammen, die von Geburt an wirken, um den Organismus zu schützen. Das *spezifische Immunsystem* umfasst alle Vorgänge, die sich nach einem ersten Kontakt mit einem Pathogen entwickeln. Um dieses Pathogen zu bekämpfen, werden spezifische Antikörper gebildet. Diese beiden Systeme sind wie ein Fingerabdruck individuell spezifisch und stehen in einer engen wechselseitigen Beziehung zueinander, d. h. sie regulieren sich gegenseitig.

Das unspezifische Immunsystem übernimmt im Wesentlichen die beiden folgenden Aufgaben:

- Abwehr an der äußeren Körperoberfläche (Haut, Hornhaut, Respirationstrakt, Atemtrakt, Verdauungstrakt mit Schleimhäuten)
- Zelluläre Abwehr über das sogenannte Komplementsystem, das ca. 30 Glykoproteine beinhaltet, die über verschiedene Wege aktiviert werden und verschiedene Reaktionsketten in Gang setzen. Diese Proteine werden in der Leber synthetisiert und in die Blutbahn abgegeben.

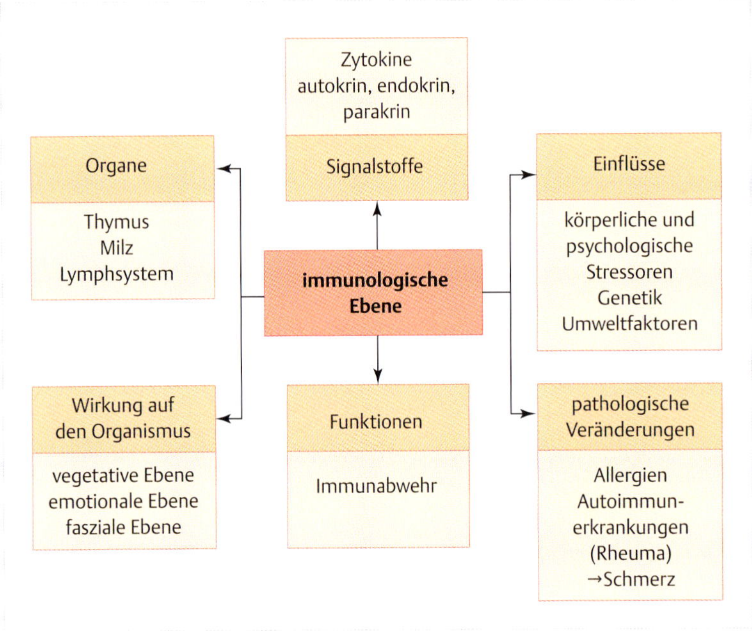

Abb. 11.7 Übersicht über das Immunsystem: die zugehörigen Organe.

Das spezifische Immunsystem basiert auf der Grundlage des unspezifischen Immunsystems und kann 100 Milliarden unterschiedliche Antikörper bilden. Die Bildung der spezifischen Antikörper erfolgt über die B-Zellen und nimmt mehrere Tage in Anspruch; eine über einen längeren Zeitraum andauernde Sezernierung wird über Gedächtniszellen (B-Zellen (S. 128) und T-Zellen (S. 128)) gewährleistet.

Antikörper werden in verschiedene Proteinklassen eingeteilt:

- IgG-Klasse
- IgD-Klasse
- IgA-Klasse
- IgM-Klasse
- IgE-Klasse

Antikörper sind Proteine, deren Polypeptidketten sich zu einer globulären Faltblattstruktur anordnen. Dadurch entstehen Proteindomänen, welche sich aus ca. 110 Aminosäuren zusammensetzen.

Hier sollen kurz die wesentlichen Aufgaben der einzelnen Proteinklassen beschrieben werden.

▶ **IgG-Klasse.** Die größte Gruppe der Antikörper im Blut mit 75 % stellt die Klasse der IgG dar, ihre Halbwertszeit beträgt ca. 3 Wochen. IgG-Antikörper neutralisieren Bakterien, bakterielle Toxine und Viren. Ferner regen sie Phagozyten zur Phagozytose an (Opsonierung).

▶ **IgA-Klasse.** In den Schleimhäuten wird die Klasse der IgA-Antikörper produziert. Sie dienen dem Schutz der Oberflächen des Respirations- und Verdauungstraktes. Des Weiteren finden sich IgA-Antikörper im Speichel, in der Tränenflüssigkeit und in der Muttermilch.

▶ **IgM-Klasse.** Antikörper der IgM-Klasse werden aus den B-Zellen des Knochenmarks sezerniert, welche zuvor ins Blut gegeben wurden. Diese Antikörper erkennen spezifische Antigene und binden diese. Ihre Besonderheit liegt darin, dass sie 10 Antigenbindungsstellen besitzen. Aufgrund dieser hohen Anzahl an Bindungsstellen können die Antikörper die Antigene besonders gut festhalten, diese Eigenschaft nennt man *Avidität*. Außerdem bewirkt diese Bindung eine Immobilisation der Antigene. Dieser Prozess wird auch *Agglutination* genannt.

▶ **IgE- und IgD-Klasse.** Diese beiden Klassen kommen im Blut nur in geringerem Maße vor. Trotzdem spielt die IgE-Klasse eine wesentliche Rolle bei allergischen Reaktionen.

Die Bildung der Antikörper liegt der genetischen Vielfalt zugrunde, dabei bilden sich unterschiedliche Immunglobulin-Gensegmente.

Eine spezifische, erstmals vorkommende Immunantwort läuft nach folgendem Schema ab.

- Pathogene dringen ein und werden an dendritische Zellen über Phagozytose gebunden.
- Dendriten wandern aus dem Gewebe in das lymphatische System.
- Dendriten gelangen zu den regionalen Lymphknoten.
- Im Kortex der Lymphknoten werden die aufgenommenen Erreger dann in den Lysosomen der dendritischen Zellen abgebaut.
- Die Erreger werden so in Peptidfragmente zerlegt.
- Diese Peptidfragmente werden dann auf der Zelloberfläche nach außen repräsentiert.
- Sie binden dann an vorbeiziehende T-Zellen.

(▶ Abb. 11.8).

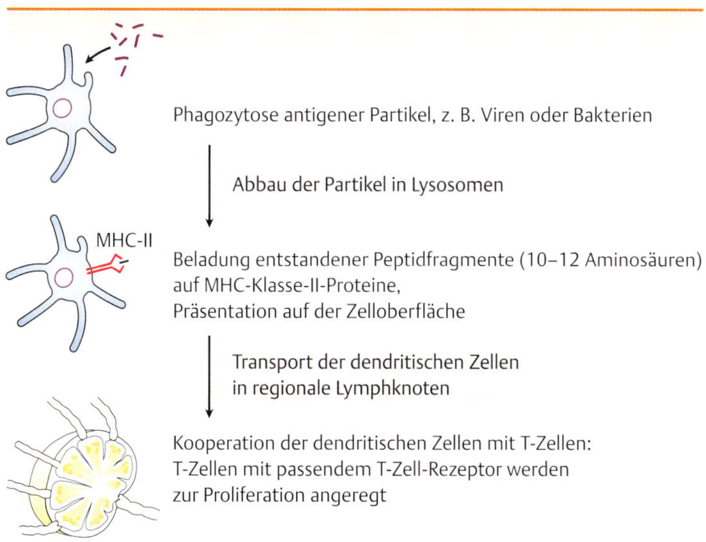

Abb. 11.8 Funktion dendritischer Zellen bei der Auslösung einer Immunantwort. (Rassow, 2012)

Einzelne Antigene, die nicht an dendritische Zellen gebunden wurden, gelangen auch in die Lymphknoten. Im Kortexbereich der Lymphknoten befinden sich viele dendritische Zellen, diese binden dann die freien Antigene. Diese werden bei diesem Vorgang nicht phagozitiert, sondern sofort an der Oberfläche für die T- und B-Zellen exponiert.

Allergische Reaktion

Eine übermäßige Reaktion des Körpers auf einen eigentlich harmlosen Erreger wird *Allergie* genannt. Sie kann auf 4 verschiedenen Wegen ablaufen:

- schnelle, IgE-abhängige Freisetzung von Histamin
- Antikörper lösen eine zytotoxische Reaktion aus, wie z. B. bei der Hämolyse durch einen nicht kompatiblen Blutspender
- durch Immunkomplexe aus einem Organ, die dann in einem anderen Organ eine Entzündungsreaktion auslösen können
- verzögerte Reaktion durch T-Zellen, z. B. die Abstoßung eines Organs nach einer Transplantation

Hier soll besonders der erste Weg der allergischen Reaktion und die Rolle des Histamins beschrieben werden. *Histamin* ist der wichtigste Mediator einer allergischen Reaktion und wird in den Mastzellen gespeichert. Mastzellen haben besondere Rezeptoren (Fc-Rezeptoren), an die IgE-Moleküle binden können.

Zusammengefasst liegen die Hauptfunktionen des Immunsystems darin, den Körper zum einen vor Krankheitserregern von außen zu schützen, zum anderen gegen körpereigene Zellen, welche sich pathologisch verändern und zu Mutationen (Krebs) führen können, Abwehrmechanismen zu entwickeln. Um diese Aufgaben erfüllen zu können, stehen Mechanismen des angeborenen und des erworbenen Immunsystems zur Verfügung. Zusätzlich kommt es zu einem Informationsaustausch und einer Zusammenarbeit zwischen den einzelnen Subsystemen des Körpers (Immunsystem – Hormonsystem – vegetatives Nervensystem). „Innerhalb dieser (…) Subsysteme wird die Abwehr durch zelluläre Mechanismen (z. B. Makrophagen, natürliche Killerzellen, Granulozyten bei der angeborenen Immunität sowie T- und B-Lymphozyten bei der adaptiven Immunität) und humorale Mechanismen (z. B. Zytokine, Komplementproteine und Antikörper) geleistet. Da diese Abwehrmechanismen auch körpereigene Gewebe schädigen können, muss das Immunsystem sehr genau zwischen körpereigenen und körperfremden bzw. veränderten körpereigenen Zellen und Stoffen unterscheiden" ((Ehlert u. von Kähnel, 2011), S.197). Die Regulation des Immunsystems (S.415) wird zusätzlich durch das vegetative System (Sympathikus) und das humorale System (HHNA) beeinflusst.

11.1.6 Zirkadiane Rhythmen

Wissenschaft der Chronobiologie

In der Zusammenarbeit mit Patienten treten vermehrt und immer wieder Störungen und Dysregulationen der grundlegenden Funktionen des Organismus auf. Darunter fallen Schlaf-, Verdauungs- oder Menstruationsstörungen. Viele dieser und anderer Störungen beruhen auf einem Verlust der einmal rhythmisch ablaufenden Kreisläufe. Deshalb ist die Auseinandersetzung mit den physiologischen Regelkreisläufen für Therapeuten besonders wichtig. Die Wissenschaft der Chronobiologie entwickelte sich in der Mitte des 20. Jahrhunderts und setzt sich mit den in der Natur wiederkehrenden Phänomenen auseinander. Sich wiederholende physiologisch gesteuerte Lebensvorgänge regulieren Leben in der Pflanzen-, der Tier- und der Menschenwelt. Diese wiederkehrenden Rhythmen werden zirkadiane Rhythmen genannt, die bekanntesten sind der Schlaf-Wach-Rhythmus, der Aktivitäts-Tageszeit-Rhythmus und der Menstruationsrhythmus bei Frauen. Diese Rhythmen scheinen genetisch verankert zu sein, unterliegen endo- und exogenen Faktoren und haben einen Einfluss auf das endokrine und das Immunsystem. Die Regulation vieler ineinandergreifender Prozesse findet auf biochemischer Ebene statt. Störungen auf dieser Ebene können zu Gesundheitseinschränkungen und Erkrankungen führen.

Einer der wichtigsten physiologischen zirkadianen Rhythmen soll hier kurz genauer beschrieben werden:

Kortisolaufwachreaktion

Ein wichtiger zirkadianer Rhythmus läuft in der HHNA ab: die Kortisolaufwachreaktion (CAR). Hier wird während der Morgenstunden vermehrt Kortisol ausgeschüttet, sodass die Kortisolkonzentration um ungefähr 50–100 % ansteigt. Die Funktion der HHNA verändert sich in den einzelnen Lebensphasen. Bereits in der pränatalen und der frühen postnatalen Entwicklung finden sehr viele gravierende Veränderungen dieses Systems statt. Bereits der Fetus verfügt über das funktionierende und hierarchische System der HHNA. Hormone der Mutter gelangen über die Plazenta zum ungeborenen Kind. Studien zeigten, dass sich pränatale und postnatale Stresserfahrungen auf die HHNA-Regulation im späteren Erwachsenenalter auswirken können ((Ehlert u. von Kähnel, 2011), S. 189).

Ausschlaggebend im Erwachsenenalter werden die Verarbeitung und der Umgang mit interindividuellen Einflüssen und externen Umweltbedingungen, denen ein Individuum ausgesetzt ist. Die individuelle Varianz der Ausschüttung vom morgendlichen Kortisol kann demnach sehr unterschiedlich sein.

Im höheren Erwachsenenalter zeigen sich ebenfalls individuelle Variationsbreiten. Zusätzlich scheint sich im höheren Alter die zirkadiane Rhythmik um ca. 3 Stunden nach vorn zu verschieben ((Ehlert u. von Kähnel, 2011), S. 191).

11.1.7 Interaktionen zwischen den einzelnen Ebenen

„Den 3 Systemen ist gemeinsam, dass die Aktivität aller Zellen durch Nervenverknüpfungen und durch Botenstoffe gesteuert wird. Dabei wirken Hormone auf Nervenzellen, auf Immunzellen und nicht zuletzt auf Zellen des Hormonsystems, genauso wie Nerven wiederum an Nervenzellen, Hormonzellen oder in Immunorgane reichen oder so wie die Botenstoffe des Immunsystems auf Nervenzellen und Zellen des Hormonsystems ihre Rezeptoren finden. Die 3 Systeme sind also miteinander verknüpft und beeinflussen sich wechselseitig. Die Freisetzung von Hormonen durch neurosekretorische Zellen macht diese enge Verknüpfung besonders deutlich. Neurosekretorische Zellen finden wir beim Menschen im Hypothalamus. Die Axone dieser Zellen reichen teilweise in die *Eminentia mediana* über den Hypophysenstiel, teilweise bis in die Neurohypophyse. Stimuliert durch andere Nervenzellen und die von diesen über Synapsen freigesetzten Neurotransmitter, durch mechanische oder sensorische Reize oder durch andere Botenstoffe aus dem Blut oder aus den Ventrikeln, schütten die neurosekretorischen Zellen die vorgefertigten Hormone aus. Die Hormone gelangen dann durch Fenster in den Wänden von Blutkapillaren ins Blut. Ein solches Organ mit gefensterten Kapillaren und fehlender Blut-Hirn-Schranke nennt man Neurohämalorgan. (…) Das Hormonsystem ist also eindeutig zu charakterisieren. Wegen der innigen funktionellen Verknüpfung mit dem Nervensystem ist es aber nicht getrennt zu betrachten“ (Kleine u. Rossmanith, 2014, S. 15).

Das komplexe Zusammenspiel der einzelnen Ebenen wird in ▸ Tab. 11.6 gegenübergestellt.

Wirkungen zwischen den drei Subsystemen (vegetatives Nervensystem, Hormon- und Immunsystem)

Die Zusammenhänge zwischen den 3 Systemen sind sehr komplex und in der Wissenschaft noch nicht vollständig erschlossen. Die gegenseitigen Beeinflussungen wurden jedoch auf einzelnen Ebenen über wissenschaftliche Studien belegt. Die Wirkung einzelner Hormone, die Auswirkungen eines erhöhten Sympathikotonus, die Wirkungen psycho-emotionaler Komponenten auf die Gesundheit und weiterer einzelner Bausteine untermauern die These nach dem Zusammenhang der 3 Subsysteme. In den folgenden Abschnitten sollen die komplexen Zusammenhänge aus verschiedenen Perspektiven betrachtet werden, um das Verständnis und den Blick darauf zu erleichtern. Es werden folgende Systeme betrachtet:

- Immunsystem und vegetatives Nervensystem
- psycho-emotionales System
- Hormonebene

Perspektive: Immunsystem und vegetatives Nervensystem

Wer anhaltenden Stresssituationen ausgesetzt ist, erfährt eher eine Schwächung des Immunsystems und ist schneller einer Erkrankung ausgesetzt. Dieser Zusammenhang ist in Studien (Kiecolt-Glaser et al., 1996) herausgefunden und belegt worden. Eine Studie belegte, dass Alzheimerpatienten betreuendes Pflegepersonal eine geschwächte Immunabwehr besitzt im Vergleich zur Kontrollgruppe. In beiden Gruppen wurden die Reaktionen des Immunsystems auf eine Grippeschutzimpfung untersucht. Die erste Gruppe (Alzheimer) zeigte dabei weniger Antikör-

Tab. 11.6 Symptome pathophysiologischer Vorgänge auf den verschiedenen Ebenen

Vegetative Ebene	Immunologische Ebene	Humorale Ebene	Psycho-emotionale Ebene
Veränderungen verschiedener Organsysteme: • Herz-Kreislauf-System: Herzrhythmusstörungen, Tachykardien, Herzstolpern, Engegefühl in der Brust, Schwindel, Synkopen • Schweißsekretion: verstärktes Schwitzen • Blutdruck: Hypotonie, Hypertonie • Stoffwechsel: Diabetes mellitus • Verdauungs- und Ausscheidungsorgane: akuter/chronischer Stress/Schmerz mit unterschiedlichen Folgen: Verstopfungen, Durchfall, Magenbeschwerden, Übelkeit, Erbrechen • Atmung: beeinflusst von Schmerz oder Stress, kann sich langfristig verändern, oft zu flach • Skelettmuskulatur: Verspannungen in verschiedenen Muskelgruppen, stressinduziert	• verstärkte immunologische Reaktionen (Hypersensibilität), z. B. Allergien, Heuschnupfen, Asthma, Neurodermitis • Immunschwächeerkrankungen (Neigung zu Infekten, bei verschiedenen Erkrankungen): HIV-Infektion, Leukämie, Schilddrüsenunterfunktion, Leberzirrhose, Burnout • Angriff eigener Körperzellen (Autoimmunerkrankungen): Morbus Crohn, Colitis ulcerosa, rheumatische Erkrankungen, Morbus Wegener	Störungen an Organen des Hormonsystems: • Veränderungen der Schilddrüsenfunktion (Über-/Unterfunktion) • Veränderungen der Nierenfunktion (Wasserhaushalt) • Veränderungen hormoneller Rhythmen (Menstruationszyklus, Veränderungen der sexuellen Bedürfnisse) • Veränderungen in metabolischen Systemen (Pankreas und Glukosestoffwechsel)	negative Emotionen: • Ängste • Phobien (Spinnen, Schlangen, enge Räume, individuelle Situationen) • Agoraphobie (Platzangst) • Panikstörungen • Zwangsstörungen • posttraumatische Belastungsstörungen • soziale Phobie • Depressionen positive Emotionen: • Freude • Geborgenheit und Schutz

per gegen den Impfstoff als die Kontrollgruppe ((Rüegg, 2007), S. 97).

Des Weiteren können Stresssituationen wie Prüfungen, Examenszeiten und andere ähnliche stressauslösende Situationen die Funktionen des Immunsystems deutlich beeinflussen. Die Folgen sind eine Abnahme der Killerzellen, T-Lymphozyten und anderer Immunzellen. Die Abwehr des Immunsystems wird bei länger anhaltendem Stress gemindert, es kann zu verzögerter Regeneration des Körpers kommen (längere Wundheilungsphasen). Chronischer Stress führt zur Funktionsminderung des Immunsystems. Kommt es dagegen zu einem plötzlichen Stressmoment, wird ein gegenteiliger Effekt beobachtet: Das Immunsystem erfährt eine Aktivierung. Dieser Zusammenhang wird über den sympathischen Teil des vegetativen Nervensystems ausgelöst. Durch plötzlichen Stress (...) kommt es zu einer erhöhten Ausschüttung von Adrenalin, im Blut kann in diesen Situationen neben dem erhöhten Adrenalinspiegel auch eine erhöhte Anzahl von Immun-Killerzellen beobachtet werden. Nach einem plötzlichen hohen Anstieg von Adrenalin und natürlichen Killerzellen normalisiert sich die Anzahl dieser Substanzen im Blut nach ca. 4 Stunden. Hier wird der Einfluss des vegetativen Nervensystems auf das Immunsystem deutlich. Insbesondere Stresssituationen (akut oder chronisch) haben dabei eine Schlüsselposition. Patienten mit chronischen Schmerzen oder andauernden Allergien, Wundheilungsstörungen und anderen Dysfunktionen des Immunsystems sollten in der Anamnese über ihre Stressbelastung befragt werden.

Der Einfluss des vegetativen (sympathischen) Nervensystems auf das Immunsystem zeigt sich über:

- sympathische Fasern, die in Lymphknoten und Milz ziehen
- Stoffe des vegetativen Nervensystems (Adrenalin, Noradrenalin...), die Neuropeptide beeinflussen, die wiederum einen Einfluss auf das Immunsystem haben.

Wird die Aktivität des vegetativen (sympathischen) Nervensystems durch Medikamente gehemmt (Beta-Blocker), so werden weniger natürliche Killerzellen des Immunsystems gebildet. Häufig findet man demzufolge bei chronischen Schmerzpatienten, bei Patienten mit chronischen Allergien, bei Patienten mit Erkrankungen der Atemwege, bei rheumatischen Patienten und Personen mit anderen Erkrankungen eine Dysbalance im vegetativen Nervensystem und im Immunsystem. Dieses Ungleichgewicht zeigt sich im vegetativen Nervensystem oft über einen erhöhten Sympathikotonus mit Folgen, die ein weites Spektrum zeigen. Über Veränderungen der Herzfunktionen (▶ Tab. 11.6) und durch die andauernde erhöhte Aktivität des Sympathikus kommt es zu einer bleibenden erhöhten Herzfrequenz. Die wichtige Ruhephase und niedrige Herzfrequenz bleiben aus, wodurch das Herz über eine längere Zeit überlastet wird.

Ein ständig erhöhter Sympathikotonus kann folgende Erkrankungen nach sich ziehen (Stoschitzky, 2004):

- Tachykardien
- arterielle Hypertonie
- Arteriosklerose
- Plaquerupturen
- metabolischen Veränderungen
- ventrikulären Arrhythmien
- plötzlichem Herztod
- kardiovaskulärer Mortalität
- Gesamtmortalität

Neben der kardiologischen Belastung wirkt der Sympathikus andauernd auch auf das vaskuläre System. Bei einer Überaktivität des Sympathikus wird vermehrt Angiotensin II ausgeschüttet. Dieses Peptidhormon hat eine besonders vasokonstriktive Wirkung, die andauernd zu einer Hypertonie (Blutdruckanstieg) führt. Es kommt so zu einer vermehrten Durchblutung aller Organsysteme, insbesondere der Nieren. Es folgen dann über verschiedene Ebenen regulatorische Prozesse: Ist Angiotensin II erhöht, regt dies die Ausschüttung von Aldosteron in der Nebennierenrinde an. So entsteht der Regelkreis-Feedback-Mechanismus über Aldosteron aus der NNR und ADH aus dem Hypophysenhinterlappen (siehe Regelkreise, Organe und Hormone: Kap. 11.1). Es lässt sich somit eine Verbindung vom Sympathikus zur Nebennierenrinde zum Hypothalamus erkennen.

Durch die Regulation des vegetativen Nervensystems über die verschiedenen therapeutischen Möglichkeiten (Kap. ▶ 7.4.2) kann somit ein Einfluss auf den Ebenen des Hormon- und des Immunsystems erreicht werden.

Die Aktivierung des Sympathikus und Ausschüttung von Adrenalin aufgrund von Stresssituationen ist immer an Emotionen gebunden, sodass hier die Verbindung zur psycho-emotionalen Ebene deutlich wird.

Perspektive: psycho-emotionales System

Die Bewertung einer Situation hängt von den Erfahrungen vorangegangener Situationen ab. Folgen ähnliche Momente, werden bestimmte Emotionen wieder in uns ausgelöst und führen zu den gleichen körperlichen Reaktionen wie zur Ausschüttung von Adrenalin, Kortisol und anderen Stoffen. Diese Stoffe haben vielfältige Wirkungen und lösen verschiedene Reaktionskaskaden aus. Dabei spielen die oben beschriebenen verschiedenen Subsysteme (Hormonsystem – vegetatives System – Immunsystem) zusammen. Emotionen entstehen in spezifischen Situationen, die jedes Subjekt aufgrund seiner Erfahrungen individuell beurteilt. Was für den einen Stress bedeutet, kann für den anderen belanglos sein (z. B. Phobien vor Spinnen, Schlangen, Schmutz, engen Räumen usw.). Die Erfahrungen werden in verschiedenen Gehirnarealen gespeichert, um vor gefährlichen Situationen zu schützen. Insbesondere das limbische System scheint hier eine wichtige Rolle einzunehmen. Dieses hat gemeinsam mit anderen übergeordneten Hirnarealen Einfluss auf den Hypothalamus, der wiederum Verbindungen zu den verschiedenen Hormon-Organ-Achsen besitzt. Über die Organe zeigen sich dann unterschiedliche Reaktionen auf Stress oder eine belastende Situation. Die Zusammenhänge dieser Systeme sind heute wissenschaftlich anerkannt. Welche Mechanismen wann und in welchem Maße auftreten und welches System besonders starken Einfluss hat, wird jedoch noch untersucht.

Treten stressbesetzte Situationen ein, steht das Gefühl der Angst im Mittelpunkt. Ängste können sich in unterschiedlichem Maße und auf unterschiedlichen Wegen im Laufe des Lebens manifestieren. Wie oben beschrieben, entwickeln Menschen unterschiedliche Reaktionsmuster auf Angst und Stress (Sympathikotoniker und Vagotoniker). Ängste bewirken so über das limbische System, das vegetative Nervensystem, das Hormonsystem und das Immunsystem kurz- und langfristige Veränderungen und Reaktionen im Organismus.

Ängste (Stress) beeinflussen:

- die Körpertemperatur
- das Herz-Kreislauf-System
- die Schweißsekretion
- den Blutdruck
- den Stoffwechsel
- die Verdauungsorgane und Ausscheidungsorgane
- die Atmung
- die Augen
- die Skelettmuskulatur

Wirkungen auf Hormonebene

Wie zu Beginn des Kapitels ausführlich beschrieben, stehen verschiedene Organe in Regelkreisen miteinander in ständiger Verbindung. Die Ausschüttung verschiedener Signalstoffe führt wiederum zur Freisetzung von Hormonen. Die Regulation erfolgt über die Messung dieser Bestandteile im Blut und wird über Feedback Loops und Regelkreise (Kap. 11.1.4) koordiniert. Veränderungen im Hormonsystem haben immer einen Einfluss auf die Subsysteme. Die Signalmoleküle des Hormon-, Immun- und Nervensystems und ihre Subsysteme stehen in einem ständigen Austausch. Sie sind nicht voneinander trennbar, denn sie beeinflussen sich gegenseitig: Zellen des einen Systems können auf Signalmoleküle des anderen Systems einwirken oder diese auch produzieren. Über die negativen Feedback-Loops kontrollieren sich diese Systeme untereinander, um in einem Gleichgewicht zu bleiben. Geraten diese Systeme in ein Ungleichgewicht, kann es zu Erkrankungen kommen.

Treten gravierende Dysbalancen auf, können sich Hormonstörungen, eine gesteigerte oder eine verminderte Hormonwirkung, einstellen. Die Störung kann alle Ebenen des Hormonhaushalts betreffen: die Biosynthese, die Ausschüttung, den Transport oder die Ausscheidung/den Abbau des Hormons, die Rezeptorzahl oder -aktivität oder die intrazelluläre Signaltransduktion. Der Überschuss oder Mangel einzelner Hormone der verschiedenen Organe führt dann zu spezifischen Erkrankungen (▸ Tab. 11.5). Werden Hormonrezeptoren über Antikörper aktiviert (Autoimmunerkrankung), kann es zu gesteigerten Hormonwirkungen kommen, wie z. B. Morbus Basedow bei einer Schilddrüsenüberfunktion oder Adenome (vermehrtes Zellwachstum) der hormonproduzierenden Organe. Werden hormonproduzierende Zellen und Hormongewebe zerstört, führt dies zu einer verminderten Hormonwirkung. Die Ursachen hierfür können vielfältig sein. So können unter anderem Autoimmunprozesse dafür verantwortlich sein (z. B. Diabetes mellitus Typ 1).

Im Folgenden werden die Wirkungen der Hormon-Organ-Achsen und deren physiologischen und pathophysiologischen Auswirkungen beschrieben (Ehlert u. von Känel, 2011):

Über die HHNA werden unter anderem Glukokortokoide aus der NNR ausgeschüttet, die folgende Eigenschaften besitzen:

- Sie sind stark entzündungshemmend und beeinflussen so das Immunsystem
- Sie lösen Mechanismen aus, die das Immunsystem herunterregulieren
- Sie verändern in bestimmten Situationen die Reaktion der T-Zellen
- Sie verstärken in bestimmten Situationen die Reaktion von Antigenen
- Sie veranlassen die Produktion von Adrenalin, besonders in akuten Stresssituationen

Die Aktivität der HHNA hängt von verschiedenen individuellen Faktoren ab:

- genetischer Disposition
- traumatischen Lebenserfahrungen (z. B. Misshandlung, sexueller Missbrauch)
- Umweltfaktoren

▸ **Hyperaktivität der HHNA (aus (Wippert u. Beckmann, 2009)).** Durch chronischen Stress kommt es sehr oft zu einer Hyperaktivierung der HHNA, selten kann diese aber auch gehemmt werden. Infolge dieser HHNA-Hyperaktivität wird Kortisol vermehrt ausgeschüttet mit der Folge von:

- überhöhter Kortisolverfügbarkeit (durch verminderte Bindung des Kortisols an Transportproteine)
- verstärkter Wirkung verschiedener Hormone auf die Zielgewebe
- Sekundärfolgen: Blutdruckerhöhung, veränderte Fettverteilung, veränderte Blutfettwerte und Blutzuckerwerte
- Tertiärfolgen: Bluthochdruck, Diabetes mellitus, Krebs, Herzerkrankungen

Auf hormoneller Ebene werden insbesondere Adrenalin, Noradrenalin, Kortisol und ACTH ausgeschüttet.

Tab. 11.7 Wirkung von Stress auf physiologischer und emotionaler Ebene

Physiologische Reaktionen/ Folgen	Emotionale Reaktionen/Folgen
• Bluthochdruck • Diabetes • Krebs • Herzerkrankungen • vegetative Dysbalancen (Sympathikus erhöht)	• verhaltensbezogene Veränderungen wie Aufmerksamkeit, Erregbarkeit, Wachsamkeit • emotional veränderte Reaktionen wie Interpretationen, Kognitionen

Ist der Organismus über einen langen Zeitraum in übermäßigem Maße verschiedenen Stressoren ausgesetzt, entstehen negative Folgen für den Organismus. Diese Folgen können sich auf physischer und emotionaler Ebene manifestieren (▸ Tab. 11.7).

▸ **Hypoaktivität der endokrinen Achse.** Führt chronischer Stress zu einer Hypoaktivität der HHNA, kann es zu einem chronischen Erschöpfungssyndrom (Chronic Fatigue Syndrom, CFS) kommen. CSF ist durch einen länger bestehenden Erschöpfungszustand (mehr als 6 Monate) gekennzeichnet, der sich durch Ruhe nicht bessert. Dabei kann es zu Konzentrations- und Schlafstörungen, Kopf-, Muskel- oder Gelenkschmerzen oder einer Druckschmerzhaftigkeit von Hals- oder Achsellymphknoten kommen ((Behrends et al., 2012), S. 387).

Neben den physiologischen Wirkungen der unterschiedlichen Hormone und Hormonachsen können Wechselwirkungen zwischen dem Hormonsystem und dem Nervensystem betrachtet werden. Ein Zusammenhang zwischen dem endokrinen und dem Nervensystem besteht in dem HHNA-Regelkreis. Der Hypothalamus, der dem Nervensystem zugeordnet ist, hat einen Einfluss auf die Nebennieren. Eine weitere Verbindung ist der N. splanchnicus zum Hormonsystem, er bewirkt eine vermehrte Ausschüttung von Adrenalin und Noradrenalin aus dem Nebennierenmark. Die Rolle der Glukokortikoide mit der Wirkung auf das Gehirn und das Nervensystem ist ebenfalls sehr bedeutsam.

11.2 Fußreflexzonen als therapeutisches Mittel

Die Untersuchung und Behandlung anhand der Fußreflexzonen bietet eine sehr sichere Möglichkeit, Ursachen und Symptome von Schmerzen näher zu bestimmen.

Der Vorteil bei der Fußreflexzonenmassage liegt darin, dass die Ausgangsstellung des Patienten fast keine Rolle spielt. Bei Patienten, die aufgrund von Schmerzen zu Beginn der Behandlung keine Rückenlage auf der Behandlungsliege einnehmen können, kann die Behandlung auch im Sitz oder sogar im Stand stattfinden.

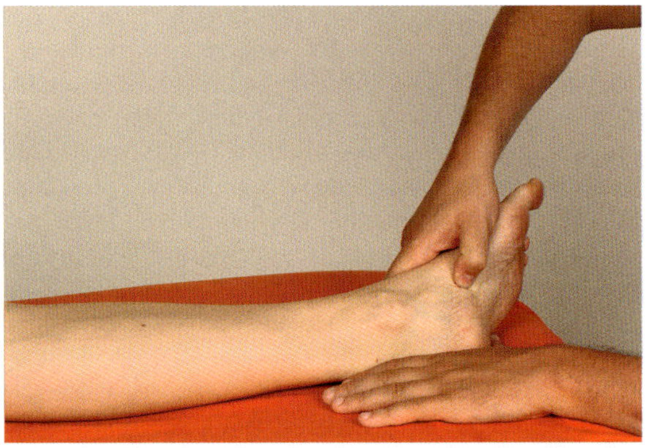

Abb. 11.9 Behandlung einer positiven Fußreflexzone mittels Druck.

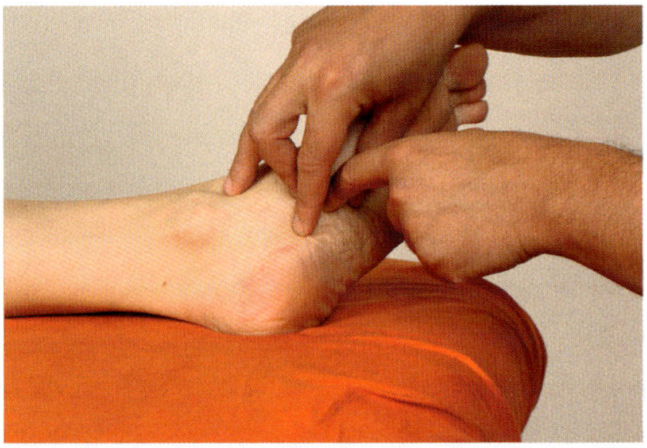

Abb. 11.10 Behandlung einer positiven Fußreflexzone wie eine neurolymphatische Reflexzone.

Auch vegetative Überreaktionen sind bei der Fußreflexzonenbehandlung sehr selten, wenn die Behandlung schmerzfrei durchgeführt wird. Dies bietet gerade in der akuten Schmerzphase eine sichere Behandlung.

Neben den Organzonen können über die Fußreflexbehandlung auch die Wirbelsäule und die peripheren Gelenke behandelt werden. So ist es möglich, einen Patienten über alle Ebenen hinweg ausschließlich über die Füße zu behandeln.

Für den Test werden die entsprechenden Zonen mit sanftem Druck ertastet (▸ Abb. 11.11). Positive Zonen zeigen sich durch einen Hypertonus des Gewebes. Auch der Patient erkennt positive Zonen oft an einem abweichenden, oft schmerzhaften Gefühl.

Die Behandlung erfolgt mit einem leichten Druck sowie leichten Friktionen auf der entsprechenden Zone. Ist die Behandlung für den Patienten unangenehm oder schmerzhaft, können die Zonen ähnlich wie bei der Behandlung der Zonen der neurolymphatischen Reflexbehandlung auch unter Annäherung behandelt werden (▸ Abb. 11.9 und ▸ Abb. 11.10).

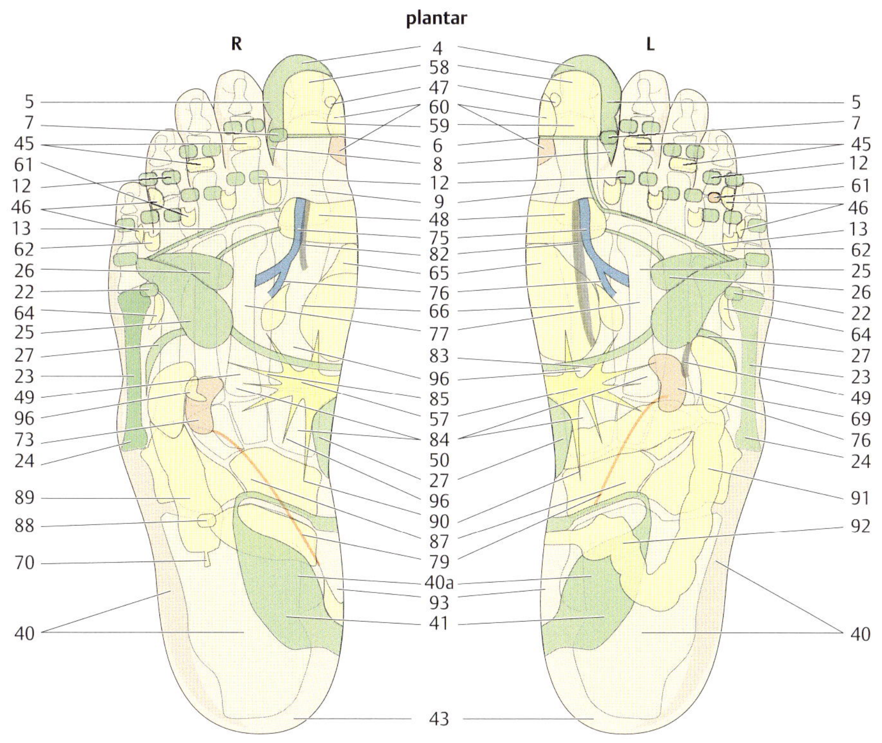

4 Schädeldach
5 seitl. Haupt
6 Schädelbasis
7 Proc. mastoideus
8 M. sternocleidomastoideus
9 Nackenmuskulatur
12 Zähne
13 obere Trapeziusrand
22 Schultergelenk
23 + 24 Oberarm, Ellenbogen
25 oberer Thoraxrand
26 Schulterblatt
27 Zwerchfell
40 Gewebe Bauch/Becken
40a Kreuzbein lateral mit ISG
41 kleines Becken
43 Sitzbeinhöcker
45 Auge- und Sehzentrum
46 Ohr
47 Hypophyse
48 Bezugszone Schilddrüse
49 + 50 Nebenniere und Pankreas
57 Solarplexus
58 + 59 Großhirn und Kleinhirn
60 Hirnstamm und Rückenmark
61 Eustachische Röhre
62 Lymphe Kopf/Hals
64 Lymphe Axilla
65 Aorta und obere Hohlvene
66 Herz und Thymus
69 Milz
70 Appendix
75 Luftröhre
76 Bronchialäste
77 Lunge
78 Niere
79 Harnleiter
82 Speiseröhre
83 Megeneingang – Kardia
84 Magen
86 Dünndarm/Duodenum
87 Dünndarm/Jejunum und Ileum
88 Bauhin-Klappe
89 aufsteigender Dickdarm
90 querliegender Dickdarm
91 absteigender Dickdarm
92 + 93 Sigmoid und Rektum
95 + 96 Gallenblase und Leber

Abb. 11.11 Die Fußreflexzonen nach H. Marquardt. (van den Berg, 2005)

11.3 Ohrreflexzonen

Das Ohr bietet die Möglichkeit, sich relativ schnell einen Überblick über die Dysfunktionen und Läsionen beim Patienten zu verschaffen.

Neben der Befunderhebung eignet sich das Ohr auch gut für die Therapie.

Die gute Wirkung der Reflexzonenbehandlung des Ohres lässt sich mit der vielfältigen Innervation erklären:

- N. mandibularis (Ast des V. Hirnnervs – N. trigeminus)
- N. occipitalis minor (Plexus cervicalis)
- N. auricularis magnus (Plexus cervicalis)
- N. vagus (X. Hirnnerv)
- orthosympathisch; C 8–Th 3

Aufgrund dieser komplexen Innervation zeigen sich durch die Reflexzonen des Ohres sehr gut chronische und akute Dysfunktionen/Läsionen. Die einzelnen Zonen sind relativ großflächig und lassen sich mit einem kleinen Massagestab gut behandeln (▶ Abb. 11.14).

In einer positiven Zone befindet sich immer eine Maximalzone von der Größe eines Akupunkturpunktes. Daher ist für die gezielte Befunderhebung der Zone ein systematisches Absuchen einer Zone mit dem Akupunkturstab zu empfehlen.

Im Anschluss an die Befunderhebung der Reflexzonen kann entweder dieser Maximalpunkt mit einem Samenpflaster (▶ Abb. 11.13), einer Akupunkturnadel oder auch einfach nur durch Druck mit dem Akupunkturstab behandelt werden (▶ Abb. 11.12). Zusätzlich kann die gesamte Zone auch mit dem Akupunkturstab massiert werden.

Chronische Dysfunktionen sollten mit einem starken (leicht schmerzhaften) Reiz behandelt werden, akute Dysfunktionen mit einem schwachen (eher angenehmen) Reiz.

Aufgrund der sehr guten vegetativen Innervation des Ohres sollten bei der Behandlung nur so viele Punkte benutzt werden, wie unbedingt notwendig. Werden zu viele Punkte oder Reflexzonen behandelt, können vegetative Überreaktionen mit Schwindel, Kopfschmerzen und Übelkeit ausgelöst werden.

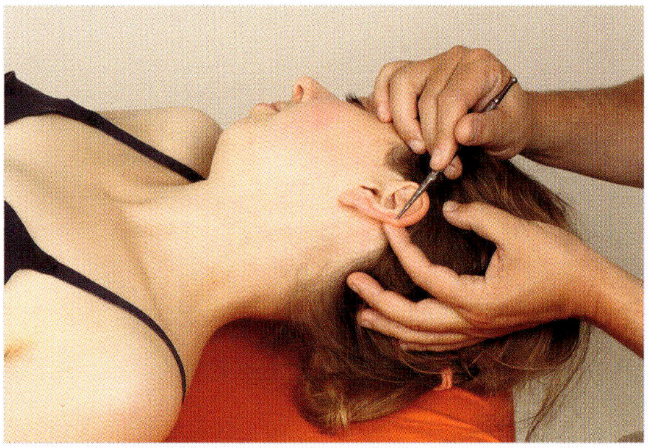

Abb. 11.12 Behandlung der Ohrreflexzone mittels Akupunkturstab.

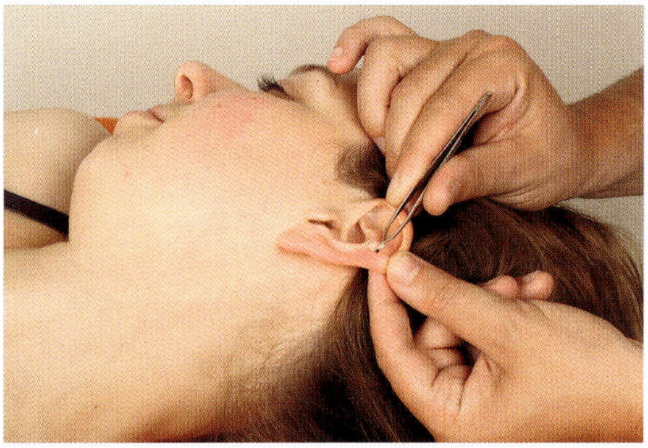

Abb. 11.13 Behandlung der Ohrreflexzone mittels Samenpflaster.

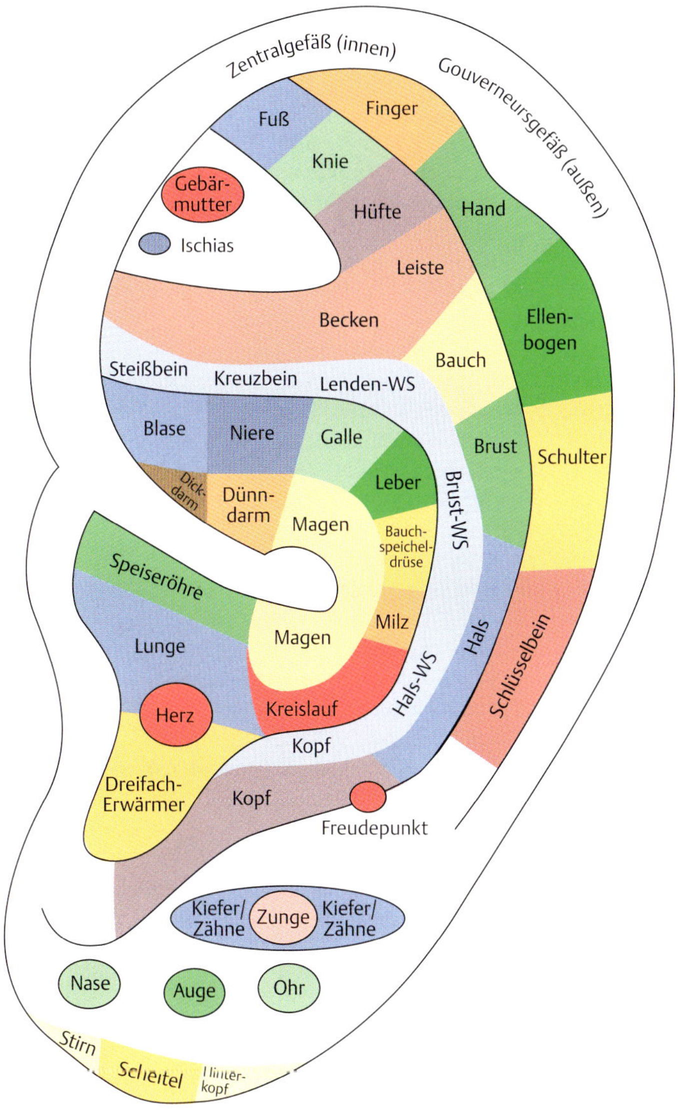

Abb. 11.14 Die Ohrreflexzonen.

12 Standardisierte Befunderhebung und Dokumentation

12.1 Einführung

Im Rahmen einer professionellen physiotherapeutischen Behandlung spielt auch der standardisierte Befund eine wichtige Rolle. Die Basis für eine Behandlung stellt der physiotherapeutische Befund dar. Der Befund soll es ermöglichen, logisch nachvollziehbare und realistisch umsetzbare Therapieziele zu definieren. Diese Therapieziele sollen sich auch beteiligten Ärzten, anderen Physiotherapeuten und weiteren medizinischen Berufen logisch erschließen. Aus diesen Gründen ist ein Standard bei der Befunderstellung von großem Vorteil für Therapeuten, Ärzte und Patienten.

Von der WHO wurde 2001 die ICF (International Classification of Functioning, Disability and Health) in der 54. Vollversammlung der WHO, an der auch die Vertreter der Bundesregierung teilgenommen haben, verabschiedet.

Die ICF ersetzt somit den Standard der ICIDH (International Classification of Impairments, Disabilities and Handicaps) aus dem Jahr 1980.

Im Neunten Buch des Sozialgesetzbuches (SGB IX) wurden wesentliche Aspekte der ICF übernommen.

Die ICF ermöglicht es, schnell und einfach vielfältige und umfassende Informationen eines Patienten so zu dokumentieren, dass der Befund international und unabhängig von der Sprache gelesen werden kann.

Wenn man dieses als Ziel der ICF betrachtet, so ist nachvollziehbar, dass dieses auch in der direkten Kommunikation zwischen allen Personen, die an einer Therapie beteiligt sind, erreicht werden kann.

12.2 System der ICF

Die ICF berücksichtigt 5 Bereiche:
1. Körperstruktur
2. Körperfunktion
3. Aktivität
4. Teilhabe
5. Umweltfaktoren

12.2.1 Körperstruktur

Körperstrukturen sind anatomische Teile des Körpers wie Organe, Gliedmaßen und ihre Bestandteile. Codiert wird hier der Grad der Schädigung einer Körperstruktur (z. B. die Schädigung des Kniegelenks durch Arthrose). Alle Körperstrukturen werden vor dem Code mit einem „s" gekennzeichnet. Das „s" leitet sich ab von „body structure".

Die Gliederung in der ICF erfolgt nach dem AZB-Schema ((Schuntermann, 2005), S. 64), das sich an der Struktur eines Baumes orientiert (AZB = Ast-Zweig-Blatt):
1. Wald = Domäne; Körperstrukturen
2. Baum = Kapitel 1; Strukturen des Nervensystems
3. Ast = s110; Strukturen des Gehirns
4. Zweig = s1105; Strukturen des Hirnstamms
5. Blatt = s11051; Brücke (Pons)

Mithilfe dieser Gliederung ist es sehr einfach, die ICF der WHO anzuwenden. Je genauer man eine Struktur beschreiben möchte, desto weiter arbeitet man sich von einer übergeordneten Struktur in Richtung Detail vor, bis die Struktur möglichst genau beschrieben ist.

► **Beispiel Kniegelenk**
► **ICF-Code.** s57011 = Kniegelenk

► **AZB-Schema**
1. Wald = Domäne; Körperstrukturen
2. Baum = Kapitel 7; mit der Bewegung in Zusammenhang stehende Strukturen
3. Ast = s750; Strukturen der unteren Extremität
4. Zweig = s7501; Strukturen des Unterschenkels
5. Blatt = s75011; Kniegelenk

Im Befund können die strukturellen Probleme durch weitere Zahlen noch genauer beschrieben werden. Hinter dem bestehenden Code für „Kniegelenk" werden ein Punkt („.") gesetzt und 3 weitere Beurteilungsmerkmale angehängt.

Zuordnung des 1. Beurteilungsmerkmals

Die 1. Ziffer nach dem Punkt beschreibt das Ausmaß des Strukturschadens mit einem Schweregrad von 0 bis 4 ((DIMDI, 2005), S. 84):
- 0 = Schädigung zwischen 0 und 4 % (ohne, keine, unerhebliche …)
- 1 = Schädigung zwischen 5 und 24 % (schwach, gering, …)
- 2 = Schädigung zwischen 25 und 49 % (mittel, ziemlich, …)
- 3 = Schädigung zwischen 50 und 96 % (hoch, äußerst, …)
- 4 = Schädigung zwischen 96 und 100 % (komplett, total)
- 8 = nicht spezifiziert
- 9 = nicht anwendbar

► **Beispiel Kniegelenk**
- s75011.1 = geringe Schädigung des Kniegelenks
- s75011.3 = hoher Schädigungsgrad des Kniegelenks

Zuordnung des 2. Beurteilungsmerkmals

Das optionale 2. Beurteilungsmerkmal beschreibt die Art der Schädigung näher ((DIMDI, 2005), S. 84):

- 0 = keine Veränderung
- 1 = nicht vorhanden
- 2 = teilweise nicht vorhanden
- 3 = zusätzlicher Teil
- 4 = von der üblichen Form abweichend (aberrant)
- 5 = Diskontinuität
- 6 = abweichende Lage
- 7 = qualitative Strukturveränderung
- 8 = nicht spezifiziert
- 9 = nicht anwendbar

▶ **Beispiel Kniegelenk.**
s75011.27 = mittlere Schädigung des Kniegelenks mit qualitativen Veränderungen der Gelenkstruktur

Zuordnung des 3. Beurteilungsmerkmals

Das optionale 3. Beurteilungsmerkmal beschreibt den Ort der Schädigung genauer ((DIMDI, 2005), S. 84):

- 0 = mehr als eine Region
- 1 = rechts
- 2 = links
- 3 = beidseitig
- 4 = frontal
- 5 = dorsal
- 6 = proximal
- 7 = distal
- 8 = nicht spezifiziert
- 9 = nicht anwendbar

▶ **Beispiel Kniegelenk.** Im Befund wird dann beim Kniegelenk z. B. wie folgt codiert:

s75011.881 = Struktur des rechten Kniegelenks, Ursache des Schmerzes und Grad der Schädigung unbekannt

In diesem Fall erfolgt die genauere Diagnostik durch einen Arzt mit Angabe des entsprechenden ICD–Codes. Der Arzt kann anschließend den Code noch ändern und die Strukturschädigung näher spezifizieren. Er ersetzt dann die Ziffer 8 durch eine Ziffer mit einer spezifischeren Aussage. Nach der ärztlichen Diagnose könnte der Code dann so aussehen: s75011.371.

Nach diesem Prinzip lassen sich alle Strukturen einfach codieren. In der Praxis vermerkt der Arzt die Diagnose als ICD-Code (ICD: International Statistical Classification of Diseases and Related Health Problems, Diagnoseklassifikationssystem in der Medizin) auf der Heilmittelverordnung. Die Codierung nach ICF beschreibt diesen ICD-Code dann noch genauer.

Ein ICF-Code ohne einen zugehörigen ICD-Code vermittelt eher eine Hypothese, die dann von einem Arzt diagnostiziert werden sollte. Sollte sich die Hypothese bestätigen, wird diese Diagnose als ICD-Code dargestellt.

In den Praxisbeispielen im abschließenden Kapitel dieses Buches (Kap. 13) wird dies deutlich.

12.2.2 Körperfunktion

Körperfunktionen sind physiologische Funktionen von Körpersystemen einschließlich psychologischer Funktionen.

Aufbauend auf die Beschreibung der Struktur kann über die ICF mit der Beschreibung der Einschränkung von Körperfunktionen das Problem des Patienten näher beschrieben werden. Alle Körperstrukturen werden vor dem Code mit einem „b" gekennzeichnet. Das „b" leitet sich ab von „body function".

Auch bei den Körperfunktionen kommt das AZB-Schema zum Einsatz:

1. Wald = Domäne; Körperfunktion
2. Baum = Kapitel 2; Sinnesfunktionen und Schmerz
3. Ast = b280; Schmerz
4. Zweig = b2801; Schmerz in einem Körperteil
5. Blatt = b28016; Gelenkschmerz

Zuordnung des 1. Beurteilungsmerkmals

Die Körperfunktionen werden mit nur einem zusätzlichen Beurteilungskriterium näher beschrieben, welches die Funktionseinschränkung berücksichtigt ((DIMDI, 2005), S. 84):

- 0 = Einschränkung zwischen 0 und 4 % (ohne, keine, unerhebliche …)
- 1 = Einschränkung zwischen 5 und 24 % (schwach, gering, …)
- 2 = Einschränkung zwischen 25 und 49 % (mittel, ziemlich, …)
- 3 = Einschränkung zwischen 50 und 96 % (hoch, äußerst, …)
- 4 = Einschränkung zwischen 96 und 100 % (komplett, total)
- 8 = nicht spezifiziert
- 9 = nicht anwendbar

▶ **Beispiel Kniegelenk.** s75011.271 + b28016.2 = mittlere Schädigung des rechten Kniegelenks mit qualitativen Veränderungen der Gelenkstruktur + Gelenkschmerz mit mittlerer Einschränkung

▶ **Besonderheit der Beurteilungsmerkmale 8 und 9.** Wenn nur unzureichende Informationen zur Spezifizierung des Schweregrades vorliegen, sollte die Funktionseinschränkung mit der Ziffer 8 beschrieben werden. Dies ist in der Physiotherapie immer dann der Fall, wenn sich bei der Befunderhebung eine Struktur als schmerzhaft herausstellt, aber ohne bildgebendes Verfahren keine Aussage über den Schweregrad oder die Ursache gemacht werden kann.

12.2.3 Aktivität

Mit dem Kriterium „Aktivität“ wird nach ICF beurteilt, wie gut eine Person eine Aktivität durchführen kann.

Die Codierung der Aktivität beginnt mit einem „d“. Dieses steht für „life domains“.

Auch bei der Aktivität wird das AZB-Schema angewendet.

1. Wald = Domäne; Aktivität
2. Baum = Kapitel 4; Mobilität
3. Ast = d450; Gehen
4. Zweig = d4501; lange Entfernungen gehen

Die Aktivität wird mit bis zu 5 Beurteilungsmerkmalen näher beschrieben, indem die hierfür vorhergesehene Ziffer an die Codierung angehängt wird (dxxx.1 2 3 4 5). Davon sind jedoch nur die ersten beiden Kriterien obligat.

Zuordnung des 1. Beurteilungsmerkmals

Das 1. Beurteilungsmerkmal beschreibt die Leistung. Unter *Leistung* versteht man die Durchführung einer Handlung oder Aufgabe in einem Lebensbereich unter realen Bedingungen, insbesondere unter den gegenwärtigen Alltagsbedingungen ((Schuntermann, 2005), S. 72).

Zuordnung des 2. Beurteilungsmerkmals

Das 2. Beurteilungsmerkmal beschreibt die Leistungsfähigkeit. Unter *Leistungsfähigkeit* versteht man das maximale Leistungsniveau unter „Test-, Standard- oder hypothetisch angenommenen Bedingungen“ ((Schuntermann, 2005), S. 72) – ohne Hilfsmittel und Assistenz (Schuntermann, 2005).

Zuordnung des 3. bis 5. Beurteilungsmerkmals

Optional können auch noch die Beurteilungsmerkmale 3–5 angehängt werden:

- 3. Beurteilungsmerkmal: Beurteilung der Leistungsfähigkeit mit Assistenz
- 4. Beurteilungsmerkmal: Beurteilung der Leistung ohne Assistenz
- 5. Beurteilungsmerkmal: zusätzliche Beurteilung der Lebensqualität

Die Beurteilungsmerkmale werden jeweils wieder mit den Ziffern 0–4, 8 sowie 9 beschrieben ((DIMDI, 2005), S. 84):

0 = Problem nicht vorhanden, 0–4 % (ohne, keine, unerhebliche …)

1 = Problem leicht ausgeprägt, 5–24 % (schwach, gering, …)

2 = Problem mäßig ausgeprägt, 25–49 % (mittel, ziemlich, …)

3 = Problem erheblich ausgeprägt, 50–96 % (hoch, äußerst, …)

4 = Problem vollständig ausgeprägt, 96–100 % (komplett, total)

8 = nicht spezifiziert

9 = nicht anwendbar

▶ **Beispiel.** d4501.13 = Der Patient hat mit einem Hilfsmittel oder einer Assistenz im Rahmen seiner realen Lebensbedingungen geringe Schwierigkeiten beim Gehen langer Entfernungen. Nimmt man ihm jedoch diese materielle oder persönliche Hilfe, hat er äußerste Schwierigkeiten, sich fortzubewegen.

12.2.4 Teilhabe

Als Teilhabe wird das „Einbezogensein“ einer Person in eine Lebenssituation oder einen Lebensbereich definiert. Da die Teilhabe eng mit der Aktivität verflochten ist, lassen sich auch die Codierungen nur schwer voneinander trennen. So ist das Treppensteigen zwar eine Aktivität, ermöglicht jedoch ebenfalls die Teilhabe in der Gesellschaft, um beispielsweise den Arbeitsplatz oder auch Freunde zu erreichen. Dementsprechend werden Aktivität und Partizipation unter dem gleichen Buchstaben „d“ zusammengefasst.

Auch bei der Teilhabe wird das AZB-Schema angewendet:

1. Wald = Domäne; Teilhabe
2. Baum = Kapitel 8; Erziehung/Bildung
3. Ast = d850; bezahlte Tätigkeit
4. Zweig = d8502; Vollzeitbeschäftigung

Die Beurteilungsmerkmale sind deckungsgleich mit denen der Aktivität (Kap. 12.2.3).

12.2.5 Umweltfaktoren

Umweltfaktoren sind von außen auf den Patienten einwirkende Faktoren. Diese können sich hemmend auswirken und werden dann als Barriere bezeichnet. Sie können sich aber auch förderlich auswirken und werden dann als Förderfaktoren bezeichnet.

Umweltfaktoren werden mit dem Buchstaben „e“ beschrieben. Dieser steht für „environmental factors“.

Auch bei den Umweltfaktoren kommt das AZB-Schema zum Einsatz:

1. Wald = Domäne; Umweltfaktoren
2. Baum = Kapitel 1; Produkte und Technologien
3. Ast = e110; Produkte und Substanzen für den persönlichen Gebrauch
4. Zweig = e1101; Medikamente

Beispielsweise können sich Medikamente als förderlich für den Patienten auswirken. In diesem Fall werden die Förderfaktoren wie folgt bezeichnet: e1101 + 4.

- 0 = Förderfaktor nicht vorhanden, 0–4 % (ohne, keine, unerhebliche …)
- + 1 = Förderfaktor schwach vorhanden, 5–24 % (schwach, gering, …)
- + 2 = Förderfaktor mittel vorhanden, 25–49 % (mittel, ziemlich, …)
- + 3 = Förderfaktor hoch vorhanden, 50–96 % (hoch, äußerst, …)
- + 4 = Förderfaktor komplett vorhanden, 96–100 % (komplett, total)
- 8 = nicht spezifiziert
- 9 = nicht anwendbar

((DIMDI, 2005), S. 122)

Im obigen Beispiel können sich Medikamente aber auch negativ auf den Patienten auswirken. In diesem Fall wird die Barriere wie folgt bezeichnet: e1101.4.

- 0 = Barriere nicht vorhanden, 0–4 % (ohne, keine, unerhebliche …)
- .1 = Barriere schwach vorhanden, 5–24 % (schwach, gering, …)
- .2 = Barriere mittel vorhanden, 25–49 % (mittel, ziemlich, …)
- .3 = Barriere hoch vorhanden, 50–96 % (hoch, äußerst, …)
- .4 = Barriere komplett vorhanden, 96–100 % (komplett, total)
- .8 = nicht spezifiziert
- .9 = nicht anwendbar

((DIMDI, 2005), S. 123)

Die Praxisbeispiele in Kap. 13 verdeutlichen die praktische Umsetzung der ICF.

13 Umsetzung des Ebenenmodells – Praxisbeispiele

13.1 Fuß am Beispiel der Achillodynie

▶ **Anamnese.** Herr A., männlich, 53 Jahre alt, verheiratet, 2 Kinder, Beruf: Dachdecker.

Herr A. hat seit ca. 1 Jahr Schmerzen im Bereich der linken Achillessehne. Die Schmerzen sind zum Teil in Ruhe, vor allem aber bei Belastung, vorhanden. Das Treppensteigen bereitet ihm im Beruf und Alltag die größten Probleme. Auslöser, so vermutet Herr A., war eine schnelle Schrittbewegung beim Squashspielen nach langer sportlicher Pause. Bei der lokalen Inspektion fällt ein abgeflachtes Fußgewölbe, eine veränderte Achillessehnenachse sowie ein Ödem auf Höhe der Malleolengabel auf.

Vor 8 Jahren wurde Herr A. an einem lumbalen Bandscheibenvorfall operiert, und es fällt eine eingezogene Narbe, mittig auf der Wirbelsäule, auf. Ansonsten gibt der Patient jedoch keinerlei Beschwerden im Bereich der Lendenwirbelsäule an.

Herr A. klagt ebenfalls über Miktionsbeschwerden, die auf eine benigne vergrößerte Prostata zurückzuführen sind.

▶ **Zuweisungsdiagnose gemäß ICD-10-Codierung**

- M76.6 Tendinitis der Achillessehne

Die Achillodynie ist ein Schmerzsyndrom des Ansatzes vom M. triceps surae am Kalkaneus. Sie gehört unter anderem mit der Epikondylitis in die Gruppe der Insertionstendopathien. Es handelt sich um eine entzündliche Reaktion auf mechanische Schädigung des Sehnengewebes durch Mikrotraumata, durch Überlastung oder Reduzierung der Belastbarkeit. Die Veränderungen im Gewebe treten in der Regel ca. 2–6 cm oberhalb des Ansatzes am Kalkaneus auf.

Ursache hierfür sind häufig Subluxation von Knochen im Bereich des oberen und unteren Sprunggelenks, neu entstandene Fußdeformitäten, aber auch mechanische Überlastung durch Übergewicht und Leistungssport können die Ursache sein.

13.1.1 Ebenenmodell

Siehe ▶ Tab. 13.1.

Tab. 13.1 Das Ebenenmodell am Beispiel der Achillodynie

Ebene	Struktur
lokale Ebene	Fuß
fasziale Ebene	• fasziale Züge der PM-, PL-, AM-Kette • fasziale Züge der horizontalen Sehnenplatten • fasziale Züge von Tattoos, Piercings, Narben, ...
segmentale Ebene	• Dermatome: L 4–S 2 • Myotome: ○ L 5–S 2: M. peroneus longus/brevis, M. triceps surae, Fußflexoren ○ S 1–S 3: Fußmuskulatur • periphere Nerven: N. suralis, N. tibialis, N. saphenus
vegetative Ebene	• Störung des vegetativen Nervensystems auf der Ebene des Sympathikus für den lokalen Schmerz: Th 10–L 3 Pars thoracolumbalis des Truncus sympathicus: ○ periphere vegetative Nerven aus dem Bereich Th 10–L 3 mit viszerogenen Reizerscheinungen im Bereich des Fußes: – N. splanchnicus minor/imus – Plexus hypogastricus Narbe der Operation an der Lendenwirbelsäule • übergeordnete Zentren: Hypothalamus, limbisches System, Hypophyse
viszerale Ebene	Aus der vegetativen Ebene ergeben sich folgende Organe als mögliche Auslöser für den lokalen Schmerz: • über den N. splanchnicus minor/imus: ○ Leber ○ Galle ○ Dünndarm (Duodenum) • über den N. splanchnicus minor/imus sowie den Plexus hypogastricus: ○ Dünndarm (Jejunum, Ileum) ○ Dickdarm (Caecum, Appendix, Colon ascendens, Colon transversum, Colon descendens, Sigmoideum, obere Rektumetage) ○ Niere ○ Nebenniere ○ Beckenorgane (Testis, Epididymis) • über den Plexus hypogastricus: ○ Dickdarm (mittlere und untere Rektumetage) ○ Beckenorgane (Prostata, Glandula bulbourethralis, Glandula vesiculosa, Penis [partiell], Ductus deferens, Harnblase, Ureter, Urethra)
energetische Ebene	Blasen-, Nieren-, Milz-Pankreas-, Gallen- und Lebermeridian

13.1.2 Untersuchung

Untersuchung auf der lokalen Ebene

- Inspektion
- aktive/passive Bewegungstests
- Test der mikromechanischen Gelenkbeweglichkeit
- Untersuchung mittels Mikromechanischer Mobilisation (MMM)

Test der mikromechanischen Gelenkbeweglichkeit

- Fuß (Kap. 4.2.1)
- Fibula (S. 80)

Mikromechanische Mobilisation

Siehe Kap. 2.3 (Durchführung), für die Handanlage und Voreinstellung, siehe ▶ Abb. 13.1 bis ▶ Abb. 13.4.

Untersuchung auf der faszialen Ebene

- Palpation der PM-, PL-, AM-Ketten auf Dysfunktionen
- globale Untersuchung der Faszienketten über den Fuß
- bei Bedarf Untersuchung tonisierender Strukturen (wie z. B. Fuß, Becken etc.)
- globale Differenzierung der 3 Diaphragmen
- bei Bedarf spezifische Untersuchung des Diaphragma thoracolumbalis
- Test durch Behandlung der Ketten

(siehe Untersuchung des faszialen Systems (S. 214), Globale Behandlung der Faszienketten über den Fuß (S. 224), Grundlegende Techniken in der Faszientherapie (S. 219))

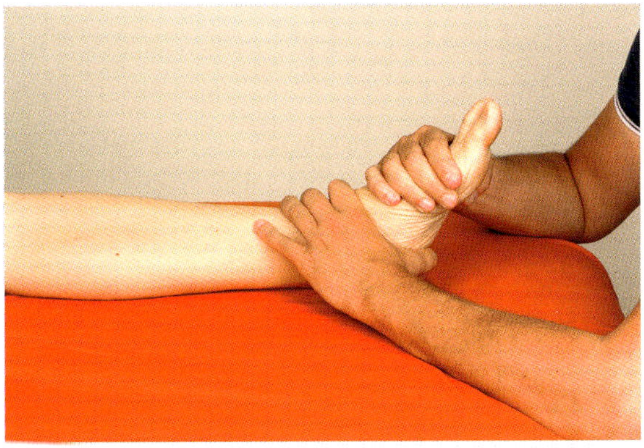

Abb. 13.1 Handanlage für die mikromechanische Mobilisation für das untere Sprunggelenk in Pronation.

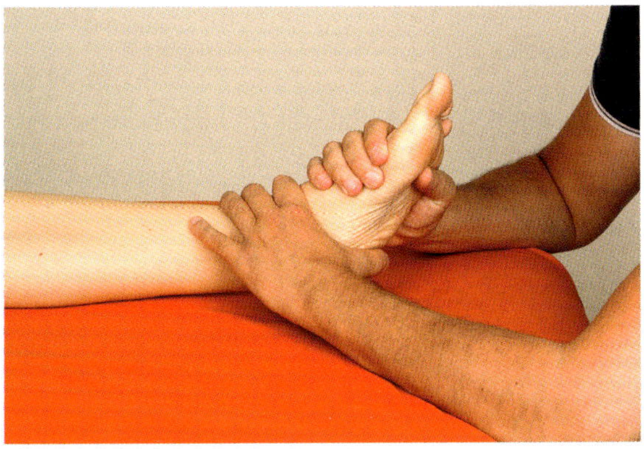

Abb. 13.2 Handanlage für die mikromechanische Mobilisation für das untere Sprunggelenk in Supination.

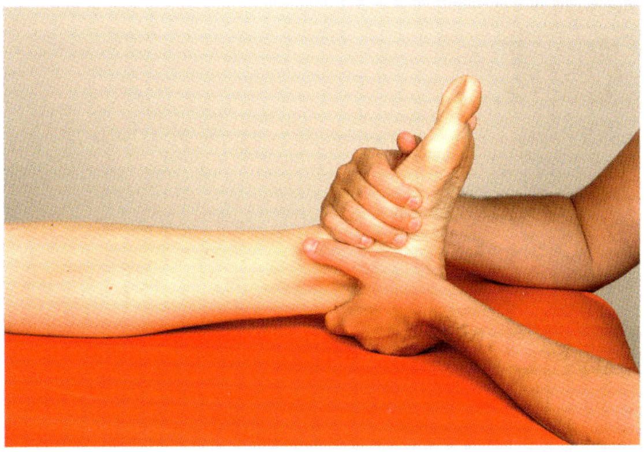

Abb. 13.3 Die Handanlage für die mikromechanische Mobilisation für das obere Sprunggelenk in Dorsalextension.

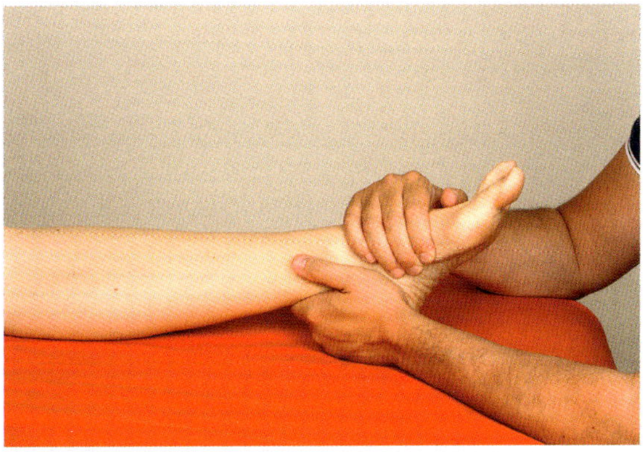

Abb. 13.4 Handanlage für die mikromechanische Mobilisation für das obere Sprunggelenk in Plantarflexion.

Untersuchung auf der segmentalen Ebene

Untersuchung der Wirbelsegmente L 4–S 3:
- Inspektion
- aktive/passive Bewegungstests
- vegetative Untersuchung, begrenzt auf den hier relevanten Wirbelsäulenabschnitt
- Untersuchung mittels Mikromechanischer Mobilisation
- spezifischer Test der segmentalen Beweglichkeit
- Dermatome, Myotome, periphere Nerven

Vegetative Untersuchung des hier relevanten Wirbelsäulenabschnittes

- im Bereich von Th 10–L 3

Mikromechanische Mobilisation und spezifische Untersuchung der Dysfunktionsrichtung

Siehe Untersuchung der Dysfunktionsrichtung (S. 296), Kap. 2.3.

Dermatome, Myotome, periphere Nerven

- Dermatome: L 4–S 2
- Myotome: M. peroneus longus/brevis, M. triceps surae, Fußflexoren, Fußmuskulatur
- N. suralis, N. tibialis, N. saphenus

Untersuchung auf der vegetativen Ebene

Im Bereich von Th 10–L 3:
- allgemeine motorische Tests
- Palpation der Körperquadranten
- Bindegewebszonen
- vegetative Untersuchung der Operationsnarbe an der Lendenwirbelsäule
- Gewebeverschieblichkeit
- Sensibilität
- diagnostischer Strich
- spezifischer Test der segmentalen Beweglichkeit, inklusive der 10.–12. Rippe

(siehe Untersuchungs- und Behandlungsmöglichkeiten auf vegetativer Ebene (S. 325), Untersuchung vegetativ gestörter Narben (S. 329), Untersuchung und Behandlung der Brustwirbelsäule und der Rippen (S. 299), Untersuchung und Behandlung der Lendenwirbelsäule (S. 296))

Untersuchung auf der viszeralen Ebene

Untersuchung von Leber, Galle, Dünndarm (Duodenum, Jejunum, Ileum), Dickdarm (Caecum, Appendix, Colon ascendens, Colon transversum, Colon descendens, Sigmoideum, Rektum), Nieren und Beckenorgane (Testis, Prostata, Ductus deferens, Harnblase, Ureter) über:
- dorsale Bindegewebszonen
- ventrale Bindegewebszonen
- neurolymphatische Reflexzonen nach Chapman
- Ohrreflexzonen
- algetische Zeichen an Extremitäten und Wirbelsäule
- vegetativ-reflektorische Krankheitszeichen mittels Inspektion: Haltung, Auge (inklusive Reaktionstest Pupille), Gesicht, Haut, Schulter
- anamnestische Fragen

(Kap. 8, Kap. 11.3)

Weitere im Ebenensystem benannte Organe können mit den hier beschriebenen Techniken der Schmerzphysiotherapie nicht differenziert untersucht werden und sind aus diesem Grund hier nicht weiter aufgeführt.

Untersuchung auf der energetischen Ebene

Blasen-, Niere-, Milz-Pankreas-, Gallen- und Lebermeridian können folgendermaßen untersucht werden:
- Anamnese Organuhr
- Meridiantest über Füllungspunkte

(siehe Untersuchung der peripheren Meridiane (S. 374))

Untersuchungsergebnisse

▸ **Inspektion.** Ein abgeflachtes Fußgewölbe, eine veränderte Achillessehnenachse, ein Ödem auf Höhe der Malleolengabel, eine eingezogene Narbe mittig auf der Wirbelsäule.

▸ **Lokale Ebene.** Dysfunktion des Kalkaneus nach posterior und des Os metatarsale V nach plantar.

▸ **Fasziale Ebene.** Von der OP-Narbe absteigend, bis hin zum Fuß ist die PM-Kette im Tonus deutlich erhöht.

▸ **Segmentale/Vegetative Ebene.** Die OP-Narbe ist vegetativ massiv gestört (Einziehung, weiß, hyposensibel, positiver Pulstest), Einziehungen Th 10–L 3 paravertebral, Hautverschieblichkeit eingeschränkt Th 10–L 3.

▸ **Viszerale Ebene.** Ventrale Organzonen: Blase und Prostata positiv.

▸ **Energetische Ebene.** Blasenmeridian leer.

13.1.3 Behandlung

Bei diesem Patienten ist zu empfehlen, erst die faszialen Züge zu lösen, um dann gut den Fuß behandeln zu können.

Anschließend hat die Behandlung der Narbe im Bereich der LWS Priorität, um langfristig den Zug über die PM-Kette nach kaudal zu reduzieren.

Behandlungstechniken

► **Faszial**

- indirekte Annäherungstechniken und/oder direkte Befreiungstechniken der Faszien im Verlauf der PM-Kette zwischen der LWS und dem Fuß (siehe Grundlegende Techniken in der Faszientherapie (S. 219))
- vegetative Entstörung der Narbe an der LWS mit anschließender direkter Behandlung der Narbe, z. B. mit Mikromechanischer Mobilisation (► Abb. 13.5, Kap. 7.5.2, Kap. 2.3)

► **Lokal**

- Mobilisation des Kalkaneus nach anterior (S. 78)
- Mobilisation des Os metatarsale V nach dorsal (S. 73)

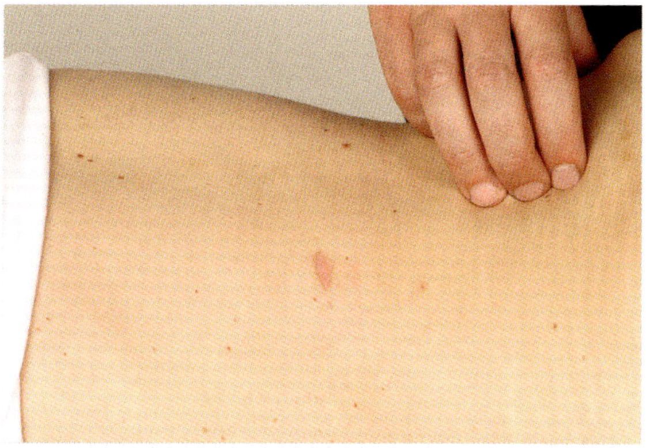

Abb. 13.5 Mikromechanische Mobilisation für die Narbe an der Lendenwirbelsäule. Unter Berücksichtigung der tieferen Gewebeschichten arbeitet sich der Therapeut vom äußeren Rand der Narbe zu ihrem Zentrum. Die Gewebemobilisation erfolgt in der jeweiligen Gewebetiefe.

► **Vegetativ**

- indirekte Annäherungstechnik der Faszien (S. 219) im Bereich Th 10–L 3 (eingeschränkte Hautverschieblichkeit)
- sympathikusdämpfende Maßnahmen im Bereich von Th 10–L 3 (Einziehungen paravertebral) (Kap. 7.4.2)

► **Viszeral**

- Behandlung der ventralen Bindegewebszonen von Blase und Prostata mit einer Bindegewebsmassage (Kap. 8.2.2)

► **Energetisch**

- energetische Behandlung des Blasenmeridians durch Füllung (S. 374)

13.1.4 Dokumentation nach ICF

Bei der Dokumentation mithilfe der ICF werden im ersten Schritt zunächst jene Körperfunktionen und -strukturen, Aktivitäten, Partizipationen und relevante Kontextfaktoren als ICF-Code verschlüsselt, die sich in der Anamnese bzw. im Rahmen der Befundung als sehr schwierig oder aber auch sehr hilfreich dargestellt haben (► Tab. 13.2). Davon ausgenommen sind Beschwerden oder Auffälligkeiten, die in Form von einer Diagnose als ICD-10-Code verschlüsselt werden können.

Anschließend werden die einzelnen Codierungen in eine entsprechende Verlaufsdokumentation übertragen (► Tab. 13.3). Mit etwas Übung kann der erste Schritt auch übersprungen werden. Er bietet sich vor allem dann an, wenn die Ausdrucksweise der ICF dem Anwender noch nicht geläufig ist.

Tab. 13.2 Umformulierung der Einschränkungen in ICF-Codes

Symptom/Einschränkung	ICF-Übersetzung	ICF-Code
Anamnese		
Schmerzen im Bereich der linken Achillessehne	Muskeln des Unterschenkels	s75012
	• Schmerzen in den unteren Gliedmaßen	b28015
Treppensteigen bereitet im Beruf und Alltag die größten Probleme	• Klettern/Steigen	d4551
Ödem auf Höhe der Malleolengabel	Struktur der Knöchelregion und des Fußes, nicht näher bezeichnet	s75029
Miktionsbeschwerden	Miktionsfunktionen, nicht näher bezeichnet	b6209
Befund		
Kalkaneus in Dysfunktion nach posterior	Gelenke der Knöchelregion und des Fußes	s75021
Metatarsale 5 in Dysfunktion nach plantar	Gelenke der Knöchelregion und des Fußes	s75021
	Beweglichkeit der Fußwurzel	b7203
OP-Narbe baut absteigend faszial Spannung auf bis zum Fuß	Bänder und Faszien des Rumpfes	s7602
	Bänder und Faszien der Beckenregion	s7403
	Bänder und Faszien des Oberschenkels	s75003
	Bänder und Faszien des Unterschenkels	s75013
OP-Narbe ist vegetativ gestört	Heilfunktionen der Haut	b820
ventrale Organzone der Blase ist positiv	Harnblase	s6102
ventrale Organzone der Prostata ist positiv	Prostata	s6306

Tab. 13.3 Verlaufsdokumentation mithilfe der ICF

	Behandlungsinhalte	Befund					
Übersetzung	**ICF-Code**	**1.**	**2.**	**3.**	**4.**	**5.**	**6.**
Muskeln des Unterschenkels	s75012	882					
• Schmerzen in den unteren Gliedmaßen	b28015	2					
• Klettern/Steigen	d4551	3					
Struktur der Knöchelregion und des Fußes, nicht näher bezeichnet	s75029	872					
Miktionsfunktionen, nicht näher bezeichnet	b6209	3					
Gelenke der Knöchelregion und des Fußes	s75021	862					
• Beweglichkeit der Fußwurzel	b7203	3					
Knochen der Knöchelregion und des Fußes	s75020	862					
• Bänder und Faszien des Rumpfes	s7602	872					
• Bänder und Faszien der Beckenregion	s7403	872					
• Bänder und Faszien des Oberschenkels	s75003	872					
• Bänder und Faszien des Unterschenkels	s75013	872					
Heilfunktionen der Haut	b820	3					
Harnblase	s6102	888					
Prostata	s6306	888					
Besonderheiten:							

13.2 Knie am Beispiel eines unspezifischen Schmerzsyndroms

► **Anamnese.** Herr L., 18 Jahre, ledig, Beruf: Absolvent eines Freiwilligen Sozialen Jahres (FSJ), Hobbys: Fußball.

Herr L. gibt Belastungsschmerz und endgradige Bewegungseinschränkung in Flexion des rechten Kniegelenks an. Die Beschwerden bestehen seit 8 Monaten und sind während der Vorbereitung auf die neue Fußballsaison aufgetreten. Vor 2 Jahren zog sich der Patient im Training eine Fraktur des Os metatarsale I im rechten Fuß zu, die rein konservativ behandelt wurde. Seitdem beklagt der Patient rezidivierende Schmerzen in den Adduktoren und Leistenschmerzen.

► **Zuweisungsdiagnose gemäß ICD-10-Codierung**

- M79.66 Schmerzen in den Extremitäten: Unterschenkel (Fibula, Tibia, Kniegelenk)
- M79.86 Sonstige näher bezeichnete Krankheiten des Weichteilgewebes: Unterschenkel (Fibula, Tibia, Kniegelenk)
- M79.96 Krankheit des Weichteilgewebes, nicht näher bezeichnet: Unterschenkel (Fibula, Tibia, Kniegelenk)

Das Kniegelenk ist das größte und komplexeste Gelenk des menschlichen Körpers. Es gewährleistet einen großen Federmechanismus und dient der Absorption von Stoßbelastung, die auf die untere Extremität einwirkt. Aufgrund der Komplexität der biomechanischen Interaktion der verschiedenen Gelenkpartner, des Kapsel-Band-Apparates und der inerten Strukturen können jedoch auch eine Vielzahl von Dysfunktionen/Läsionen zu Schmerzsymptomatiken der Kniegelenke führen. Diese stehen faszial in unmittelbarem Zusammenhang mit der Position und Statik des Fußes und des Beckens (► Abb. 13.6). Dys-

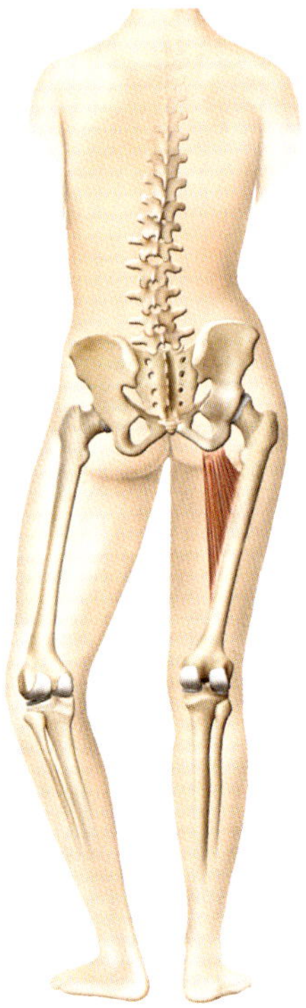

Abb. 13.6 Das statische Zusammenspiel von Fuß, Knie und Becken am Beispiel einer funktionellen Beinlängenverkürzung. (Niethard, 2014)

funktionen einzelner Fußwurzelknochen können fasziale Spannungen unmittelbar über Tibia und Fibula, einschließlich der Membrana interossea, an die Kniegelenke weiterleiten. Bei einer primären Dysfunktion des oberen oder unteren Sprunggelenks findet man hier oftmals Dysfunktionen des distalen Gelenks zwischen Tibia und Fibula, die weiterlaufend ebenfalls eine Dysfunktion der proximalen Gelenke hervorrufen können. Bei absteigenden Ketten steht der Beckenring, als zentrale Verbindungsstelle zwischen der unteren Extremität und dem Rumpf, im Mittelpunkt. Hier ist eine genaue Untersuchung entscheidend, da je nach Dysfunktion des Beckenrings unterschiedliche weiterlaufende Ketten zu einer Knieproblematik führen können, z. B. deutet ein Anteriorität des Iliums auf eine „positive" ventrale Kette, die über den M. rectus femoris eine Ansatzproblematik an der Tuberositas tibiae, im Sinne einer Tendinitis, auslösen kann, aber auch ein faszialer Zug über eine dorsale Kette, mit einhergehender Dysfunktion der Fibula, ist denkbar.

13.2.1 Ebenenmodell

Siehe ▶ Tab. 13.4.

Tab. 13.4 Das Ebenenmodell am Beispiel eines unspezifischen Kniegelenkschmerzes

Ebene	Struktur
lokale Ebene	Knie
fasziale Ebene	• fasziale Züge der AM-, AL-, AP-, PM-, PL-Kette • fasziale Züge der horizontalen Sehnenplatten • fasziale Züge von Tattoos, Piercings, Narben, ...
segmentale Ebene	• Dermatome: L 3–L 5 • Myotome: ○ L 1–L 4: M. sartorius ○ L 2–L 4: M. rectus femoris, M. gracilis, M. adductor brevis, M. adductor longus, M. quadriceps femoris ○ L 3–L 5: M. adductor magnus • periphere Nerven: N. femoralis, N. peroneus, N. saphenus, N. obturatorius
vegetative Ebene	• Störung des vegetativen Nervensystems auf der Ebene des Sympathikus für den lokalen Schmerz: Th 10–L 3 Pars thoracolumbalis des Truncus sympathicus: ○ periphere vegetative Nerven aus dem Bereich Th 10–L 3 mit viszerogenen Reizerscheinungen im Bereich des Kniegelenks: – N. splanchnicus minor/imus – Plexus hypogastricus • übergeordnete Zentren: Hypothalamus, limbisches System, Hypophyse
viszerale Ebene	Aus der vegetativen Ebene ergeben sich folgende Organe als mögliche Auslöser für den lokalen Schmerz: • über den N. splanchnicus minor/imus: ○ Leber ○ Galle ○ Dünndarm (Duodenum) • über den N. splanchnicus minor/imus sowie den Plexus hypogastricus: ○ Dünndarm (Jejunum, Ileum) ○ Dickdarm (Caecum, Appendix, Colon ascendens, Colon transversum, Colon descendens, Sigmoideum, obere Rektumetage) ○ Niere ○ Nebenniere ○ Beckenorgane (Testis, Epididymis) • über den Plexus hypogastricus: ○ Dickdarm (mittlere und untere Rektumetage) ○ Beckenorgane (Prostata, Glandula bulbourethralis, Glandula vesiculosa, Penis [partiell], Ductus deferens, Harnblase, Ureter, Urethra)
energetische Ebene	Blasen-, Niere-, Milz-Pankreas-, Magen-, Gallen- und Lebermeridian

13.2.2 Untersuchung

Untersuchung auf der lokalen Ebene

- Inspektion
- aktive/passive Bewegungstests
- Test der mikromechanischen Gelenkbeweglichkeit
- Untersuchung mittels Mikromechanischer Mobilisation

Test der mikromechanischen Gelenkbeweglichkeit

Siehe Kap. 4.2.2.

Mikromechanische Mobilisation

Siehe Kap. 4.2.2.

Untersuchung auf der faszialen Ebene

- Palpation der AM-, AL-, AP-, PM-, PL-Kette auf Dysfunktionen
- globale Untersuchung der Faszienketten über den Fuß
- bei Bedarf Untersuchung tonisierender Strukturen (wie z. B. Fuß, Becken etc.)
- globale Differenzierung der 3 Diaphragmen
- bei Bedarf spezifische Untersuchung des Diaphragma thoracolumbalis
- Test durch Behandlung der Ketten

(siehe Untersuchung des faszialen Systems (S. 214), Globale Behandlung der Faszienketten über den Fuß (S. 224), Grundlegende Techniken in der Faszientherapie (S. 219))

Untersuchung auf der segmentalen Ebene

Untersuchung der Wirbelsegmente L 1–L 5:
- Inspektion
- aktive/passive Bewegungstests für alle Bewegungsrichtungen
- vegetative Untersuchung des Wirbelsäulenabschnittes
- Untersuchung mittels Mikromechanischer Mobilisation
- spezifische Untersuchung der Dysfunktionsrichtung
- Dermatome, Myotome, periphere Nerven

Vegetative Untersuchung des hier relevanten Wirbelsäulenabschnittes

- im Bereich von L 1–L 3 (Kap. 7.4)

Mikromechanische Mobilisation und spezifische Untersuchung der Dysfunktionsrichtung

Siehe Untersuchung und Behandlung der Lendenwirbelsäule (S. 296), Kap. 2.3.

Dermatome, Myotome, periphere Nerven

- Dermatome: L 3–L 5
- Myotome: M. sartorius, M. rectus femoris, M. gracilis, M. adductor brevis, M. adductor longus, M. quadriceps femoris, M. adductor magnus, M. tibialis anterior
- periphere Nerven: N. femoralis, N. peroneus, N. saphenus, N. obturatorius

Untersuchung auf der vegetativen Ebene

Im Bereich von Th 10–L 3:
- allgemeine motorische Tests
- Palpation der Körperquadranten
- Bindegewebszonen
- Gewebeverschieblichkeit
- Sensibilität
- diagnostischer Strich
- spezifischer Test der segmentalen Beweglichkeit, inklusive der 10.–12. Rippe

(siehe Untersuchungs- und Behandlungsmöglichkeiten auf vegetativer Ebene (S. 325), Untersuchung vegetativ gestörter Narben (S. 329), Untersuchung und Behandlung der Brustwirbelsäule und der Rippen (S. 299), Untersuchung und Behandlung der Lendenwirbelsäule (S. 296))

Untersuchung auf der viszeralen Ebene

Untersuchung von Leber, Galle, Dünndarm (Duodenum, Jejunum, Ileum), Dickdarm (Caecum, Appendix, Colon ascendens, Colon transversum, Colon descendens, Sigmoideum, Rektum), Nieren, und Beckenorgane (Testis, Prostata, Ductus deferens, Harnblase, Ureter) über:
- dorsale Bindegewebszonen
- ventrale Bindegewebszonen
- neurolymphatische Reflexzonen nach Chapman
- Ohrreflexzonen
- algetische Zeichen an Extremitäten und Wirbelsäule
- vegetativ-reflektorische Krankheitszeichen mittels Inspektion: Haltung, Auge (inklusive Reaktionstest Pupille), Gesicht, Haut, Schulter
- anamnestische Fragen

(Kap. 8, Kap. 11.3)

Weitere im Ebenensystem benannte Organe können mit den hier beschriebenen Techniken der Schmerzphysiotherapie nicht differenziert untersucht werden und sind aus diesem Grund hier nicht weiter aufgeführt.

Untersuchung auf der energetischen Ebene

Blasen-, Nieren-, Milz-Pankreas-, Magen-, Gallen- und Lebermeridian können folgendermaßen untersucht werden:
- Anamnese Organuhr
- Meridiantest über Füllungspunkte

(siehe Untersuchung der peripheren Meridiane (S. 374)).

Untersuchungsergebnisse

▸ **Lokale Ebene.** Eingeschränkte Flexion im rechten Kniegelenk, Dysfunktion der rechten Tibia nach medial.

▸ **Fasziale Ebene.** Os metatarsale I rechts ist weder nach plantar noch nach dorsal frei beweglich. AM-Kette: rechts Zug von Os metatarsale I im Verlauf der AM-Kette bis zum Becken, Os pubis rechts kaudal. Die globale Differenzierung der Diaphragmen hat einen hohen Spannungszustand des Diaphragma pelvis/urogenitale ergeben.

▸ **Segmentale/Vegetative Ebene.** L 1 steht in Rotationsdysfunktion links.

Merke

Da die Rotationskomponente in der Untersuchung am deutlichsten sichtbar wird und für die Mobilisation die entscheidendste Komponente ist, wird in diesem und den folgenden Praxisbeispielen vor allem auf diese Dysfunktionskomponente Bezug genommen.

▸ **Viszerale Ebene.** Chapman: positive Gonadenzonen.

▸ **Energetische Ebene.** Nierenmeridian voll.

13.2.3 Behandlung

Bei diesem Patienten scheint die Läsion am Fuß die auslösende Struktur für eine aufsteigende hypertone Faszienkette im Verlauf der AM-Kette zu sein. Folglich sollte bei ihm mit der Behandlung auf der faszialen Ebene begonnen werden.

Behandlungstechniken

▸ **Faszial**
- Mikromechanische Mobilisation am Os metatarsale I (▸ Abb. 13.7)
- direkte Befreiungstechniken und indirekte Annäherungstechniken für die Faszien im Verlauf der AM-Kette vom Fuß bis zum Becken
- Detonisierung des Diaphragma pelvis/urogenitale mit einer indirekten Normalisierungstechnik in Rückenlage
- Detonisierung des Diaphragma pelvis/urogenitale mit einer direkten Technik in Seitlage
- Mobilisation des Os pubis rechts mit einer MET-Technik nach kranial

(siehe Kap. 2.3, Grundlegende Techniken in der Faszientherapie (S. 219), Techniken an den horizontalen Sehnenplatten (S. 220), Untersuchung des Beckenrings (S. 88), Behandlung der Symphyse (S. 94))

▸ **Vegetativ**
- mikromechanische Mobilisation für L 1
- MET-Technik zur Mobilisation L 1 in Rotation nach rechts

(siehe Untersuchung und Behandlung der Lendenwirbelsäule (S. 296))

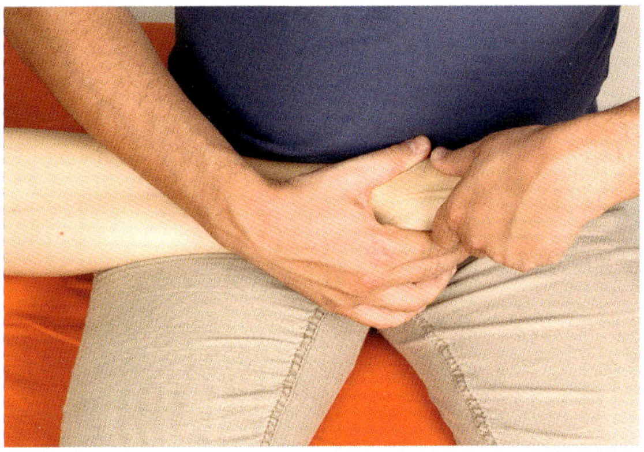

Abb. 13.7 Mikromechanische Mobilisation am Os metatarsale I. Das Os cuneiforme I wird „fixiert“, während die Bewegung über Os metatarsale I auf das Gelenk übertragen wird.

▸ **Lokal**
- Mobilisation der Tibia nach lateral (S. 84)

▸ **Viszeral**
- Behandlung der Gonadenzone nach Chapman (Kap. 8.2.3)

▸ **Energetisch**
- energetische Behandlung des Nierenmeridians durch Leerung (S. 374)

13.2.4 Dokumentation nach ICF

Bei der Dokumentation mithilfe der ICF werden im ersten Schritt zunächst jene Körperfunktionen und -strukturen, Aktivitäten, Partizipationen und relevante Kontextfaktoren als ICF-Code verschlüsselt, die sich in der Anamnese bzw. im Rahmen der Befundung als sehr schwierig oder aber auch sehr hilfreich dargestellt haben (▸ Tab. 13.5). Davon ausgenommen sind Beschwerden oder Auffälligkeiten, die in Form von einer Diagnose als ICD-10-Code verschlüsselt werden können.

Anschließend werden die einzelnen Codierungen in eine entsprechende Verlaufsdokumentation übertragen (▸ Tab. 13.6). Mit etwas Übung kann der erste Schritt auch übersprungen werden. Er bietet sich vor allem dann an, wenn die Ausdrucksweise der ICF dem Anwender noch nicht geläufig ist.

Tab. 13.5 Umformulierung der Einschränkungen in ICF-Codes

Symptom/Einschränkung	Übersetzung	ICF-Code
Anamnese		
Belastungsschmerz und endgradige Bewegungseinschränkungen des rechten Kniegelenks	Kniegelenk	s75011
	• Gelenkschmerz	b28016
	• Beweglichkeit eines einzelnen Gelenks	b7100
rezidivierende Adduktorenprobleme	Muskeln des Oberschenkels	s75002
	• Schmerz in den unteren Gliedmaßen	b28015
	• Tonus einzelner Muskeln oder Muskelgruppen	b7350
Leistenschmerz	Struktur der Beckenregion, nicht näher bezeichnet	s7409
	• Schmerz in einem Körperteil, anders bezeichnet	b28018
Befund		
Tibia in Dysfunktion nach medial	Knochen des Unterschenkels	s75010
Flexion KG passiv	Kniegelenk	s75011
	• Beweglichkeit eines einzelnen Gelenks	b7100
Os metatarsale I	Knochen der Knöchelregion und des Fußes	s75020
	• Beweglichkeit der Fußwurzel	b7203
AM-Kette	• Bänder und Faszien der Knöchelregion und des Fußes	s75023
	• Bänder und Faszien des Unterschenkels	s75013
	• Bänder und Faszien des Oberschenkels	s75003
	• Bänder und Faszien der Beckenregion	s7403
Symphyse kaudal	Gelenke der Beckenregion	s7401
Tonuserhöhung des Diaphragma pelvis/urogenitale	Struktur des Beckenbodens	s620
	• Tonus einzelner Muskeln und Muskelgruppen	b7350
L1 in Rotationsdysfunktion links	Lendenwirbelsäule	s76002
Positive Gonadenzone bei den neurolymphatischen Reflexzonen nach Chapman	Strukturen in Zusammenhang mit dem Urogenitalsystem, anders bezeichnet	s698

Tab. 13.6 Verlaufsdokumentation mithilfe der ICF

	Behandlungsinhalte	Befund					
Übersetzung	**ICF-Code**	**1.**	**2.**	**3.**	**4.**	**5.**	**6.**
Kniegelenk	s75011	881					
• Gelenkschmerz	b28016	2					
• Beweglichkeit eines einzelnen Gelenks	b7100	2					
Muskeln des Oberschenkels	s75002	881					
• Schmerz in den unteren Gliedmaßen	b28015	2					
• Tonus einzelner Muskeln oder Muskelgruppen	b7350	3					
Struktur der Beckenregion, nicht näher bezeichnet	s7409	881					
• Schmerz in einem Körperteil, anders bezeichnet	b28018	1					
Knochen des Unterschenkels	s75010	861					
Knochen der Knöchelregion und des Fußes	s75020	861					
• Beweglichkeit der Fußwurzel	b7203	3					
• Bänder und Faszien der Knöchelregion und des Fußes	s75023	871					
• Bänder und Faszien des Unterschenkels	s75013	871					
• Bänder und Faszien des Oberschenkels	s75003	871					
• Bänder und Faszien der Beckenregion	s7403	871					
Gelenke der Beckenregion	s7401	861					
Struktur des Beckenbodens	s620	873					
• Tonus einzelner Muskeln und Muskelgruppen	b7350	3					
Lendenwirbelsäule	s76002	868					
Strukturen in Zusammenhang mit dem Urogenitalsystem, anders bezeichnet	s698	8					
Besonderheiten:							

13.3 Hüfte am Beispiel einer Hüft-Totalendoprothese

▶ **Anamnese.** Herr H., 63 Jahre, verheiratet, 2 Kinder. Beruf: Rentner.

Vor 2 Jahren wurde der Patient aufgrund einer fortgeschrittenen Arthrose im rechten Hüftgelenk und starken Schmerzen endoprothetisch versorgt. Seitdem haben sich die Schmerzen kaum reduziert und Herr H. hat große Probleme bei größeren Gehstrecken, Gartenarbeit und beim Treppensteigen. Des Weiteren gibt der Patient Probleme beim Wasserhalten an und klagt über Obstipationen. Im Gangbild zeigt der Patient eine stark eingeschränkte Rotation des Oberkörpers.

▶ **Zuweisungsdiagnose gemäß ICD-10-Codierung**
- Z96.6 Vorhandensein von orthopädischen Gelenkimplantaten
- M25.55 Gelenkschmerz: Beckenregion und Oberschenkel (Becken, Femur, Gesäß, Hüfte, Hüftgelenk, Iliosakralgelenk)
- T 84.0 Mechanische Komplikation durch eine Gelenkendoprothese

Die Hüftgelenksarthrose stellt eine chronisch verlaufende degenerative Erkrankung dar, die sich in den meisten Fällen über mehrere Jahre bis Jahrzehnte entwickelt. Einhergehend mit diesem schleichenden Prozess verändern sich nicht nur die Knorpelsubstanz und der Kapselbandapparat, sondern auch die hüftumgebende Muskulatur sowie die gesamte Körperstatik des Patienten. Der Patient nutzt sein Bewegungsausmaß zunehmend nicht vollständig aus und wird als Folge bindegewebiger Umbauprozesse („use it or loose it") unbeweglicher. Es entstehen zunehmend bindegewebige Kontrakturen, die eine Ursache für Kompressionsstellen im Verlauf peripherer Nerven darstellen können. Dies kann zu einer anhaltenden Schmerzsymptomatik, trotz einer totalendoprothetischen Versorgung, im Sinne eines neuralgischen Schmerzes im Versorgungsgebiet der einzelnen peripheren Nerven führen.

Typischerweise gibt der Patient Schmerzen in der Leistengegend an, die teilweise in den ventralen Oberschenkel ausstrahlen. Zusätzlich kommt es aufgrund einer Tonuserhöhung der Adduktoren zu Beschwerden im Bereich des medialen Oberschenkel, die mit Schmerzen im Sinne einer Periostreizung des Os pubis einhergehen können.

Auf der lokalen Ebene sollten durch bildgebende Verfahren folgende Ursachen abgeklärt werden:
- Mikrofrakturierung der Gelenkprothese
- Fehllage der Gelenkprothese
- Lockerung der Hüftgelenktotalendoprothese
- mechanische Komplikation der Gelenkprothese
- Obstruktion einer Gelenkprothese
- Perforation einer Gelenkprothese
- Pfannenlockerung der Hüftgelenktotalendoprothese
- Schaftlockerung der Totalendoprothese des Hüftgelenks

Das Hüftgelenk ist häufig als primäre Ursache zu sehen. Weiterlaufende Dysfunktionen werden über die Rotatoren des Hüftgelenks nach kranial und kaudal verteilt. Doch auch eine Kraftweiterleitung über den M. iliopsoas, den M. rectus femoris oder die Adduktorengruppe sind denkbar. So findet man bei der Untersuchung des Beckenrings Dysfunktionen des Iliums, des Sakrums und der Symphyse und bei Untersuchungen der Lendenwirbelsäule Dysfunktion der Facettengelenke.

13.3.1 Ebenenmodell

Siehe ▶ Tab. 13.7.

13.3.2 Untersuchung

Untersuchung auf der lokalen Ebene

- Inspektion
- aktive/passive Bewegungstests
- Untersuchung mittels Mikromechanischer Mobilisation

Untersuchung mittels Mikromechanischer Mobilisation

Siehe Kap. 4.2.3.

Untersuchung auf der faszialen Ebene

- Palpation der AL-, PL-, AP-Kette auf Dysfunktionen
- globale Untersuchung der Faszienketten über den Fuß
- bei Bedarf Untersuchung tonisierender Strukturen (wie z. B. Fuß, Becken etc.)
- globale Differenzierung der 3 Diaphragmen
- bei Bedarf spezifische Untersuchung des Diaphragma thoracolumbalis
- Test durch Behandlung der Ketten
- fasziale Untersuchung der Operationsnarbe der endoprothetischen Versorgung

(siehe Untersuchung des faszialen Systems (S. 214), Globale Behandlung der Faszienketten über den Fuß (S. 224), Grundlegende Techniken in der Faszientherapie (S. 219))

Untersuchung auf der segmentalen Ebene

Untersuchung der Wirbelsegmente Th 10–S 2:
- Inspektion
- aktive/passive Bewegungstests
- vegetative Untersuchung des Wirbelsäulenabschnittes
- Untersuchung mittels Mikromechanischer Mobilisation
- spezifischer Test der segmentalen Beweglichkeit, inklusive der 10.–12. Rippe
- Untersuchung der beteiligten Rippen
- Dermatome, Myotome, periphere Nerven

Tab. 13.7 Das Ebenenmodell am Beispiel einer Hüft-Totalendoprothese

Ebene	Struktur
lokale Ebene	Art. coxae; Zustand nach totalendoprothetischer Versorgung
fasziale Ebene	• fasziale Züge der AL-, PL-, AP-Kette • fasziale Züge der horizontalen Sehnenplatten • fasziale Züge von Tattoos, Piercings, Narben, ...
segmentale Ebene	• Dermatome: Th 10–L 1 • Myotome: ◦ L 1–L 4: M. iliopsoas (Mm. psoas major et minor, M. illiacus), M. sartorius ◦ L 2–L 4: M. rectus femoris, M. gracilis, M. adductor brevis, M. adductor longus, M. pectineus ◦ L 3–L 5: M. adductor magnus, M. obturatorius externus ◦ L 4–S 1: M. tensor fasciae latae, Mm. gluteus minimus et medius ◦ L 5–S 2: M. obturatorius internus, Mm. gemelli, M. piriformis • periphere Nerven: N. iliohypogastricus, N. ilioinguinalis, N. genitofemoralis, N. femoralis
vegetative Ebene	• Störung des vegetativen Nervensystems auf der Ebene des Sympathikus für den lokalen Schmerz: Th 10–L 3 Pars thoracolumbalis des Truncus sympathicus: ◦ periphere vegetative Nerven aus dem Bereich Th 10–L 3 mit viszerogenen Reizerscheinungen im Bereich des Hüftgelenks: – N. splanchnicus minor/imus – Plexus hypogastricus • Operationsnarbe der endoprothetischen Versorgung • übergeordnete Zentren: Hypothalamus, limbisches System, Hypophyse
viszerale Ebene	Aus der vegetativen Ebene ergeben sich folgende Organe als mögliche Auslöser für den lokalen Schmerz: • über den N. splanchnicus minor/imus: ◦ Leber ◦ Galle ◦ Dünndarm (Duodenum) • über den N. splanchnicus minor/imus sowie den Plexus hypogastricus: ◦ Dünndarm (Jejunum, Ileum) ◦ Dickdarm (Caecum, Appendix, Colon ascendens, Colon transversum, Colon descendens, Sigmoideum, obere Rektumetage) ◦ Niere ◦ Nebenniere ◦ Beckenorgane (Testis, Epididymis) • über den Plexus hypogastricus: ◦ Dickdarm (mittlere und untere Rektumetage) ◦ Beckenorgane (Prostata, Glandula bulbourethralis, Glandula vesiculosa, Penis [partiell], Ductus deferens, Harnblase, Ureter, Urethra)
energetische Ebene	• Nieren-, Magen-, Leber-, Milz-Pankreas-, Gallenblasenmeridian • Operationsnarbe der endoprothetischen Versorgung

Vegetative Untersuchung des hier relevanten Wirbelsäulenabschnittes

- im Bereich von Th 10–L 3 (Kap. 7.4)

Mikromechanische Mobilisation und spezifische Untersuchung der Dysfunktionsrichtung

Siehe Untersuchung und Behandlung der Brustwirbelsäule und der Rippen (S. 299), Untersuchung und Behandlung der Lendenwirbelsäule (S. 296), Kap. 2.3.

Dermatome, Myotome, periphere Nerven

- Dermatom Th 10–L 1
- Myotome: M. iliopsoas, M. obturatorius externus, M obturator internus/Mm. gemelli, M. quadratus femoris, M. piriformis, M. gluteus minimus/medius, M. tensor fasciae latae, M. gluteus maximus, M. pectineus, M. gracilis, M. adductor longus/brevis, M. adductor magnus, M. sartorius, M. quadriceps
- periphere Nerven: N. femoralis, N. genitofemoralis, N. ilioinguinalis, N. iliohypogastricus

Untersuchung auf der vegetativen Ebene

Im Bereich von Th 10–L 3:

- allgemeine motorische Tests
- Palpation der Körperquadranten
- Bindegewebszonen
- Gewebeverschieblichkeit
- Sensibilität
- diagnostischer Strich
- spezifischer Test der segmentalen Beweglichkeit, inklusive der 10.–12. Rippe
- vegetative Untersuchung der Operationsnarbe der endoprothetischen Versorgung

(siehe Untersuchungs- und Behandlungsmöglichkeiten auf vegetativer Ebene (S. 325), Untersuchung vegetativ gestörter Narben (S. 329), Untersuchung und Behandlung der Brustwirbelsäule und der Rippen (S. 299), Untersuchung und Behandlung der Lendenwirbelsäule (S. 296))

Untersuchung auf der viszeralen Ebene

Untersuchung von Leber, Galle, Dünndarm (Duodenum, Jejunum, Ileum), Dickdarm (Caecum, Appendix, Colon ascendens, Colon transversum, Colon descendens, Sigmoideum, Rektum), Nieren, und Beckenorgane (Testis, Prostata, Ductus deferens, Harnblase, Ureter) über:

- dorsale Bindegewebszonen
- ventrale Bindegewebszonen
- neurolymphatische Reflexzonen nach Chapman
- Ohrreflexzonen
- algetische Zeichen an Extremitäten und Wirbelsäule
- vegetativ-reflektorische Krankheitszeichen mittels Inspektion: Haltung, Auge (inklusive Reaktionstest Pupille), Gesicht, Haut, Schulter
- anamnestische Fragen

(Kap. 8, Kap. 11.3)

Weitere im Ebenensystem benannte Organe können mit den hier beschriebenen Techniken der Schmerzphysiotherapie nicht differenziert untersucht werden und sind aus diesem Grund hier nicht weiter aufgeführt.

Untersuchung auf der energetischen Ebene

Nieren-, Magen-, Leber-, Milz-Pankreas-, Gallenblasenmeridian können folgendermaßen untersucht werden:

- Anamnese Organuhr
- Meridiantest über Füllungspunkte
- energetische Untersuchung der Operationsnarbe der endoprothetischen Versorgung

(siehe Untersuchung der peripheren Meridiane (S. 374), Kap. 9.7)

Untersuchungsergebnisse

▶ **Inspektion.** Im Gangbild zeigt sich eine stark eingeschränkte Rotation des Oberkörpers.

▶ **Lokal.** Positives Untersuchungsergebnis bei der Mikromechanischen Mobilisation am Hüftgelenk.

▶ **Fasziale Ebene.** Erhöhter Tonus des Diaphragma pelvis/urogenitale und des M. piriformis (mit der Folge der potenziellen Kompression peripherer Nerven des Plexus sacralis, die durch das Foramen infrapiriforme hindurchtreten), PL-Kette ist im Bereich des Tractus iliotibialis und dem M. gluteus medius hyperton.

▶ **Segmentale/vegetative Ebene.** Th 11 steht in Rotationsdysfunktion rechts.

▶ **Viszerale Ebene.** Dorsale Bindegewebszone: Dickdarmzone.

▶ **Energetische Ebene.** Gallenblasenmeridian leer, energetisch gestörte Narbe (voll).

13.3.3 Behandlung

Bei diesem Patienten ist es sinnvoll, die faszialen und muskulären Strukturen zu detonisieren, um dann langfristig die Beweglichkeit im Hüftgelenk verbessern zu können.

Die Dysfunktion des Wirbelkörpers Th 11 kann vegetativ in den Bereich des Hüftgelenks ausstrahlen, für die eingeschränkte Rotation im Gangbild, für die Obstipationen und das Problem des Wasserhaltens verantwortlich sein und sollte deshalb frühzeitig in die Behandlung einbezogen werden.

▶ **Faszial**

- direkte Dehntechniken und/oder indirekte Annäherungstechniken (S. 219) für die Faszien des Tractus iliotibialis, des M. biceps femoris, des M. vastus lateralis und des M. gluteus medius im Verlauf der PL-Kette
- Querdehnung für den M. piriformis in Bauchlage
- indirekte Normalisierungstechnik für das Diaphragma pelvis/urogenitale (S. 223) in Rückenlage

▶ **Vegetativ**

- Mobilisation von Th 11 mit einer MET-Technik in Rotation nach links
- direkte Dehntechnik der Rückenfaszie zwischen Th 10 und L 3

(siehe Untersuchung und Behandlung der Brustwirbelsäule und der Rippen (S. 299))

▶ **Lokal**

- Mikromechanische Mobilisation im Hüftgelenk (Kap. 4.2.3)

▶ **Viszeral**

- Behandlung der dorsalen Dickdarmzone mit einer Bindegewebsmassage (Kap. 8.2)

▶ **Energetisch**

- energetische Behandlung des Gallenblasenmeridians durch Füllung (S. 374)
- energetische Behandlung der Narbe im Bereich des Hüftgelenks (siehe Behandlung einer vollen Narbe (S. 377))

13.3.4 Dokumentation nach ICF

Bei der Dokumentation mithilfe der ICF werden im ersten Schritt zunächst jene Körperfunktionen und -strukturen, Aktivitäten, Partizipationen und relevante Kontextfaktoren als ICF-Code verschlüsselt, die sich in der Anamnese bzw. im Rahmen der Befundung als sehr schwierig oder aber auch sehr hilfreich dargestellt haben (▶ Tab. 13.8).

Davon ausgenommen sind Beschwerden oder Auffälligkeiten, die in Form von einer Diagnose als ICD-10-Code verschlüsselt werden können.

Anschließend werden die einzelnen Codierungen in eine entsprechende Verlaufsdokumentation übertragen (▶ Tab. 13.9). Mit etwas Übung kann der erste Schritt auch übersprungen werden. Er bietet sich vor allem dann an, wenn die Ausdrucksweise der ICF dem Anwender noch nicht geläufig ist.

Tab. 13.8 Umformulierung der Einschränkungen in ICF-Codes

Symptom/Einschränkung	Übersetzung	ICF-Code
Anamnese		
Hüftgelenk	Hüftgelenk	s75001
• starke Schmerzen	• Gelenkschmerz	b28016
○ Probleme bei größeren Gehstrecken	○ lange Entfernungen gehen	d4501
○ Gartenarbeit	○ Innen- und Außenpflanzen pflegen	d6505
○ Treppe steigen	○ Klettern/Steigen	d4551
Probleme beim Wasserhalten	Harnkontinenz	b6202
Obstipation	Stuhlhäufigkeit	b5252
	Stuhlkonsistenz	b5251
Im Gangbild zeigt der Patient eine stark eingeschränkte Rotation des Oberkörpers	Funktionen der Bewegungsmuster beim Gehen	b770
Befund		
positives Untersuchungsergebnis bei der MMM am Hüftgelenk	Hüftgelenk	s75001
	• Beweglichkeit eines einzelnen Gelenks	b7100
vegetativ gestörte Narbe	Heilfunktion der Haut	b820
PL-Kette	Bänder und Faszien des Oberschenkels	s75003
M. piriformis	Muskeln der Beckenregion	s7402
	• Tonus einzelner Muskeln und Muskelgruppen	b7350
Beckenboden	Struktur des Beckenbodens	s620
	• Tonus einzelner Muskeln und Muskelgruppen	b7350
Th 11 in Rotationsdysfunktion rechts	Brustwirbelsäule	s76001
dorsale Bindegewebszone positiv: Dickdarmzone	Dickdarm	s5401

Tab. 13.9 Verlaufsdokumentation mithilfe der ICF

	Behandlungsinhalte	Befund					
Übersetzung	**ICF-Code**	**1.**	**2.**	**3.**	**4.**	**5.**	**6.**
Hüftgelenk	s75001	891					
• Beweglichkeit eines einzelnen Gelenks	b7100	2					
• Gelenkschmerz	b28016	3					
○ lange Entfernungen gehen	d4501	33					
○ Innen- und Außenpflanzen pflegen	d6505	33					
○ Klettern/Steigen	d4551	33					
Harnkontinenz	b6202	2					
Dickdarm	s5401	888					
• Stuhlhäufigkeit	b5252	2					
• Stuhlkonsistenz	b5251	2					
Funktionen der Bewegungsmuster beim Gehen	b770	2					
Bänder und Faszien des Oberschenkels	s75003	871					
Muskeln der Beckenregion	s7402	881					
• Tonus einzelner Muskeln und Muskelgruppen	b7350	2					
Struktur des Beckenbodens	s620	883					
• Tonus einzelner Muskeln und Muskelgruppen	b7350	3					
Brustwirbelsäule	s76001	868					
Dickdarm	s5401	888					
Besonderheiten:							

13.4 Becken am Beispiel von ISG-Beschwerden

► **Anamnese.** Frau Z., 31 Jahre, ledig. Beruf: Lektorin.

Die Patientin kommt mit Beschwerden im linken Iliosakralgelenk, mit Schmerzen auf Höhe der SIPS, die häufig bis in die Leiste ausstrahlen. Zusätzlich gibt die Patientin rezidivierende Blasenentzündungen, Schmerzen beim Geschlechtsverkehr und Stauungsprobleme der unteren Extremität an. Bei der Inspektion zeigt sich eine deutliche Menstruations- und Blasenzone und ein abgeflachtes Fußgewölbe auf der linken Seite.

► **Zuweisungsdiagnose gemäß ICD-10-Codierung**

- M99.84 Sonstige biomechanische Funktionsstörungen: sakroiliakal

Beschwerden im Bereich des Iliosakralgelenks können durch verschiedene Ursachen entstehen. Wichtig für die Stabilität des Gelenks bzw. des gesamten Beckenrings ist die Stabilität der Haltebänder, die Kongruenz der Gelenkflächen sowie die dynamische Stabilisierung der Lenden-, Becken- und Hüftmuskulatur. Durch Funktionsstörungen dieser Strukturen kann es zu Fehlstellungen bzw. Blockierungen im Iliosakralgelenk kommen. Häufig ist ein Trauma wie „der Tritt ins Leere" beim Verfehlen einer Treppenstufe sowie Sportverletzungen oder das Heben schwerer Lasten als primäre Ursache vorzufinden. Beckenverwringungen, Beinlängendifferenzen, Dysfunktionen der Wirbelsäule sowie der unteren Extremität können sekundär zu Blockierungen im Iliosakralgelenk führen. Auch chronische entzündliche oder degenerative Erkrankungen (Morbus Bechterew, Arthrose) können Schmerzen im Iliosakralgelenk hervorrufen. Die freie Beweglichkeit des Gelenks ist dann nicht mehr gegeben, die Gelenkkapsel wird gedehnt und sämtliche Körperbewegungen können als stark schmerzhaft empfunden werden. Durch Blockierungen in den Iliosakralgelenken kommt es auch zu Dysfunktionen an der Symphyse. Weitere Folgen einer iliosakralen Dysfunktion ist die Fehlstellung der unteren beiden Lendensegmente durch die iliolumbalen Bänder sowie die muskuläre Fixierung der Iliumstellung durch die an ihm inserierenden Muskeln zur Wirbelsäule und zum Oberschenkel.

13.4.1 Ebenenmodell

Siehe ► Tab. 13.10.

Tab. 13.10 Das Ebenenmodell am Beispiel einer ISG-Dysfunktion

Ebene	Struktur
lokale Ebene	Iliosakralgelenk
fasziale Ebene	• fasziale Züge der AM-, PM-, PL-Kette • horizontale Sehnenplatten • fasziale Züge von Tattoos, Piercings, Narben, ...
segmentale Ebene	• Dermatome: Th 10–L 1 • Myotome: ○ L 1–L 4: M. iliopsoas ○ L 5–S 2: M. obturatorius internus, Mm. gemelli, M. obturatorius externus, M. gluteus maximus • periphere Nerven: N. ilioinguinalis, N. iliohypogastricus, N. genitofemoralis, Nn. cluneii
vegetative Ebene	• Störung des vegetativen Nervensystems auf der Ebene des Sympathikus für den lokalen Schmerz: Th 10–L 3 Pars thoracolumbalis des Truncus sympathicus ○ periphere vegetative Nerven aus dem Bereich Th 10–L 3 mit viszerogenen Reizerscheinungen im Bereich des Beckens: – N. splanchnicus minor/imus – Plexus hypogastricus • übergeordnete Zentren: Hypothalamus, limbisches System, Hypophyse
viszerale Ebene	Aus der vegetativen Ebene ergeben sich folgende Organe als mögliche Auslöser für den lokalen Schmerz: • über den N. splanchnicus minor/imus: ○ Leber ○ Galle ○ Dünndarm (Duodenum) • über den N. splanchnicus minor/imus sowie den Plexus hypogastricus: ○ Dünndarm (Jejunum, Ileum) ○ Dickdarm (Caecum, Appendix, Colon ascendens, Colon transversum, Colon descendens, Sigmoideum, obere Rektumetage) ○ Niere ○ Nebenniere ○ Beckenorgane (Ovarien, Uterus, Tuber uterina, Vagina, Klitoris) • über den Plexus hypogastricus: ○ Dickdarm (mittlere und untere Rektumetage) ○ Beckenorgane (Harnblase, Ureter, Urethra)
energetische Ebene	Magen-, Blasen-, Nieren-, Leber-, Milz-Pankreas-Meridian

13.4.2 Untersuchung

Untersuchung auf der lokalen Ebene

- Inspektion
- aktive/passive Bewegungstests
- Untersuchung der Beckenligamente und der Beckenrings
- Untersuchung mittels Mikromechanischer Mobilisation

Untersuchung der Beckenligamente und der Beckenrings

Siehe Kap. 4.2.4.

Mikromechanische Mobilisation

Auch das Iliosakralgelenk kann mittels Mikromechanischer Mobilisation untersucht werden (▶ Abb. 13.8 und ▶ Abb. 13.9, Kap. 2.3).

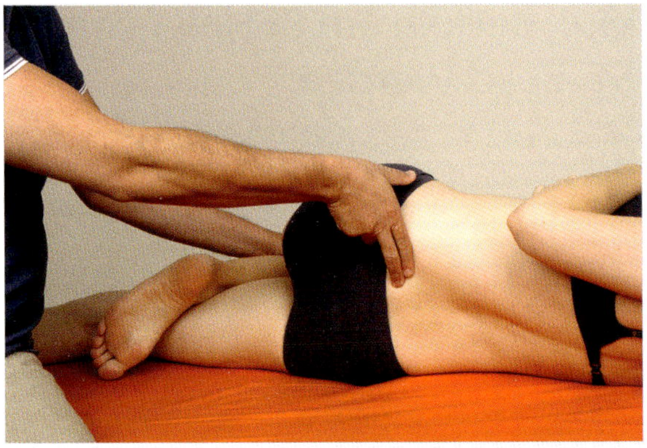

Abb. 13.8 Handanlage bei der Mikromechanischen Mobilisation am Iliosakralgelenk; Zeige- und Ringfinger liegen bei dem „Testkreis" locker dem Gelenk an. Bei dem „Behandlungskreis" wird mittels leichter Fingerflexion ein geringer Zug nach lateral auf das Gelenk gebracht.

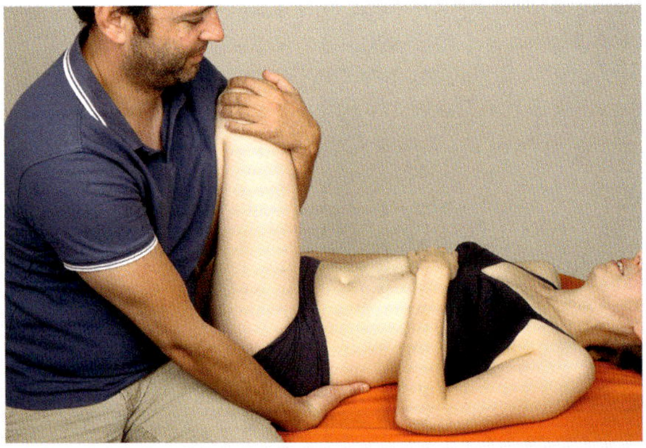

Abb. 13.9 Ausgangsstellung für die mikromechanische Mobilisation am Iliosakralgelenk.

Untersuchung auf der faszialen Ebene

- Palpation der PM-, PL-Kette auf Dysfunktionen
- globale Untersuchung der Faszienketten über den Fuß
- bei Bedarf Untersuchung tonisierender Strukturen (wie z. B. Fuß, Becken etc.)
- globale Differenzierung der 3 Diaphragmen
- bei Bedarf spezifische Untersuchung des Diaphragma thoracolumbalis
- Test durch Behandlung der Ketten

(siehe Untersuchung des faszialen Systems (S. 214), Globale Behandlung der Faszienketten über den Fuß (S. 224), Grundlegende Techniken in der Faszientherapie (S. 219))

Untersuchung auf der segmentalen Ebene

Untersuchung der Wirbelsegmente Th 10–S 2:

- Inspektion
- aktive/passive Bewegungstests
- vegetative Untersuchung des Wirbelsäulenabschnittes
- Untersuchung mittels Mikromechanischer Mobilisation
- spezifischer Test der segmentalen Beweglichkeit
- Untersuchung der beteiligten Rippen
- Dermatome, Myotome, periphere Nerven

Vegetative Untersuchung des hier relevanten Wirbelsäulenabschnittes

Im Bereich von Th 10–L 3 (Kap. 7.4).

Mikromechanische Mobilisation und spezifische Untersuchung der Dysfunktionsrichtung

Dies impliziert die Untersuchung der jeweiligen Wirbelkörper sowie der 10.–12. Rippe (siehe Untersuchung und Behandlung der Brustwirbelsäule und der Rippen (S. 299), Untersuchung und Behandlung der Lendenwirbelsäule (S. 296), Kap. 2.3).

Dermatome, Myotome, periphere Nerven

- Dermatome: Th 10–L 1
- Myotome: M. iliopsoas, M. obturatorius internus, Mm. gemelli, M. obturatorius externus, M. gluteus maximus
- periphere Nerven: N. ilioinguinalis, N. iliohypogastricus, N. genitofemoralis

Untersuchung auf der vegetativen Ebene

Im Bereich von Th 10–L 3:
- allgemeine motorische Tests
- Palpation der Körperquadranten
- Bindegewebszonen
- Gewebeverschieblichkeit
- Sensibilität
- diagnostischer Strich
- spezifischer Test der segmentalen Beweglichkeit, inklusive der 10.–12. Rippe

(siehe Untersuchungs- und Behandlungsmöglichkeiten auf vegetativer Ebene (S. 325), Untersuchung und Behandlung der Brustwirbelsäule und der Rippen (S. 299), Untersuchung und Behandlung der Lendenwirbelsäule (S. 296))

Untersuchung auf der viszeralen Ebene

Untersuchung von Leber, Galle, Dünndarm (Duodenum, Jejunum, Ileum), Dickdarm (Caecum, Appendix, Colon ascendens, Colon transversum, Colon descendens, Sigmoideum, Rektum), Nieren, und Beckenorgane (Ovarien, Uterus, Tuba uterina, Harnblase, Ureter) über:
- dorsale Bindegewebszonen
- ventrale Bindegewebszonen
- neurolymphatische Reflexzonen nach Chapman
- Ohrreflexzonen
- algetische Zeichen an Extremitäten und Wirbelsäule
- vegetativ-reflektorische Krankheitszeichen mittels Inspektion, Haltung, Auge (inklusive Reaktionstest Pupille), Gesicht, Haut, Schulter
- anamnestische Fragen

(Kap. 8, Kap. 11.3)

Weitere im Ebenensystem benannte Organe können mit den hier beschriebenen Techniken der Schmerzphysiotherapie nicht differenziert untersucht werden und sind aus diesem Grund hier nicht weiter aufgeführt.

Untersuchung auf der energetischen Ebene

Magen-, Blasen-, Nieren-, Leber-, Milz-Pankreas-Meridian können folgendermaßen untersucht werden:
- Anamnese Organuhr
- Meridiantest über Füllungspunkte

(siehe Untersuchung der peripheren Meridiane (S. 374))

Untersuchungsergebnisse

► **Inspektion.** Abgeflachtes Fußgewölbe auf der linken Seite.

► **Lokale Ebene.** Downing-Test: Hypomobilität links mit weiter folgendem Untersuchungsergebnis eines erhöhten Tonus des Diaphragma pelvis/urogenitale beidseitig, druckschmerzhafte Punkte in der palpatorischen Untersuchung der Symphyse, Os pubis steht links kaudal.

► **Fasziale Ebene.** Zug auf der AM-Kette ausgehend vom Fuß (Os cuneiforme I), bis zur Symphyse – Os naviculare steht in interner Rotation, Os cuneiforme I steht plantar, Hypertonus des Diaphragma pelvis/urogenitale (war schon während der Untersuchung der lokalen Ebene positiv).

► **Segmentale/vegetative Ebene.** Th 11 steht in Rotationsdysfunktion links.

► **Viszerale Ebene.** Dorsale Bindegewebszonen: Menstruationszone, Blasenzone positiv.

► **Energetische Ebene.** Lebermeridian leer.

13.4.3 Behandlung

Es ist möglich, dass eine langfristige Fußfehlstellung mit faszialem Zug über die AM-Kette zur Symphyse die Dysfunktion des Beckenbodens und des Beckens verursacht hat.

Deshalb haben hier die Korrektur des Os naviculare und Os cuneiforme I, die Detonisierung der Faszien zwischen Fuß und Becken im Verlauf der AM-Kette sowie die Detonisierung des Beckenbodens Priorität.

► **Faszial**
- Mobilisation des Os naviculare in externe Rotation (S. 77)
- Mobilisation des Os cuneiforme I nach dorsal (S. 75)
- direkte und indirekte Faszientechniken (S. 219) im Verlauf der AM-Kette bis zum Becken
- indirekte Normalisierungstechnik für das Diaphragma pelvis/urogenitale (S. 223) beidseitig
- direkte Behandlung des Diaphragma pelvis/urogenitale (S. 223) in Seitlage beidseitig

► **Lokale Ebene**
- Mikromechanische Mobilisation als globale Behandlungstechnik für das Becken
- unspezifische Dekompressionstechnik für die Symphyse
- Mobilisation des Os pubis links mit einer MET-Technik nach kranial

(siehe Kap. 4.2, Kap. 2.3, Untersuchung des Beckenrings (S. 88), Behandlung der Symphyse (S. 94))

► **Segmentale/vegetative Ebene**
- Mikromechanische Mobilisation der Segmente Th 10–Th 12
- MET-Technik zur Mobilisation von Th 11 in Rotation nach rechts

(siehe Untersuchung und Behandlung der Brustwirbelsäule und der Rippen (S. 299))

► **Viszeral**
- Behandlung der dorsalen Organzonen von Menstruationszone und Blasenzone (Kap. 8.2)

► **Energetisch**
- energetische Behandlung des Lebermeridians durch Füllung (S. 374)

13.4.4 Dokumentation nach ICF

Bei der Dokumentation mithilfe der ICF werden im ersten Schritt zunächst jene Körperfunktionen und -strukturen, Aktivitäten, Partizipationen und relevante Kontextfaktoren als ICF-Code verschlüsselt, die sich in der Anamnese bzw. im Rahmen der Befundung als sehr schwierig oder aber auch sehr hilfreich dargestellt haben (► Tab. 13.11). Davon ausgenommen sind Beschwerden oder Auffälligkeiten, die in Form von einer Diagnose als ICD-10-Code verschlüsselt werden können.

Anschließend werden die einzelnen Codierungen in eine entsprechende Verlaufsdokumentation übertragen (► Tab. 13.12). Mit etwas Übung kann der erste Schritt auch übersprungen werden. Er bietet sich vor allem dann an, wenn die Ausdrucksweise der ICF dem Anwender noch nicht geläufig ist.

Tab. 13.11 Umformulierung der Einschränkungen in ICF-Codes

Symptom/Einschränkung	Übersetzung	ICF-Code
Anamnese		
Beschwerden im linken Iliosakralgelenk	Gelenke der Beckenregion	s7401
• mit Schmerzen auf Höhe der SIPS	• Gelenkschmerz	b28016
• die bis in die Leiste ausstrahlen	• in ein Hautsegment oder Hautareal ausstrahlender Schmerz	b2804
Schmerzen beim Geschlechtsverkehr	mit dem Geschlechtsverkehr verbundene Beschwerden	b6700
Stauungsprobleme der unteren Extremität	Funktionen der Lymphgefäße	b4352
	Funktion der Venen	b4352
dorsale Bindegewebszone: Menstruationszone	Gebärmutter	s6301
dorsale Bindegewebszone: Blasenzone	Harnblase	s6102
Befund		
Hypomobilität links	Beweglichkeit des Beckens	b7201
Beckenboden	Struktur des Beckenbodens	s620
	• Tonus einzelner Muskeln und Muskelgruppen	b7350
AM-Kette	Bänder und Faszien der Knöchelregion und des Fußes	s75023
	Bänder und Faszien des Unterschenkels	s75013
	Bänder und Faszien des Oberschenkels	s75003
	Bänder und Faszien der Beckenregion	s7403
Os naviculare in interner Rotation	Knochen der Knöchelregion und des Fußes	s75020
	• Beweglichkeit der Fußwurzel	b7203
Os cuneiforme I plantar	Knochen der Knöchelregion und des Fußes	s75020
	• Beweglichkeit der Fußwurzel	b7203
Th 11 in Rotationsdysfunktion links	Brustwirbelsäule	s76001

Tab. 13.12 Verlaufsdokumentation mithilfe der ICF

	Behandlungsinhalte	Befund					
Übersetzung	ICF-Code	1.	2.	3.	4.	5.	6.
Gelenke der Beckenregion	s7401	862					
• Beweglichkeit des Beckens	b7201	2					
• Gelenkschmerz	b28016	3					
• in ein Hautsegment oder Hautareal ausstrahlender Schmerz	b2804	2					
Struktur des Beckenbodens	s620	873					
• Tonus einzelner Muskeln und Muskelgruppen	b7350	3					
• Funktionen der Lymphgefäße	b4352	2					
• Funktionen der Venen	b4152	2					
Gebärmutter	s6301	888					
Harnblase	s6102	888					
mit dem Geschlechtsverkehr verbundene Beschwerden	b6700	3					
Knochen der Knöchelregion und des Fußes	s75020	862					
• Beweglichkeit der Fußwurzel	b7203	3					
• Bänder und Faszien der Knöchelregion und des Fußes	s75023	872					
• Bänder und Faszien des Unterschenkels	s75013	872					
• Bänder und Faszien des Oberschenkels	s75003	872					
• Bänder und Faszien der Beckenregion	s7403	872					
Brustwirbelsäule	s76001	868					
Besonderheiten:							

13.5 Diskus am Beispiel eines LWS-Prolaps

► **Anamnese.** Herr D., 28 Jahre, verlobt. Beruf: Finanzbeamter.

Der Patient klagt über Schmerzen in der LWS mit schmerzhafter Ausstrahlung in das linke Bein, ausgehend vom dorsolateralen Oberschenkel in den dorsalen Unterschenkel und weiterlaufend bis in die Großzehe. Im Ausstrahlungsbereich zeigen sich außerdem Missempfindungen und Muskelschwäche im Bereich der Großzehe.

Herr D. klagt zudem über Obstipation.

Das vom Arzt angewiesene MRT ergab einen kleinen Diskusprolaps zwischen L4 und L5 (komprimierte Wurzel L5).

Herr D. gibt an, seit 8 Jahren eine Tätowierung an der linken Wade zu haben.

► **Mögliche Zuweisungsdiagnose gemäß ICD-10-Codierung**

- M51 Sonstige Bandscheibenschäden, inklusive thorakolumbale und lumbosakrale Bandscheibenvorfälle
- M51.0 + Lumbale und sonstige Bandscheibenschäden mit Myelopathie
- M51.1 + Lumbale und sonstige Bandscheibenschäden mit Radikulopathie
- M51.2 Sonstige näher bezeichnete Bandscheibenverlagerung
- M51.3 Sonstige näher bezeichnete Bandscheibendegeneration
- M51.4 Schmorl-Knötchen
- M51.8 Sonstige näher bezeichnete Bandscheibenschäden
- M51.9 Bandscheibenschaden, nicht näher bezeichnet

Bei Patienten mit Rückenschmerzen und/oder ausstrahlenden Schmerzen in die untere Extremität wird häufig die Diagnose „Diskusprolaps" gestellt. Dies bestätigt ein MRT-Bild, und so ist die auslösende Struktur „schnell" gefunden. Jedoch bleibt zu hinterfragen, ob die spezifischen Symptome des Patienten tatsächlich mit einer durch den Prolaps ausgelösten Radikulopathie einhergehen. Unbestritten bleibt, dass sich durch eine Höhenminderung im einzelnen Segment die ligamentäre Spannung und die biomechanischen Eigenschaften verändern und so ein „weak link" („Schwachstelle") entsteht, der zu rezidivierenden Dysfunktionen und Schmerzen führen kann.

13.5.1 Ebenenmodell

Siehe ► Tab. 13.13.

Tab. 13.13 Das Ebenenmodell am Beispiel des Diskus

Ebene	Struktur
lokale Ebene	Lendenwirbelsäule
fasziale Ebene	• fasziale Züge der PM-, PL-Kette • fasziale Züge der horizontalen Sehnenplatten • fasziale Züge von Tattoos, Piercings, Narben, ...
segmentale Ebene	• Dermatome: Th 10–S 2 • Myotome: ◦ L 1–S 1: M. biceps femoris caput brevis ◦ L 2–S 2: M. semitendinosus, M. semimembranosus, M. biceps femoris caput longus, M. triceps surae, M. peroneus longus/brevis ◦ S 1–S 3: Fußmuskulatur ◦ periphere Nerven: N. cutaneus femoris posterior, N. cutaneus femoris lateralis, N. suralis, N. tibialis, N. saphenus
vegetative Ebene	• Störung des vegetativen Nervensystems auf der Ebene des Sympathikus für den lokalen Schmerz: Th 10–L 3 Pars thoracolumbalis des Truncus sympathicus: ◦ periphere vegetative Nerven aus dem Bereich Th 10–L 3 mit viszerogenen Reizerscheinungen im Bereich der Lendenwirbelsäule: – N. splanchnicus minor/imus – Plexus hypogastricus • Tätowierung am Unterschenkel (liegt im Gebiet der Schmerzausstrahlung) • übergeordnete Zentren: Hypothalamus, limbisches System, Hypophyse
viszerale Ebene	Aus der vegetativen Ebene ergeben sich folgende Organe als mögliche Auslöser für den lokalen Schmerz: • über den N. splanchnicus minor/imus: ◦ Leber ◦ Galle ◦ Dünndarm (Duodenum) • über den N. splanchnicus minor/imus sowie den Plexus hypogastricus: ◦ Dünndarm (Jejunum, Ileum) ◦ Dickdarm (Caecum, Appendix, Colon ascendens, Colon transversum, Colon descendens, Sigmoideum, obere Rektumetage) ◦ Niere ◦ Nebenniere ◦ Beckenorgane (Testis, Epididymis) • über den Plexus hypogastricus: ◦ Dickdarm (mittlere und untere Rektumetage) ◦ Beckenorgane (Prostata, Glandula bulbourethralis, Glandula vesiculosa, Penis [partiell], Ductus deferens, Harnblase, Ureter, Urethra)
energetische Ebene	• Gouverneurgefäß, Blasenmeridian • Tätowierung am Unterschenkel (liegt im Verlauf des Blasenmeridians)

13.5.2 Untersuchung

Untersuchung auf der lokalen Ebene

Untersuchung der Wirbelsegmente Th 10–S 3

- Inspektion
- aktive/passive Bewegungstests
- vegetative Untersuchung, begrenzt auf den hier relevanten Wirbelsäulenabschnitt
- Untersuchung mittels Mikromechanischer Mobilisation
- spezifischer Test der segmentalen Beweglichkeit, inklusive der 10. bis 12. Rippe
- Dermatome, Myotome, periphere Nerven

Vegetative Untersuchung des hier relevanten Wirbelsäulenabschnittes

Im Bereich von Th 10–L 3 (Kap. 7.4).

Mikromechanische Mobilisation und spezifische Untersuchung der Dysfunktionsrichtung

Siehe Untersuchung und Behandlung der Brustwirbelsäule und der Rippen (S. 299), Untersuchung und Behandlung der Lendenwirbelsäule (S. 296), Kap. 2.3.

Dermatome, Myotome, periphere Nerven

- Dermatome: Th 10–S 2
- Myotome: M. biceps femoris caput brevis, M. semitendinosus, M. semimembranosus, M. biceps femoris caput longum, M. triceps surae, M. peroneus longus/brevis, Fußmuskulatur
- periphere Nerven: N. cutaneus femoris posterior, N. cutaneus femoris lateralis, N. suralis, N. tibialis, N. saphenus

Untersuchung auf der faszialen Ebene

- Palpation der PM-, PL-Kette auf Dysfunktionen
- globale Untersuchung der Faszienketten über den Fuß
- bei Bedarf Untersuchung tonisierender Strukturen (wie z. B. Fuß, Becken etc.)
- globale Differenzierung der 3 Diaphragmen
- bei Bedarf spezifische Untersuchung des Diaphragma thoracolumbalis
- Test durch Behandlung der Ketten

(siehe Untersuchung des faszialen Systems (S. 214), Globale Behandlung der Faszienketten über den Fuß (S. 224), Grundlegende Techniken in der Faszientherapie (S. 219))

Untersuchung auf der segmentalen Ebene

Die Untersuchung auf der segmentalen Ebene entspricht in diesem Fall der Untersuchung der lokalen Ebene.

Untersuchung auf der vegetativen Ebene

Die Untersuchung auf der vegetativen Ebene entspricht in diesem Fall größtenteils der Untersuchung der lokalen Ebene.

Hinzukommend sollte jedoch noch die Tätowierung am Unterschenkel auf eine vegetative Dysfunktion untersucht werden, da sie im Bereich der Schmerzausstrahlung liegt. Die Untersuchung entspricht der einer Narbe (S. 329).

Untersuchung auf der viszeralen Ebene

Untersuchung von Leber, Galle, Dünndarm (Duodenum, Jejunum, Ileum), Dickdarm (Caecum, Appendix, Colon ascendens, Colon transversum, Colon descendens, Sigmoideum, Rektum), Nieren und Beckenorgane (Testis, Prostata, Ductus deferens, Harnblase, Ureter) über:

- dorsale Bindegewebszonen
- ventrale Bindegewebszonen
- neurolymphatische Reflexzonen nach Chapman
- Ohrreflexzonen
- algetische Zeichen an Extremitäten und Wirbelsäule
- vegetativ-reflektorische Krankheitszeichen mittels Inspektion: Haltung, Auge (inklusive Reaktionstest Pupille), Gesicht, Haut, Schulter
- anamnestische Fragen

(Kap. 8, Kap. 11.3)

Weitere im Ebenensystem benannte Organe können mit den hier beschriebenen Techniken der Schmerzphysiotherapie nicht differenziert untersucht werden und sind aus diesem Grund hier nicht weiter aufgeführt.

Untersuchung auf der energetischen Ebene

Gouverneurgefäß und Blasenmeridian können folgendermaßen untersucht werden:

- Anamnese Organuhr
- Meridiantest über Füllungspunkte
- Behandlung des kleinen Kreislaufs (S. 363)
- Tattoo am Unterschenkel

(siehe Untersuchung der peripheren Meridiane (S. 374), Kap. 9.7)

Untersuchungsergebnisse

▶ **Lokale Ebene/segmentale Ebene.** L5 steht in Rotationsdysfunktion links, der M. pririformis ist hyperton, Schwäche der Zehenextensoren links.

Die Untersuchung hat ergeben, dass dem Patienten eine Extensionslagerung angenehmer ist als eine Flexionslagerung.

▶ **Fasziale Ebene.** Die PM-Kette hat insgesamt eine hohe Spannung – der Zug ist ausgehend vom Tattoo an der linken Wade nach kaudal zum Os metatarsale V und nach kranial bis in die LWS auf der linken Seite, das Os metatarsale V steht am linken Fuß dorsal, das Ilium posterior links.

▶ **Vegetative Ebene.** Im Bereich Th 10–L 3 ist eine Zone der Aufquellung paravertebral beidseitig zu finden. Der diagnostische Strich im Bereich Th 10–L 3 läuft breit aus.

▶ **Viszerale Ebene.** Dünndarm, Einziehung der dorsalen Bindegewebszone.

▶ **Energetische Ebene.** Blasenmeridian leer, Gouverneurgefäß leer.

13.5.3 Behandlung

Es ist möglich, dass bei diesem Patienten seit 8 Jahren ein faszialer Zug ausgehend von der Tätowierung zu den Dysfunktionen im Verlauf der PM-Kette geführt hat. Im Laufe der Zeit kann auf diesem Weg eine Dysfunktion im Segment L 4/L 5 entstanden sein, die dann folglich durch das Missverhältnis von Belastung und Belastbarkeit zu einem Bandscheibenvorfall geführt hat.

Aufgrund der Auswirkung der Schmerzen auf das vegetative Nervensystem kann die Obstipation durch eine Dysfunktion des Dickdarms über den Reflexbogen als weitere Folge entstanden sein.

Da der Patient eine Extensionsbehandlung besser verträgt als eine Flexionsbehandlung in Form von Stufenlagerung, sollte eine Extensionsbehandlung durchgeführt werden.

Vordergründig ist bei dieser Behandlung eine fasziale Therapie zur Entlastung der betroffenen Strukturen zu sehen. Dennoch ist zu empfehlen, die Behandlung auf der lokalen Ebene zu beginnen, um kurzfristige Entlastung im Bereich der akuten Symptomatik zu schaffen, woraus eine bessere Voraussetzung für die fasziale Behandlung entsteht.

► **Lokal/segmental**
- Extensionsbehandlung
- Mikromechanische Mobilisation für L4/L5
- Tonusnormalisierung des M. piriformis (► Abb. 13.10 bis ► Abb. 13.12)

(siehe Kap. 6.5.1, Untersuchung und Behandlung der Lendenwirbelsäule (S. 296))

► **Faszial**
- Mobilisation des Os metatarsale V nach plantar (S. 73)
- Tattoo mit direkten und indirekten Faszientechniken faszial lösen
- im Verlauf der PM-Kette fasziale Spannungen mit genannten Möglichkeiten behandeln
- Behandlung der gesamten PM-Kette durch Einstellung des Fußes auf der linken Seite
- Mobilisation des Os ilium posterior links nach anterior (S. 88)

(siehe Grundlegende Techniken in der Faszientherapie (S. 219), Globale Behandlung der Faszienketten über den Fuß (S. 224))

► **Vegetativ**
- Sympathikusregulation, z. B. über Fußreflexzonen (Kap. 11.2)

► **Viszeral**
- Behandlung der auffälligen dorsalen Bindegewebszone des Dünndarms.

► **Energetisch**
- energetische Behandlung durch Füllung des Gouverneurgefäßes und des Blasenmeridians (siehe Möglichkeiten der Energieverschiebung (S. 375), Behandlung des kleinen Kreislaufs (S. 363))

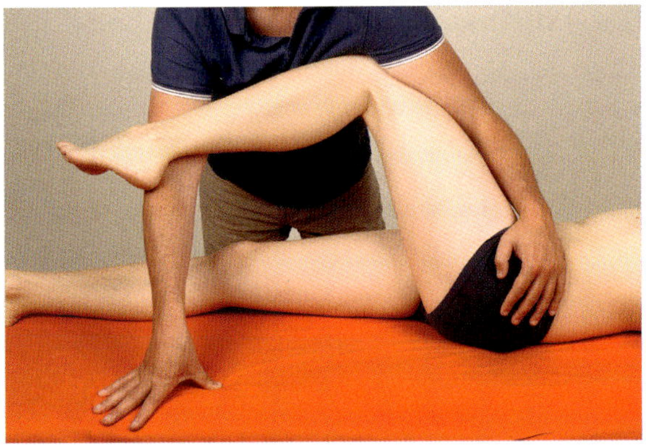

Abb. 13.10 Längsdehnung für die kranialen Faseranteile des M. piriformis in Rückenlage.

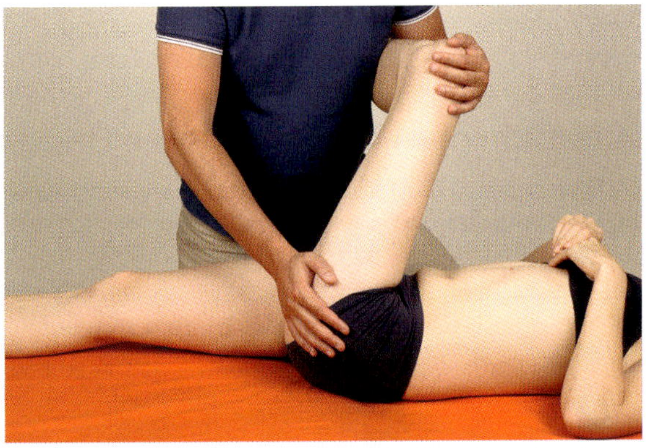

Abb. 13.11 Längsdehnung für die kaudalen Faseranteile des M. piriformis in Rückenlage.

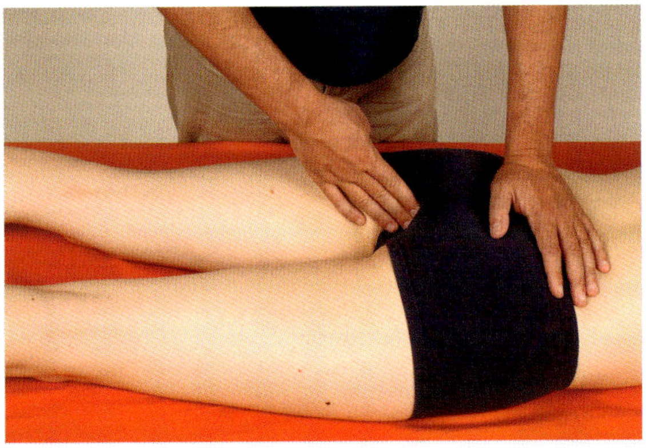

Abb. 13.12 Querdehnung für den M. piriformis in Bauchlage.

13.5.4 Dokumentation nach ICF

Bei der Dokumentation mithilfe der ICF werden im ersten Schritt zunächst jene Körperfunktionen und -strukturen, Aktivitäten, Partizipationen und relevanten Kontextfaktoren als ICF-Code verschlüsselt, die sich in der Anamnese bzw. im Rahmen der Befundung als sehr schwierig oder aber auch sehr hilfreich dargestellt haben (▶ Tab. 13.14). Davon ausgenommen sind Beschwerden oder Auffälligkeiten, die in Form von einer Diagnose als ICD-10-Code verschlüsselt werden können.

Anschließend werden die einzelnen Codierungen in eine entsprechende Verlaufsdokumentation übertragen (▶ Tab. 13.15). Mit etwas Übung kann der erste Schritt auch übersprungen werden. Er bietet sich vor allem dann an, wenn die Ausdrucksweise der ICF dem Anwender noch nicht geläufig ist.

Tab. 13.14 Umformulierung der Einschränkungen in ICF-Codes

Symptom/Einschränkung	Übersetzung	ICF-Code
Anamnese		
Schmerzen der LWS	Lendenwirbelsäule	s7602
	• Rückenschmerz	b28013
Schmerzen im linken Bein (vom dorsolateralen Oberschenkel, in den Unterschenkel, bis in den Bereich der Großzehe)	• Schmerzen in den unteren Gliedmaßen	b28015
im Ausstrahlungsbereich zeigen sich außerdem Missempfindungen	• Funktion des Tastens (Tastsinn)	b265
muskuläre Ausfallerscheinungen im Bereich der Großzehe	Struktur der Knöchelregion und des Fußes, anders bezeichnet	s75028
	• Kraft der Muskeln einer einzelnen Extremität	b7301
Obstipation	Stuhlhäufigkeit	b5252
	Stuhlkonsistenz	b5251
Befund		
L 5 steht in Rotationsdysfunktion links	Lendenwirbelsäule	s76002
M. piriformis ist hyperton	Muskeln der Beckenregion	s7402
	• Tonus einzelner Muskeln und Muskelgruppen	b7350
Schwäche der Zehenextensoren links	Struktur der Knöchelregion und des Fußes, anders bezeichnet	s75028
	• Kraft der Muskeln einer einzelnen Extremität	b7301
Tätowierung des Unterschenkels	Heilfunktion der Haut	b820
PM-Kette, absteigend	• Bänder und Faszien des Unterschenkels	s75013
	• Bänder und Faszien der Knöchelregion und des Fußes	s75023
Os metatarsale V steht links in Dysfunktion nach dorsal	Knochen der Knöchelregion und des Fußes	s75020
PM-Kette, aufsteigend	• Bänder und Faszien des Oberschenkels	s75003
	• Bänder und Faszien der Beckenregion	s7403
Ilium posterior links	• Gelenke der Beckenregion	S7401
	• Bänder und Faszien des Rumpfes	s7602
Th 10–L 3, Aufquellung, Auslaufen des diagnostischen Striches	Struktur des sympathischen Nervensystems	s140
Dünndarm	Dünndarm	s5400

Tab. 13.15 Verlaufsdokumentation mithilfe der ICF

	Behandlungsinhalt	Befund					
Übersetzung	**ICF-Code**	**1.**	**2.**	**3.**	**4.**	**5.**	**6.**
Lendenwirbelsäule	s7602	868					
• Rückenschmerz	b28013	3					
• Schmerzen in den unteren Gliedmaßen	b28015	2					
• Funktion des Tastens (Tastsinn)	b265	2					
Struktur der Knöchelregion und des Fußes, anders bezeichnet	s75028	882					
• Kraft der Muskeln einer einzelnen Extremität	b7301	2					
Heilfunktion der Haut	b820	2					
• Bänder und Faszien des Unterschenkels	s75013	872					
• Bänder und Faszien der Knöchelregion und des Fußes	s75023	872					
• Knochen der Knöchelregion und des Fußes	s75020	882					
• Bänder und Faszien des Oberschenkels	s75003	872					
• Bänder und Faszien der Beckenregion	s7403	872					
• Bänder und Faszien des Rumpfes	s7602	872					
Gelenke der Beckenregion	s7401	882					
• Bänder und Faszien des Rumpfes	s7602	872					
Muskeln der Beckenregion	s7402	872					
• Tonus einzelner Muskeln und Muskelgruppen	b7350	3					
Struktur des sympathischen Nervensystems	s140	888					
Dünndarm	s5400	888					
Stuhlhäufigkeit	b5252	3					
Stuhlkonsistenz	b5251	2					
Besonderheiten:							

13.6 Brustwirbelsäule am Beispiel eines unspezifischen BWS-Syndroms mit Interkostalneuralgie

▸ **Anamnese.** Herr R., 53 Jahre, geschieden, 1 Kind. Beruf: sitzende Bürotätigkeit.

Herr R. gibt Schmerzen im mittleren Brustwirbelsäulenbereich an, die schon seit mehreren Monaten bestehen. Die Schmerzen strahlen teilweise entlang der Rippen nach ventral aus. Zusätzlich kommt es zu gelegentlichen Schmerzen beim tiefen Einatmen. Trotz wiederholter chiropraktischer Behandlungen treten die Probleme immer nach einigen Tagen unverändert wieder auf.

Der Patient leidet unter Bluthochdruck, Herzrhythmusstörungen unklarer Genese und Sodbrennen. Ärztliche Untersuchungen haben hier keinen Befund ergeben. Vor 3 Jahren wurde aufgrund unklarer Verdauungsprobleme und Schmerzen im Bauchbereich eine Laparoskopie ohne Befund durchgeführt. Verdauungsprobleme und Oberbauchschmerzen treten nach wie vor immer wieder mal auf.

Bei der Inspektion fallen eine veränderte dorsale Mageneingangs- sowie Magenzone, eine erweiterte linke Pupille sowie eine Tonuszunahme der mimischen Muskulatur auf.

▸ **Zuweisungsdiagnose gemäß ICD-10-Codierung**

- M54.6 Schmerzen im Bereich der Brustwirbelsäule (Interskapulago, Schmerzen der Brustwirbelsäule, Sternoklavikularsyndrom, Sternokostalsyndrom, Wirbelsäulenschmerzen der BWS)
- M54.14 Radikulopathie: Thorakalbereich (akutes BWS-Syndrom, brachiale radikuläre Neuropathie, BWS-Syndrom, chronisches BWS-Syndrom, thorakale Neuritis andernorts nicht klassifiziert (a.n.k.), thorakale Radikulitis a.n.k., Thorakalsyndrom)
- M54.94 Rückenschmerzen, nicht näher bezeichnet: Thorakalbereich

Ein BWS-Syndrom ist der Sammelbegriff für Schmerzen und Bewegungseinschränkungen im Bereich zwischen den Schulterblättern und im Bereich darunter.

Schmerzen und Atembeschwerden durch Blockierungen der Rippen-Wirbel-Gelenke gehen häufig mit segmentalen Blockierungen der Brustwirbelsäule einher. Es kann zu funktionellen Störungen der Facettengelenke sowie der gelenkigen Verbindungen der Brustwirbelsäule mit den Rippen (Kostotransversal- und Kostovertebralgelenke) kommen. Ursächlich dafür sind häufig Fehlstellungen im Bereich der Brustwirbelsäule (Skoliosen, Kyphosen), die zu myofaszialen Verspannungen mit starken Schmerzen führen können. Auch Frakturen von Wirbelkörpern, z. B. durch Osteoporose oder Trauma, bedingen Schmerzen in der Brustwirbelsäule. Bandscheibenschäden und Tumoren können ebenso Ursache für Schmerzen sein, sind aber in der Brustwirbelsäule erheblich seltener vorzufinden als in der Halswirbelsäule oder der Lendenwirbelsäule.

Weitere Ursachen sind Arthrosen und Entzündungen der Facettengelenke, ligamentäre Dysfunktionen und Blockierungen.

Strahlen die Schmerzen auch in den Brustkorb aus, spricht man von einer Interkostalneuralgie. Der Schmerz findet sich dann im Verlauf der Zwischenrippenräume. Dieser Nervenschmerz kann sehr stark sein und zu Atembeschwerden führen.

Durch den Verlauf des sympathischen Grenzstrangs beidseitig neben der Brustwirbelsäule treten häufig vegetative Störungen im Zusammenhang mit einem BWS-Syndrom auf.

13.6.1 Ebenenmodell

Siehe ▸ Tab. 13.16.

Tab. 13.16 Das Ebenenmodell am Beispiel eines unspezifischen BWS-Syndroms mit Interkostalneuralgie

Ebene	Struktur
lokale Ebene	BWS mit Ausstrahlungsschmerzen im Interkostalbereich
fasziale Ebene	• fasziale Züge der PM-, AM-, AP-Kette • fasziale Züge der horizontalen Sehnenplatten • fasziale Züge durch Tattoos, Piercings, Narben, …
segmentale Ebene	• Dermatome: Th 2–Th 10 • Myotome: ○ Interkostalmuskulatur – Mm. intercostales externi – Mm. intercostales interni – Mm. subcostales • periphere Nerven: Nn. intercostales
vegetative Ebene	• Störung des vegetativen Nervensystems auf der Ebene des Sympathikus für den lokalen Schmerz: C 8–Th 3, Th 3–Th 7, Th 8–Th 9, Th 10–L 3 ○ Pars cervicalis des Truncus sympathicus: – periphere vegetative Nerven aus dem Bereich C 8–Th 3 mit viszerogenen Reizerscheinungen im Bereich der Brustwirbelsäule ziehen jeweils zu dem: Ganglion cervicale superius – periphere vegetative Nerven aus dem Bereich Th 3–Th 7 mit viszerogenen Reizerscheinungen im Bereich der Brustwirbelsäule ziehen jeweils zu dem: Ganglion cervicale medium Ganglion stellatum ○ Pars thoracolumbalis des Truncus sympathicus: – periphere vegetative Nerven aus dem Bereich Th 3–Th 7 mit viszerogenen Reizerscheinungen im Bereich der Brustwirbelsäule: Rr. pulmonales Rr. cardiaci thoracici N. splanchnicus major – periphere vegetative Nerven aus dem Bereich Th 8–Th 9 mit viszerogenen Reizerscheinungen im Bereich der Brustwirbelsäule: N. splanchnicus major – periphere vegetative Nerven aus dem Bereich Th 10–L 3 mit viszerogenen Reizerscheinungen im Bereich der Brustwirbelsäule: N. splanchnicus minor/imus Plexus hypogastricus • Narbe der Laparoskopie • übergeordnete Zentren: Hypothalamus, limbisches System, Hypophyse

Tab. 13.16 Fortsetzung

Ebene	Struktur
viszerale Ebene	Aus der vegetativen Ebene ergeben sich folgende Organe als mögliche Auslöser für den lokalen Schmerz: • Pars cervicalis des Truncus sympathicus: ◦ aus dem Ganglion cervicale superius: – Kopforgane (Augen, Ohren, Nase, Nasennebenhöhlen, Rachen) ◦ aus dem Ganglion cervicale superius sowie dem Ganglion cervicale medium – N. phrenicus (motorisch: Diaphragma thoracolumbalis, sensibel: Herz, Lunge, Leber, Galle, Magen, Pankreas) ◦ aus dem Ganglion cervicale medium: – Ösophagus ◦ aus dem Ganglion cervicale medium sowie dem Ganglion stellatum: – Lunge ◦ aus dem Ganglion cervicothroracicum: – Trachea ◦ aus dem Ganglion cervicale superius, Ganglion cervicale medium sowie dem Ganglion stellatum: – Thymus – Herz (Nn. cardiaci cervicales) – Schilddrüse • Pars thoracolumbalis des Truncus sympathicus: ◦ über die Rr. pulmonales: – Lunge – Trachea ◦ über die Rr. pulmonales sowie Rr. cardiaci thoracici: – Ösophagus ◦ über die Rr. cardiaci thoracici: – Herz ◦ über den N. splanchnicus major: – Magen – Pankreas – Milz ◦ über den N. splanchnicus major sowie den N. splanchnicus minor/imus: – Leber – Galle – Dünndarm (Duodenum) ◦ über den N. splanchnicus major, N. splanchnicus minor/imus sowie den Plexus hypogastricus: – Dünndarm (Jejunum, Ileum) – Dickdarm (Caecum, Appendix, Colon ascendens, Colon transversum bis zum Cannon-Böhm-Punkt) – Nebenniere ◦ über den N. splanchnicus minor/imus sowie den Plexus hypogastricus: – Dickdarm (Colon transversum ab dem Cannon-Böhm-Punkt, Colon descendens, Sigmoideum, obere Rektumetage) – Niere – Beckenorgane (Testis, Epididymis) ◦ über den Plexus hypogastricus: – Dickdarm (mittlere und untere Rektumetage) – Beckenorgane (Prostata, Glandula bulbourethralis, Glandula vesiculosa, Penis [partiell], Ductus deferens, Harnblase, Ureter, Urethra)
energetische Ebene	Blasen-, Nieren-, Magen-, Gallenblasenmeridian, Gouverneurgefäß

13.6.2 Untersuchung

Untersuchung auf der lokalen Ebene

Untersuchung der Wirbelsegmente Th 10–L 2 und der zugehörigen Rippen:

- Inspektion
- allgemeine motorische Tests
- Bindegewebszonen BWS
- Gewebeverschieblichkeit
- Sensibilität
- diagnostischer Strich
- spezifischer Test der segmentalen Beweglichkeit
- spezifische Untersuchung der Kostovertebralgelenke

Vegetative Untersuchung des hier relevanten Wirbelsäulenabschnittes

Im Bereich von C 8–L 3 (Kap. 5.3.2)

Mikromechanische Mobilisation und spezifische Untersuchung der Dysfunktionsrichtung

Die Untersuchung und Behandlung der Brustwirbelsäule und der Rippen (S. 299), Untersuchung und Behandlung der Lendenwirbelsäule (S. 296), Kap. 2.3

Dermatome, Myotome, periphere Nerven

- Dermatome: Th 2–Th 10
- Myotome: Interkostalmuskulatur (Mm. intercostales externi, Mm. intercostales interni, Mm. subcostales)
- periphere Nerven: Nn. intercostales

Untersuchung auf der faszialen Ebene

- Palpation der PM-, AM-, AP-Kette auf Dysfunktionen
- globale Untersuchung der Faszienketten über den Fuß
- bei Bedarf Untersuchung tonisierender Strukturen (wie z. B. Fuß, Becken etc.)
- globale Differenzierung der 3 Diaphragmen
- bei Bedarf spezifische Untersuchung des Diaphragma thoracolumbalis
- Test durch Behandlung der Ketten

(siehe Untersuchung des faszialen Systems (S. 214), Globale Behandlung der Faszienketten über den Fuß (S. 224), Grundlegende Techniken in der Faszientherapie (S. 219))

Untersuchung auf der segmentalen Ebene

In diesem Fall entspricht die segmentale Untersuchung der lokalen Untersuchung.

Untersuchung auf der vegetativen Ebene

In diesem Fall ist die vegetative Untersuchung Bestandteil der lokalen Untersuchung. Hinzu kommt jedoch noch die vegetative Untersuchung der Narbe der Laparoskopie.

Untersuchung auf der viszeralen Ebene

Untersuchung von Augen, Ohren, Nase, Nasennebenhöhlen, Rachen, Schilddrüse, Ösophagus, Herz, Lunge, Diaphragma thoracolumbalis (als Erfolgsorgan des N. phrenicus), Magen, Pankreas, Milz, Leber, Galle, Dünndarm (Duodenum, Jejunum, Ileum), Dickdarm (Caecum, Appendix, Colon ascendens, Colon transversum, Colon descendens, Sigmoideum, Rektum), Nieren und Beckenorgane (Testis, Prostata, Ductus deferens, Harnblase, Ureter) über:

- dorsale Bindegewebszonen
- ventrale Bindegewebszonen
- neurolymphatische Reflexzonen nach Chapman
- Ohrreflexzonen
- algetische Zeichen an Extremitäten und Wirbelsäule
- vegetativ-reflektorische Krankheitszeichen mittels Inspektion: Haltung, Auge (inklusive Reaktionstest Pupille), Gesicht, Haut, Schulter
- anamnestische Fragen

(Kap. 8, Kap. 11.3)

Weitere im Ebenensystem benannte Organe können mit den hier beschriebenen Techniken der Schmerzphysiotherapie nicht differenziert untersucht werden und sind aus diesem Grund hier nicht weiter aufgeführt.

Untersuchung auf der energetischen Ebene

Blasen-, Nieren-, Magen-, Gallenblasenmeridian und Gouverneursgefäß können folgendermaßen untersucht werden:

- Anamnese Organuhr
- Meridiantest über Füllungspunkte
- Behandlung des kleinen Kreislaufs (S. 363)

(siehe Untersuchung der peripheren Meridiane (S. 374))

Untersuchungsergebnisse

▶ **Lokale segmentale Ebene.** Th 3–Th 6 stehen in Rotationsdysfunktion rechts, Th 5 und Th 6 weisen eine Dysfunktion der Kostovertebralgelenke links auf, Einziehungen paravertebral beidseitig auf Höhe der Segmente Th 3–Th 6.

▶ **Fasziale Ebene.** Hoher Tonus im Diaphragma thoracolumbalis, hoher Tonus von der Bauchnarbe der Laparoskopie ausgehend.

▶ **Vegetative Ebene.** Vegetativ gestörte Bauchnarbe.

▶ **Viszerale Ebene.** Dorsale Organzonen: Aufquellung Mageneingang und Magen.

▶ **Energetische Ebene.** Gouverneurgefäß leer.

13.6.3 Behandlung

Vordergründig bei diesem Patienten sind die Behandlung des Zwerchfells und die Regulation auf der vegetativen Ebene. Es ist anzunehmen, dass durch die hohen Spannungszustände im Diaphragma thoracolumbalis das Sodbrennen und die Verdauungsbeschwerden sowie die Herzrhythmusstörungen entstanden sind.

Auch die Dysfunktionen der BWS und der Rippen können durch den Hypertonus des Zwerchfells verursacht sein.

Es ist zu überlegen, eine energetische Grundregulation mit der Behandlung des „kleinen Körperkreislaufs“, die auch die vegetative Regulation beeinflusst, an den Anfang der Behandlung zu setzen. Zudem ist es sinnvoll, einen Schmerzpatienten, der auf mehreren Ebenen stark durch Schmerzen und Dysfunktionen eingeschränkt ist, zunächst zu regulieren, um ihn dann auf allen Ebenen gut behandeln zu können.

► **Faszial**

- Behandlung des Diaphragma thoracolumbalis: mit einer indirekten Normalisierungstechnik und mit einer direkten Dehntechnik in Rückenlage sowie einer MET-Technik im Sitz
- fasziale Behandlung der Narbe: Fasziale Spannungen von Narben können gleich einer Faszienkette mit den grundlegenden Techniken in der Faszientherapie (direkte Befreiung (S. 219), indirekte Befreiung (S. 219)) behandelt werden.

► **Vegetativ**

- Die plurisegmentale Dysfunktion von Th 3–Th 6 wird durch die Behandlung des Zwerchfells mit beeinflusst, sollte aber auch faszial behandelt werden: mit indirekten Annäherungstechniken und/oder direkten Dehntechniken der langen Rückenfaszien und MET-Techniken
- leichte Vibrationen im Bereich von Th 3–Th 6 für die Behandlung des vegetativen Nervensystems
- vegetative Behandlung der Narbe (Kap. 7.5.2)

(siehe Grundlegende Techniken in der Faszientherapie (S. 219), Untersuchung und Behandlung der Brustwirbelsäule und der Rippen (S. 299))

► **Viszeral**

- Behandlung der dorsale Organzonen: Aufquellung Mageneingang und Magen (Kap. 8.2)

► **Energetisch**

- energetische Behandlung durch Füllung des Gouverneurgefäßes (siehe Behandlung des kleinen Kreislaufs (S. 363))

13.6.4 Dokumentation nach ICF

Bei der Dokumentation mithilfe der ICF werden im ersten Schritt zunächst jene Körperfunktionen und -strukturen, Aktivitäten, Partizipationen und relevante Kontextfaktoren als ICF-Code verschlüsselt, die sich in der Anamnese bzw. im Rahmen der Befundung als sehr schwierig oder aber auch sehr hilfreich dargestellt haben (▸ Tab. 13.17). Davon ausgenommen sind Beschwerden oder Auffälligkeiten, die in Form von einer Diagnose als ICD-10-Code verschlüsselt werden können.

Tab. 13.17 Umformulierung der Einschränkungen in ICF-Codes

Symptom/Einschränkung	Übersetzung	ICF-Code
Anamnese		
Schmerzen im mittleren Brustwirbelsäulenbereich	Brustwirbelsäule	s76001
	• Rückenschmerz	b28013
Schmerzen strahlen teilweise, entlang den Rippen, nach ventral aus	in ein Dermatom ausstrahlender Schmerz	b2803
Schmerzen beim tiefen Einatmen	Atemtiefe	b4402
	• Brustschmerz	b28011
Bluthochdruck	erhöhter Blutdruck	b4200
Herzrhythmusstörungen	Herzrhythmus	b4101
Sodbrennen	mit dem Verdauungssystem verbundene Empfindungen, anders bezeichnet	b5358
unklare Verdauungsprobleme	Funktionen in Zusammenhang mit dem Verdauungssystem, anders oder nicht näher bezeichnet	b539
Oberbauchschmerzen	Magen- oder Bauchschmerz	b28012
dorsale Mageneingangs- sowie Magenzone	Struktur des Magens	s530
	• Tonus einzelner Muskeln oder Muskelgruppen	b7350
Tonuszunahme der mimischen Muskulatur	Muskeln des Kopfes und der Halsregion	s7104
	• Tonus einzelner Muskeln oder Muskelgruppen	b7350
Befund		
Rotationsdysfunktion Th 3–Th 6 nach rechts	Brustwirbelsäule	s76001
Dysfunktion der Kostovertebralgelenke links auf Höhe von Th 5 und Th 6	Struktur des Rumpfes, anders bezeichnet	s7608
Diaphragma thoracolumbalis	Zwerchfell	s43031
	• Tonus einzelner Muskeln und Muskelgruppen	b7350
Narbe der Laparoskopie	Bänder und Faszien des Rumpfes	s7602
	Heilfunktionen der Haut	b820
Aufquellung Mageneingang und Magen	Struktur des Magens	s530

Tab. 13.18 Verlaufsdokumentation mithilfe der ICF

Behandlungsinhalte		Befund					
Übersetzung	**ICF-Code**	**1.**	**2.**	**3.**	**4.**	**5.**	**6.**
Brustwirbelsäule	s76001	868					
• Rückenschmerz	b28013	3					
Struktur des Rumpfes, anders bezeichnet	s7608	862					
in ein Dermatom ausstrahlender Schmerz	b2803	2					
Atemtiefe	b4402	0					
• Brustschmerz	b28011	2					
erhöhter Blutdruck	b4200	1					
Herzrhythmus	b4101	2					
mit dem Verdauungssystem verbundene Empfindungen, anders bezeichnet	b5358	3					
Funktionen in Zusammenhang mit dem Verdauungssystem, anders oder nicht näher bezeichnet	b539	2					
Magen- oder Bauchschmerz	b28012	3					
Struktur des Magens	s530	888					
• Tonus einzelner Muskeln oder Muskelgruppen	b7350	2					
Muskeln des Kopfes und der Halsregion	s7104	872					
• Tonus einzelner Muskeln oder Muskelgruppen	b7350	2					
Zwerchfell	s43031	873					
• Tonus einzelner Muskeln und Muskelgruppen	b7350	3					
Bänder und Faszien des Rumpfes	s7602	872					
Heilfunktionen der Haut	b820	3					
Besonderheiten:							

Anschließend werden die einzelnen Codierungen in eine entsprechende Verlaufsdokumentation übertragen (▸ Tab. 13.18). Mit etwas Übung kann der erste Schritt auch übersprungen werden. Er bietet sich vor allem dann an, wenn die Ausdrucksweise der ICF dem Anwender noch nicht geläufig ist.

13.7 Halswirbelsäule am Beispiel eines unspezifischen HWS-Syndroms

▸ **Anamnese.** Frau P., 32 Jahre, verheiratet, 2 Kinder. Beruf: Floristin.

Die Patientin gibt Schmerzen und Bewegungseinschränkungen im Bereich der HWS an, teilweise mit Ausstrahlungen in den Kopfbereich. Die Problematik besteht seit 2 Jahren mit wechselnder Intensität. Vor 3 Jahren hat die Patientin ihr letztes Kind per Sectio entbunden. Frau P. hat seit ihrer Kindheit Asthma bronchiale und eine Feinstauballergie. Es zeigt sich eine positive Lungenzone und eine Aufquellung um C7 herum. Im Alltag gibt sie eine Symptomverstärkung bei Überkopfarbeiten an.

▸ **Zuweisungsdiagnose gemäß ICD-10-Codierung**

- M54.91 Rückenschmerzen, nicht näher bezeichnet: Okzipito-Atlanto-Axialbereich
- M54.92 Rückenschmerzen, nicht näher bezeichnet: Zervikalbereich
- M54.93 Rückenschmerzen, nicht näher bezeichnet: Zervikothorakalbereich

Das HWS-Syndrom ist der Sammelbegriff für Schmerzen und Bewegungseinschränkungen im Bereich der Halswirbelsäule. Zusätzlich zu Schmerzen und Bewegungseinschränkungen können auch Schwindel, Kopfschmerzen, Sehstörungen und Tinnitus auftreten. Ein HWS-Syndrom kann einen akuten oder chronischen Verlauf nehmen.

Ursache für eine Schmerzsymptomatik in der Halswirbelsäule können Fehlhaltungen, ligamentäre Dysfunktionen, degenerative Prozesse oder traumatologische und postoperative Ereignisse sein. Auch Bandscheibenprotrusionen und -vorfälle können Schmerzen in der Halswirbelsäule hervorrufen. Entzündungen der Facettengelenke, Blockierungen und myofasziale Verspannungen führen ebenso zu Schmerzen und Bewegungseinschränkungen.

Ein HWS-Syndrom kann zu ausstrahlenden Schmerzen sowie Empfindungsstörungen (Parästhesien, Hypästhesien) in den Kopf (Zervikozephalgie) sowie in die Arme (Zervikobrachialgie) führen.

Durch ihre enge Verbindung zu den zervikalen sympathischen Ganglien können Dysfunktionen der Halswirbelsäule auch entsprechend Einfluss auf den Sympathikus des vegetativen Nervensystems nehmen.

13.7.1 Ebenenmodell

Siehe ▶ Tab. 13.19.

13.7.2 Untersuchung

Untersuchung auf der lokalen Ebene

Untersuchung der Halswirbelsäule:
- Sicherheitstests
- Stellungstests Rückenlage/Sitz/Stand
- Bewegungstests Rückenlage/Sitz/Stand
- Dermatome, periphere Nerven, Myotome

Sicherheitstests, Stellungstests, Bewegungstests

Siehe Untersuchung und Behandlung der Halswirbelsäule (S. 303).

Dermatome, Myotome, periphere Nerven

- Dermatom: C 2–C 4
- Myotom: M. trapezius, (C 2 Pars descendens, C 3 Pars transversa, C 4 Pars ascendens)
- periphere Nerven: N. occipitalis minor, N. auricularis magnus, N. transversus colli, Nn. supraclaviculares, Rr. posteriores der Nn. cervicales III–V

(siehe Untersuchung und Behandlung der Halswirbelsäule (S. 303))

Tab. 13.19 Das Ebenenmodell am Beispiel der Halswirbelsäule

Ebene	Struktur
lokale Ebene	Halswirbelsäule
fasziale Ebene	• fasziale Züge der AM-, AP-, AL-, PM-, PL-Kette • fasziale Züge der horizontalen Sehnenplatten • fasziale Züge von Tattoos, Piercings, Narben, …
segmentale Ebene	• Dermatom: C 2–C 4 • Myotom: ○ C 2–C 4 M. trapezius – C 2 Pars descendens – C 3 Pars transversa – C 4 Pars ascendens • periphere Nerven: N. occipitalis minor, N. auricularis magnus, N. transversus colli, Nn. supraclaviculares, Rr. posteriores der Nn. cervicales III–V
vegetative Ebene	• Störung des vegetativen Nervensystems auf der Ebene des Sympathikus für den lokalen Schmerz: C 8–Th 3 • Pars cervicalis des Truncus sympathicus: ○ periphere vegetative Nerven aus dem Bereich C 8–Th 3 mit viszerogenen Reizerscheinungen im Bereich der Halswirbelsäule: Ganglion cervicale superius • Pars thoracolumbalis des Truncus sympathicus: ○ periphere vegetative Nerven aus dem Bereich C 8–Th 3 mit viszerogenen Reizerscheinungen im Bereich der Halswirbelsäule: Rr. pulmonales Rr. cardiaci thoracici • Sektio-Narbe • übergeordnete Zentren: Hypothalamus, limbisches System, Hypophyse
viszerale Ebene	Aus der vegetativen Ebene ergeben sich folgende Organe als mögliche Auslöser für den lokalen Schmerz: • Pars cervicalis des Truncus sympathicus: ○ aus dem Ganglion cervicale superius: – Kopforgane (Augen, Ohren, Nase, Nasennebenhöhlen, Rachen) – N. phrenicus (motorisch: das Diaphragma thoracolumbalis, sensibel: Herz, Lunge, Leber, Galle, Magen, Pankreas) – Thymus – Herz (Nn. cardiaci cervicales) – Schilddrüse • Pars thoracalis des Truncus sympathicus: ○ über die Rr. pulmonales: – Lunge – Trachea ○ über die Rr. pulmonales sowie Rr. cardiaci thoracici: – Ösophagus ○ über die Rr. cardiaci thoracici: – Herz
energetische Ebene	• Gouverneurgefäß, Gallenblasen-, Blasen-, Dreifach-Erwärmer-, Dünndarm-, Dickdarmmeridian • Sektio-Narbe

Untersuchung auf der faszialen Ebene

- Palpation der PM-, PL-Kette auf Dysfunktionen
- globale Untersuchung der Faszienketten über den Fuß
- bei Bedarf Untersuchung tonisierender Strukturen (wie z. B. Fuß, Becken etc.)
- globale Differenzierung der 3 Diaphragmen
- bei Bedarf spezifische Untersuchung des Diaphragma thoracolumbalis
- Test durch Behandlung der Ketten
- fasziale Untersuchung der Sektio-Narbe

(siehe Untersuchung des faszialen Systems (S. 214), Globale Behandlung der Faszienketten über den Fuß (S. 224), Grundlegende Techniken in der Faszientherapie (S. 219))

Untersuchung auf der segmentalen Ebene

Die Untersuchung der segmentalen Ebene ist in diesem Praxisbeispiel identisch mit der lokalen Ebene.

Untersuchung auf der vegetativen Ebene

Im Bereich von C 8–Th 3:
- allgemeine motorische Tests
- Palpation der Körperquadranten
- Bindegewebszonen
- Gewebeverschieblichkeit
- Sensibilität
- diagnostischer Strich
- spezifischer Test der segmentalen Beweglichkeit, inklusive der 1.–3. Rippe

(siehe Kap. 7.4, Untersuchung und Behandlung der Brustwirbelsäule und der Rippen (S. 299))

Untersuchung auf der viszeralen Ebene

Untersuchung von Augen, Ohren, Nase, Nasennebenhöhlen, Rachen, Schilddrüse, Diaphragma thoracolumbalis (als Erfolgsorgan des N. phrenicus), Magen, Pankreas, Leber, Galle, Herz, Lunge, Ösophagus über:
- dorsale Bindegewebszonen
- ventrale Bindegewebszonen
- neurolymphatische Reflexzonen nach Chapman
- Ohrreflexzonen
- algetische Zeichen an Extremitäten und Wirbelsäule
- vegetativ-reflektorische Krankheitszeichen mittels Inspektion: Haltung, Auge (inklusive Reaktionstest Pupille), Gesicht, Haut, Schulter
- anamnestische Fragen

(Kap. 8, Kap. 11.3)

Weitere im Ebenensystem benannte Organe können mit den hier beschriebenen Techniken der Schmerzphysiotherapie nicht differenziert untersucht werden und sind aus diesem Grund hier nicht weiter aufgeführt.

Untersuchung auf der energetischen Ebene

Gouverneurgefäß, Gallenblasen-, Blasen-, Dreifach-Erwärmer-, Dünndarm-, Dickdarmmeridian können folgendermaßen untersucht werden:
- Anamnese Organuhr
- Meridiantest über Füllungspunkte
- Gouverneurgefäß über die Behandlung des kleinen Kreislaufs (S. 363)
- energetische Untersuchung der Sektio-Narbe

(siehe Untersuchung der peripheren Meridiane (S. 374))

Untersuchungsergebnisse

▸ **Lokale Ebene/segmentale Ebene.** Die Rotation in der Halswirbelsäule ist nach links deutlich eingeschränkt; Sensibilitätsstörungen im Bereich Rr. dorsales C 3–C 5.

▸ **Fasziale Ebene.** AM-Kette: Zug von der Kaiserschnittnarbe im Verlauf der AM-Kette bis zum Proc. coracoideus links; Zug von der Kaiserschnittnarbe zum Becken: Ilium inflare beidseits und Os pubis links kranial; die globale Differenzierung der 3 Diaphragmen hat ergeben, dass alle 3 Diaphragmen einen hohen Spannungszustand aufweisen.

▸ **Vegetative Ebene.** Breit auslaufender diagnostischer Strich im Bereich C 8–Th 3, Th 2 steht in Rotationsdysfunktion rechts.

▸ **Viszerale Ebene.** Dorsale Organzonen: Lunge, zervikale Kopfzone.

▸ **Energetische Ebene.** Blasenmeridian leer.

13.7.3 Behandlung

Die Kaiserschnittnarbe scheint bei dieser Patientin über fasziale Züge eine Ursache für die Dysfunktion in der HWS zu sein. Deshalb ist es wichtig, anfangs die faszialen Spannungszustände zu regulieren. Anschließend kann die vegetative Regulation von Bedeutung sein, da das vegetative Nervensystem durch das langjährige Asthma bronchiale wahrscheinlich sehr stark beansprucht wurde und wird, was sich auch auf die HWS auswirken kann. Bevor mit der direkten Behandlung der HWS auf lokaler Ebene begonnen wird, sollte zunächst viszeral behandelt werden. Oftmals lösen sich die Dysfunktionen der Halswirbelsäule bereits durch eine Behandlung auf einer der anderen Ebenen auf.

Die Behandlung der energetischen Ebene kann jederzeit erfolgen.

► **Faszial**
- direkte Befreiungstechniken und/oder indirekte Annäherungstechniken im Verlauf der AM-Kette zwischen der Kaiserschnittnarbe und dem Proc. coracoideus auf der linken Seite
- Behandlung der Narbe; zuvor sollte diese jedoch vegetativ untersucht und bei Bedarf behandelt werden, um keine unnötige Reizung auf das vegetative Nervensystem auszuüben
- Behandlung des Ilium inflare mit einer MET-Technik in Richtung Ilium outflare beidseitig
- Behandlung des Os pubis links mit einer MET-Technik nach kaudal
- Detonisierung der 3 Diaphragmen durch Behandlung der Zentralsehne

(siehe Grundlegende Techniken in der Faszientherapie (S. 219), ggf. Kap. 7.5.2, Untersuchung des Beckenrings: Verdacht auf Outflare/Inflare (S. 92), Untersuchung der Symphyse (S. 94), Behandlung der Zentralsehne (S. 226))

► **Vegetativ**
- leichte Vibrationen im Bereich C 8–Th 3
- indirekte Annäherungstechniken für die Faszien paravertebral C 8–Th 3
- sanfte MET-Technik, um Th 2 zu mobilisieren

(siehe Untersuchungs- und Behandlungsmöglichkeiten auf vegetativer Ebene (S. 325), Untersuchung und Behandlung der Brustwirbelsäule und der Rippen (S. 299)

► **Viszeral**
- Behandlung der dorsalen Zonen von Lunge und zervikaler Kopfzone durch eine Bindegewebsmassage (Kap. 8.2)

► **Energetisch**
- energetische Behandlung des Blasenmeridians durch Füllung (S. 374)

13.7.4 Dokumentation nach ICF

Bei der Dokumentation mithilfe der ICF werden im ersten Schritt zunächst jene Körperfunktionen und -strukturen, Aktivitäten, Partizipationen und relevante Kontextfaktoren als ICF-Code verschlüsselt, die sich in der Anamnese bzw. im Rahmen der Befundung als sehr schwierig oder aber auch sehr hilfreich dargestellt haben (▶ Tab. 13.20). Davon ausgenommen sind Beschwerden oder Auffälligkeiten, die in Form von einer Diagnose als ICD-10-Code verschlüsselt werden können.

Anschließend werden die einzelnen Codierungen in eine entsprechende Verlaufsdokumentation übertragen (▶ Tab. 13.21). Mit etwas Übung kann der erste Schritt auch übersprungen werden. Er bietet sich vor allem dann an, wenn die Ausdrucksweise der ICF dem Anwender noch nicht geläufig ist.

Tab. 13.20 Umformulierung der Einschränkungen in ICF-Codes

Symptom/Einschränkung	Übersetzung	ICF-Code
Anamnese		
Schmerzen und Bewegungseinschränkungen im Bereich der HWS	HWS	s76000
	• Kopf- und Nackenschmerz	b28010
	• Beweglichkeit mehrerer Gelenke	b7101
vor allem im Schulter-Nacken-Bereich	Rückenschmerz	b28013
mit Ausstrahlungen in den Kopfbereich	Kopf- und Nackenschmerz	b28010
positive Lungenzone	Lunge	s4301
Befund		
eingeschränkte Rotation der Halswirbelsäule nach links	HWS	s76000
	• Beweglichkeit mehrerer Gelenke	b7101
Sensibilitätsstörung Rr. dorsales C 3–C 5	in ein Hautsegment oder -areal ausstrahlender Schmerz	b2804
AM-Kette	Bänder und Faszien der Beckenregion	s7403
• Ilium inflare beidseits, Symphyse li. kranial	• Gelenke der Beckenregion	s7401
• AM-Kette	• Bänder und Faszien des Rumpfes	s7602
alle 3 Diaphragmen verfügen über einen hohen Spannungszustand	Struktur des Beckenbodens	
	• Tonus einzelner Muskeln oder Muskelgruppen	b7350
	Zwerchfell	s4301
	• Tonus einzelner Muskeln oder Muskelgruppen	b7350
	Bänder und Faszien des Kopfes und der Halsregion	s7105
Th 2 in Rotationsdysfunktion nach rechts	Brustwirbelsäule	s76001

Tab. 13.21 Verlaufsdokumentation mithilfe der ICF

	Behandlungsinhalte	Befund					
Übersetzung	ICF-Code	1.	2.	3.	4.	5.	6.
Bänder und Faszien der Beckenregion	s7403	873					
Struktur des Beckenbodens	s620	873					
• Tonus einzelner Muskeln oder Muskelgruppen	b7350	2					
Gelenke der Beckenregion	s7401	863					
• Bänder und Faszien des Rumpfes	s7602	872					
• Zwerchfell	s4301	873					
• Tonus einzelner Muskeln oder Muskelgruppen	b7350	2					
• Bänder und Faszien des Kopfes und der Halsregion	s7105	873					
Halswirbelsäule	s76000	888					
• In ein Hautsegment oder ein Hautareal ausstrahlender Schmerz	b2804	2					
• Kopf- und Nackenschmerz	b28010	2					
• Beweglichkeit mehrerer Gelenke	b7101	2					
Brustwirbelsäule	s76001	868					
Lunge	s4301	888					
Besonderheiten:							

13.8 Kopf am Beispiel eines Bruxismus

► **Anamnese.** Frau B., 23 Jahre, ledig, Studentin.

Die Patientin klagt seit 3 Jahren über Kiefergelenksprobleme. Sie gibt nächtliches Zähneknirschen, einhergehend mit Schlafstörungen, Schwierigkeiten beim Kauen und muskuläre Verspannungen in der Kiefergelenksmuskulatur an. Seit 1 Jahr ist sie mit einer Bissschiene versorgt. Aufgrund der schwerwiegenden Symptomatik war die Patientin bereits mehrmals innerhalb der vergangenen 2 Jahre in physiotherapeutischer Behandlung mit dem Behandlungsschwerpunkt kraniomandibulärer Dysfunktionen. Für wenige Wochen konnten die Beschwerden jeweils leicht gelindert werden, traten jedoch nach kurzer Zeit wieder auf.

Seit einem halben Jahr trägt die Patientin eine Brille aufgrund einer geringen Kurzsichtigkeit. In der Anamnese gibt sie einen Fahrradsturz mit einer rechtsseitigen Fibulaköpfchenfraktur in der Jugend an.

► **Zuweisungsdiagnose gemäß ICD-10-Codierung**

- F45.8 Sonstige somatoforme Störungen, [...] Zähneknirschen
- K07.6 Krankheiten des Kiefergelenks

„Zähneknirschen" oder das „Aufeinanderpressen der Zähne" wird auch *Bruxismus* genannt. Er tritt unbewusst, meist in der Nacht, aber auch tagsüber auf.

Folgen des Aufeinanderpressens der Zähne können z. B. Kopfschmerzen, Kieferschmerzen, Spannungsveränderungen der Kiefermuskulatur bis hin zur kraniomandibulären Dysfunktion (CMD), Abrieb der Kauflächen, Schmerzausstrahlung ins Ohr, Tinnitus, Schwindel, Sehstörungen, Übelkeit sowie Dysfunktionen der Kopfgelenke sein.

Ursachen für den Bruxismus sind Stress und andere psycho-emotionale Faktoren, Schlafstörungen sowie Statikveränderungen im Bereich des Kiefers. Aber auch über fasziale Fortleitung einer Dysfunktion an eine andere Stelle des Körpers kann es sekundär zu Kompensationsmechanismen durch Zähneknirschen kommen.

In den überwiegenden Fällen ist das Kiefergelenk sekundär betroffen. Bei einer primären Dysfunktion liegt oftmals ein direktes Trauma in der Anamnese vor.

13.8.1 Ebenenmodell

Siehe ▶ Tab. 13.22.

13.8.2 Untersuchung

Untersuchung auf der lokalen Ebene

Aufgrund der Rezidive nach den vorangegangenen kraniomandibulären Behandlungen kann davon ausgegangen werden, dass die primäre Problematik nicht auf der lokalen Ebene zu finden ist. Aus diesem Grund wird die Untersuchung auf der lokalen Ebene auf die folgenden lokalen Techniken begrenzt:

- Inspektion
- aktive Bewegungstests
- Palpation der lokalen Tonusverhältnisse

Untersuchung auf der faszialen Ebene

- Palpation der AM-, AL-, AP-, PL-Kette auf Dysfunktionen
- globale Untersuchung der Faszienketten über den Fuß
- bei Bedarf Untersuchung tonisierender Strukturen (wie z. B. Fuß, Becken etc.)
- globale Differenzierung der 3 Diaphragmen

Tab. 13.22 Das Ebenenmodell am Beispiel des Bruxismus

Ebene	Struktur
lokale Ebene	Kiefergelenk
fasziale Ebene	• fasziale Züge der AM-, AL-, AP-, PL-Kette • fasziale Züge der horizontalen Sehnenplatten • fasziale Züge von Tattoos, Piercings, Narben, ...

segmentale Ebene	• Dermatom C 2
	• Myotome:
	  ◦ M. masseter (N. mandibularis)
	  ◦ M. temporalis (N. mandibularis)
	  ◦ Mm. pterygoideus medialis et lateralis (N. mandibularis)
	• periphere Nerven: V. Hirnnerv; vor allem N. mandibularis, N. auricularis magnus

vegetative Ebene	• Störung des vegetativen Nervensystems auf der Ebene des Sympathikus für den lokalen Schmerz: C 8–Th 3
	  ◦ Pars cervicalis des Truncus sympathicus:
	    – periphere vegetative Nerven aus dem Bereich C 8–Th 3 mit viszerogenen Reizerscheinungen im Bereich des Kiefergelenks:
	    Ganglion cervicale superius
	  ◦ Pars thoracolumbalis des Truncus sympathicus:
	    – periphere vegetative Nerven aus dem Bereich C 8–Th 3 mit viszerogenen Reizerscheinungen im Bereich des Kiefergelenks:
	    Rr. pulmonales
	    Rr. cardiaci thoracici
	• übergeordnete Zentren: Hypothalamus, limbisches System, Hypophyse

viszerale Ebene	Aus der vegetativen Ebene ergeben sich folgende Organe als mögliche Auslöser für den lokalen Schmerz:
	• Pars cervicalis des Truncus sympathicus:
	  ◦ aus dem Ganglion cervicale superius:
	    – Kopforgane (Augen, Ohren, Nase, Nasennebenhöhlen, Rachen)
	    – N. phrenicus (motorisch: das Diaphragma thoracolumbalis, sensibel: Herz, Lunge, Leber, Galle, Magen, Pankreas)
	    – Thymus
	    – Herz (Nn. cardiaci cervicales)
	    – Schilddrüse
	• Pars thoracolumbalis des Truncus sympathicus:
	  ◦ über die Rr. pulmonales:
	    – Lunge
	    – Trachea
	  ◦ über die Rr. pulmonales sowie Rr. cardiaci thoracici:
	    – Ösophagus
	  ◦ über die Rr. cardiaci thoracici:
	    – Herz

energetische Ebene	Magen-, Gallenblasen-, Dünndarm-, Dickdarmmeridian

- bei Bedarf spezifische Untersuchung des Diaphragma thoracolumbalis
- Test durch Behandlung der Ketten

(siehe Untersuchung des faszialen Systems (S. 214), Globale Behandlung der Faszienketten über den Fuß (S. 224), Grundlegende Techniken in der Faszientherapie (S. 219))

Untersuchung auf der segmentalen Ebene

Untersuchung der Halswirbelsäule:

- Sicherheitstests
- Stellungstests Rückenlage/Sitz/Stand
- Bewegungstests Rückenlage/Sitz/Stand
- Dermatome, periphere Nerven, Myotome

Sicherheitstests, Stellungstests, Bewegungstests

Siehe Untersuchung und Behandlung der Halswirbelsäule (S. 303).

Dermatome, Myotome, periphere Nerven

- Dermatom C 2
- Myotome: M. masseter, M. temporalis, Mm. pterygoideus medialis et lateralis
- periphere Nerven: V. Hirnnerv; vor allem N. mandibularis, N. auricularis magnus

(siehe Untersuchung und Behandlung der Halswirbelsäule (S. 303))

Untersuchung auf der vegetativen Ebene

Im Bereich von C 8–Th 3:

- allgemeine motorische Tests
- Palpation der Körperquadranten
- Bindegewebszonen
- Gewebeverschieblichkeit
- Sensibilität
- diagnostischer Strich
- spezifischer Test der segmentalen Beweglichkeit, inklusive der 1.–3. Rippe

Aufgrund der abweichenden Lage der Perikaryen des Zervikalganglions sollten bei vegetativen Auffälligkeiten von C 8–Th 3 ebenfalls die potenziell irritierenden Segmente C 1/C 2 untersucht werden.

Die Untersuchung erfolgte bereits auf der segmentalen Ebene.

(siehe Kap. 7.4, Untersuchung und Behandlung der Brustwirbelsäule und der Rippen (S. 299))

Untersuchung auf der viszeralen Ebene

Untersuchung von Augen, Ohren, Nase, Nasennebenhöhlen, Rachen, Schilddrüse, Diaphragma thoracolumbalis (als Erfolgsorgan des N. phrenicus), Magen, Pankreas, Leber, Galle, Herz, Lunge, Ösophagus über:

- dorsale Bindegewebszonen
- ventrale Bindegewebszonen
- neurolymphatische Reflexzonen nach Chapman
- Ohrreflexzonen
- algetische Zeichen an Extremitäten und Wirbelsäule
- vegetativ-reflektorische Krankheitszeichen mittels Inspektion: Haltung, Auge (inklusive Reaktionstest Pupille), Gesicht, Haut, Schulter
- anamnestische Fragen

(Kap. 8, Kap. 11.3)

Weitere im Ebenensystem benannte Organe können mit den hier beschriebenen Techniken der Schmerzphysiotherapie nicht differenziert untersucht werden und sind aus diesem Grund hier nicht weiter aufgeführt.

Untersuchung auf der energetischen Ebene

Magen-, Gallenblasen-, Dünndarm-, Dickdarmmeridian können folgendermaßen untersucht werden:

- Anamnese Organuhr
- Meridiantest über Füllungspunkte

(siehe Untersuchung der peripheren Meridiane (S. 374))

Untersuchungsergebnisse

▸ **Lokale Ebene.** Erhöhter Spannungszustand des M. masseter beidseitig.

▸ **Fasziale Ebene.** AL-Kette rechts – Zug von der Fibula nach kranial bis zum Proc. mastoideus, Fibula steht rechts proximal posterior/distal.

▸ **Segmentale Ebene.** Dysfunktion C 1/C 2.

▸ **Vegetative Ebene.** Th 1 steht in Rotationsdysfunktion nach rechts, Dysfunktion der 1. Rippe auf der rechten Seite nach kaudal.

▸ **Viszerale Ebene.** Positive Chapman-Zone: Auge.

▸ **Energetische Ebene.** Magenmeridian leer.

13.8.3 Behandlung

In diesem Praxisbeispiel scheint es so zu sein, dass die im Jugendalter zugezogene Fibulafraktur einen hohen faszialen Tonus auf der AL-Kette bis hin zum Proc. mastoideus ausgelöst hat. Knirschen und Beißen sind mögliche Kompensationsmechanismen, um die Spannung abzubauen. Daraus resultieren jedoch oftmals erhöhte Spannungszustände und Schmerzen im Bereich des Kiefergelenks. Innerhalb des segmentalen Reflexbogens oder durch weitere Kompensationsmechanismen kann es zu Dysfunktionen der HWS gekommen sein. Durch die Dysfunktion auf Höhe C 1/2 kann hier das Ganglion cervicale superius irritiert werden, was die Sehstörungen zur Folge haben kann.

Da sich in diesem Beispiel die Fibula als primäre Dysfunktion vermuten lässt, erscheint deren Mobilisation und das Lösen der damit verbundenen Faszienspannungen als beginnende Intervention sinnvoll. Anschließend sind die Regulation des vegetativen Nervensystems sowie die Behandlung auf der segmentalen Ebene wichtig.

Eventuell löst sich dadurch die positive Chapman-Zone des Auges schon auf. Andernfalls wird diese jedoch ergänzend behandelt. Die Regulation auf der energetischen Ebene kann jederzeit erfolgen.

▸ **Faszial**

- Mobilisation des rechten proximalen Tibiofibulargelenks nach anterior und proximal (S. 80)
- AL-Kette: direktes „Durchziehen“ der gesamten AL-Kette

Neben den klassischen Behandlungstechniken (S. 219) können Faszienketten auch nachgezogen werden. Dabei zieht der Therapeut die komplette Faszienkette mehrmalig und mit intensivem, dem Patienten angepassten Druck nach. Bereiche mit erhöhter Spannung innerhalb der Kette kann der Therapeut zusätzlich nachbehandeln. Die Durchführung empfiehlt sich mit den Fingern, da über diese Veränderungen der faszialen Spannung wahrgenommen und berücksichtigt werden können (▸ Abb. 13.13).

► **Vegetativ**
- Th 1 mit einer Mikromechanischen Mobilisation behandeln
- Th 1 mobilisieren mit einer MET-Technik
- Mobilisation der 1. Rippe auf der rechten Seite (die 1. Rippe könnte auch auf der faszialen Ebene behandelt werden, da sie durch die hohen Tonusverhältnisse der AL-Kette in eine Dysfunktion nach kaudal gezogen werden kann).

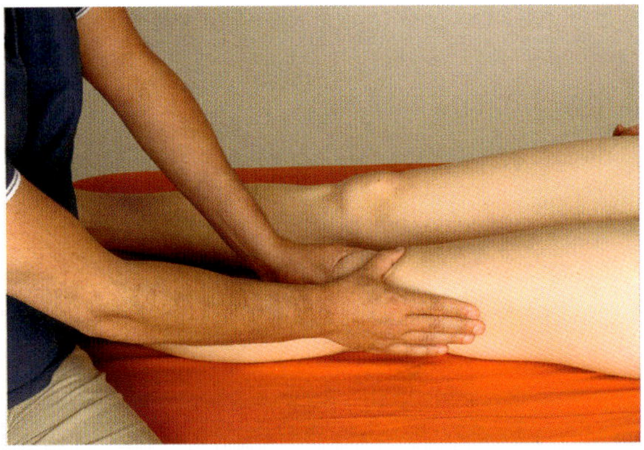

Abb. 13.13 Behandlung einer Faszienkette durch das Nachziehen der Struktur mit den Fingern.

(siehe Untersuchung und Behandlung der Brustwirbelsäule und der Rippen (S. 299))

► **Segmental**
- Mikromechanische Mobilisation der HWS für C 1/C 2
- MET-Technik für die HWS C 1/C 2

(siehe Untersuchung und Behandlung der Halswirbelsäule (S. 303))

► **Viszeral**
- Behandlung der Augenzone nach Chapman (Kap. 8.2.3)

► **Energetisch**
- energetische Behandlung des Magenmeridians durch Füllung (S. 374)

13.8.4 Dokumentation nach ICF

Bei der Dokumentation mithilfe der ICF werden im ersten Schritt zunächst jene Körperfunktionen und -strukturen, Aktivitäten, Partizipationen und relevante Kontextfaktoren als ICF-Code verschlüsselt, die sich in der Anamnese bzw. im Rahmen der Befundung als sehr schwierig oder aber auch sehr hilfreich dargestellt haben (► Tab. 13.23). Davon ausgenommen sind Beschwerden oder Auffälligkeiten, die in Form von einer Diagnose als ICD-10-Code verschlüsselt werden können.

Tab. 13.23 Umformulierung der Einschränkungen in ICF-Codes

Symptom/Einschränkung	Übersetzung	ICF-Code
Anamnese		
muskuläre Verspannungen in der Kiefergelenksmuskulatur	Muskeln des Kopfes und der Halsregion	s7104
	• Tonus einzelner Muskeln und Muskelgruppen	b7350
nächtliches Zähneknirschen	Tics und Manierismen	b7652
Schlafstörungen	Funktionen des Schlafes, nicht näher bezeichnet	b1349
Schwierigkeiten beim Kauen	Kauen	b5102
Bissschiene	Hilfsprodukte und unterstützende Technologien für den persönlichen Gebrauch im täglichen Leben	e1151
Schlafstörungen	Funktionen des Schlafes, nicht näher bezeichnet	b1349
Brille, mit geringer Sehstärke	die Sehschärfe (Visus) betreffende Funktion, nicht näher bezeichnet	b21009
	• Hilfsprodukte und unterstützende Technologien für den persönlichen Gebrauch im täglichen Leben	e1151
Befund		
muskuläre Verspannungen in der Kiefergelenksmuskulatur	Muskeln des Kopfes und der Halsregion	s7104
	• Tonus einzelner Muskeln und Muskelgruppen	b7350
Fibula posterior/distal	Knochen des Unterschenkels	s75010
AL-Kette	Bänder und Faszien des Unterschenkels	s75013
	Bänder und Faszien des Oberschenkels	s75003
	Bänder und Faszien des Rumpfes	s7602
	Bänder und Faszien der Kopf- und Halsregion	s7502
Dysfunktion C 1/C 2	Halswirbelsäule	s76000
Dysfunktion Th 1 nach rechts	Brustwirbelsäule	s76001
Dysfunktion 1. Rippe, rechts	Struktur des Rumpfes, anders bezeichnet	s7608

Tab. 13.24 Verlaufsdokumentation mithilfe der ICF

Behandlungsinhalte		Befund					
Übersetzung	ICF-Code	1.	2.	3.	4.	5.	6.
Muskeln des Kopfes und der Halsregion	s7104	883					
• Tonus einzelner Muskeln und • Muskelgruppen	b7350	3					
• Tics und Manierismen	b7652	3					
○ Hilfsprodukte und unterstützende Technologien für den persönlichen Gebrauch im täglichen Leben	e1151	+2					
• Funktionen des Schlafes, nicht näher bezeichnet	b1349	2					
• Kauen	b5102	2					
Die Sehschärfe (Visus) betreffende Funktion, nicht näher bezeichnet	b21009	1					
• Hilfsprodukte und unterstützende Technologien für den persönlichen Gebrauch im täglichen Leben	e1151	+4					
Knochen des Unterschenkels	s75010	861					
• Bänder und Faszien des Unterschenkels	s75013	871					
• Bänder und Faszien des Oberschenkels	s75003	871					
• Bänder und Faszien des Rumpfes	s7602	871					
• Bänder und Faszien der Kopf- und Halsregion	s7502	871					
Halswirbelsäule	s76000	868					
Brustwirbelsäule	s76001	868					
Struktur des Rumpfes, anders bezeichnet	s7608	861					
Besonderheiten:							

Anschließend werden die einzelnen Codierungen in eine entsprechende Verlaufsdokumentation übertragen (▶ Tab. 13.24). Mit etwas Übung kann der erste Schritt auch übersprungen werden. Er bietet sich vor allem dann an, wenn die Ausdrucksweise der ICF dem Anwender noch nicht geläufig ist.

13.9 Schulter am Beispiel eines Impingementsyndroms (subakromiales Engpasssyndrom)

Frau M., 48 Jahre, verheiratet. Beruf: Sachbearbeiterin in einem Großraumbüro in einem großen Unternehmen. Hobby: Bücher lesen.

Frau M. gibt an, seit mehreren Jahren immer wiederkehrend Schmerzen im rechten Schultergelenk zu haben. Der Schmerz ist nach physiotherapeutischer Behandlung für einen gewissen Zeitraum weg, kehrt dann aber nach einigen Monaten wieder.

Zurzeit treten die Schmerzen besonders nachts auf, vor allem wenn sie auf der rechten Seite schläft. Tagsüber treten die Schmerzen in der Schulterregion unter Belastung, vor allem in Abduktion, auf. Überkopfarbeiten (z. B. Gardinen aufhängen) sind seit längerer Zeit gar nicht mehr möglich.

Vor 23 Jahren brachte Frau M. ihre Tochter per Kaiserschnitt zur Welt.

Vor 5 Jahren wurde ihr die Schilddrüse aufgrund eines „kalten Knotens" entfernt. Sie ist medikamentös eingestellt.

▶ **Zuweisungsdiagnose gemäß ICD-10-Codierung**

- M75.4 Impingementsyndrom der Schulter

Das *Impingementsyndrom* der Schulter ist eine schmerzhafte Funktions- und Bewegungseinschränkung des Schultergelenks.

Ein charakteristisches Kriterium dieser Diagnose ist der sogenannte Painful arc, der schmerzhafte Bogen. Bei einer Abduktionsbewegung im Schultergelenk treten bei einem Bewegungsausmaß zwischen 60° und 120° Schmerzen auf. Auch eine absolute Abduktionseinschränkung ist möglich.

Die Patienten geben ebenfalls Ruheschmerzen an, oftmals auch nachts. Die Schmerzen entstehen durch eine Enge im subakromialen Raum.

Vor allem der M. supraspinatus muss den subakromialen Raum zwischen dem Humeruskopf, dem Akromion, dem Proc. coracoideus und dem Lig. coracoacromiale passieren. Zwischen dem M. supraspinatus und dem Akromion (Schulterdach) befindet sich die Bursa subacromialis, die normalerweise für ein reibungsloses Gleiten des Humeruskopfes sowie der Ansatzsehnen der Rotatorenmanschette (v. a. M. supraspinatus und kranialer Teil des M. infraspinatus) während der Abduktionsbewegung unter dem Schulterdach sorgt.

Bei Überkopfarbeit mit dem Arm entsteht eine vorübergehende Enge im Subakromialraum, die aber bei Herabnehmen des Arms wieder nachlässt. Hält aber der Zustand der Überkopfarbeit über einen längeren Zeitraum an, so kann es dauerhaft zu Durchblutungsstörungen mit Folgen von Dysfunktionen oder Läsionen an den Sehnen und den Muskeln der Rotatorenmanschette und der langen Bizepssehne kommen.

Bei einem Impingementsyndrom der Schulter kommt es also zu einer Enge im subakromialen Raum infolge von strukturellen Veränderungen wie Arthrosen im Akromioklavikulargelenk, Formveränderungen des Akromions und/oder des Proc. coracoideus sowie einer verkalkten und damit verdickten Supraspinatussehne (Tendinosis calcarea). Durch diese Formveränderungen verändert sich auch die Lage des Lig. coracoacromiale, was letztlich zur Enge im Subakromialraum führt.

Auch eine Schwellung der Bursa subacromialis, posttraumatische Veränderungen z. B. des Tuberculum majus oder eine Ruptur der Rotatorenmanschette (o. Ä.) können zu einem Engpasssyndrom führen.

Ein funktionelles Defizit der Muskulatur der Rotatorenmanschette wird ebenfalls für ein Impingementsyndrom verantwortlich gemacht, da die Zentrierung des Humeruskopfes in der Gelenkpfanne gestört ist. Hierfür verantwortlich ist oftmals die dauerhafte „Flexionshaltung“ am Arbeitsplatz (RSI-Syndrom = Repitive Strain Injury Syndrom) mit Protraktion der Schultern, wodurch der Humeruskopf nach vorne verlagert wird und eine ventrale Kapselinstabilität folgt. Es kommt zur Schädigung der Mechanorezeptoren und zu propriozeptiven Defiziten mit der Folge eines sekundären Impingementsyndroms.

13.9.1 Ebenenmodell

Siehe ▸ Tab. 13.25

13.9.2 Untersuchung

Untersuchung auf der lokalen Ebene

- Inspektion
- aktive/passive Bewegungstests
- Untersuchung der Schultergelenke
- Untersuchung mittels Mikromechanischer Mobilisation

Tab. 13.25 Das Ebenenmodell am Beispiel eines Schulter-Arm-Syndroms

Ebene	Struktur
lokale Ebene	Schulter
fasziale Ebene	• fasziale Züge der PL-, PM-, AM-, AL-, AP-Kette • fasziale Züge der horizontalen Sehnenplatten • fasziale Züge von Tattoos, Piercings, Narben, ...
segmentale Ebene	• Dermatome: C 3–C 5 • Myotome: ○ C 1–C 4 M. sternocleidomastoideus ○ C 2–C 4 M. trapezius (C 2 Pars descendens, C 3 Pars transversa, C 4 Pars ascendens) ○ C 3–C 5 M. levator scapulae ○ C 4–C 6 M. deltoideus, M. supraspinatus, M. subclavius ○ C 5–C 6 M. infraspinatus, M. biceps brachii, M. teres minor ○ C 6–C 8 M. pectoralis minor, M. teres major, M. coracobrachialis ○ C 6–Th 1 M. triceps brachii • periphere Nerven: Nn. supraclaviculares, N. cutaneus brachii lateralis superior des N. axillaris
vegetative Ebene	• Störungen des vegetativen Nervensystems auf Ebene des Sympathikus für den lokalen Schmerz: C 8–Th 3, Th 3–Th 7 ○ Pars cervicalis des Truncus sympathicus: – periphere vegetative Nerven aus dem Bereich C 8–Th 3 mit viszerogenen Reizerscheinungen im Bereich des Schultergelenks: Ganglion cervicale superius – periphere vegetative Nerven aus dem Bereich Th 3–Th 7 mit viszerogenen Reizerscheinungen im Bereich des Schultergelenks: Ganglion cervicale medium Ganglion stellatum ○ Pars thoracalis des Truncus sympathicus: – periphere vegetative Nerven aus dem Bereich Th 3–Th 7 mit viszerogenen Reizerscheinungen im Bereich des Schultergelenks: Rr. pulmonales Rr. cardiaci thoracici N. splanchnicus major • Narbe der Schilddrüsen-OP • übergeordnete Zentren: Hypothalamus (limbisches System, Hypophyse)

Tab. 13.25 Fortsetzung

Ebene	Struktur
viszerale Ebene	Aus der vegetativen Ebene ergeben sich folgende Organe als mögliche Auslöser für den lokalen Schmerz: • Pars cervicalis des Truncus sympathicus: ◦ aus dem Ganglion cervicale superius: – Kopforgane (Augen, Ohren, Nase, Nasennebenhöhlen, Rachen) ◦ aus dem Ganglion cervicale superius sowie dem Ganglion cervicale medium – N. phrenicus (motorisch: das Diaphragma thoracolumbalis, sensibel: Herz, Lunge, Leber, Galle, Magen, Pankreas) ◦ aus dem Ganglion cervicale medium: – Ösophagus ◦ aus dem Ganglion cervicale medium sowie dem Ganglion stellatum: – Lunge ◦ aus dem Ganglion stellatum: – Trachea ◦ aus dem Ganglion cervicale superius, Ganglion cervicale medium sowie dem Ganglion stellatum: – Thymus – Herz (Nn. cardiaci cervicales) – Schilddrüse • Pars thoracolumbalis des Truncus sympathicus: ◦ über die Rr. pulmonales: – Lunge – Trachea ◦ über die Rr. pulmonales sowie Rr. cardiaci thoracici: – Ösophagus ◦ über die Rr. cardiaci thoracici: – Herz ◦ über den N. splanchnicus major: – Magen – Pankreas – Milz – Nebenniere – Leber – Galle – Dünndarm (Duodenum, Jejunum, Ileum) – Dickdarm (Caecum, Appendix, Colon ascendens, Colon transversum bis zum Cannon-Böhm-Punkt)
energetische Ebene	• Herz-, Lungen-, Kreislauf-Sexus-, Dünndarm-, Dreifach-Erwärmer-, Dickdarmmeridian, Konzeptionsgefäß • Narben der Sektio und der Schilddrüsen-OP

Untersuchung der Schultergelenke

Siehe Untersuchung der Schultergelenke (S. 96).

Mikromechanische Mobilisation

Siehe Behandlung der Schultergelenke (S. 101), Kap. 2.3.

Untersuchung auf der faszialen Ebene

- Palpation der PL-, PM-, AM-, AL-, AP-Kette auf Dysfunktionen
- globale Untersuchung der Faszienketten über den Fuß
- bei Bedarf Untersuchung tonisierender Strukturen (wie z. B. Fuß, Becken etc.)
- globale Differenzierung der drei Diaphragmen
- bei Bedarf spezifische Untersuchung des Diaphragma thoracolumbalis
- Test durch Behandlung der Ketten
- fasziale Untersuchung der Sektionarbe und der Schilddrüsen-OP-Narbe

(siehe Untersuchung des faszialen Systems (S. 214), Globale Behandlung der Faszienketten über den Fuß (S. 224), Grundlegende Techniken in der Faszientherapie (S. 219))

Untersuchung auf der segmentalen Ebene

Untersuchung der Halswirbelsäule:

- Sicherheitstests
- Stellungstests Rückenlage/Sitz/Stand
- Bewegungstests Rückenlage/Sitz/Stand
- Dermatome, Myotome, periphere Nerven

Sicherheitstests, Stellungstests, Bewegungstests

Siehe Untersuchung und Behandlung der Halswirbelsäule (S. 303).

Dermatome, Myotome, periphere Nerven

- Dermatome: C 3–C 5
- Myotome: M. sternocleidomastoideus, M. trapezius, M. levator scapulae, M. deltoideus, M. supraspinatus, M. subclavius, M. infraspinatus, M. biceps brachii, M. teres minor, M. pectoralis minor, M. teres major, M. coracobrachialis, M. triceps brachii
- periphere Nerven: Nn. supraclaviculares, N. cutaneus brachii lateralis superior des N. axillaris

(siehe Untersuchung und Behandlung der Halswirbelsäule (S. 303))

Untersuchung auf der vegetativen Ebene

Im Bereich von C 8–Th 7:

- allgemeine motorische Tests
- Palpation der Körperquadranten
- Bindegewebszonen
- Gewebeverschieblichkeit
- Sensibilität
- diagnostischer Strich
- spezifischer Test der segmentalen Beweglichkeit, inklusive der 1.–7. Rippe
- vegetative Untersuchung der Narbe der Schilddrüsen-OP

Aufgrund der abweichenden Lage der Perikaryen der Zervikalganglien sollten bei vegetativen Auffälligkeiten von C 8–Th 7 ebenfalls die potenziell irritierenden Segmente C 1/2, C 6, Th 1 sowie die 1. Rippe untersucht werden. Die Untersuchung der Segmente C 1/2 sowie C 6 erfolgte bereits auf der segmentalen Ebene (siehe Kap. 7.4, Untersuchung vegetativ gestörter Narben (S. 329), Untersuchung und Behandlung der Brustwirbelsäule und der Rippen (S. 299)).

Untersuchung auf der viszeralen Ebene

Untersuchung von Augen, Ohren, Nase, Nasennebenhöhlen, Rachen, Schilddrüse, Ösophagus, Herz, Lunge, Diaphragma thoracolumbalis (als Erfolgsorgan des N. phrenicus), Magen, Pankreas, Milz, Leber, Galle, Dünndarm (Duodenum, Jejunum, Ileum), Dickdarm (Caecum, Appendix, Colon ascendens, Colon transversum bis Cannon-Böhm-Punkt) über:

- dorsale Bindegewebszonen
- ventrale Bindegewebszonen
- neurolymphatische Reflexzonen nach Chapman
- Ohrreflexzonen
- algetische Zeichen an Extremitäten und Wirbelsäule
- vegetativ-reflektorische Krankheitszeichen mittels Inspektion: Haltung, Auge (inklusive Reaktionstest Pupille), Gesicht, Haut, Schulter
- anamnestische Fragen

(Kap. 8, Kap. 11.3)

Weitere im Ebenensystem benannte Organe können mit den hier beschriebenen Techniken der Schmerzphysiotherapie nicht differenziert untersucht werden und sind aus diesem Grund hier nicht weiter aufgeführt.

Untersuchung auf der energetischen Ebene

Herz-, Lungen-, Kreislauf-Sexus-, Dünndarm-, Dreifach-Erwärmer-, Dickdarmmeridian können folgendermaßen untersucht werden:

- Anamnese Organuhr
- Meridiantest über Füllungspunkte
- energetische Untersuchung der Narben der Sektio und der Schilddrüsen-OP

(siehe Untersuchung der peripheren Meridiane (S. 374))

Untersuchungsergebnisse

▸ **Lokale Ebene.** „Painful arc" rechts, rechts isometrische Abduktion/Außenrotation schmerzhaft, passive Innenrotation schmerzhaft.

▸ **Fasziale Ebene.** Zug über die AM-Kette ausgehend von der Kaiserschnittnarbe rechtsseitig bis in den Oberarm hinein und starker Zug ausgehend von der Schilddrüsennarbe in den Oberarm hinein. Die Schilddrüsennarbe weist einen hohen Tonus auf. Das Diaphragma cervicothoracicum, das Diaphragma thoracolumbalis sowie das Diaphragma pelvis/urogenitale weisen einen hohen Tonus auf.

▸ **Segmentale Ebene.** Ohne Befund.

▸ **Vegetative Ebene.** Vegetativ gestörte Schilddrüsennarbe, sehr schnell und weit auslaufender Strich paravertebral im Bereich Th 3–Th 5, Einziehung paravertebral beidseitig im Bereich Th 3–Th 5.

▸ **Viszerale Ebene.** Chapman: positive Schilddrüsenzone rechts und links.

▸ **Energetische Ebene.** Kaiserschnittnarbe gestört.

13.9.3 Behandlung

Bei dieser Patientin ist es naheliegend, dass die immer wiederkehrende Symptomatik im Schultergelenk durch Faszienzüge hervorgerufen wird. Zum einen durch Faszienzüge ausgehend von der Kaiserschnittnarbe und der Schilddrüsennarbe, zum anderen durch die „Arbeitshaltung" (RSI-Syndrom).

Der Hypertonus der 3 horizontalen Sehnenplatten weist hier auf Spannungsveränderungen im gesamten Verlauf der Zentralsehne hin.

Deshalb ist es sinnvoll, nach schmerzlindernden und lösenden Techniken im Schultergelenk vor allem faszial zu arbeiten. Auch ein aktives Übungsprogramm für zu Hause ist wichtig, um der Haltung am Arbeitsplatz und den damit verbundenen Veränderungen im Subakromialraum entgegenzuwirken.

▶ **Lokal**

- Mikromechanische Mobilisation für das Schulter-, das Akromioklavikular- (S. 102) und das Sternoklavikulargelenk (S. 102)

▶ **Faszial**

- Behandlung der Zentralsehne (S. 226)
- Behandlung der AM-Kette mit direkten Dehntechniken und/oder indirekten Befreiungstechniken
- fasziale Behandlung der Kaiserschnitt- und Schilddrüsennarbe. Zuvor – und auch anschließend bei Bedarf – sollte das Narbengewebe jedoch vegetativ behandelt werden, um keine unnötige vegetative Reizung des Gewebes auszuüben
- Tonusnormalisierung der 3 Diaphragmen

(siehe Grundlegende Techniken in der Faszientherapie (S. 219), Kap. 7.5.2, Techniken an den horizontalen Sehnenplatten (S. 220))

▶ **Vegetativ**

- leichte Vibrationen und Wärmeanwendungen im Bereich der Einziehung Th 3–Th 5 (Kap. 7.4)

▶ **Viszeral**

- Behandlung der Schilddrüsenzone nach Chapman (Kap. 8.2.3)

▶ **Energetisch**

- energetische Behandlung (S. 377) der Kaiserschnittnarbe

▶ **Lokal (immer wieder einbauen)**

- aktive Bewegungsübungen als Hausaufgabe zur Zentrierung des Humeruskopfes und der optimalen Ausrichtung der Strukturen des gesamten Schultergürtels.

13.9.4 Dokumentation nach ICF

Bei der Dokumentation mithilfe der ICF werden im ersten Schritt zunächst jene Körperfunktionen und -strukturen, Aktivitäten, Partizipationen und relevante Kontextfaktoren als ICF-Code verschlüsselt, die sich in der Anamnese bzw. im Rahmen der Befundung als sehr schwierig oder aber auch sehr hilfreich dargestellt haben (▶ Tab. 13.26). Davon ausgenommen sind Beschwerden oder Auffälligkeiten, die in Form von einer Diagnose als ICD-10-Code verschlüsselt werden können.

Anschließend werden die einzelnen Codierungen in eine entsprechende Verlaufsdokumentation übertragen (▶ Tab. 13.27). Mit etwas Übung kann der erste Schritt auch übersprungen werden. Er bietet sich vor allem dann an, wenn die Ausdrucksweise der ICF dem Anwender noch nicht geläufig ist.

Tab. 13.26 Umformulierung der Einschränkungen in ICF-Codes

Symptom/Einschränkung	Übersetzung	ICF-Code
Anamnese		
Schmerzen im rechten Schultergelenk	Gelenke der Schulterregion	s7201
	• Gelenkschmerz	b28016
	• Beweglichkeit mehrerer Gelenke	b7101
Überkopfarbeiten	Hand- und Armgebrauch, anders bezeichnet	d4458
Entfernung der Schilddrüse	Schilddrüse	s5801
Befund		
Diaphragma pelvis/urogenitale	Struktur des Beckenbodens	s620
	• Tonus einzelner Muskeln und Muskelgruppen	b7350
Kaiserschnittnarbe	Heilfunktion der Haut	b820
AM-Kette	Bänder und Faszien des Rumpfes	s7602
	Bänder und Faszien der Schulterregion	s7203
	Bänder und Faszien des Oberarms	s73003
Schilddrüsennarbe	Heilfunktionen der Haut	b820
AM-Kette	Bänder und Faszien des Kopfes und der Halsregion	s7105
	Bänder und Faszien der Schulterregion	s7203
	Bänder und Faszien des Oberarms	s73003
Diaphragma thoracolumbalis	Zwerchfell	s43031
	• Tonus einzelner Muskeln und Muskelgruppen	b7350
Diaphragma cervicothoracicum	Bänder und Faszien des Kopfes und der Halsregion	s7105
Chapman: positive Schilddrüsenzone rechts und links	Schilddrüse	s5801

Tab. 13.27 Verlaufsdokumentation mithilfe der ICF

	Behandlungsinhalte	Befund					
Übersetzung	**ICF-Code**	**1.**	**2.**	**3.**	**4.**	**5.**	**6.**
Gelenke der Schulterregion	s7201	881					
• Gelenkschmerz	b28016	3					
• Beweglichkeit mehrerer Gelenken	b7101	3					
• Hand- und Armgebrauch, anders bezeichnet	d4458	2					
Schilddrüsennarbe	b820	2					
Struktur des Beckenbodens	s620	873					
• Tonus einzelner Muskeln und Muskelgruppen	b7350	2					
Kaiserschnittnarbe	b820	2					
• Bänder und Faszien des Rumpfes	s7602	871					
• Bänder und Faszien der Schulterregion	s7203	871					
• Bänder und Faszien des Oberarms	s73003	871					
• Heilfunktionen der Haut	b820	2					
• Bänder und Faszien des Kopfes und der Halsregion	s7105	871					
• Bänder und Faszien der Schulterregion	s7203	871					
• Bänder und Faszien des Oberarms	s73003	871					
Zwerchfell	s43031	871					
• Tonus einzelner Muskeln und Muskelgruppen	b7350	3					
Bänder und Faszien des Kopfes und der Halsregion	s7105	871					
Besonderheiten:							

13.10 Ellenbogen am Beispiel einer Epicondylitis medialis

► **Anamnese.** Frau E., 24 Jahre, ledig. Beruf: Physiotherapeutin.

Frau E. gibt rechtsseitige Schmerzen im Bereich des medialen Epicondylus des Humerus an. Diese ziehen teilweise vom Ellenbogen bis in die Unterarmmuskulatur. Als Auslöser gibt die Patientin an, dass sich die Symptomatik durch viele Massagebehandlungen langsam aufgebaut hat.

Vor 5 Jahren wurde Frau E. seitlich von einem Auto angefahren und erlitt eine starke Prellung des Gesäßbereiches und des lateralen Oberschenkels sowie eine Klavikulafraktur auf der rechten Seite.

Seitdem klagt Frau E. über regelmäßige muskuläre Verspannungen der Halswirbelsäule.

► **Zuweisungsdiagnose gemäß ICD-10-Codierung**

- M77.0 Epicondylitis ulnaris humeri

Definition

Epikondylitits

Eine Epikondylitis bezeichnet den Schmerzzustand an den Muskelansätzen der Epikondylen des Ellenbogengelenks und wird damit der Gruppe der Insertionstendopathien zugeordnet. Sie kann als Epicondylitis radialis humeri oder als Epicondylitis ulnaris humeri auftreten.

Als Ursachen gelten Überbeanspruchung der Unterarmmuskulatur (Fingerextensoren/Fingerflexoren), Fehlhaltungen, arthrotische Veränderungen des Ellenbogengelenks, neurogene Muskelläsionen und Engpasssyndrome peripherer Nerven (z. B. N. radialis).

Bei der Epicondylitis radialis humeri (auch als Epicondylitis lateralis oder Tennisellenbogen bezeichnet) tritt der Schmerz am lateralen Epikondylus auf, an dem die Extensorenmuskeln des Handgelenks und der Finger ansetzen. Sie tritt häufiger auf als die Epicondylitis ulnaris humeri.

Symptome sind Muskelfunktionsstörungen des M. supinator und der Fingerextensoren, Gelenkfunktionsstörungen im Ellenbogengelenk und häufig auch Funktionsstörungen der Halswirbelsäule.

Bei der Epicondylitis ulnaris humeri (auch als Epicondylitis medialis oder Golferellenbogen bezeichnet) ist der mediale Epikondylus schmerzhaft, an dem die Flexorenmuskeln des Handgelenks und der Finger ansetzen.

Die Folge sind Verspannungen der ulnaren Fingerflexoren und der -pronatoren. Gelenkfunktionsstörungen des Ellenbogengelenks und Beschwerden im zervikothorakalen Übergang und in den Kopfgelenken sind weitere Symptome.

13.10.1 Ebenenmodell

Siehe ► Tab. 13.28.

Tab. 13.28 Das Ebenenmodell am Beispiel einer Epikondylitis

Ebene	Struktur
lokale Ebene	Art. cubiti, Art. radioulnaris proximalis, Art. radioulnaris distalis, Epicondylus medialis
fasziale Ebene	• fasziale Züge der PL-, AL-Kette • fasziale Züge der horizontalen Sehnenplatten • fasziale Züge von Tattoos, Piercings, Narben, …

segmentale Ebene	• Dermatome: C 6, C 7, Th 1
	• Myotome:
	  ◦ C 5–C 6: M. brachioradialis, M. biceps brachii
	  ◦ C 6–C 7: M. pronator teres, M. palmaris longus
	  ◦ C 7–C 8: M. palmaris longus, M. flexor digitorum superficialis, M. flexor pollicis longus
	  ◦ C 7–Th 1: M. flexor digitorum profundus
	  ◦ C 8–Th 1: M. flexor carpi ulnaris, M. flexor carpi radialis
	• periphere Nerven: N. cutaneus antebrachii medialis, N. cutaneus brachii medialis

vegetative Ebene	• Störungen des vegetativen Nervensystems auf Ebene des Sympathikus für den lokalen Schmerz: Th 3–Th 7
	  ◦ Pars cervicalis des Truncus sympathicus:
	    – periphere vegetative Nerven aus dem Bereich Th 3–Th 7 mit viszerogenen Reizerscheinungen im Bereich des Ellenbogengelenks:
	      Ganglion cervicale medium
	      Ganglion stellatum
	  ◦ Pars thoracalis des Truncus sympathicus:
	    – periphere vegetative Nerven aus dem Bereich Th 3–Th 7 mit viszerogenen Reizerscheinungen im Bereich des Ellenbogengelenks:
	      Rr. pulmonales
	      Rr. cardiaci thoracici
	      N. splanchnicus major
	• übergeordnete Zentren: Hypothalamus, limbisches System, Hypophyse

viszerale Ebene	Aus der vegetativen Ebene ergeben sich folgende Organe als mögliche Auslöser für den lokalen Schmerz:
	• Pars cervicalis des Truncus sympathicus:
	  ◦ aus dem Ganglion cervicale medium
	    – N. phrenicus (motorisch: das Diaphragma thoracolumbalis, sensibel: Herz, Lunge, Leber, Galle, Magen, Pankreas)
	    – Ösophagus
	  ◦ aus dem Ganglion cervicale medium sowie dem Ganglion stellatum:
	    – Lunge
	    – Thymus
	    – Herz (Nn. cardiaci cervicales)
	    – Schilddrüse
	  ◦ aus dem Ganglion stellatum:
	    – Trachea
	• Pars thoracolumbalis des Truncus sympathicus:
	  ◦ über die Rr. pulmonales:
	    – Lunge
	    – Trachea
	  ◦ über die Rr. pulmonales sowie Rr. cardiaci thoracici:
	    – Ösophagus
	  ◦ über die Rr. cardiaci thoracici:
	    – Herz
	  ◦ über den N. splanchnicus major:
	    – Magen
	    – Pankreas
	    – Milz
	    – Nebenniere
	    – Leber
	    – Galle
	    – Dünndarm (Duodenum, Jejunum, Ileum)
	    – Dickdarm (Caecum, Appendix, Colon ascendens, Colon transversum bis zum Cannon-Böhm-Punkt)

energetische Ebene	Dickdarm-, Kreislauf-Sexus-, Lungen- und Herzmeridian

13.10.2 Untersuchung

Untersuchung auf der lokalen Ebene

- Inspektion
- globale Untersuchung (aktiv, passiv, isometrisch)
- Mikromechanische Mobilisation

Globale Untersuchung des Ellenbogengelenks

Siehe Untersuchung des Ellenbogens (S. 102).

Mikromechanische Mobilisation

Auch am Ellenbogen kann die Mikromechanische Mobilisation (Kap. 2.3) sowohl zur Untersuchung als auch zur Behandlung eingesetzt werden (▶ Abb. 13.14 und ▶ Abb. 13.15).

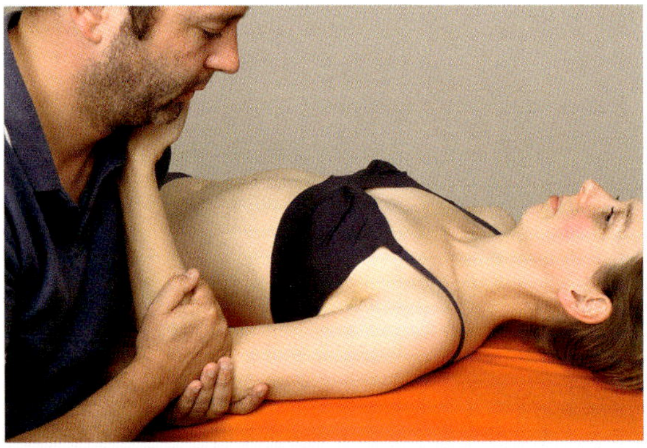

Abb. 13.14 Mikromechanische Mobilisation am Ellenbogen in Flexionsstellung.

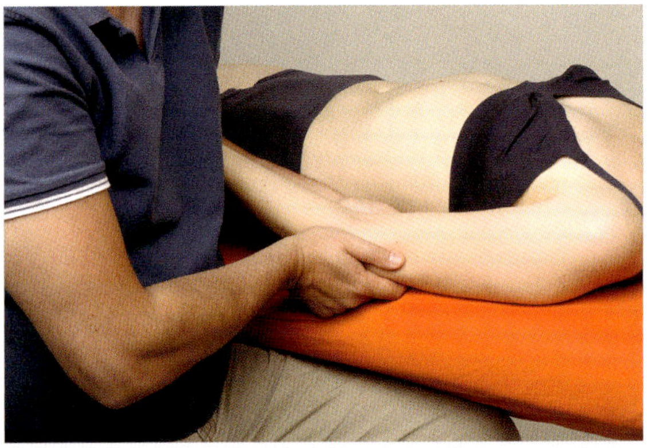

Abb. 13.15 Mikromechanische Mobilisation am Ellenbogen in Extensionsstellung.

Untersuchung auf der faszialen Ebene

- Palpation der PL-, AL-Kette auf Dysfunktionen
- globale Untersuchung der Faszienketten über den Fuß
- bei Bedarf Untersuchung tonisierender Strukturen (wie beispielsweise Fuß, Becken etc.)
- globale Differenzierung der 3 Diaphragmen
- bei Bedarf spezifische Untersuchung des Diaphragma thoracolumbalis
- Test durch Behandlung der Ketten

(siehe Untersuchung des faszialen Systems (S. 214), Globale Behandlung der Faszienketten über den Fuß (S. 224), Grundlegende Techniken in der Faszientherapie (S. 219))

Untersuchung auf der segmentalen Ebene

Untersuchung der Halswirbelsäule:
- Sicherheitstests
- Stellungstests Rückenlage/Sitz/Stand
- Bewegungstests Rückenlage/Sitz/Stand
- Dermatome, Myotome, periphere Nerven

Aufgrund der Versorgungsgebiete der Dermatome und Myotome müssen außerdem der 1. Brustwirbelkörper und die 1. Rippe untersucht werden.

Sicherheitstests, Stellungstests, Bewegungstests

Siehe Untersuchung und Behandlung der Halswirbelsäule (S. 303).

Dermatome, Myotome, periphere Nerven

- Dermatome: C 6, C 7, Th 1
- Myotome: M. brachioradialis, M. biceps brachii, M. pronator teres, M. palmaris longus, M. palmaris longus, M. flexor digitorum superficialis, M. flexor pollicis longus, M. flexor digitorum profundus, M. flexor carpi ulnaris, M. flexor carpi radialis
- periphere Nerven: N. cutaneus antebrachii medialis, N. cutaneus brachii medialis

(siehe Untersuchung und Behandlung der Halswirbelsäule (S. 303))

Untersuchung des 1. Brustwirbelkörpers und der 1. Rippe

Siehe Untersuchung und Behandlung der Brustwirbelsäule und der Rippen (S. 299).

Untersuchung auf der vegetativen Ebene

Im Bereich von Th 3–Th 7:
- allgemeine motorische Tests
- Palpation der Körperquadranten
- Bindegewebszonen
- Gewebeverschieblichkeit
- Sensibilität
- diagnostischer Strich
- spezifischer Test der segmentalen Beweglichkeit, inklusive der 3.–7. Rippe

Aufgrund der abweichenden Lage der Perikaryen der Zervikalganglien sollten bei vegetativen Auffälligkeiten von Th 3–Th 7 ebenfalls die potenziell irritierenden Segmente C 6, Th 1 sowie die 1. Rippe untersucht werden.

Die Untersuchung des Segmentes C 6 erfolgte bereits auf der segmentalen Ebene.

(siehe Kap. 7.4, Untersuchung und Behandlung der Brustwirbelsäule und der Rippen (S. 299))

Untersuchung auf der viszeralen Ebene

Untersuchung von Schilddrüse, Ösophagus, Herz, Lunge, Diaphragma thoracolumbalis (als Erfolgsorgan des N. phrenicus), Magen, Pankreas, Milz, Leber, Galle, Dünndarm (Duodenum, Jejunum, Ileum), Dickdarm (Caecum, Appendix, Colon ascendens, Colon transversum bis zum Cannon-Böhm-Punkt) über:
- dorsale Bindegewebszonen
- ventrale Bindegewebszonen
- neurolymphatische Reflexzonen nach Chapman
- Ohrreflexzonen
- algetische Zeichen an Extremitäten und Wirbelsäule
- vegetativ-reflektorische Krankheitszeichen mittels Inspektion: Haltung, Auge (inklusive Reaktionstest Pupille), Gesicht, Haut, Schulter
- anamnestische Fragen

(Kap. 8, Kap. 11.3)

Weitere im Ebenensystem benannte Organe können mit den hier beschriebenen Techniken der Schmerzphysiotherapie nicht differenziert untersucht werden und sind aus diesem Grund hier nicht weiter aufgeführt.

Untersuchung auf der energetischen Ebene

Dickdarm-, Kreislauf-Sexus-, Lungen- und Herzmeridian können folgendermaßen untersucht werden:
- Anamnese Organuhr
- Meridiantest über Füllungspunkte

(siehe Untersuchung der peripheren Meridiane (S. 374))

Untersuchungsergebnisse

▶ **Lokale Ebene.** Schmerzen in der isometrischen Palmarflexion.

▶ **Fasziale Ebene.** Faszialer Hypertonus auf der PL-Kette rechts, ausgehend von der Klavikula absteigend bis zum Fibulaköpfchen und von der Klavikula absteigend bis in die rechte Handfläche hinein, Dysfunktion der Fibula rechts – sie steht kranial, Hypertonus im Diaphragma cervicothoracicum.

▶ **Segmentale Ebene.** Dysfunktion der Klavikula nach kaudal = Klemmstelle für den Plexus brachialis.

▶ **Vegetative Ebene.** Th 5 steht in Rotationsdysfunktion rechts, Dysfunktion 5. Rippe rechts.

▶ **Viszerale Ebene.** Ventrale Bindegewebszonen: positive Lungenzone rechts.

▶ **Energetische Ebene.** Herzmeridian voll.

13.10.3 Behandlung

Sehr wahrscheinlich ist bei dieser Patientin die Klavikuladysfunktion das ursächliche Problem. Die Symptomatik im rechten Ellenbogen manifestiert sich bei Frau E. durch die Kompression der Nerven des Plexus brachialis, die fasziale Weiterleitung und die vegetativen Reaktionen, unterstützt durch die Belastung im Beruf (Massieren).

Die Behandlung sollte daher den Fokus auf die rechte Klavikula und das Diaphragma cervicothoracicum legen. Aber auch alle anderen involvierten faszialen Strukturen und die vegetative Ebene sollten relativ zeitnah therapiert werden.

▶ **Lokal**
- Mikromechanische Mobilisation am Ellenbogen (▶ Abb. 13.14 und ▶ Abb. 13.15).

▶ **Faszial**
- Klavikula: Mikromechanische Mobilisation im Akromioklavikular- und Sternoklavikulargelenk
- Diaphragma cervicothoracicum: mit indirekter Normalisierungstechnik – PBMT in Rückenlage, mikromechanische Mobilisation für die HWS in Rückenlage
- indirekte Annäherungstechniken für die Flexorenmuskeln am rechten Unterarm
- Fibula: Mobilisation der Fibula rechts nach kaudal
- Behandlung der gesamten PL-Kette über Einstellung des Fußes

(siehe Behandlung der Schultergelenke (S. 101), Techniken an den horizontalen Sehnenplatten (S. 220), Grundlegende Techniken in der Faszientherapie (S. 219), Fibula (S. 80), Globale Behandlung der Faszienketten über den Fuß (S. 224))

► **Segmental.** Die Behandlung der Klavikula und des Diaphragma cervicothoracicum sind bereits auf der faszialen Ebene aufgeführt.

► **Vegetativ**
- Mobilisation von Th 5 mit einer MET-Technik
- Mobilisation der 5. Rippe rechts mit Mikromechanischer Mobilisation

(siehe Untersuchung und Behandlung der Brustwirbelsäule und der Rippen (S. 299))

► **Viszeral**
- Behandlung der ventralen Lungenzone rechts mit einer Bindegewebsmassage (Kap. 8.2.2)

► **Energetisch**
- energetische Behandlung durch Leeren des Herzmeridians (siehe Behandlung (S. 374) des großen Energiekreislaufs)

13.10.4 Dokumentation nach ICF

Bei der Dokumentation mithilfe der ICF werden im ersten Schritt zunächst jene Körperfunktionen und -strukturen, Aktivitäten, Partizipationen und relevante Kontextfaktoren als ICF-Code verschlüsselt, die sich in der Anamnese bzw. im Rahmen der Befundung als sehr schwierig oder aber auch sehr hilfreich dargestellt haben (► Tab. 13.29). Davon ausgenommen sind Beschwerden oder Auffälligkeiten, die in Form von einer Diagnose als ICD-10-Code verschlüsselt werden können.

Anschließend werden die einzelnen Codierungen in eine entsprechende Verlaufsdokumentation übertragen (► Tab. 13.30). Mit etwas Übung kann der erste Schritt auch übersprungen werden. Er bietet sich vor allem dann an, wenn die Ausdrucksweise der ICF dem Anwender noch nicht geläufig ist.

Tab. 13.29 Umformulierung der Einschränkungen in ICF-Codes

Symptom/Einschränkung	Übersetzung	ICF-Code
Anamnese		
rechtsseitige Schmerzen im Bereich des medialen Epikondylus des Humerus	Struktur des Oberarms, nicht näher bezeichnet	s73009
	• Schmerz in den oberen Gliedmaßen	b28014
ziehen teilweise vom Ellenbogen bis in die Unterarmmuskulatur	• Schmerz in den oberen Gliedmaßen	b28014
regelmäßige muskuläre Verspannungen der Halswirbelsäule	Halswirbelsäule	s76000
	• Tonus einzelner Muskeln und Muskelgruppen	b7350
Befund		
Schmerzen in der isometrische Palmarflexion	Muskeln des Unterarms	s73012
	• Schmerz in den oberen Gliedmaßen	b28014
Klavikula	Gelenke der Schulterregion	s7201
PL-Kette	• Bänder und Faszien des Oberarms	s73003
	• Bänder und Faszien des Unterarms	s73013
	• Bänder und Faszien der Hand	s73023
PL-Kette	• Bänder und Faszien des Rumpfes	s7602
	• Bänder und Faszien der Beckenregion	s7403
	• Bänder und Faszien des Oberschenkels	s75003
	• Bänder und Faszien des Unterschenkels	s75013
Dysfunktion Fibula	Knochen des Unterschenkels	s75010
Diaphragma cervicothoracicum	Bänder und Faszien des Kopfes und der Halsregion	s7105
Th 5 steht in Rotationsdysfunktion nach rechts	Brustwirbelsäule	s76001
Dysfunktion 5. Rippe rechts	Struktur des Rumpfes, anders bezeichnet	s7608
positive Lungenzone rechts	Lunge	s4301

Tab. 13.30 Verlaufsdokumentation mithilfe der ICF

	Behandlungsinhalte	Befund					
Übersetzung	**ICF-Code**	**1.**	**2.**	**3.**	**4.**	**5.**	**6.**
Struktur des Oberarms, nicht näher bezeichnet	s73009	881					
• Schmerz in den oberen Gliedmaßen	b28014	2					
Muskeln des Unterarms	s73012	871					
• Schmerz in den oberen Gliedmaßen	b28014	2					
Halswirbelsäule	s76000	888					
• Tonus einzelner Muskeln und Muskelgruppen	b7350	3					
Gelenke der Schulterregion	s7201	861					
• Bänder und Faszien des Oberarms	s73003	871					
• Bänder und Faszien des Unterarms	s73013	871					
• Bänder und Faszien der Hand	s73023	871					
• Bänder und Faszien des Rumpfes	s7602	871					
• Bänder und Faszien der Beckenregion	s7403	871					
• Bänder und Faszien des Oberschenkels	s75003	871					
• Bänder und Faszien des Unterschenkels	s75013	871					
Knochen des Unterschenkels	s75010	861					
Bänder und Faszien des Kopfes und der Halsregion	s7105	883					
Brustwirbelsäule	s76001	868					
Struktur des Rumpfes, anders bezeichnet	s7608	861					
Lunge	s4301	881					
Besonderheiten:							

13.11 Hand am Beispiel eines komplexen regionalen Schmerzsyndroms (CRPS)

▸ **Anamnese.** Frau C., 40 Jahre, ledig. Beruf: Krankenschwester, derzeit arbeitsunfähig.

Die Patientin gibt brennenden Ruheschmerz, Bewegungseinschränkungen und eine Schwellung im Bereich der rechten Hand an. Die Beschwerden sind seit mehreren Monaten vorhanden und progredient zunehmend.

Frau C. wurde vor 1 Jahr an der gleichen Hand an einem Karpaltunnelsyndrom operiert.

Als Nebendiagnosen gibt die Patientin eine Schilddrüsenüberfunktion, Diabetes mellitus und einen Bandscheibenvorfall C 6/C 7 an.

▸ **Zuweisungsdiagnose gemäß ICD-10-Codierung**
- M89.0 Neurodystrophie

Das CRPS (**C**omplex **R**egional **P**ain **S**yndrome) tritt oftmals nach einem Trauma als vegetative Fehlregulation auf. Durch diese Fehlregulation wird der normale Heilungsprozess blockiert, es setzt ein „Teufelskreis" ein mit Schmerzen und Ödembildung sowie weiterfolgenden sympathischen Reaktionen. Ebenso treten Durchblutungs- und örtliche Stoffwechselstörungen auf.

Die eigentliche Ursache für diese vegetativen Reaktionen ist bis heute ungeklärt.

Ätiologisch wird das CRPS in 2 Typen unterteilt:
- Typ I (früher auch Morbus Sudeck genannt): tritt vor allem nach Trauma im Bereich der Extremitäten auf
- Typ II: tritt nach Nervenschädigungen auf

Zudem wird das CRPS in verschiedene Stadien eingeteilt:
- Stadium I: teigige Weichteilschwellung, Überwärmung der Haut, rot-bläuliche Verfärbung der Haut, Spannungsgefühl, vermehrte Schweißbildung, brennende Schmerzen und Bewegungseinschränkung der Gelenke
- Stadium II: kühle und zyanotische Haut, verstärkte Schweißsekretion, fortschreitende Muskelatrophie, kontrakte Gelenkkapsel, zunehmender Schmerz, Glanzhaut, Nagelwuchsstörungen
- Stadium III: Einsteifung der Gelenke, zunehmende Knochenentkalkung, irreversible Gewebe-/Hautatrophie

13.11.1 Ebenenmodell

Siehe ▸ Tab. 13.31.

Tab. 13.31 Das Ebenenmodell am Beispiel der CRPS

Ebene	Struktur
lokale Ebene	Hand
fasziale Ebene	• fasziale Züge der PM-, PL-, AP-, AM- und AL-Kette. (Eine Differenzierung der beteiligten Faszienketten ist im Bereich der oberen Extremität, vor allem in Kombination mit dem Krankheitsbild des CRPS, nicht absehbar. Aus diesem Grund kommen in diesem Fall alle Faszienketten infrage.) • fasziale Züge der horizontalen Sehnenplatten • fasziale Züge von Tattoos, Piercings, Narben, ...
segmentale Ebene	• Dermatome: C 6–C 8 • Myotome: ○ (Unterarm/Hand) – C 6–C 7: M. flexor carpi radialis – C 7–C 8: M. abductor pollicis longus, M. extensor pollicis brevis, M. flexor pollicis brevis, M. palmaris longus, M. flexor digitorum superficialis, M. flexor pollicis longus, M. extensor carpi radialis longus, M. extensor carpi radialis brevis, M. extensor digitorum (communis), M. extensor digiti minimi, M. extensor carpi ulanris, M. extensor pollicis longus, M. extensor indicis – C 6–C 8: M. opponens pollicis – C 7–Th 1: M. flexor digiti minimi brevis, M. opponens digiti minimi, M. abductor pollicis brevis, M. flexor digitorum profundus – C 8–Th 1: M. palmaris brevis, M. abductor digiti minimi, M. adductor pollicis, M. flexor carpi ulnaris, M. flexor carpi ulnaris ○ zusätzliche Myotome (Unterarm): – C 5–C 6: M. brachioradialis, M. supinator – C 6–C 7: M. pronator teres – C 6–C 8: M. pronator quadratus • periphere Nerven: N. ulnaris, N. medianus, N. radialis, N. cutaneus brachii lateralis, N. cutaneus brachii medialis
vegetative Ebene	• Störungen des vegetativen Nervensystems auf Ebene des Sympathikus für den lokalen Schmerz: Th 3–Th 7 ○ Pars cervicalis des Truncus sympathicus: – periphere vegetative Nerven aus dem Bereich Th 3–Th 7 mit viszerogenen Reizerscheinungen im Bereich des Ellenbogengelenks: Ganglion cervicale medium Ganglion stellatum ○ Pars thoracalis des Truncus sympathicus: – periphere vegetative Nerven aus dem Bereich Th 3–Th 7 mit viszerogenen Reizerscheinungen im Bereich des Ellenbogengelenks: Rr. pulmonales Rr. cardiaci thoracici N. splanchnicus major • Narbe der Operation am Karpaltunnel • übergeordnete Zentren: Hypothalamus, limbisches System, Hypophyse
viszerale Ebene	Aus der vegetativen Ebene ergeben sich folgende Organe als mögliche Auslöser für den lokalen Schmerz: • Pars cervicalis des Truncus sympathicus: ○ aus dem Ganglion cervicale medium – N. phrenicus (motorisch: das Diaphragma thoracolumbalis, sensibel: Herz, Lunge, Leber, Galle, Magen, Pankreas) – Ösophagus ○ aus dem Ganglion cervicale medium sowie dem Ganglion stellatum: – Lunge – Thymus – Herz (Nn. cardiaci cervicales) – Schilddrüse ○ aus dem Ganglion stellatum: – Trachea • Pars thoracalis des Truncus sympathicus: ○ über die Rr. pulmonales: – Lunge – Trachea ○ über die Rr. pulmonales sowie Rr. cardiaci thoracici: – Ösophagus ○ über die Rr. cardiaci thoracici: – Herz

Tab. 13.31 Fortsetzung

Ebene	Struktur
	◦ über den N. splanchnicus major: – Magen – Pankreas – Milz – Nebenniere – Leber – Galle – Dünndarm (Duodenum, Jejunum, Ileum) – Dickdarm (Caecum, Appendix, Colon ascendens, Colon transversum bis zum Cannon-Böhm-Punkt)
energetische Ebene	• Dickdarm-, Dreifach-Erwärmer-, Dünndarm-, Kreislauf-Sexus-, Lungen- und Herzmeridian • Narbe der Operation am Karpaltunnel

13.11.2 Untersuchung

Untersuchung auf der lokalen Ebene

Bei dieser Patientin beschränkt sich die Untersuchung auf der lokalen Ebene auf die Inspektion und Überprüfung der schmerzfreien aktiven Beweglichkeit. Weitere Maßnahmen sind an dieser Stelle nicht indiziert, um einen wahrscheinlich deutlich erhöhten Sympathikus nicht noch weiter anzuregen.

Untersuchung auf der faszialen Ebene

- Palpation der PM-, PL-, AP-, AM- und AL-Kette auf Dysfunktionen
- globale Untersuchung der Faszienketten über den Fuß
- bei Bedarf Untersuchung tonisierender Strukturen (wie z. B. Fuß, Becken etc.)
- globale Differenzierung der 3 Diaphragmen
- bei Bedarf spezifische Untersuchung des Diaphragma thoracolumbalis
- Test durch Behandlung der Ketten

(siehe Untersuchung des faszialen Systems (S. 214), Globale Behandlung der Faszienketten über den Fuß (S. 224), Grundlegende Techniken in der Faszientherapie (S. 219))

Untersuchung auf der segmentalen Ebene

Untersuchung der Halswirbelsäule:
- Sicherheitstests
- Stellungstests Rückenlage/Sitz/Stand
- Bewegungstests Rückenlage/Sitz/Stand
- Dermatome, Myotome, periphere Nerven

Aufgrund der Versorgungsgebiete der Myotome müssen außerdem der 1. Brustwirbelkörper und die 1. Rippe untersucht werden.

Sicherheitstests, Stellungstests, Bewegungstests

Siehe Untersuchung und Behandlung der Halswirbelsäule (S. 303).

Dermatome, Myotome, periphere Nerven

- Dermatome: C 6–C 8 – die Untersuchung der Dermatome darf nur erfolgen, sofern dies keine Schmerzauslösung oder -verstärkung bedingt. Eine zusätzliche Sympathikuserhöhung sollte unbedingt vermieden werden.
- Myotome: Aufgrund der starken Schmerzen der Patientin und der hohen Sympathikusaktivität ist ein Testen der Myotome bei dieser Patientin nicht möglich.
- periphere Nerven: N. ulnaris, N. medianus, N. radialis, N. cutaneus brachii lateralis, N. cutaneus brachii medialis

Untersuchung des 1. Brustwirbelkörpers und der 1. Rippe

Siehe Untersuchung und Behandlung der Brustwirbelsäule und der Rippen (S. 299).

Untersuchung auf der vegetativen Ebene

Im Bereich von Th 3–Th 7:
- allgemeine motorische Tests
- Palpation der Körperquadranten
- Bindegewebszonen
- Gewebeverschieblichkeit
- Sensibilität
- diagnostischer Strich
- spezifischer Test der segmentalen Beweglichkeit, inklusive der 3.–7. Rippe

Aufgrund der abweichenden Lage der Perikaryen der Zervikalganglien sollten bei vegetativen Auffälligkeiten von Th 3–Th 7 ebenfalls die potenziell irritierenden Segmente C 6, Th 1 sowie die 1. Rippe untersucht werden. Die Untersuchung des Segmentes C 6 erfolgte bereits auf der segmentalen Ebene.

Die vegetative Untersuchung der Narbe der Operation am Karpaltunnel sollte erst zu einem Zeitpunkt durchgeführt werden, an dem dies schmerzfrei möglich ist.

(siehe Kap. 7.4, Untersuchung vegetativ gestörter Narben (S. 329), Untersuchung und Behandlung der Brustwirbelsäule und der Rippen (S. 299))

Untersuchung auf der viszeralen Ebene

Untersuchung von Schilddrüse, Ösophagus, Herz, Lunge, Diaphragma thoracolumbalis (als Erfolgsorgan des N. phrenicus), Magen, Pankreas, Milz, Leber, Galle, Dünndarm (Duodenum, Jejunum, Ileum), Dickdarm (Caecum, Appendix, Colon ascendens, Colon transversum bis zum Cannon-Böhm-Punkt) über:

- dorsale Bindegewebszonen
- ventrale Bindegewebszonen
- neurolymphatische Reflexzonen nach Chapman
- Ohrreflexzonen
- algetische Zeichen an Extremitäten und Wirbelsäule
- vegetativ-reflektorische Krankheitszeichen mittels Inspektion: Haltung, Auge (inklusive Reaktionstest Pupille), Gesicht, Haut, Schulter

(Kap. 8, Kap. 11.3)

Weitere im Ebenensystem benannte Organe können mit den hier beschriebenen Techniken der Schmerzphysiotherapie nicht differenziert untersucht werden und sind aus diesem Grund hier nicht weiter aufgeführt.

Untersuchung auf der energetischen Ebene

Dickdarm-, Dreifach-Erwärmer-, Dünndarm-, Kreislauf-Sexus-, Lungen- und Herzmeridian können folgendermaßen untersucht werden:

- Anamnese Organuhr
- Meridiantest über Füllungspunkte

(siehe Untersuchung der peripheren Meridiane (S. 374))

Die energetische Untersuchung der Narbe (Kap. 9.7) der Operation am Karpaltunnel sollte erst zu einem Zeitpunkt durchgeführt werden, an dem dies schmerzfrei möglich ist.

Untersuchungsergebnisse

▶ **Inspektion/lokale Ebene.** Die Hand der Patientin weist eine Schwellung, eine livide Verfärbung sowie die Neigung zu latentem Schwitzen auf. Das Bewegungsausmaß des Handgelenks und der Finger ist deutlich eingeschränkt, ein kompletter Faustschluss sowie eine endgradige Fingerextension sind nicht mehr möglich. Die Bewegungsqualität ist ebenfalls vermindert; die Bewegungen erfolgen sehr langsam und werden von der Patientin mit sehr großer Sorgfalt aus Angst vor Schmerzen durchgeführt.

▶ **Fasziale Ebene.** PL-Kette – Zug von der HWS im Verlauf der PL-Kette bis in die Hand, Narbe (Karpaltunnel).

▶ **Segmentale Ebene.** HWS-Rotation nach rechts eingeschränkt, Sensibilität im Dermatom C 6 auffällig.

▶ **Vegetative Ebene.** Aufquellungen paravertebral Th 3–Th 7, eingeschränkte Hautverschieblichkeit Th 3–Th 7, auslaufender diagnostischer Strich Th 3–Th 7, Th 7 steht in Rotationsdysfunktion rechts, Dysfunktion der 7. Rippe rechts.

▶ **Viszerale Ebene.** Neurolymphatische Reflexzonen von Schilddrüse und Pankreas positiv.

▶ **Energetische Ebene.** Kreislauf-Sexus-Meridian voll.

13.11.3 Behandlung

Die Auswahl der Behandlungstechniken sollte auf den sanften Behandlungsmöglichkeiten beruhen, da bei einem CRPS keinesfalls der Sympathikus angeregt werden darf.

Behandlungstechniken

Die Priorität in der Behandlung dieser Patientin ist eine allgemeine und vegetative Grundregulation. Hierfür bietet sich die Behandlung des „kleinen Kreislaufs“ (S. 363) aus der TCM an.

Anschließend kann die Behandlung wie folgt weitergeführt werden:

▶ **Vegetativ**

- spezifische Behandlungstechniken, um die Aktivität des Sympathikus zu senken
  - leichte Vibrationen im Verlauf des sympathischen Grenzstrangs paravertebral im Bereich Th 3–Th 7
  - Mikromechanische Mobilisation der Segmente Th 6–Th 8 (es ist sinnvoll, das Segment oberhalb und unterhalb der Dysfunktion mit zu behandeln) und Mikromechanische Mobilisation der 7. Rippe auf der rechten Seite
  - unspezifische Wärmepackung auf den Bauch legen
  - „Okziput-Sakrum-Schaukeltechnik“

(siehe Kap. 7.4.2, Untersuchung und Behandlung der Brustwirbelsäule und der Rippen (S. 299), Kap. Behandlung der Zentralsehne (S. 226))

▶ **Segmental.** Anschließend kann die HWS behandelt werden:

- Mobilisation des Dickdarms zum Lösen der faszialen Verbindungen zur HWS
- eventuell eine leichte MET-Technik für die HWS (muss auf jeden Fall absolut schmerzfrei erfolgen)

- Mikromechanische Mobilisation der HWS (in der hier beschriebenen Durchführung erfolgt der Reiz auf alle Segmente der Halswirbelsäule und deckt dementsprechend das Segment C 6 ab)

(siehe Untersuchung und Behandlung der Halswirbelsäule (S. 303))

Im weiteren Behandlungsverlauf können auch die faszialen und viszeralen Strukturen sowie die energetische Ebene behandelt werden:

► **Faszial**

- sanfte Faszienbehandlung über „indirekte Annäherungstechniken" im Verlauf der PL-Kette am Arm und der Faszie des M. trapezius
- evtl. sanfte Behandlung der Narbe zu einem späteren Zeitpunkt – abhängig vom Verlauf während der Behandlung. Zuvor sollte die Narbe jedoch auf eine vegetative Fehlregulation untersucht und bei Bedarf behandelt werden, um in einem solchen Fall die sympathisch bedingte Gewebespannung zu regulieren.

(siehe Grundlegende Techniken in der Faszientherapie (S. 219), für die Narbe ebenfalls Kap. 2.3 sowie Kap. 7.5.2, ► Abb. 13.5)

► **Viszeral**

- Behandlung der neurolymphatischen Reflexzonen nach Chapman für Schilddrüse und Pankreas (Kap. 8.2.3)

► **Energetisch**

- energetische Behandlung (S. 374) des Kreislauf-Sexus-Meridians durch Leerung des Meridians

► **Lokal**

- Sobald eine schmerzfreie Mikromechanische Mobilisation im Handgelenk und an den Fingern möglich ist, kann sie angewendet werden (► Abb. 13.16 bis ► Abb. 13.19, Kap. 2.3).
- aktive Bewegungsübungen im schmerzfreien Bereich!

13.11.4 Dokumentation nach ICF

Bei der Dokumentation mithilfe der ICF werden im ersten Schritt zunächst jene Körperfunktionen und -strukturen, Aktivitäten, Partizipationen und relevanten Kontextfaktoren als ICF-Code verschlüsselt, die sich in der Anamnese bzw. im Rahmen der Befundung als sehr schwierig oder aber auch sehr hilfreich dargestellt haben (► Tab. 13.32). Davon ausgenommen sind Beschwerden oder Auffällig-

Tab. 13.32 Umformulierung der Einschränkungen in ICF-Codes

Symptom/Einschränkung	Übersetzung	ICF-Code
Anamnese		
Hand, rechts	Struktur der Hand, nicht näher bezeichnet	s73029
brennender Ruheschmerz	• Schmerz in den oberen Gliedmaßen	b28014
	• Funktionen des Tastens (Tastsinn)	b265
Bewegungseinschränkungen	Gelenke der Hand und Finger	s73021
	• Beweglichkeit mehrerer Gelenke	b7101
Schwellung	Funktionen der Lymphgefäße	b4352
Befund		
Hand, rechts	Struktur der Hand, nicht näher bezeichnet	s73029
latentes Schwitzen und Verfärbung	andere Funktionen der Haut	b830
deutlich reduziertes Bewegungsausmaß des Handgelenks und der Fingergelenke	Gelenke der Hand und Finger	s73021
	• Beweglichkeit mehrerer Gelenke	b7101
langsame Bewegungen	Funktionen der Bewegung, anders oder nicht näher bezeichnet	b789
Halswirbelsäule	Halswirbelsäule	s76000
PL-Kette; von der HWS absteigend bis in die Hand	• Bänder und Faszien des Kopfes und der Halsregion	s7105
	• Bänder und Faszien der Schulterregion	s7303
	• Bänder und Faszien des Oberarms	s73003
	• Bänder und Faszien des Unterarms	s73013
	• Bänder und Faszien der Hand	s73023
Rotationseinschränkungen nach rechts	Beweglichkeit mehrerer Gelenke	b7101
veränderte Sensibilität im Dermatom C 6	Funktionen des Tastens (Tastsinn)	b265
Th 7 steht in Rotationsdysfunktion nach rechts	Brustwirbelsäule	s76001
Rippen-Dysfunktion Th 7 rechts	Struktur des Rumpfes, anders bezeichnet	s7608
neurolymphatische Reflexzone Schilddrüse	Schilddrüse	s5801
neurolymphatische Reflexzone Pankreas	Pankreas	s550

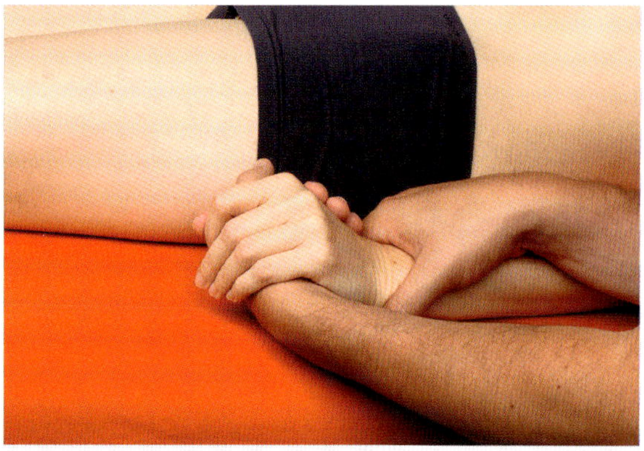

Abb. 13.16 Mikromechanische Mobilisation am Handgelenk in Dorsalextension.

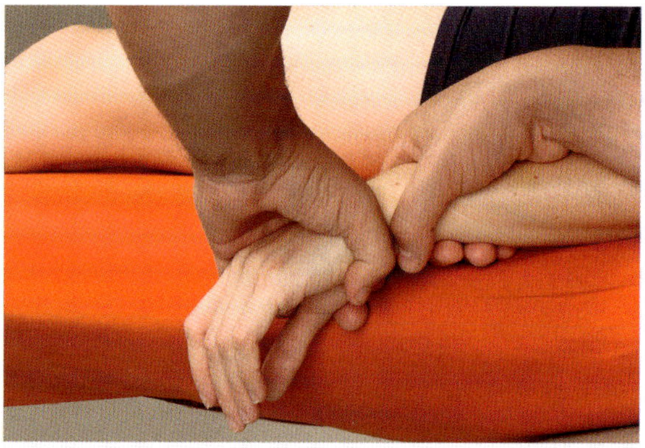

Abb. 13.17 Mikromechanische Mobilisation am Handgelenk in Palmarflexion.

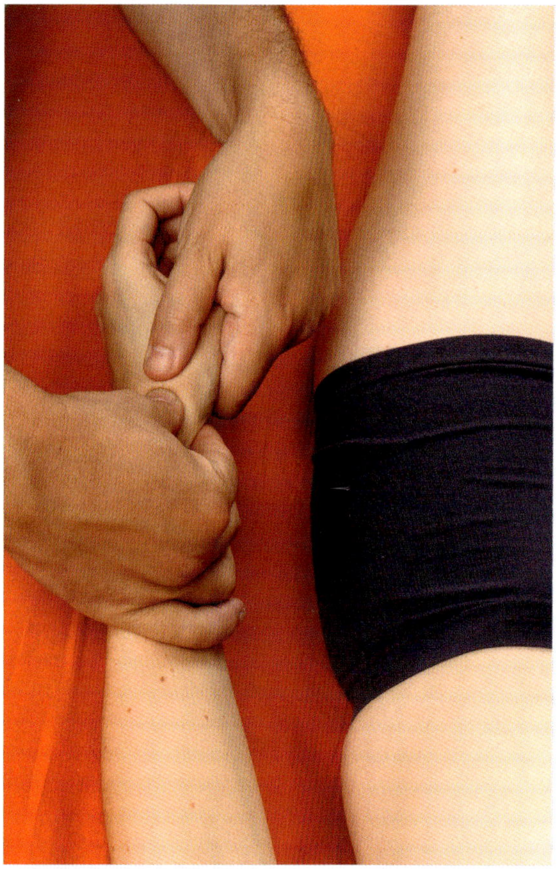

Abb. 13.18 Mikromechanische Mobilisation des Daumensattelgelenks.

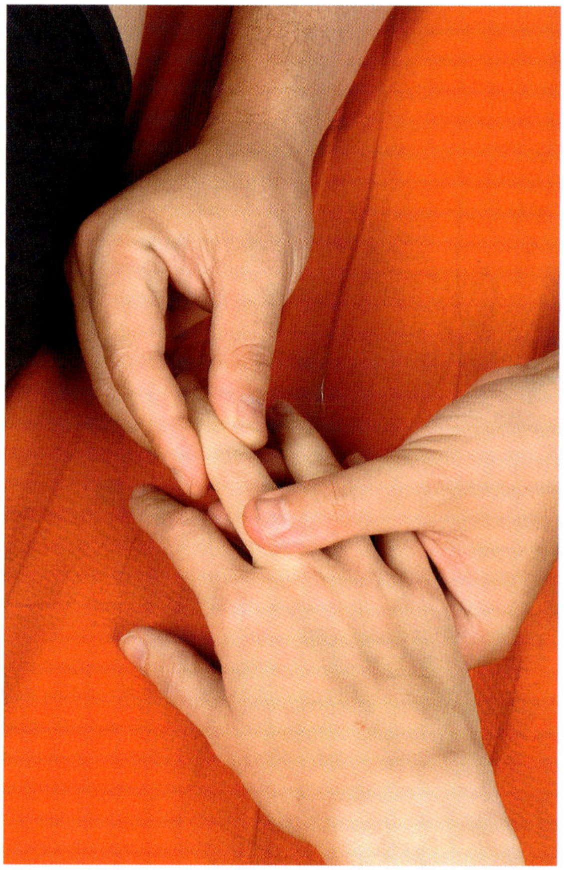

Abb. 13.19 Mikromechanische Mobilisation an einem Fingergelenk.

keiten, die in Form von einer Diagnose als ICD-10-Code verschlüsselt werden können.

Anschließend werden die einzelnen Codierungen in eine entsprechende Verlaufsdokumentation übertragen (► Tab. 13.33). Mit etwas Übung kann der erste Schritt auch übersprungen werden. Er bietet sich vor allem dann an, wenn die Ausdrucksweise der ICF dem Anwender noch nicht geläufig ist.

Tab. 13.33 Verlaufsdokumentation mithilfe der ICF

	Behandlungsinhalte	Befund					
Übersetzung	**ICF-Code**	**1.**	**2.**	**3.**	**4.**	**5.**	**6.**
Struktur der Hand, nicht näher bezeichnet	s73029	881					
• Schmerz in den oberen Gliedmaßen	b28014	4					
• Funktionen des Tastens (Tastsinn)	b265	2					
• Funktionen der Lymphgefäße	b4352	3					
Gelenke der Hand und Finger	s73021	881					
• Beweglichkeit mehrerer Gelenke	b7101	3					
Halswirbelsäule	s76000	888					
• Bänder und Faszien des Kopfes und der Halsregion	s7105	871					
• Bänder und Faszien der Schulterregion	s7303	871					
• Bänder und Faszien des Oberarms	s73003	871					
• Bänder und Faszien des Unterarms	s73013	871					
• Bänder und Faszien der Hand	s73023	871					
• Beweglichkeit mehrerer Gelenke	b7101	3					
• Funktionen des Tastens (Tastsinn)	b265	4					
Brustwirbelsäule	s76001	868					
Struktur des Rumpfes, anders bezeichnet	s7608	861					
Schilddrüse	s5801	888					
Pankreas	s550	888					
Besonderheiten:							

13.12 Viszerale Problematik am Beispiel eines Reizdarmsyndroms

► **Anamnese.** Frau D., 38 Jahre, verheiratet. Beruf: Geschäftsführerin.

Die Patientin klagt über unklare Bauchschmerzen, einen Wechsel zwischen Obstipationen und Diarrhö und gelegentlicher Übelkeit. Sie gibt zunehmenden Stress im Berufsleben an. Bei der Inspektion ist eine Lateralflexion und Rotation der mittleren BWS nach links zu erkennen sowie eine eingeschränkte BWS-Rotation zu beiden Seiten. Vor 10 Jahren wurde Frau D. nach einer Ruptur des vorderen Kreuzbandes eine Patellasehnenplastik links eingesetzt.

► **Zuweisungsdiagnose gemäß ICD-10-Codierung**

- K58.0 Reizdarmsyndrom, inklusive Colon irritabile, Reizkolon

Definition

Das Reizdarmsyndrom ist eine häufig auftretende, funktionelle (nicht organisch bedingte) abdominelle Störung. Es kommt zu Bauchschmerzen, Stuhlunregelmäßigkeiten und Flatulenz (Blähungen).

Die Bauchschmerzen können chronisch oder rezidivierend sein. Die Stuhlunregelmäßigkeiten können beispielsweise als Verstopfungen im Wechsel mit Durchfall als veränderte Stuhlfrequenz (unter 3 pro Woche/über 3 pro Tag), als veränderte Stuhlkonsistenz (z. B. zu hart oder wässerig) oder als veränderte Stuhlpassage (z. B. erschwerte Entleerungen) auftreten. Die Flatulenz kann sich als abdominelles Bläh- und Spannungsgefühl bemerkbar machen.

Die Ätiologie ist ungeklärt. Eventuell könnten eine viszerale Hypersensitivität oder Fehlsteuerungen des vegetativen Nervensystems eine Rolle spielen. Emotionale und stressbedingte Situationen verstärken die Symptomatik, gelten aber nicht als Ursache für das Reizdarmsyndrom.

13.12.1 Ebenenmodell

Siehe ▶ Tab. 13.34.

Tab. 13.34 Das Ebenenmodell am Beispiel eines Reizdarmsyndroms

Ebene	Struktur
lokale Ebene	Magen-Darm-Trakt: • Magen • Dünndarm (Duodenum, Jejunum, Ileum) • Dickdarm (Caecum, Appendix, Colon ascendens, Colon transversum, Colon descendens, Sigmoid, Rektum)
fasziale Ebene	• mögliche (direkte) fasziale Einflüsse auf die Verdauungsorgane: ○ Omentum majus ○ Peritoneum parietale ○ Lig. falciforme ○ Lig. umbilicale medianum ○ Diaphragma thoracolumbalis ○ Omentum minus ○ Lig. phrenicocolicum ○ Lig. gastrosplenicum ○ Lig. coronarium hepatis • fasziale Züge der AM-, AP-, AL-Kette • fasziale Züge der horizontalen Sehnenplatten • fasziale Züge von Tattoos, Piercings, Narben, ...
segmentale Ebene	• siehe vegetative Ebene
vegetative Ebene	• Störung des vegetativen Nervensystems auf der Ebene des Sympathikus für den lokalen Schmerz: C 8–Th 3, Th 3–Th 7, Th 8–Th 9, Th 10–L 3 ○ Pars cervicalis des Truncus sympathicus: – periphere vegetative Nerven aus dem Bereich C 8–Th 3 mit viszerogenen Reizerscheinungen im Bereich der Brustwirbelsäule ziehen jeweils zu dem: Ganglion cervicale superius – periphere vegetative Nerven aus dem Bereich Th 3–Th 7 mit viszerogenen Reizerscheinungen im Bereich der Brustwirbelsäule ziehen jeweils zu dem: Ganglion cervicale medium Ganglion stellatum ○ Pars thoracolumbalis des Truncus sympathicus: – periphere vegetative Nerven aus dem Bereich Th 3–Th 7 mit viszerogenen Reizerscheinungen im Bereich der Brustwirbelsäule: Rr. pulmonales Rr. cardiaci thoracici N. splanchnicus major – periphere vegetative Nerven aus dem Bereich Th 8–Th 9 mit viszerogenen Reizerscheinungen im Bereich der Brustwirbelsäule: N. splanchnicus major – periphere vegetative Nerven aus dem Bereich Th 10–L 3 mit viszerogenen Reizerscheinungen im Bereich der Brustwirbelsäule: N. splanchnicus minor/imus Plexus hypogastricus • Störung des vegetativen Nervensystems auf der Ebene des Parasympathikus für den lokalen Schmerz: ○ N. vagus ○ Nn. splanchnici pelvici • Untersuchung der Narbe der Meniskusoperation • übergeordnete Zentren: Hypothalamus, limbisches System, Hypophyse

Tab. 13.34 Fortsetzung

Ebene	Struktur
viszerale Ebene	Aus der vegetativen Ebene ergeben sich folgende Organe als mögliche Auslöser für den lokalen Schmerz: • Pars cervicalis des Truncus sympathicus: ◦ aus dem Ganglion cervicale superius: – Kopforgane (Augen, Ohren, Nase, Nasennebenhöhlen, Rachen) ◦ aus dem Ganglion cervicale superius sowie dem Ganglion cervicale medium – N. phrenicus (motorisch: das Diaphragma thoracolumbalis, sensibel: Herz, Lunge, Leber, Galle, Magen, Pankreas) ◦ aus dem Ganglion cervicale medium: – Ösophagus ◦ aus dem Ganglion cervicale medium sowie dem Ganglion stellatum: – Lunge ◦ aus dem Ganglion stellatum: – Trachea ◦ aus dem Ganglion cervicale superius, Ganglion cervicale medium sowie dem Ganglion stellatum: – Thymus – Herz (Nn. cardiaci cervicales) – Schilddrüse • Pars thoracolumbalis des Truncus sympathicus: ◦ über die Rr. pulmonales: – Lunge – Trachea ◦ über die Rr. pulmonales sowie Rr. cardiaci thoracici: – Ösophagus ◦ über die Rr. cardiaci thoracici: – Herz ◦ über den N. splanchnicus major: – Magen – Pankreas – Milz – Nebennierenrinde ◦ über den N. splanchnicus major sowie den N. splanchnicus minor/imus: – Leber – Galle – Dünndarm (Duodenum) ◦ über den N. splanchnicus major, N. splanchnicus minor/imus sowie den Plexus hypogastricus: – Nebenniere – Dünndarm (Jejunum, Ileum) – Dickdarm (Caecum, Appendix, Colon ascendens, Colon transversum bis zum Cannon-Böhm-Punkt) ◦ über den N. splanchnicus minor/imus sowie den Plexus hypogastricus: – Dickdarm (Colon transversum ab dem Cannon-Böhm Punkt, Colon descendens, Sigmoideum, obere Rektumetage) – Niere – Beckenorgane (Ovarien, Uterus, Tuba uterina) ◦ über den Plexus hypogastricus: – Dickdarm (mittlere und untere Rektumetage) – Beckenorgane (Harnblase, Ureter, Urethra)
energetische Ebene	Magen-, Dünndarm-, Dickdarm-, Dreifach-Erwärmer-Meridian, Konzeptionsgefäß

13.12.2 Untersuchung

Untersuchung auf der lokalen Ebene

Untersuchung von Magen, Duodenum, Jejunum, Ileum, Caecum, Appendix, Colon ascendens, Colon transversus, Colon descendens, Sigma und Rektum über:

- dorsale Bindegewebszonen
- ventrale Bindegewebszonen
- neurolymphatische Reflexzonen nach Chapman
- Ohrreflexzonen
- Inspektion: Haltung, Auge (inklusive Reaktionstest Pupille), Gesicht, Haut, Schulter
- algetische Zeichen an den Extremitäten
- vegetativ-reflektorische Krankheitszeichen
- anamnestische Fragen

(Kap. 8, Kap. 11.3)

Untersuchung auf der faszialen Ebene

- Palpation der AM-, AP-, AL-Kette auf Dysfunktionen
- globale Untersuchung der Faszienketten über den Fuß
- bei Bedarf Untersuchung tonisierender Strukturen (wie z. B. Fuß, Becken etc.)
- globale Differenzierung der 3 Diaphragmen
- bei Bedarf spezifische Untersuchung des Diaphragma thoracolumbalis
- Test durch Behandlung der Ketten

(siehe Untersuchung des faszialen Systems (S. 214), Globale Behandlung der Faszienketten über den Fuß (S. 224), Grundlegende Techniken in der Faszientherapie (S. 219))

Untersuchung auf der segmentalen und vegetativen Ebene

Im Bereich von C 8–L 3:

- allgemeine motorische Tests
- Palpation der Körperquadranten
- Bindegewebszonen
- Gewebeverschieblichkeit
- Sensibilität
- diagnostischer Strich
- spezifischer Test der segmentalen Beweglichkeit, inklusive der 1.–12. Rippe
- vegetative Untersuchung der Narbe der Meniskusoperation

Aufgrund der abweichenden Lage der Perikaryen der Zervikalganglien sollten bei vegetativen Auffälligkeiten von C 8–Th 7 ebenfalls die potenziell irritierenden Segmente C 1/C 2, C 6, Th 1 sowie die 1. Rippe untersucht werden.

(siehe Kap. 7.4, Untersuchung und Behandlung der Lendenwirbelsäule (S. 296), Untersuchung und Behandlung der Brustwirbelsäule und der Rippen (S. 299), Untersuchung und Behandlung der Halswirbelsäule (S. 303))

Untersuchung auf der viszeralen Ebene

Neben jenen Organen, die auf der lokalen Ebene benannt sind, ergeben sich über die vegetative Ebene weitere viszerale Bezüge:

Untersuchung von Augen, Ohren, Nase, Nasennebenhöhlen, Rachen, Schilddrüse, Ösophagus, Herz, Lunge, Diaphragma thoracolumbalis (als Erfolgsorgan des N. phrenicus), Pankreas, Milz, Leber, Galle, Nieren und Beckenorgane (Ovarien, Uterus, Tuba uterina, Harnblase, Ureter) über:

- dorsale Bindegewebszonen
- ventrale Bindegewebszonen
- neurolymphatische Reflexzonen nach Chapman
- Ohrreflexzonen
- algetische Zeichen an Extremitäten und Wirbelsäule
- vegetativ-reflektorische Krankheitszeichen mittels Inspektion: Haltung, Auge (inklusive Reaktionstest Pupille), Gesicht, Haut, Schulter
- anamnestische Fragen

(Kap. 8, Kap. 11.3)

Weitere im Ebenensystem benannte Organe können mit den hier beschriebenen Techniken der Schmerzphysiotherapie nicht differenziert untersucht werden und sind aus diesem Grund hier nicht weiter aufgeführt.

Spezifische viszeral-fasziale Untersuchung

Listening-Test nach Barral

▶ **ASTE Patient.** Stand.

▶ **ASTE Therapeut.** Stand neben den Patienten.

▶ **Ausführung.** Der Patient steht aufrecht mit hüftbreiten Beinen. Der Therapeut legt eine Hand ohne zusätzlichen Druck mittig auf den Kopf. Die andere Hand legt er nur mit Kontakt auf das Sakrum. Nun wird der Patient gebeten, jede Spannung zu lösen und passiv zu stehen.

▶ **Beurteilung.** Die Stelle mit der größten Konkavität ist die Höhe der Dysfunktion. Die Seite kann durch eine verstärkt entstehende Lateralflexion entstehen.

Hämodynamische Testverfahren

▶ **ASTE Patient.** Rückenlage.

▶ **ASTE Therapeut.** Stand.

▶ **Ausführung.** Der Therapeut tastet mit einer Hand den Radialispuls des Patienten. In dem vorher lokalisierten Bereich kann der Therapeut mit der anderen Hand nun das Gewebe mit leichtem Druck palpieren.

▶ **Beurteilung.** Eine Erhöhung oder Verlangsamung des Pulses wird als Physiologie gewertet. Findet keine Pulsreaktion statt, befindet sich an dieser Stelle der Punkt der faszialen Fixation.

Palpatorische Testverfahren

In dem lokalisierten Bereich kann nun flächig das Gewebe verschoben werden, um so die Stelle der Restriktion und die Richtung der Restriktion zu beurteilen.

Untersuchung auf der energetischen Ebene

Magen-, Dünndarm-, Dickdarm-, Dreifach-Erwärmer-Meridian können folgendermaßen untersucht werden:

- Anamnese Organuhr
- Meridiantest über Füllungspunkte
- Das Konzeptionsgefäß kann über die Behandlung des kleinen Kreislaufs (S. 363) untersucht werden.

(siehe Untersuchung der peripheren Meridiane (S. 374))

Untersuchungsergebnisse

► **Lokale Ebene.** Die Untersuchung der ventralen Organzonen hat ein positives Untersuchungsergebnis der Magenzone, der Duodenumzone sowie der Caecumzone ergeben.

► **Fasziale Ebene**
- AP-Kette – Zug im Verlauf der Kette ausgehend vom linken Knie bis zum linken Rippenbogen, Narbe am linken Knie
- globaler Test der horizontalen Sehnenplatten: hohe Spannungszustände in den 3 Diaphragmen

► **Segmentale und vegetative Ebene.** Plurisegmentale Dysfunktion der Segmente Th 5–Th 10 in Rotation nach links.

► **Energetische Ebene.** Konzeptionsgefäß voll.

13.12.3 Behandlung

Bei dieser Patientin ist es sinnvoll, erst die faszialen Spannungen im Verlauf der AP-Kette zu lösen und dann die Organfaszien zu befreien.

Anschließend kann mit viszeralen und vegetativen Behandlungstechniken fortgefahren werden.

Da hier plurisegmentale Dysfunktionen vorliegen, welche durch fasziale und muskuläre Züge hervorgerufen werden, ist es auf der segmentalen bzw. vegetativen Ebene wichtig, diesen Bereich der Dysfunktionen faszial zu lösen.

Die energetische Behandlung kann jederzeit vorgenommen werden.

Behandlungstechniken

► **Faszial**
- direkte Befreiungstechniken und/oder indirekte Annäherungstechniken im Verlauf der AP-Kette zwischen dem linken Knie und dem Brustkorb
- Behandlung der Narbe am linken Knie mit direkten Behandlungstechniken für das Narbengewebe mit Mikromechanischer Mobilisation sowie indirekte Annäherungstechniken und/oder direkte Dehntechniken. Zuvor sollte die Narbe jedoch auf eine vegetative Fehlregulation untersucht und bei Bedarf behandelt werden, um in einem solchen Fall die sympathisch bedingte Gewebespannung zu regulieren und keinen unnötigen Reiz auf das vegetative Nervensystem zu setzen.
- Behandlung der Zentralsehne (S. 226)

(siehe Grundlegende Techniken in der Faszientherapie (S. 219), Kap. 8, Kap. 11.3, Kap. 13.1.3, ► Abb. 13.5)

► **Vegetativ**
- direkte Fasziendehntechniken paravertebral, vor allem links, im Bereich Th 5–Th 10
- direkte Fasziendehntechnik der Faszie des M. trapezius pars ascendens beidseitig
- direkte Fasziendehntechniken der Faszie des M. latissimus dorsi beidseitig
- Mikromechanische Mobilisation der Segmente Th 4–Th 11
- sanfte Mobilisation der Rippenköpfchen Th 5–Th 10 beidseitig

(siehe Grundlegende Techniken in der Faszientherapie (S. 219), Untersuchung und Behandlung der Brustwirbelsäule und der Rippen (S. 299), Behandlung der Zentralsehne – unspezifische vegetative Regulation (S. 228))

► **Lokal/viszeral**
- Behandlung der ventralen Organzonen von Magen, Duodenum und Caecum mit einer Bindegewebsmassage
- Behandlung der Zonen von Magentonus, Magensekretion, Magenausgang und Dünndarm nach Chapman

(Kap. 8.2.2, Kap. 8.2.3)

► **Energetisch**
- energetische Behandlung durch Leerung des Konzeptionsgefäßes
- Zur allgemeinen Grundregulation ist bei dieser Patientin auch die Behandlung des kleinen Kreislaufs (S. 363) zu empfehlen.

13.12.4 Dokumentation nach ICF

Im ersten Schritt werden zunächst jene Körperfunktionen und -strukturen, Aktivitäten, Partizipationen und relevante Kontextfaktoren als ICF-Code verschlüsselt, die sich in der Anamnese bzw. im Rahmen der Befundung als sehr schwierig oder aber auch sehr hilfreich dargestellt haben (► Tab. 13.35).

Anschließend werden die einzelnen Codierungen in eine entsprechende Verlaufsdokumentation übertragen (► Tab. 13.36). Mit etwas Übung kann der erste Schritt auch übersprungen werden. Er bietet sich vor allem dann an, wenn die Ausdrucksweise der ICF dem Anwender noch nicht geläufig ist.

Tab. 13.35 Umformulierung der Einschränkungen in ICF-Codes

Symptom/Einschränkung	Übersetzung	ICF-Code
Anamnese		
unklare Bauchschmerzen	Magen- oder Bauchschmerz	b28012
Wechsel zwischen Obstipationen und Diarrhö	Transport von Nahrung durch Magen und Darm	b5150
gelegentliche Übelkeit	Brechreiz und Übelkeit	b5350
zunehmender Stress im Berufsleben	mit Stress umgehen	d2401
Lateralflexion und Rotation der mittleren BWS nach links	Brustwirbelsäule	s76001
	• Bänder und Faszien des Rumpfes	s7602
	• Muskeln des Rumpfes	s7601
	• Tonus der Muskeln des Rumpfes	b7355
eingeschränkte BWS-Rotation zu beiden Seiten	• Beweglichkeit mehrerer Gelenke	b7101
Befund		
ventrale Organzone des Magens	Magen	s530
ventrale Organzone des Duodenums	Dünndarm	s5400
ventrale Organzone des Caecums	Dickdarm	s5401
AP-Kette	Bänder und Faszien des Oberschenkels	s75003
	Bänder und Faszien der Beckenregion	s7403
	Bänder und Faszien des Rumpfes	s7602
hohe Spannungszustände in den drei Diaphragmen	Struktur des Beckenbodens	s620
	• Tonus einzelner Muskeln und Muskelgruppen	b7350
	Zwerchfell	s43031
	• Tonus einzelner Muskeln und Muskelgruppen	b7350
	Bänder und Faszien des Kopfes und der Halsregion	s7105
Th 5–Th 10 in plurisegmentaler Rotationsdysfunktion nach links	Brustwirbelsäule	s76 001

Tab. 13.36 Verlaufsdokumentation mithilfe der ICF

	Behandlungsinhalte	Befund					
Übersetzung	**ICF-Code**	**1.**	**2.**	**3.**	**4.**	**5.**	**6.**
Magen- oder Bauchschmerz	b28012	3					
Transport von Nahrung durch Magen und Darm	b5150	2					
Brechreiz und Übelkeit	b5350	1					
mit Stress umgehen	d2401	22					
Brustwirbelsäule	s76001	868					
• Bänder und Faszien des Rumpfes	s7602	872					
• Muskeln des Rumpfes	s7601	872					
• Tonus der Muskeln des Rumpfes	b7355	3					
• Beweglichkeit mehrerer Gelenke	b7101	2					
Magen	s530	888					
Dünndarm	s5400	888					
Dickdarm	s5401	888					
Bänder und Faszien des Oberschenkels	s75003	872					
Bänder und Faszien der Beckenregion	s7403	872					
Bänder und Faszien des Rumpfes	s7602	872					
Struktur des Beckenbodens	s620	872					
• Tonus einzelner Muskeln und Muskelgruppen	b7350	3					
Zwerchfell	s43031	872					
• Tonus einzelner Muskeln und Muskelgruppen	b7350	3					
Bänder und Faszien des Kopfes und der Halsregion	s7105	888					
Besonderheiten:							

14 Literatur

14.1 Bücher/Zeitschriften/Sonstige

Agarwal K. Systematik. In: Agarwal K, Hrsg. Ganzheitliche Schmerztherapie. Stuttgart: Haug; 2013

Agosta, L. Empathy and Intersubjectivity. In: Empathy 1. Lichtenberg J, Bornstein M et al., Hrsg. New Jersey: Lawrence Erlbaum Associates; 1984: 43–61

Appel HJ, Stang-Voss C. Funktionelle Anatomie. Heidelberg: Springer; 2008

Arastéh K, Baenkler H-W, Bieber C, Brandt R, Chatterjee T. Duale Reihe Innere Medizin. 3. Aufl. Stuttgart: Thieme; 2012

Asmundson G. Coons MJ, Taylor S et al. PTSD and the experience of pain: research and clinical implications of shared vulnerability and mutual-maintenance models. Can J Psychiatry 2002; 47: 930–937

Aumüller G, Engele J, Kirsch J, Mense S. Duale Reihe Anatomie. Stuttgart: Thieme; 2014

Badura, B. Fehlzeitenreport 2005. Arbeitsplatzunsicherheit und Gesundheit. Zahlen, Daten, Analysen aus allen Branchen der Wirtschaft. Berlin, Heidelberg: Springer; 2007

Bai Y, Wang Y, Wu J et al. Review of evidence suggesting that the fascia network could be the anatomical basis for acupoints andmeridians in the human body. Evid Based Complement Alternat Med 2011; 2011: 260 510

Balint M, Balint E. Psychotherapeutische Techniken in der Medizin. 3. Aufl. Stuttgart: Klett-Cotta; 1980

Balint M. Der Arzt, sein Patient und die Krankheit. 7. Aufl. Stuttgart: Klett-Cotta; 1988

Baltes M. Produktives Leben im Alter. Frankfurt/New York: Campus; 1996

Baron R et al., Hrsg. Praktische Schmerztherapie. 2. Aufl. Berlin: Springer; 2011

Barral JP. Manuelle Thermodiagnose. München: Elsevier; 2004

Basler HD. Schmerz und Alter. Berlin, Heidelberg: Springer; 2011

Beck JG, Sloan DM. Introduction. In: The Oxford Handbook of Traumatic Stress Disorders. Beck JG, Sloan DM, Hrsg. New York: Oxford University Press; 2012: 3–10

Beecher HK. The powerful Placebo. JAMA 1955; 159: 1602–1606

Behrends J, Bischofberger J, Deutzmann R. Duale Reihe Physiologie. Stuttgart: Thieme; 2010

Behrends J, Bischofberger J, Deutzmann R. Duale Reihe Physiologie. Stuttgart: Thieme; 2012

Benedetti F, Mayberg HS, Wager TD et al. Neurobiological mechanisms of the placebo effect. J Neurosci 2005; 25: 10 390–10 402

Berger DM. Clinical Empathy. New Jersey: Jason Aaron Inc.; 1987

Bernardy K. Fibromyalgie, Untergruppen und der kommunikative Aspekt chronischer Schmerzen [Dissertation]. Saarlouis: Philosophische Fakultäten der Universität des Saarlandes; 2006

Bischko J. Praxis der Akupunktur: Einführung in die Akupunktur. Bd. 1. Heidelberg: Haug; 1994: 68

Bischof-Köhler D. Spiegelbilder und Empathie. Die Anfänge der sozialen Kognition. Bern: Hans Huber; 1989

Blanz M. Sozialpsychologische Ansätze zur Analyse von Placeboeffekten in medizinischen und psychotherapeutischen Behandlungen [Dissertation]. Marburg/Lahn: Philipps-Universität Marburg; 1987

Boeck G, Bommas-Ebert U, Brandenburger T. Prüfungswissen Physikum. Stuttgart: Thieme; 2009

Bölting K. Medi-Learn-Skriptenreihe. Anatomie 4, Kopf und Hals, Hirnnerven, Marburg: Medi-Learn; 2007

Bohleber W. Was die Psychoanalyse heute leistet. Stuttgart: Klett-Cotta; 2012

Bommas-Ebert U. Medi-Learn-Skriptenreihe. Anatomie 1, Embryologie, Marburg: Medi-Learn; 2007

Breithaupt F. Kulturen der Empathie. Frankfurt: Suhrkamp; 2009

Brunner J. Politik der Traumatisierung. Zur Geschichte des verletzbaren Individuums. WestEnd. Neue Zeitschrift für Sozialforschung 2004; 1: 7–24

Bundesärztekammer, Hrsg. Placebo in der Medizin. Köln: Deutscher Ärzte-Verlag; 2011

Burkhart R, Hömberg W. Einleitung. In: Burkhart R, Hömberg W, Hrsg. Kommunikationstheorien. Ein Textbuch zur Einführung. Wien: Braumüller; 2004

Buser K, Schneller T, Wildgrube K. Medizinische Psychologie Medizinische Soziologie. 5. Aufl. München/Jena: Urban & Fischer; 2003

Butler DS, Moseley LG. Schmerzen verstehen. Heidelberg: Springer; 2009

Carriere B, Beckenboden. 2. Aufl. Stuttgart: Thieme; 2012

Chaitow L. Muskel-Energie-Techniken. München: Elsevier; 2008

Craig AD. Interoception and emotion: a neuroanatomical perspective. In: Lewis M, Haviland-Jones J, Feldman Barrett L, eds. Handbook of Emotions. 3rd ed. New York: Gilford Press; 2008: 272–288

Cramer L. Zynismus- und Empathieentwicklung – Entwicklung bei Medizinstudierenden [Dissertation]. Heidelberg: Ruprecht-Karls-Universität Heidelberg; 2013

Cyffka A. PONS Basiswörterbuch Latein. Latein-Deutsch, Deutsch-Latein. Stuttgart: PONS; 2010

Davis S, Enders AL. BASICS. Psychosomatik und Psychotherapie. München: Elsevier; 2013

de Coster M, Pollaris A. Viscerale Osteopathie. Stuttgart: Haug; 2010

Delhees KH. Soziale Kommunikation. Psychologische Grundlagen für das Miteinander in der modernen Gesellschaft. Opladen: Westdeutscher Verlag; 1994

Denke C. Behandlungsorientierte Anwendung neuronaler Netze bei Phantomschmerz. In: Heinz A, Hrsg. Somato-psychosomatische Entstehung und Therapie chronischer Schmerzen. Würzburg: Königshausen und Neumann; 2001

Desmoulière A, Geinoz A, Gabbiani F, Gabbiani G. Transforming growth factor-beta 1 induces alpha-smooth muscle actin expression in granulation tissue myofibroblasts and in quiescent and growing cultured fibroblasts. The Journal of cell biology. 1993; 122(1): 103–111

Deutsches Institut für Medizinische Dokumentation und Information, DIMDI, Hrsg. International Classification of Functioning, Disability and Health. Genf: WHO; 2005

Deutsches Institut für Medizinische Dokumentation und Information, DIMDI, Hrsg. ICD-10-GM Systematisches Verzeichnis. Version 2013

Diemer W, Buchert H. Gesundheitsberichterstattung des Bundes – Heft 7. Chronische Schmerzen. Berlin: Robert Koch-Institut, Hrsg. Stand: 01.05.2002a; S. 6

Diemer W, Buchert H. Gesundheitsberichterstattung des Bundes – Heft 7. Chronische Schmerzen. Berlin: Robert Koch-Institut, Hrsg. Stand: 01.05.2002b; S. 18

Diener HC, Maier C. Die Schmerztherapie. München: Elsevier. Urban & Fischer; 2011

Dietzel C. Empathie bei Jugendlichen, jungen und mittelalten Erwachsenen: Altersunterschiede und der Zusammenhang mit reaktiv aggressivem Verhalten [Dissertation]. Leipzig: Fakultät für Biowissenschaften, Pharmazie und Psychologie der Universität Leipzig; 2013

Dölken M, Hüter-Becker A. Physiotherapie in der Orthopädie. Stuttgart: Thieme; 2009

Dudek A. Biochemische Bildgebung der lumbalen Bandscheibe [Dissertation]. Nürnberg: Friedrich-Alexander-Universität Erlangen-Nürnberg; 2013

Egle UT, Zentgraf B. Psychosomatische Schmerztherapie. Grundlagen, Diagnostik, Therapie und Begutachtung. Stuttgart: Kohlhammer; 2014

Ehlert U, von Känel R. Psychoimmunologie-Psychoendokrinologie. Berlin, Heidelberg: Springer; 2011

Ehmer B. Orthopädie und Traumatologie für Physiotherapeuten. Stuttgart: Enke; 1998a

Ehmer B. Orthopädie und Traumatologie für Physiotherapeuten. Stuttgart: Enke; 1998b

Ehrenberg H. Atemtherapie in der Physiotherapie/Krankengymnastik. München: Pflaum; 2001

Endspurt Vorklinik. Anatomie 3. Stuttgart: Thieme; 2013

Erikson EH. Kindheit und Gesellschaft. Stuttgart: Klett; 1950

Faller A, Schünke M. Der Körper des Menschen. Einführung in Bau und Funktion. 15. Aufl. Stuttgart: Thieme; 2008

Fauchère PA. Somatoformer Schmerz. Die anhaltende somatoforme Schmerzstörung: Diagnostik, Klinik, Behandlung und Begutachtung. Bern: Hans Huber; 2008

Ferenczi S. Schriften zur Psychoanalyse II. Balint M, Hrsg. Frankfurt am Main: S. Fischer; 1972

Ferenczi S. Ohne Sympathie keine Heilung. Das klinische Tagebuch von 1932. Dupont J, Hrsg. Frankfurt am Main: S. Fischer; 1988

Fischer G, Riedesser P. Lehrbuch der Psychotraumatologie. 4. Aufl. München: Ernst Reinhardt; 2009

Fischer L. Neuraltherapie. Stuttgart: Thieme; 2014a

Fischer L. Physikalische und Neurobiologische Prinzipien. In: Liem T, Hrsg. Morphodynamik in der Osteopathie. Stuttgart: Haug; 2014b

Fischer L, Peuker ET. Lehrbuch integrative Schmerztherapie. Stuttgart: Haug; 2011

Flatten G, Gast U, Hofmann A et al. S3-Leitlinie Posttraumatische Belastungsstörung. Trauma & Gewalt 2011; 3: 202–210

Franz C, Bautz M. Interaktionsverhalten des Patienten mit chronisch unbehandelbarem Schmerz. In: Kröner-Herwig B, Frettlöh J, Klinger R, Nilges P, Hrsg. Schmerzpsychotherapie. Berlin: Springer; 2011

Frede U. Herausforderung Schmerz. Lengerich: Pabst Science; 2007

Fresenius M, Hrsg. Repetitorium Schmerztherapie. Zur Vorbereitung auf die Prüfung „Spezielle Schmerztherapie". Berlin: Springer; 2004

Freud, S. Der Mann Moses und die monotheistische Religion. Frankfurt am Main: Suhrkamp; 1964

Freud S. Jenseits des Lustprinzips. In: Das Ich und das Es. Metapsychologische Schriften. 2. Aufl. Frankfurt am Main: Fischer; 2010

Frindte W. Einführung in die Kommunikationspsychologie. Weinheim: Beltz; 2001

Frisch H. Programmierte Therapie am Bewegungsapparat, Chirotherapie, Osteopathie, Physiotherapie. Heidelberg: Springer; 2003

Fritsch H, Fröhlich B. Development oft he levator ani muscle in human fetuses. Early Hum Dev 1994; 37: 15–25

Gauler TC, Weihrauch TR. Placebo. Ein wirksames und ungefährliches Medikament? München: Urban & Schwarzenberg; 1997

Geyer M. Achillodynie, Orthopädische Chirurgie. Orthopäde 2005; 34: 667–681

Gifford L. Schmerzphysiologie. In: van den Berg F, Hrsg. Angewandte Physiologie. Organsysteme verstehen und beeinflussen. Bd. 2. Stuttgart: Thieme; 2005

Gleditsch JM. Reflexzonen und Somatotopien. München: Elsevier; 2005

Gnaiger-Rathmanner J, Mayr R. Homöopathie bei Psychotraumata. 20 ausführlich kommentierte Fallanalysen. Stuttgart: Haug; 2013

Goleman D. Emotionale Intelligenz. München: Deutscher Taschenbuch Verlag; 1999

Graessner S, Wenk-Ansohn M. Die Spuren von Folter. Eine Handreichung. Berlin: Behandlungszentrum für Folteropfer; 2000

Graumann W. Compact-Lehrbuch Anatomie. Stuttgart: Schattauer; 2005

Gray ML, Pizzanelli AM, Grodzinsky AJ et al. Mechanical and physiochemical determinants of the chondrocyte biosynthetic response. J Orthop Res 1988; 6: 777–92

Greenman P. Lehrbuch der Osteopathischen Medizin. Heidelberg: Haug; 2000

Grinnell F. Fibroblast-collagen-matrix contraction: growth-factor signalling and mechanical loading. Trends Cell Biol 2000; 10: 362–5

Groß D, Rosentreter M. Der Patient und sein Behandler. Münster: LIT; 2011

Häuser W, Hansen E, Enck P. Nocebo Phenomena in Medicine. Dtsch Arztebl Int 2012; 109: 459–465

Hahn RA. The Nocebo Phenomenon: Scope and Foundations. In: Harrington A, Hrsg. The Placebo Effect. An Interdisciplinary Exploration. Cambridge: Harvard University Press; 1997

Hartmann C. Der Natur bis ans Ende Vertrauen. Gedanken zur osteopathischen Philosophie. Pähl: Jalandos 2003

Haus KM. Neurophysiologische Behandlung bei Erwachsenen. Berlin, Heidelberg: Springer; 2010

Hayden. Mediengestützte Musiktherapie in der integrativen Schmerztherapie bei chronischen Rückenschmerzen. Deutsche Rentenversicherung; Augsburg: 2013

Heier M. Nocebo: Wer's glaubt wird krank. Gesund trotz Gentests, Beipackzettel und Röntgenbildern. 3. Aufl. Stuttgart: Hirzel; 2013

Heim E, Willi J. Psychosoziale Medizin. Gesundheit und Krankheit in bio-psycho-sozialer Sicht. 2. Klinik und Praxis. Berlin: Springer; 1986

Hermanns W. GOT – Ganzheitliche Osteopathische Therapie. Stuttgart; Haug; 2012

Hick C, Hick A. Intensivkurs Physiologie. München: Elsevier, Urban & Fischer; 2012

Hildebrand H, Lovric D. Lehrbuch für Heilpraktiker, Innere Medizin. Sersheim: Kreativität und Wissen; 2004

Hochschildt J. Strukturen und Funktionen begreifen. Funktionelle Anatomie – therapierelevante Details. Bd. 1: Grundlagen zur Wirbelsäule, HWS und Schädel, BWS und Brustkorb, obere Extremität. Stuttgart: Thieme; 2005

Hochschildt J. Strukturen und Funktionen begreifen. Funktionelle Anatomie – therapierelevante Details. Bd. 2: LWS, Becken und ütgelenk, Untere Extremität. Stuttgart: Thieme; 2008

Hockenholz F, Roos K. Die aktuelle Situation zum akuten und chronischen Schmerz in Deutschland. In: van den Berg F, Hrsg. Ganzheitliche Physiotherapie. Stuttgart: Thieme; 2016

Hof H, Dörries R. Duale Reihe Medizinische Mikrobiologie. 5. Aufl. Stuttgart: Thieme 2014

Hoheisel C. Fragliche Selbstdarstellung in fiktivem Lebensraum des Äquators. Norderstedt: Books on Demand; 2012

Hüter-Becker A, Dölken M, Hrsg. Biomechanik, Bewegungslehre, Leistungsphysiologie, Trainingslehre. Stuttgart: Thieme 2011

Jänig W, Baron R. Pathophysiologie des Schmerzes. In: Fischer L, Peuker ET, Hrsg. Lehrbuch integrative Schmerztherapie. Stuttgart: Haug; 2011

Juenemann KP, Lue TF, Schmidt RA et al. Clinical significance of sacral and pudendal nerve anatomy. J Urol 1988; 139: 74

Junker U, Nolte T, Hrsg. Grundlage der speziellen Schmerztherapie. München: Urban & Vogel; 2005

Junquiera LC, Carneiro J, Gratzi M. Histologie. Heidelberg: Springer; 2005

Kahle W. Taschenatlas der Anatomie 3, Nervensystem und Sinnesorgane. 8. Aufl. Stuttgart: Thieme; 2002

Kahle W, Frotscher M. Taschenatlas Anatomie, 3: Nervensystem und Sinnesorgane. Stuttgart: Thieme; 2009

Kapandji IA. Funktionelle Anatomie der Gelenke. 5. Aufl. Stuttgart: Thieme; 2009

Karger A, Hrsg. Trauma und Wissenschaft. Psychoanalytische Blätter. Bd. 29. Göttingen: Vandenhoeck & Ruprecht; 2009

Katzenmeier C, Bergdolt K, Hrsg. Das Bild des Arztes im 21. Jahrhundert. Berlin, Heidelberg: Springer; 2009

Kentenich H, Pietzner K. Placebo in der Medizin oder: Die Rolle des Arztes im therapeutischen Prozess. J Reprod Endokrinol 2011; 8: 15–19

Kiecolt-Glaser JK, Glaser R, Gravenstein S et al. Chronic Stress alters the immune response to influenza virus vaccine in older adults. Proc Natl Acad Sci USA 1996; 93: 3 043–3 047

Kienle, Gunver S. Der sogenannte Placeboeffekt. Illusion, Fakten, Realität. Stuttgart: Schattauer; 1995

Kleine B, Rossmanith W. Hormone und Hormonsystem. Heidelberg: Springer; 2014

Klimczyk. Wirksamkeit Multimodaler Schmerztherapie bei chronischen Rückenschmerzen. Orthopädische Praxis 2009; (45/10): 489–93

Kniesel B. Diskogener Schmerz – Teil 1: Definition und Pathologie. Zeitschrift für angewandte Schmerztherapie 2/2002

Koehl-Hackert N, Schultz J-H, Nikendei C et al. Belastet in den Beruf – Empathie und Burnout bei Medizinstudierenden am Ende des Praktischen Jahres. Zeitschrift für Evidenz, Fortbildung und Qualität im Gesundheitswesen 2012; 2: 116–124

Kohut H. Introspektion, Empathie und Psychoanalyse. Aufsätze zur psychoanalytischen Theorie, zu Pädagogik und Forschung zur Psychologie der Kunst. Frankfurt am Main: Suhrkamp; 1977

Kolster BC, Marquardt H. Reflextherapie. Berlin, Heidelberg: Springer; 2004

König G, Wancura I. Neue chinesische Akupunktur. Wien, München, Bern: Maudrich; 1996

Kröner-Herwig B. Chronischer Schmerz – Eine Gegenstandsbestimmung. Psychologische Schmerztherapie. Berlin, Heidelberg: Springer

Kröner-Herwig J, Klinger R, Nilges P. Schmerzpsychotherapie. Berlin: Springer; 2011

Kröner-Herwig B, Frettlöh J. Behandlung chronischer Schmerzsyndrome: Plädoyer für einen interdisziplinären Therapieansatz. In: Kröner-Herwig B, Frettlöh J, Klinger R, Nilges P, Hrsg. Schmerzpsychotherapie. Berlin: Springer; 2011

Kühner A. Trauma und kollektives Gedächtnis. Gießen: Psychosozial-Verlag; 2008

Lademann J, Mertesacker H, Gebhardt B. Psychische Erkrankungen im Fokus der Gesundheitsreporte der Krankenkassen. Psychotherapeuten Journal 2006; 06: 123–129

Lamsfuss SM. Empathie und Motive prosozialen Handelns. Merkens H, Schmidt F, Hrsg. Berlin: 1990

Länder SÄ. Demografischer Wandel in Deutschland Bevölkerungs- und Haushaltsentwicklung im Bund und in den Ländern. Wiesbaden: Statistisches Bundesamt; 2011

Lang E. Physiologie für Heilpraktiker. Stuttgart: Haug; 2014

Lang H. Das Arzt-Patient-Verhältnis aus der Sicht der medizinischen Psychologie. In: Arzt und Patient: eine Beziehung im Wandel. Beiträge des Symposiums vom 15. bis 18. September 2005 in Cadenabbia. Konrad-Adenauer-Stiftung e.V., Hrsg. Freiburg: Herder; 2006: 293–315

Langer G. Placebo, Placebophänomen und Aura Curae: Eine kritische Erörterung. In: Placebo und Placebophänomen. In: Stacher A. Hrsg. Wien: Facultas; 1995

Langer W, Hebgen E. Lehrbuch Osteopathie, Stuttgart: Haug; 2013

Langevin HM, Churchill DL, Cipolla MJ. Mechanical signaling through connective tissue: a mechanism for the therapeutic effect of acupuncture. FASEB J 2001a; 15: 2257–2282

Langevin HM, Churchill DL, Fox JR et al. Biomechanical response to acupuncture needling in humans. J Appl Physiol; 2001b: 91: 2471–2478

Langevin HM, Churchill DL, Wu J et al. Evidence of connective tissue involvement in acupuncture. FASEB J 2002a; 16(8): 872–876

Langevin HM, Yandow JA. Relationship of acupuncture points and meridians to connective tissue points. Anat Rec 2002b: 269: 257–265

Langevin HM. Connective tissue: A body-wide signaling network? Med Hypoth 2006; 66: 1074–1077

Langevin HM, Bouffard NA, Churchill DL et al. Connective tissue fibroblast response to acupuncture: dose-dependent effect of bidirectional needle rotation. J Altern Complement Med 2007; 13: 355–360

Lee PR. Still's concept of connective tissue: lost in "translation"? JAOA 2006; 106: 176–763; 195, 197

Leowald H. Psychoanalysis as an art and the fantasy character of the psychoanalytic situation. J Amer Psychoanal Assn 1975; 23: 277–299

Lichtenberg JD. Introduction. In: Empathy 1. Lichtenberg J, Bornstein M et al., Hrsg. New Jersey: Lawrence Erlbaum Associates, Inc. Publishers 1984: 1–3

Liedl A. Posttraumatische Belastungsstörung und chronische Schmerzen: Entstehung, Aufrechterhaltung und Behandlungsmöglichkeiten [Dissertation]. Berlin: Freie Universität Berlin; 2010

Liem T, Dobler T. Leitfaden Osteopathie Parietale Techniken. 3. Aufl. München: Urban & Fischer; 2010

Löber M, van den Berg F. Untersuchen und Behandeln nach Cyriax. Heidelberg: Springer; 2007

Locher H. Grundlagen und klinische Bedeutung. In: Locher H, Casser HR, Strohmeier M, Grifka J, Hrsg. Spezielle Schmerztherapie der Halte- und Bewegungsorgane. Stuttgart: Thieme; 2011a

Locher H. Fehler in der Schmerztherapie: iatrogene Chronifizierung. In: Locher H, Casser HR, Strohmaier M, Grifka J, Hrsg. Spezielle Schmerztherapie der Halte- und Bewegungsorgane. Stuttgart: Thieme; 2011b

Locher H. Schmerzassessment: von der umfassenden Bestandsaufnahme zur Differentialdiagnose – Untersuchungsgang; Diagnose. In: Locher H, Strohmeier M, Grifka J, Hrsg. Spezielle Schmerztherapie der Halte- und Bewegungsorgane (S. 66; 129) Stuttgart: Thieme; 2011c

Lorke D. Schmerzrelevante Neuroanatomie. In: Beck H, Hrsg. Schmerztherapie. Bd. 4. Stuttgart: Thieme; 2002

Lüttgenau M, Grützmann T. Zur Entstehung der Hospizarbeit unter besonderer Berücksichtigung von Kinderhospizen in Deutschland. In: Medizingeschichte: Beiträge des „Rheinischen Kreises der Medizinhistoriker". Bd. 2. Kassel: Kassel Univ. Press; 2011

Maas H, Baan GC, Huijing PA. Muscle force is determined also by muscle relative position: isolated effects. J Biomech 2004; 37: 99–110

Madert KK. Trauma und Spiritualität. Wie Heilung gelingt. Neuropsychotherapie und die transpersonale Dimension. München: Kösel; 2007

Magritte, René: La trahison des images. 1929, County Museum, Los Angeles.

Maier C, Rolke R, Diener HC. Schmerzbegriffe. In: Diener HC, Maier C. Die Schmerztherapie. München: Elsevier, Urban & Fischer; 2011

Marquardt H. Körperliche und seelische Narben. Königsfeld-Burgberg: Verlag Hanne Marquardt; 2010

Martin A. Medi-Learn-Skriptenreihe, Anatomie 2, ZNS Teil 1. Marburg: Medi-Learn; 2007a

Martin A. Medi-Learn-Skriptenreihe, Anatomie 3, ZNS Teil 2. Marburg: Medi-Learn; 2007b

Masuhr KF, Neumann M. Duale Reihe Neurologie. 6. Aufl. Stuttgart: Thieme; 2007

Masuhr KF, Masuhr F, Neumann M. Duale Reihe Neurologie. 7. Aufl. Stuttgart: Thieme; 2013

Meister P. [Myofibroblasts. Review of outlook]. Pathologe 1998; 19: 187–193

Melzack R, Wall PD. Pain mechanisms: A new theory. Science 1965; 150: 971–979

Mense S. Funktionelle Anatomie der Nozizeption. In: Rosenow DE, Hrsg. Neurogener Schmerz. Heidelberg: Springer; 2005

Merkord F. Der Fluss des Lebens – die Bearbeitung der individuellen Lebensgeschichte im Psychodrama. In: Birck A, Pross C et al., Hrsg. Das Unsagbare. Die Arbeit mit Traumatisierten im Behandlungszentrum für Folteropfer Berlin. Berlin: Springer; 2002: 143–172

Meyer FP. Placeboanwendung – die ethische Perspektive. Bochum: Medizinische Materialien Heft 140; 2003

Mitchell PH, Ferketich S, Jennings BM. Quality health outcome model. J Nurs Scholarsh 2007; 30: 43–46

Moore KL, Vidhya T, Persaud TVN. Embryologie: Entwicklungsstadien – Frühentwicklung – Organogenese – Klinik. München: Elsevier 2007

Mudra I. Diagnostisch-Therapeutisches Vorgehen. In: Badtke G, Hrsg. Neuraltherapie. Wiesbaden: Ullstein Medical; 1998

Müller-Busch HC. Soziokulturelle Aspekte des Schmerzes. In: Bach M, Aigner M, Bankier B, Hrsg. Schmerzen ohne Ursache – Schmerzen ohne Ende: Konzepte – Diagnostik – Therapie. Wien: Facultas Universitätsverlag; 2001

Müller-Vahl H, Mumenthaler M, Stöhr M, Tegenthoff M. Läsionen peripherer Nerven und radikuläre Syndrome. Stuttgart: Thieme; 2014

Myers TW. Anatomy Trains. Myofasziale Leitbahnen für Manual- und Bewegungstherapeuten. München: Elsevier; 2010

Nagel P, Nilges B. „Was ist chronischer Schmerz?" Dtsch Med Wochenschr 2007; 132: 2133–2138

Netter FH, Netters Neurologie, Stuttgart: Thieme; 2001a

Netter FH. Netters Orthopädie, Stuttgart: Thieme; 2001b

Niethard FU, Pfeil J, Biberthaler P. Duale Reihe Orthopädie und Unfallchirurgie. 7. Auf. Stuttgart: Thieme; 2014

Noy P. The Three Components of Empathy: Normal and Pathological Development. In: Empathy 1. Lichtenberg J, Bornstein M et al., Hrsg. New Jersey: Lawrence Erlbaum Associates, Inc. Publishers; 1984: 167–199

Oldenschläger G. Stellenwert ärztlicher Leitlinien in der Arzthaftungsbegutachtung. F Med Begutachtung 2008; (1): 17–22

Olinick SL. A Critique of Empathy and Sympathy. In: Lichtenberg J, Bornstein M et al., Hrsg. Empathy 1. New Jersey: Lawrence Erlbaum Associates, Inc. Publishers; 1984: 137–166

Otte P. Die konservative Behandlung der Hüft- und Kniearthrose und ihre Gefahren. Dtsch Med Jahresschr 1969; 20: 604–609

Palmoski MJ, Brandt KD. Effects of static and cyclic compressive loading on articular cartilage plugs in vitro. Arthritis Rheum 1984; 27: 675–681

Panjabi MM. A hypothesis of chronic back pain: ligament subfailure injuries lead to muscle control dysfunction. Eur Spine J 2006: 15: 668–676.

Paoletti S. Faszien. München: Elsevier; 2012

Paul-Martini-Stiftung, Hrsg. Placebo – das universelle Medikament? Mainz: Paul-Martini-Stiftung; 1984

Peuker ET. Akupunktur. In: Agarwal K, Hrsg. Ganzheitliche Schmerztherapie. Stuttgart: Haug; 2013

Pfander D. Physiologie und Pathophysiologie des Gelenkknorpels. Akt Rheumatol 2005; 30: 344–353

Plato M. Medi-Learn-Skriptenreihe, Anatomie 5, Extremitäten, Leibeswand, Spinalnerv. Marburg: Medi-Learn; 2007

Platzer W. Taschenatlas der Anatomie, 1: Bewegungsapparat. Stuttgart: Thieme; 2003

Prior M. MiniMax-Interventionen. Heidelberg: Carl-Auer; 2012

Pschyrembel. Klinisches Wörterbuch. 261. Aufl. Berlin: de Gruyter; 2007

Raabe K. Die Macht der bösen Gedanken. Deutschlandfunk – Wissenschaft im Brennpunkt. 14.03.2010: 1–7

Rabenberg M. Gesundheitsberichterstattung des Bundes Heft 54. Berlin: Robert-Koch-Institut; 2013

Radel WU. Dynamische Kommunikation. Baden-Baden: Deutscher Wissenschafts-Verlag; 2008

Rassow J, Hauser K. Duale Reihe Biochemie. Stuttgart: Thieme; 2008

Rassow J, Hauser K. Duale Reihe Biochemie. 3. Aufl. Stuttgart: Thieme; 2012

Reed GS. The Antithetical Meaning of the Term "Empathy" in Psychoanalytic Discourse. In: Lichtenberg J, Bornstein M et al., Hrsg. Empathy 1. New Jersey: Lawrence Erlbaum Associates, Inc. Publishers; 1984: 7–24

Resick, PA. Stress und Trauma. Grundlagen der Psychotraumatologie. Bern: Hans Huber; 2003

Ricker G. Pathologie als Naturwissenschaft – Relationspathologie. Berlin: Springer; 1924

Rink L, Kruse A, Haase H. Immunologie für Einsteiger. Heidelberg: Springer; 2012

Rogers CR. Die klientenzentrierte Gesprächspsychotherapie. Frankfurt am Main: Fischer; 2009

Rohen JW, Lütjen-Drecoll E. Funktionelle Histologie. Stuttgart: Schattauer; 2000a

Rohen JW, Lütjen-Drecoll E. Kurzgefasstes Lehrbuch der Zytologie, Histologie und mikroskopische Anatomie des Menschen nach funktionellen Gesichtspunkten. Stuttgart: Schattauer; 2000b

Rohen JW. Funktionelle Neuroanatomie, Lehrbuch und Atlas. Stuttgart: Schattauer; 2001

Rössler W. Psychiatrische Rehabilitation. Berlin, Heidelberg: Springer; 2004

Rudolf G, Henningsen P. Psychotherapeutische Medizin und Psychosomatik. Stuttgart: Thieme; 2013

Rüegg JC. Gehirn, Psyche und Körper. 4. Aufl. Stuttgart: Schattauer; 2007

Rurainsky M. Nervenverletzungen. In: Koesling C, Bollinger Herzka T, Hrsg. Ergotherapie in der Orthopädie, Traumatologie und Rheumatologie. Stuttgart: Thieme; 2008: 208–221

Sabo D, Rompe G. Hinweise zur Begutachtung bei Osteoporose. Aktuelle Traumatologie 1997; 27: 261–265

Sack M, Mattheß H. Somatoforme Störungen und komplexe Traumafolgestörungen. In: Sack M, Sachsse U, Schellong J, Hrsg. Komplexe Traumafolgestörungen. Diagnose und Behandlung von Folgen schwerer Gewalt und Vernachlässigung. Stuttgart: Schattauer; 2013: 486–490

Sadler TW. Medizinische Embryologie. Stuttgart: Thieme; 2008

Sah RL, Kim YJ, Doong JY et al. Biosynthetic response of cartilage explants to dynamic compression. J Orthop Res 1989; 7: 619–636

Schäfer T, Ring J. Allergien. Dtsch med Wochenschr 2002; 127: 781–783

Schaefert R, Hausteiner-Wiehle C, Haeuser W et al. Clinical Practice Guideline: Non-specific, functional and somatoform bodily complaints. Dtsch Ärztebl Int 2012; 109: 803–813

Schaible HG, Weiß T. Strukturen der Nozizeption und der Schmerzverarbeitung. In: van den Berg F, Hrsg. Angewandte Physiologie. Band 4: Schmerzen verstehen und beeinflussen. Stuttgart: Thieme; 2008

Schaible HG, Weiß T. Physiologie der Nozizeption und Wahrnehmung von Schmerzen. In: Laube W, Hrsg. Sensomotorisches System: Physiologisches Detailwissen für Physiotherapeuten. Stuttgart: Thieme; 2009

Schleip R, Klingler W, Lehmann-Horn F. Fascia is able to contract in a smooth muscle-like manner and thereby influence musculoskeletal mechanics. Fascia Research, ed., Basic Science and Implications for Conventional and Complementary Health Care. München: Elsevier; 2007: 77

Schleip R. Fascia – The tensional Network of the Human Body. Edingburgh: Elsevier; 2012

Schleip R, Jäger H. Faszien und ihre Bedeutung für die Interozeption. Osteopathische Medizin. Zeitschrift für ganzheitliche Heilverfahren 09/2014; 15: 25–30

Schmidt CO, Kohlmann T. Rückenschmerzen in Deutschland – ein epidemiologischer Überblick Klinikarzt 2007; 36: 680–684

Schreiber HL. Zur rechtlichen Situation der Verwendung von Placebo. In: Placebo und Placebophänomen. Hrsg. A. Stacher. Wien: Facultas; 1995: 43–48

Schücking LL,von Schaubert E. Shakespeare, W. Sämtliche Werke. Bd. 4. München: Georg Müller; 1925

Schünke M, Schulte E, Schumacher U, Markus W, Wesker K. Prometheus – Anatomie und Bewegungssystem. 2. Aufl. Stuttgart: Thieme; 2006

Schünke M, Schulte E, Schumacher U, Voll M, Wesker K. Prometheus – Anatomie Allgemeine Anatomie und Bewegungssystem. 3. Aufl. Stuttgart: Thieme; 2011

Schünke M, Schulte E, Schumacher U, Voll M, Wesker K. Prometheus – Kopf, Hals, Neuroanatomie. 3. Aufl. Stuttgart: Thieme; 2012a

Schünke M, Schulte E, Schumacher U, Markus W, Wesker K. Prometheus – Innere Organe. 3. Aufl. Stuttgart: Thieme; 2012b

Schünke M, Schulte E, Schumacher U, Voll M, Wesker K. Prometheus – Allgemeine Anatomie und Bewegungssystem. 4. Aufl. Stuttgart: Thieme; 2014

Schünke M. Funktionelle Anatomie. Topografie und Funktion des Bewegungssystems. 2. Aufl. Stuttgart: Thieme; 2014

Schulz von Thun F. Miteinander reden: 1. Störungen und Klärungen. Allgemeine Psychologie der Kommunikation. Hamburg: Rowohlt; 1981

Schulz von Thun F, Ruppel J, Stratmann R. Miteinander reden: Kommunikationspsychologie für Führungskräfte. Hamburg: Rowohlt; 2010

Schulz von Thun F. Miteinander reden: 1. Störungen und Klärungen. Hamburg: Rowohlt; 2011

Schulz von Thun F, Zach K, Zoller K. Miteinander reden von A bis Z. Lexikon der Kommunikationspsychologie. Hamburg: Rowohlt; 2012

Schuntermann MF. Einführung in die ICF. Landsberg: ecomed Medizin; 2005

Schweinitz D, Ure B. Kinderchirurgie: viscerale und allgemeine Chirurgie des Kindesalters. Heidelberg: Springer; 2013

Selye Hans. Stress beherrscht unser Leben. Düsseldorf: Econ; 1957

Senninger N. Nebenwirkungen der Immunsuppression mit Sirolimus, Cyclosporin A und Kortison im Vergleich mit der Standard-Triple-Drug-Therapie nach Nierentransplantation. Münster: Universitätsklinikum; 2005

Shapiro AK. The Powerful Placebo. From Ancient Priest to Modern Physician. London: The John Hopkins Press; 1997

Sharp TJ, Harvey AG. Chronic pain and posttraumatic stress disorder: mutual maintenance? Clin Psychol Rev 2001; 21: 857–877

Shay, J. Achill in Vietnam. Kampftrauma und Persönlichkeitsverlust. Hamburg: Hamburger Edition; 1998

Silbernagl S, Despopoulos A. Taschenatlas Physiologie. 8. Aufl. Stuttgart: Thieme; 2012

Slater H. Vegetatives Nervensystem. In: van den Berg F, Hrsg. Angewandte Physiolgie. Organsysteme verstehen und beeinflussen. Bd. 2. Stuttgart: Thieme; 2005

Söder S, Aigner T. Arthrose: Ätiologie, Typisierung, Stadieneinteilung und histologische Graduierung. Der Pathologe 2011; 3: 183–192

Solursh M, Reiter R, Ahrens PB et al. Increase in levels of cyclic AMP during avian limb chondrogenesis in vitro. Differentiation 1979; 15: 183–186

Speransky AD. Grundlagen der Theorie der Medizin. Ins Deutsche übertragen von Roques KR. Berlin: Sänger; 1950

Spiro H. Placebo. Heilung, Hoffnung und Arzt-Patient-Beziehung. Bern: Hans Huber; 2005

Standl T, Schulte am Esch J, Treede RD, Schäfer M, Bardenheuer HJ, Hrsg. Schmerztherapie. Akutschmerz – Chronischer Schmerz – Palliativmedizin. 2. Aufl. Stuttgart: Thieme; 2010

Stoschitzky K. Sympathikus Überaktivität aus dem Blickwinkel der Kardiologie, J Hyperton 2004; Sonderheft (2): 13–16

Strunk A. Fasziale Osteopathie, Grundlagen und Techniken. Stuttgart: Haug; 2013

Thews G: Anatomie, Physiologie, Pathophysiologie des Menschen. Stuttgart: Wissenschaftliche Verlagsgesellschaft; 1991

Thiel H, Roewer N, Hrsg. Anästhesiologische Pharmakotherapie. Allgemeine und spezielle Pharmakologie in Anästhesie, Intensivmedizin, Notfallmedizin und Schmerztherapie. Stuttgart: Thieme; 2004

Thomm M. Schmerzmanagement in der Pflege. Berlin, Heidelberg: Spinger; 2011

Thompson E. Empathy and Consciousness. J Conscious Studies 2001; 8: 1–32

Timm J. Der Placebo-Effekt. Ein Beitrag zur Kenntnis der Bedeutung von Leerpräparaten in der Therapie und der Arzneimittelprüfung (eine kritische Literaturstudie) [Dissertation]. Berlin: Freie Universität Berlin; 1980

Tozzi P. Faszien in der Osteopathischen Praxis. Hamburg: Verband Osteopathieschulen Deutschland; 12/013: 1–9

Troschke von J. Die Kunst, ein guter Arzt zu werden: Anregungen zum Nach- und Weiterdenken. Bern: Huber; 2004

Uchida A, Yamashita K, Hashimoto K et al. The effect of mechanical stress on cultured growth cartilage cells. Connect Tissue Res 2009; 17: 305–311

Uexküll von T, Langewitz W. Das Placebo-Phänomen. In: von Uexküll T et al., Hrsg. Psychosomatische Medizin. Modelle ärztlichen Denkens und Handelns. 6. Aufl. München: Urban & Fischer; 2002

Ulfig N. Kurzlehrbuch Histologie. Stuttgart: Thieme; 2005a

Ulfig N. Kurzlehrbuch Embryologie. Stuttgart: Thieme; 2005b

Ulfig N. Kurzlehrbuch Embryologie. Stuttgart: Thieme; 2009

van den Berg F. Blut, Immunsystem und Herz-Kreislauf-System. In: van den Berg F, Hrsg. Angewandte Physiologie. Organsysteme verstehen. Bd. 2. 2. Aufl., Stuttgart: Thieme; 2005

van den Berg F. Angewandte Physiologie. Schmerzen verstehen und beeinflussen. Bd. 4. 2. Aufl. Stuttgart: Thieme; 2008

van den Berg F. Angewandte Physiologie. Das Bindegewebe des Bewegungsapparates verstehen und beeinflussen. Bd. 1. 3. Aufl. Stuttgart: Thieme; 2011

van den Berg F. Angewandte Physiologie. Komplementäre Therapien verstehen und integrieren. Bd. 5. Stuttgart: Thieme; 2005

van der Wal J. The Architectue ot the Connective Tissue in the Musculoskeletal System – An Often Overlooked Functional Parameter as to Proprioception in the Locomotor Apparatus. Int J Ther Massage Bodywork 2009; 2: 1–3

Vieten M. Das endokrine System. In: van den Berg F, Hrsg. Angewandte Physiologie. Organsysteme verstehen. Bd. 2. 2. Aufl., Stuttgart: Thieme; 2005: 159–172

Wagner M. Strafrechtliche Aspekte des Einsatzes von Placebos in der Medizin. Gießener Schriften zum Strafrecht und zur Kriminologie. Bd. 43. Gießen: Nomos; 2012

Walter R. Übertragung – Gegenübertragung oder Ziehen Sie das Jackett aus! Thesen aus Sicht der Psychoanalytischen Gestalttherapie. Zeitschrift der DGPGT e. V. 1994; 3: 45–59

Wancura-Kampik I. Segment-Anatomie. 2. Aufl. München: Elsevier; 2010

Wandruszka B. Logik des Leidens. Würzburg: Königshausen und Neumann; 2004

Wang CL, Yuan L, Wang J, Jiao PF. Contrast study on the line course of fascia meridians made by three dimensional reconstruction and classical meridians in human body. Chinese Journal of Anatomy 2007; 30: 340–343

Wang J, Dong WR, Wang CL et al. From meridians and acupoints to self-supervision and control system: a hypothesis of the 10th functional system based on anatomical studies of digitized virtual human. J South Med Univ 2007; 27: 573–579

Watzlawick P, Beavin JH. Menschliche Kommunikation. Formen, Störungen, Paradoxien. Bern: Hans Huber; 2000

Weber KG, Bayerlein R. Neurolymphatische Reflextherapie nach Chapman und Goodheart. Stuttgart: Sonntag; 2008

Weber R. Psychotherapeut und Traumaopfer – Risiken und Ressourcen des intersubjektiven Erlebens von Traumatherapeuten. In: Birck A, Pross C et al., Hrsg. Das Unsagbare. Die Arbeit mit Traumatisierten im Behandlungszentrum für Folteropfer Berlin. Berlin: Springer; 2002

Weiß T. Zentralnervensystem. In: van den Berg F, Hrsg. Angewandte Physiologie. Organsysteme verstehen. Bd. 2. Stuttgart: Thieme; 2005

Weiß T. Einfluss von Schmerz auf Psyche, Erleben und Verhalten. In: Laube W, Hrsg. Sensomotorisches System: physiologisches Detailwissen für Physiotherapeuten. Stuttgart: Thieme; 2009

Weissenberger-Leduc M. Palliativpflege bei Demenz. Wien: Springer; 2009

Welsch U. Lehrbuch Histologie. München: Elsevier; 2006

Winkel R, Blonder A. Therapie chronischer Schmerzen und des komplexen regionalen Schmerzsyndroms (CRPS). In: Towfigh H, Hrsg. Handchirurgie. Berlin: Springer; 2011

Wippert P, Beckmann J. Stress- und Schmerzursachen verstehen. Stuttgart: Thieme; 2009

Wittgenstein, Ludwig: Tractatus logico-philosophicus + Philosophische Untersuchungen. Reclam-Verlag Leipzig 1990. Nach der postum erschienenen deutsch-englischen Erstausgabe (Oxford: Basil Blackwell 1953, hrsg. Von G.E.M. Anscombe, G.H. von Wright, Rush Rhees).

Wolff HW. Anthropologie des Alten Testaments. München: Chr. Kaiser; 1973

Wörz R, Hrsg. Differenzierte medikamentöse Schmerztherapie. 2. Aufl. München: Urban & Fischer; 2001

Zaboura N. Das empathische Gehirn. Spiegelneuronen als Grundlage menschlicher Kommunikation. Wiesbaden: VS Research; 2009

Zalpour C. Anatomie, Physiologie. München: Elsevier; 2010

Zenz M, Willweber-Strumpf A, Hrsg. Taschenbuch der Schmerztherapie. Bochumer Leitlinien zur Diagnostik und Therapie. 3. Aufl. Stuttgart: Wissenschaftliche Verlagsgesellschaft; 2007

Zilles T. Anatomie. Heidelberg: Springer; 2010

zur Nieden K. Das Erleben von Macht und Ohnmacht in traumatischen Beziehungen. In: Springer A, Gerlach A et al., Hrsg. Macht und Ohnmacht. Gießen: Psychosozial-Verlag; 2005

14.2 Internetquellen

Blankartz M. Was sind Faszien? Im Internet: http://test.rolfing-in-koeln.de/was_sind_faszien.html; Stand: 06.07.2015

Bundesvertretung der Medizinstudierenden in Deutschland e. V., BVMD. Positionspapier zu Kooperation und Kompetenz – Zukunftsorientierte Zusammenarbeit in der Patientenversorgung. Im Internet: http://bvmd.de/fileadmin/SCOME/Downloads/Positionspapiere_bvmd/Kooperation_und_Kompetenz.pdf; Stand: 13.06.2014

CanMEDS-FM. Ein Grundgerüst von Kompetenzen in der Allgemeinmedizin (2009). Im Internet: http://www.am.med.tum.de/sites/www.am.med.tum.de/files/Canmeds_German%20Version.pdf; Stand: 13.05.2014

Deutsche Schmerzgesellschaft e. V. Was ist Schmerz? (2012). Im Internet: http://www.dgss.org/patienteninformationen/herausforderung-schmerz/was-ist-schmerz/; Stand: 04.11.2013

Deutsches Institut für Medizinische Dokumentation und Information, DIMDI. OPS Version 2013. Kapitel 8: Nichtoperative Therapeutische Maßnahmen. Im Internet: http://www.dimdi.de/static/de/klassi/ops/kodesuche/onlinefassungen/opshtml2013/block-8-90…8-91.htm#code8-918; Stand: 06.03.2014

Dietl M, Korczak D. Versorgungssituation in der Schmerztherapie in Deutschland im internationalen Vergleich hinsichtlich Über-, Unter- oder Fehlversorgung. Köln: DIMDI; 2011. Im Internet: http://portal.dimdi.de/de/hta/hta_berichte/hta301_bericht_de.pdf; Stand: 14.06.2015

DocCheck Flexikon. Makrophage. Im Internet: http://flexikon.doccheck.com/de/Makrophagen; Stand: 14.03.2014

DocMorris. ASS. Im Internet: http://www.docmorris.de/medias/0 078 605.pdf?context = bWFzdGVyfHJvb3R8MTQyNzk0fGFwcGxpY2F0aW9uL3BkZnw4NDUyMTkyMzYzNTA5MTA0LnBkZnwtundattachment = true; Stand: 08.05.2014

DocMorris. Ibuprofen. Im Internet: http://www.docmorris.de/medias/Nurofen-Ibuprofen-400 mg-berz.-Tabl.-12-24-St.-03.2011-BPZ-jc.pdf?context = bWFzdGVyfGNtc2R1bW15fDE0ODk5NXxhcHBsaWNhdGlvbi9wZGZ8Y21zZHVtbXkvODQ1MjY3MjczMjM2MTY0OC5wZGZ8LQundattachment = true; Stand: 08.05.2014

Duden online. Im Internet: www.duden.de/rechtschreibung/Kommunikation; Stand: 06.05.2015

Fuchs T. Psychiatrie. Im Internet: http://www.klinikum.uni-heidelberg.de/fileadmin/zpm/psychatrie/pdf/non_verbal.pdf; Stand: 22.12.2013

IASP WG. IASP (1994). Im Internet: http://www.iasp-pain.org/Taxonomy; Stand: 30.10.2013

Morgado-Schwarz R. Plexus brachialis pars supraclavicularis. http://www.rmsgs.de/repetitorium/index-Dateien/anatomie/a351.htm; Stand: 18.3.16

Morschitzky H. Panikstörung. Im Internet: https://www.angstselbsthilfe.de/wp-content/uploads/2015/04/Panikstörung.pdf; Stand: 04.07.2015

Pauls H. Das biopsychosoziale Modell – Herkunft und Aktualität. In: Resonanzen. E-Journal für Biopsychosoziale Dialoge in Psychotherapie, Supervision und Beratung 2013; 1, Nr. 1. Im Internet: http://www.resonanzen-journal.org/issue/view/10; Stand: 16.06.2014

Roth G. Psyche und Gehirn. Bremen: Institut für Hirnforschung Universität Bremen; 2012. Im Internet: http://www.systemischestudien.de/fileadmin/redakteur/Bilder/ISSES/Psyche_und_Gehirn_SSI.pdf; Stand: 11.06.2015

Schulz von Thun, Institut für Kommunikation (o. J.). Im Internet: http://www.schulz-von-thun.de/index.php?article_id = 71undclang = 0; Stand: 11.06.2015

Sottas B. Abschlusskompetenzen für alle Gesundheitsberufe: das schweizerische Rahmenwerk und seine Konzeption. GMS Zeitschrift für Medizinische Ausbildung 2011; 28: 1–12. Im Internet: www.pflegeportal.ch/pflegeportal/pub/Sottas_Abschlusskompetenzen_2114_1.pdf; Stand: 19.05.2015

Sprengel R. Der Hippocampus als Entscheidungsinstanz. München: Max-Planck-Gesellschaft. http://www.mpg.de/5 903 149/nmda rezeptoren_hippocampus; Stand: 16.10.2014

Statista. Häufigkeit von starken körperlichen Schmerzen in den letzten 4 Wochen. Befragung aus dem Jahr 2012. http://de.statista.com/statistik/daten/studie/179 964/umfrage/haeufigkeit-von-starken-koerperlichen-schmerzen-in-den-letzten-4-wochen/; Stand: 31.07.2015

Statista. Beeinträchtigung der Leistungsfähigkeit durch Kopfschmerzen nach Alter und Geschlecht. Befragung aus dem Jahr 2013. Im Internet: http://de.statista.com/statistik/daten/studie/282 337/umfrage/beeintraechtigung-der-leistungsfaehigkeit-durch-kopfschmerzen-nach-alter-und-geschlecht/; Stand: 31.07.2015

Statista. Umsatz mit Selbstmedikation in der Produktgruppe Analgetika in ausgewählten Ländern von 2011 bis 2013 (in Millionen Euro). Erhebung aus 2014. Im Internet: http://de.statista.com/statistik/daten/studie/76 933/umfrage/selbstmedikation-umsatz-produktgruppe-analgetika/; Stand: 19.06.2014

Thompson E. Empathy and Consciousness. Im Internet: www.imprint.co.uk/pdf/Thompson.pdf; Stand: 13.07.2013

Watzlawick P. Axiome. Im Internet: www.paulwatzlawick.de/axiome.html; Stand: 07.01.2014

Zelger B, Drach M. Nekrose, Apoptose, Hypertrophie, Hyperplasie, Metaplasie. Diavortrag: Modul 2.09. Im Internet: http://slideplayer.de/slide/863 752/#; Stand: 06.07.2015

Zhang X. Acupuncture: Review and anlysis of reports on controlled clinical trails. Im Internet: http://apps.who.int/iris/bitstream/10 665/42 414/1/924 154 5 437.pdf?ua = 1; Stand: 30.07.2015

Sachverzeichnis

A

B

C

G

H

I

J

K

N

O

P

Q

R

S

T